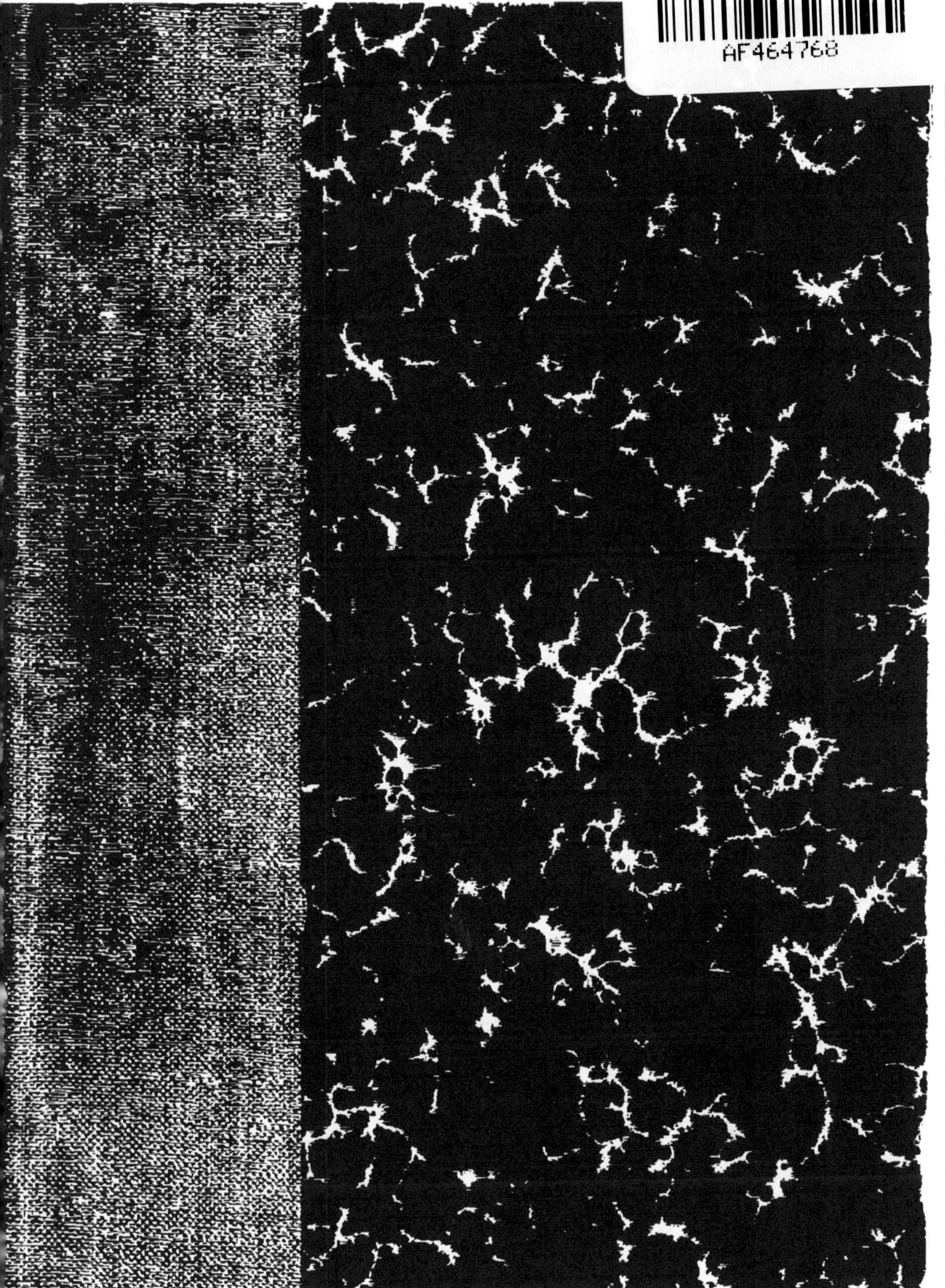

AF464768

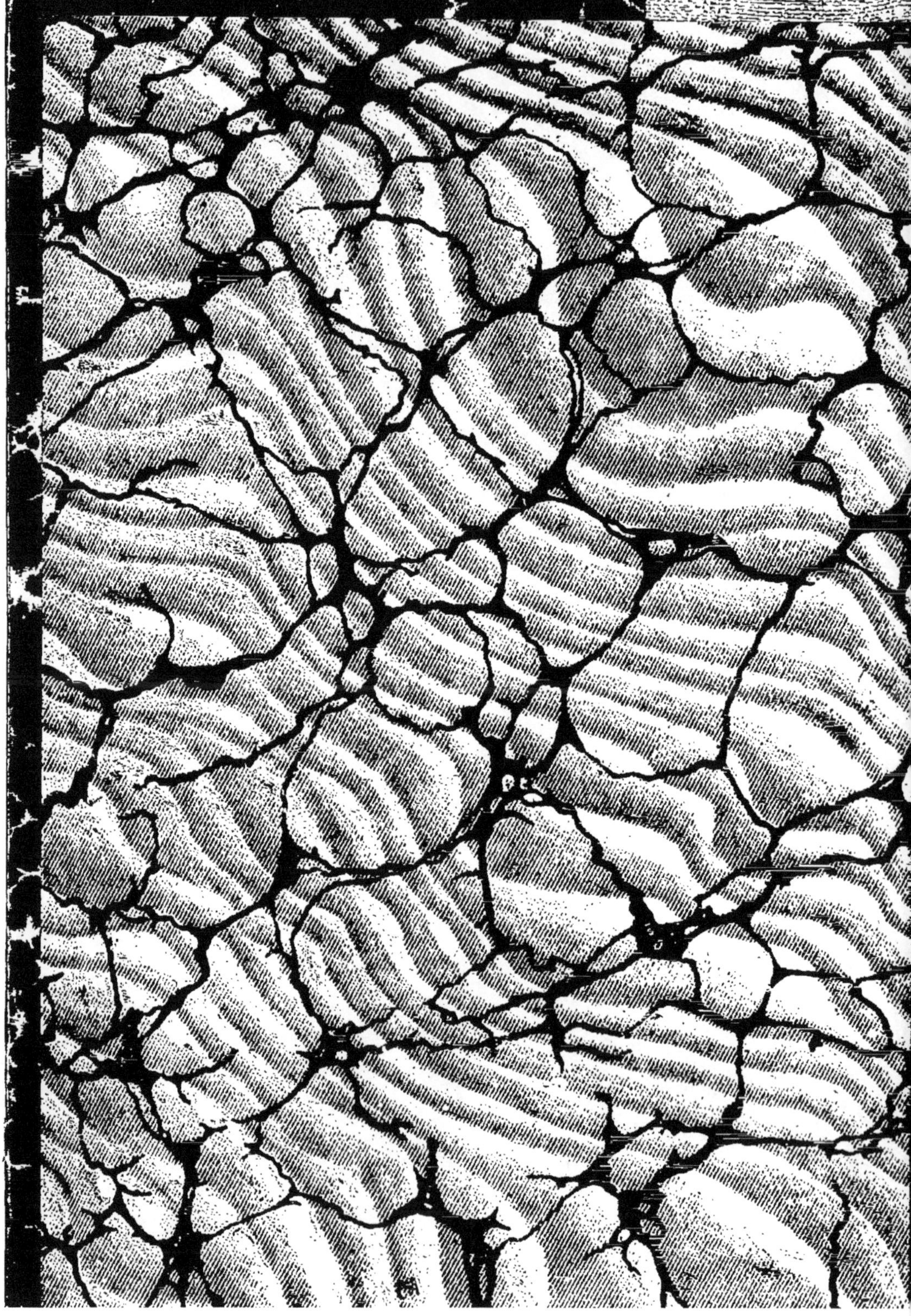

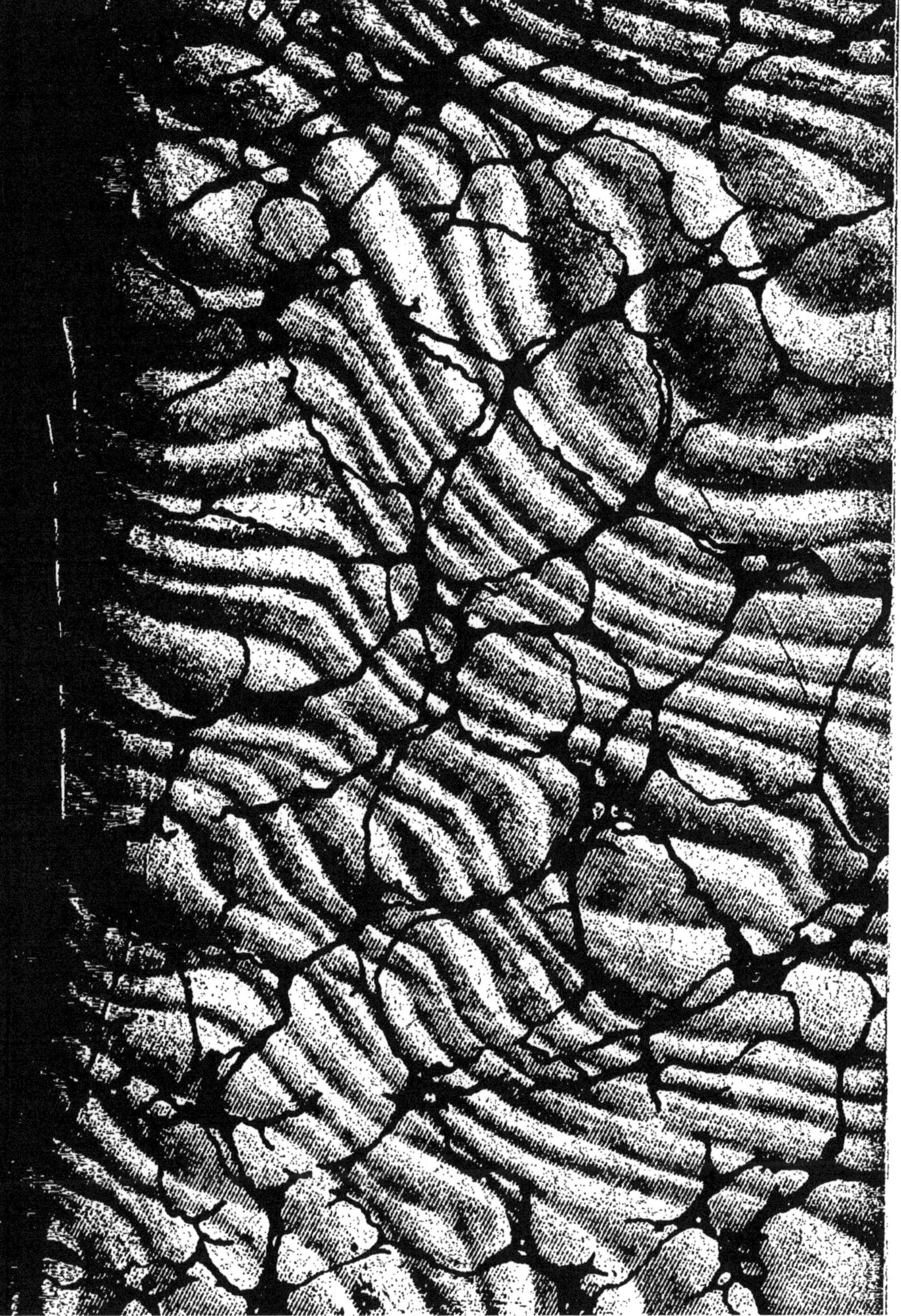

MANUEL PRATIQUE

D'HYGIÈNE

À L'USAGE

DES MÉDECINS ET DES ÉTUDIANTS

8336

PAR

Le Docteur GUIRAUD

PROFESSEUR D'HYGIÈNE
À LA FACULTÉ DE MÉDECINE DE L'UNIVERSITÉ DE TOULOUSE

TROISIÈME ÉDITION, revue et augmentée.

PARIS
G. STEINHEIL, ÉDITEUR
2, RUE CASIMIR-DELAVIGNE, 2

1904

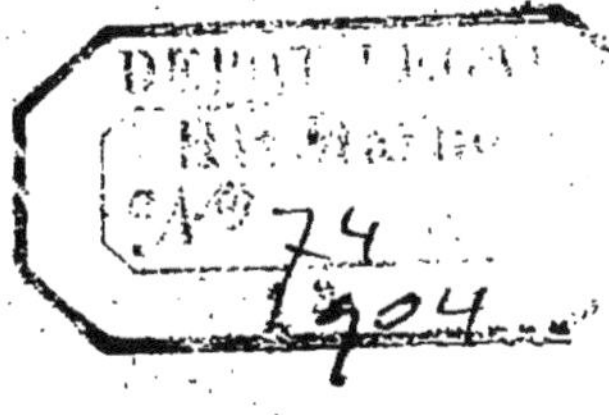

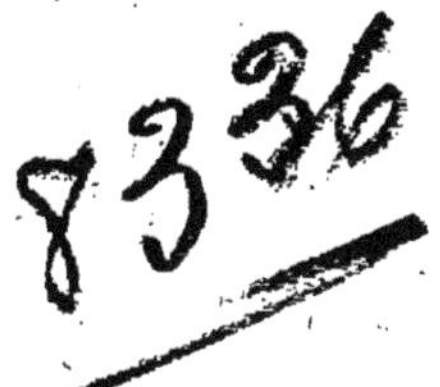

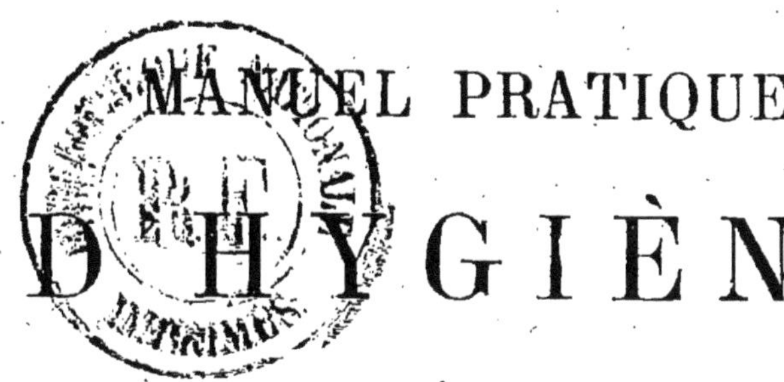

MANUEL PRATIQUE D'HYGIÈNE

À L'USAGE

DES MÉDECINS ET DES ÉTUDIANTS

12
C
21

MANUEL PRATIQUE

D'HYGIÈNE

A L'USAGE

DES MÉDECINS ET DES ÉTUDIANTS

BIBLIOTHÈQUE NATIONALE
R F
IMPRIMÉS

PAR

Le Docteur GUIRAUD

PROFESSEUR D'HYGIÈNE
A LA FACULTÉ DE MÉDECINE DE L'UNIVERSITÉ DE TOULOUSE

TROISIÈME ÉDITION, revue et augmentée.

PARIS

G. STEINHEIL, ÉDITEUR

2, RUE CASIMIR-DELAVIGNE, 2

1904

PRÉFACE

DE LA DEUXIÈME ÉDITION.

Depuis l'époque, pas bien éloignée cependant, où a paru la première édition de ce manuel, l'hygiène a marché. Science d'application, elle a largement bénéficié des progrès des diverses sciences auxquelles elle emprunte ses données et ses méthodes. La technique, l'outillage sanitaires se sont perfectionnés. Certaines solutions, qui étaient encore à l'étude lors de la publication de l'ouvrage, sont entrées définitivement dans la pratique et ont fait leurs preuves. D'autres, au contraire, ont un peu déçu les espérances qu'on avait fondées sur elles. Les procédés, les agents auxquels a recours le génie sanitaire ont été étudiés plus à fond, et l'on peut mieux se rendre compte de leurs avantages et de leurs inconvénients. Par suite de la transformation de certaines industries, celle de l'éclairage par exemple, de nouvelles substances, de nouveaux appareils sont entrés dans l'usage courant et l'hygiène a été appelée à donner son avis sur ces nouveaux venus.

La substitution de la grande industrie à la petite et la crise sociale qui en est la conséquence, l'extension que prend chez toutes les nations la politique coloniale et la prise de possession par les Européens des régions tropicales encore inoccupées, l'éducation physique et intellectuelle des jeunes générations, sont autant de questions qui soulèvent de graves et difficiles problèmes se rattachant intimement à l'hygiène, et celle-ci a le devoir de se préoccuper des efforts et des tentatives faits de tous côtés pour les résoudre.

L'hygiène enfin qui doit à la bactériologie ses plus précieuses données ne pouvait manquer de subir le contre-coup des progrès, des évolutions de cette science née d'hier et déjà si féconde, et aussi des tâtonnements inévitables par lesquels elle passe. Les recherches microbiologiques qui absorbent aujourd'hui l'activité de tant d'ardents travailleurs ne cessent d'apporter de nouveaux faits, de nouveaux matériaux qui obligent à modifier bien des théories de la première heure, à abandonner bien des conclusions trop hâtives.

Sans contester, pour ne citer que cet exemple, l'utilité, l'intérêt des analyses chimique et bactériologique de l'air, des eaux, on n'attribue plus au nombre des germes, aujourd'hui que l'on connaît les nombreuses et multiples influences qui font varier la richesse microbienne, la signification qu'on avait cru un moment pouvoir lui donner, et on a renoncé à dresser sur cette base fragile une échelle de la pureté d'un milieu.

Si l'on est plus convaincu que jamais qu'un local est d'autant plus sain que l'air qu'on y respire est plus pur, ressemble davantage à l'air du dehors, les recherches entreprises sur ce sujet font envisager d'une façon un peu différente les facteurs de nocuité de l'air confiné. On est surtout beaucoup revenu des appareils coûteux et compliqués de ventilation, grâce auxquels on se flattait d'assurer, — à grands frais, — dans les habitations collectives, dans les hôpitaux notamment, un abondant renouvellement d'air, et beaucoup d'hygiénistes ne sont pas éloignés de penser, avec R. Koch, que l'asepsie, ou en termes plus simples, une propreté scrupuleuse du local, la substitution du balayage humide au balayage à sec sont peut-être plus efficaces pour prévenir les dangers d'infection provenant du local que les systèmes de ventilation les plus perfectionnés.

La prophylaxie des maladies infectieuses est naturellement la branche qui a le plus largement profité des études et des découvertes nouvelles. Nous commençons à voir assez clair dans les modes si variés, si divers, de la transmission des germes infectieux. Une connaissance plus approfondie des conditions qui favorisent ou empêchent la culture et la multiplication des agents spécifiques dans le milieu extérieur dissipe peu à peu le mystère de ce que l'ancienne médecine appelait le *génie*, la *constitution épidémique*, et jette une vive lumière sur l'action des causes secondes, des agents cosmiques, météorologiques, sociaux, un moment reléguées au rang des inutiles superstitions par l'exclusivisme intransigeant des disciples de la première heure. Ainsi tend à se combler peu à peu le fossé qu'on avait cru tout d'abord exister entre les données traditionnelles de l'épidémiologie et les doctrines pastoriennes.

De telles recherches ont plus qu'un intérêt théorique, car elles nous fournissent des données précises dont les applications ont une immense portée au point de vue de l'immunisation du milieu ambiant. Elles nous donnent en quelque sorte les moyens de le rendre réfractaire, ou du moins peu propice à la propagation de l'agent épidémique,et les admirables résultats obtenus dans tant de localités, dans tant de villes,par la pratique de l'assainissement sont là pour témoigner en faveur de la justesse des principes qui guident aujourd'hui la science. D'autre part,le mode d'action des agents désinfectants, la limite de leur pouvoir sont mieux connus, et si les récents travaux ont enlevé quelques-unes des illusions de la première heure, si on a eu à constater les défaillances chez les antiseptiques réputés les plus puissants, on n'en a pas moins pu établir sur des bases solides et rationnelles les règles de l'isolement, de la désinfection,de l'assainissement, perfectionner la technique et apprendre à manier avec sûreté et confiance les armes dont dispose la prophylaxie. Ainsi se justifie de plus en plus, grâce aux progrès de l'hygiène, l'heureuse dénomination imposée par l'éminent maître Brouardel, à toute une catégorie de maladies, *maladies évitables*. Et qui peut dire quelles surprises nous réservent demain les travaux poursuivis de tant de côtés sur les vaccins et les sérums préventifs ?

Un ouvrage didactique, tel que celui-ci dont le rôle consiste à faire un exposé fidèle et exact des connaissances acquises, à en dresser le bilan, ne pouvait manquer de s'inspirer de ces tendances nouvelles de la science, d'indiquer nettement son évolution et son orientation actuelles. J'ai donc dû remanier complètement certains chapitres, faire à d'autres d'importantes additions, et c'est une œuvre presque entièrement nouvelle que je présente aujourd'hui au public médical. Le nombre des figures, si indispensables pour un ouvrage de ce genre, a été en même temps considérablement augmenté, plus que triplé. Qu'il nous soit permis à ce propos de remercier MM. *Geneste-Herscher*, *F. Dehaitre*, *Flicoteaux*, *Rogier-Mothes*, *Lequeux*, *Trouvé*, etc., etc., de la bienveillance avec laquelle ils nous ont autorisé à reproduire les dessins des principaux appareils construits par eux. Grâce à ces importantes maisons, nous possédons aujourd'hui en France un arsenal sanitaire qui n'a rien à envier à celui des nations voisines.

Puissent les étudiants et les médecins faire à cette nouvelle édition un accueil aussi bienveillant que celui qu'ils ont fait à la première !

L'AUTEUR.

Toulouse, 31 *mars* 1899.

PRÉFACE

DE LA TROISIÈME ÉDITION.

Je n'ajouterai que quelques lignes aux observations par lesquelles je présentais, il y a quatre ans à peine, la deuxième édition de ce manuel et qui sont encore aujourd'hui d'actualité.

Le mouvement hygiénique dans ce court espace de temps ne s'est point ralenti et les tendances que je signalais alors n'ont fait que s'accuser. Si les progrès de nos connaissances obligent à modifier certaines conclusions trop hâtives, à assouplir, à élargir les formules un peu rigides et un peu étroites du début, les résultats obtenus dans toutes les branches de l'hygiène, par l'application méthodique des données que nous fournit la science, apportent chaque jour une confirmation plus éclatante des espérances que j'exprimais alors.

Les notions sur l'étiologie et le mode de propagation des maladies infectieuses ne cessent de se préciser. Est-il besoin de citer les récentes et belles recherches qui éclairent d'un jour si nouveau la genèse de ces affections d'origine exotique qui comptent parmi les plus redoutables fléaux que connaisse l'espèce humaine, la peste, la fièvre jaune, le paludisme et qui nous permettent désormais d'établir sur des bases scientifiques et rigoureuses la défense contre elles. Plus nous avançons, du reste, dans ces études si passionnantes, plus se dégage plus nette, plus évidente, la notion *d'évitabilité* formulée, il y a plusieurs années déjà, par l'éminent maître, Brouardel, notion encore trop théorique, chez bien des peuples, si l'on veut, mais qu'il dépend de la volonté, de l'énergie, de la persévérance de l'homme de faire entrer dans la pratique. L'exemple de ce qui s'est fait à Cuba contre la fièvre jaune n'est-il pas une vivante illustration de ce que nous pouvons quand nous savons vouloir?

Dans tous les Etats civilisés, pouvoirs publics, groupes sociaux témoignent d'une sollicitude de plus en plus vive à l'égard de la santé publique. Toutes les nations possèdent aujourd'hui une législation sanitaire plus ou moins rigoureuse, et c'est justement dans les pays qui professent pour la liberté individuelle le respect le plus ombrageux que cette rigueur est la plus accusée. On sait les magnifiques résultats qu'a donnés en Angleterre l'application de la loi sur la santé publique, *Public Health Act*, votée en 1875; la mortalité diminuant dans des proportions inespérées, la tuberculose ne cessant de décroître par le seul fait de l'assainissement des villes et des logements. Et l'Allemagne, n'a-t-elle pas vu disparaître à peu près complètement la variole sous l'influence de la loi sur la vaccination et la revaccination obligatoire, et son armée n'est-elle pas celle de toutes les armées européennes qui a la morbidité et la mortalité les moins élevées, grâce à la sollicitude et à la sévère surveillance dont est l'objet la santé du soldat ?

La France, suivant un peu tardivement, il faut l'avouer, ces exemples, possède aujourd'hui une loi sur la protection de la santé publique, qui vient d'entrer tout récemment en vigueur. Les dispositions, si elles ne sont pas aussi complètes qu'on aurait pu le désirer, n'en sont pas moins très louables. Malheureusement son application est un peu trop subordonnée à l'initiative et à la bonne volonté des pouvoirs locaux, et si ceux-ci manquent de conviction ou d'énergie, il est à craindre qu'elle ne devienne bientôt, au moins dans certaines régions, une arme impuissante, *telum imbelle sine ictu*, contre l'inertie, la mauvaise volonté, la résistance passive des masses dont l'éducation hygiénique est encore bien rudimentaire. Souhaitons que les lacunes qui se révèleront à l'avenir décident nos législateurs à y apporter les améliorations et les additions réclamées par la plupart des hygiénistes.

Nous devons aussi signaler ici l'orientation que semble de plus en plus prendre l'hygiène. Hier encore, modeste annexe de la médecine, ne visant qu'un but égoïste, enseignant à l'individu l'art de soigner sa santé, elle ne cesse d'élargir son domaine, d'élever ses ambitions et de justifier, en améliorant les conditions de vie des collectivités, le titre qu'on se plaît à lui donner depuis quelque temps, *hygiène sociale*. Elle aspire en un mot à devenir une des branches maîtresses de cette science encore à peine ébauchée, mais à laquelle l'avenir semble réserver un rôle capital, la SOCIOLOGIE.

Qu'il s'agisse du premier âge, de l'écolier, du soldat, du travailleur manuel, du colon, partout son activité trouve à s'exercer.

Est-il besoin de rappeler les récentes discussions si intéressantes, si approfondies, auxquelles ont donné lieu dans les corps savants et dans les Congrès, les questions de l'alimentation du premier âge, du surmenage scolaire, de l'alcoolisme, des poisons industriels, de la falsification des denrées, de signaler les additions qu'on ne cesse d'apporter à la législation destinée à protéger l'hygiène et la sécurité des travailleurs manuels dans le but de la rendre plus efficace, l'immense effort fait de tous côtés pour améliorer les conditions sanitaires des logements des classes ouvrières, les préoccupations dont la santé du soldat est l'objet et la vive émotion causée par les révélations apportées à la tribune du Sénat sur l'état sanitaire de notre armée ?

Faut-il parler de la lutte engagée dans tous les pays avec des moyens divers, mais dans le même élan de solidarité contre ce fléau social qu'on nomme la tuberculose ? Nous n'en finirions pas si nous voulions énumérer tous les domaines dans lesquels l'hygiène a eu ces derniers temps à porter son action, à faire entendre sa voix, à donner ses conseils.

Les perfectionnements de la technique et de l'outillage sanitaires, d'autre part, multiplient, simplifient les solutions pratiques et rendent à la fois plus facile et plus efficace l'application des principes aujourd'hui nettement posés de l'assainissement de l'habitation et des villes.

C'est ce mouvement si actif, si vivant, dont j'ai essayé de donner, tant au point de vue des recherches de science pure, qu'au point de vue des applications sociales, un tableau fidèle. Mise au point exact, examen critique des diverses questions rentrant dans le programme d'un traité d'hygiène destiné à des médecins et à des étudiants, c'est-à-dire à un public habitué à ne former son opinion que sur preuves, tel est le but que je me suis proposé, et dont je me suis efforcé de me rapprocher le plus que j'ai pu.

Le bagage de nos connaissances s'accroissant tous les jours, les conceptions se modifiant, se transformant sous l'influence des nouvelles données, j'ai dû, non seulement faire de nombreuses additions qui augmentent sensiblement les dimensions du volume, mais remanier complètement la plupart des chapitres. Je ne puis donc que répéter ce que je disais à propos de la seconde édition ; c'est une œuvre presque entièrement nouvelle que je présente au public médical.

Je tiens en terminant, à ajouter aux noms déjà cités dans la préface précédente, parmi ceux auxquels je dois des remerciements pour la complaisance qu'ils ont mise à mettre à la disposition de mon éditeur les figures des appareils construits par eux, les noms de MM. *Jacob* et *Delafon* (Soc. de Pouilly-sur-Saône), de M. *Fournier*, de la *Société Hélio*, de la *Société du gaz Clayton*. Je tiens surtout à exprimer ma vive reconnaissance à mon éminent confrère, le Dr *Imbeaux*, qui a bien voulu m'autoriser à puiser largement dans les planches du magnifique ouvrage qu'il a consacré à l'hygiène urbaine et auquel l'Institut vient de décerner un prix bien justement mérité.

J'aurais voulu pouvoir remercier aussi l'ami qui a bien voulu me prêter son précieux concours pour la rédaction du chapitre, entièrement nouveau, consacré à l'hygiène militaire. Sa longue carrière et la haute situation qu'il a occupée dans la médecine militaire donnent aux idées exposées sur ces questions d'une actualité toujours si palpitante une autorité qu'il m'eût été difficile de revendiquer pour ma part. Sa modestie lui fait désirer garder l'anonyme. Qu'il reçoive au moins ici l'expression de mon affectueuse reconnaissance.

Je ne dois pas oublier non plus mon préparateur et ami, le Dr A. Gautié, qui a bien voulu m'aider pour les besognes un peu arides des recherches bibliographiques et de la correction des épreuves.

L'AUTEUR.

Toulouse, le 1er *novembre* 1903.

INTRODUCTION

Définition. — Objet et but de l'hygiène. — L'hygiène, dans l'acception vulgaire du mot, est la partie de la médecine qui a pour but la conservation de la santé. C'est la définition donnée par les dictionnaires généraux. En allemand, elle est nommée aussi *Gesundheitspflege*, le soin de la santé.

Cette définition est trop étroite et ne répond pas aux visées actuelles de cette science. Aussi a-t-elle été modifiée, ou mieux complétée. Bouchardat et Riant définissent l'hygiène, la science qui apprend à conserver et à *améliorer* la santé. La simple addition de ce mot élargit singulièrement l'horizon de cette science. Par l'idée même que ce terme éveille, l'hygiène doit embrasser dans son programme tout ce qui se rattache à l'amélioration matérielle et morale de l'homme envisagé comme individu et comme groupe social. C'est avec juste raison que Proust a pu dire que l'hygiène, dans la large et compréhensive acception du mot, comprend l'étude de toutes les conditions qui assurent la prospérité de l'individu et de l'espèce. « Conserver la santé de l'individu, préserver la maladie et retarder l'instant de la mort n'est qu'une partie de la tâche que doit se proposer l'hygiéniste. Son but doit être plus élevé et son programme doit se confondre avec celui qui résume toutes les aspirations de l'humanité, toutes ses tendances vers un perfectionnement continu et indéfini et qui se formule par un seul mot : le progrès » (Proust).

Arnould, se plaçant à un point de vue plus pratique, définit l'hygiène l'étude des *rapports sanitaires de l'homme avec le monde extérieur* et des moyens de faire contribuer ces rapports à la viabilité de l'individu et de l'espèce. Le milieu extérieur agit sur notre organisme qui à son tour réagit sur lui. L'étude de ces actions réciproques est l'objet de l'hygiène, et le but vers lequel elle doit tendre est de régler ces actions pour le mieux de notre propre conservation, d'augmenter en quantité et en intensité les influences favorables, d'annuler ou d'atténuer celles qui sont nuisibles.

Divisions. — La matière première de l'hygiène, venons-nous de dire, est l'étude des relations sanitaires de l'homme avec le milieu extérieur. Il s'agit d'abord d'envisager ces rapports d'une façon générale et d'étudier l'action des *modificateurs* à l'influence desquels l'humanité tout entière est soumise, de ceux qui sont communs et nécessaires à l'espèce. Comment se comporte l'organisme humain vis-à-vis du sol, de l'atmosphère, du climat, de l'habitation, de l'aliment. etc., etc. ? De cette étude se dégagent les principes fondamentaux qui doivent diriger l'hygiéniste dans les applications pratiques de la science. C'est l'objet de *l'hygiène générale* qui, tout en empruntant aux sciences physiques et chimiques ses procédés d'investigation et en s'appuyant sur les données fournies par la physiologie, n'en constitue pas moins une science autonome qui a ses moyens d'action et son but propres.

L'ancienne école avait classé les modificateurs hygiéniques en plusieurs groupes, les *circumfusa*, les *applicata*, les *ingesta*, les *excreta*, les *gesta*, les *percepta*. Ces dénominations, qui nous paraissent un peu barbares aujourd'hui, que l'usage habituel de la langue latine en médecine est tombé en désuétude, n'en répondent pas moins à des divisions très naturelles dont on s'est peu écarté en somme dans les traités les plus récents.

Le sol, l'atmosphère, les climats forment le groupe des *circumfusa*. Puis vient le grand et important chapitre de l'alimentation, les *ingesta*. Les *applicata* et les *gesta* ne sont autres que l'hygiène corporelle, vêtements, soins de propreté et de toilette, exercices physiques. Quant aux *percepta*, ils correspondent à ce que nous nommons aujourd'hui l'hygiène intellectuelle et morale.

L'étude de ces divers modificateurs formera la matière de la première partie de l'ouvrage.

Les conditions si diverses dans lesquelles l'homme est appelé à vivre modifient dans une mesure plus ou moins grande les rapports généraux de l'organisme avec le milieu extérieur, tantôt exaltant, tantôt atténuant les influences favorables ou nuisibles. Age, sexe, race, habitudes de vie, régime, profession, sont autant de conditions auxquelles répondent des exigences et des besoins spéciaux. Le premier âge et la vieillesse, si sensibles aux agressions des agents cosmiques, pourvus d'une si faible résistance, réclament des règles et des précautions particulières. L'agglomération d'un grand nombre d'individus dans un espace restreint, villes, habitations collectives, navires, augmente considérablement la souillure du milieu et accroît dans une large mesure les chances d'infection et de propagation des maladies épidémiques parmi les individus faisant partie du groupe. L'exercice de beaucoup de professions, en soumettant ceux qui les exercent à l'action de produits dangereux, en les exposant à des chances de traumatisme, en les obligeant à vivre dans un milieu insalubre, les prédispose à une foule de maladies, qu'on a avec juste raison appelées *maladies professionnelles*.

L'étude de ces conditions hygiéniques si diverses constitue l'*hygiène spéciale* dont le domaine ne cesse de s'étendre, et l'intérêt de grandir, à mesure que la complexité de notre organisation sociale, le développement de la grande industrie, les exigences de la lutte pour la vie transforment les rapports naturels de l'homme avec le monde extérieur. Le genre de vie passablement artificiel que nous menons, nous peuples civilisés, en multipliant nos devoirs, nos besoins, nos jouissances, multiplie aussi, il ne faut pas se le dissimuler, les causes de troubles de la santé et de maladies. C'est à l'hygiène à atténuer, dans la mesure du possible, ces fâcheuses conséquences de notre civilisation raffinée et c'est assurément une de ses plus nobles tâches.

Il est enfin un autre rôle qui incombe à l'hygiène, rôle dont l'importance s'accroît tous les jours grâce à la lumière qu'ont jetée les récentes découvertes sur l'étiologie d'une grande classe de maladies, celles qui étaient justement les plus meurtrières et les plus redoutées. Nous voulons parler de la *prophylaxie des maladies infectieuses*, ces maladies qu'on appelait autrefois les *fléaux de Dieu* et qu'on peut maintenant, sans être taxé d'utopiste, qualifier de *maladies évitables*.

CHAPITRE PREMIER

DU SOL.

Le sol, en allemand *Boden* ou *Grund*, en anglais *ground*, est cette partie superficielle de la croûte terrestre avec laquelle l'homme se trouve incessamment en rapports. Il n'est pas besoin d'insister sur l'importance de son étude au point de vue de l'hygiène. C'est du sol que nous tirons nos aliments, notre eau de boisson ; c'est dans le sol que viennent se déverser et se résoudre en leurs éléments primitifs tous les déchets de la vie ; c'est sur le sol que nous posons nos demeures, et sa constitution géologique et minéralogique n'est point indifférente à la salubrité de celles-ci. Enfin il semble difficile de nier, quelles que soient les obscurités qui règnent encore à ce sujet, que le sol ne joue un rôle dans la genèse et la propagation de certaines maladies infectieuses.

I. Constitution géologique du sol. — Par l'influence qu'elle exerce sur la configuration du sol, sur sa fertilité, sur le climat local, sur la composition et le régime des eaux superficielles et profondes, la constitution géologique du sol intéresse l'hygiène et il importe d'en dire quelques mots.

La croûte terrestre est essentiellement constituée par deux ordres de roches. Les unes, compactes, cristallines, sans traces de stratification ni de fossiles, *roches primitives* ou *azoïques*, *roches fondamentales*, forment comme la base de l'édifice sur lequel les eaux qui ont recouvert tour à tour les diverses parties du globe sont venues déposer par lits successifs les roches dites *sédimentaires*.

La rétraction de la croûte solide qui forme une enveloppe relativement fort mince autour du noyau central, rétraction qui a été la conséquence du refroidissement progressif de la terre, a donné lieu aux diverses époques géologiques, à des soulèvements et à des dislocations qui ont fait jaillir à la surface la roche fondamentale. C'est à ces mouvements, à ces plissements, origine des chaînes de montagnes, que la terre doit son relief actuel sans cesse modifié du reste par l'action des forces internes, des eaux et des météores. Ces roches fondamentales, granit, gneiss, porphyres, etc., etc., sont essentiellement constituées par un assemblage d'éléments granuleux, visibles à l'œil nu, de feldspath, de quartz et de mica réunis par un ciment quartzeux.

Disséminées un peu partout en France, surtout dans les régions montagneuses dont elles forment l'ossature, elles s'étendent en vastes surfaces sur le plateau central et en Bretagne. La difficulté que l'eau et les racines des végétaux trouvent à les pénétrer, l'absence d'acide phosphorique et de chaux expliquent leur infécondité et le peu de densité de leur population. C'est ce qui a fait dire à Elie de Beaumont que, si le bassin parisien était le pôle d'attraction de la France, le plateau central granitique en était le pôle de répulsion au point de vue des courants humains.

Toutefois, sous l'influence des agents météoriques, les roches granitiques finissent par se déliter à la surface et forment alors un terrain meuble, très perméable, convenant très bien aux essences forestières et où certains arbres, le châtaignier en particulier, poussent avec une grande vigueur. Ces terres, ainsi ameublies, déjà riches en potasse et dotées des éléments qui leur font défaut, chaux et acide phosphorique, peuvent acquérir un haut degré de fertilité.

Les eaux dans ces terrains primitifs sont en général abondantes. Au fond de chaque vallée coule à fleur du sol un cours d'eau à débit assez régulier et sur les flancs des collines sourdent de nombreuses sources d'eau claire, fraîche et limpide. Ces eaux, traversant des régions très peu habitées, ne lavant que des terrains à éléments peu solubles, sont habituellement très pures, mais aussi un peu pauvres en éléments minéraux et quelquefois insuffisamment aérées.

On a attribué aux terrains primitifs une immunité à l'égard de certaines maladies infectieuses. Ainsi la malaria ne sévirait guère dans les régions granitiques. Outre que cette rareté du paludisme dans ces régions peut tenir à ce qu'elles se trouvent habituellement à des altitudes assez élevées, les endémies palustres qui ont frappé les ouvriers travaillant au chemin de fer de Madrid, en plein terrain granitique, montrent que la loi souffre quelques exceptions.

Fourcault et Nérée Boubée, en étudiant la distribution géographique de l'épidémie de choléra de 1832, avaient cru aussi pouvoir ériger en loi l'immunité de ces mêmes terrains vis-à-vis le choléra. On avait même invoqué à l'appui de cette théorie l'exemple des quartiers de Lyon bâtis sur un sol granitique et qui ont été toujours épargnés dans les diverses épidémies dont la France a été le théâtre. Cette immunité, qui est du reste loin d'être absolue, semble plutôt en rapport avec les conditions locales du sol et la densité de la population qu'avec l'âge géologique des terrains.

Les terrains sédimentaires comprennent les roches siliceuses, sables, molasses, grès, argile, provenant les unes et les autres de la désagrégation et de la décomposition par les eaux et les agents météoriques des roches primitives et les calcaires, craies, marnes (mélange de calcaire et d'argile) qui sont probablement d'origine organique.

Les terrains se divisent, d'après leur âge et l'époque de leur formation, en terrains primaires ou de transition, terrains secondaires, terrains tertiaires, quaternaires et alluvions modernes.

1° Les *terrains primaires ou de transition*, modifiés dans leur structure par la haute température à laquelle ils ont été soumis par suite du voisinage des roches éruptives, présentent la plus grande analogie avec ces dernières. Même faciès, même régime des eaux. Mentionnons seulement que c'est principalement dans ces terrains que l'on trouve les eaux *goitrigènes*.

2° Dans les *terrains secondaires* (jurassiques et crétacés) prédominent les roches calcaires qui y forment en général de puissantes assises disposées en falaises le long de profondes vallées creusées dans les marnes du lias. Ces terrains constituent en France autour du plateau granitique central une large ceinture à peu près continue (*causses* du Quercy, Périgord, *groies* de la Champagne charentaise, Berry, etc., etc.) qui s'étend au nord-est jusqu'à la Champagne et aux Ardennes (Champagne pouilleuse) et va se confondre à l'ouest avec la grande région jurassique du nord de la Suisse. Le régime des eaux dans ces formations mérite d'attirer l'attention de l'hygiéniste.

Certaines couches sont complètement imperméables et les eaux de pluie retenues à la surface y forment des étangs et des marais dans toutes les dépressions (certaines craies marneuses).

Les calcaires oxfordiens et coralliens qui constituent au contraire la plupart des plateaux jurassiques et les causses bien que d'apparence compacte, sont percés d'innombrables fissures, forment un réseau caverneux dans lequel viennent s'engouffrer et se perdre les eaux de pluie (avens, gouffres, rivières souterraines), pour reparaître ensuite au fond des vallées sous forme de sources abondantes et intarissables, parfois même de véritables rivières (fontaine de Vaucluse). La pureté, la salubrité de ces eaux, leur valeur hygiénique seront donc entièrement subordonnées aux chances de pollution, de contamination qu'elles rencontreront sur les plateaux, car en traversant ces puissantes couches calcaires, elles ne subissent aucune épuration, aucune filtration et arrivent telles quelles au point d'émergence des sources. C'est un facteur dont il y a lieu de tenir compte quand il s'agit de rechercher l'origine d'une contamination spécifique dans ce genre de terrain.

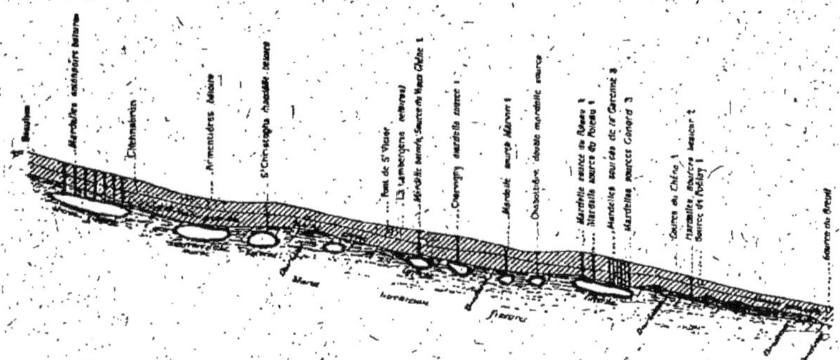

FIG. 1. — Plateaux calcaires de la zone d'alimentation des sources de l'Avre.

Les terrains crétacés qui forment dans la région parisienne une sorte de cuvette dans laquelle sont venus se déposer les terrains tertiaires et quaternaires sur lesquels repose Paris présentent des phénomènes analogues qui ont été bien étudiés dans ces derniers temps (1). La craie, roche très friable et facilement attaquée par l'eau chargée de CO^2 présente de nombreuses fissures que les pluies ne cessent d'agrandir. C'est ainsi que se forment les *bétoires*, dits *bétoires d'affouillement* dans lesquels se perdent tout ou partie des cours d'eaux et ceux-ci vont reparaître sous forme de sources abondantes au fond des vallées. Les sources de l'Avre et de la Vanne qui alimentent Paris appartiennent à ce groupe et les récentes épidémies de fièvre typhoïde qui ont

(1) *Travaux de la commission de perfect. de l'Observatoire de Montsouris sur les eaux de l'Avre et de la Vanne*, Paris, 1901.

frappé la population parisienne n'ont que trop montré les dangers de ce régime.

Les terrains tertiaires, quaternaires ou récents (alluvions modernes), se rencontrent un peu partout. Dans les formations plus anciennes ils constituent le fond des vallées et ils recouvrent en outre quatre vastes régions, au nord-est les Flandres, au centre le bassin de Paris, à l'est le bassin de la Saône et au sud-est l'immense bassin d'Aquitaine qui s'étend du pied des Pyrénées à l'Océan. Composés presque exclusivement de roches meubles, sables, argiles, calcaires, alluvions, c'est la terre des grandes cultures de céréales, des cours d'eaux navigables, des relations faciles. C'est aussi dans ces terrains que se sont fondés la plupart des grandes agglomérations ; ce sont eux qui ont servi de route aux grandes invasions guerrières ou pacifiques, c'est là que se sont confondues, brassées, les diverses races qui ont contribué à former la race française.

Très fertiles, très peuplés, ces sols récents, ainsi que les eaux qui en jaillissent ou qui courent à leur surface, sont toujours un peu suspects à l'hygiéniste, en raison de leur richesse en souillures organiques ; ici, excès de matières d'origine végétale, une des conditions des foyers palustres ; là, excès de souillures animales ou humaines, l'un des principaux facteurs de la fièvre typhoïde et du choléra. Les alluvions des grands fleuves ne sont-elles pas le domaine préféré de la malaria ? N'est-ce pas dans le delta du Gange que se trouve le berceau du choléra ? Celui du Mississipi n'est-il pas un des foyers endémiques de la fièvre jaune ? Celui de l'Euphrate et du Tigre, de la peste ?

Le régime des eaux dans ces formations est assez variable. Si la couche superficielle est imperméable et la pente insuffisante, les eaux stagneront à la surface et formeront des marais : si elle est au contraire perméable, les eaux s'écouleront dans la profondeur et formeront, comme nous le verrons plus loin, une nappe souterraine plus ou moins profonde suivant le niveau de la couche imperméable sous-jacente. Leur qualité, leur salubrité, varient donc considérablement suivant les conditions locales et nous aurons l'occasion de revenir sur ce sujet.

En résumé, d'après ce que nous venons de dire, si la constitution géologique n'a pas d'influence directe sur les conditions sanitaires de la surface, par l'influence qu'elle exerce sur la fertilité du sol, sur la richesse d'une région, sur la densité de la population, le nombre et l'importance des agglomérations urbaines, enfin et surtout sur la nature des eaux qui sourdent des divers terrains, on ne peut nier qu'elle ne soit un facteur nullement négligeable au point de vue de la salubrité.

II. Propriétés physiques du sol. — Porosité. — Perméabilité. — Au point de vue de l'hygiène, c'est beaucoup moins l'âge ou la composition des terrains que les propriétés physiques qui sont à considérer. Ce qui rend un sol salubre ou insalubre, c'est sa perméabilité ou son imperméabilité à l'eau et aux gaz, sa thermalité, ou en d'autres termes, sa capacité pour la chaleur, l'eau et les gaz. C'est aussi sa richesse en matières organiques. Il importe donc d'étudier ces diverses propriétés.

Pour bien se rendre compte des phénomènes physico-chimiques et biologiques dont le sol est le théâtre, il faut examiner de près sa structure mécanique. On peut se représenter schématiquement les diverses terres comme formées d'éléments solides de dimensions variables à contours et à angles plus ou moins irréguliers. Tantôt ces éléments sont réunis par un ciment plus ou moins insoluble dans l'eau pure ou chargée de matières minérales, et l'on a alors les roches compactes, impénétrables à l'eau et à l'air dont nous avons parlé à propos des terrains primitifs, tantôt les éléments sont isolés, libres (terrains meubles), et ils laissent entre eux dans ce cas des espaces libres, des vides plus ou moins nombreux et de dimensions très variables. Communiquant entre eux, ces espaces lacunaires forment un véritable réseau occupé par l'air ou par l'eau, ou par les deux à la fois, suivant le degré de sécheresse ou d'humidité de la terre. On a comparé, non sans raison, ce réseau lacunaire au système vasculaire et respiratoire de l'organisme animal. Il est en effet, comme nous le verrons plus loin, le siège d'une circulation incessante de gaz et de liquides qui, chemin faisant, y modifient leur composition et y subissent de complètes transformations.

Flugge (1) a essayé de déterminer le volume de l'ensemble de ce réseau par rapport au volume total. Il expulsait complètement l'air d'un volume déterminé de terre préalablement desséchée au moyen d'un courant d'acide carbonique et recueillait cet air dans une cloche graduée pleine de lessive de potasse destinée à absorber CO^2. Les expériences de l'hygiéniste allemand ont montré que ce volume occupé par les pores variait peu, quelle que fût la nature du terrain. Il est en moyenne le tiers du volume total de la terre.

Ce qui varie dans de beaucoup plus larges limites, ce sont le nombre, les dimensions de ces espaces lacunaires et par suite le développement en surface qu'ils présentent et c'est à ces facteurs que les diverses natures de terre doivent leurs propriétés physiques les plus importantes, leur capacité d'absorption pour l'eau, leur porosité, leur perméabilité.

III. Relations du sol avec l'air et avec l'eau. — *a*) AIR DU SOL. — Nous venons de voir que les terres meu-

(1) *Les microorganismes étudiés au point de vue de l'étiologie des maladies infectieuses*, Trad. franç., 1887.

bles contenaient, dans leur réseau lacunaire, une quantité variable d'air. D'après Wiel et Gnehm, la terre sèche en contient en moyenne un tiers de son volume. Mais cette proportion s'accroît considérablement par les labours. La terre foisonne, on le sait, c'est-à-dire augmente de volume, sous la bêche, et Hervé Mangon a constaté que dans une terre arable récemment travaillée, la quantité d'air absorbé peut s'élever à 10 fois le volume primitif de la terre.

Comment se comporte cet air ? Quelle est sa composition ? Quelles sont ses relations avec l'air atmosphérique ? Quel rôle joue-t-il dans les processus de décomposition de la matière organique ? Quelle influence a-t-il sur les conditions sanitaires de la surface ? C'est ce que nous allons examiner.

Composition de l'air tellurique. — Malgré les échanges incessants qui se font entre le sol et l'atmosphère, l'air tellurique diffère sensiblement par sa composition de l'air extérieur. La principale différence consiste dans la proportion d'acide carbonique qu'il contient.

Boussingault et M. Lévy ont trouvé :

	Air tellurique	Air atmosphérique
O	10.35	20,09
Az	79.91	78.91
CO_2.	9.74	0.0003

Cette proportion varie toutefois dans des limites assez étendues. L'air pris dans le sol du désert de Libye sur un point absolument dépourvu de végétation ne renferme pas plus d'acide carbonique que l'air pris à la surface, environ 2,5 à 5 dix-millièmes, tandis que dans les oasis plantées en palmiers, la quantité de CO^2 atteint jusqu'à 31 dix-millièmes (Pettenkofer). Dans une terre non fumée, la proportion a été 22 fois plus considérable que dans l'air atmosphérique, et dans une terre récemment engraissée, 255 fois. Fodor (1) a trouvé dans le sol de la cour de l'Université de Klausenbourg, à 4 mètres de profondeur, 400 fois plus d'acide carbonique que dans l'air de cette cour.

De nombreuses recherches faites de divers côtés, en Allemagne, dans les Indes anglaises, en Amérique, ont montré que la quantité d'acide carbonique croissait avec la profondeur pour un même terrain, mais qu'elle dépendait aussi de la perméabilité du sol. Les sols perméables et peu poreux ont un air moins riche en CO^2 que les sols poreux et peu perméables.

Quant aux relations que certains observateurs ont cru voir entre la température, la pression barométrique et la quantité de CO^2, elles ne sont point encore assez sûrement établies pour que nous ayons à en parler.

Quelle est l'origine de cet acide carbonique ? Pettenkofer l'attribue aux combustions et aux fermentations si actives dont le sol est le théâtre et il base son opinion sur le fait que la proportion de CO^2 est d'une façon générale proportionnelle à la richesse du sol en matière organique (2). Cette origine a cependant été contestée et Fodor fait observer que, tandis que la quantité de CO^2 augmente avec la profondeur, la matière organique et les ferments, au contraire, décroissent rapidement, à mesure qu'on pénètre dans les couches profondes du sous-sol ; on constate en outre sa présence dans les sols formés de gravier et de sable à peu près complètement privés de matière organique.

L'air tellurique diffère de l'air libre, non seulement par une plus forte proportion d'acide carbonique, mais aussi par une diminution de la quantité d'oxygène, celui-ci ayant été consommé en partie par les oxydations organiques. Il y

(1) Weyl, Le Sol, *Hand. der Hyg.*

(2) Dans les cimetière on a trouvé à 0 m. 40 de profondeur la proportion de 4 à 5 p. 100 de CO^2 et à 1 m. 10 à 12 p. 100.

a là un phénomène qui rappelle un peu la respiration des animaux.

Il importe aussi de signaler la présence, dans certains cas, dans les mailles du sol, d'autres gaz éminemment dangereux, l'hydrogène sulfuré produit des décompositions des matières organiques, l'hydrogène proto-carboné qui, par son inflammation spontanée, donne lieu dans les marais ou les cimetières au phénomène des *feux follets* et qui, sous le nom de *grisou*, provoque de si terribles explosions dans les mines et enfin, dans le sous-sol des villes, du gaz d'éclairage provenant des fuites de la canalisation.

Mouvements de l'air du sol. — Conformément aux lois qui régissent les gaz, l'air du sol tend à se mettre en équilibre de tension avec l'air de l'atmosphère. Que cet équilibre soit rompu par suite de variations dans la pression barométrique ou dans la température de l'air extérieur, il se produira un mouvement de l'air contenu dans les couches profondes du sol vers la surface, ou un mouvement en sens inverse. Si la pression barométrique diminue, si la température de l'atmosphère s'élève, s'il soufle un vent violent à la surface, il y aura dilatation, raréfaction de l'air extérieur et appel d'air tellurique à la surface. Si au contraire la pression s'élève et la température s'abaisse, le phénomène inverse se produira.

Le matin et dans la journée, l'air extérieur s'échauffant plus rapidement que l'air des couches profondes du sol, le courant gazeux aura lieu des profondeurs vers la surface : ce sera un *courant ascendant* ; le soir et la nuit au contraire, l'air atmosphérique étant plus froid que celui du sol, il y aura refoulement des gaz vers les couches profondes : *courant descendant*.

Des phénomènes analogues s'observeront sous l'influence des oscillations thermiques mensuelles. Pendant l'automne et l'hiver, le refroidissement du sol se produisant plus lentement que celui de l'air extérieur, le courant sera descendant. Le contraire se produira au printemps et en été, par suite de la lenteur avec laquelle s'opère l'échauffement des couches profondes.

Mentionnons aussi, comme causes de ces mouvements, les pluies et les oscillations de la nappe d'eau souterraine. Il est évident que, si une certaine quantité d'eau pénètre dans le sol, soit à la suite des pluies, soit à la suite de l'élévation du niveau de la nappe souterraine, cette eau expulsera des pores de la terre un égal volume d'air, d'où mouvement du dedans au dehors. Si au contraire, l'eau du sol s'évapore, si la nappe d'eau s'abaisse, elle sera remplacée par un même volume d'air venu de la surface.

De l'étude des ces phénomènes qui semblent au premier abord être plutôt du domaine de la physique et de la météorologie, découlent un certain nombre de conséquences qui intéressent à la fois la biologie générale, l'agriculture et l'hygiène.

L'air tellurique joue, en effet, un rôle des plus importants dans la destruction, dans la combustion de la matière organique du sol que nous étudierons tout à l'heure. C'est grâce à ces oxydations que cette matière organique est ramenée à ses éléments minéraux et rendue apte à être assimilée par les racines des plantes, que les substances infectieuses ou toxiques qu'elle contient sont rendues inertes et inoffensives. On voit donc quel facteur puissant d'assainissement il y a là et combien il importe de faciliter l'accès de l'air dans les couches profondes du sol par la mise en culture de celui-ci.

C'est encore à un autre point de vue que l'hygiène doit se préoccuper des mouvements des gaz du sol.

L'air tellurique, comme nous l'avons vu, peut contenir d'énormes proportions de gaz irrespirables et même toxiques. Si les courants ascendants que nous avons vu se produire dans certaines circonstances l'entraînent dans l'atmosphère libre, le mélange n'a pas grand inconvénient. Il n'en sera pas de même si ces courants pénètrent dans un espace clos, tel qu'une maison, un appartement, une chambre. C'est ce qui a lieu parfois en hiver, alors que les habitations chauffées constituent de véritables cheminées d'appel où l'air du sol, s'il existe des fissures dans les planchers, se précipitera et pourra déterminer chez les habitants des intoxications plus ou moins graves. Il existe dans la science un certain nombre d'observations d'accidents mortels dus à cette cause. Le méphitisme de certaines caves, les intoxications, à la suite d'infiltrations dans les locaux habités du gaz d'éclairage diffusé dans le sol, sont dus à ces courants gazeux telluriques. L'histoire a enregistré les terribles accidents causés à la fin du XVIIIe siècle par la diffusion dans les habitations entourant l'ancien cimetière des Innocents, situé en plein cœur de Paris, de gaz toxiques provenant des fosses.

Soyka (1), qui a fait de ces courants une étude particulière, pensait que les courants ascendants étaient susceptibles de ramener les germes des couches profondes à la surface et pouvaient, par suite, être des agents de propagation des maladies. Les expériences faites sur ce point, notamment celles de Flugge (2) et de Miquel ont montré le mal fondé de cette hypothèse. Outre que ce n'est point dans les couches profondes que se trouvent normalement les microbes infectieux, comme nous le verrons plus loin, ces courants très faibles, correspondant à une pression maximum de 5 millim. d'eau, sont absolument incapables de transporter des particules solides à travers les mailles

(1) Le Sol, *Handb. d. Hyg. v. Pettenkofer u. Ziemssen.*
(2) *Zeitsch. f. Biol.*, XV, 1879.

serrées du sol qui agissent sur eux à la façon des bourres de coton dont nous munissons les tubes de culture.

Mesure de la perméabilité du sol à l'air. — Pour mesurer la perméabilité des divers sols à l'air, Renk fait traverser une couche de terre convenablement tassée dans un cylindre de fer-blanc de 25 à 50 cent. de hauteur et de 5 cent. de diamètre, relié par son extrémité inférieure à un compteur à gaz, par un courant d'air. Une fois l'écoulement de l'air réglé au moyen d'un robinet placé sur le trajet, de façon à obtenir une pression constante, il est facile de déterminer au moyen de ce compteur la quantité de gaz traversant dans un temps donné les divers sols. Hâtons-nous de dire que ce procédé, comme d'ailleurs presque tous les autres qui ont été proposés, ne donne que des évaluations très approximatives et peu applicables à la pratique, la perméabilité à l'air et à l'eau variant considérablement suivant le degré de tassement, le degré d'humidité, etc., etc., pour une même terre.

b) Eau tellurique. — Quand la pluie tombe à la surface de la terre, une portion plus ou moins grande, suivant la composition de la roche, la configuration du sol, son degré d'humidité antérieur, s'écoule directement et immédiatement dans les cours d'eau.

Une autre portion qui a pénétré dans les couches superficielles, est reprise par l'évaporation ou absorbée par les racines des végétaux pour servir à leur nutrition. Cette portion, variable suivant les climats, l'activité de l'évaporation et de la végétation, représente en moyenne pour la France 43 p. 100. Le surplus reste dans les mailles lacunaires du sol où il constitue une réserve, variable suivant la nature des terres, *l'eau tellurique*.

Tous les terrains, même les plus secs en apparence, contiennent une certaine quantité d'eau. C'est ainsi que

Schubler (1) a trouvé, pour un litre de terre préalablement desséchée :

Sable quartzeux	450 cc.
» calcaire	582 —
Argile pure.	873 —
Humus.	935 —

D'après Fleck (de Dresde), pour 1000 kilogrammes de terre dans un état d'humidité normale, on trouve :

	Eau
A 0 m. 01, de profondeur, sable fin.	31 k. 7
A 0 m. 12, terre noire	73 k. 8
A 1 mètre, sable fin.	33 k. 9
A 2 m. 10 » » un peu argileux	125 k. 6
A 3 m. 10 » » »	137 k. 4

On voit, d'après ce tableau, que la quantité d'eau retenue dans les pores semble augmenter avec la profondeur et que la présence de l'argile et de l'humus accroît notablement la quantité d'absorption.

Quand le sol est complètement humecté, la proportion d'eau contenue dans ses mailles augmente dans des proportions considérables, mais variables suivant la nature du terrain.

Si, ainsi que l'a fait Schubler, on délaye dans de l'eau un poids déterminé de terre, qu'on la jette sur un filtre et qu'on la laisse ainsi jusqu'à cessation complète de l'égouttage, on constate que si l'on verse de l'eau à la surface, une quantité exactement égale de liquide s'écoule par la partie inférieure de l'entonnoir. Le sol est alors saturé, et la quantité d'eau ainsi retenue représente la *capacité maxima d'absorption* ou de *rétention* de cette terre à l'égard de l'eau.

Cette capacité d'absorption varie considérablement suivant la nature de la terre. Voici les chiffres trouvés par Schubler ;

(1) *Annales de l'Agriculture française*, 1854.

	par kil. de terre	par litre d'eau
Sable quartzeux	250	450
Sable calcaire	270	582
Lehm sableux	400	682
Argile pure.	700	873
Lehm calcaire	850	808
Humus.	1900	935

Ce tableau montre l'extrême porosité de l'humus, l'accroissement de capacité pour l'eau à mesure que la proportion d'argile s'élève et nous explique la sécheresse, et par suite la stérilité des terres trop sablonneuses qui sont incapables de retenir l'eau.

Ces différences dans la capacité d'absorption des divers sols s'expliquent facilement par ce que nous savons de la structure lacunaire du sol. L'eau circule dans un réseau plus ou moins fin dans lequel l'attraction capillaire, la capillarité, s'exerce en raison de la dimension des canaux.

Quand cette capacité est satisfaite, l'excédent s'écoule, si le terrain est perméable, dans les couches de plus en plus profondes. La perméabilité d'un sol est en effet la propriété que possède le sol de se laisser traverser par l'eau quand sa *capacité minima de rétention* est satisfaite (Bertin Sans). La rapidité de cette progression est naturellement plus ou moins grande suivant la nature des terrains et les dimensions du réseau lacunaire. Quand le diamètre du réseau est relativement grand, comme c'est le cas des graviers à gros éléments, l'eau obéira à peu près complètement aux lois de la pesanteur et traversera sans s'y arrêter la couche ainsi constituée. C'est le type des terrains perméables.

Si, au contraire, le réseau est exclusivement capillaire, l'air et l'eau adhéreront aux parois du réseau, n'en seront expulsés que par des forces extrinsèques venant s'ajouter à celles de la pesanteur, la pression par exemple d'une nouvelle couche d'eau à la surface. C'est le cas des terrains plus ou moins imperméables.

Flügge (1), pour déterminer la perméabilité des divers terrains, plaçait dans un cylindre de terre cuite de 1 mètre de haut et de 1 m. 60 de section des échantillons de diverses terres fortement tassées, sur lesquelles il versait et maintenait constamment une couche d'eau de 1 centimètre d'épaisseur.

Voici les résultats obtenus :

	Quantité d'eau s'écoulant par minute à la surface inférieure.
Gravier pur à gros éléments	∞
I. Sable grossier	103 cent. c.
II. Sable très fin.	25.7
3 p. de sable et 1 p. de limon argileux . .	15.5
1 p. de gravier, 2 p. de sable, 1 p. de limon	7.4
1 p. de sable, 1 p. de limon	2.1
Limon argileux pur	0

Ce tableau a de plus l'avantage de montrer l'influence de la finesse des éléments sur la perméabilité. Tandis qu'un sable grossier laisse passer dans une minute 103 centimètres cubes d'eau, un sable fin n'en laisse plus passer que 25 centimètres cubes, c'est-à-dire à peu près le quart

Ces propriétés du sol, porosité, perméabilité, capacité du sol pour l'eau, dépendent donc, on le voit bien, moins de la composition minéralogique du terrain que de sa structure mécanique, de la grosseur des éléments dont il est formé, de leur degré de cohésion. Ainsi le granit qui, à l'état de roche massive, est à peu près imperméable, se laisse facilement traverser par l'eau et par l'air quand il est désagrégé et réduit en fragments plus ou moins gros. Certaines roches, par contre, quoique d'apparence compacte, grès, calcaires, sont cependant très perméables.

Ces propriétés varient aussi suivant que l'eau arrive par la partie inférieure, ou la partie supérieure de la couche.

(1) Flugge, *loc. cit.*

Dans le premier cas, l'air qui occupe les pores, pouvant s'échapper dans l'atmosphère libre offre moins de résistance à la pénétration de l'eau que dans le second.

Détermination pratique de la perméabilité des terres. — La perméabilité du sol joue un rôle si important, au point de vue de la salubrité, qu'il peut y avoir intérêt dans bien des cas à la déterminer (construction d'habitation, emplacement de campement pour les troupes, de champs d'épuration des eaux vannes, de cimetières, etc., etc.).

Malheureusement la plupart des procédés de laboratoire auxquels la majeure partie des expérimentateurs ont eu recours ont un défaut capital. C'est sur des échantillons pris sur lieux, mais se trouvant dans des conditions toutes différentes de celles qu'ils ont normalement qu'a été mesurée cette perméabilité. Or, sans compter que celle-ci varie notablement suivant le plus ou moins de tassement de la terre, la disposition, la succession des diverses assises peuvent apporter de grandes modifications à la perméabilité d'un terrain. C'est ainsi que certains terrains crayeux ou calcaires dont les éléments réduits en poudre, ont une imperméabilité presque absolue sont en réalité de véritables cribles par suite des nombreuses fissures qui les traversent. Par contre, les sables des dunes landaises incapables de retenir la moindre parcelle d'eau dans leurs mailles étaient marécageux dans les parties déclives, *l'alios*, que forme à une faible profondeur le sous sol, étant absolument imperméable. Les résultats obtenus par les recherches de laboratoire n'expriment donc pas toujours la réalité et risquent de donner des indications absolument inexactes. Bien préférable est l'examen sur place de la composition minéralogique et géologique du sol, de la topographie et de l'hydrographie de la région qui, le plus souvent, donnera des renseignements très suffisants et beaucoup plus sûrs au point de vue pratique que les meilleures méthodes de laboratoire. Enfin dans certains cas on pourrait peut-être avoir recours avec avantage à la méthode des substances colorantes sur laquelle nous aurons occasion de revenir plus loin.

c) Nappe souterraine (*Grundwasser*). — Nous avons vu que l'eau non évaporée ou non utilisée par les besoins de la végétation cheminait lentement dans le réseau lacunaire du sol jusqu'à ce qu'elle rencontre une couche imperméable. Arrêtée par cet obstacle, elle s'accumule et finit par imbiber complètement la couche située au-dessus de l'assise imperméable, par remplir tous les pores. C'est à cette zone saturée que l'on donne le nom de *nappe souterraine* ou *nappe de puits,* parce que c'est elle qui alimente d'ordinaire les puits, ou encore *nappe phréatique*, *nappe d'infiltration* (Grundwasser) en allemand. C'est une sorte d'immense réservoir souterrain où viennent s'emmagasiner une partie des eaux de pluie, et qui joue vis-à-vis des eaux libres de la surface, le rôle important de régulateur. La condition essen-

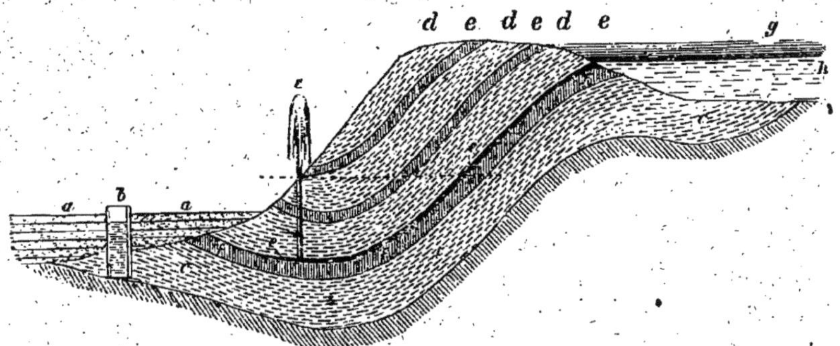

Fig. 2. — Coupe géologique montrant l'origine et la formation des diverses nappes

a alluvions de vallée ; *b*, puits dans la nappe phréatique ; *c*, source jaillisante profonde ; *d* et *e*, alternance d'assises perméables et étanches.

tielle de cette collection aqueuse est donc l'existence d'une couche superficielle perméable d'une suffisante épaisseur au-dessous de laquelle se trouve une couche étanche. Ainsi dans les terrains primitifs compacts, il existe rarement une vraie nappe phréatique, et c'est surtout dans les terrains récents (tertiaires, quaternaires) d'alluvion qu'on l'observe. La profondeur à laquelle on la trouve dépend du niveau de l'assise imperméable et varie par suite pour chaque localité et même pour chaque point de la localité ; car, suivant exactement la configuration et les inclinaisons de cette assise, sa disposition est loin de correspondre aux reliefs et aux accidents de la surface et ne peut être déterminée que par l'observation directe.

A Paris, elle repose sur les marnes tertiaires supérieures et forme une ligne légèrement inclinée vers le lit de la Seine. Dans les quartiers riverains, elle est à une profondeur de 6 à 7 mètres, tandis que vers l'Observatoire et à l'Etoile elle est à 31 mètres, à Belleville à 50 et 76 mètres, et à la rue Taitbout, à 2 mètres seulement.

Par suite des inflexions et des ondulations que présente dans certains cas la couche imperméable sur laquelle elle repose, la puissance d'une même nappe souterraine peut varier considérablement suivant les points où on l'examine. Cette eau intimement incorporée aux pores du sol échappe d'ailleurs à la tendance à l'horizontalité de surface des eaux libres, et ce n'est que par des observations directes et multipliées pour chaque lieu qu'on peut connaître son niveau et sa configuration.

Dans certains terrains, dans les plaines du *diluvium* erratique, dans les molasses tertiaires du bassin sous-pyrénéen (collines du Lauraguais) par exemple, il n'existe pas souvent de véritable nappe phréatique continue, et on n'y trouve que des collections aqueuses, isolées, discontinues, plus ou moins abondantes, généralement pauvres, des sortes de poches d'eau, *Sickerwasser* des Allemands. Cette disposition rend le problème de l'approvisionnement en eau potable souvent difficile à résoudre dans beaucoup de ces régions.

Mouvements de la nappe souterraine. Relations avec les cours d'eau. — L'assise imperméable sur laquelle repose la nappe souterraine étant rarement d'une horizontalité continue, la collection liquide obéit aux lois de la pesanteur et se déplace en suivant la pente de cette assise. La progression est toutefois lente et presque insensible en raison de la résistance qu'oppose le sol et de l'adhérence du liquide aux canaux capillaires dans lesquels il circule.

Comme les lits des fleuves sont ordinairement creusés dans la couche imperméable, c'est en général le long de leurs berges que la nappe souterraine vient déverser son trop plein. L'eau que l'on trouve à une profondeur plus ou moins grande en creusant des galeries ou des tranchées le long des rives des cours d'eau provient donc le plus souvent de la nappe d'alimention, au lieu d'être, comme une observation superficielle l'avait autrefois fait admettre, le résultat des infiltrations du fleuve. Cette indépendance de la nappe d'eau à l'égard des rivières voisines a été démontrée bien des fois, non seulement par la discordance qui existe entre les oscillations des unes et des autres, mais aussi par la différence de température et de composition chimique de l'eau. Ce n'est que dans les crues exceptionnelles que l'eau du fleuve rompant la résistance que lui oppose le courant souterrain peut refluer dans la nappe d'eau et se mélanger avec celle-ci. Il n'est pas besoin d'insister sur l'importance de ce fait au point de vue de la possibilité de contamination de l'eau des puits par l'eau du fleuve voisin.

Lorsque les vallées ou les autres dépressions de terrain sont assez profondes pour atteindre le niveau de la couche imperméable, ou que celle-ci vient affleurer à la surface, par suite d'un soulèvement, l'eau de la nappe souterraine jaillit sous forme de source. — Quelquefois, et cela se présente surtout sur le versant ou à la base des collines, la ligne de séparation de contact des deux couches est mise à jour à la suite de dénudation ; on a alors à ce niveau d'abondantes et nombreuses sources, un *cordon de sources.*

Oscillations de la nappe souterraine. — Leurs relations avec les pluies. — Ce sont les pluies qui, ainsi que nous venons de le voir, alimentent seules la nappe souterraine. La quantité d'eau qui tombe à la surface du sol étant pour une même région, un même bassin, très variable suivant les saisons et les années, la nappe souterraine éprouve des oscillations dans son niveau. Celui-ci s'élève à la suite d'une pluie abondante, s'abaisse au contraire dans les temps de sécheresse. Il n'y a pas cependant concordance absolue entre les oscillations de la nappe et celles des eaux météoriques, car la portion des eaux qui s'écoulent directement à la surface vers les cours d'eau ou qui est enlevée par l'évaporation est fort variable suivant les lieux et les temps.

En tout cas, ce cheminement de l'eau de la surface vers la profondeur se fait avec une extrême lenteur et il se passe souvent des mois et même des années avant que l'eau météorique parvienne jusqu'à la nappe souterraine. Ainsi Hoffmann (1) a trouvé que la pluie mettait, à Leipzig, 114 jours pour traverser une couche de sol sablonneux de 1 mètre d'épaisseur. Au Havre, des observations suivies ont montré que les eaux météoriques n'arrivaient à la nappe que 30 mois après leur chute.

Le tableau ci-joint emprunté à Flugge (2) donne par mois les relations des pluies avec les oscillations de la nappe à Berlin et à Munich.

(1) *Arch. f. Hyg.*, 1883.
(2) *Grundriss. d. Hyg.*, 2e éd., 1897.

	BERLIN		MUNICH	
	Quantité d'eau tombée en millimètres	Niveau de la nappe en mètres au-dessus du niveau de la mer	Quantité d'eau tombée en millimètres	Niveau de la nappe en mètres au-dessus du niveau de la mer
Janvier	40.3	32.72	53.3	515.547
Février	34.8	32.79	29.6	515.545
Mars	46.6	32.88	48.5	515.600
Avril	32.1	32.96	55.6	515.643
Mai	39.8	32.88	95.1	515.674
Juin.	62.2	32.69	111.9	515.724
Juillet.	66.2	32.56	108.8	515.733
Août	60.2	32.45	104.4	515.723
Septembre.	40.8	32.40	68.1	515.629
Octobre	57.5	32.38	53.1	515.539
Novembre	44.5	32.47	50.0	515.485
Décembre	46.2	32.50	42.9	515.506

Les oscillations, on le voit, sont loin de coïncider avec le plus ou moins d'abondance des pluies. A Berlin, le maximum d'eau tombée se produit en juillet et le niveau le plus élevé de la nappe en avril, le minimum des pluies est en avril et la nappe atteint son niveau le plus bas en octobre. A Munich, les deux maxima se produisent à un mois de distance, en juin pour les pluies, en juillet pour le niveau de la nappe ; par contre, le premier minimum a lieu en février, tandis que ce n'est qu'en novembre que la nappe arrive à la limite de son abaissement. Ces oscillations annuelles ne sont pas du reste très considérables, 0 m. 58 pour Berlin et 0 m. 248 pour Munich.

Mesure des oscillations de la nappe souterraine. — Nous examinerons un peu plus loin quelle est l'importance hygiénique et épidémiologique de la nappe souterraine et de ses oscillations. Nous nous bornerons à dire qu'il y aurait intérêt pour toutes les municipalités des agglomérations urbaines, soucieuses de protéger la santé de leurs administrés et de faire progresser l'hygiène, d'organiser un service régulier d'observation de ces oscillations. Le vœu est d'ailleurs fort modeste ; car un simple flotteur dans un puits bien situé, avec contre-poids muni d'un index se déplacant le long d'une échelle graduée placée à l'orifice du puits, suffit pour ces observations et ne nécessite par suite qu'une dépense insignifiante.

Nappes profondes (*Untergrundwasser*). — Nous n'avons parlé jusqu'ici que de nappe au singulier. C'est qu'en effet la nappe qui est la plus rapprochée de la surface est celle qui intéresse plus particulièrement l'hygiène par suite de son influence sur les conditions sanitaires de cette surface. Mais dans beaucoup de terrains les sondages démontrent l'existence de plusieurs niveaux d'eau superposés, nappes des puits profonds, *Untergrundwasser* des Allemands. La géologie en explique facilement l'origine par l'alternance de lits perméables et imperméables plus ou moins inclinés. Dans certaines conditions, ces nappes peuvent même venir jaillir à la surface sous forme de puits artésiens. L'eau de ces nappes aquifères protégée par sa profondeur contre toute cause de pollution est d'habitude très pure et peut être dans certains cas une précieuse ressource pour l'approvisionnement des collectivités (fig. 2).

IV. Thermalité du sol. — Les sources de chaleur du sol sont :

1° La chaleur centrale qui s'accroît de 1° par 30 mètres environ. C'est à elle qu'est due la température élevée des mines profondes.

2° La chaleur dégagée dans les nombreux processus chimiques dont le sol est le théâtre. Contrairement à ce que l'on eût pu supposer *a priori*, l'influence de cette source de chaleur paraît tout à fait secondaire et n'a pu être constatée que dans un très petit nombre de cas.

3° La source de chaleur de beaucoup la plus importante pour les couches superficielles de l'écorce terrestre est le soleil. D'une façon générale, le sol absorbe lentement la chaleur qu'il reçoit du soleil. Il est lent à se réchauffer, mais son pouvoir émissif en revanche est faible et il conserve longtemps le calorique qu'il a reçu.

La capacité calorifique et la conductibilité du sol varient du reste suivant la nature des terrains, suivant leur état d'humectation, suivant la proportion d'air qu'ils retiennent dans leurs pores. Ainsi le sable absorbe plus rapidement la chaleur que l'argile, et celle-ci, mieux que l'humus.

En désignant le pouvoir absorbant du sable par 100, on a, d'après Schubler :

Argile	66 à 76
Calcaire	61
Humus	49

Les sols humectés conduisent mieux la chaleur que les sols secs, l'eau étant meilleur conducteur que l'air.

Oscillations thermiques quotidiennes et mensuelles. — D'après ce que nous venons de dire, on comprend que, tout en étant dans une étroite dépendance de la température atmosphérique, la température des couches superficielles du sol doit retarder dans ses variations sur la première, et que ses oscillations doivent être d'autant plus lentes et moins considérables que l'on s'enfonce davantage. Les oscillations journalières disparaissent à 1 mètre de profondeur. Plus profondément, les oscillations mensuelles elles-mêmes ne se font plus sentir, et dans les caves de l'Observatoire à Paris, la température s'est maintenue depuis un siècle, époque du début des observations, à 11°76 sans variations notables.

Amplitude des variations annuelles de température dans le sol à Bruxelles (Quetelet).

à 0 m. 19 de profondeur.	13° 28
à 0 m. 45 —	12° 44
à 0 m. 75 —	11° 33
à 1 m. —	10° 58
à 1 m. 95 —	7° 50
à 3 m. 90 —	4° 49
à 7 m. 80 —	1° 13

La température du sol influe sur le climat local. Elle exerce aussi une certaine influence sur le développement des micro-organismes si abondants, comme nous le verrons plus loin, dans ce milieu. Comme le fait observer Flügge, la température constatée de 0 m. 50 à 1 mètre de profondeur est une température optima pour une active prolifération bactérienne. C'est par cette influence que pourraient s'expliquer les relations que certains hygiénistes allemands, Delbruck (de Halle), Pfeiffer (de Weimar) ont cru apercevoir entre le développement des épidémies, les épidémies cholériques en particulier, et les oscillations thermiques, relations qui sont loin du reste d'être constantes.

V. Matières organiques du sol. — Leurs transformations. — Rôle épurateur du sol. — Le sol contient, outre l'eau et des gaz, une plus ou moins grande quantité de matières organiques.

Wolfhugel a trouvé :

	Profondeur	par m. c. Azote soluble	Azote insol.	Az. total par m.
Sol normal.	3 m. 7	118	14	133
Sol recueilli autour des égouts	3 m. 6	93	55	148
Sol au-dessous d'une fosse d'aisances.	2 m. 4	1.257	60	1.317
Sol à 4 m. d'une fosse à fumier.	2 m. 3	2.230	956	3.186

C'est qu'en effet le sol est le réservoir, le *caput mortuum*, où viennent finalement aboutir tous les déchets de la vie organique, animale et végétale, cadavres d'hommes et d'animaux, immondices, détritus de toutes sortes.

Le sol n'est pas seulement un réservoir où s'accumulent ces matières, c'est aussi un laboratotre où elles se transforment et se résolvent en leurs éléments simples, azote, acide carbonique et eau. « D'une façon générale on peut dire que si, au point de vue de la biologie générale, l'air est un laboratoire de construction, le sol est un laboratoire de destruction » (Duclaux).

Ces phénomènes d'importance capitale au point de vue agricole et hygiénique sont sous la dépendance de deux facteurs, action mécanique liée à la structure du sol, action chimique liée en partie à la présence de micro-organismes et ils méritent de nous arrêter un instant.

A part la matière organique directement et volontairement enfouie dans la terre, soit sous forme de cadavres d'hommes ou d'animaux, soit sous forme d'engrais, c'est l'eau météorique qui sert de véhicule à ces substances. C'est grâce à la pluie qui dissout les unes, entraîne mécaniquement les autres que ces souillures organiques dispersées à la surface pénètrent et s'infiltrent dans le sol.

La terre agit vis-à-vis de celles qui sont simplement tenues en suspension dans l'eau comme un ensemble de filtres plus ou moins serrés qui retiennent dans leurs mailles les particules solides. Ce n'est pas tant l'étroitesse des pores que l'action de la capillarité et de l'attraction moléculaire qui agit ici. Des corps beaucoup plus petits que le diamètre des pores, tels que les microbes, sont en effet arrêtés au passage. Miquel a constaté que l'eau d'égout qui contient en moyenne 23 millions de bactéries n'en contient plus que 1.600 environ après son passage à travers les champs d'épuration de Gennevilliers. Falk, en filtrant à travers une couche de sable de 0 m. 60 d'épaisseur une dilution de sang charbonneux, n'a plus trouvé de bactéridies dans le liquide après sa sortie du filtre.

Ce pouvoir filtrant du sol qui joue, comme nous le verrons plus loin, un rôle considérable dans les applications de l'hygiène (pureté des eaux de source, galeries filtrantes, filtration au sable, champs d'épuration des eaux d'égout, etc., etc.), varie naturellement dans d'assez larges limites suivant la nature, la constitution physique des terrains, leur degré d'humidité. Ainsi dans un sol sec, l'eau et les matières qu'elle tient en suspension s'arrêteront dans les couches superficielles tant que celles-ci n'auront pas atteint leur degré de saturation.

Le rôle du sol ne se borne pas à une action purement mécanique sur les matières en suspension. Il exerce aussi une sorte d'action élective sur certaines substances dissoutes, tantôt retenant ces substances et diminuant par suite le titre de la solution qui a traversé la couche de terre, tantôt, au contraire, retenant l'eau et concentrant par suite cette solution. C'est ce qu'ont bien montré les recherches d'Hoffmann (1) sur les solutions de chlorure de sodium qu'il faisait passer à travers un lit de terre. D'autres fois, au contraire, le sol cède aux liquides qui le traversent une partie de ses substances minérales. Les eaux d'égout, après leur passage à travers les champs d'épuration de Genevilliers, ont un degré hydrotimétrique plus élevé et sont par suite plus riches en carbonates calcaires et magnésiens. De même pour leur teneur en sulfates. Par contre, leur teneur en chlorures diminue légèrement.

Mais ce qu'il y a de bien plus remarquable et de plus intéressant pour l'hygiène, c'est l'action que le passage à travers le sol exerce sur la matière organique. Elle y subit une série de transformations et de dégradations successives

(1) *Arch. f. Hyg.*, t. I, 1883.

qui la font progressivement retourner à l'état inorganique. La molécule organique se disloque. Le carbone est brûlé et transformé en acide carbonique, l'azote albuminoïde se transforme en amines et en amides, puis en ammoniaque, et finalement, par un processus d'oxydation, en nitrates, forme sous laquelle il est absorbé par les racines des végétaux.

C'est sur cette action qu'est basée la pratique de l'épuration des eaux vannes par le sol et le tableau suivant met bien en lumière la nature des transformations qui s'y opèrent.

Composition des eaux d'égout de Paris, avant et après leur passage à travers les champs d'épandage de Genevilliers (Moyenne des analyses 1887-1893) :

	Avant	Après
Matière organique	47.8	1.4
Azote organique	4.3	»
« ammoniacal	23.13	»
« nitrique	4.3	22.0

Toutes ces transformations sont l'œuvre des micro-organismes du sol que nous allons étudier.

VI. Micro-organismes du sol. — La terre renferme, comme il était facile de le prévoir, des quantités innombrables de microbes. C'est de beaucoup, de tous les milieux qui nous entourent, air, eau et sol, le plus riche et cette richesse s'explique naturellement puisque le sol est l'aboutissant final de tous les déchets de la vie et que ces micro-organismes sont, comme nous allons le voir, les agents de destruction et de transformation de ces déchets. C'est probablement du sol, que tous les microbes saprophytes et peut-être la plupart des microbes spécifiques tirent leur origine ; le sol est sans doute leur habitat primitif.

Ces micro-organismes ne sont pas uniformément répartis dans la terre. Très abondants dans les couches superficielles, leur nombre décroît assez rapidement et assez irrégulièrement d'ailleurs dans les couches plus profondes et à une distance assez variable de la surface suivant les localités et, suivant les moments, on constate qu'ils ont complètement disparu. Cette couche stérile serait à Berlin, à Jena, à Paris, située entre 1 et 3 m. de profondeur (Frænckel, Rœmer, Miquel).

Répartition des micro-organismes dans le sol.

PROFONDEUR	Colline boisée environs de Postdam	VILLE DE BERLIN		
		Jardin	Sol de Maison	Sol de Maison
Surface.	150.000	450.000	160.000	
0 m. 50	200.000	300.000	40.000	
1 m.	2.000	150.000	10.000	80.000
1 m. 50.	15.000	80.000		20.000
2 m.	2.000	200.000	6.000	49.000
2 m. 50.	500	700		650
3 m.	3.000	100	600	600
3 m. 50.	0			
4 m.	0			
4 m. 50.	100			

Rech. de Frænckel, (1).

Il serait peut-être prématuré de conclure de ces recherches à l'absence de vie dans les couches profondes. Les procédés d'analyse microbienne et de numération auxquels ont eu recours presque tous les expérimentateurs s'adressaient à peu près exclusivement aux microbes aérobies, ayant besoin pour se développer d'oxygène et on pouvait d'avance prévoir que ces couches, où font défaut ce gaz, et les substances nutritives appropriées aux micro-organismes qui croissent sur nos milieux habituels, qui contient de fortes propor-

(1) *Zeitsch. f. Hyg.*, t. II, 1887.

tions de CO^2 seraient un très mauvais milieu pour ces espèces. D'autre part, les recherches sur les germes anaérobies du sol sont encore trop peu nombreuses, trop incomplètes pour qu'il soit possible d'affirmer que ce groupe ne se trouve pas en nombre dans ces couches. Ce que nous savons de l'activité des processus réducteurs dans le sol, de même que la reviviscence de certains germes infectieux à la suite de travaux de terrassement, de curage d'égout, de creusement de tranchées, autorise cette manière de voir.

Caractères généraux de la flore bactériologique du sol. — Si les micro-organismes sont fort abondants dans le sol, ils paraissent, ceux du moins que nos procédés et nos milieux de culture nous permettent d'isoler, appartenir à un petit nombre d'espèces. Les plus communes sont le *Bacillus subtilis* (bacille du foin), le *Bacillus ramosus* (Wurzel-bacille de Marshall), le *Bacillus fluorescens liquefaciens et putridus* et quelques autres appartenant au groupe subtilis liquéfiant presque toutes la gélatine, en revanche très peu de micro-coques si abondants au contraire dans l'air.

Tous ces micro-organismes, avons-nous dit, sont des agents puissants de la dislocation de a molécule organique dont les éléments doivent repasser à l'état minéral pour être aptes à être absorbés par les racines des végétaux et rentrer dans le cycle de la vie. Les microbes du sol jouent vis-à-vis de la matière organique un rôle analogue à celui des sucs digestifs vis-à-vis des aliments. Sous l'influence des diastases sécrétées par eux les substances protéiques sont d'abord liquéfiées, peptonisées, puis transformées en amines et en amides et finalement en ammoniaque.

« Les substances ternaires passent de leur côté par un cycle de dégradation qui les amène à une série de formes de plus en plus simples dont l'aboutissant final CO^2 est commun à toutes et dont les avant dernières acide formique, acétique, oxalique sont communes à beaucoup. Ce sont des routesqui, distinctes au point de départ, se fusionnent peu à peu dès qu'elles approchent du terme et ont des parcours communs » (Duclaux). Il est probable que ces divers processus sont l'œuvre d'espèces microbiennes différentes, chacune ayant pour ainsi dire sa fonction, son rôle. D'après Bordas (1), les microbes aérobies, en particulier les espèces dites liquéfiantes qui prédominent dans les couches superficielles commencent par peptoniser et rendre solubles les substances organiques. Puis quand l'oxygène est consommé, ils cèdent la place à des espèces anaérobies à action réductrice qui fabriquent des produits amidés et ammoniacaux avec dégagement d'hydrogène sulfuré, carboné, phosphoré et autres principes volatils encore mal connus et dont certains sont probablement toxiques. « D'ordinaire les produits intermédiaires sont respectés par l'espèce qui les a produits et sont destinés à être repris en sous-œuvre par une espèce différente qui elle-même les abandonne à une troisième et ainsi de suite » (Duclaux).

L'ammoniaque n'est pas le terme ultime de la transformation des substances quaternaires. Bien qu'il semble aujourd'hui établi que les végétaux puissent directement absorber et assimiler l'azote sous forme de sels ammoniacaux, c'est à l'état de nitrates que ce précieux élément est le plus sûrement utilisé. C'est ici qu'interviennent des micro-organismes doués d'un énergique pouvoir d'oxydation, les ferments nitriques dont Schlœsing et Muntz (2) ont démontré la présence dans le sol et qu'est parvenu à isoler et à cultiver Winogradsky (3) dont les persévérantes recherches ont éclairé d'un jour si vif cette importante question. Cette transformation de l'ammoniaque en acide nitrique, la *nitrifi-*

(1) *Acad. de méd.*, 1897.
(2) *Ac. des sc.*, 1877.
(3) *Ann. de l'Inst. Past.*, t. VI, et *Arch. de l'Inst. de méd. expér.* de St-Pétersbourg, t. I.

cation se ferait d'après les recherches du savant russe en deux phases, chacune d'elles ayant son agent propre : 1re phase : transformation de AzH^3 en Az^2O^3 à laquelle président les nitroso-bactéries (*nitrosomonas*) ; 2e phase : transformation de Az^2O^3 en AzO^5, œuvre des nitro-bactéries (*nitrobactérium*) qui semblent beaucoup plus délicates et qui ne se multiplient et fonctionnent que quand les premières ont disparu et qu'il n'y a plus de trace de matière organique.

A côté de ces bactéries nitrifiantes, existent de nombreuses bactéries qui ont une action inverse ; elles attaquent les nitrates et les ramènent à l'état de nitrites, de protoxyde et de bioxyde d'azote et même d'azote libre (1). Le bacille pyocyanique peut être cité comme un exemple de ce groupe. Ces bactéries qui provoquent des pertes notables d'azote dans la terre et dans les fumiers sont malheureusement très répandues et portent, il est inutile d'ajouter, un préjudice sérieux aux agriculteurs peu soigneux.

Signalons enfin ces bactéries si intéressantes au point de vue de la biologie générale et de l'agriculture découvertes par Hellriegel et Wilfarth sur les nodosités des racines de légumineuses sur lesquelles elles semblent vivre, non en parasites, mais en association, *en symbiose*, et qui ont la propriété de fixer l'azote libre de l'atmosphère et de fabriquer de toutes pièces avec ce gaz inerte de la substance albuminoïde qu'elles cèdent ensuite à la plante sur les racines de laquelle elles vivent et à laquelle elles empruntent les hydrates de carbone, producteurs d'énergie.

Les faits que nous venons d'exposer sommairement montrent bien l'importance des micro-organismes du sol au point de vue de la biologie générale. Ils sont les chaînons rattachant dans le cycle de la vie universelle les animaux aux végé-

(1) Gayon et Dupetit, *C.R. Ac. des sc.*, 1882.

taux. Ils n'ont pas une importance moindre au point de vue sanitaire. Les microbes, si calomniés, si redoutés par certains ont un rôle de premier ordre dans l'économie générale du globe ; ils débarrassent le sol de tous ces déchets de la vie plus que suspects aux yeux de l'hygiéniste et les transforment rapidement en éléments inoffensifs et fertilisants. Ils sont avec le soleil le facteur le plus puissant, le plus actif d'épuration spontanée, et ce n'est pas sans raison que l'hygiéniste anglais W. Poore (1) a pu dire : « Le sol est le meilleur, le plus puissant de tous les agents d'assainissement. Qu'il s'agisse de cadavres, de détritus organiques, de matières fécales, il suffit à tout. *Le sol est notre meilleur ami.* »

Présence de microbes pathogènes dans le sol ; leur vitalité et leur persistance dans ce milieu.— Il existe un certain nombre de microbes dont l'action est nettement pathogène et spécifique et dont l'habitat normal est le sol. Tels, le *vibrion septique* (bacille de l'œdème malin de Koch), le *bacille tétanique* (Nicolaier). Ils y abondent même tellement qu'il suffit d'injecter sous la peau dans les conditions voulues à un animal une parcelle minime de terre pour provoquer habituellement des accidents tétaniques ou de la gangrène gazeuse. Pasteur a trouvé dans le sol au dessus des fosses où avaient été enfouis plusieurs années auparavant des animaux morts de charbon, la bactéridie charbonneuse et R. Koch croit que cette espèce est d'origine tellurique.

Mais tous ces micro-organismes ne donnent pas naissance, au moins chez l'homme, à de véritables épidémies et une question bien plus intéressante et malheureusement encore incomplètement résolue est le sort des agents spécifiques *bacille typhique, bacille cholérique, bacille tuberculeux, bacille diphtéritique* qui se déposent incessamment avec

(1) *The Lancet*, 1901.

nos déchets ou nos cadavres dans les couches du sol.

Quelle est la durée de résistance de ces agents dans le sol? Sont-ils susceptibles de s'y développer, de s'y multiplier? Y perdent-ils, y atténuent-ils leur virulence ou au contraire celle-ci s'y exalte-t-elle? Tout autant de questions auxquelles il est pour le moment difficile de donner des réponses précises. Ce n'est pas que les recherches, les expériences fassent défaut, mais aucune n'est bien concluante (1). En général elles s'accordent à montrer, celles de Lœsener, entre autres, que la résistance de ces microbes à la concurrence des espèces saprophytes est assez faible pour qu'ils disparaissent rapidement. En tout cas, ils n'ont aucune tendance à s'y multiplier, à y proliférer, et la terre semble en somme un très médiocre milieu de culture. Mais les conditions naturelles sont si variables, elles diffèrent tellement des conditions toujours un peu artificielles des expériences de laboratoire qu'il serait téméraire de conclure des unes aux autres, d'autant qu'elles sont en désaccord, comme nous allons le voir, avec pas mal de données fournies par l'épidémiologie.

VII. Le sol au point de vue hygiénique et épidémiologique. — Rôle étiologique du sol. — L'épidémiologie traditionnelle attribuait au sol un rôle de premier ordre au point de vue de la genèse de certaines maladies épidémiques qu'elle considérait comme causées par un miasme émané du sol.

Le type de ces maladies était la malaria et depuis Hippocrate de gros volumes ont été consacrés à décrire les conditions telluriques qui engendraient le miasme. Les récentes découvertes sur le mode de transmission des fièvres paludéennes et le rôle qu'y jouent les moustiques, ont

(1) Duclaux, *Traité de microbiologie*, 1898, t. I.

rendu caduques une partie de ces vues spéculatives et ont montré que, si certains sols, certaines régions deviennent des foyers malariens, cela paraît presque exclusivement dû à ce qu'ils sont, par suite des collections d'eau stagnante qui s'y forment, l'habitat de prédilection des larves de moustiques. Nous reviendrons du reste plus loin, à propos de la transmission des germes infectieux par les insectes, sur cette intéressante question.

Si la malaria ne peut plus être considérée comme une maladie d'origine tellurique, dans le sens où on l'entendait autrefois, il est d'autres affections sur l'évolution desquelles l'état du sol, son degré d'humidité et de souillure exercent une influence manifeste, tellement manifeste que certains auteurs ont cru devoir les séparer des maladies exclusivement contagieuses, telles que les fièvres éruptives, et en faire un groupe à part sous le nom « d'*affections miasmata-contagieuses* », (Liebermeister), nous voulons parler de la fièvre typhoïde et du choléra.

Si l'on consulte l'épidémiologie, il est certain que le rôle pathogénique du sol semble s'y affirmer de la façon la plus nette. Quel médecin n'a pas eu occasion d'observer ces épidémies typhiques de quartiers ou de maisons survenues à la suite de remuements du sol, d'ouvertures de tranchées, de canaux, etc., etc. Tous les médecins militaires n'ont-ils pas signalé la rapide apparition et la gravité de cette même maladie dans les camps occupés depuis quelque temps et dont les couches du sol sont souillées par ce séjour ? Le drainage du sol, l'évacuation et l'éloignement immédiat des immondices n'ont-ils pas eu pour conséquence, dans toutes les agglomérations urbaines où ils ont été rationnellement pratiqués, de diminuer, de faire parfois complètement disparaître la fièvre typhoïde, et cela indépendamment de toute intervention de l'eau de boisson ? Certaines épidémies cholériques locales, celle de la banlieue parisienne en 1891, par exemple, ne semblent-elles pas prouver que le germe cholérique peut sommeiller dans les couches du sol et y conserver une virulence qui n'attend que des conditions favorables pour se manifester ?

C'est cette influence tellurique que Pettenkofer avait cru pouvoir expliquer par la théorie des oscillations de la nappe souterraine, la théorie dite du *Grundwasser*, qui a eu un si grand retentissement. Des observations longtemps poursuivies sur la nappe de Munich lui ayant montré que les recrudescences saisonnières de la fièvre typhoïde et les apparitions du choléra coïncidaient d'une façon constante avec l'abaissement du niveau supérieur de la nappe et la décroissance de l'épidémie, avec son élévation, il en avait conclu que la cause de ces maladies dont on admettait à cette époque la genèse spontanée était liée à certaines conditions d'humidité du sol. C'est dans cette zone laissée libre par le retrait de la nappe que s'élaborerait le principe morbifique, où se réaliseraient les conditions typhogènes ou cholérigènes locales (*théorie localiste*).

Aujourd'hui que nous connaissons les agents spécifiques de ces affections et leur mode de transmission, tout en reconnaissant l'intérêt des faits si bien observés par l'hygiéniste de Munich, nous ne pouvons accepter la théorie locale telle qu'elle a été formulée par son auteur. Tout ce que nous savons de la biologie et des habitudes des agents spécifiques n'est guère, d'ailleurs, en faveur d'une action directe du sol comme facteur d'épidémie ou comme véhicule de germes. Nous avons vu que les microbes, tout au moins le groupe des microbes aérobies, auquel appartiennent le bacille typhique et le vibrion cholérique, disparaissent à une faible profondeur et en outre toutes les recherches s'accordent, avons-nous dit, à montrer que la terre est un milieu peu favorable à leur prolifération.

Comment donc expliquer cette influence indéniable de

l'état du sol sur l'évolution de ces deux maladies ? Comment concilier les données de l'épidémiologie et celles de la bactériologie ? Il y a là un x qu'il appartient aux recherches futures de résoudre et qui sait si une découverte imprévue, comme l'a été celle du mode de transmission de la malaria, ne viendra pas jeter un jour éclatant sur ces problèmes encore si obscurs ? Qui sait si ce désaccord apparent ne tient pas uniquement au point de vue défectueux auquel nous nous plaçons pour les envisager ?

En attendant n'est-il pas permis de risquer une hypothèse. Dans l'édition précédente, nous disions (p. 34) : « Certains agents spécifiques, le bacille typhique et cholérique en particulier, ne peuvent-ils pas vivre à l'état de saprophytes dans la terre ? Celle-ci ne serait-elle pas l'habitat primitif, l'habitat normal de ces agents que nous considérons comme parasites, parce que nous ne connaissons jusqu'ici que leur phase parasitaire ? » Nous sommes heureux de pouvoir appuyer cette hypothèse sur des autorités aussi grandes que le sont des bactériologistes comme Vaillard et Thoinot. Voici en effet ce qu'ils disent dans le rapport qu'ils ont présenté au Congrès d'hygiène de Paris en 1900.

« Mais n'est-il pas permis d'aller plus loin et de se demander si, à l'instar de tant d'autres germes, certaines bactéries pathogènes, le bacille typhique, le vibrion cholérique, ne font pas naturellement partie de la flore microbienne propre à certains sols ? La terre est le réservoir naturel de toutes les bactéries, du moins de celles qui sont douées d'une existence saprophytique. On y trouve vulgairement le *vibrion septique*, les *spores du tétanos*, le *bacille pyocyanique*, maint agent pyogène ; on y a rencontré le *bacille de Friedlander*, le *pneumocoque*. N'en serait-il pas ainsi de quelques agents de nos grandes infections ? Lösener a trouvé le bacille typhique dans la terre d'un champ prélevée à une assez grande profondeur, et en un point où le sol n'avait pas été artificiellement souillé à une époque antérieure. Remlinger et Schneider ont fait une semblable constatation : sur 13 échantillons de terre superficielle ou profonde, 7 leur ont paru renfermer le bacille typhique ; il est vrai de dire que les recherches ont porté sur le sol parisien. La méthode suivie par ces différents auteurs pour arriver à la diagnose du bacille typhique ne permet guère le doute sur la validité de leurs intéressantes constatations. Ces observations, qui n'ont été ni infirmées ni confirmées, ne semblent pas éloignées de fournir un appui à l'hypothèse émise, à savoir que le bacille typhique se rencontre ailleurs que dans le corps du malade ou les milieux souillés par ses déjections.

« Il n'est pas à notre connaissance que la constatation ou la recherche du vibrion cholérique aient été faites dans les mêmes conditions.

« Si certaines bactéries pathogènes, comme le bacille typhique et peut-être le vibrion cholérique, se rencontrent naturellement à l'état de saprophytes dans les entrailles du sol, on conçoit qu'elles puissent en sortir parfois avec les eaux qui le traversent et arriver ainsi jusqu'à l'homme. Alors, sans souillure humaine antécédente, les eaux reçoivent de la terre et transportent les agents de la fièvre typhoïde et du choléra. En dehors de cette hypothèse, comment expliquer la présence assez commune de vibrions cholériques dans les eaux de fleuves et de rivières, à certaines saisons de l'année, à des périodes et dans des régions où le choléra ne règne pas ? Le bacille typhique a été de même rencontré dans des conditions semblables.

« Si l'hypothèse soulevée court risque de paraître *hasardée à l'heure présente*, du moins elle mérite considération. L'étude du sol à ce point de vue est entièrement à faire et pourra devenir fructueuse. Peut-être conduira-t-elle à reconnaître la banalité relative du bacille typhique dans les milieux naturels ; cette notion n'est pas aussi inconciliable qu'on le suppose avec les faits d'observation courante » (1).

VIII. Assainissement du sol. — Les principes sur lesquels reposent les méthodes d'assainissement du sol découlent de ce que nous venons de dire. Les deux grands facteurs d'insalubrité sont : d'une part, excès de matière organique d'origine végétale ou animale hors de proportion avec le pouvoir épurateur du sol : d'autre part, stagnation de l'eau dans le réseau lacunaire, insuffisance de l'agent comburant, l'oxygène de l'air. L'oxydation ne se fait plus dans ce cas d'une façon complète et il reste dans les couches superficielles des produits intermédiaires, incomplètement transformés qui, de même que les produits intérimaires de la désassimilation animale, sont tous plus ou moins toxiques, plus ou moins suspects.

En somme ce qui constitue l'insalubrité du sol, c'est moins la quantité absolue de matière organique ou d'eau qu'il contient que le défaut de proportion entre les trois éléments qui concourent aux fonctions épuratrices du sol.

L'objet de l'assainissement doit donc être de maintenir ou de rétablir un juste équilibre entre ces trois éléments :

1° Activer la destruction de la matière organique, la *nitrification*, empêcher la formation de produits intermédiaires toujours suspects, en favorisant dans les couches du sol l'accès de l'air ;

2° Remédier à l'excès d'humidité, obvier à la stagnation des eaux de surface, faciliter leur rapide écoulement.

On remplira toutes ces indications au moyen de la propreté de la surface, du drainage du sous-sol, de son ameublissement par la mise en culture des couches superficielles, par des amendements appropriés, etc., etc.

(1) *Rapport au Congr. intern. d'hygiène*. 1900.

Les résultats obtenus dans les agglomérations urbaines par les systèmes rationnels de canalisation pour l'éloignement des immondices, ceux qu'ont donnés le drainage et la mise en culture de régions naguère si insalubres, telles que la Sologne, les Dombes, les Landes en France, les Marais Pontins en Italie, un grand nombre de foyers palustres en Algérie, sont là du reste pour témoigner en faveur de la valeur et de l'efficacité des méthodes dont la science dispose et ouvrent de vastes et féconds horizons à l'activité humaine.

Mais le médecin et l'hygiéniste ne doivent pas oublier que, s'ils ont pour conséquence finale la salubrité des régions où on les pratique, les travaux de défrichement et d'assainissement sont eux-mêmes éminemment insalubres, surtout quand ils s'accomplissent dans les climats ou les saisons chaudes. On sait combien de pionniers ont succombé dans les plaines aujourd'hui assainies de la Mitidja, quelles effroyables hécatombes a causées le percement inachevé de l'isthme de Panama !

Il est possible cependant d'atténuer notablement avec des mesure prophylactiques bien entendues ces dangers. N'entreprendre de pareils travaux que dans la saison froide et sèche, les suspendre pendant la saison chaude et pluvieuse, éloigner pendant la nuit les ouvriers de la zone dangereuse, ne leur laisser commencer leur journée qu'après le lever du soleil et exiger qu'elle soit terminée avant son coucher, leur fournir une alimentation substantielle, riche en substances azotées, les soumettre à l'usage préventif de la quinine ou du quinquina, etc., etc., telles sont les mesures prophylactiques qu'il est indispensable de prescrire chaque fois qu'on aura à faire de grands travaux de terrassement, à creuser des tranchées, des canaux, à curer des étangs.

Enfin les récentes découvertes sur le mode de transmission de l'hématozoaire permettent de donner aux mesures prophylactiques contre la malaria une précision et une efficacité qu'elles ne pouvaient avoir naguère. Nous aurons du reste à y revenir.

On a enfin dernièrement eu recours, pour le curage de certains étangs des environs de Paris (grand canal de Versailles, pièce d'eau des Suisses, lac St-Mandé), à la désinfection des terres et des vases au moment de leur extraction, au moyen de la chaux et du sulfate de fer (1 kg. de chaux et 500 gr. de sulfate de fer par m c. de terre). Ce procédé recommandé par Rabot (de Seine-et-Oise), paraît avoir donné d'excellents résultats et avoir contribué pour une large part à l'innocuité d'une opération notoirement insalubre (1).

IX. Examen sanitaire du sol. — C'est un problème qui se pose assez fréquemment dans la pratique que celui d'apprécier la valeur sanitaire d'un sol, les chances de contamination et d'infection auxquelles sont exposés les habitants qui vivent à sa surface. Qu'il s'agisse de l'origine d'une épidémie, du choix d'un emplacement pour une habitation particulière et encore plus pour une habitation collective, pour un camp, pour un cimetière, de l'aptitude d'un terrain à l'épuration des eaux vannes, la question capitale est de savoir si le sol présente les conditions requises, pour l'objet qu'on se propose.

Ce n'est que par un examen attentif de la localité, configuration, relief, topographie, constitution géologique, porosité, perméabilité du sol et du sous-sol, profondeur de la nappe souterraine, garanties de protection qu'elle présente, (homogénéité de la couche de terre qui la recouvre, absence de fissures ou de failles), que l'on pourra porter un jugement éclairé, et chacun de ces points devra être l'objet d'une étude minutieuse, tout particulièrement ceux qui concernent la perméabilité du sol, et les chances de contamination du sous-sol ou de la nappe.

(1) Divernesse, *Rev. d'hyg.*, 1894.

CHAPITRE II

ATMOSPHÈRE

De tous les modificateurs dont l'hygiène a étudié l'action, il n'en est pas qui soit en rapports plus intimes, plus continus avec l'organisme que l'atmosphère. La vie est avant tout un conflit incessant entre l'élément anatomique, la cellule et l'air. Nous faisons passer par nos poumons 540 litres d'air par heure, 7 à 8 mètres cubes par jour, et il est difficile de supposer, en présence de ces chiffres, que toute modification dans sa composition, dans les propriétés physiques et chimiques de cet agent, n'ait pas un retentissement sur l'économie. Aussi les croyances populaires ont-elles cherché de tout temps dans le plus ou moins de pureté du fluide gazeux qui nous entoure la cause de la plupart des maladies populaires.

1. — Composition de l'atmosphère

L'atmosphère présente la composition suivante :

A. — Eléments gazeux.

		En vol.	En poids
a) *Fixes*	Oxygène	20.99	23.01
	Azote	78.98	76.99
	Acide carbonique	0.03	
	Vapeur d'eau	Quantités variables	

b) *Accidentels*. . . .
- Acide sulfureux.
- Hydrogène sulfuré.
- — protocarboné.
- Oxyde de carbone.
- Chlore et acide chlorhydrique.
- Acide nitrique.
- Ammoniaque.
- Produits volatils organiques.

B. — Éléments solides (corpuscules, poussières).

a) *Eléments inorganiques.*

b) *D'origine végétale*
- Spores de mucédinées.
- Pollen, etc., etc.
- Débris d'étoffes.

c) *D'origine animale.*

d) *Micro-organismes* Bactéries.

Cette composition, sauf pour la vapeur d'eau dont la proportion varie dans de larges limites, se montre à peu près constante, quel que soit le point du globe où le gaz a été recueilli, à la condition qu'il ait été pris à l'air libre et à la pression normale de 0,760. Les obstacles apportés au renouvellement de l'air des espaces clos peuvent en revanche, ainsi que nous le verrons plus loin, modifier notablement la proportion de ces divers éléments.

Mentionnons pour mémoire les gaz récemment découverts par Ramsay, l'argon, l'hélion, le néon, le crypton, le xénon qui ne présentent du reste jusqu'ici pour le point de vue qui nous occupe aucun intérêt.

A. — Éléments gazeux.

Oxygène. — L'oxygène est, au point de vue biologique, l'élément actif de l'air. C'est lui qui se fixe sur les globules du sang pour former avec l'hémoglobine une combinaison instable, l'oxyhémoglobine. Celle-ci est réduite dans les capillaires et cède aux éléments anatomiques son oxygène destiné à subvenir aux combustions organiques. La quantité d'oxygène absorbé dans un temps donné dépend de l'activité des échanges interstitiels. Un homme adulte bien portant et au repos consomme en moyenne 822 grammes, ou 575 litres d'oxygène dans les 24 heures. Cette proportion s'élève à 1010 grammes ou 700 litres quand l'individu se livre à un travail musculaire (Voit et Pettenkofer).

A l'air libre et à la pression normale, les variations dans la proportion d'oxygène se maintenant dans d'étroites limites et ne dépassant pas 0,81 p. 100, l'hygiène n'a pas à en tenir compte. L'air urbain lui-même, contrairement à ce qu'on pouvait supposer, est aussi riche que l'air des campagnes.

Dans la zone torride où les oxydations de la matière organique sont très actives, la teneur en O serait un peu plus faible que dans nos climats, 20,45 à 20,38 p. 100 au lieu de 20,99.

Il n'en est pas de même dans les espaces clos où l'air se renouvelle difficilement. Dans les grottes naturelles, dans les mines, la proportion d'oxygène descend parfois à 16 et 15 p. 100. Nous avons vu plus haut que l'air du sol est en effet beaucoup plus pauvre en oxygène que l'air atmosphérique, et c'est cet air qui remplit les cavités souterraines.

Dans les habitations, dans les salles où se réunissent un grand nombre de personnes, où se trouvent des foyers allumés et dont la ventilation est défectueuse, la quantité d'oxygène peut aussi diminuer notablement ; mais comme cette diminution se complique presque toujours d'accumulation d'autres gaz plus ou moins toxiques, nous aurons à y revenir plus tard.

Quel que soit le rôle important que joue l'oxygène dans les phénomènes intimes de la nutrition, quand il est inspiré à l'état pur, il est impropre à entretenir la vie. Les expériences de P.Bert ont démontré qu'à cet état il agit comme un toxique et tue la cellule organique. On a même utilisé cette action pour détruire les micro-organismes, agents de fermentation ou agents pathogènes, et il est souvent employé avec avantage comme antiseptique et désinfectant sous forme d'eau oxygénée.

Ozone. — L'ozone est un état allotropique, une condensation de la molécule d'oxygène. Tandis que l'oxygène normal ne contient qu'un atome et a pour formule O, l'ozone en contiendrait 3 et serait représenté par la formule O^3.

C'est un gaz incolore, d'une odeur pénétrante, rappelant celle du phosphore. Il se produit par l'action de l'étincelle électrique sur l'oxygène de l'air. On possède aujourd'hui des procédés qui permettent de l'obtenir en assez grandes quantités pour l'employer à des usages industriels (épuration des eaux, blanchiment des étoffes, purification des alcools de mauvais goût). Il se forme spontanément dans l'oxydation lente, au contact de l'air, du phosphore et de certaines essences, en particulier de l'essence de térébenthine.

En vertu de sa composition et de son peu de stabilité, c'est un agent oxydant énergique qui brûle rapidement les matières organiques avec lesquelles il se trouve en contact.

Sa formation dans l'atmosphère paraît être sous la dépendance des phénomènes électriques qui se produisent sous l'influence des tempêtes, des cyclones, des ouragans, particulièrement de ceux qui viennent de l'Océan. Il existe en très faibles proportions, 1 mg. 7, dans 100 mètres cubes d'air à Montsouris (moy. de 22 années) avec un maximum de 4.3 (juin 1892) et un minimum de 0.9 (novembre 1889). La teneur de l'atmosphère en ozone, subit une évolution saisonnière assez régulière, maximum au printemps et au début de l'été, mai, juin, juillet, puis décroissance progressive jusqu'à un minimum atteint en hiver, novembre, décembre, janvier.

Cette teneur est influencée par l'état hygrométrique et électrique et la direction des vents et elle pourrait, suivant la loi posée par Marié Davy, servir dans une certaine mesure aux prévisions du temps, la teneur étant maxima au S. de la ligne des bourrasques et minima ou nulle au N. de cette ligne.

Ces propriétés avaient fait attribuer à ce corps un rôle important dans l'épuration de l'atmosphère et la destruction des micro-organismes qui y sont en suspension. Des tentatives ont même été faites à diverses reprises, sans grand succès d'ailleurs, pour essayer d'établir des relations entre ses oscillations et la marche des épidémies. On se basait surtout pour justifier ces hypothèses sur l'action bactéricide, très réelle en effet, que possède l'ozone. Mais cette action ne se manifeste qu'à doses relativement élevées (1) et les proportions infinitésimales que contient l'atmosphère lui enlèvent toute importance, au moins au point de vue hygiénique et physiologique.

D'ailleurs les recherches patiemment poursuivies de divers côtés, notamment à Montsouris à l'occasion de l'épidémie de grippe de 1889-90, ont montré qu'il n'existait aucune concordance entre l'état sanitaire et la dose d'ozone.

Son action assainissante se borne probablement à détruire les produits volatils organiques provenant des foyers de matières en putréfaction (Gartner).

Flügge (2) fait toutefois observer que la proportion d'ozone étant en raison inverse de la quantité des éléments d'origine organique contenus dans l'air, l'ozonométrie pourrait peut-être mieux que la proportion de CO^2 servir de mesure de la pureté de l'atmosphère.

(1) Il faut au moins, d'après Flügge 20 milligr. d'ozone par litre pour que l'action bactéricide se manifeste ; mais pour que cette action soit sûre, la dose doit atteindre 14 milligr.

(2) *loc. cit.*

Recherche de l'ozone dans l'air. — Le dosage rigoureux de l'ozone contenu dans l'atmosphère, tel qu'il se pratique à l'observatoire de Montsouris à l'aide d'une solution titrée d'arsénite de potasse, est du ressort exclusif des laboratoires.

On se sert habituellement pour constater sa présence et son plus ou moins d'abondance de papiers réactifs, dits papiers ozonométriques (papiers imprégnés de solutions facilement oxydables, iodure de potassium et empois d'amidon, oxyde de tallium, gaïac, tétraméthylphénylènediamine, etc., etc.). Ces papiers exposés à l'air changent de couleur sous l'influence de l'ozone (coloration bleue ou brune). Malheureusement ces réactifs sont aussi impressionnés par d'autres éléments qui se trouvent fréquemment dans l'air (acide nitreux, nitrites et nitrates, chlore, peroxyde d'hydrogène, lumière, etc., etc).

En somme, les procédés sûrs et pratiques font jusqu'ici défaut (1).

Azote. — L'azote représente l élément passif de l'air. La quantité que nous en absorbons chaque jour prouve qu'il n'est nullement toxique, mais il est inerte et est tout à fait impropre à entretenir la respiration et la vie. Il a cependant un rôle utile à jouer, puisque nous avons vu plus haut que l'oxygène respiré seul agit comme un poison. Les variations qu'il éprouve, peu considérables d'ailleurs, n'ont aucune importance hygiénique.

Si, en raison de son inertie chimique, l'azote atmosphérique offre peu d'intérêt au physiologiste, il ne faut pas ou-

(1) Wolfhügel recommande un procédé qui, selon lui, obvierait à une partie de ces défectuosités. Il se sert de papier de Schonbein, mais pour annihiler l'action de la lumière, il le place dans un tube de verre noirci et fait passer dans ce tube une quantité déterminée d'air.

blier l'importance que prend cet élément quand il se combine avec le carbone, l'hydrogène et l'oxygène, pour constituer les substances protéiques, la substance vivante. C'est l'élément cher, précieux de nos aliments, le seul qui ne nous soit pas fourni en abondance et pour ainsi dire gratuitement par le milieu ambiant, celui que les classes pauvres consomment le plus souvent en quantité insuffisante, parce qu'il est trop coûteux pour elles. Quelle révolution économique et hygiénique serait réalisée le jour où l'on pourrait emprunter cet élément à cette inépuisable réserve que constitue l'atmosphère ! Cette œuvre, nous avons vu que des infiniment petits étaient à même de l'accomplir. Qui sait, si dans un avenir plus ou moins prochain, comme l'espère l'illustre chimiste, Berthelot, la chimie ne découvrira pas les moyens d'accomplir ce même travail et de transformer plus économiquement et plus rapidement que ne le fait la nature l'azote de l'air en albumine ?

Acide carbonique. — L'acide carbonique est un élément à peu près constant de l'atmosphère, mais normalement et à l'air libre, il s'y trouve en très faibles quantités, 3 à 4 p. 10.000.

Les sources de l'acide carbonique de l'atmosphère sont multiples :

1° Il y a d'abord le dégagement d'acide carbonique qui a lieu dans les régions volcaniques et qui provient des entrailles de la terre. Tout le monde connaît les curieux phénomènes observés dans la grotte du chien de Pouzzoles.

2° Bien autrement important est l'acide carbonique produit par la respiration des animaux et l'exhalation nocturne des végétaux.

3° Une source abondante d'acide carbonique est aussi les processus de fermentation qui s'opèrent dans les couches superficielles du sol.

4° C'est enfin le principal produit gazeux des foyers de combustion.

L'acide carbonique déversé d'une façon incessante dans l'atmosphère par ces diverses sources y est décomposé, on le sait, au fur et à mesure de sa production par la matière verte des feuilles des plantes qui, sous l'influence de la lumière solaire, s'empare du carbone pour l'édification des tissus végétaux et restitue à l'atmosphère l'oxygène.

Variations de l'acide carbonique de l'air. — Dans l'atmosphère libre, les variations de CO^2 sont très minimes. A Montsouris, la teneur moyenne, pendant six années (1890-96), a été de 3.14 p. 10.000, soit 31 lit. 40 pour 100 mètres cubes d'air et l'écart entre le minimum annuel (juillet) et le maximum (décembre) n'a été que de 0.16 p. 10.000, 1 lit.5 pour 100 mètres cubes.

Hiver	31.6
Printemps	31.3
Eté	30.8
Automne	31.9

L'atmosphère des villes, malgré l'abondante production de CO^2 dont elles sont le siège, ne diffère pas autant qu'on pourrait le supposer *a priori* de celle des campagnes : 3.25 au centre de Paris, au lieu de 3.14 (Parc de Montsouris). En pleine campagne Reiset a trouvé comme moyenne de 200 observations 2.92 et Muntz et Aubin, 2.56, au Cap Horn. L'écart est, on le voit, assez minime. Grâce aux courants atmosphériques en effet, la diffusion et le brassage de CO^2 se font très rapidement dans la masse aérienne et la composition tend à s'uniformiser.

Il n'en est pas de même, comme nous le verrons plus loin, dans l'atmosphère des espaces clos des habitations où le taux de CO^2 peut s'élever à 8, 9 p. 1000 et même 1 p. 100.

Eléments accidentels de l'atmosphère. — *Ammoniaque.* — *Acide nitrique.* — C'est à peine si l'on peut donner l'épithète d'accidentels à ces deux corps, car leur présence est à peu près constante dans l'atmosphère. Mais ils s'y trouvent en quantités si infinitésimales, le premier entre 1 et 5 milligrammes, le second, entre 0,3 et 7 milligrammes pour 100 mètres cubes d'air qu'ils ne peuvent avoir aucune influence sur l'organisme. On les trouve aussi, mais en proportions plus considérables (de 2 à 6 milligrammes environ par litre d'eau) dans l'eau de pluie d'orage.

Ces deux éléments de l'air, qui ont un rôle important en agriculture comme sources d'azote, n'intéressent l'hygiène qu'en ce qu'ils peuvent fournir quelques indications sur l'activité des fermentations organiques du sol.

Iode. — Chatin a signalé aussi la présence d'iode dans l'air et a attribué à son absence dans certaines atmosphères une influence sur la production du goitre.

D'après A. Gautier, l'iode n'existerait pas à l'état libre, ni même à l'état de combinaison minérale dans l'air, comme on le pensait jusqu'ici ; son origine serait le protoplasma des algues et des diatomées en suspension dans l'atmosphère, où il se trouverait à l'état d'iode organique.

Autres éléments gazeux accidentels. — Outre ces gaz qui sont les éléments constants de l'atmosphère, on rencontre parfois et dans des conditions particulières d'autres élément gazeux que l'on peut appeler éléments accidentels : hydrogène carboné dans le voisinage des marais, des cimetières, dans les mines ; hydrogène sulfuré, ammoniaque, acides gras volatils et autres produits volatils autour des foyers de putréfaction, chlore, acide chlorhydrique, acides sulfureux (1) et sulfurique, et même l'oxyde de carbone,

(1) L'acide sulfureux provenant de la combustion de la houille atteint la proportion de 2 m. 5 par mètre cube d'air à Manchester.

mais en quantités presque infimes dans l'atmosphère des villes industrielles. Nous reviendrons plus tard sur ces altérations de l'atmosphère et l'influence sanitaire qu'elles exercent.

Analysant avec les méthodes les plus précises dont dispose actuellement la chimie, l'air de diverses régions, A. Gautier a trouvé dans 100 litres d'air.

	Parcs.	Campagne.	Montagne.	Mer.
	cc.	cc.	cc.	
Hydrogène libre.	19	19.45		
Formène ou méthane (Gaz des marais).	12	11.34	3.94	traces.
Hydrocarbure aromatique (benzène.	17	»	»	»
Oxyde de carbone	02	0	0	0
Acide carbonique		29.9		

B. — Éléments solides (Corpuscules, poussières).

L'atmosphère contient toujours en suspension une certaine quantité de poussières, 6 à 8 milligrammes environ par mètre cube. Une élégante expérience de Tyndall rend pour ainsi dire visible et palpable le phénomène. Il place sur le trajet d'un rayon lumineux pénétrant dans une chambre obscure par une ouverture pratiquée dans le volet, une caisse rectangulaire close, à parois munies de glaces, enduites de glycérine. Si l'on maintient cette caisse à l'abri de tout ébranlement, les poussières ne tardent pas à se déposer sur la glycérine. Le rayon disparaît alors à ce niveau, comme coupé en deux par suite de l'absence des poussières sur lesquelles se reflète la lumière.

Poussières inorganiques. — La plus grande partie de ces poussières (les 2/3 environ), sont d'origine inorganique. Ce sont des particules de charbon provenant des foyers en combustion,de silice, de sels terreux, provenant de la surface du sol, de fer météorique. Dans certains milieux, ces poussières peuvent être assez abondantes pour déterminer des effets pathogènes ; c'est ce qui arrive dans un grand nombre d'industries, *les industries à poussières*, à propos desquelles nous aurons à étudier leur nocivité. Nous nous bornerons à signaler ici l'insalubrité du macadam, par suite de l'abondance des poussières siliceuses auxquelles il donne lieu, quand il n'est pas fréquemment arrosé.

Poussières d'origine organique. — Outre les particules inorganiques que nous venons de mentionner, il y a toujours, voltigeant dans l'atmosphère, une plus ou moins grande quantité de filaments d'origine végétale ou animale, débris de tissus, déchets de toutes sortes, industriels et autres. De même que pour les poussières inorganiques, leur introduction dans les voies respiratoires peut déterminer à la longue certains troubles morbides, certaines affections professionnelles chez les personnes qui vivent habituellement au milieu de ces poussières.

L'atmosphère, celle des campagnes en particulier, contient aussi au printemps de nombreux grains de pollen, notamment de pollen de graminées dont l'introduction dans les premières voies respiratoires paraît jouer un rôle important dans l'étiologie de la fièvre des foins.

On a enfin accusé le duvet des fruits de certains arbres, du platane en particulier, de provoquer des hémoptysies.

Bactéries de l'air. — Ce qui est autrement important pour l'hygiène que ces déchets de la vie organique qui n'ont qu'une action mécanique locale sur nos organes, ce sont les nombreux germes en suspension dans l'air et qui appartiennent aux groupes les plus inférieurs du monde organique (moisissures, levures, bactéries).

L'expérience qui a été le point de départ des recherches de l'illustre Pasteur et a ouvert la voie à ses admirables découvertes est aujourd'hui classique. Dans un ballon de verre préalablement stérilisé, Pasteur introduit un liquide fermentescible. Le col effilé de ce ballon communique avec un tube de platine chauffé au rouge. Il fait bouillir le liquide pendant deux ou trois minutes, puis le laisse refroidir complètement. L'air atmosphérique rentre pendant le refroidissement, après avoir traversé le tube de platine où ses germes sont détruits ; le col du ballon est ensuite fermé à la lampe. Le liquide ainsi stérilisé se conserve indéfiniment, mais que l'on casse le col et qu'on laisse rentrer l'air extérieur, il s'altère rapidement.

Pasteur, répondant à certaines objections, a démontré plus tard qu'il n'était pas nécessaire de porter au rouge l'air qui rentre dans le ballon, qu'il suffisait de lui faire traverser une série de sinuosités, ou mieux une couche de ouate, procédé aujourd'hui classique en bactériologie, pour qu'il s'y dépouille de ses germes et que le liquide de culture reste inaltérable.

1° *Nombre et répartition des bactéries dans l'atmosphère.* — Depuis la mémorable expérience de Pasteur, de nombreuses recherches entreprises de divers côtés et parmi lesquelles nous devons citer en première ligne celles poursuivies avec tant de persévance par Miquel à l'observatoire de Montsouris (1), pour déterminer le chiffre de microbes dans un volume donné d'air, et leur répartition dans l'atmosphère ont donné des résultats fort intéressants.

D'une façon générale, l'air est un milieu défavorable, un milieu pauvre en germes, le plus pauvre de tous ceux qui nous entourent, mais comme il est facile de le prévoir, sa richesse microbienne varie dans des proportions considéra-

(1) *Annuaire de Montsouris*, 1876-1900.

bles suivant les lieux et les conditions météorologiques :

a) Suivant *les lieux*. L'air libre contient, en général, peu de micro-organismes, 750 par mètre cube en moyenne (Montsouris).

L'air des campagnes est naturellement moins riche que celui des villes et Pasteur a vu s'altérer la moitié seulement des ballons d'épreuves ouverts à Arbois, dans le Jura.

Les micro-organismes deviennent d'autant plus rares que l'altitude est plus considérable. De Freudenreich n'a constaté qu'un microbe par mètre cube sur le glacier d'Aletsch et au Montanvert, près de la mer de glace, à 2.000 mètres, les bactéries faisaient complètement défaut. Il en est de même en pleine mer. L'air, à une certaine distance des côtes, est d'une pureté à peu près absolue, ce qui confirme le rôle épurateur que l'on attribuait depuis longtemps à l'atmosphère marine. En revanche, dans les maisons habitées, surtout au centre des grandes villes, ils sont beaucoup plus abondants qu'à l'air libre. Dans une chambre à coucher de la rue Monge, Miquel (1) a trouvé plus de 5.000 microbes par mètre cube et dans les salles de La Pitié plus de 14.000.

Ajoutons toutefois que, dans les espaces clos, comme à l'air libre, le chiffre des microbes en suspension dépend beaucoup du plus ou moins d'agitation de l'air. Si celui-ci est au repos depuis quelques instants, l'atmosphère même des lieux d'une salubrité suspecte pourra être très pauvre en microbes, ceux-ci s'étant déposés contre les murailles. On voit donc à combien d'influences variables est sujette la quantité des microbes aériens, et combien on doit, dans l'état actuel de nos connaissances, être réservé sur les conclusions pratiques à en tirer.

b) Suivant les *conditions météorologiques* de l'atmosphère.

D'après les observations de Miquel, le chiffre des bactéries, faible en hiver, augmenterait au printemps, resterait très

(1) *Les organismes vivants de l'atmosphère.*

élevé en été et en automne, et décroîtrait rapidement à la fin de cette saison. Mais cette marche dans les oscillations des bactéries est loin d'être régulière.

C'est bien moins la température en effet, que le plus ou moins d'abondance des pluies qui exerce une influence prédominante sur le nombre des bactéries. Celles-ci sont très rares dans l'atmosphère pendant les périodes pluvieuses et deviennent au contraire très nombreuses pendant les sécheresses.

Il y a là un effet purement mécanique. Les pluies les entraînent avec les autres poussières dans le sol et purifient ainsi l'atmosphère, aux dépens de la couche superficielle du sol, il est vrai.

2° *Origine des bactéries atmosphériques.* — Un des faits les mieux établis de la bactériologie, c'est qu'à la surface de presque tous les corps solides et dans les liquides exposés à l'air se trouvent en plus ou moins grande abondance des germes vivants. Les couches superficielles du sol, aboutissant final de tous les déchets organiques, sont, nous l'avons vu, particulièrement riches. Quand il s'agit d'un liquide ou d'une surface simplement humide, quelle que soit leur richesse microbienne, il n'y aura normalement, cela va sans dire, aucun échange entre eux et l'atmosphère. Miquel fait passer un courant d'air sur une couche de terre arrosée avec une culture bactérienne ; jamais ce courant d'air n'a entraîné avec lui de germes, ainsi qu'en témoigne la stérilité indéfinie du liquide nutritif dans lequel on le fait barboter après son passage à la surface de la terre. Toutefois Flügge (1) a montré qu'avec des courants très forts (4 m. par seconde) il se produisait à la surface des liquides une véritable pulvérisation, une sorte d'embrun, et que les gouttelettes très fines ainsi formées pouvaient transporter des germes à une certaine distance.

(1) *Zeitschr. f. Hyg.*, 1897.

Quand les surfaces sont sèches, il semble que la dissémination dans l'air des germes qui s'y sont déposés soit plus facile. Mais la plupart de ces germes, ceux surtout provenant des excreta, enveloppés dans une sorte de gangue muqueuse, adhèrent fortement à ces surfaces, et de forts courants d'air, ainsi que l'a constaté Flügge, sont impuissants à les détacher. Ce n'est que lorsque le substratum sur lequel ils se trouvent vient mécaniquement à se désagréger que les micro-organismes sont entraînés dans l'air avec les poussières auxquelles ils adhèrent. Ainsi donc ce n'est pas habituellement à l'état libre et isolé, comme le sont par exemple les spores des mucédinées dont les conditions de végétation sont tout autres, mais bien fixés en général par groupes aux grains de poussières, de préférence aux plus gros, qu'ils se trouvent. Quand on fait, en effet, tourbillonner des poussières dans une atmosphère habituellement tranquille comme celle d'une chambre, on constate que c'est immédiatement après cette agitation que l'air est le plus riche en microbes. Mais *leur nombre décroît rapidement à mesure que les grosses poussières se déposent, et au bout d'une heure il y a disparition presque complète.* Cependant, si on projette dans la pièce un rayon de soleil, on aperçoit flottant dans l'air d'innombrables fines poussières. Ce sont là des faits sur l'importance desquels il n'est pas besoin d'insister au point de vue de la transmission des maladies infectieuses et de leur prophylaxie.

Ainsi donc, poussières sèches provenant de la désagrégation des couches superficielles du sol ou d'autres surfaces solides, gouttelettes projetées dans l'air par la vive agitation des surfaces liquides, tels sont le point de départ et les véhicules habituels des micro-organismes dans l'atmosphère.

Si ces véhicules déversent incessamment et en plus ou

moins grande quantité des germes dans l'air, ces germes trouvent dans ce milieu des causes non moins actives de destruction. Ces causes sont, d'une part, la dessiccation qui fait périr au bout d'un temps plus ou moins long, suivant les espèces, la plupart des microbes non sporulés ; d'autre part, la lumière qui est douée, comme nous le verrons plus loin, d'un pouvoir bactéricide considérable. Ces deux facteurs contre-balancent et au delà, dans l'atmosphère libre du moins, les causes de souillures énumérées plus haut, et expliquent la pauvreté relative de l'air en microbes (1). Si on le compare, en effet, à ce point de vue, au sol et même aux eaux estimées les plus pures, on constate une énorme différence en sa faveur.

On comprend qu'il n'en soit pas tout à fait de même dans les atmosphères confinées, où les deux causes de destruction font en partie défaut.

8° *Nature des bactéries atmosphériques. — Espèces pathogènes.* — Bien que nos connaissances soient encore bien peu avancées pour ce qui concerne la détermination spécifique des bactéries, on peut affirmer que l'immense majorité appartiennent au groupe des saprophytes inoffensifs : Les micrococques y prédominent. Les bacilles y sont, d'une façon générale, moins nombreux que dans les autres milieux et appartiennent à des espèces encore insuffisamment déterminées et dont quelques-unes sont aptes à transformer l'urée en carbonate d'ammoniaque. Il y a en outre beaucoup de spores de mucédinées.

Voici, du reste, les résultats des observations poursuivies depuis nombre d'années à Montsouris :

	Bactéries	Moisissures.
Parc de Montsouris.	237	195.
Place de l'Hôtel-de-Ville de Paris. . . .	7.570	2.090.
Passage St-Pierre.	8.125	2.490.
Air des égouts	2.075	3.940.

(1) Duclaux, *Traité de microbiologie*, t. I.

Nous reviendrons plus loin sur cette pauvreté microbienne de l'air des égouts qui semble au premier abord paradoxale.

Les inoculations faites, soit avec les poussières aériennes, soit avec les micro-organismes isolés par la culture de ces poussières, ont presque toujours donné des résultats négatifs.

En outre, les innombrables analyses bactériologiques de l'air qui ont été faites de tous côtés, n'ont jamais pu déceler dans ce milieu la présence d'un agent spécifique déterminé en dehors des *microbes pyogènes* que l'on a rencontrés un peu partout et qui paraissent être aussi ubiquitaires que le B. *subtilis* ou le B. *mesentericus*.

Infection par l'air. — Rôle étiologique des poussières atmosphériques. — Quel rôle joue l'air dans la transmission des maladies zymotiques ? A cette question, à supposer qu'on se fût avisé de la poser, on aurait, il y a quelques années à peine, répondu sans hésitation : le rôle prédominant.

L'ancienne médecine, malgré l'infinie variété des doctrines, s'accordait pour rapporter la cause des épidémies à des altérations de l'air, altérations chimiques, présence de miasmes volatils spécifiques, etc., etc., et elle ne doutait pas qu'elles ne se transportassent habituellement d'une région à une autre, de la contrée d'origine aux contrées les plus éloignées par l'intermédiaire des courants atmosphériques et des vents (1). La découverte par Pasteur des microbes de

(1) MONNERET, dans son *Traité de pathologie générale*, ouvrage classique il y a trente ans, attribuait aux vents le principal rôle dans la propagation des épidémies, et c'est aux mêmes conclusions qu'arrive le *Traité d'épidémiologie* de L. Colin, beaucoup plus récent. « C'est l'atmosphère, y est-il dit, qui en disséminant les germes, généralise l'épidémie. »

l'air semblait confirmer l'importance de ce milieu comme agent de transmission des maladies zymotiques, et on sait quelles précautions prenait au début la chirurgie antiseptique pour se garantir de ces germes aériens et le rôle que jouait le *spray* dans la méthode.

Les progrès de la bactériologie, une connaissance plus approfondie des conditions de la contagion et de l'infection ont notablement modifié, ainsi que nous allons le voir, les idées sur cette question.

Infection par les produits d'expiration du malade. — Les produits de l'expiration pulmonaire des malades, ce que le vulgaire appelle l'haleine du malade, ont été longtemps regardés comme très dangereux. C'était par ces produits que se transmettaient la plupart des maladies contagieuses des voies respiratoires. Les expériences de Tyndall, de Strauss et Dubreuilh (1), de Gunning (2), ont démontré au contraire que l'air expiré est beaucoup plus pauvre en microbes que l'air inspiré, qu'il est presque bactériologiquement pur. Grancher (3), Charrin et Karth (4), Cadéac et Mallet (5), n'ont jamais pu y déceler, chez les phtisiques, la présence du bacille de Koch (6).

Les produits d'expiration peuvent toutefois devenir, dans certaines circonstances, infectieux. Flügge a constaté que

(1) *C. R. Acad. des Sc.*, 1887.
(2) *Klin. Monatsch. f. Augenheilk.*, 1872.
(3) *Rev. de méd.*, 1887.
(4) *Ibid.*, 1887.
(5) *Ibid.*, 1887.
(6) Un travail assez récent fait dans le laboratoire et sous l'inspiration de Flügge (*Zeitschr. f. Hyg.*), 1902, démontre que si une petite portion des microbes incessamment inhalés avec les poussières de l'air sont arrêtés dans l'arbre bronchique par les épithéliums et le mucus des bronches, la plus grosse part pénètre jusqu'aux vésicules pulmonaires où ils sont détruits, par les sécrétions pulmonaires qui ont une action bactéricide manifeste.

le courant d'air expiré dans les quintes de toux, les éternuements et même dans la parole à haute voix, est assez fort pour entraîner au dehors, sous forme de brouillards, les liquides buccaux, et que, lorsque ceux-ci contiennent des germes spécifiques, le plus faible courant d'air peut les disséminer à une certaine distance, du moins dans les espaces clos, les chambres habitées. Il y a là des chances d'infection dont il y a lieu, au point de vue pratique, de se préoccuper.

Rôle étiologique des poussières. — Ce n'est point dans l'air expiré, mais dans les excreta (crachats, déjections, squames épidermiques, sécrétions nasales, etc., etc.), que se trouvent d'habitude les agents spécifiques. Tant que ces excreta sont liquides, les chances de dissémination dans l'air sont à peu près nulles. Quand ils sont desséchés, ils adhèrent fortement aux surfaces sur lesquelles ils se sont déposés (tissus, linges, vêtements, planchers, sol) et il faut que ces substrata se désagrègent sous forme de poussières, pour que les germes spécifiques puissent flotter dans l'air. L'infection par l'air se réduit donc à une infection par les poussières en suspension dans l'atmosphère.

L'infection par les voies pulmonaires a été réalisée dans les expériences de Buchner (1) avec la bactéridie charbonneuse, dans celles de Veraguth, de Tappeiner avec le bacille de la tuberculose. Mais se produit-elle fréquemment dans la pratique ? Est-ce la voie habituelle de transmission des affections zymotiques, de celles des voies respiratoires en particulier ? Ceci est une tout autre question.

Si nous l'examinons à la lumière des faits que nous avons exposés dans les paragraphes précédents, nous voyons que c'est de préférence sur les plus gros éléments des poussières que se fixent les germes. Or, ces gros éléments, nous l'avons

(1) *Münch. med. Woch.*, 1888.

vu, restent très peu de temps en suspension dans l'air et ne tardent pas à se déposer. De plus, les conditions de transport au loin de pareilles poussières sont rarement réalisées. Il faut pour cela de puissants courants. Et en admettant même que ce transport à distance dans l'atmosphère ait lieu, ne savons-nous pas que les germes vont trouver dans ce milieu des causes actives de destruction dont l'une, la dessiccation, sera d'autant plus efficace que le courant d'air sera plus fort. En outre, ces courants auront pour effet de diluer dans une énorme masse d'air ces germes, de sorte que les chances d'inhalation seront, pour ainsi dire, réduites à zéro.

Maintenant si de ces données fournies par la bactériologie nous passons à celles que nous fournit l'observation, nous trouverons pas mal de faits non moins suggestifs.

En inoculant aux animaux les poussières et les boues des rues, Manfredi (1) a, dans quelques cas assez rares, déterminé chez ceux-ci de la tuberculose, du tétanos, de la septicémie. Mais la quantité de substances ainsi inoculées était énorme et hors de toute proportion avec celles qui s'introduisent normalement par l'inspiration et les agents de ces maladies avaient en outre manifestement subi une atténuation notable.

Une statistique assez curieuse faite sur les balayeurs de la ville de Berlin est encore plus démonstrative au point de vue de l'innocuité des poussières de l'atmosphère libre. On n'a constaté chez eux qu'une proportion de 2 pour 100 d'affections des voies respiratoires (bronchites chroniques, tuberculoses), proportion très inférieure à celle des autres corporations, et cependant 70 pour 100 de ces balayeurs

(1) La contamination par les poussières des rues, *Ann. d'hyg. publ.*, 1891.

exerçaient cette profession depuis plus de cinq ans, 55 pour 100, depuis plus de dix ans.

On a observé, il est vrai, à Londres et à Paris, que les cas de variole étaient notablement plus fréquents dans le voisinage immédiat des hôpitaux de varioleux que dans les autres quartiers de la ville. Mais ne peut-on pas invoquer d'autres voies de transmission à coup sûr plus probables que l'air (rapports des convalescents, des infirmiers avec le voisinage).

Quand l'isolement a pu être sérieusement réalisé, quand il n'existe entre le contagieux et la population des alentours d'autres relations que celle qui peut se faire par l'atmosphère, les cas de contagion ne s'observent guère : témoin l'immunité dont jouissaient à l'hôpital des Enfants malades les chroniques,bien que les croisées du pavillon des diphtéritiques s'ouvrissent sur la cour où ils passaient la journée ; témoin encore l'immunité dont a joui pendant le siège la garnison du fort de Bicêtre bien qu'elle se trouvât à quelques centaines de mètres de l'hospice de Bicêtre où avait été établi le service des varioleux.

Sans vouloir affirmer que cette grave question de l'infection par l'air, et par air, nous entendons ici exclusivement l'atmosphère libre, soit définitivement résolue et ne doive pas être maintenue à l'étude,comme le demande Arnould (1), il est certain que données épidémiologiques et données bactériologiques s'accordent à prouver que les chances d'infection par cette voie sont à peu près nulles. Nous n'en dirons pas de même des atmosphères confinées sur lesquelles nous aurons à revenir en parlant de l'habitation.

Rôle des insectes dans la transmission des germes infectieux. — C'est là une question toute nouvelle dont les

(1) *Nouveaux éléments d'hygiène*, 4e éd.

recherches entreprises de divers côtés montrent de plus en plus l'importance et qui se rattache d'autant plus naturellement à l'infection par l'air que les cas qui ressortent de ce mode de transmission semblaient, avant qu'il ne fût connu, être autant de témoignages en faveur de la réalité de la véhiculation des germes par l'atmosphère. Les pages, hier presque blanches, de ce chapitre, s'enrichissent chaque jour de notions nouvelles qui sont en train de rénover entièrement l'étiologie et la prophylaxie de certaines maladies.

Depuis longtemps on connaissait, il est vrai, le rôle des mouches dans la propagation du charbon, *les mouches charbonneuses*. Darwin, d'autre part, nous a appris l'importance des insectes dans la fécondation des plantes dont ils transportent avec leurs antennes ou leurs pattes le pollen d'une fleur à une autre.

Toutefois ce n'est que depuis quelque temps que l'attention des bactériologistes et des épidémiologistes a été appelée de ce côté par les curieuses recherches de Manson sur la filariose. La *filariose* est, on le sait, une maladie qui sévit dans les pays chauds et qui est caractérisée par le passage du chyle dans l'urine et par la présence d'un ver nématode, *la filaire*, dans le sang. Comment ce parasite pénètre-t-il dans la circulation ? Comment se transmet-il d'un individu à un autre ? C'est ce que nous ont appris les patientes et délicates expériences du savant anglais. Les moustiques, en suçant le sang des personnes atteintes, ingèrent les embryons qui s'y trouvent et qui se transforment en larves dans ce nouveau milieu. Puis, après avoir déposé, suivant leurs habitudes, leurs œufs dans les eaux, les insectes meurent, et les larves du parasite qui s'étaient logées dans les muscles du thorax, mises en liberté par la décomposition du cadavre, se disséminent dans l'eau avec laquelle elles sont de nouveau ingérées par l'homme quand cette eau sert à la boisson. Moustiques et eau sont donc les intermédiaires obligés par lesquels passe le parasite pour se transmettre d'un individu à un autre.

La contagion de la *malaria* se fait suivant un mécanisme ayant une grande analogie avec celui que nous venons de décrire, mais en diffère sur quelques points importants.

C'est à un savant français, le même qui avait déjà découvert l'agent de la maladie, Laveran, que revient le grand honneur d'avoir le premier émis l'hypothèse du rôle des moustiques dans la transmission du *paludisme*, hypothèse que les belles recherches de R. Koch (1), de R. Ross (2), de Manson (3), des médecins italiens Celli (4), Bignami (5), Bastianelli, Grassi (6), etc., etc., pour ne citer que les principales, ont pleinement confirmé. Grâce aux travaux de tous ces observateurs, nos connaissances sur ce point se sont fort étendues et la malaria est actuellement une des maladies dont l'étiologie est la mieux connue.

La malaria reconnaît, on le sait, pour agent un parasite animal découvert en 1880 par Laveran et appartenant à la famille des sporozoaires, famille qui semble devoir fournir à la pathologie humaine et animale presque autant d'agents pathogènes que les bactériacées dans le règne végétal. Il y a bien peu de temps encore, on ne connaissait de ce parasite que les formes qu'il présente dans le sang et on ignorait complètement sa phase d'existence en dehors de l'organisme humain et la façon dont il se transmettait d'individu malade à individu sain.

Toutes sortes d'hypothèses avaient été faites à cet égard, mais aucune n'avait été confirmée par les faits.

Les découvertes de Manson appelèrent l'attention sur le

(1) *Zeits. f. Hyg.*, 1899.
(2) *Brit. med. Assoc.*, 1895.
(3) *The Lancet*, 1896.
(4) *Arch. ital. de biolog.*, 1899.
(5) *Ibid.*, 1902.
(6) *El policlinico*, 1898.

rôle des insectes et les recherches entreprises de divers côtés ne tardèrent pas à éclaircir le mode de propagation de la maladie.

L'hématozoaire, comme les autres espèces de ce groupe, présente deux modes de reproduction, la reproduction agame ou *schizogonie* et la reproduction sexuée ou *sporogonie*. Or, dans le sang humain, le parasite se multiplie exclusivement par le mode agame ; mais qu'un moustique pique un paludique et suce son sang, il avalera un certain nombre d'hématozoaires. Ceux-ci pénétrant dans l'estomac de l'insecte, s'y transforment en formes sexuées et la fécondation s'y opère. Une fois fécondé l'organisme s'enkyste (zygote) et se loge dans les parois du viscère.

Arrivé à maturité, ce kyste se rompt et laisse échapper les *sporozoïtes* qui s'insinuent à travers les tissus jusqu'aux glandes salivaires. Les moustiques en piquant l'homme, déposeront ainsi dans son sang les germes malariens et l'infecteront.

Toute l'existence de l'hématozoaire est donc exclusivement parasitaire, contrairement à ce qu'on croyait au début, et se passe alternativement dans l'organisme de l'homme et celui du moustique. Celui-ci ne joue pour ainsi dire que le rôle d'intermédiaire et n'est apte à transmettre la malaria que *s'il est lui-même infecté* et s'il contient les germes de la malaria dans son corps.

L'apparition des premiers cas de malaria, d'après les constatations faites dans les foyers palustres les plus divers, coïncide constamment avec l'apparition des moustiques, celle-ci précédant de quelques jours la première. On observe bien quelques cas sporadiques de fièvre pendant la saison froide, avant l'éclosion de l'insecte, mais ces cas sont des récidives dues à la persistance du parasite dans le sang du malade (1).

(1) Blanchard, Inst. à l'usage des médecins, des naturalistes, des

Toutes les espèces de moustiques ne sont pas susceptibles de servir d'hôtes et de véhicules à l'hématozoaire. Les observations faites dans diverses régions où sévit le paludisme montrent que l'espèce commune, le *Culex pipiens* et les espèces appartenant au même genre sont inoffensives. Le fâcheux privilège de servir à la transmission de la maladie appartient à un genre voisin des culex, le *G. Anopheles* qui se distingue du premier par certains caractères assez faciles à reconnaître : disposition des antennes, attitude pendant le repos, façon de voler, etc., etc. (1). Dans toutes les régions où s'observe la malaria à l'état endémique, on a trouvé des anophèles notamment l'*A. claviger*, l'*A. funestis*. L'existence des foyers palustres paraît donc intimement liée à la présence de ces Culicidés.

La réciproque toutefois n'est pas vraie et on a constaté dans plusieurs pays absolument indemnes, au moins actuellement, la présence d'anopheles (vallée de l'Essonne aux environs de Paris, Angleterre, Hollande, etc.) (2).

Les moustiques accomplissant une partie de leur existence, la phase larvaire, dans l'eau, celle-ci leur est absolument nécessaire et l'on comprend le rôle des eaux stagnantes, des marais, habitat de prédilection des moustiques, dans la formation des foyers malariens. Ce rôle sur lequel tant de théories et tant d'hypothèses ont été édifiées s'explique aujourd'hui tout naturellement.

Il ne faudrait pas croire cependant qu'il ne nous reste rien à apprendre au sujet de l'étiologie de la malaria. Il y a encore bien des points obscurs à élucider. La piqûre du

voyageurs. *Rapp. à l'Ac. de méd.*, 3 juillet 1900, dans lequel sont magistralement exposées nos connaissances actuelles sur la question.

(1) J. Guiart. Les moustiques, importance de leur rôle en médecine et en hygiène. *Ann. d'hyg. publ.*, 1900.

(2) Sergent, *Ann. de l'Inst. Pasteur*, 1901. Nuttal, *The Journal of hyg.*, 1901.

moustique est-elle la seule voie de transmission de la maladie ? Comment se fait-il qu'il existe dans divers pays des régions où se trouvent réunis les deux facteurs du paludisme, marais et anopheles et où cependant la maladie n'existe pas ou a disparu ? Comment expliquer la différence de gravité des épidémies suivant les années, bien que le nombre des moustiques soit à peu près toujours le même ?

C. Finlay (1) avait émis l'idée que les moustiques jouaient un rôle analogue dans la transmission de la fièvre jaune et les expériences de Reed, de J. Carroll, et A. Agramonte (2) ainsi que les résultats obtenus tout récemment à la Havane par les mesures préventives contre les piqûres de moustiques (3), semblent fournir de puissants arguments en faveur de ces vues. Carroll et Agramonte, en faisant piquer les personnes qui ont bien voulu se prêter à ces expériences par des moustiques préalablement infectés, auraient provoqué chez cinq d'entre eux les symptômes caractéristiques de la maladie. D'autre part, grâce aux mesures défensives prises contre les moustiques, la maladie qui exerce chaque année tant de ravages à Cuba aurait été particulièrement bénigne (4). Ces expériences et ces faits ont

(1) *Med. Rec. of New-York*, 1899.

(2) *Bull. du Conseil supér. de salubrité*, Mexico, 1901. An. in *Rev. d'hyg.*, 1901.

(3) Leciaga et Ramerez, *id.*, 1902, An. in *Rev. d'hyg.*, 1902.

(4) En 1901, l'administration municipale de la Havane à organisé une équipe de 100 hommes exclusivement occupés à faire la chasse aux moustiques. La campagne a commencé en février et alors que la moyenne des décès par fièvre jaune avait été de 296, il n'y a eu du 1er mars au 1er octobre que 5 morts. De pareils chiffres se passent de commentaires. Ajoutons toutefois que la preuve directe de la transmission par les moustiques du germe du typhus amaril n'a pas encore été faite comme elle l'a été pour la malaria et que les recherches faites sur le sang des malades ou sur les organes internes des moustiques n'ont donné jusqu'ici que des résultats négatifs.

été l'objet d'assez vives critiques de la part de Sanarelli (1), plaidant il est vrai, *pro domo sua*, la spécificité du b. ictéroïde qu'il a découvert et de la part de Lacerda (2) qui a mis en doute la nature des accidents observés chez les inoculés.

Quoi qu'il en soit de ces assertions contradictoires, la question est aujourd'hui posée et nul doute qu'elle ne soit avant peu définitivement résolue (3).

Aux affections dont les agents de dissémination sont des insectes, il faut joindre diverses zoonoses, la maladie appelée *Nagana*, qui sévit sur le bétail à cornes dans certaines régions de l'Afrique et qui rend impossible son acclimatation, maladie transmise par la piqûre de la mouche tsetse qui introduit dans le sang un hématozoaire du genre trypanosome (T. Brucei), et le Surra de l'Inde, le mal de Caderas de l'Amérique du Sud, peut être la dourine des chevaux, etc. (4).

Les autres insectes commensaux ou parasites de l'homme, les mouches, les punaises, les puces, ne peuvent-ils pas être, eux aussi, dans certaines conditions, des agents de propagation des germes infectieux ? Les mouches, par exemple, en se posant sur les déjections, les crachats et autres matières virulentes, ne sont-elles pas susceptibles de transporter sur les aliments et les boissons les bactéries qui se sont fixées sur leurs pattes, leurs antennes, leurs poils ? Les punaises, les puces qui ont piqué un individu atteint d'une maladie infectieuse ne peuvent-elles pas, par leur morsure infecter un individu sain ? De nombreuses recherches ont été entreprises récemment sur ce point si

(1) *Gaz. d'Ospedali*, 1901.

(2) *Brazil medico*, 1901.

(3) Une commission composée du Dr Marchoux et du Dr Simond a été envoyée dernièrement par le ministre des colonies dans les foyers de fièvre jaune pour étudier la question.

(4) LAVERAN et MESNIL, *Ann. de l'Inst. Pasteur*, 1902.

intéressant d'étiologie, mais elles n'ont pas donné jusqu'ici des résultats bien décisifs.

Marpmann (1), Nuttal (2), expérimentant sur diverses bactéries spécifiques, n'ont pu réussir à transmettre la maladie aux animaux par l'intermédiaire de mouches, de punaises et de puces préalablement infectées, et le premier a constaté que la virulence de ces microbes s'atténue par le passage à travers le corps de l'insecte. D'autres expérimentateurs ont été moins affirmatifs, et comme celle du rôle des moustiques dans la fièvre jaune, la question reste ouverte.

Simond (3) avait émis une hypothèse fort séduisante. Les rats transmettraient souvent la peste à l'homme par l'intermédiaire, des puces qu'ils portent sur leur corps. Il avait remarqué, en effet, que celles-ci, abandonnent l'animal pestiféré aussitôt après sa mort, et il s'était très rationnellement demandé si ces puces infectées ne pouvaient pas disséminer le germe et l'inoculer par leur morsure aux personnes vivant dans le voisinage. Les expériences faites à l'office sanitaire impérial allemand et celles plus récentes de Galli-Valerio ne sont pas favorables à cette hypothèse. Les puces parasites du rat appartiennent à une espèce différente de la puce humaine et ne s'attaqueraient jamais à l'homme. Ajoutons toutefois que Babès (4), se basant sur des expériences personnelles, s'inscrit en faux contre cette assertion.

Mesures prophylactiques contre les insectes et contre les moustiques en particulier. — Il est inutile d'insister, après ce que nous venons de dire, sur l'importance qu'aurait pour la colonisation des zones chaudes et tropicales, pour le peuplement d'une foule de régions aujourd'hui dé-

(1) *Centr. f. Bakter.*, 1897, t. XXII.
(2) *Ibid*, 1899, t. XXVI.
(3) *Ann. de l'Inst. Past.*, 18.
(4) *Congr. d'hyg. de Paris*, 1900.

sertes et laissées en friche, notamment dans le bassin méditerranéen, parce qu'elles sont des foyers intenses de paludisme, une prophylaxie pratique et efficace contre les moustiques. Malheureusement quand il s'agit d'insectes dont la pullulation est pour ainsi dire illimitée, la lutte est particulièrement difficile, et décevante ; l'agriculture, hélas ! est là pour nous en fournir de nombreux exemples. Toutefois quelques tentatives récentes faites dans diverses contrées, notamment en Italie, sont fort encourageantes et nous montrent que la tâche n'est pas impossible et qu'avec quelques efforts et de la persévérance, l'homme peut triompher des forces mauvaises de la nature coalisées contre sa santé et contre sa vie.

Les mesures de défense peuvent se ranger sous deux chefs : mesures de prophylaxie générale et mesures de prophylaxie individuelle.

1° Les *mesures générales* doivent surtout s'adresser aux conditions locales qu'il s'agit de modifier, de façon à prévenir la multiplication des insectes. Les moustiques accomplissant, nous l'avons vu, leur phase larvaire dans l'eau ; toutes les mesures qui ont pour effet l'assèchement du sol, et la suppression des eaux stagnantes, mesures du reste dont une expérience plusieurs fois séculaire a démontré l'efficacité pour l'assainissement des foyers palustres, sont pleinement indiquées. Il en est de même de la surélévation des maisons, du choix des étages supérieurs, dont l'influence protectrice a été depuis longtemps signalée pour les chambres à coucher, influence qui s'explique par l'inaptitude des moustiques à voler à une certaine hauteur.

L'utilité des plantations d'arbres autour des habitations, recommandée autrefois, est plus contestable. L'action protectrice contre les miasmes, de certains végétaux, des eucalyptus notamment, est loin d'être démontrée et il ne faut pas oublier que les bois ombreux, les massifs épais d'arbres sont le refuge de prédilection des moustiques pendant le jour (1).

Dans le cas où la suppression des eaux stagnantes est impossible,on peut tenter de détruire les moustiques à l'état de larves. Dans la phase de leur existence aquatique, ces larves sont obligées pour respirer de venir à la surface de l'eau. On peut donc les asphyxier en répandant au printemps, avant leur métamorphose en insectes ailés, à la surface des eaux de l'huile de pétrole ou mieux un mélange d'huile de pétrole et de goudron ; 10 cc. de ce mélange par mc. suffisent paraît-il pour obtenir ce résultat (2).

Dans certaines parties de l'Italie on aurait obtenu aussi d'assez bons résultats en introduisant, dans les mares saumâtres du littoral, de l'eau de mer pure dont l'action serait nettement larvicide (3).

2° Les mesures de *prophylaxie individuelle* consistent essentiellement, comme le dit Celli (4), en une « protection mécanique » des individus et des maisons contre l'invasion et les piqûres de moustiques. Eviter de sortir le soir après le coucher du soleil et le matin avant le lever, fermer les croisées des chambres à coucher avant la nuit, munir les fenêtres d'un treillis métallique à mailles fines, préserver la face, les mains et les pieds au moyen d'un voile, de gants et de bas épais, installation de moustiquaires autour des lits.

S'il y a obligation, comme dans les expéditions et les ex-

(1) Les eucalyptus, auxquels on avait attribué une vertu presque spécifique, ne semblent agir, et encore cette action est-elle contestée, que parce qu'en raison de la direction verticale de leurs feuilles, ils ne peuvent servir d'abri diurne aux cousins. Il en est de même des aiguilles des pins.

(2) Celli (*Arch. ital. de biologie*, 1902) ne croit pas que la destruction des cousins comme moyen prophylactique contre la malaria puisse être utile en dehors de quelques cas spéciaux.

(3) *Loc. cit.*

(4) *Loc. cit.*

plorations, de passer la nuit dehors, on allumera de grands feux qui éloignent les moustiques et on veillera avec plus de soin encore à la protection des parties découvertes. Ces mesures appliquées avec persévérance depuis trois ans environ en Italie, dans les foyers palustres de diverses régions de la péninsule, et auxquelles on associait habituellement l'administration de la quinine à titre préventif, ont donné d'excellents résultats (1), et quelques-uns de ces essais, par la rigueur avec laquelle ils ont été poursuivis, ont presque la valeur d'une expérience de laboratoire (2).

Les mesures de défense contre les autres insectes commensaux de l'homme, considérés comme véhicules de germes pathogènes, ont été encore l'objet de bien peu de recherches. D'après Haazen, l'acide sulfureux à la dose de 25 gr. de soufre par mc. serait l'insecticide dont l'action est la plus sûre et sur lequel on peut le mieux compter.

Analyse bactériologique de l'air. — L'analyse bactériologique de l'air comprend deux opérations : 1° la récolte des germes ; 2° l'évaluation de leur nombre.

1° *Récolte des bactéries.*— L'essentiel pour avoir avec une exactitude suffisante le chiffre des bactéries contenues dans un volume donné d'air est de bien recueillir tous les ger-

(1) Sur 4363 personnes auxquelles ont été appliquées en 1901 d'une façon intégrale les mesures de protection individuelle, il n'y a eu que 21 pour 100 de cas de récidives et seulement 19 pour 100 de cas primitifs (Celli, *loc. cit.*).

(2) Drs Sambow et Low (*Brit. med. Journ.*, 1900) ont pu séjourner, tout un été impunément, grâce aux mesures de prophylaxie individuelle qu'ils avaient prises (protection de l'habitation et protection de l'individu contre les moustiques) dans la campagne d'Ostie à l'embouchure du Tibre, un des foyers les plus intenses de malaria, alors que les quelques rares paysans qui étaient restés dans la contrée étaient tous atteints. D'autre part on a réussi à préserver dans une forte proportion les employés des chemins de fer résidant dans les régions particulièrement insalubres.

mes. Les appareils employés pour cette récolte, de formes et de dispositions très variées, consistent essentiellement en un récipient contenant une substance à travers laquelle passe uu courant d'air actionné par un aspirateur et qui est destinée à arrêter et à retenir ces germes. La substance employée varie beaucoup. Miquel (1) fait barboter l'air dans de l'eau distillée, Straus (2), dans de la gélatine nutritive maintenue liquide. Petri se sert de sable fin, Gautier (3), de sulfate de soude desséché, qui a l'avantage sur le sable de se dissoudre dans le liquide de culture et de répandre par suite uniformément tous les germes dans ce liquide. Hesse (4) fait passer l'air à travers un tube assez long, dont la paroi inférieure est préalablement enduite de gélatine nutritive solidifiée. Chacun de ces procédés a ses avantages et ses inconvénients qu'il n'y a pas lieu de discuter ici.

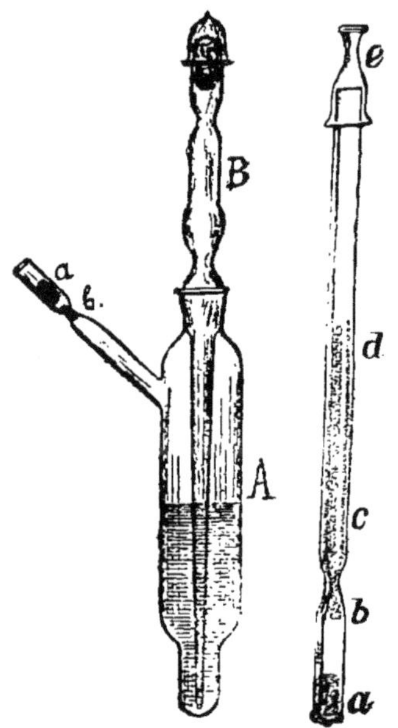

Fig. 3. — Appareils de Miquel et de Straus-Wurtz pour l'analyse de l'air.

2° *Numération des bactéries atmosphériques*. — Une fois la récolte des bactéries faite, il s'agit d'en déterminer le nombre. Dans le procédé de Hesse, les colonies se développent sur place sur la gélatine, et il suffit de les compter et de les rapporter au volume d'air qui a passé par le tube pour avoir la teneur par litre ou par mètre cube.

Le procédé est simple et n'exige aucune manipulation,

(1) *Organismes vivants de l'atmosphère.*
(2) *Ann. Inst. Pasteur*, t. II.
(3) C'est le procédé adopté aujourd'hui par Miquel à Montsouris.
(4) *Arbeiten a. d. K. Gesundheitsand* (*Travaux de l'office sanitaire impérial allemand*).

mais il est difficile d'examiner au microscope et de recueillir avec le fil de platine les colonies, qui se trouvent dans l'intérieur du tube. Aussi préfère-t-on en général séparer les deux opérations : récolter les bactéries, ainsi que nous l'avons dit plus haut, puis distribuer sur un certain nombre de plaques de culture la substance solide ou liquide qui les a retenues.

On peut ainsi les compter facilement, les examiner tout à loisir et suivre leur développement. L'inconvénient de cette méthode est la liquéfaction rapide de la gélatine sous l'influence de certains microbes, liquéfaction qui ne permet peut-être pas à d'autres bactéries de germination plus lente de se développer et d'apparaître, ce qui entache par suite les résultats de la numération.

II. — Pression barométrique.

La pression barométrique est en moyenne de 760 millimètres au niveau de la mer. En d'autres termes, le poids de l'atmosphère fait équilibre à une colonne de mercure d'une hauteur de 760 millimètres.

Par suite des appels ou des refoulements d'air occasionnés par les différences de température entre les points divers de la surface de la terre, cette pression éprouve dans un même lieu des oscillations plus ou moins étendues.

Ces oscillations cependant ne sont pas assez considérables pour influencer d'une façon notable l'organisme. Lorsque la dépression est forte et brusque, les personnes impressionnables éprouvent souvent un certain malaise, de l'agacement nerveux, une sensation d'oppression toute particulière ; mais ce malaise se dissipe rapidement avec la cause qui l'a produit et ne va pas en général jusqu'au véritable trouble morbide.

L'abaissement de la pression barométrique pourrait aussi, suivant Renk (1), exercer une influence indirecte sur la santé en déterminant un appel de l'air du sol vers la surface. Nous avons vu plus haut l'importance que l'école de Munich attribue à ces courants gazeux telluriques dans le développement de certaines maladies infectieuses.

Diminution de la pression atmosphérique. — Au fur et à mesure que l'on s'élève au-dessus du niveau de la mer, la densité de l'air diminue et la pression atmosphérique décroît. Cet abaissement est d'environ 1 millimètre de mercure par chaque 10 m. 50 d'élévation pour les altitudes moyennes. Aux grandes altitudes, par suite de la raréfaction de l'air, l'abaissement de 1 millimètre de mercure correspond à 16 m. 8 de différence de niveau.

Les rapports des deux gaz qui constituent l'air restant constants, la quantité d'oxygène, ou en d'autres termes sa tension, qui est le cinquième de celle de l'air (20 p. 100) diminuera proportionnellement pour un même volume d'air. Ainsi quand la pression n'est plus que d'une demi-atmosphère, un litre d'air qui, à la pression de 0,760, pèse 1 gr. 297 ne pèsera plus que la moitié moins, soit 0 gr. 6485 dont le 5e est 0.129. Ainsi donc il n'y aura plus à cette pression que 0 gr. 129 de O, au lieu de 0 gr. 259.

Action physiologique et pathologique de la dépression barométrique. — La conséquence des phénomènes physiques que nous venons d'exposer est qu'à ventilation égale, il pénètre dans les poumons à chaque inspiration une quantité pondérale d'oxygène moindre, en d'autres termes, de l'oxygène à plus faible tension, à mesure qu'on s'élève. Quels vont être les effets sur l'hématose et sur les échanges respiratoires de cette diminution de tension ?

(1) Die Luft. *Handb. d. Hyg. von Ziemssen u. Pettenkofer.*

Si la dépression ne dépasse pas certaines limites, l'organisme à l'état normal s'adapte assez facilement et assez vite à ces nouvelles conditions. Nous trouvons en effet dans l'Himalaya des villages habités à 4.150 et à 4.390 mètres, et sur les hauts plateaux des Andes il y a des populations nombreuses, plus de 16 millions d'habitants, qui vivent à une altitude dépassant 2.000 mètres, correspondant à une dépression de 590 mm.

Par quel mécanisme, de quelle façon cette adaptation se produit-elle ?

Jourdanet, se basant sur les observations faites pendant un long séjour au Mexique, avait cru pouvoir attribuer cette accoutumance à une sorte d'anémie chronique par insuffisance d'hématose à laquelle il avait donné le nom d'*anoxhémie*. Suivant lui, il se produisait chez les indigènes un abaissement normal de la faculté d'absorption des globules ; l'économie s'habituait à dépenser moins de O, à exhaler moins de CO^2 ; d'où activité de la calorification et des échanges organiques diminués. En somme, c'était, sinon un état pathologique, tout au moins un abaissement du taux vital qui mettait l'organisme en état d'imminence morbide. Cette théorie, peu conforme d'ailleurs aux saines données de la physiologie, est aujourd'hui démontrée erronée, et les recherches de Muntz, de Viault, de P. Regnard, d'Egger, de Mercier, de Miescher, de Sellier, etc., etc., ont établi d'une façon définitive, croyons-nous, le mécanisme de l'adaptation de l'organisme aux altitudes. Ce n'est point une diminution des fonctions hématopoiétiques qui se produit, mais tout au contraire un accroissement de l'hémoglobine et du nombre de globules. A ces hauteurs, l'organisme réagit contre l'insuffisance de l'oxygène en activant considérablement la production des hématies et en augmentant par conséquent la surface d'absorption du gaz vital.

Muntz (1) avait constaté en 1892 chez des lapins transportés au sommet du Pic du Midi une augmentation considérable de l'hémoglobine et de la capacité d'absorption du sang pour l'oxygène.

	Fer métallique par 100 gr. de sang	Oxygène absorbé par 100 gr. de sang
Lapins transportés au Pic (moyenne). . .	70 mgr. 2	17 cc. 28
Lapins témoins laissés dans la plaine (*id.*).	40 » 3	9 » 56

D'autre part, le Dr Viault (2), chargé d'une mission scientifique dans les Cordillères, a trouvé un accroissement notable du nombre des globules chez lui et ses compagnons en s'élevant de Lima à Morococha (4.392 m.).

	Globules p. mm. cube
Dr Viault à Lima.	5.000.000
» à Morococha	7.100.000

Répétant les mêmes expériences au sommet du Pic du Midi sur lui-même et sur des animaux transportés à cette altitude, Viault a obtenu les mêmes résultats.

Regnard (3), dans le but d'écarter toutes les influences accessoires, air plus vif, exercice, etc., etc., a soumis des animaux à une dépression barométrique progressive sous une cloche et, bien que les animaux en expérience se trouvassent dans des conditions hygiéniques inférieures à celles des animaux témoins et aient eu un appétit médiocre, la capacité d'absorption du sang a été de 22 cc. p. 100, alors que celle des témoins n'était que de 14 à 11 cc.

Egger (d'Arosa) (4), Mercier (de Zurich), Miescher (de Bâle) (5), Kœppe (de Saxe) (6), ont étudié dans les Alpes les conditions de cette hypercythémie et ils ont constaté :

(1) *C. R. Ac. Sc.*, 1891.
(2) *C. R. Ac. Sc.*, 1890 et 1891.
(3) *C. R. Soc. biologie*, 28 mars 1892.
(4) *XIIe Congrès de méd.*, *Wiesbaden*, 1893.
(5) *Corresp. f. schw. Aertze*, 1893.
(6) *Munch. med. Woch.*, 1893.

1° Que pour la provoquer il n'était pas nécessaire de s'élever aux hautes altitudes, qu'elle commençait à se produire même à de faibles hauteurs et que d'une façon générale elle était proportionnelle à l'altitude :

	Nombre de globules. Moyenne
Christiania (niveau de la mer, Laache)	4.974.000
Gottingen, 148 mètres (Schapper)	5.225.000
Tubingen, 314 mètres (Reinert)	5.322.000
Zurich, 412 mètres	5.750.000
Rieboldsgrun, 686 mètres, Saxe (Kopp)	5.970 000
Arosa, 1800 mètres (Egger)	7.000.000

2° Cet accroissement du chiffre des globules se fait très rapidement, au bout de quelques heures de séjour. Il y a une poussée subite, une véritable explosion de microcytes (Egger).

3° Cette richesse globulaire disparaît dès que l'on revient dans la plaine. Egger, après quatre ans de séjour à Arosa, retourne à Zurich ; le chiffre de ses globules descend au bout de quelques jours de 7.000.000 à 5.600.000. L'hyperglobulie des altitudes est donc un phénomène compensateur destiné à réagir contre la faible tension de l'oxygène. Disons toutefois que, si chez les individus en bonne santé, les globules reviennent vite à leur taux primitif, chez les anémiques qui éprouvent de bons effets du séjour aux stations de montagnes, le chiffre ne redescend pas en général au niveau qu'il avait au début de la cure et se maintient après celle-ci au voisinage du taux normal (Veraguth).

Ces phénomènes si curieux ont été vérifiés tout récemment pendant des ascensions en ballon. Tous les observateurs insistent sur la rapidité avec laquelle se produit l'hyperglobulie et le retour à l'état normal. Quant à l'accroissement du chiffre des globules, il varie sensiblement d'un individu à un autre. Ainsi dans ces ascensions, Gaule a trouvé une augmentation de 63 pour 100, Jolly de 12 pour 100 et Bensaude de 4 à 6 pour 100 seulement (1).

(1) *C. R. Ac. des sc. et Soc. biol.*, 1901.

Cette hyperglobulie s'accompagne d'une activité plus grande des échanges respiratoires (A. Robin), d'une durée moins grande de la réduction de l'hémoglobine (A. Hénocque). Par contre, le taux de la ventilation serait peu modifié.

Il semble donc que l'adaptation consiste surtout à compenser la diminution d'oxygène qui pénètre dans le poumon par une meilleure, par une plus complète utilisation de ce gaz dans les combustions organiques.

Notons aussi l'accélération du pouls signalée déjà par le Dr Curchod et que Veraguth a constatée chez presque tous les individus arrivant, aux stations d'altitude, à leur réveil et pendant qu'ils étaient encore dans leur lit.

La faculté d'adaptation de l'organisme à la raréfaction de l'air a toutefois une limite et quand la dépression atteint un certain niveau, il se produit des accidents sur l'origine desquels physiologistes et médecins ont longtemps discuté jusqu'à ce que Paul Bert en ait démontré le mécanisme et les causes.

Mal des montagnes. — Tous les alpinistes qui ont exécuté l'ascension des hauts sommets (3.590, 4.000 m.) ont observé, soit sur eux, soit sur les personnes qui les accompagnaient, un ensemble de troubles fonctionnels très caractéristiques auquel on a donné des noms différents suivant les pays, *Mal des montagnes* en Europe, *Soroche*, *Puna* dans l'Amérique du Sud, *Tank*, *Dum*, *Mundur* dans l'Himalaya.

Le premier symptôme est un malaise général, une courbature, un brisement des membres hors de proportion avec l'effort dépensé. Bientôt surviennent un état nauséeux accompagné souvent de vomissements, de diarrhée avec sueurs froides, une anorexie absolue, une céphalalgie intense, un véritable cercle de fer qui étreint le cerveau, des bourdonnements d'oreille, une dyspnée angoissante qui cesse quand on se repose et reprend quand on se remet en marche.

En même temps, dans les formes graves apparaissent

tous les symptômes d'une anémie cérébrale très accusée : obnubilation des facultés intellectuelles, torpeur, hébétement, affaiblissement de la volonté. « Il n'y a pas de moment plus mal choisi, a dit un alpiniste, Durier, pour donner essor à son intelligence que celui où l'on plane dans les nuages. L'air raréfié agit sur les facultés comme sur le mercure, et quand l'homme monte, l'esprit baisse. »

Les sens participent naturellement à cette obnubilation et Crocé Spinelli, dans les expériences de décompression auxquelles il s'était soumis, signale la cécité comme un des symptômes les plus constants éprouvés par lui.

Tous ces symptômes éprouvés par les explorateurs des hauts sommets se dissipent en général assez rapidement et, comme le dit un des alpinistes qui a le plus d'expérience de ces régions, on s'accoutume assez aisément à cette vie diminuée par suite de l'insuffisance d'oxygène, tout comme on s'habitue au mal de mer.

Quelle est la cause de ce singulier mal ? De nombreuses hypothèses ont été émises à ce sujet. Les indigènes des régions montagneuses croyaient à un empoisonnement par des vapeurs ou des miasmes spécifiques. Lortet l'a attribué à l'abaissement de la température animale par suite des efforts musculaires considérables développés pendant l'ascension. Plusieurs auteurs n'y ont vu que les effets d'une fatigue exagérée.

C'est à Paul Bert (1) et à ses mémorables expériences qu'est due l'explication scientifique de ces accidents et des effets des altitudes. Paul Bert a pu reproduire, en effet, chez les animaux et chez l'homme, au moyen de la décompression pratiquée sous une cloche, les troubles observés dans les ascensions et il a montré que la vraie cause de ces phénomènes était une asphyxie par insuffisance d'hématose. Par suite du défaut de tension de l'oxygène inspiré, celui-

(1) *La pression barométrique*, 1878.

ci ne se dissout qu'incomplètement dans le sang et les échanges respiratoires s'arrêtent. Une foule d'influences secondaires favorisent ou retardent, hâtons-nous de le dire, ces accidents (1).

Et tout d'abord l'influence du climat. Tandis que, en Europe, dans les Alpes et les Pyrénées, ils apparaissent entre 3 et 4.000 mètres, dans les régions tropicales de l'Amérique du Sud ou de l'Asie ce n'est guère qu'au-dessus de 5.000 mètres qu'ils se montrent. Les célèbres explorateurs de l'Himalaya, les frères Schlawingeit, ont pu atteindre sans dommage l'altitude de 6.882 mètres. La limite minimum d'apparition du mal des montagnes coïncide du reste à peu près avec celle des neiges éternelles.

L'influence de la fatigue n'est pas moins considérable. Tandis que dans les ascensions de montagnes c'est vers 3.500 mètres, 4.000 mètres que se manifestent les accidents, les aéronautes qui, assis dans leur nacelle, ne développent aucun effort musculaire, peuvent s'élever à 7.000 mètres sans ressentir aucun trouble. Jeanssen qui s'est fait porter en chaise à porteur par ses guides jusqu'au sommet du Mont-Blanc a été de même épargné par le mal.

Il faut tenir aussi grandement compte de la prédisposition individuelle. Il y a des alpinistes qui échappent au mal des montagnes. La plupart finissent par acquérir l'accoutumance, tout comme on acquiert celle au mal de mer.

D'une façon générale, toutes les causes qui activent les échanges et les combustions organiques, abaissement de température, travail musculaire, favorisent et hâtent l'apparition des symptômes morbides. Il en est de même d'autre part de toutes les causes d'infériorité vitale qui constituent autant d'influences prédisposantes.

(1) Pour l'étude de toutes les questions d'altitude nous recommandons la lecture des *Annales de l'Observatoire du Mont-Blanc* publiées chaque année par J. Vallot, le fondateur et le directeur de cet observatoire établi à ses frais.

Prophylaxie du mal des montagnes. — En établissant la cause première du mal des montages, P. Bert a en même temps indiqué la prophylaxie et la thérapeutique de cette étrange maladie.

Le remède préventif et curatif consiste en des inhalations d'oxygène sous pression. Tous les alpinistes et les aéronautes qui ont eu recours à ce moyen sont unanimes à en reconnaître l'efficacité et, si Crocé Spinelli et Sivel ont succombé dans leur ascension, c'est que pour une raison ou pour une autre, ils ont trop tardé à en faire usage.

Limites de l'atmosphère respirable. — Quelle est la limite au delà de laquelle la vie devient impossible par suite du défaut d'oxygène ? Elle est difficile à préciser d'une façon absolue, car elle varie suivant la résistance de chaque individu et la durée du séjour. P. Bert a pu rester deux à trois minutes dans une cloche à la pression de 240 millimètres, soit 49 millimètres de tension d'oxygène correspondant à 9. 000 mètres environ d'altitude. Glaisher a pu atteindre en ballon la hauteur de 8. 838 mètres, non sans éprouver de graves accidents qui faillirent lui coûter la vie. Crocé Spinelli et Sivel sont morts à l'altitude de 8.600 mètres, et Tissandier ne dut son salut qu'à une syncope prolongée. On peut donc fixer de 8.500 à 9.000 mètres la limite de l'atmosphère au delà de laquelle la vie est impossible. C'est à peine le dixième de l'épaisseur totale de la masse gazeuse qui nous enveloppe.

Augmentation de pression. — Appareils à air comprimé. — Une augmentation de pression atmosphérique assez considérable pour influencer l'organisme ne s'observe guère que dans les appareils à air comprimé utilisés pour certains travaux à faire sous l'eau ou employés comme moyen thérapeutique.

Les phénomènes signalés chez les ouvriers qui séjournent dans ces appareils ont été dans ces derniers temps l'objet de plusieurs travaux intéressants.

Dans les appareils employés dans l'industrie, la pression varie de 2 à 4 atmosphères. Un des effets les plus constants et qui s'explique de lui-même est l'augmentation de la capacité thoracique. Plusieurs observateurs ont signalé le ralentissement de la respiration et de la circulation. Bucquoy ne l'a constaté cependant qu'une seule fois. Les mouvements seraient plus faciles, l'essoufflement à la suite des efforts musculaires, moins rapide. L'appétit serait augmenté et la soif, peu vive malgré d'abondantes sueurs. A la suite d'un séjour prolongé l'appétit se perdrait, la faiblesse et l'inertie physique et morale succéderaient à l'excitation des premiers moments.

C'est à la sortie des cloches et comme conséquence de la décompression subite, surtout lorsque la pression a été portée au delà de 3 atmosphères, que se produisent d'ordinaire les accidents : vives démangeaisons à la peau (*puces*), faiblesse des membres inférieurs pouvant aller jusqu'à la paraplégie, parfois même mort subite due au dégagement brusque des gaz maintenus en dissolution dans le sang par l'accroissement de pression.

P. Bert, dans de mémorables expériences, a analysé avec toute la rigueur des méthodes scientifiques les effets de l'oxygène à haute tension.

A une pression modérée, ne dépassant pas 3 atmosphères, il a constaté que les combustions organiques étaient plus actives, la quantité d'urée éliminée, plus considérable. A une pression plus élevée, à 5 atmosphères par exemple, l'oxygène n'est plus seulement combiné avec l'hémoglobine ; il est dissous dans le plasma et il devient un obstacle à l'hématose, au lieu de l'activer. Il y a là une véritable intoxication par l'oxygène qui peut amener la mort, si la pression atteint un certain degré.

La compression n'étant jamais dans la pratique portée à ce degré, c'est moins le danger de l'empoisonnement par l'oxygène à haute tension que celui de la décompression qu'il s'agit de prévenir. Le plus sûr moyen est d'y procéder graduellement ; elle ne doit être complète qu'au bout d'une demi-heure à une heure. Le séjour des ouvriers ne doit pas être trop prolongé et dépasser six heures au maximum.

III. — Température.

L'unique source de chaleur à la surface de la terre est la radiation solaire. Une partie seulement du calorique envoyé par le soleil arrive jusqu'au sol sous forme de chaleur sensible. L'autre portion, 36 pour 100, lorsque celui-ci est au méridien, est absorbée par l'air. Cette absorption augmente à mesure que l'astre se rapproche de l'horizon et, lorsqu'il atteint celui-ci, la radiation solaire qui arrive à la surface de la terre est nulle, égale à O. Bien des conditions font du reste varier cette absorption de la chaleur solaire par l'atmosphère, état hygrométrique, nébulosité, etc., etc. Ces rayons solaires retenus par l'air ne sont pas d'ailleurs perdus pour nous. Ce sont eux qui fournissent la chaleur, la lumière et les actions chimiques diffuses qui rendent la vie possible.

64 pour 100 des rayons calorifiques du soleil, lorsque ceux-ci arrivent suivant la normale, traversent l'atmosphère et atteignent la surface du sol qui les absorbe et qui en cède une partie aux couches d'air inférieures en contact avec lui. En s'échauffant, celles-ci devenues moins denses s'élèvent et sont remplacées par de nouvelles couches froides qui viennent à leur tour emprunter du calorique à la terre. C'est un circulus incessant qui a pour résultat de répartir et d'égaliser la température dans les diverses couches de l'at-

mosphère qui s'échauffent ainsi à la fois par conduction, rayonnement et convection.

Le sol joue ainsi le rôle de régulateur, rôle qu'on peut comparer au rôle que jouent dans certaines machines les chambres à air destinées à transformer en mouvement continu un mouvement intermittent.

Oscillations quotidiennes et annuelles de la température. — Par suite des différentes positions que prend le soleil par rapport à la surface de la terre aux diverses heures de la journée et aux diverses périodes de l'année, la température éprouve dans un même lieu des oscillations quotidiennes et annuelles dont l'amplitude dépend de plusieurs facteurs.

D'une façon générale, la marche de la température dans les vingt-quatre heures, pour nos régions du moins, est la suivante : elle est à son minimum une demi-heure avant le lever du soleil, entre 4 et 7 heures suivant la saison, s'élève graduellement jusqu'au milieu du jour, de 2 heures à 4 heures de l'après-midi, à ce moment, atteint son maximum, puis décroît progressivement jusqu'au lendemain matin.

Température moyenne. — La moyenne de la température d'une journée devrait être, dans le sens rigoureux du terme, la somme des températures de chaque heure divisée par 24 ; mais l'expérience a appris que trois observations journalières, 7 heures du matin, 2 heures du soir, 9 heures du soir donnaient avec une suffisante exactitude, surtout si l'on y joint le relevé des maxima et des minima, cette moyenne journalière. Elle correspond à peu près dans la zone tempérée à la température de 9 heures du matin. La moyenne du matin a lieu vers 10 heures en janvier et 8 heures en juillet, celle du soir, aux mêmes heures dans l'après-midi.

La somme des moyennes journalières donne les moyennes mensuelles et l'ensemble de ces dernières fournit la moyenne annuelle de température d'un lieu.

L'écart entre le maximum et le minimum d'une journée représente l'amplitude de l'oscillation journalière, et l'écart entre le mois le plus froid et le mois le plus chaud, celle de l'oscillation annuelle.

Variations mensuelles de la température sous abri.

(Moyenne des observations prises à Montsouris, 1873-96).

	Normale	Minima	Maxima
Décembre	3.8	— 7.4 (1879)	7.2 (1882)
Janvier.	2.6	— 0.6 (1893)	6.4 (1877)
Février.	4.0	— 3.6 (1895)	7.5 (1885)
Mars.	6.9	3.8 (1883)	10.2 (1880)
Avril.	10.3	8.1 (1888)	14.4 (1893)
Mai	13.5	10.6 (1879)	15.7 (1875)
Juin	17.1	15.5 (1884)	19.8 (1877)
Juillet	18.7	16.2 (1879)	21.5 (1874)
Août.	18.5	16.9 (1896)	20.7 (1884)
Septembre.	15.8	13.0 (1877)	19.7 (1895)
Octobre.	6.6	7.7 (1887)	13.1 (1876)
Novembre	10.7	3.6 (1879)	9.3 (1895)
(Année entière). . . .	10.4	9.3 (1879)	11.5 (1888)

Ce tableau est instructif en ce qu'il montre avec la plus grande netteté combien est fictive cette valeur qu'on est convenu d'appeler la *température moyenne* (1). Ainsi il y a, suivant les années, des écarts qui peuvent s'élever dans la

(1) « Chaque année, chaque jour, chaque nuit, chaque heure même, comme le dit si bien Duclaux, a sa physionomie propre et retentit par suite d'une façon différente sur l'organisme, et c'est vraiment une entreprise passablement chimérique de prétendre exprimer ces physionomies incessamment changeantes par des moyennes, voire même par des maxima et des minima quelque multipliées que soient les observations. » On est bien obligé cependant d'en tenir compte puisque c'est le seul moyen d'avoir un aperçu général d'un climat ; mais il ne faut attribuer à ces chiffres que la valeur qu'ils méritent.

saison hivernale pour un même mois à 14° et en été à 5 et 6°. Il résulte aussi de ce même tableau que dans nos régions la période la plus froide est fin décembre et commencement de janvier avec retour offensif fréquent en février et que la période la plus chaude s'est montrée en juillet.

Dans ces vingt-deux dernières années, la plus basse température a été constatée en décembre 1879 (— 23,9) et la plus chaude en juillet 1874 (+ 38,4).

Répartition de la température à la surface du globe. — 1° *Influence de la latitude.* — La quantité de calorique reçu à la surface de la terre dépendant de l'angle d'incidence sous lequel arrivent les rayons solaires, la température moyenne annuelle décroît de l'équateur aux pôles. La latitude est donc l'élément capital de la température d'une région, et, s'il n'intervenait pas d'autres influences, les lignes isothermes, c'est-à-dire les lignes réunissant les points d'égale température, seraient parallèles à l'équateur. Il n'en est pas ainsi, et par suite des influences que nous allons étudier ces lignes subissent des inflexions plus ou moins prononcées.

L'équateur thermique qui correspond à une température moyenne de 28° se trouve en Afrique, un peu au nord de l'équateur astronomique, et le pôle de froid, avec une moyenne de — 15°, est au nord de la Sibérie, vers le 70e degré de latitude.

De plus, la plupart des isothermes se relèvent vers le nord de l'Océan Atlantique pour s'abaisser considérablement vers le sud dans le grand continent Asiatique. Ainsi l'isotherme de 10° qui passe près de Paris (48°50) vient d'Irlande (53°) et aboutit à Odessa (42° lat. N.).

On a réuni aussi sous le nom de *lignes isothères* les lieux ayant la même moyenne de température estivale, et sous le nom de *lignes isochimènes*, ceux ayant la même température hivernale.

2° *Influences des mers.* — Cette irrégularité dans la décroissance de la température de l'Équateur aux pôles est ntimement liée à la répartition des mers et des continents à la surface du globe.

Les grandes masses d'eau, telles que les océans, exercent une influence considérable sur la température de l'atmosphère. L'eau ayant une capacité calorifique très élevée est lente à s'échauffer et à se refroidir. Elle constitue une sorte de réservoir qui emmagasine le calorique en été pour le restituer à l'atmosphère en hiver. D'où des oscillations saisonnières peu prononcées, des hivers et des étés tempérés, sur les Océans et les régions littorales.

Dans l'océan Atlantique il existe encore une autre influence qui s'ajoute à celle que nous venons de signaler et qui explique le relèvement si prononcé vers le nord, à ce niveau, des courbes isothermes et isochimènes. Cette influence est celle des courants marins,du *Gulf-Stream*, qui apportent les eaux chaudes du golfe du Mexique sur les côtes de la Bretagne, de l'Irlande et de l'Angleterre, et jusque sur les côtes de Norvège, et même du Groenland. Aussi ces côtes se distinguent-elles par la douceur relative des hivers.

Mais ce n'est pas seulement la moyenne de la température qui est influencée par la latitude et le voisinage des mers, c'est encore plus les variations diurnes et annuelles.

Les oscillations quotidiennes et saisonnières, peu marquées sous l'Equateur où la température varie à peine de 1 à 2 degrés suivant les heures et les saisons, augmentent d'amplitude à mesure qu'on se rapproche des pôles. Dans la terre de Boothia Félix (régions polaires) l'écart atteindrait 41 degrés entre l'hiver et l'été.

La situation continentale ou maritime des lieux n'exerce pas une influence moins considérable sur l'amplitude des oscillations de température. Tandis qu'à Paris l'écart entre le mois le plus froid et le plus chaud est de 17°, il atteint 30° à Moscou. Nous verrons plus loin l'importance des variations diurnes et annuelles et de leur étendue comme élément de climat.

3° *Influence de l'altitude.* — La chaleur spécifique des gaz étant en raison inverse de la pression, moins celle-ci est élevée, plus l'atmosphère absorbe la chaleur des corps qui se trouvent en contact avec elle. Aussi la température s'abaisse à mesure qu'on s'élève en altitude. Cette diminution serait en moyenne de 1 degré par 180 à 200 mètres (140 mètres en été, 220 mètres en hiver, d'après Renou).

4° *Influence des villes et des campagnes.* — Les agglomérations urbaines un peu considérables ont en général une moyenne de température plus élevée que celle des campagnes environnantes, ce qui tient en partie à la quantité énorme de calorique produit dans les villes, mais surtout aux obstacles qu'opposent les agglomérations de maisons au refroidissement par rayonnement.

Température des principales villes du globe.

	Latitude	Altitude	Température moyenne	Mois les plus chauds	Mois les plus froids	Ecart
Khartoum . . .	15.36	388 m.	28.6	34.5	22.7	11.8
Calcutta. . . .	22.32	6 »	24.8	28.4	18.1	10.2
Madrid	40.25	655 »	13.5	24.5	4.9	19.6
Rome.	41.54	50 »	15.3	24.8	6.7	18.1
Paris	48.50	34 »	10.3	18.3	2.0	16.3
Berlin.	52.30	48 »	9.0	18.8	—0.8	19.6
Londres. . . .	51.33	37 »	10.3	17.9	3.5	14.4
St-Pétesebourg.	59.56	10 »	3.6	17.7	—9.4	27.1
Moscou	55.46	160 »	3.9	18.9	—11.1	30
Jakoutsk . . .	62.10	160 »	—11.2	18.8	—42.8	61.6
Reykiavik. . .	64.8	0 »	3.3	12.1	—2.5	14.6

Le tableau ci-après emprunté à Flugge (1), comme le

(1) *Grundriss d. Hyg.*, 2e édit., 1897.

précédent, donne les variations moyennes interdiurnes (d'un jour à l'autre) dans quelques capitales du globe, valeur qui n'a pas moins d'importance au point de vue hygiénique que les oscillations diurnes. On voit que c'est sur les bords de la Méditerranée, à Naples, qu'elles sont les moins accusées et à St-Pétersbourg qu'elles atteignent le maximum.

Amplitude des oscillations interdiurnes.

	Moyenne de l'année.
Berlin	1.6
Munich	2.1
Paris	1.9
St-Pétersbourg	2.2
Naples	1.0

Moyens de défense de l'organisme contre les variations de température. — L'homme disséminé sur la plus grande partie de la surface du globe, des régions circumpolaires à l'Équateur, a à supporter des températures très différentes.

A Mourzouk, en Afrique, le thermomètre à l'ombre marque de 50 à 56° (Ritschie et Lyon). Dans les chaufferies des paquebots traversant la mer Rouge la température atteint 65 à 75° et dans de nombreuses expériences faites par divers observateurs l'homme a pu séjourner quelques instants dans des étuves sèches où la température était de 126°, et même 132° (Fordyce et Blagden). D'un autre côté, en Sibérie, on a noté des températures de — 63°. Malgré ces énormes écarts, l'homme arrive à maintenir sa température au même degré (1).

(1) Lorsqu'on passe rapidement, comme dans les voyages en paquebot, d'une température à une autre très différente, il peut se produire une élévation ou un abaissement de la température propre du corps assez sensible, 1° (Eydoux et Souleyet), 1°27 (Brown-Séquard) et jusqu'à 3° (Mantegazza).

Ce privilège, il le doit à la faculté que possède l'organisme de régler la production et la dépense de calorique de façon à maintenir l'équilibre entre le gain et la perte. Rappelons brièvement à ce propos quelques notions de physiologie.

Production de chaleur. — Trois fonctions concourent à la régulation de la chaleur animale : la digestion qui introduit dans la machine animale le combustible, c'est-à-dire l'aliment, la respiration qui fournit le comburant, l'oxygène, et la transpiration pulmonaire et cutanée qui augmente ou diminue suivant qu'il est nécessaire d'enlever plus ou moins de calorique à l'économie.

C'est donc la combustion des aliments qui est la seule source de la chaleur animale. En nous occupant de ceux-ci, nous verrons la quantité variable de calorique qu'ils peuvent fournir à l'organisme par leur combustion, suivant leur nature et leur composition. Nous nous bornerons pour le moment à mentionner que :

1 gramme d'albumine produit en brûlant 4.4 calories
1 » de graisse » » 9.4 id.
1 » de substances ternaires » 4.1 id.

En variant la quantité et la nature de son alimentation, l'homme possède donc un moyen d'augmenter ou de restreindre la production de chaleur.

Déperdition de la chaleur. — Une partie de la chaleur produite est transformée en travail musculaire. L'autre partie est incessamment éliminée par diverses voies.

Un adulte au repos perd environ dans vingt-quatre heures, d'après Rubner, 2.303 calories.

Le même, soumis à un travail modéré, en perdrait 2.843.

86.9 pour 100 de cette chaleur sont éliminés par la sueur.
11.1 » par les poumons.
2. » par l'urine et les matières fécales.

La déperdition qui se fait à la surface de la peau a lieu :

1° *Par rayonnement.*— La déperdition par ce mode sera d'autant plus active que la différence entre la température du corps et le milieu extérieur sera plus considérable.

2° *Par conductibilité.* — Le contact d'un air plus froid enlèvera au corps une certaine quantité de chaleur et cette soustraction sera d'autant plus active que cet air froid se renouvellera plus rapidement. C'est ce qui explique l'influence réfrigérante du vent. L'eau ayant un pouvoir conducteur plus élevé que l'air, la peau mouillée se refroidira bien plus vite et bien plus facilement que la peau sèche, d'où l'utilité des ablutions froides dans les climats chauds et les dangers de refroidissement lorsque le corps est en transpiration.

Ces deux causes de déperdition de calorique sont du reste fort atténuées par l'usage des vêtements qui sont d'autant plus épais que la température est plus froide. Ce sont là des notions d'ordre courant sur lesquelles nous n'insisterons pas davantage.

3° Le facteur le plus important de déperdition de calorique est l'*évaporation* incessante qui se fait à la surface du corps. 1 litre d'eau emploie en effet 572 calories pour passer de l'état liquide à l'état gazeux.

La quantité d'eau ainsi éliminée de l'organisme par la surface cutanée est très variable suivant la température, l'état hygrométrique de l'air ambiant, l'activité musculaire, etc., etc. Même dans une atmosphère saturée, cette évaporation par la peau a lieu lorsque la température ambiante est inférieure à celle du corps, ce qui est le cas le plus fréquent. La capacité d'absorption de l'air pour la vapeur d'eau augmente en effet à mesure que sa température s'élève. En revanche, lorsque l'air a une température supérieure à celle du corps, la déperdition d'eau et de calorique n'est plus possible par cette voie ; aussi le degré d'humidité de l'air a-t-il une importance capitale au point de vue de la tolérance de l'organisme pour les hautes températures. La quantité de chaleur dépensée par l'évaporation cutanée est d'environ 50 pour 100 de la chaleur totale.

La soustraction de chaleur par la peau est du reste influencée par l'action des vasomoteurs qui dilatent ou resserrent les capillaires périphériques suivant les besoins de l'économie. C'est un des principaux moyens dont celle-ci dispose pour régler sa dépense de calorique.

L'élimination de chaleur qui se fait par les organes respiratoires est, avons-nous dit, de 11 pour 100. Ici la conductibilité et l'évaporation jouent seules un rôle. 9.000 litres d'air traversent en moyenne nos poumons dans les vingt-quatre heures et en sortent à une température de 36 à 38 degrés. La quantité de vapeur d'eau dont pourra se charger cet air, ainsi que le nombre de calories qu'il soustraira à l'économie, varieront naturellement avec le degré d'humidité et la température de l'air inspiré. Plus la température ambiante sera élevée, plus la chaleur ainsi soustraite sera considérable.

Maintenant que nous connaissons les moyens que possède l'économie pour produire et dépenser le calorique, il est facile de comprendre le mécanisme par lequel elle arrive à maintenir sa température à un degré à peu près constant.

C'est le système nerveux qui préside à cette régulation S'agit-il de lutter contre le refroidissement de la température extérieure, les combustions organiques sont activées par l'apport d'une plus grande quantité d'oxygène sous un même volume par suite de l'augmentation de la densité de l'air, et cet accroissement entraînera une alimentation plus riche et une action musculaire plus énergique, une exhalation plus considérable d'urée et d'acide carbonique. Voit a constaté pour un abaissement de 10 degrés une augmentation de 36 pour 100 dans l'élimination de CO^2. L'excitation des vasomoteurs fait contracter les capillaires de la périphérie et refluer le sang vers les organes internes.

L'évaporation par la peau est en outre réduite à son minimum pour diminuer autant que possible la déperdition par cette voie.

Si, au contraire, l'économie doit lutter contre l'élévation de la température extérieure, les échanges organiques se ralentissent, le besoin de réparation est moins vif, les capillaires de la peau se dilatent, l'activité de l'exhalation et des sécrétions cutanées est accrue, de façon à porter à son maximum la soustraction de chaleur par l'évaporation.

Influence des températures extrêmes sur la santé. — Quelque étendues que soient les limites dans lesquelles l'homme peut, grâce à cette faculté de produire et d'éliminer plus ou moins de calorique, tolérer sans dommages apparents les variations de température auxquelles il s'expose, il y a cependant un degré où cette limite est dépassée. Il arrive un moment où ce pouvoir de régulation est impuissant à lutter contre le refroidissement ou l'échauffement, soit qu'on se trouve en présence de températures extrêmes, soit que, par suite de conditions propres à l'individu, la production ou l'élimination de chaleur ne puisse se faire régulièrement. Dans ce cas, l'organisme souffre et exprime sa souffrance par des symptômes que nous allons étudier.

1° Effets physiologiques et pathogéniques des basses températures. — Lorsque l'économie est impuissante à lutter contre le refroidissement du milieu extérieur, les premiers symptômes sont une grande fatigue, une torpeur physique et intellectuelle, une envie de dormir irrésistible. Le pouls et la respiration deviennent plus faibles ; l'excitabilité musculaire et nerveuse est diminuée d'abord et plus tard complètement abolie ; les vasomoteurs ne réagissent plus et il se produit une dilatation paralytique des capillaires. En résumé, à l'excitation primitive du système nerveux provoquée par un froid modéré succède une action inhibitoire sur tous les éléments anatomiques (Laveran). Les échanges s'arrêtent et la mort survient au milieu des symptômes de l'asphyxie, si l'action du froid est assez prolongée.

Il n'est pas de symptôme plus souvent mentionné dans les récits des voyageurs et des survivants de la retraite de Russie que cette envie irrésistible de sommeil qui s'empare des malheureux surpris par le froid et qui a pour conséquence fatale la mort, si on ne résiste pas à cette impression.

Les parties découvertes en particulier, le nez, les oreilles et même les extrémités protégées par d'épaisses chaussures ou par des gants épais sont exposées à des accidents de congélation.

Ces accidents, qui présentent une certaine analogie avec ceux des brûlures, peuvent varier de gravité depuis la simple phlyctène jusqu'à la gangrène totale du membre. Dans les premiers degrés, malgré la congélation du sang, la circulation peut se rétablir et la vie se ranimer dans le membre, à la condition que le réchauffement soit lent et graduel. Une transition trop brusque du froid au chaud entraîne fatalement la gangrène des parties congelées et même des accidents plus graves, tels qu'apoplexie foudroyante et mort subite. Dans les climats rigoureux où des accidents de cette nature ne sont pas rares, le fait est de notion courante et c'est avec de la neige que l'on frictionne les membres menacés de congélation.

Prophylaxie des accidents causés par le froid.— L'homme a étendu son habitation jusqu'au delà du cercle polaire.

D'intrépides voyageurs se sont avancés jusqu'à quelques centaines de lieues du pôle et ont eu à supporter des températures de — 55° et — 57°, et cependant la mortalité des expéditions polaires par maladie n'a pas en général été très considérable et n'a pas été surtout en proportion des fatigues et des privations de toutes sortes qu'ont eu à endurer les équipages. Cette mortalité est loin en tout cas d'atteindre celle des Européens dans les pays tropicaux.

C'est que par une alimentation copieuse, riche en matière grasse, comme celle qu'emploient de préférence les peuplades du Nord, par de chauds vêtements, par un approvisionnement suffisant de combustible, on peut lutter jusqu'à un certain point contre l'extrême froid. Il n'en est point de même si ces conditions font défaut, et les désastres de la retraite de Russie, ceux de la campagne de l'Est sous Bourbaki en 1870-71, les tristes incidents qui se sont produits à diverses reprises dans les campagnes d'Afrique montrent quelle effroyable mortalité peut déterminer le froid, même modéré, lorsqu'il sévit sur des individus déjà en proie à la misère physiologique et épuisés par le surmenage et les privations.

Action des basses températures sur les micro-organismes. — La saison froide passe pour être en général peu favorable à la genèse et au développement des épidémies ; mais cela n'est vrai que pour certaines infections, celles notamment qui se localisent sur les organes digestifs car on sait combien, au contraire, la grippe et les autres affections microbiennes des organes respiratoires ont une prédilection pour l'hiver et le printemps. Cela, il est vrai, ne prouve pas grand'-chose au sujet de l'influence du froid sur les agents pathogènes dans le milieu extérieur, puisque la plupart des affections dont nous venons de parler sont dues à des microbes vivant habituellement à l'état de commensaux dans les replis de nos muqueuses et échappant par suite à l'influence des températures extérieures.

D'autre part, on sait combien les fermentations sont lentes à se produire quand la température s'abaisse. On connaît la conservation presque indéfinie des substances les plus putrescibles quand elle descend à 0 et au-dessous. On avait donc pensé, non sans quelque fondement, que le froid avait une action bactéricide. Or, les expériences faites de divers côtés ont montré qu'il n'en était rien. Au-dessous d'un certain degré les phénomènes de développement, de prolifération se ralentissent, puis cessent tout à fait, mais la vie persiste. Des recherches toutes récentes ont montré qu'un séjour d'une semaine aux plus basses températures qu'a pu atteindre jusqu'ici la physique, à la température de — 190° c'est-à-dire à 16 degrès du 0 absolu, température à laquelle l'hydrogène est solidifié, n'atténuait en rien la vitalité des microbes ni des graines des végétaux supérieurs.

Le phénomène de persistance de la vie cellulaire est d'autant plus singulier au point de vue de la biologie générale qu'à ce degré toute activité chimique paraît complètement abolie.

2° Effets physiologiques et pathogéniques des hautes températures. — La tolérance de l'économie à l'égard des hautes températures est très différente suivant le degré d'humidité de l'atmosphère ambiante.

Divers observateurs ont pu séjourner un certain temps dans l'étuve sèche portée à une température de plus de 100° (106° pendant 10 min. Dobson) (127° pendant 8 min. Blagden). Tillet rapporte que trois jeunes filles attachées au service d'un four banal pouvaient rester 5 à 10 minutes, sans éprouver d'accidents, dans l'intérieur du four dont la température était de 132°. Dans l'étuve à vapeur humide en revanche, Berger et Delaroche n'ont pu, dans leurs expériences, supporter quelques minutes seulement une température supérieure à 51°-53°.

Dans un air saturé, l'organisme est, en effet, dans l'impossibilité de lutter contre l'échauffement du corps par le moyen si puissant de soustraction de calorique dont il dispose habituellement : l'évaporation cutanée.

Accidents aigus causés par les hautes températures. Coup de chaleur, insolation. — Lorsque la soustraction de calorique, pour une raison ou pour une autre, est entravée pendant un temps suffisamment prolongé, ou lorsque la production de calorique dépasse par trop la dépense, il survient de graves accidents connus sous le nom de *coup de chaleur,* ou d'*insolation* (Sonnenstich). Cette dernière dénomination est plus spécialement réservée aux effets produits par l'action directe des rayons solaires, et on l'observe assez souvent dans nos climats en été, tandis que le *coup de chaleur* (Hitzschlag) est presque spécial aux pays chauds et se produit aussi bien à l'ombre qu'au soleil (Lacassagne).

Les symptômes très variés qui constituent le coup de chaleur peuvent se ramener à deux formes : la *forme congestive* ou sthénique, la plus fréquente, caractérisée par l'injection de la face, l'embarras de la parole, le délire, les convulsions, l'obtusion des facultés intellectuelles, la respiration stertoreuse, et la *forme asphyxique*, avec oppression, vertiges, cyanose, résolution musculaire, syncope.

Pathogénie. — Diverses hypothèses ont été émises sur la cause directe de ces accidents. Vallin (1) se basant sur les expériences de C. Bernard, pense que sous l'influence de la haute température ambiante, celle du corps s'élève, qu'il se produit de l'hyperthermie entraînant à sa suite des lésions dégénératives des éléments anatomiques, notamment la coagulation de la myosine du muscle cardiaque.

Laveran et Regnard (2) admettent une action directe de

(1) Pathogénie du coup de chaleur, *Bull. Ac. de méd.*, 1894.
(2) Rech, Sur la pathogénie du coup de chaleur, *ibid.*

la température, excitante d'abord, puis inhibitoire, sur les centres nerveux.

Vincent (1), ayant provoqué des accidents mortels eni njectant à d'autres animaux du sang d'animaux exposés à des températures très élevées, en a conclu que le coup de chaleur était une véritable auto-intoxication, conséquence de la rétention des produits de désassimilation par suite de l'insuffisance des sécrétions sudorales. Malheureusement pour cette séduisante théorie, la toxicité de la sueur n'a pas encore été bien démontrée.

Enfin quelques médecins anglais Sambon, Macleod, etc., etc., soutiennent qu'il est d'origine microbienne et en ont même décrit le microbe spécifique ?

Conditions de production. — Quoi qu'il en soit de la cause directe du coup de chaleur, nous connaissons assez bien, ce qui est autrement important au point de vue prophylactique, les conditions de sa production.

Un des facteurs les plus importants est le *degré hygrométrique de l'air.* C'est de lui en effet que dépend la déperdition plus ou moins rapide par la surface cutanée de l'excès de calorique emmagasiné par l'organisme et on comprend combien un état hygrométrique élevé favorise sa production en entravant la respiration et la sudation. C'est en effet par les temps orageux dans nos climats, à l'approche de la saison des pluies sous les tropiques, alors que l'atmosphère est saturée, que les accidents surviennent.

On les observe fréquemment, on le sait, dans l'armée pendant les manœuvres, les revues qui ont lieu pendant l'été ou l'automne, et ils y donnent souvent lieu à de véritables épidémies, parfois meurtrières (Revue du 14 juillet 1902). La marche en rangs, serrés les fatigues, le surmenage qui accompagnent ces exercices, enfin et surtout l'al-

(1) *Brit. med. Journal* 1899.

coolisme, toutes les influences dépressives en un mot, agissent comme autant de puissantes causes prédisposantes. Tout individu affaibli ne supporte pas mieux les hautes températures que le froid. C'est là une loi pathologique tellement générale qu'il semble inutile d'y insister.

La prophylaxie de ces accidents découle de leur nature et de leurs causes. Ce qu'il faut favoriser dans la mesure du possible, c'est la soustraction de chaleur, et l'on y parviendra en évitant de s'exposer aux rayons directs du soleil à certaines heures du jour, en faisant usage de vêtements légers et lâches, en buvant souvent, mais peu à la fois, en adoptant une coiffure préservant de l'action directe des rayons du soleil la tête et la nuque.

Influences physiologiques et pathogéniques des variations de température. — *Maladies a frigore*. — Nous venons d'exposer le mécanisme par lequel l'organisme lutte contre les extrêmes de température. C'est de la même façon qu'il se défend contre les variations incessantes auxquelles il est soumis. L'homme à l'état normal est peu influencé par ces oscillations et il les supporte très bien et sans aucun dommage, même quand elles sont très étendues et très brusques. Quel est celui qui, dans les climats un peu rudes, ne s'expose journellement et sans qu'il en résulte aucun inconvénient à des variations subites de 30 à 40 degrés, quand il passe par exemple, en hiver, d'un appartement chauffé à 15 ou 20° à l'air extérieur dont la température est souvent de — 10°, — 15° et même — 20° ? Il semble même que ces variations sont un stimulus favorable à l'activité vitale. Les climats trop uniformes dans lesquels font en partie défaut les oscillations diurnes et saisonnières, tels que les climats tropicaux, certains climats insulaires ont une action déprimante sur nos fonctions physiques et psychiques.

Mais ce mécanisme de régulation du calorique animal

quelque parfait qu'il soit théoriquement, est un mécanisme délicat et par suite sujet à se déranger. Il est intimement lié à l'intégrité du centre régulateur qui est lui-même sous la dépendance du système nerveux. Si cette intégrité, pour une cause ou une autre, est entamée, *la réaction*, ce phénomène si bien étudié par les hydropathes, fait défaut et il en résulte des troubles plus ou moins graves de la circulation, des congestions, quelquefois passagères, d'autres fois persistantes,et dans ce cas on est en présence d'une véritable maladie se localisant tantôt sur un organe,tantôt sur un autre, suivant la susceptibilité individuelle et le lieu de moindre résistance.

On sait la place qu'occupait le froid dans l'étiologie traditionnelle. Aujourd'hui que l'origine microbienne de plusieurs affections attribuées naguère au refroidissement a été démontrée et qu'elle est soupçonnée pour d'autres, le rôle, si prépondérant naguère du froid en pathologie, a été un peu relégué au second plan.

On semble revenir toutefois de l'exclusivisme du début, et, s'il est certain que la plupart de ces maladies sont du ressort de l'infection microbienne, il n'est pas moins certain que presque toutes sont dues à des agents qui vivent habituellement dans les replis de nos muqueuses à l'état de parasitisme inoffensif, et que le réveil de leur virulence est le fait de l'action du froid sur l'économie.

Que les angines simples, que les pneumonies aient pour agents des microbes, nul n'y contredit ; mais il ne faut pas oublier que ces microbes sont les hôtes normaux de la muqueuse buccale, pharyngée, respiratoire, qu'ils s'y trouvent à peu près constamment et que, s'ils deviennent à un moment donné pathogènes, c'est uniquement à la faveur de la modification du terrain, modification circulatoire, nutritive, ou autre, déterminée par le froid. Les expériences sur les animaux ont du reste apporté la pleine confirmation de ces vues et ont établi avec la plus grande netteté l'influence du refroidissement sur les infections.

De quelle façon agissent ici les variations de température comme d'ailleurs toutes les causes déprimantes ? Comment peuvent-elles favoriser l'infection ? La question est encore loin d'être élucidée. Il semble bien cependant que ce sont les vasomoteurs qui jouent ici le principal rôle.

Nous avons vu que ce sont eux qui président, par un ingénieux mécanisme, à la défense de l'économie contre le froid. Tant qu'on n'exige d'eux que des efforts modérés, il y a tout bénéfice, si l'on peut s'exprimer ainsi, à les tenir en haleine. La fibre contractile des vaisseaux acquiert, tout comme le muscle volontaire soumis à des exercices gymnastiques, une souplesse et une résistance toutes particulières Il y a là un véritable entraînement, un *endurcissement*.

Mais la contractilité des capillaires, l'excitabilité des vasomoteurs s'épuisent, tout comme celles des autres muscles et des autres nerfs quand l'effort qu'on leur demande est trop grand ou trop prolongé, quand il est hors de proportion avec le degré de tonus du vaisseau ou du nerf, tonus essentiellement variable suivant les individus ou les circonstances.

Il en résulte une inhibition vasomotrice, un arrêt ou un ralentissement de la circulation locale (congestions, hyperhémies). Dans ces conditions l'activité de la phagocytose, ce moyen de défense de l'économie contre l'invasion microbienne, ne peut qu'être fort affaiblie. Enfin peut-être faudrait-il tenir compte aussi de la suppression partielle ou totale des fonctions cutanées sous l'influence de la paralysie vasomotrice et de l'intoxication par rétention des produits de désassimilation s'éliminant par cette voie (1).

Notons que ce n'est point tant l'étendue ou la valeur ab-

(1) OAKLEY-HERMANN, Les refroidissements, *The Philadelphia policlin.*, 1897.

solue des oscillations, mais plutôt leur valeur relative par rapport aux températures normales qui sont à considérer au point de vue de leur action pathogénique. Ainsi une chute de température de 26° à 16° n'aura pas dans nos climats la même influence qu'une chute de 16° à 6°. En revanche, dans les climats tropicaux, un abaissement de 30° à 24° pourra avoir des conséquences aussi graves que dans nos régions un abaissement plus considérable.

Les conditions météorologiques et climatologiques qui paraissent le mieux favoriser les maladies *a frigore* sont :

1° Les variations brusques et considérables de la température, surtout celles qui se produisent au milieu de la journée ou d'un jour à l'autre. Ces variations, on le comprend, rendent moins aisée l'adaptation du pouvoir régulateur aux nouvelles conditions. Les variations saisonnières anormales, ce que les anciens nommaient *intempéries* (brusques élévations de température en hiver, brusques abaissements en été) agissent dans le même sens.

2° Les conditions météorologiques qui tendent à augmenter la déperdition de calorique, vent violent et froid, air saturé d'humidité, etc., etc.

Mais il faut avant tout tenir compte des prédispositions individuelles dont il est malheureusement à peu près impossible d'avoir la norme exacte, d'autant que ces dispositions varient d'un jour à l'autre, d'un instant à l'autre, ce qui rend la prophylaxie des accidents bien incertaine et trop souvent impuissante.

Résistance vitale est un mot bien vague, bien élastique, qui est loin d'être synonyme de ce que nous appelons vigueur, robusticité. Ne voyons-nous pas, en effet, tous les jours des gens d'apparence très vigoureuse, des types de robuste santé être gravement impressionnés par des variations de température auxquelles restent insensibles des gens de constitution chétive et valétudinaire ? Ceux-ci, il est vrai avertis par l'expérience, prennent de bien plus grandes précautions et font moins d'imprudences.

L'action pathogénique des variations de température n'en est pas moins un phénomène très contingent et l'on ne peut que poser des principes prophylactiques très généraux.

Au point de vue préventif, la méthode d'endurcissement est celle qui donne les meilleurs résultats, à moins de contre-indications formelles. Il est certain que les parties exposées habituellement à l'air sont beaucoup moins impressionnables aux variations et réagissent bien mieux contre elles. Malheureusement elle ne convient pas à toutes les constitutions et il y a des individualités qui sont absolument rebelles. par suite de la faiblesse originelle, du peu de ressort de la fibre organique. Il va sans dire que c'est surtout pour l'enfance et la jeunesse que cette méthode est indiquée. A un âge avancé, quand les vaisseaux ont perdu leur souplesse et leur élasticité, quand ils commencent à devenir athéromateux, la méthode peut présenter des dangers.

Nous n'insisterons pas sur le rôle que jouent à titre protecteur contre les variations météoriques les vêtements, mauvais conducteurs de la chaleur , et sur les bons effets de l'exercice musculaire qui en activant la circulation périphérique, en augmentant la production de calorique, est un des moyens les plus efficaces de lutter contre le refroidissement. Tout cela rentre presque dans les lieux communs de l'hygiène vulgaire.

IV. — Vapeur d'eau. — Hygrométrie.

La quantité de vapeur d'eau contenue dans l'air est en moyenne de 0,96 soit 1 pour 100. Mais c'est une moyenne qui ne correspond à rien de réel, et qui a d'autant moins de valeur au point de vue pratique que l'eau est celui des éléments normaux de l'air dont les oscillations sont les plus considérables et les plus brusques.

On nomme *humidité absolue de l'air* la quantité de vapeur d'eau contenue dans un mètre cube, quantité exprimée soit en poids, soit par la hauteur d'une colonne de mercure à laquelle sa force élastique ou tension fait équilibre. Quand l'air contient toute la quantité de vapeur qu'il peut admettre, il est dit saturé. Cette quantité croît avec la température, mais est constante pour un même degré, et les physiciens ont établi des tables donnant le poids ou la tension de la vapeur contenue dans un mètre cube pour chaque degré centigrade.

Lorsque l'air qui est à l'état de saturation à un degré donné s'échauffe, il cesse d'être saturé et peut recevoir une nouvelle quantité de vapeur d'eau. Si au contraire il se refroidit, sa capacité pour l'eau diminuant, une partie de la vapeur d'eau qu'il contient se condense. C'est ainsi que s'explique la formation des nuages, des brouillards, de la rosée.

L'*humidité relative* ou état hygrométrique est le rapport qui existe entre le poids de l'eau que contient l'air à une température donnée et celle qu'il contiendrait à la même température s'il était saturé.

On peut l'exprimer par la formule :

$$H = \frac{P \times 100}{\mathrm{P}}$$

P étant le poids de la vapeur d'eau fourni par l'observation directe et P, le poids de la vapeur d'eau contenue dans l'air saturé, poids donné par les tables construites à cet effet.

Un autre élément encore plus important au point de vue physiologique est ce que les physiciens nomment *le déficit de saturation*, c'est-à-dire la différence entre la quantité de vapeur d'eau que l'air contient et celle qu'il contiendrait s'il était saturé, F — F', F représentant la tension de la vapeur d'eau dans une atmosphère saturée à la température ambiante et F', la tension de la vapeur d'eau existant dans cette atmosphère. C'est en effet cet élément qui règle l'activité de l'évaporation ; c'est du déficit de saturation que dépend ce que l'on appelle vulgairement le pouvoir asséchant de l'air dont l'influence sanitaire est manifeste.

D'après ce que nous venons de dire, il est facile de comprendre qu'à degré hygrométrique égal, le déficit de saturation varie notablement suivant le degré de température, d'où une activité d'évaporation très différente. Ainsi une humidité relative de 70 pour 100 qui est la moyenne habituelle de nos climats, correspond à un déficit de 2 millimètres à 5°. A 35°, il sera de 12 millimètres. Nous verrons plus loin l'importance de ce facteur, au point de vue des effets physiologiques des climats.

Variations de l'humidité de l'air dans les diverses régions du globe. — L'humidité absolue ou tension de la vapeur d'eau étant sous la dépendance directe de la température, s'élève d'une façon générale à mesure qu'on se rapproche de l'Équateur où elle atteint son maximum (Ceylan, golfe du Mexique, Cayenne, 21 mm.). Aux pôles elle est, par contre, très faible. Toutefois le voisinage des grandes masses d'eau (océans, lacs), le régime des vents exercent une influence locale considérable qui modifie plus ou moins l'action de la température.

L'état hygrométrique est naturellement sous la dépendance des mêmes facteurs ; mais ici la température agit en sens inverse, la capacité de l'air pour la vapeur d'eau s'abaissant avec les degrés de chaleur.

Le tableau suivant donnera une idée de la répartition de l'humidité dans les diverses régions du globe.

	Humidité absolue ou tension exprimée en mm.	Etat hygrométrique p. 100	Déficit de saturation exprimé en mm.
Arkhangel.	3.8	80	0.9
St-Pétersbourg.	4.8	82	1.1
Berlin.	6.6	74	2.6
Paris	7.5	68.5	
Vienne	6.9	72	2.1
Athènes.	9.1	62	5.6
Bombay.	19.3	77	5.8
New-York.	6.6	67	3.2

Hygromètre. — Psychromètre. — Le degré d'humidité relative de l'air est déterminé au moyen de l'hygromètre à cheveu de Saussure décrit dans tous les traités de physique.

La demi-saturation correspond, non à la division 50, mais à la division 72. En prenant en même temps la température, il est facile d'avoir au moyen des tables l'*humidité absolue*.

On obtient des indications plus exactes avec le psychromètre qui est composé de deux thermomètres, l'un normal, l'autre dont le réservoir est maintenu mouillé, placés côte à côte, et dont l'on prend simultament la température. La différence de température de ces deux thermomètres donnera, au moyen de tables que l'on trouve dans tous les traités de météorologie, le degré hygrométrique correspondant.

Oscillations journalières et annuelles de l'humidité de l'air. — L'humidité de l'atmosphère étant en rapports étroits avec la température éprouve des oscillations quotidiennes assez régulières. Le degré hygrométrique, c'est-à-dire l'humidité relative, forme une courbe qui atteint son maximum dans la matinée vers 6 heures du matin, qui s'abaisse jusque vers le milieu de la journée, arrive à son minimum à 2 heures de l'après-midi et remonte ensuite jusque vers 2 heures du matin. De 2 heures à 6 heures, elle est à peu près stationnaire. Elle marche donc en sens inverse de la température, tandis que l'humidité absolue marche parallèlement avec elle puisque la capacité de l'air pour la vapeur d'eau croît avec la chaleur.

Il en est de même des oscillations mensuelles qui varient du reste dans de très larges limites.

A Paris (Parc de Montsouris), la moyenne de l'état hygrométrique (1873-79) a été de 68.5, oscillant entre 58.5 (1894) et 75.6 (1889) : écart, 17.1 et celle de la tension 7.5, oscillant entre 6.9 (1888) et 8.2 (1878). Et encore ne sont-ce que des moyennes, car les différences entre les valeurs extrêmes pendant cette période sont de 47.8 pour l'humidité relative et de 16.6 pour la tension de la vapeur d'eau.

Les oscillations mensuelles de l'état hygrométrique suivent à peu près celles de la température, maximum en hiver de novembre en janvier, minimum en été de mai à juillet.

Le déficit de saturation, comme la tension, est minimum le matin et en hiver ; il s'élève avec la température et redescend le soir.

Variation diurne de l'humidité relative et de la tension de la vapeur d'eau à Montsouris (1896).

	Etat hygrom.	Tension.
3 h. du matin	87.3	7.40
6 h. »	87.1	7.35
8 h. »	76.3	7.37
Midi	63.7	7.24
3 h. du soir	60.8	7.15
5 h. »	68.2	7.32
9 h. »	76.9	7.44
Minuit	80.3	7.48

V. — Pluies.

Lorsque la température d'un air saturé s'abaisse, comme nous l'avons dit plus haut, une partie de la vapeur d'eau qu'il contient se condense et passe à l'état liquide. C'est la cause première de ces condensations de vapeur d'eau qui se font dans l'atmosphère sous forme de pluies, de brouillards, de nuages, de rosée, de neige, etc., etc.

La quantité de pluies qui tombe à la surface du sol dans l'année est très variable suivant les lieux et les climats. Il y a des pays où il ne pleut pour ainsi dire jamais, le Sahara, l'Arabie. Il y en a d'autres où la quantité annuelle d'eau météorique est de plusieurs mètres de hauteur.

L'abondance des pluies et leur régime, c'est-à-dire leur répartition par saison et par mois, est déterminée par des conditions générales, latitude et altitude, et par des conditions locales, éloignement plus ou moins grand des vastes masses d'eau, régime des vents, voisinage de chaînes de montagnes.

Conditions générales. — 1° *Influence de la latitude.* — La quantité d'eau tombée atteint son maximum sous l'équateur et décroît d'une façon générale en allant vers les pôles.

Maranhao (Brésil)	7.100	millim.
Cherro (Indes-Orient.)	12.500	»
Sierra-Leone (Côte Occid. d'Afrique)	4.800	»
Bombay	2.080	»
Rome	708	»
Londres	630	»
St-Pétersbourg	450	»
Stockholm	420	»

Sous l'équateur il existe une zone de quelques degrés d'étendue où il pleut tous les jours dans l'après-midi. Au delà de cette zone sont les régions à pluies périodiques dans lesquelles l'année se divise en deux saisons, saison sèche et saison pluvieuse. En s'avançant vers le nord et vers le sud, on trouve, formant une sorte de ceinture désertique aux pays tropicaux, une zone aride à pluies rares ou nulles à laquelle succèdent les régions tempérées avec leurs pluies irrégulières, plus abondantes comme quantité en été et en automne, mais plus fréquentes en hiver.

La moyenne udométrique de la France a été évaluée, suivant les auteurs, de 605 millimètres (Levasseur) à 810 millimètres (Fonssagrives). A Paris, cette moyenne serait de 570 millimètres environ (Raulin). Voici la répartition des pluies par saison dans les deux régions orientale et occidentale de la France, suivant Ch. Martins.

	EST	OUEST
Hiver. . . .	23,4 0/0	19,5 0/0
Printemps. .	18,4	23,4
Eté.	25,9	21,8
Automne . .	33,3	27,3

2° *Influence de l'altitude.* — La quantité de pluie augmente avec l'altitude, ainsi que le montre le tableau suivant emprunté à Klein.

100 à 200	mètres au-dessus	du maximum	de la mer	583 millim.
400 à 500	—	—	—	782 »
700 à 1000	—	—	—	995 »
1000 à 1200	—	—	—	1308 »

Conditions locales. — 1° *Influence des vastes masses d'eau, de la mer en particulier.* — L'influence du voisinage ou de l'éloignement de la mer est tout à fait prédominante au point de vue du régime des pluies. Il pleut beaucoup moins et beaucoup plus rarement loin de la mer que sur les côtes. La décroissance des pluies marche proportionnellement avec l'éloignement des Océans. Pour que cette influence s'exerce, il faut cependant que la masse d'eau soit assez étendue, car le voisinage de la Méditerranée n'élève pas sensiblement la quantité d'eau qui tombe sur son pourtour. La distribution des pluies dans les régions occidentales et orientales de la France que nous avons donnée plus haut montre bien du reste l'influence de l'Océan.

2° *Influence des vents.* — La prédominance dans un lieu ou dans une région de certains vents influe notablement sur la fréquence et l'abondance des pluies. On sait les relations qui existent entre les vents alisés et les moussons et l'apparition des pluies sous les tropiques. Dans nos régions tempérées, des deux vents dominants, l'un, le vent du sud-ouest, qui s'est chargé en passant sur l'Océan de vapeurs aqueuses, amène presque toujours la pluie à sa suite, l'autre, le nord-est qui s'est desséché en traversant les continents, chasse les nuages et amène le beau temps.

3° *Influence du voisinage des chaînes de montagnes.* — D'une façon générale il tombe beaucoup plus d'eau dans les régions montagneuses que dans les plaines. Tandis que la moyenne de la France est, avons-nous dit, de 6 à 800^{mm}, Chambéry a une moyenne de 1.650, Bagnères de Bigorre de 1.490, Fort de Joux de 1.000, Pau de 1.200.

L'influence des chaînes de montagnes ne s'exerce pas cependant toujours de la même façon. Si le massif montagneux se trouve sur le passage d'un courant atmosphérique chargé d'humidité, il condensera par sa température plus froide la vapeur d'eau qu'il contient et qui se déversera en pluie sur le versant qui fait face à ce courant, mais ce dernier qui s'est débarrassé de son humidité en passant sur la chaîne de montagnes arrivera desséché sur le versant opposé et amènera au contraire le beau temps. C'est ce qui se produit pour le versant espagnol des Pyrénées qui est sec et aride par suite de la rareté des pluies, comparativement au versant français où celles-ci sont abondantes.

Influence sanitaire et pathogénique de l'humidité de l'air et des pluies. — L'humidité de l'air a une action manifeste sur les fonctions de la peau et des organes respiratoires par lesquels s'élimine une partie de l'eau absorbée. Un état hygrométrique élevé, quand il coïncide avec une haute température, entrave considérablement, nous l'avons vu, la déperdition de calorique par l'évaporation cutanée ; d'autre part, par les basses températures il favorise notablement le refroidissement, non seulement par la peau, si elle est insuffisamment protégée, mais aussi et surtout par la muqueuse des voies pulmonaires dans lesquelles pénètre à chaque inspiration un air froid et d'autant meilleur conducteur de calorique qu'il contient plus de vapeur d'eau. Inutile d'insister sur la considérable déperdition de chaleur qui se fait par cette voie, alors que l'organisme doit augmenter au contraire sa production pour lutter contre la température extérieure.

Outre ces effets purement physiologiques, le plus ou moins d'humidité de l'atmosphère a une influence hygiénique indirecte en favorisant ou en entravant l'éclosion et la multiplication des germes microbiens déposés à la surface du sol ou répandus dans le milieu extérieur, leur entraînement et leur dissémination par les vents et les courants aériens. Un air très sec, en desséchant les couches superficielles du sol, arrête la prolifération des micro-organismes qui vivent en si grande abondance dans ces couches. Un certain nombre d'agents spécifiques ne peuvent résister à la dessiccation. Un degré élevé d'humidité, au contraire, surtout quand il coïncide avec une température élevée, favorise, on le sait, tous les processus de putréfaction et active beaucoup la multiplication des micro-organismes. C'est ce qui explique pourquoi dans les pays tropicaux on a tant de peine à conserver intactes, non seulement les substances alimentaires, mais toute substance organique, de quelque nature qu'elle soit, qui est bientôt envahie par les moisissures et les bactéries saprophytes (tissus, cuirs, bois, etc., etc.).

Les pluies, en abaissant la température de l'atmosphère, peuvent être aussi une cause active de refroidissement quand elles tombent sur le corps mal protégé par ses vêtements et elles agissent en somme dans le même sens que l'humidité.

Quant à l'influence pathogénique et épidémiologique des pluies, nous nous trouvons, malgré la richesse des documents accumulés, en présence de données si contradictoires qu'il est impossible d'en déduire des conclusions précises et susceptibles d'être généralisées. Ainsi pour ne citer qu'un exemple, nous voyons que dans le foyer originel du choléra, dans l'Inde, c'est l'apparition des moussons précurseurs de la saison pluvieuse qui marque la fin des épidémies et celles-ci reparaissent dès que les pluies ont cessé et durent pendant toute la saison sèche.

Dans d'autres régions de l'Inde, le Lahore par exemple, les relations des épidémies cholériques avec les saisons sont inverses. A Madras, le choléra augmente de fréquence avec les premières pluies ; mais à mesure que celles-ci deviennent plus abondantes, que le sol est imprégné d'une plus grande quantité d'eau, il diminue d'intensité pour présenter une nouvelle exacerbation au moment de la cessation des pluies et disparaître enfin complètement pendant la saison sèche.

De même pour les endémies palustres pour lesquelles il serait facile de recueillir des faits à l'appui des influences les plus opposées.

Que conclure de là, sinon que les relations exactes entre les deux phénomènes nous échappent, que l'influence de l'un sur l'autre est tout à fait indirecte et que nous ignorons encore les termes intermédiaires qui les relient et dont la connaissance nous donnerait la clé de ces contradictions. N'en est-il pas hélas ! ainsi d'une foule de problèmes sur lesquels nous nous épuisons en vaines hypothèses, faute d'en connaître toutes les données ?

Mentionnons en passant que d'après les statistiques sanitaires relevées avec tant de patience par Lombard (1) dans les divers pays de l'Europe, la morbidité et la mortalité seraient en général plus faibles par les temps humides que par les temps secs.

Brouillards. — Les brouillards résultent de la condensation de la vapeur d'eau des couches inférieures de l'air au voisinage de la surface du sol. Les vapeurs qui se dégagent du sol trouvent une atmosphère plus froide, se condensent et prennent l'état vésiculaire. D'après les expériences d'Aitkens, la condition nécessaire de la formation des brouillards serait la présence de corpuscules organiques ou inorganiques qui serviraient de noyaux autour desquels se constitueraient les vésicules. Dans un air privé de poussière, la formation de brouillards ne serait plus possible. Cela expliquerait la réputation d'insalubrité, très justifiée du reste, qu'ont les brouillards ; ils favoriseraient l'absorption des germes et leur adhérence aux muqueuses des premières voies.

Tous les cultivateurs connaissent l'influence maligne qu'exercent les brouillards, au point de vue des maladies cryptogamiques, sur les végétaux.

Nuages. — Les nuages ne sont que des brouillards qui se maintiennent à une hauteur plus ou moins grande dans l'atmosphère. Leur rôle hygiénique consiste surtout à modifier les conditions de l'insolation à la surface de la terre.

(1) *Traité de climatologie générale.*

Ils empêchent l'arrivée directe des rayons solaires et diminuent par suite la quantité de calorique qui arrive au sol, mais ils empêchent aussi le rayonnement nocturne et le refroïdissement qui en est la conséquence ; ils sont des régulateurs de la chaleur solaire.

VI. — Courants atmosphériques. — Vents.

Toutes les fois que deux régions voisines de la terre sont inégalement échauffées, il en résulte nne rupture d'équilibre dans l'atmosphère dont la conséquence est une agitation de l'air. Il se forme alors quatre courants de directions bien déterminées : un courant ascendant au-dessus de la zone échauffée, un vent inférieur dirigé de la région froide à la région chaude, un vent supérieur dirigé de la région chaude à la région froide, enfin un courant descendant qui complète le circuit et s'établit dans la région froide à une distance variable de la zone échauffée (Gavarret).

En un mot, l'origine du vent est toujours une différence de température entre deux régions voisines.

Vents alisés et contre-alisés. Moussons. — Par suite de l'échauffement plus considérable du sol qui a lieu dans la zone équatoriale, il se produit dans les couches inférieures de l'atmosphère de cette zone un appel incessant de l'air des régions plus froides. Si la terre était immobile, ce courant se dirigerait directement vers le Sud dans l'hémisphère boréal et vers le Nord dans l'hémisphère austral. Mais par suite de la rotation de la terre les masses d'air ne se déplaçant pas avec la même rapidité que celle-ci, ce courant se transforme en vent de N.-E au nord de l'équateur, et en vent de S.-E. dans l'hémisphère sud. Ce sont à ces courants constants dans cette zone qu'on a donné le nom de vents alisés et contre-alisés (1).

D'autres vents présentent aussi une grande régularité dans leur apparition et leur périodicité. Ce sont les moussons qui soufflent dans l'Inde du N.-E., d'octobre en avril, et du S.-O., d'avril en octobre et qui sont dus à l'inégal échauffement de l'Océan Indien et du continent asiatique. Sur les côtes, les vents soufflent aussi régulièrement chaque jour, de la mer vers la terre, de 9 heures du matin à 3 heures

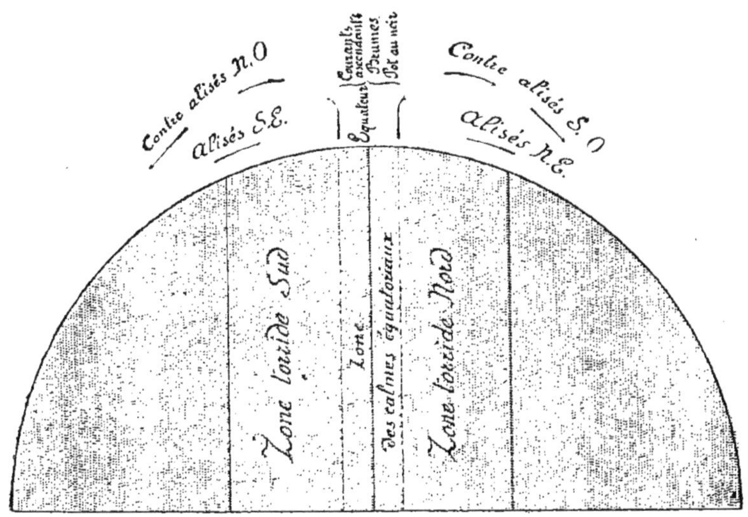

Fig. 4. — Schéma du régime des vents dans la zone torride.

de l'après-midi, et le soir, en sens inverse. Ces courants auxquels on a donné le nom de brises de mer et de terre sont dus à une cause analogue.

(1) Il existe entre les zones des alisés N. et S. une zone intermédiaire directement située sous l'équateur dans laquelle règne un calme à peu près complet, où il tombe presque tous les jours des pluies diluviennes, zone des calmes équatoriaux, désespoir des marins des navires à voiles qui l'ont surnommé le *pot au noir*, à cause des brumes épaisses qui cachent le plus souvent le soleil. Cette zone se déplace avec le soleil dont elle suit le zénith.

Vents locaux des régions tempérées. — Dans nos régions tempérées les vents présentent beaucoup moins de régularité, et les conditions locales, l'exposition en particulier, modifient notablement leur direction dans les divers pays.

Cependant, d'une façon générale, deux courants dominent en Europe : ce sont le vent de S.-O. qui a traversé l'Océan et qui est essentiellement un vent humide, un vent de pluie, et le vent de N.-E., vent polaire qui est au contraire froid et sec.

Certaines régions ont des vents présentant, soit par leur fréquence, soit par leurs effets physiques et physiologiques, certains caractères spéciaux. Tels sont, en Afrique le *sirocco* ou *simoun* qui souffle du S.-E. et qui, par suite de son échauffement dans sa traversée du Sahara et de la quantité de poussière dont il s'est chargé, est des plus pénibles à supporter ; en traversant la Méditerranée, il se charge d'humidité, et sur le littoral de la Provence il amène souvent la pluie ; le *mistral* qui souffle en Provence et dans le Languedoc, des Alpes vers la mer et dont l'origine serait l'échauffement considérable de la vaste plaine stérile et caillouteuse de la Crau ; ce vent est un vent essentiellement sec et froid et produit sur l'organisme une impression de refroidissement toute particulière ; le *fœhn* (favonius), qui souffle en Suisse dans certaines saisons est au contraire un vent chaud qui fait fondre les neiges.

Vitesse du vent. — La force du vent, ou en d'autres termes sa vitesse, puisque c'est elle qui sert de mesure à l'intensité du courant, est très variable, et c'est de cette vitesse que dépend surtout l'impression ressentie par l'organisme.

Vitesse en mètres par seconde.

0 m. 50	=	Courant à peu près insensible
1 m.		Vent sensible
2 m.		» modéré
10 m.		» fort
20 m.		» très fort
22 m.		Tempête
40 m.		Ouragan

Effets physiologiques des vents. — Le vent est un élément important du climat par suite de son influence sur la température, l'humidité de l'air et la pression atmosphérique. Mais il agit directement sur l'organisme en enlevant aux corps du calorique par évaporation et par conductibilité. La soustraction sera d'autant plus considérable que le vent sera plus fort, que l'air sera plus sec, plus éloigné de son point de saturation, que la différence de température entre le corps et l'air ambiant sera plus grande, que la peau sera plus humide.

L'influence indirecte des vents sur la santé publique n'est pas moins importante. Le vent en balayant les impuretés contribue à purifier, à assainir l'atmosphère.

Existe-t-il quelques relations entre les vents et l'apparition de certaines maladies infectieuses ? On n'eût pas hésité autrefois à répondre par l'affirmative, et c'est bien souvent le vent qu'on a accusé d'être le propagateur des épidémies. C'est surtout pour le choléra que cette cause a été invoquée, et l'on admettait sans difficulté que les vents pouvaient transporter à de grandes distances, à travers les mers et les déserts, les germes infectieux. C'est à cette origine qu'on attribuait les cas qui se produisaient dans des localités plus ou moins éloignées des foyers épidémiques et la marche envahissante des épidémies. De pareilles idées ne peuvent plus aujourd'hui être soutenues. On sait que ce n'est pas le vent, mais l'homme ou les objets à son usage qui transportent avec eux le germe, ainsi que l'ont prouvé toutes les enquêtes un peu sévères qu'il a été possible de faire sur les voies d'introduction de la maladie.

Certains vents paraissent aussi avoir une influence sur le développement des affections catarrhales et du rhumatisme aigu (Hirsch, Port), influence indirecte sans doute, et due probablement à l'action des vents sur l'humidité, la température de l'air, sur le plus ou moins de poussière qu'il tient en suspension.

VII. — Lumière

Les rayons lumineux que le soleil envoie à la terre obéissent aux mêmes lois que les rayons calorifiques dont nous avons déjà parlé (v. p. 89.) Une partie est absorbée par l'atmosphère, notamment par la vapeur d'eau qu'elle contient (nébulosité). La portion qui arrive jusqu'aux couches inférieures, celles dans lesquelles nous vivons, représente *l'intensité d'éclairement, la luminosité*.

Cette intensité, qui est en quelque sorte fonction de l'état hygrométrique de l'air, varie naturellement dans de grandes proportions suivant les climats et pour un lieu donné, suivant les années, les saisons et même suivant les jours. Très considérable dans les climats secs (*littoral méditerranéen*, *altitudes*), la luminosité s'abaisse notablement dans les régions où l'atmosphère est habituellement chargée d'humidité (îles, littoral océanique, zone des calmes équatoriaux, etc., etc.).

Voici, à titre d'exemple, les chiffres relevés à l'observatoire de la tour St-Jacques à Paris pour l'année 1898 :

Rapports de l'insolation effective, l'insolation totale étant représentée par 1 (l'unité).

	Hiver	Printemps	Été	Automne
Avant 6 h. matin		0.03	0.10	
De 6 a. 9 h.	0.05	0.29	0.48	0.39
De 9 à midi	0.17	0.42	0.59	0.53
De midi à 3 h. du soir	0.37	0.39	0.60	0.53
De 3 h. à 6 h	0.04	0.30	0.59	0.34
Après 6 h.		0.06	0.10	

On voit par ce tableau que dans nos climats, même pendant la saison chaude, nous ne profitons que d'une assez faible proportion des rayons lumineux que le soleil envoie à la terre. On voit aussi que sa marche quotidienne et annuelle est presque complètement parallèle à celle de la température.

Il y aurait intérêt, au point de vue de l'hygiène, à multiplier ces observations dans différentes régions, notamment dans les stations médicales pour pouvoir les comparer entre elles ; car le degré d'insolation et de luminosité est certainement un élément important dans les effets thérapeutiques d'un climat.

Mesure de l'intensité d'éclairement et de la durée quotidienne d'insolation. — L'intensité d'éclairement peut être mesurée au moyen de photomètres. Quant à la durée de l'insolation, on possède un instrument imaginé par Jordan, l'*héliographe*, qui l'enregistre automatiquement. Il se compose d'une sphère en cristal orientée suivant le méridien de façon à ce que le soleil frappe toujours perpendiculairement un point de la surface. Au-dessous de la sphère est placé un papier photographique sur lequel sont tracées les divisions horaires du jour.

Dès que le soleil brille, les rayons traversant la sphère vont impressionner le papier et tracer des traits ou des lignes suivant la durée de l'insolation correspondant exàctement au moment où se produit le phénomène.

Le soleil, grâce à cet ingénieux appareil, inscrit lui-même son passage sur le papier.

Duclaux, pour déterminer l'intensité d'insolation, a utilisé la propriété que possèdent les rayons chimiques de décomposer l'acide oxalique en acide carbonique. Il expose pendant un temps déterminé aux rayons solaires une solution titrée d'acide oxalique et calcule ensuite par les procédés acidimétriques habituels la quantité décomposée. Cette méthode lui a permis de constater une foule de faits intéressants pour la biologie.

Effets physiologiques, pathogéniques et thérapeutiques de la lumière. — S'il est un point qui semble en physiologie et en hygiène hors de contestation, c'est bien l'action favorable qu'exerce sur l'organisme la lumière du jour, l'action nocive de sa privation ou de son insuffisance, et on sait combien ce dernier facteur est souvent invoqué comme cause prédisposante de nombre d'infections et d'états chroniques. C'est presque un lieu commun de vanter les bienfaits de la lumière. Mais quand il s'agit de sortir de ces données vagues et un peu banales, de préciser la nature et le mécanisme de cette action on se trouve, malgré la multiplicité de recherches dont la question a été l'objet, en présence de données contradictoires qui ne permettent pas de tirer des conclusions fermes.

C'est surtout sur l'influence de la lumière sur la nutrition que le débat est engagé ! Tandis que W. Edwars, Moleschott (1), Selmi et Piacentini s'accordent pour affirmer que la lumière accroît la production de CO^2, Grœffenberger (2), expérimentant sur lui-même, ne constate aucune

(1) *Wiener med. Woch.*, 1858.
(2) *Pflüger's Arch. physiol.*, 1880-1892.

différence. Toutefois les expériences plus récentes de Fubin et Benedicenti (1), qui ont fait leurs recherches sur des animaux hibernants pour échapper à l'objection spécieuse de Speck et celles de Borisoff (2), ne semblent pas laisser de doute sur la réalité de l'action stimulante qu'exerce la lumière sur les échanges organiques,

Il faut reconnaître toutefois que cette action n'est pas aussi accusée qu'on était porté à l'admettre d'après des idées un peu préconçues.

La lumière agit-elle directement sur les processus chimiques intra-cellulaires ou agit-elle par action réflexe par l'intermédiaire du système nerveux ? Cette hypothèse semble la plus probable et dans les bons effets attribués à cet agent, on doit aussi tenir compte de son influence sur les fonctions psychiques, de l'« euphorie » que provoque la lumière du soleil, de la tristesse que cause l'obscurité et que tous nous ressentons plus ou moins, quelque peu impressionnables que nous soyons.

Masella et de Renzi (3) ont cru voir que les cobayes inoculés avec le bacille tuberculeux et exposés ensuite à une vive lumière résistaient plus longtemps, avaient une survie plus longue que les témoins conservés dans l'obscurité. Les résultats seraient tout autres pour les animaux inoculés avec le b. typhique et le b. cholérique, chez lesquels la lumière solaire aggraverait l'infection. Ce sont là des résultats intéressants sans doute, mais qui demandent à être confirmés.

(1) *Arch. ital. de biologie*, 1891.

(2) Borisoff, expérimentant comparativement sur de jeunes animaux exposés à la lumière ou laissés dans l'obscurité, a constaté que la lumière n'a aucune action sur la formation et le nombre des hématies et des leucocytes.

En revanche elle active notablement les échanges nutritifs, particulièrement l'assimilation, car les animaux augmentent de poids bien plus rapidement que ceux laissés dans l'obscurité.

(3) *Ann. d'Igiene sperimentale.*

Il est d'ailleurs très difficile de séparer bien nettement, aussi bien dans les expériences que dans la pratique, l'influence de l'éclairement de celle d'autres facteurs qui l'accompagnent presque toujours, celle d'un air pur et abondamment renouvelé, par exemple, et celle de la température, et il faut en tout cas faire les plus extrêmes réserves au sujet du rôle qu'on attribuait autrefois à sa privation dans l'étiologie de la scrofule, de la phtisie, du rachitisme et de l'anémie. Les mineurs qui passent une partie de leur existence dans l'obscurité n'ont pas un dossier pathologique plus chargé que celui de la plupart des professions s'exerçant à l'air libre et ils semblent, au contraire, d'une immunité relative à l'égard de la tuberculose. Quant à l'anémie qui sévit si fréquemment parmi eux et qu'on avait cru pouvoir attribuer par induction prématurée, à l'absence de lumière, on sait aujourd'hui que c'est une affection parasitaire liée à la présence d'un helminthe dans l'intestin, *l'ankylostome duodénal.*

Les études nécessitées récemment par les applications de la lumière à la thérapeutique, la photothérapie ont révélé quelques faits intéressants. C'est ainsi que l'action irritante et congestive sur l'enveloppe cutanée (érythème solaire) serait exclusivement le fait des rayons chimiques, rayons bleus, violets et ultra-violets qui, en revanche, auraient un pouvoir de pénétration très faible comparativement aux rayons rouges (1).

Ces mêmes rayons chimiques auraient sur le système nerveux une action sédative tandisque les rayons rouges auraient une action excitante. On même cité à cet égard certains faits très curieux mais qui ont besoin d'être vérifiés.

Action de la lumière solaire sur les micro-organismes. — Si l'action physiologique de la lumière sur l'orga-

(1) Bié, *Rapp. au Congr. méd. de Wiesbaden,* 1902.

nisme présente encore beaucoup d'obscurités, celle qu'elle exerce sur les microbes est beaucoup mieux connue. En 1877, Downes Blunt (1) avait constaté que les liquides employés comme milieux de culture (solution Pasteur et autres) s'altéraient plus vite, à température égale, quand ils étaient conservés dans l'obscurité que quand ils étaient exposés à l'action directe des rayons solaires. Depuis, de nombreux travaux, parmi lesquels nous signalerons ceux de Duclaux (2) sur le tyrothrix (un microbe très résistant isolé du fromage), d'Arloing (3), de Roux (4), de Momont (5) sur la bactéridie charbonneuse, de Buchner (6), de Kruze (7), de Marshall Ward (8), etc., sur divers microbes pathogènes, ont confirmé et définitivement établi le pouvoir bactéricide élevé que possèdent les rayons solaires. Buchner et Marshall Ward l'ont même démontré par une expérience aussi simple que saisissante. Sur une plaque de gélose, en boîte Pétri, préalablement ensemencée, ils ont placé un papier noir sur lequel ils avaient découpé une croix ou des caractères divers et ont ensuite exposé cette plaque de culture pendant un temps plus ou moins long à l'action de la lumière. Puis ils l'ont mise à l'étuve. Les colonies ensemencées se développent exclusivement sur les parties protégées contre l'éclairement par le papier noir et la portion restée stérile forme sur la plaque un dessin plus sombre ou plus clair, suivant la couleur des colonies microbiennes ensemencées, reproduisant exactement celui du papier.

(1) *Proceed. of Roy. Soc. of London*, 1878.
(2) *C. R. Ac. des Sc.*, 1885.
(3) *C. R. Ac. des Sc.*, 1885.
(4) *Ann. Inst. Pasteur*, 1887.
(5) *Id.*, 1892.
(6) *Cent. f. Bakt.*, 1892.
(7) *Zeits. f. Hyg.*, 1895.
(8) *Proc. of Roy. Soc. Lond.*, 1893.

Inutile de dire que c'est l'exposition directe aux rayons solaires, l'insolation, qui agit avec le plus d'intensité et le plus de rapidité. La lumière diffuse a bien aussi des propriétés bactéricides, mais à un degré bien moindre. Ainsi, tandis que le bacille typhique directement insolé a été tué dans l'espace de 1/2 heure à 1 heure, il ne l'a été qu'après 8 à 10 heures à la lumière diffuse.

Les parties actives du spectre sont presque exclusivement les rayons chimiques, rayons bleus, violets et ultra-violets.

De nombreuses influences font varier dans de larges limites cette action antiseptique de la lumière. En première ligne, l'espèce bactérienne. La végétation de certaines espèces, celles qui occupent le rang le plus élevé au point de vue de leur structure (*B. photometricus*, *Beggiatoa roseopersica*, etc., etc.), semble plutôt favorisée. D'autres, parmi les bactéries des eaux en particulier, y paraissent peu sensibles.

Si nous considérons les bactéries pathogènes, nous voyons qu'une des plus résistantes, d'après les expériences de Ransome et Schereidan (1), de Mignesco (2), etc., etc., paraît être le *b. tuberculeux*.

Il en est de même des *microbes pyogènes* qui sont du reste peut-être les micro-organismes pathogènes les plus réfractaires aux agents de toute nature. En revanche, d'autres bactéries, le *b. cholérique* par exemple, sont très rapidement tuées, souvent au bout de quelques heures, par l'insolation.

L'influence des milieux, celle de la période de végétation interviennent aussi. La lumière agit bien mieux dans les milieux transparents, tels que l'eau, que sur les substratums

(1) *Brit. med. Journ.*, 1895.
(2) *Ann. d'Igiene sperim.*, 1895.

opaques. Tandis que Buchner a constaté qu'il suffisait de quelques heures pour tuer le b. typhique, le b. coli en suspension dans une mince couche d'eau traversée par un rayon de soleil, Esmark (1) a vu que quand il s'agissait de microbes en couches un peu épaisses, tels qu'ils se trouvent par exemple dans les excreta attachés aux étoffes, aux peaux, aux fourrures, l'insolation ne détruit que ceux qui sont à la surface et que, quelque prolongée que soit l'exposition au soleil, la stérilisation complète est à peu près impossible à obtenir (2).

La dessiccation, avons-nous vu, tue une foule de microbes, mais certains y résistent et, ainsi desséchés, ils sont beaucoup plus réfractaires à l'action bactéricide de la lumière. Tandis que les spores de la bactéridie charbonneuse en suspension dans l'eau sont tuées au bout d'une demi-heure à une heure, elles résistent des journées quand elles sont sèches.

Avant de succomber définitivement, les micro-organismes passent par une phase dans laquelle leurs fonctions sont modifiées et leurs propriétés atténuées. Qu'il s'agisse d'un microbe sécrétant des pigments colorés, *microbes chromo-*

(1) *Zeits. f. Hyg.*, 1894.

(2) Les chiffres prétendant fixer la durée de résistance des microbes soumis aux diverses influences n'ont qu'une valeur très relative. C'est ainsi que, tandis que Buchner a tué le b. typhique et le b. coli en quelques heures par l'insolation, Bexheff, dans des expériences faites dans le laboratoire et sous la direction de Fodor (*Cong. intern. d'hyg.*, 1900), a constaté que dans des conditions analogues (en dilution dans l'eau) le b. typhique pouvait résister fort longtemps. Ce n'est qu'au bout de 500 heures d'insolation (67 j.) que ce b. a été tué. C'est qu'en effet cette résistance des microbes aux agents extérieurs dépend de tant de circonstances, et de circonstances si complexes, qu'on ne doit guère s'étonner de ces énormes différences et du peu d'utilité qu'ont eue jusqu'ici de telles constatations pour les applications pratiques.

gènes, l'insolation pourra faire disparaître cette sécrétion et les cultures deviendront incolores. Qu'il s'agisse d'un microbe virulent, ses produits cesseront d'être toxiques ou tout au moins leur toxicité sera fort affaiblie.

La constatation de cette atténuation a engagé les expérimentateurs à rechercher quelle était l'action directe de la lumière sur les diverses toxines microbiennes et Piazza a constaté que la toxine diphtéritique exposée en couche mince à l'insolation perdait au bout de quelques heures son activité.

Nous n'avons encore que des données insuffisantes sur la nature et le mécanisme de cette action. Des trois formes d'énergie sous lesquelles la radiation solaire se manifeste, lumineuse, calorifique, chimique, une seule ici semble devoir être mise en cause, d'après ce que nous avons vu de l'activité des diverses parties du spectre, l'énergie chimique. Ce seraient des processus chimiques qui provoqueraient la mort des microbes. Duclaux (1) a montré, en expérimentant sur l'acide oxalique, quel énergique pouvoir d'oxydation possédait la lumière solaire. Or, les principaux produits d'oxydation de la matière organique qui sert habituellement de substratum aux micro-organismes sont de l'acide formique et du peroxyde d'hydrogène, deux substances douées d'un pouvoir antiseptique très énergique (Duclaux, Dieudonné).

Applications à l'hygiène publique. — Il est presque superflu d'insister sur les importantes conséquences pratiques des faits que nous venons d'exposer. Ils donnent une éclatante confirmation au proverbe italien bien connue : *là où entre la lumière n'entre pas le médecin.* La lumière est un des principaux facteurs, ainsi que le démontrent les ex-

(1) *Ann. Inst. Pasteur*, XX, 1896.

périences de Procaccini (1), de l'épuration spontanée des eaux polluées, des eaux usées. C'est sous cette influence associée, il est vrai, à d'autres que nous étudierons plus tard, que les cours d'eau, les fleuves, souillés par le déversement des déchets de toute nature provenant des agglomérations urbaines, se dépouillent de la plus grande partie de leur matière organique et de leurs microbes. Cette action épuratrice sur les microbes ne s'exerce naturellement que jusqu'à une certaine profondeur. D'après Buchner, elle se ferait sentir dans le lac de Sternberg jusqu'à 1 m. 50 et, d'après Procaccini, jusqu'à 50 centimètres dans le golfe de Naples. A Londres, on ne la constaterait que jusqu'à quelques centimètres. Ces différences s'expliquent aisément à la fois par l'intensité variable, suivant la latitude, de l'insolation et par le plus ou moins de transparence des eaux.

Il sera bon, en tout cas, de tenir compte de la nature un peu superficielle de cette action bactéricide qui empêche dans la pratique de se fier absolument à elle quand il s'agit de désinfection.

Mentionnons enfin en passant les applications si pleines de promesses qui ont été faites tout dernièrement de l'action bactéricide de la lumière à la cure du lupus par Finssen (2).

Rayons X. — La faculté de pénétration à travers les tissus que possèdent les rayons récemment découverts par Rœntgen avait fait espérer qu'ils pourraient être appliqués à la thérapeutique des affections microbiennes des organes internes, notamment à celle de la tuberculose pulmonaire. Les expériences poursuivies de divers côtés sur ce sujet s'accordent à montrer qu'on a peu à attendre au point

(1) *Ann. d'Inst. d'Igiene sperimentale della Universita di Roma*, 1893.

(2) Lerrde, *Presse méd.*, 1901.

de vue prophylactique et thérapeutique de ces rayons dont les propriétés sont si singulières.

VIII. — État électrique de l'atmosphère.

Nous ne dirons que quelques mots de l'electricité de l'atmosphère, sur l'influence physiologique de laquelle nous ne savons rien de précis. Toutes nos connaissances se résument, comme l'a dit Fonssagrives, à celles des malaises qu'éprouvent les individus nerveux ou malades avant et pendant les orages. Quant à l'influence de l'état électrique de l'air sur la morbidité, nous avons parlé à propos de l'ozone des diverses hypothèses qui avaient été émises à ce sujet et que les faits n'ont pas, du moins jusqu'ici, confirmées.

L'atmosphère possède habituellement l'électricité positive et la tension en est en général d'autant plus grande que la température est plus élevée et que l'on se rapproche davantage de l'équateur. On sait que dans la zone torride les orages sont presque quotidiens.

CHAPITRE III

CLIMATS

Le climat est la résultante des divers facteurs que nous venons d'étudier.

Sous ce nom, Hippocrate, dans son immortel ouvrage, *De l'air, des eaux et des lieux*, embrassait l'ensemble des conditions physiques du milieu ambiant, constitution physique et topographique du sol, composition de l'air et des eaux, météores, etc., etc., et c'est de cette façon que l'envisagent encore la plupart des anthropologistes, et des sociologues quand ils le considèrent comme un des plus puissants modificateurs de l'organisme, tant au point de vue des fonctions psychiques qu'à celui des fonctions physiologiques et qu'ils en font le principal facteur de la formation des races humaines, de leur constitution physique et intellectuelle, de leurs qualités morales, de leurs aptitudes morbides, etc., etc. On sait le rôle que Montesquieu, dont les théories sont encore en grande faveur, faisait jouer au climat dans la formation des institutions politiques des peuples.

Ce serait sortir de notre cadre que de discuter ces théories qui touchent aux plus hautes questions de philosophie sociale. Nous nous bornerons à dire que, si elles peuvent invoquer en leur faveur des arguments de valeur, elles soulèvent aussi de graves objections, qu'elles semblent tout au moins, à mesure qu'on pénètre plus avant dans l'étude des faits sociaux, être beaucoup trop exclusives et ne pas tenir assez de compte d'autres facteurs non moins importants.

Les météorologistes et les hygiénistes restreignent en général l'acception du mot climat et ne comprennent sous ce terme que l'ensemble des facteurs météorologiques. C'est ainsi que Humboldt définit le climat,« l'ensemble des variations atmosphériques qui affectent nos organes d'une manière sensible », ce que Bouchardat et Proust, se plaçant au point de vue de l'hygiène, précisent en disant que « le climat est l'ensemble des conditions physiques propres à chaque localité envisagées dans leurs rapports avec les êtres organisés vivants ».

Pour Leroy de Méricourt et Rochard, « les climats sont les différentes parties du globe présentant les mêmes conditions physiques et réagissant de la même manière sur la santé des habitants ».

Cette étude des climats, tant au point de vue des effets physiologiques que des effets pathogéniques a été jusqu'à ces derniers temps considérée comme une des branches les plus importantes de l'hygiène. Depuis Hippocrate, en effet le climat passait pour jouer un rôle capital dans la genèse d'une foule de maladies. Chaque climat avait pour ainsi dire sa « flore pathologique » comme il avait sa flore naturelle Certaines affections étaient propres à tel ou tel climat, certaines régions, par contre, en raison de leurs conditions climatériques, jouissaient de l'immunité vis-à-vis de telle ou telle maladie, et l'on se hâtait d'édifier de belles théories sur ces aptitudes ou sur ces immunités.

Une observation plus complète, mieux informée, n'a pas tardé à montrer que ces prétendues immunités n'existaient pas en réalité, que presque toutes les maladies étaient plus ou moins ubiquitaires, pouvaient se développer à peu près partout en dépit du climat, lorsque les circonstances s'y prêtaient et que, si certaines régions étaient les foyers de prédilection de telle ou telle affection, si d'autres s'y montraient relativement réfractaires, cela tenait bien moins aux conditions météorologiques qu'à des conditions de toute autre nature, conditions locales, conditions sociales, etc., etc.

Quand on voit l'illustre épidémiologiste A. Hirsch (1), en terminant son grand traité de géographie historique médicale auquel il avait consacré une partie de sa vie; Korosi, l'éminent statisticien hongrois après avoir compulsé des milliers et des milliers de dossiers, arriver l'un et l'autre àconclurequ'il est impossible de dégager de toutes les données accumulées depuis des siècles aucune loi générale sur les relations entre les phénomènes météorologiques et l'évolution des épidémies, on comprend que l'école hygiénique actuelle devienne un peu sceptique à l'égard de ces relations et tende à les reléguer au second plan.

Il n'y a pas lieu, du reste, de s'en plaindre et de le regretter au point de vue des conséquences pratiques, car si l'analyse plus approfondie des faits nous amène à restreindre de plus en plus l'influence du climat et des vicissitudes atmosphériques sur lesquels nous sommes impuissants, elle nous montre en même temps la part prépondérante qui appartient dans la genèse de la plupart des maladies,aux influences provenant de l'homme lui-même, considéré, soit comme individu, soit comme collectivité, aux influences sociales, en un mot, sur lesquelles nous avons une action et qu'il est en notre pouvoir de modifier, de transformer.

Il serait regrettable toutefois que la réaction contre des généralisations peut-être un peu hâtives, mais basées en définitive sur une observation séculaire, aille trop loin. N'oublions pas que nos pères, s'ils étaient de médiocres expérimentateurs, s'ils étaient un peu trop prompt,aux hypothèses, étaient d'admirables observateurs. Des exemples nombreux et récents sont là pour nous montrer qu'après avoir traité

(1) *Handbuch. d. historisch-geographischen Pathologie.*

avec un dédain immérité plusieurs de leurs conceptions, nous y sommes insensiblement ramenés par les progrès de nos connaissances. Il y a là une leçon dont nous devrions profiter.

I. — Classification et caractères des climats.

La température étant le facteur le plus important d'un climat, celui qui donne à celui-ci son caractère dominant, la plupart des classifications ont pris pour base les moyennes de température de chaque lieu, et on a divisé la surface du globe en un certain nombre de zones séparées par des lignes isothermes. C'est sur ce principe qu'est fondée la classification de Michel Lévy, modifiée par Rochard, qui est la plus généralement adoptée.

D'après cette classification, la surface du globe est divisée en 9 zones, comprenant 5 climats distincts, dont 4 se répètent symétriquement dans les deux hémisphères.

Climat torride (une seule zone) de l'équateur thermique 28° à la ligne isothermique de + 25°.

Climats chauds	de la ligne isoth.	+ 25	à celle de	+ 15
Climats tempérés	—	+ 15	—	+ 5
Climats froids	—	+ 5	—	— 5
Climats polaires	—	— 5	—	— 15

Cette classification a l'avantage d'indiquer les grandes lignes de la climatologie du globe ; mais s'appuyant sur un seul facteur (encore est-il envisagé d'une façon abstraite, puisque la moyenne de température est rapportée à ce qu'elle serait au niveau de la mer), elle est nécessairement un peu artificielle et incomplète. Elle ne tient compte ni des oscillations de température, ni de l'état hygrométrique de l'air, ces éléments si importants au point de vue de l'influence exercée par les climats sur l'organisme. Aussi a-t-on jugé nécessaire d'établir pour chacune de ces zones des subdivisions et de distinguer les climats maritimes propres aux îles et aux côtes, les climats continentaux ou intérieurs, les climats de plaine, les climats d'altitude. Il serait facile, du reste, de multiplier à l'infini ces subdivisions, car il n'est pour ainsi dire pas un pays, pas de région, de localité qui, suivant sa situation, sa topographie et son hydrographie, ne présente au point de vue des phénomènes climatériques quelque chose de spécial, de particulier.

Climats tropicaux. — La zone tropicale ou torride a pour limite l'isotherme 25° et s'étend au nord et au sud de l'équateur jusque vers le 20° que l'isotherme coupe en plusieurs endroits. Elle embrasse : 1° En Afrique tout le Soudan, jusqu'à la frontière du Sahara au nord et le Zambèze au sud, le Sénégal, la Guinée, le Congo sur la côte occidentale, la Nubie, l'Abyssinie, Zanzibar, la côte de Mozambique, Madagascar dans la région orientale.

2° En Asie, la partie méridionale de l'Arabie, le sud de la Perse, l'Indoustan jusqu'aux premiers contreforts de l'Himalaya, l'Indo-Chine et la Chine méridionale, tout l'archipel indien, la Malaisie et la Polynésie, la région septentrionale de l'Australie.

3° En Amérique, l'Amérique centrale, la région littorale du golfe du Mexique, les Antilles, la Colombie, les Guyanes et la plus grande partie du Brésil.

Les caractères météorologiques dominants sont en même temps que l'élévation de la température la constance, l'uniformité des phénomènes et la haute tension de la vapeur d'eau.

Dans cette zone l'année se divise en général, d'après la position du soleil au N. ou au S. de l'Equateur, en deux saisons, d'une durée variable suivant les contrées, la saison des pluies et la saison sèche, qui sont elles-mêmes souvent coupées par des saisons intermédiaires de courte durée.

Les phénomènes qui caractérisent la saison des pluies ou hivernage sont à peu près les mêmes dans toute la zone : température élevée et uniforme, oscillations diurnes et mensuelles très faibles, pluies journalières survenant le soir et s'accompagnant fréquemment d'orages, ciel habituellement nébuleux, tension élevée de la vapeur d'eau atmosphérique, humidité de l'air très voisine de l'état de saturation.

Dans la saison sèche, les pluies cessent, la température est moins élevée, surtout sur le littoral rafraîchi par la brise marine, les oscillations diurnes sont plus accusées, le degré hygrométrique bien moins élevé.

Tels sont les traits généraux les plus essentiels des climats torrides ; mais ils se modifient et varient dans d'assez larges limites suivant les régions, la situation littorale ou continentale, le régime des vents, etc.

C'est ainsi que le climat du Sénégal diffère sensiblement de celui de la Cochinchine, et même du Soudan son voisin, que lés climats de Madagascar, du Gabon offrent certaines particularités qu'on ne retrouve pas chez les autres. Mais dans tous on observe cette uniformité de la température, cette haute tension de la vapeur d'eau atmosphérique qui ont une si grande influence sur les effets physiologiques et pathogéniques de ces climats.

	Sénégal	Cochinchine
Année entière.		
Température moyenne.	23.7	27.9
Saison sèche.		
Température moyenne.	20.7	27.28
Oscillations diurnes	10.7	
Etat hygrométrique	70.	71
Tension vapeur	12.8	
Pluies.	39 mm.	740 mm.
Saison des pluies.		
Température moyenne.	26.7	28.5
Oscillations diurnes	7.4	

Etat hygrométrique	77.	81.
Tension vapeur	20.6	
Pluies.	386 mm.	1818 mm.

Action physiologique et pathogénique des climats torrides. — Par suite de sa température élevée, l'air moins dense est relativement pauvre en oxygène. En outre la forte proportion de vapeur d'eau qu'il contient réduit encore sa tension ; d'où une hématose moins active. Nous devons reconnaître toutefois que Kohlbrugge (1) et Eijkman (2) n'ont pu constater une différence bien sensible dans le chiffre des globules ni dans l'activité des processus d'oxydation chez les Européens qui émigrent dans les régions tropicales.

L'organisme s'efforce de lutter contre l'élévation de température par une suractivité des fonctions de la peau ; mais la déperdition d'eau et de calorique est entravée par la forte tension de vapeur aqueuse de l'atmosphère ambiante ; d'où augmentation de la partie séreuse du sang, *pléthore aqueuse*, élévation de la pression vasculaire et de la température. L'ingestion d'une quantité exagérée de liquide entraîne l'affaiblissement de la tonicité des parois musculaires du tube digestif, l'anorexie, la lenteur et bientôt l'irrégularité des digestions, par suite de la diminution de l'acidité du suc gastrique. La sécrétion urinaire est sensiblement diminuée, mais par contre il se produit une suractivité des fonctions hépatiques, une véritable polycholie.

En résumé alanguissement et atonie des fonctions digestives et urinaires, suractivité des fonctions hépatiques et cutanées, abattement physique et moral, répugnance pour tout travail physique et intellectuel, affaiblissement général de la vitalité, et comme conséquenee, imminence morbide, tels sont en quelques mots les effets habituels que provo-

(1) *Semaine médicale*, 1896.
(2) *Journal de médecine des Indes néerlandaises*, t. XXXVI.

que chez les Européens le séjour un peu prolongé dans les climats tropicaux (Treille) (1).

Il va sans dire que ces effets sont surtout accusés dans la saison pluvieuse, quand l'humidité atmosphérique, la température et l'état électrique atteignent leur maximum, et que dans la période sèche ils sont fort atténués ou même nuls. L'hivernage est toujours et partout sous les tropiques, quel que soit le degré de température, insalubre, tandis que la saison sèche est en général bien supportée, même par les non acclimatés.

Certains médecins ont même décrit une forme spéciale d'anémie qui serait le résultat de l'insuffisance de l'hématose, anémie en quelque sorte physiologique puisqu'elle serait liée aux conditions climatériques et à laquelle par suite ils ont cru devoir donner le nom *d'anémie tropicale.* Cette forme d'anémie, en tant qu'il s'agit d'une affection spéciale, autonome, est généralement contestée, et si la plupart des Européens reviennent profondément anémiés de leur séjour dans certaines régions tropicales, cette anémie est presque toujours la conséquence de l'intoxication palustre.

Pathologie des climats tropicaux. — Les caractères pathologiques des régions tropicales ne sont pas moins tranchés que les caractères météorologiques. Ils peuvent se résumer en quelques mots : triade pathologique constituée par la malaria, l'hépatite sous toutes ses formes, la dysenterie.

L'*impaludisme* règne ici en souverain ; il domine la pathologie de cette zone et imprime son cachet à toutes les autres affections. C'est ici qu'il acquiert toute sa gravité, toute sa malignité, menaçant sans cesse l'indigène aussi bien que l'Européen, quoique à un moindre degré, tantôt

(1) Acclimatation des Européens dans les pays chauds (*Rapport au Congrès d'hygiène de Vienne*, 1892).

frappant brutalement et tuant en quelques heures, tantôt agissant sournoisement, insidieusement, chez ceux qu'il semble avoir épargnés, et déterminant chez eux une débilitation profonde de l'économie, un état cachectique dont l'issue n'est que trop souvent fatale. Pour certains médecins même, nous l'avons déjà dit, c'est le paludisme qu'il faut incriminer bien plus que le climat dans la genèse de l'anémie tropicale.

La dysenterie, l'hépatite avec les abcès du foie qui en sont la conséquence, de nombreuses affections parasitaires, dont l'étiologie, pour certaines, est loin d'être complètement éclaircie, sont des affections presque spécifiques de cette zone. N'oublions pas enfin que c'est là que se trouvent les foyers d'origine de la plupart des maladies qui ont donné lieu à ce que l'ancienne médecine appelait les *grandes épidémies*, la peste, le choléra, la fièvre jaune.

Ces régions si riches, si fertiles, si favorisées en apparence par la nature, sont donc éminemment insalubres. Cette insalubrité, toutefois, tout en restant le caractère général de la zone torride, n'est pas égale partout et les conditions locales, altitude, constitution du sol, voisinage des mers et des cours d'eau, position insulaire ou continentale, régime des vents, la font varier dans de larges limites.

C'est sur les côtes plates, basses, des grands continents, dans les terres d'alluvions, aux embouchures et aux deltas des fleuves, sur les points justement qui attirent le plus le commerce et la colonisation, que les conditions d'insalubrité se trouvent portées au maximum. Les collines, les hauts plateaux de l'intérieur des terres présentent des conditions sanitaires plus favorables. Certaines îles de l'Océanie situées sous les tropiques, mais qui sont formées de récifs madréporiques, se distinguent même par la salubrité de leur climat. Il faut dire que certaines régions, quoique se rattachant géographiquement à cette zone, ne lui appartiennent pas en fait par leurs caractères météorologiques et doivent être classées dans les climats d'altitude. Tels sont, par exemple, les hauts plateaux du Mexique, de l'Équateur, du Pérou, etc., etc.,

Bien qu'il faille tenir grand compte des conditions plus ou moins hygiéniques de l'installation des troupes, des fatigues qu'elles ont à endurer, facteurs essentiellement variables suivant les pays, les chiffres suivants empruntés à Lagneau donnent les indications générales sur la salubrité comparée des diverses colonies françaises :

MORTALITÉ DES TROUPES.

France	9 à 11	p. 1.000
Algérie	11 à 12	»
Tahiti, Nouvelle-Calédonie	8 à 9	»
Antilles	18 à 22	»
Pondichéry	27 à 33	»
Cochinchine	18 à 22	»
Tonkin	40	»
La Réunion	29	»
Sénégal	73	»

L'insalubrité de la zone torride atteint, nous l'avons dit, son maximum pendant la saison des pluies et la saison sèche est relativement saine. Au Sénégal, il y a 730 entrées à l'hôpital militaire sur 1000 hommes d'effectif, pendant l'hivernage et 340 seulement, pendant la saison sèche.

Il faut aussi faire une large part dans les effets pernicieux du climat, aux conditions individuelles et de milieu, race, accoutumance, âge, habitudes, régime, etc., etc. La race nègre, bien que n'ayant pas d'immunité à l'égard de la malaria, prospère et se multiplie dans les régions les plus malsaines de l'Afrique. Les lamentables résultats de l'expédition de Madagascar, 6.000 décès sur un effectif de 25.000 hommes, dont 7 seulement provenant de faits de guerre (Lemure) (1), témoignent de l'effroyable nocuité de

(1) *Ann. d'hyg. publ.*, 1896.

pareils climats quand il s'agit de troupes jeunes, non entraînées, soumises à toutes les causes de fatigue, de surmenage, d'alimentation défectueuse etc., etc. D'innombrables exemples, d'autre part, prouvent qu'un individu vivant dans de bonnes conditions hygiéniques, sachant se soumettre aux exigences du climat, peut conserver une bonne santé, tout au moins relative, dans des régions encore plus malsaines.

Nous reviendrons du reste sur cette question quand nous traiterons de l'acclimatation.

Les climats tropicaux sont particulièrement funestes au premier âge. La mortalité infantile, chez les Européens surtout, atteint des proportions énormes et cette extrême difficulté d'élever les enfants et de les conserver est bien connue des fonctionnaires anglais de l'Inde qui envoient le plus souvent leurs femmes faire leurs couches en Europe et y laissent leurs enfants jusqu'à un certain âge.

Bien que le cadre pathologique un peu spécial de la zone torride soit déjà très riche, les maladies infectieuses des régions tempérées n'y sont point inconnues. La fièvre typhoïde, longtemps méconnue parce qu'on la confondait avec certaines formes palustres, y sévit aussi bien parmi les indigènes que parmi les Européens. La tuberculose y fait de nombreuses victimes et la phtisie y affecte même assez souvent la forme galopante (Rochard). On sait qu'elle est une des causes les plus actives de la dépopulation de certaines îles de l'Océanie où elle fait de terribles ravages parmi les indigènes. La pneumonie, le tétanos y sont aussi fréquents.

Au maigre actif de ces climats nous n'avons guère à enregistrer que la bénignité habituelle, complications tétaniques mises à part, des traumatismes et la facilité, la rapidité des cicatrisations.

Climats chauds. — Les climats chauds forment deux zones, l'une au nord, l'autre au sud de la zone tropicale. La première comprend tout le bassin méditerranéen, nord de l'Afrique, Espagne, Italie, sud de la France, Turquie d'Europe, Asie mineure, nord de la Perse, la Chine méridionale, en Amérique le nord du Mexique et les États-Unis du Sud.

La seconde comprend en Afrique, les Etats du Cap et le pays des Hottentots ; en Amérique, le Pérou, le sud du Brésil ; en Océanie, la Nouvelle-Calédonie et l'Australie. Tandis que les zones chaudes se confondent insensiblement par leurs limites septentrionales avec les régions tempérées, elles sont séparées presque partout de la zone torride, par de vastes espaces formant une bande presque continue de déserts arides et incultes où il ne pleut presque jamais. Aussi le climat de ces régions se distingue-t-il nettement du climat tropical par ses caractères météorologiques.

Tout le bassin méditerranéen en particulier se caractérise par un ensemble de traits généraux, tant au point de vue de la végétation, de l'aspect du ciel et du paysage qu'à celui des phénomènes météorologiques qui en font une région à part : pureté habituelle du ciel, sécheresse de l'air, rareté relative des pluies. On ne compte en moyenne que 24 jours de pluie par an à Biskra, 25 à 30 dans le delta du Nil, 108 à Alger.

Les oscillations diurnes et mensuelles sont beaucoup plus accusées que dans la zone tropicale. L'amplitude moyenne diurne est sur le littoral algérien de 8° environ, et l'écart entre le mois le plus chaud (août) et le plus froid (janvier), de 14° ; mais dans le Sahara algérien, loin de l'influence maritime, l'amplitude diurne est de 16 degrés environ et l'écart annuel de 22 degrés et il n'est pas rare de voir après des journées très chaudes le thermomètre descendre pendant la nuit au-dessous de 0 et la terre se recouvrir de gelée blanche par suite de l'intensité du rayonnement. C'est à cette même cause qu'il faut rapporter l'abaissement rapide de température qui se produit dans les stations de la Rivière au moment du coucher du soleil et dont se sont plaints tous ceux qui ont séjourné dans ces stations.

L'année se divise comme dans les climats tempérés en quatre saisons, mais le printemps et l'automme sont en général courts et peu marqués.

Météorologie de l'Algérie.

Littoral (Alger).

Température moyenne de l'année	17.7
Hiver	13.3
Oscillations diurnes ; moyenne hivernale . . .	7.5
Eté	22.1
Oscillations diurnes ; moyenne estivale	8.2
Mois le plus froid (janvier)	11.4
Mois le plus chaud (août)	25.0

Sahara (Biskra).

Température moyenne . . , ...	21.1
Hiver	13.8
Oscillations diurnes ; moyenne hivernale . . .	13.7
Eté	28.8
Oscillations diurnes ; moyenne estivale	15.9
Mois le plus froid (décembre)	12.5
Mois le plus chaud (juillet)	34.1

Pathologie des climats chauds. — La distinction entre la zone torride et la zone chaude est beaucoup moins nette au point de vue des effets physiologiques et pathogéniques.

L'impaludisme y est, comme sous les tropiques, la note dominante. Presque tous les pays du bassin méditerranéen, nord de l'Afrique, Italie, Espagne, Asie mineure, Grèce, etc., etc., sont des foyers intenses de malaria et les plus vieilles légendes de la Grèce antique, l'hydre de Lerne, par exemple, prouvent qu'ils l'ont été de tout temps.

Nous devons signaler toutefois l'immunité relative dont jouit le delta du Nil.

L'évolution annuelle de l'endémie palustre est très régulière et à peu près la même dans tout le bassin méditerranéen. Elle débute fin juin, atteint son acmé en août, puis décroît progressivement pour s'éteindre complètement en décembre.

Le paludisme étant dans cette zone l'affection la plus redoutable, c'est donc dans les mois d'été et d'automne que l'insalubrité atteint son maximum, ainsi que le démontre du reste avec la plus grande évidence la marche de la mortalité.

A cette cause de morbidité et de mortalité, il faut ajouter aussi l'influence délétère qu'exerce la saison estivale sur le premier âge. Bertillon a signalé depuis longtemps la mortalité énorme des enfants au-dessous de 1 an dans les départements méditerranéens. En Egypte, la proportion des décès infantiles atteint chez les Européens jusqu'à 90 pour 100.

La dysenterie et les hépatites accompagnent le plus souvent l'endémie palustre dans la portion méridionale de la zone (Algérie, Tunisie) et s'observent surtout en automne.

Les affections cutanées et parasitaires, éléphantiasis, bouton d'Alep, de Biskra, ver de Médine, ankylostome duodénal, chylurie, etc., etc., sont fréquentes et très variées.

La fièvre typhoïde, loin d'être rare, comme on le croyait autrefois, a, à plusieurs reprises, donné lieu à de graves épidémies en Algérie et en Tunisie, et les garnisons de cette région sont encore les plus sévèrement frappées par la maladie. Dans les divisions d'Alger, de Constantine et de Tunisie, la morbidité typhoïde a oscillé en 1895 autour de 20 pour 1000 hommes d'effectif et a atteint dans celle d'Oran le taux énorme de 42,6, alors que la moyenne de l'armée entière n'était que de 8,95.

La pureté de l'atmosphère, la douceur de la température

hivernale, la rareté des pluies et des brouillards, l'intensité de la lumière ont fait depuis longtemps de cette région le séjour préféré des valétudinaires et de tous ceux qui redoutent les longs, les sombres et humides hivers du Nord. Dans toutes les localités bien abritées des vents du Nord, bien ensoleillées, jouissant d'un joli site et d'environs pittoresques, se sont créées des stations hivernales plus ou moins fréquentées, plus ou moins prospères. Mais ces climats, nous n'avons pas besoin de le dire, n'ont, pas plus que les autres d'ailleurs, aucune action spécifique contre l'infection tuberculeuse, ne jouissent d'aucune immunité vis-à-vis de cette maladie, et leur action, si souvent favorable, est uniquement due à ce qu'ils permettent au malade de vivre au dehors, au grand air, la plus grande partie de la journée dans la mauvaise saison. Il est vrai que cet avantage est loin d'être négligeable. C'est même très probablement à ces habitudes de vie au grand air contractées par les habitants du pays, habitudes qui réduisent dans une large mesure les chances de contagion, qu'est due la faible proportion des décès tuberculeux constatés dans ces pays.

Cette rareté toute relative de la tuberculose dans la région méditerranéenne se révèle du reste dans la morbidité tuberculeuse de l'armée.

Pertes dues à la tuberculose par corps d'armée en 1895.

	p. 1000 h. d'effectif.
Moyenne de l'armée entière	9,48
Division de Constantine	3,44
— d'Alger	4,90
— de Tunisie	5,76
— d'Oran	6,57
XVe corps (littoral)	7,34

Climats tempérés. — Les isothermes + 15 et + 5 qui on été adoptés comme limites des régions tempérées suivent, le dernier surtout, des lignes très flexueuses, s'élevant beaucoup au nord dans l'océan Atlantique, sous l'influence du *Gulf-Stream*, et se rapprochant considérablement de l'Equateur dans les continents. C'est ainsi que l'isotherme + 5 remonte presque jusqu'au 65e de latitude Nord et passe un peu au sud de l'Islande, aborde l'Europe sur les côtes méridionales de la Norvège pour s'abaisser ensuite dans l'intérieur du continent asiatique presque jusqu'au 45e.

La zone tempérée de l'hémisphère boréal embrasse donc la Grande-Bretagne, toute l'Europe centrale, une partie de la Russie, la Chine septentrionale, le Japon et,dans le nouveau continent, les États-Unis du Nord. La zone tempérée de l'hémisphère austral, dont la plus grande portion est occupée par des océans, ne comprend que le Chili, la Plata, en Amérique, la Tasmanie et la Nouvelle-Zélande en Océanie.

Les dominantes météorologiques de ces climats sont: 1° la mobilité, l'inconstance des phénomènes, les brusques variations contrastant avec l'uniformité météorologique de la zone torride, l'irrégularité suivant les années et les régions ; 2° la prédominance de deux vents de S.-O. et N.-E. Souvent masqués par les conditions topographiques locales, ils n'en sont pas moins dans tout le continent européo-asiatique les grands régulateurs de tous les autres phénomènes météorologiques. Le vent de S.-O. prend, semble-t-il, naissance dans le golfe du Mexique, arrive sur les côtes occidentales de l'Europe après avoir traversé l'Atlantique où il s'est chargé de vapeur d'eau et apporte avec lui les troubles atmosphériques, pluies, bourrasques, ouragans, etc., etc. Le vent de N.-E. qui a son origine dans les contrées désertiques de l'Asie septentrionale est au contraire essentiellement un vent sec et froid.

A part ces caractères très généraux, c'est la diversité, c'est la dissemblance suivant les régions, les localités, l'exposition ou le relief topographique.

Climats maritimes et continentaux. — Il y a cependant, au milieu de cette infinie variété de climats locaux, une grande division qui s'impose, celle en climats maritimes et climats continentaux.

Nous y ajouterons une autre subdivision, les climats d'altitude, qui présentent des caractères très particuliers et dont l'étude, par suite des applications thérapeutiques qui ont été faites de ces climats, présente un grand intérêt.

Bien que l'influence du voisinage des océans se fasse sentir plus ou moins dans toutes les zones, c'est dans la zone tempérée que l'on peut constater le mieux le contraste profond qui existe entre le climat des régions littorales et des régions situées au centre des continents.

L'eau ayant une grande capacité calorifique, très supérieure à celle de la terre, les océans absorbent pendant la journée une énorme quantité des rayons calorifiques solaires, rayons qui ne contribuent que peu par suite à élever la température des couches inférieures de l'atmosphère.

Pendant la nuit, le phénomène inverse se produit et la mer restitue aux couches atmosphériques qui sont en contact avec elle une partie du calorique absorbé pendant le jour. Il se produit des échanges analogues en été et en hiver. D'où, comme conséquence, uniformité, constance de la température qui ne s'élève guère dans la journée et pendant l'été, mais qui en revanche ne s'abaisse guère la nuit et en hiver. Grâce aux courants aériens, aux brises de terre et de mer qui tendent à uniformiser la température, les régions littorales participent à ces avantages.

Les caractères météorologiques de ces régions seront donc : constance de la température, faible étendue des oscillations quotidiennes et mensuelles, etc., etc.

A cette influence générale des océans, il faut ajouter pour le littoral européen une influence spéciale, peut-être même prédominante, suivant certains météorologistes, celle du *Gulf-Stream* qui apporte avec lui d'énormes réserves de calorique qu'il vient déverser d'une façon incessante sur nos côtes. C'est à cette influence qu'est due la douceur des hivers de la Bretagne, de la Normandie, de Jersey, du Sud de l'Angleterre, c'est elle qui permet à une foule de végétaux originaires des contrées chaudes de prospérer en pleine terre. Cette influence du courant chaud venu du golfe du Mexique se fait sentir jusque dans les régions polaires.

Dans l'intérieur des terres, les conditions sont absolument inverses. Le sol, nous l'avons vu, s'échauffe rapidement sous l'influence de l'insolation, mais se refroidit bien plus rapidement que l'eau par rayonnement nocturne, d'où amplitude considérable des oscillations diurnes et mensuelles. Les courants aériens qui se sont dépouillés, en partie sur la bande littorale, de la vapeur d'eau qu'ils contenaient sont secs et n'apportent ni nuages, ni pluies ; d'où sécheresse prolongée, degré hygrométrique très bas, rareté des pluies, hivers très froids, étes très chauds.

Quelques exemples choisis parmi des localités situées sous la même latitude mettent en évidence le contraste.

	Ecart entre les moyennes hivernale et estivale.
Edimbourg 56° latitude Nord.	10. 6.
Moscou » ».	27. 8
Iles Féroë 62°.	6. 7
Iakoutsk ».	56. 1

La transition entre les climats purement maritimes et les climats continentaux est, nous n'avons plus besoin de le dire, graduelle, insensible, et, par suite de la configuration des terres, les différences s'accusent à mesure qu'on s'avance dans le continent Européo-asiatique de l'O. à E., ainsi que le montre le tableau suivant :

	Amplitude des oscillations annuelles de température.
Madère (type du climat insulaire)	5°
Iles Féroë	8°
Dublin	12°
Londres	14°7
Paris	16°5
Berlin	21°
Moscou	27°
Kazan	33°
Iakoutsk	40°

	Pluies. Quantité d'eau tombée.
Angleterre occidentale	1.170
Allemagne	710°
Russie	580°

Influence des saisons sur la morbidité et la mortalité. — L'influence que les saisons exercent sur l'organisme est un fait d'observation courante. Nous avons étudié les effets des températures extrêmes sur les diverses fonctions et il est facile den déduire ceux des saisons. En hiver, il y a tendance par suite du reflux du sang de la périphérie vers les organes pulmonaires, à l'hyperhémie de ces organes. A cette période de refoulement succède au printemps ce qu'on pourrait nommer une période d'expansion, de réaction se traduisant par une activité plus grande de la circulation périphérique et de toutes les fonctions en général. Puis en été et en automne ces fonctions, momentanément excitées, se ralentissent, et la pléthore physiologique printanière, fait place à l'anémie physiologique estivale et automnale (Lombard).

L'influence saisonnière ne se fait pas moins sentir sur la nature et la localisation des troubles morbides. Chaque saison a pour ainsi dire son caractère pathologique spécial, sa constitution médicale en rapport avec la suractivité des diverses fonctions, suractivité qui semble créer l'imminence morbide. En hiver, ce sont les affections catarrhales et inflammatoires des voies respiratoires qui dominent, bronchites, pneumonie, rhumatisme, grippe, etc., etc. ; en été ce sont les maladies des voies digestives.

Il semble que l'évolution annuelle des maladies microbiennes soit aussi en relations avec leur localisation. En été, c'est le choléra et toutes les affections cholériformes à la fin ; de l'été et en automne, la fièvre typhoïde, c'est-à-dire toutes les infections dont l'agent porte son action sur le tube digestif, *locus minoris resistentiæ* dans cette période de l'année ; en hiver, ce sont les pneumonies, la diphtérie, la rougeole, la scarlatine, toutes les affections dont le contage a pour siège les voies respiratoires.

La variole et la tuberculose semblent beaucoup plus indépendantes des saisons.

Le tableau suivant indique la mortalité saisonnière moyenne causée par les diverses affections à Paris.

Mortalité parisienne suivant les saisons.

	Mal. des voies respiratoires	Mal. des voies digestives	Mal. zymotiques	Tuberculose
Hiver	2931	1059	2329	2529
Printemps. . .	2501	1148	1927	2374
Eté	1392	2132	1769	2174
Automne . . .	2050	1063	1496	2438

Des recherches statistiques faites simultanément à Genève, à Berlin, à Glascow, il résulte que le maximum de morbidité et de mortalité se produit dans l'Europe centrale et septentrionale en février et mars, et le minimum en mai. Cette évolution saisonnière établit une démarcation bien tranchée entre ces régions et les régions à malaria où la morbidité et la mortalité atteignent leur acmé en été ou en automne.

Climats froids et polaires. — Les climats froids et polaires ont pour limite inférieure l'isotherme de 5°. A cette zone appartiennent l'Islande, le nord de la presqu'île scandinave, la Laponie, la Sibérie et toutes les terres polaires, Groenland, Spitzberg, dans le continent européo-asiatique ; la portion septentrionale du Canada, l'Amérique russe, l'île de Terre-Neuve, dans le Nouveau-Monde. Dans l'hémisphère sud, cette zone ne comprend guère que la mer ou des terres désertes.

Le caractère météorologique de ces climats est la longueur et la rigueur des hivers, l'absence presque complète des saisons intermédiaires, automne et printemps, la brièveté et la température relativement élevée des étés, l'amplitude des oscillations annuelles qui dépasse souvent 33°.

Au point de vue de la pathologie de ces climats, il faut signaler la rareté de la malaria et sa disparition complète sur tous les points où la moyenne estivale ne dépasse pas 15°, la fréquence et la gravité toute particulière qu'acquiert la grippe dans ces régions. Le scorbut est, on le sait, un des ennemis les plus redoutables des équipages qui entreprennent une campagne de navigation dans les mers polaires. La syphilis paraît avoir une plus grande gravité dans les pays froids et c'est dans les contrées septentrionales qu'elle présenterait surtout ses formes malignes. Enfin il faut mentionner parmi les affections, sinon propres à ces régions, du moins beaucoup plus fréquentes, les accidents de congélation, l'ophtalmie des neiges, le trismus des nouveau-nés, etc, etc.

D'une façon générale cependant on peut dire que ces climats sont peu propices au développement des maladies infectieuses. On a même prétendu qu'ils conféraient une sorte d'immunité contre la phtisie. Il y a là une exagération manifeste. Il est certain que la phtisie existe dans ces régions et fait même d'assez grands ravages dans certaines localités, à Terre-Neuve, au Canada, parmi les populations métisses ; dans les villes sibériennes, au Groenland où elle tuerait 70 pour 100 des indigènes, etc., etc. Elle est en revanche rare en Islande, aux îles Féroë, dans les parties septentrionales de la Norvège, mais elle n'y est pas inconnue.

En somme, les climats froids sont en général bien supportés par l'organisme et sont plutôt favorables à la santé, à la condition que celui-ci soit en mesure de se préserver des rigueurs de la température et qu'il dispose de ressources alimentaires suffisantes pour lutter contre la déperdition du calorique animal. Dans les expéditions arctiques bien organisées et qui n'ont pas eu à subir de trop grandes privations (1), la mortalité a été remarquablement faible, malgré les fatigues endurées.

Les désastres de la retraite de Russie montrent combien les choses se passent différemment si l'organisme est surmené et en proie à la misère physiologique.

Climat des altitudes.— Le trait caractéristique des altitudes est la dépression barométrique et la diminution de tension de l'oxygène qui en est la conséquence. Nous avons vu comment l'organisme réagissait contre cette diminution de tension et comment il s'adaptait rapidement à ces nouvelles conditions. Quand la dépression ne dépasse pas certaines limites, quand, à son action, ne vient pas s'ajouter celle d'autres facteurs, cette adaptation est complète et l'homme peut vivre en parfaite santé et conserver toute sa vigueur, contrairement aux assertions un peu aventurées

(1) Kotzebue, après quatre ans dans les mers arctiques, n'a pas perdu un seul homme. Dans l'expédition à la recherche de Franklin, il n'y a eu, malgré les souffrances endurées que 8 décès sur 300 hommes. Enfin dans l'expédition de Nansen, il n'y a pas eu de décès et tous les membres sont revenus en Suède en bonne santé. Que l'on compare ces résultats avec ceux d'une exploration dans les régions les moins insalubres de la zone torride africaine !

de Jourdanet, à des altitudes où la tension de O n'est guère qu'un peu plus de la moitié de ce qu'elle est au niveau de la mer ; témoins les nombreuses populations qui se pressent, avons-nous dit, sur les hauts plateaux des Andès et le percement d'un tunnel de 4760 mètres à l'altitude de 4.458 mètres (420 mm. de pression) sur le chemin de fer d'Arequipa à Puno.

Les altitudes se distinguent aussi, au point de vue climatologique par d'autres particularités qui en ont fait de précieux agents de la thérapeutique. Un des phénomènes qui frappent tout d'abord ceux qui gravissent les hauteurs est l'abaissement de température. Cet abaissement, variable suivant le climat et l'exposition est en moyenne en Europe de 1° pour 166 mètres de hauteur. A Davos (Engadine) (1.556 m.; pression barométrique, 626 mill.), la température moyenne de l'hiver est de — 5. 93. A Mexico (2. 290 m.), sous la latitude de 20° environ, c'est-à-dire en pleine zone torride, la température moyenne n'est que de 15°.

D'autres traits encore plus intéressants au point de vue hygiénique et thérapeutique donnent à ces climats un facies très particulier.

L'air raréfié contient une moins grande proportion de vapeur d'eau, celle-ci en vertu de sa densité tendant à gagner les couches inférieures, d'où un état hygrométrique très peu élevé, l'absence des brouillards qui restent au fond des vallées, en hiver surtout, la pureté et la transparence habituelles de l'atmosphère.

La proportion des rayons calorifiques et lumineux absorbée par les couches supérieures de l'atmosphère étant moins élevée en raison de leur moins grande épaisseur, l'intensité d'insolation est considérable. Tandis que le thermomètre à l'ombre marque en hiver — 5° et même moins, la température atteint souvent au soleil 12, 15 et même 30°. L'air étant diathermane, ces radiations calorifiques réfléchies par le tapis blanc de la neige qui recouvre le sol sont absorbées et emmagasinées par le corps et les vêtements des personues qui se trouvent dans ce milieu. Aussi voit-on les malades se promener sur cette neige couverts de vêtements légers et se préservant par une ombrelle du soleil (P. Regnard).

De plus, l'air des altitudes est plus riche que l'air de la plaine en ozone est très pauvre en micro-organismes presque stérile. Au glacier d'Aletsch (2.900 m.), de Freudenreich n'a trouvé que 1 à 2 germes par mètre cube, et Cristiani a constaté dans une ascension en ballon qu'au dessus de la ville de Genève, les bactéries disparaissaient complètement de 1.000 à 1.100 m.

Effets physiologiques, pathogéniques et thérapeutiques des climats d'altitude. — Nous nous sommes étendus assez longuement sur les modifications que le séjour imprime aux fonctions de l'organisme, notamment à l'hématose et aux échanges organiques, pour qu'il soit inutile d'y revenir. D'autre part ce n'est pas ici le lieu d'insister sur les nombreuses applications thérapeutiques qu'ont reçues les altitudes. Nous nous bornerons à signaler quelques particularités de leur histoire pathologique qui intéresse tout particulièrement l'hygiène.

La pureté de l'air n'empêche pas la plupart des agents des maladies infectieuses d'accompagner l'homme aux hautes altitudes et de gravir avec lui les sommets. D'après Jourdanet, la fièvre typhoïde serait plus fréquente sur les hauts plateaux du Mexique et du Pérou que dans les basses terres. Le choléra sévit à Simla (2.000 m.), à Quito (3.000 m.). En Europe, il est monté en 1854, jusqu'à St-Véran, le village le plus élevé de France. La pneumonie est une des affections les plus fréquentes des hauts villages de la Suisse et y présente une gravité toute particulière. La diphtérie, les fièvres éruptives sont endémiques sur les hauts plateaux du

Mexique et de l'Himalaya. Il n'y a guère que la fièvre jaune et la malaria qui respectent les hauteurs et encore Hirsch (1) signale-t-il des foyers palustres dans la République de l'Equateur et au Pérou à 3.000 mètres et à 3.800 mètres.

Immunité phtisique des altitudes. — C'est surtout à l'égard de la tuberculose qu'on a invoqué l'immunité des altitudes. Le mot immunité n'est peut-être pas tout à fait exact, car la phtisie est loin d'être inconnue dans les pays de montagnes. Mais les recherches statistiques faites de divers côtés s'accordent avec les observations personnelles des médecins exerçant dans ces régions pour établir que la tuberculose est peu fréquente aux altitudes et qu'elle devient de plus en plus rare à mesure qu'on s'élève. Jourdanet, pendant une pratique de quatre ans et demi à Mexico, n'a vu, dans 30.000 visites faites par lui, que 6 tuberculeux. Jaccoud affirme que la haute Engadine et la vallée de Davos jouissent d'une immunité à peu près absolue. La Paz et Sucre, en Bolivie, ont une si grande réputation à cet égard que ces deux villes attirent depuis longtemps les tuberculeux de toute l'Amérique du Sud.

Les statistiques sont là du reste pour témoigner du privilège dont jouissent les altitudes.

Statistique de la Société helvétique des sciences naturelles.

Altitudes	Sur 1000 décès combien dus à la phtisie ?
200-400 mètres	112
400-700 —	105
700-900 —	106
900-1200 —	92
Au-dessus de 1200	71

La statistique dressée dans le Duché de Bade sur la mor-

(1) *Loc. cit.*

talité tuberculeuse rapportée au chiffre de la population conclut dans le même sens :

	Décès phtisiques
Plaine	33 p. 1000 hab.
2000 à 2500 pieds.	27 »
Au-dessus de 3000 pieds (1000 mètres). . .	21 »

Mêmes résultats aux Etats-Unis d'Amérique.

	p. 100 décès généraux décès phtisiques
Etats situés dans la plaine.	20 à 27
Etats situés en pays montagneux	2 à 10

Il ne semble donc pas douteux que l'altitude a une action préservatrice vis-à-vis du bacille tuberculeux. Est-ce à l'hyperglobulie physiologique créant un terrain défavorable à l'évolution du bacille qu'est due cette immunité relative ? Est-ce à la suractivité de la ventilation pulmonaire ?

II. — Acclimatement. — Acclimatation.

L'acclimatement est la faculté que possède l'homme de s'adapter à un climat différent du climat d'origine. L'acclimatation représente l'intervention de l'art qui protège et surveille cette adaptation (Proust). Pour certains auteurs ces deux termes devraient être entendus dans un sens un peu différent, l'acclimatement serait l'acte, l'acclimatation serait le résultat.

A une époque où, chez toutes les nations européennes, il se produit un mouvement irrésistible d'expansion coloniale, il est peu de questions d'hygiène plus intéressantes, qui soulèvent de plus graves problèmes physiologiques, économiques et sociaux, que celle de l'acclimatement. C'est en effet de la solution de cette question que dépend l'avenir des nombreuses tentatives de colonisation que l'on fait aujourd'hui, leur succès ou leur échec.

Laissant de côté la question de l'acclimatement pris au sens absolu du mot, tel que l'entend l'anthropologie, et nous plaçant au point de vue pratique, nous distinguerons l'*acclimatement de race*, c'est-à-dire la possibilité pour les immigrants de faire souche, de se perpétuer dans la contrée où ils s'établissent, d'y conserver la force d'expansion démographique qu'ils possédaient dans le pays d'origine, et *l'acclimatement individuel* qui consiste purement à conserver dans le nouveau climat sa santé et ses aptitudes physiques et intellectuelles.

La réalité de l'acclimatement de race a donné lieu à d'interminables controverses. Niée, ou tout au moins contestée par les uns (Bertillon, Rochoux, Boudin), elle a été affirmée par d'autres anthropologistes d'une autorité indiscutable, tel que Quatrefages. C'est qu'en effet le problème est loin d'être simple et qu'il est sous la dépendance de facteurs multiples qui font de sa solution une donnée essentiellement contingente et variable. Examinons rapidement l'influence de ces divers facteurs.

a) *Influence des conditions météorologiques.* — Les plus importantes de ces influences sont les conditions météorologiques. D'une façon générale on peut poser en loi que l'acclimatement se fera d'autant plus aisément et sera d'autant plus complet que les conditions météorologiques du pays à coloniser se rapprocheront davantage de celles du pays d'origine. L'histoire fournit d'innombrables exemples de la vérification de cette loi. Les mouvements d'émigration qui ont lieu dans le sens des parallèles et à peu près sur la même latitude réussissent très bien, quelle que soit l'étendue du déplacement. Témoin le magnifique développement qu'ont pris la race anglo-saxonne aux États-Unis, et la race française au Canada. Les émigrants de cette nationalité qui arrivèrent à la fin du XVIIe siècle, il y a deux cents ans environ, au nombre de 10.000, forment aujourd'hui, par suite de leur fécondité et sans intrusion d'éléments nouveaux, un peuple de plus d'un million d'habitants. Ce merveilleux accroissement prouve même qu'un climat un peu plus rigoureux que celui d'origine, non seulement n'entrave pas, mais favorise plutôt la colonisation. C'est en effet l'acclimatement complet dans la plus rigoureuse acception du mot.

On peut encore citer en exemple l'Australie et la Nouvelle-Zélande qui, quoique dans l'hémisphère sud, aux antipodes de l'Europe, présentent des conditions météorologiques analogues, et où la race anglo-saxonne prospère si rapidement, les Etats de la Plata, le Chili vers lesquels se dirige une émigration incessante composée surtout des habitants de l'Europe méridionale.

L'histoire ne nous apprend-elle pas d'ailleurs que l'Europe actuelle où les populations se pressent en foules si compactes a été peuplée par les grands mouvements d'émigrations venues d'Asie et du N.-E. de l'Europe (Aryas, Sarmates, Germains, Goths, Normands, etc., etc.) ?

La question d'acclimatement de race, dans le sens le plus absolu, ne se pose même pas, semble-t-il, quand il s'agit des régions tempérées.

Il n'en est pas de même quand les conditions météorologiques de la région s'éloignent sensiblement de celles du pays d'origine. S'il s'agit de contrées appartenant à la zone froide, les conditions climatériques ne paraissent pas s'opposer à l'acclimatement individuel. L'acclimatement de race pourra être plus laborieux, plus lent, par suite des difficultés de l'existence, de l'âpreté de la lutte contre les éléments, mais ne présente pas en somme de difficultés insurmontables, témoins les progrès que fait la colonisation russe en Sibérie où la race Slave tend de plus en plus à absorber les races indigènes d'origine ouralo-altaïque.

La question se borne donc en somme, au point de vue

pratique, à savoir si l'Européen peut s'acclimater et faire souche dans les zones chaudes et tropicales qui ont toujours exercé sur lui une si puissante attraction.

Il est certain, d'après ce que nous avons dit de l'insalubrité de ces régions, que l'adaptation de l'économie à ces climats est chose délicate ; d'une part, des phénomènes climatériques qui ont pour conséquences physiologiques l'abaissement du taux vital, *l'imminence morbide*, éléments constants, inhérents au climat ; d'autre part l'influence palustre, élément accidentel, variable, mais élément en somme capital, et auquel il est difficile d'échapper dans ces régions. Mais ici interviennent d'autres facteurs qui modifient, qui font varier dans une large mesure les résultats. Ces facteurs sont la race, les croisements avec les indigènes, les habitudes et le genre de vie.

b) Influence de la race. — L'influence de la race sur l'acclimatation dans tel ou tel pays n'est pasmoins grande. A part les Juifs que l'on rencontre un peu partout et qui paraissent doués, peut-être à cause de leurs habitudes sédentaires et de leurs occupations, d'une faculté d'adaptation toute particulière, aucune race ne semble être cosmopolite, et l'aire de dissémination de chacune d'elles paraît limitée par les conditions climatériques. La loi posée au début se vérifie encore ici.

Si, parmi les Européens, la race espagnole a pu s'étendre plus loin que les autres dans la zone chaude, cela tient surtout à son origine, à la large infusion de sang berbère et maure qu'elle a reçue. En Algérie, ce sont les Français du Midi qui s'acclimatent le plus facilement. Les Français du Nord sont beaucoup plus éprouvés dans l'individu et dans sa descendance et ne parviennent que difficilement à y créer une famille.

La race noire paraît avoir une faculté d'adaptation assez limitée et se trouve en général assez mal de son expatriation hors de son domaine naturel. Il faut tenir compte, il est vrai, des conditions déplorables dans lesquelles se faisaient autrefois et se font encore aujourd'hui les tentatives d'acclimatation dont elle est l'objet.

c) *Influence des croisements.* — Les croisements avec la race autochtone aident puissamment à l'acclimatement complet, en créant une race métisse beaucoup mieux appropriée au climat. C'est une des causes qui ont le plus favorisé la prise de possession de l'Amérique du Sud par les Espagnols. Mais il est indispensable que les races ne s'éloignent pas trop l'une de l'autre. Les unions si fréquentes entre blancs et nègres n'ont pu parvenir à créer une race résistante et viable.

d) *Influence du genre de vie.* — Si l'on s'en rapportait à l'effroyable mortalité de nos troupes dans la plupart des colonies situées sous la zone torride et en particulier dans l'Afrique tropicale, on ne pourrait qu'émettre les conclusions les plus pessimistes, les plus désolantes. Mais ces troupes obligées, le plus souvent à faire de pénibles expéditions où tout fait défaut, se trouvent dans des conditions toutes particulières et ne peuvent être prises comme étalon normal. En revanche, nous savons que dans certaines colonies situées en pleine zone tropicale les Européens non seulement ont vécu impunément, mais ont fait souche et ont créé une race nouvelle, la race créole, qui se distingue par plusieurs caractères de la race mère. Cette race manque un peu, il est vrai, et c'est là un des principaux arguments des adversaires de l'acclimatement, de vitalité de résistance et surtout de la qualité primordiale qui assure seule la perpétuité des races, la fécondité. Aux Antilles, la plupart des familles créoles s'éteignent, d'après Rochoux, à la 3e ou 4e génération (1).

(1) Nous verrons plus loin un phénomène analogue à propos des villes, la difficulté d'acclimatement de la race à l'habitat urbain.

L'acclimatement individuel est entouré de moins de difficultés et dans les comptoirs du Golfe du Bénin, la région peut-être la plus insalubre du globe, les employés des maisons de commerce supportent sans trop de dommages, grâce à une vie confortable et réglée, les trois années réglementaires de séjour. Mais tous ou presque tous sont plus ou moins intoxiqués par le paludisme, et il en est bien peu qui, à la fin de leur séjour, n'aient pas quelques altérations du foie ou de la rate.

Principes d'hygiène coloniale. — Quelle que soit la solution scientifique que reçoive le problème de l'acclimatement, elle n'a en définitive qu'un intérêt en quelque sorte théorique ; car on ne peut enrayer le mouvement d'expansion qui pousse les nations européennes vers les riches régions des contrées équatoriales et, si l'hygiène a un rôle à remplir c'est uniquement celui de poser, en se fondant sur l'expérience acquise, les règles, les méthodes qui peuvent le mieux atténuer les dangers de ces éléments, prévenir les échecs, assurer les succès qui sont en grande partie liés à l'observation de ces règles.

Ces règles, nous ne pouvons les formuler ici que très sommairement.

L'Européen, en débarquant dans la zone tropicale, se trouve en présence de deux ennemis contre lesquels il va avoir à se défendre : le climat et les maladies endémiques propres à cette zone.

Il ne peut échapper, cela va sans dire, aux influences météorologiques, mais il peut en modérer les effets, en prévenir surtout les conséquences dangereuses et nous avons vu d'ailleurs que, quelque pénible que soit le climat pour les non acclimatés, il n'a peut-être pas par lui-même toute la nocivité qu'on se plaît à lui attribuer et qu'il doit être innocenté de certains méfaits dans lesquels il n'a rien à voir. Il n'en est pas moins vrai que l'affaiblissement qui résulte de l'anorexie habituelle,de la langueur des fonctions digestives, des sueurs profuses, crée une réceptivité manifeste aux influences morbides, et c'est à diminuer cette réceptivité que doivent tendre les précautions.

L'arrivée dans la colonie se fera au début de la saison sèche, de façon à ce que l'organisme puisse s'adapter au climat dans la période la moins critique.

Les époques du débarquement pour les diverses colonies sont ainsi fixées par Raynaud (1) :

Zone tropicale N. (Tonkin) fin novembre.
— équatoriale N. (Dahomey, Kotonou) fin décembre.
— équatoriale S. (Gabon) mai-juin.
— tropicale S. (Madagascar) 1ers jours de juin.

C'est pour avoir méconnu ces règles que certaines expéditions (expédition anglaise contre les Aschantis) ont été de véritables désastres.

On évitera autant que possible d'installer sa résidence dans les endroits bas, aux embouchures des cours d'eaux, et l'on choisira de préférence un point relativement élevé, bien découvert, ayant une pente suffisante pour permettre l'écoulement rapide des eaux.

Les insolations, les coups de chaleur étant un des accidents les plus redoutables de ces régions, l'Européen évitera de sortir et surtout de se livrer à aucun travail manuel en plein soleil. La rentrée à la caserne et la sieste au milieu du jour sont réglementaires pour les troupes dans la plupart de nos colonies tropicales.

L'usage des ablutions froides journalières qui activent les fonctions cutanées et excitent la circulation languissante, le port de vêtements et surtout d'une ceinture de flanelle sur la région abdominale,destinée à prévenir les re-

(1) *Congr. intern. d'hyg.* Paris, 1900.

froidissements nocturnes, cause la plus fréquente d'affections intestinales et de dysenterie, doivent être vivement recommandés.

Le régime alimentaire a aussi une grande importance au point de vue des affections du tube digestif si fréquentes et quelquefois si graves. L'alimentation sera peu abondante comme quantité, mais suffisamment réparatrice et consistera surtout en viandes légères de digestion facile, volailles, œufs, poissons, légumes verts (1). Les condiments nécessaires pour stimuler l'appétit toujours languissant seront employés avec modération.

Mais deux points doivent surtout attirer l'attention de ceux qui ont charge de la santé des collectivités ou des individus dans ces régions : d'une part l'influence funeste des boissons alcooliques qui sont ici de véritables poisons ; d'autre part l'insalubrité à peu près constante des eaux des régions chaudes et la nécessité de les filtrer ou, ce qui vaut beaucoup mieux, de les faire bouillir avant leur emploi (2).

Nous n'insisterons pas sur la nécessité des vêtements appropriés, c'est-à-dire à la fois légers, amples et mauvais conducteurs du calorique. Les explorateurs en particulier, obligés de passer souvent la nuit à la belle étoile, ne doivent pas oublier qu'il se produit un refroidissement nocturne d'autant plus sensible que la journée a été plus chaude, d'où la nécessité de la flanelle pour les vêtements

(1) Raynaud et Holwerda (*Rapp. au Congr. d'hyg.*, 1900) s'accordent à recommander une ration riche en albumine et la substitution du sucre aux graisses comme producteur d'énergie.

(2) La filtration et les autres procédés d'épuration de l'eau dont cependant la liste est longue, comme nous le verrons plus loin, semblent n'avoir donné, de l'aveu de tous les intéressés, que de médiocres résultats dans les expéditions coloniales et il n'y a en somme que l'ébullition sur laquelle on puisse compter. Une infusion légère de thé ou de café est encore, dans ces régions, la meilleure boisson à la condition toutefois de la préparer extemporanément.

de dessous. La coiffure doit protéger la tête et la nuque contre les rayons du soleil et le casque avec couvre-nuque paraît être la forme la mieux adaptée à ce rôle.

Enfin, il faut tenir compte dans la façon dont on règle sa vie, de la diminution sensible d'aptitude au travail aussi bien intellectuel que physique qu'entraîne le séjour dans les climats chauds. Aussi tout surmenage, de quelque nature qu'il soit, est-il particulièrement dangereux et la mort si regrettable de Paul Bert ne semble pas avoir eu d'autre cause.

Bien autrement redoutables, mais aussi peut-être, plus évitables que les conditions météorologiques, sont les maladies endémiques des tropiques. Nous avons vu combien la flore pathologique de ces régions est riche. Beaucoup de ces affections, il est vrai, sont dues à des parasites dont il est relativement facile, maintenant que l'on connaît la voie par laquelle ils pénètrent dans l'économie, de se préserver.

Reste la grande endémie des pays chauds, celle qui constitue le principal obstacle à l'acclimatement de l'Européen et contre laquelle naguère on désespérait de pouvoir lutter avantageusement, au moins dans la zone torride, le paludisme.

Les nouvelles notions que nous possédons sur le mode de transmission de la maladie (v. p. 69), ont déplacé notablement la question et la lutte contre la malaria semble être surtout et avant tout une lutte contre les moustiques. Cela simplifie-t-il le problème et rend-il la défense plus facile? Les résultats déjà obtenus en Italie et dans quelques autres contrées (1) permettent de beaucoup espérer. Reste à savoir si les moyens qui paraissent si bien réussir dans la région méditerranéenne, réussiront aussi bien dans la zone tropicale où la vie animale et végétale est autrement intense.

(1) LAVERAN, Assainissement de la Corse. *Bull. Ac. de méd.*, 7 oct. 1902.

Outre la protection contre les moustiques, la prophylaxie du paludisme comprend l'administration préventive de la quinine. Dans l'édition précédente, nous élevions quelques doutes sur l'efficacité de ce médicament. Les expériences faites depuis dans les divers foyers ont pleinement montré que ces doutes n'étaient point justifiés et tous les médecins qui ont exercé dans les pays à fièvres s'accordent à reconnaître que l'usage préventif de la quinine combiné avec la protection individuelle contre les moustiques est une des meilleures, une des plus sûres armes dont dispose la prophylaxie de la malaria.

Enfin la défense doit être complétée par la création, dans toutes les colonies de la zone torride où sévit le paludisme, ainsi que le vœu en a été émis par le Congrès international d'hygiène de 1900, à la suite du rapport du Dr Raynaud, de sanatoriums situés, dans la zone indemne de paludisme, à une altitude de 600 à 1.200 mètres, autant que possible dans les parties montagneuses et fraîches de la colonie. C'est là que l'Européen anémié par la fièvre peut, sans avoir recours à un rapatriement, toujours fort onéreux, échapper pendant la saison la plus insalubre à l'influence malarienne et refaire ses forces et ses hématies.

La rigoureuse application des règles d'hygiène que nous venons d'exposer brièvement, notamment une plus sévère sélection des hommes de l'armée coloniale, l'envoi des troupes dans la saison favorable, les améliorations apportées à leur alimentation et à leur casernement, a déjà porté quelques fruits et a amené une sensible diminution de la mortalité dans ces dix dernières années. Au Tonkin, la mortalité qui atteignait, en 1885, 256 p. 1.000 hommes d'effectif s'est abaissée à 16 p. 1.000 en 1898, et la morbidité est tombée de 1.512 p. 1.000 h. (1886) à 852 (1898). L'amélioration n'est pas moins marquée dans la plupart des autres colonies.

Peut-on espérer obtenir encore mieux et confirmer l'opinion du Dr Holwerda (des Indes néerlandaises) (1), particulièrement autorisé en la matière, qui croit « que celui qui peut vivre d'une manière hygiénique dans les pays tropicaux peut y jouir d'une aussi bonne santé qu'ailleurs » ? Verrons-nous s'ouvrir de vraies colonies de peuplement dans ces régions si riches, si fertiles, d'un charme si attirant, mais si perfide aux populations trop denses de la vieille Europe ? C'est le secret de l'avenir et la solution en est intimement liée à l'issue de la campagne qu'on entreprend aujourd'hui contre la malaria avec les armes nouvelles que la science met entre nos mains.

(1) *Loc. cit.*

CHAPITRE IV

EAUX POTABLES

Rôle biologique de l'eau. — L'eau entre pour une large part dans la constitution du corps humain, puisqu'elle représente près de 70 p.100 de la masse totale, et elle joue un grand rôle dans les actes de la nutrition. Elle imbibe et baigne les tissus ; elle tient en dissolution les sels et les produits de sécrétion, elle est l'intermédiaire indispensable du fonctionnement de nos organes.

L'eau est éliminée par tous les appareils de sécrétion et d'excrétion, poumons, reins, peau, glandes digestives. D'après Barral, cette élimination atteint en moyenne 2 litres par jour dont la majeure partie est fournie par les aliments solides ou liquides qui en contiennent une proportion plus ou moins forte.

L'eau ingérée sous forme de boisson ne constituerait donc en quelque sorte que l'appoint, appoint essentiellement variable suivant le genre d'alimentation.

L'action de l'eau sur la nutrition, malgré les nombreuses recherches auxquelles elle a donné lieu, n'est pas complètement élucidée. Selon certains médecins, Genth, G. Sée, Robin, etc., etc., elle augmenterait les oxydations et l'excrétion de l'urée. D'après Debove, elle n'aurait aucune influence sur les actes nutritifs (1).

(1) Genth, expérimentant sur des personnes placées dans des conditions aussi identiques que possible, a trouvé qu'alors que le

I. — Caractères généraux des eaux potables.

L'importance hygiénique des eaux potables avait déjà été entrevue et signalée par Hippocrate qui, dans son *Traité des airs, des eaux et des lieux,* s'exprime ainsi : « Je « veux exposer ce qui est à dire sur les eaux et montrer « quelles eaux sont malsaines et quelles eaux sont salubres, « quelles incommodités ou quels biens résultent des eaux « dont on fait usage ; car elles ont une grande influence sur « la santé. »

On sait, du reste, quels soins les anciens, les Romains en particulier, apportaient au choix des eaux qui devaient alimenter leurs villes et quels travaux gigantesques ils entreprenaient pour les y amener, souvent d'un point très éloigné. Rome est encore la ville du monde la plus favorisée, au point de vue de la quantité d'eau dont elle dispose.

Quels sont les caractères que doit posséder une eau potable ?

D'après A. Gautier, toute eau potable doit être fraîche, limpide, sans odeur, agréable au goût, aérée, légère à l'estomac, imputrescible et apte aux principaux usages domestiques.

Ces qualités, l'eau les doit à la fois à son origine et aux

rapport de l'urée à l'ensemble des matériaux. solides de l'urine était de 61.6 p. 100 avec le régime ordinaire, ce rapport s'élevait à 66.1 p. 100 quand on ajoutait à ce régime l'ingestion quotidienne de 2 litres d'eau et à 70.5 p.100 avec 4 litres. A. Robin a vu de même le coefficient s'élever de 49.4 à 53.2 p. 100 avec l'ingestion de 1250 gr. d'eau. Debové, par contre, n'a constaté aucune modification régulière, constante dans le taux de l'urée. Il semble bien toutefois que l'eau active réellement les échanges, peut-être en accélérant l'absorption des peptones au fur et à mesure de leur formation.

divers éléments qui entrent dans sa composition et que nous allons passer successivement en revue.

Propriétés physiques. — *a) Température.* — La température de l'eau varie suivant sa provenance. L'eau de source ou des nappes profondes a une température constante, égale en général à la moyenne du lieu. L'eau fournie par les puits artésiens venant des grandes profondeurs de la couche terrestre est souvent une eau plus ou moins thermale. Les eaux superficielles, rivières, fleuves, étangs, ont une température variable suivant la saison, froides en hiver, chaudes en été (1).

b) Limpidité. — L'eau est d'autant plus agréable à boire qu'elle est plus limpide, et l'on doit *a priori* se défier des eaux troubles, bien que ce trouble soit dû souvent à des matières terreuses en suspension absolument inoffensives et qu'une eau d'une limpidité parfaite ne soit pas nécessairement une eau saine.

c) Odeur. Saveur. — L'eau potable doit être absolument inodore et n'avoir pas de saveur sensible.

Certaines eaux dégagent, surtout quand on les chauffe, une odeur d'œufs pourris due à la présence de l'hydrogène sulfuré et autres produits de la putréfaction des matières organiques qu'elles contiennent. Inutile de dire que de pareilles eaux doivent être rejetées de la consommation.

Composition chimique. — Éléments constituants des eaux potables et leur signification. — A. ÉLÉMENTS DISSOUS. — L'eau dans la nature n'est jamais chimiquement

(1) Voici, d'après Reichhardt, quelques exemples de variations de température que subissent les eaux de diverses provenances suivant les saisons :

	Maxima	Minima
Eau de source	10°8 (27 août)	9°5 (26 mai)
Eau de rivière	18°9 (30 juillet)	1°4 (1er janvier)
Fontaine à pompe	11° (2 octobre)	5°4 (28 février)

pure et elle contient, soit en suspension, soit en dissolution des éléments étrangers de nature diverse. Les uns sont empruntés aux terrains qu'elles ont traversés et quand ceux-ci s'y trouvent en proportions modérées, ils peuvent être considérés comme indifférents au point de vue sanitaire, et même parfois utiles au point de vue nutritif. Tels sont les sels calcaires et magnésiens, la silice, les sels d'alumine, le fer. Les autres tirent leur origine de la provenance de l'eau, des souillures qu'elle a rencontrées dans son trajet et à ce titre leur présence a toujours une signification plus ou moins suspecte, surtout quand ils s'y trouvent en proportions tant soit peu élevées ; de ce nombre sont les chlorures, les phosphates, l'ammoniaque, les nitrites, les nitrates et la matière organique.

Examinons rapidement chacun d'eux :

1° Gaz dissous. — L'eau naturelle non bouillie contient en dissolution divers gaz, oxygène, acide carbonique, azote. Elle est, dans ce cas, dite aérée et cette qualité contribue à la rendre plus digestible.

Le plus important de ces gaz, au point de vue de la valeur hygiénique de l'eau, est l'oxygène, car sa proportion peut servir d'indice du plus ou moins de pureté de celle-ci. Les matières organiques qui existent dans l'eau s'emparent en effet de l'oxygène libre et abaissent d'autant son degré oxymétrique.

C'est ainsi que la Seine, souillée par les eaux vannes qu'y déversent les collecteurs d'égouts de Paris, ne reprend qu'aux environs de Mantes (40 kilom. de Paris), le titre oxymétrique qu'elle avait en amont de la grande ville.

Quand il s'agit d'eaux superficielles, cours d'eaux, étangs, la faune et la flore de ces eaux peuvent fournir aussi certaines présomptions sur le degré de souillure de l'eau, les diverses espèces végétales et animales n'ayant pas les mêmes exigences à l'égard de l'oxygène. D'après Gérardin, une eau serait saine lorsque les animaux et les végétaux d'une organisation supérieure peuvent y vivre ; elle serait au contraire infectée quand elle ne peut nourrir que des infusoires ou des cryptogames. Le cresson des fontaines serait la plus délicate de toutes les plantes aquatiques et ne croîtrait que dans les eaux très pures. Les menthes, les nénuphars et la ciguë seraient déjà moins difficiles et se contenteraient d'eaux médiocres. Les roseaux (*Arundo phragmites*) seraient les plus accommodants de tous les phanérogames et pousseraient vigoureusement dans les eaux très infectées.

Il en est de même de la faune. Les animaux sont d'autant plus sensibles à la souillure des eaux qu'ils sont plus élevés en organisation. Dans les eaux souillées par les matières organiques, les poissons succombent d'abord, puis les mollusques. Les organismes tout à fait nférieurs, infusoires et schizomycètes, semblent au contraire se plaire et se multiplier avec d'autant plus d'activité que les eaux sont plus chargées de matières organiques, plus privées d'oxygène.

Les eaux courantes sont en général, on le comprend, beaucoup plus aérées que les eaux venant de la profondeur puisqu'elles ne cessent de dissoudre de l'air dans leur trajet. On ne saurait donc les comparer entre elles à ce point de vue quand il s'agit d'apprécier leur valeur hygiénique (1).

(1) La teneur en gaz et la proportion de chacun d'eux varient suivant la provenance des eaux, ainsi que le montre le tableau suivant :

Volume des gaz en dissolution dans un litre d'eau en centimètres cubes.

	O	Az	CO^2	Total
Eau de pluie (Paris). . . .	6.6	14.0	2.4	23.0
Eau de source (Orjhez). . .	5.6	13.8	16.2	35.6
Eau de Seine (Bercy) . . .	3.9	12.0	16.2	32.1
Eau du Rhône (Lyon). . .	6.5	11.5	6.5	24.5
Eau de puits (Paris). . . .	1.4	20.7	38.1	60.2

Ce qu'il y a à remarquer, c'est la faible teneur en O de l'eau de

2° Matières fixes. — Sels minéraux. — Parmi les éléments empruntés aux terrains traversés, ceux qui se trouvent le plus habituellement dans l'eau, sont les sels calcaires et magnésiens, l'alumine, la silice, le fer, les sulfates alcalino-terreux, etc., etc. L'ensemble de ces principes fixes ne doit pas dépasser dans l'eau potable 0 gr. 50 par litre.

Sels calcaires et magnésiens. — Les plus importants et les plus constants de ces principes sont les sels calcaires qui se trouvent en proportion plus ou moins grande à l'état de bicarbonate ou de sulfate dans presque toutes les eaux dont ils constituent en général la moitié du résidu fixe. D'après A. Gautier, ces sels joueraient même un rôle utile, quand ils se maintiennent dans certaines limites, en apportant à la ration alimentaire, souvent insuffisante à ce point de vue, chez les populations pauvres, un complément de chaux, cet élément si nécessaire à l'édification du tissu osseux (1). Mais quand l'élément calcaire est en excès (au-dessus de 0 gr. 30 à 0,40 par litre), l'eau est dite dure ; elle est d'une

Seine et de l'eau de puits de Paris, l'une et l'autre fort souillées, comme l'on sait.

(1) Voici les calculs sur lesquels A. Gautier base son opinion :

Bilan de la chaux entrant et sortant de l'organisme chez un adolescent.

	Recettes		Dépenses
Viande 175 gr. contenant CaO	0 gr. 147	CaO assimilé pour l'édification du squelette. . . .	0 gr. 271
Pain 500 gr. contenant.	0 gr. 179	— éliminé par urines.	0 gr. 221
Légumes secs 80 gr. contenant.	0 gr. 144	— par autres excrétions.	0 gr. 022
Total CaO.	0 gr. 470		0 gr. 514
Déficit quotidien. . .			0 gr. 044

Pour l'adulte, il arrive par des calculs analogues à cette conclusion qu'alors que les dépenses quotidiennes de CaO sont de 0 gr. 824, les recettes, avec une alimentation normale assez riche, ne sont que de 0 gr. 650 ; d'où déficit de 0 gr. 174.

digestion difficile, se trouble par l'ébullition, cuit mal les légumes et dissout incomplètement le savon qui y forme des grumeaux. Ajoutons qu'au point de vue industriel qui tient aujourd'hui une si large place dans la vie urbaine, la dureté de l'eau a de graves inconvénients. Une eau trop chargée en calcaire incruste rapidement les parois des chaudières à vapeur, diminue leur résistance et peut être la cause d'explosion.

Aux sels calcaires sont souvent associés des sels de magnésie, notamment quand les eaux sourdent des calcaires dolomitiques. Nous verrons plus loin l'influence qu'on attribue à l'usage de pareilles eaux dans la genèse du goitre.

Silice. — Fer. — Alumine. — Ces éléments sont assez fréquents dans les eaux potables, mais toujours en proportions minimes. Provenant du sol à travers laquel a filtré l'eau, leur quantité relative pourrait donner quelques indices sur le plus ou moins de profondeur de la couche d'où elle provient (Ohlmuller). Ces substances n'ont d'ailleurs aucune importance au point de vue sanitaire.

Fluor. — Brome. — Iode. — Plus rares que les précédents, ils ne se trouvent qu'à l'état de traces. Les uns et les autres proviennent toujours des terrains traversés. Rappelons, en passant, que Chatin attribuait à l'absence d'iode dans les eaux le développement du goitre, hypothèse que les faits n'ont pas confirmée.

Chlorures. — Presque toutes les eaux contiennent des chlorures alcalins, mais, sauf quand elles ont traversé des terrains salinifères, ces chlorures y sont en très faible quantité, 0 gr. 005 à 0 gr. 015. Aussi une proportion un peu élevée de cet élément a-t-elle une certaine importance sanitaire, car elle est souvent l'indice, surtout si ces chlorures sont associés à des phosphates, d'une contamination de l'eau par des eaux de surface contenant des matières organiques d'origine animale, des urines en particulier (1).

e) *Acide phosphorique*. — On constate sa présence dans quelques eaux, et elle est presque toujours le témoignage d'une contamination dangereuse. Dans les eaux pures on ne trouve pas, en effet de traces, de cet acide, tandis qu'il existe en proportions notables dans les eaux d'égout et tire en général sa principale origine d es urines qu'elles charrient.

Ammoniaque. — *Nitrate*. — *Nitrites*. — Ces substances, qu'on ne trouve en général qu'à l'état de traces dans les eaux, sont presque toujours de provenance organique et révèlent une pollution plus ou moins ancienne. Nous avons vu, en effet, que la matière organique, en se décomposant, se transforme d'abord en AzH^3, puis sous une influence oxydante, passe à l'état de nitrites, puis de nitrates. Il y a donc ici une sorte d'échelle qui permet dans une certaine mesure d'apprécier l'âge de la contamination. Comme le fait observer Duclaux, la présence des nitrates indique une contamination passée et pour ainsi dire effacée, l'ammoniaque et les nitrites, une contamination en voie de transformation et qui persiste peut-être. Ces deux éléments ont donc, au point de vue sanitaire, une signification bien plus grave que le premier.

Rappelons toutefois que l'eau de pluie contient une certaine quantité d'ammoniaque et de nitrates d'origine météorique (2). Les liquides résiduaires de certaines industries (usines à gaz) entraînent souvent aussi dans les eaux une certaine quantité d'ammoniaque libre.

(1) Duclaux (*C. R. Acad. des Sciences*, 6 déc. 1897) a attiré l'attention sur l'importance des indications fournies par le dosage du chlore pour déceler la contamination des eaux souterraines.

(2) Moyenne des 20 dernières années à Montsouris, 0 gr. 002 d'ammoniaque et 0 gr. 0007 de nitratres par litre.

Inutile de dire qu'une eau potable ne doit en contenir que des traces ou, ce qui est encore mieux, ne pas en contenir du tout.

Matières organiques. — Ce que nous venons de dire de l'ammoniaque, des nitrates et nitrites s'applique encore bien plus à la matière organique non encore transformée. Cette matière organique que l'on trouve habituellement en très faibles quantités dans la plupart des eaux a des origines très diverses : décomposition sur place des détritus, végétaux et animaux, mélange par déversement direct ou par infiltration accidentelle des liquides chargés de résidus organiques (eaux industrielles, eaux d'égout) et il est évident que la signification sanitaire de cet élément, le danger qu'il révèle varient considérablement suivant l'origine de ces substances. Il n'en est pas moins certain qu'une eau qui renferme une quantité un peu notable de matière organique doit être considérée comme une eau souillée, comme une eau polluée.

Tiéman et Gartner admettent une limite de tolérance correspondant à 2 milligr. d'oxygène consommé ; au-dessus de cette dose, les eaux doivent être considérées comme suspectes. Nous verrons un peu plus loin comment on peut, dans une certaine mesure, distinguer la nature et l'origine de cette matière organique. Bornons-nous pour le moment à dire que Pouchet et Bonjean baissent à 1 milligr. d'oxygène consommé la limite de tolérance quand cette substance est soupçonnée d'être d'origine animale.

Plomb. — Cuivre. — Arsenic. — Rappelons enfin que, dans certains cas, l'eau peut emprunter, aux conduits qu'elle traverse et aux réservoirs dans lesquels elle séjourne, certains principes minéraux (plomb, cuivre) qui peuvent lui communiquer des propriétés toxiques.

Enfin certaines eaux industrielles peuvent entraîner dans

les cours d'eau ou dans la nappe des substances toxiques, l'arsenic par exemple.

Il est à peine besoin d'ajouter que la provenance de l'eau, eaux de surface (cours d'eaux, lacs), ou eaux profondes (sources, nappe phréatique), et que la nature des terrains traversés, exercent une grande influence sur la proportion des derniers éléments que nous venons de passer en revue et sur la présence même de certains d'entre eux ; qu'à chaque grande formation géologique correspond d'une façon génerale, ainsi que nous l'avons déjà mentionné (v. p. 23) un certain type de composition et de régime d'eau ; surtout pour ce qui concerne les eaux profondes. Nous aurons occasion de revenir sur ce point quand nous nous occuperons de l'approvisionnement d'eau pour les collectivités.

PRINCIPAUX ÉLÉMENTS DES EAUX POTABLES.

	Moyenne par litre (en milligrammes)	Limite de tolérance (en milligrammes)
Sels calcaires	100 à 300	500.
— magnésiens	3 à 10	60 à 100
Alumine		1
Silice		15 à 50
Acide sulfurique	1 à 45	100
Chlore	15 à 40	50 à 100
Fer		1
Ammoniaque		1 à 2
Nitrates, nitrites		1
Matière organique exprimée en poids d'oxygène emprunté au permanganate	1 à 2	2 à 4
Brome, iode, fluor		traces

B. ÉLÉMENTS EN SUSPENSION DANS L'EAU. — Outre les substances dissoutes, presque toutes les eaux contiennent des éléments solides de nature diverse en suspension.

Éléments d'origine minérale. — Dans les eaux de surface notamment, il y a presque toujours en suspension et en plus ou moins grande abondance des corpuscules terreux emprun-tés aux terrains traversés et qui troublent plus ou moins leur limpidité. Bien que n'ayant qu'une importance hygiénique secondaire, ces *troubles* n'en sont pas moins ceux que frappent tout d'abord le regard du consommateur et ceux

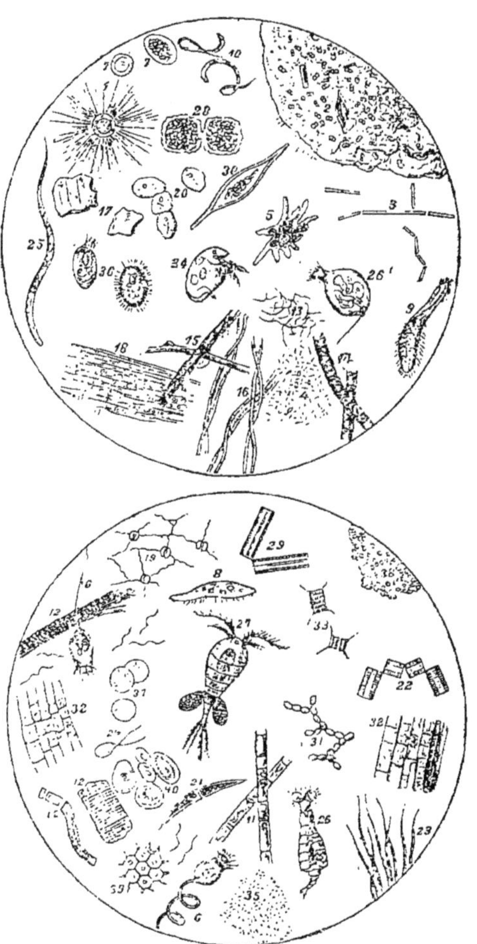

Fig. 5. — Bactériacées : 2, 3, 4, 13, 35, — algues chlorophyllées : 21, 28, 33, 39, 11, 23, 22, 29, 30 ; — mucédinées : 31 ; — rhizopodes : 1, 5 ; — infusoires : 6, 8, 9, 24, 36, 26 ; — helminthes : 10 (œufs d'ankylostome duodénal), 37 (id. d'anguillule aquatique) ; — cyclopes, daphnies (crustacés) : 27, 34 ; — débris de tissus végétaux : 18, 19, 32, 38 ; — débris de tissus d'animaux : 12, 20, 40.

qui lui inspirent une défiance, très naturelle d'ailleurs, sur la pureté de l'eau. Aussi ne faut-il pas s'étonner que ce soit à eux que se soient tout d'abord adressés les procédés de filtration.

Éléments vivants. — A côté de ces éléments se trouvent dans presque toutes les eaux une grande variété d'organismes vivants appartenant aux groupes inférieurs des règnes animal et végétal, et visibles seulement au microscope, algues diatomées, bactériacées, infusoires, œufs d'helminthes, voire même des mollusques (1).

Il serait téméraire, en présence des horizons nouveaux qu'ont ouverts les récentes découvertes sur le rôle de certains protozoaires et autres organismes inférieurs, d'affirmer qu'il ne se trouve parmi les êtres de ces groupes qui peuplent les eaux aucune espèce susceptible de devenir un agent pathogène. C'est aux recherches de l'avenir à répondre à ces questions. En revanche nous ne connaissons que trop les dangers des helminthes et de ces êtres placés tout en bas de l'échelle du règne végétal, les *bactériacées* ou *schizomycètes*. Nous reviendrons tout à l'heure sur le rôle de l'eau comme véhicule des œufs d'helminthes et c'est des bactéries aquatiques dont l'importance est si grande au point de vue de la valeur sanitaire de l'eau que nous avons tout d'abord à nous occuper.

Bactéries des eaux. — Pasteur avait posé comme loi que toute eau de source profonde prise au greffon ne contenait aucun germe. Théoriquement cette loi est vraie, car la filtration des eaux de surface à travers les couches du sol, quand elle est efficace, a pour résultat d'arrêter tous les microbes qui s'y trouvent en suspension. Dans la pratique, elle se vérifie rarement et d'ailleurs l'eau absolument stérile, dès qu'elle arrive à la surface et qu'elle est exposée à l'air, ne tarde pas à se peupler de microbes. On peut donc affirmer que toute eau livrée à la consommation contient plus ou moins de germes microbiens.

(1) Gartner à trouvé dans les sources provenant de terrains calcaires des mollusques vivants provenant d'une rivière distante de 7 kilomètres.

Le nombre de ces germes est très variable suivant la provenance de l'eau et suivant les chances de souillure auxquelles elle est exposée ;

Les eaux profondes, les eaux de la nappe et des sources mieux protégées contre les causes de pollution sont, toutes choses égales d'ailleurs, moins riches que les eaux de surface, cours d'eau, mares, étangs dans lesquels se déversent les eaux de pluies qui ont lavé les couches superficielles du sol, ce grand et inépuisable réservoir de germes.

D'une façon générale, on peut dire que *la richesse microbienne et la pollution d'une eau sont deux termes dont les variations suivent une marche parallèle.*

C'est ce que met bien en relief le tableau suivant :

	Moyenne par cent. cube.
Eaux de source. Eaux de la Vanne (Moy. de 1889-98) .	990
— de la Dhuis	3.615
— de l'Avre.	1.570
Eaux de rivière. Seine à Ivry.	53.910
— à Chaillot	223.800
— Bièvre à son passage dans Paris	8.248.000
Eau d'égout de Paris.	16.455.600

Cette richesse bactérienne varie d'ailleurs pour une même eau dans des proportions considérables sous l'influence de nombreux facteurs. C'est ainsi qu'il se produit, nous l'avons déjà constaté pour les germes de l'air, une véritable évolution saisonnière de la richesse microbienne des eaux, le nombre des germes atteignant son maximum en automne et en hiver et son niveau le plus bas en été ; de même que pour l'air, l'influence des pluies est la principale cause de ces oscillations :

	Eaux de sources	Fleuve Seine à Ivry
Hiver.	2.665	88.675
Printemps	1.830	49.940
Eté.	1.435	27.275
Automne.	2.865	81.025

Cette influence des pluies s'explique facilement pour les eaux de surface puisqu'elles ont pour effet d'entraîner dans les cours d'eau les bactéries si abondantes des couches superficielles du sol. Quand il s'agit d'eaux profondes, cet accroissement des microbes à la suite des précipitations aqueuses ne peut guère être dû qu'à une filtration imparfaite et dès lors il peut être un signe de grande valeur au point de vue hygiénique. Il est certain qu'une eau dont la richesse microbienne s'élève rapidement dans ces conditions ne présente que des garanties insuffisantes de sécurité.

L'influence du mouvement dit du repos sur la multiplication des microbes aquatiques a donné lieu à de nombreuses expériences dont les résultats contradictoires ne permettent aucune conclusion ferme. On peut dire seulement que, si le repos du liquide favorise la multiplication des germes, il favorise aussi la sédimentation et celle-ci joue un rôle de premier ordre dans l'auto épuration des eaux. Il y a donc ici deux facteurs antagonistes en présence et les résultats par suite doivent varier suivant la prédominance de l'un ou de l'autre.

La température exerce aussi une influence considérable sur la richesse bactérienne et sur le développement des diverses espèces, favorisant, suivant le degré, la pullulation des unes, entravant celle des autres. D'une façon générale on peut dire que la température habituelle des eaux, 10 à 20 degrés active plutôt la multiplication des microbes saprophytes que celle des microbes parasites qui s'y trouvent accidentellement.

Les basses températures arrêtent le développement d'un grand nombre d'espèces et la congélation surtout quand il se produit des alternatives de gel et de dégel, tue un grand nombre de germes. Toutefois nous avons vu qu'on ne pouvait compter sur l'action du froid, pour épurer les eaux souillées et la glace contient toujours une quantité de germes qui ne tardent pas à se multiplier quand l'eau revient à la température normale.

Un fait singulier qui a été bien mis en lumière par Miquel, et qui a une grande importance quand il s'agit de déterminer la richesse bactérienne d'une eau donnée est la rapide prolifération qui se produit aussitôt après le puisage dans tout échantillon abandonné à lui-même. Cette prolifération, qui est d'autant plus active que l'eau est originellement plus pure, dure quelques jours, puis elle fait place à une décroissance non moins rapide, quand les éléments nutritifs de l'eau ont été consommés par les bactéries.

La grande majorité des bactéries aquatiques appartiennent au groupe des saprophytes et on y retrouve naturellement la plupart des espèces déjà signalées dans le sol, les groupes *subtilis*, *mesentericus*, pas mal de microbes sécrétant des matières colorantes de nuances variées (m. chromogènes) parfois des microbes phosphorescents et fluorescents, des vibrions et des spirilles qui présentent par leurs formes et leurs caractères de grandes analogies avec le b. cholérique ; des micrococques et des sarcines, etc., etc. La flore bactériologique des eaux, comme celle du sol et de l'air, est à peine ébauchée et il n'y a pas de jours où on n'y découvre des formes nouvelles. Malheureusement les caractères spécifiques sont encore trop indécis pour qu'il soit possible d'élever ces formes au rang d'espèces bien déterminées, et il est plus que probable que beaucoup d'entre elles, désignées sous des noms différents appartiennent à une seule et même espèce.

A coté de ces microbes, exclusivement saprophytes et inoffensifs, on rencontre souvent des espèces qui ont une action nettement pathogène, au moins dans certaines conditions. des *proteus*, des *streptocoques* et des *staphylocoques* paraissant identiques aux microbes pyogènes, le *b. pyocya-*

nique à la présence duquel Bonjean (1) attribue une certaine importance au point de vue sanitaire, et enfin le *coli commune* si fréquent dans les eaux que certains le considèrent comme un hôte habituel et dont la signification est loin d'être complètement établie. Si la présence de tels microbes ne suffit pas à faire irrémissiblement condamner une eau et la faire déclarer impropre à la consommation, il n'en est pas moins certain qu'une eau où ils se trouvent en notables quantités doit être regardée comme très suspecte.

Glace. — Eaux minérales naturelles et artificielles. — La glace dont on fait un si grand usage pour rafraîchir nos boissons en été ne vaut que ce que valent les eaux qui ont servi à la fabriquer. C'est un truisme que semblent trop souvent méconnaître les entreprises fournissant cette denrée aux grandes villes. Rudden a montré, il y a bien des années déjà, et les nombreuses expériences n'ont fait que confirmer le fait, que la congélation de l'eau ne fait que paralyser momentanément la vie et la prolifération des bactéries, mais ne les détruit pas. Nous avons vu du reste que les plus basses températures que la science permet de réaliser, sont impuissantes à atteindre le but. D'autre part, Riche a dénoncé à plusieurs reprises les impuretés et la richesse bactérienne de la glace d'étangs vendue à Paris, et les mêmes dangers ont été signalés dans d'autres capitales, à New-York, à Berlin entre autres.

La glace artificiellement fabriquée dans des appareils frigorifiques semblerait devoir offrir plus de garanties, malheureusement la provenance de l'eau est souvent aussi suspecte. Il serait donc prudent d'exiger des fabricants qu'ils n'emploient que de l'eau de source, ou, à son défaut, de l'eau distillée ou bouillie.

(1) *Congr. intern. d'hyg.* Paris, 1900.

Les eaux minérales naturelles, dites eaux de table, d'un usage si courant en temps d'épidémie, ne méritent peut-être pas toujours la confiance que leur accordent le public et même les médecins, car elles sont trop souvent recueillies et mise en bouteilles avec une absence complète de précautions (1). Reconnaissons toutefois que de notables améliorations ont été réalisées à cet égard dans plusieurs stations thermales, et que le puisage et l'embouteillage tendent de plus en plus à se faire au moyen des procédés d'asepsie recommandés par la science.

Les eaux gazeuses artificielles (eau de Seltz) s'obtiennent en faisant dissoudre, sous la pression de 2 à 4 atmosphères, dans des appareils spéciaux, de l'acide carbonique dans l'eau.

Ce gaz étant un médiocre bactéricide sur lequel on ne saurait compter, les observations que nous avons faites au sujet de la *qualité* de l'eau servant à la fabrication de la glace s'applique aussi à la fabrication de l'eau de Seltz. L'usage de celle-ci peut présenter en outre un autre danger qu'il importe de signaler. Les appareils, employés à sa fabrication étamés à l'intérieur, ainsi que l'armature métallique des siphons dans lesquels on la livre au commerce contiennent souvent, ainsi que A. Gautier et Moissan l'ont constaté à diverses reprises, des proportions plus ou moins fortes de plomb. Or, on sait que les eaux chargées d'acide carbonique, et d'une façon générale, les eaux acides à l'inverse des eaux ordinaires, ont un pouvoir dissolvant manifesté à l'égard de ce métal.

Rôle étiologique de l'eau de boisson.

Le rôle que joue l'eau dans la genèse de certaines ma-

(1) Moissan, *Bull. Ac. de méd.*, Paris, 1894.

ladies est depuis longtemps soupçonné. Le passage d'Hippocrate que nous avons cité plus haut en témoigne ; mais ce n'est qu'assez récemment que l'importance de ce facteur étiologique a été bien mise en lumière et rigoureusement démontrée.

Maladies non microbiennes — 1° *Gravelle et calculs urinaires.* Depuis Hippocrate, qui le premier émit l'hypothèse, plusieurs médecins ont attribué à l'usage des eaux calcaires et séléniteuses une influence manifeste sur la formation des sables et calculs urinaires, et certains faits semblent donner créance à cette opinion qui attend encore cependant une démonstration scientifique.

2° *Goitre.* — L'influence de l'eau de boisson sur le développement du goitre est mieux démontrée. Dans les régions à goitres, il est de notion courante que l'usage de certaines sources provoque la maladie et qu'on peut s'en préserver en faisant usage d'eau provenant de régions indemnes (Billet, Boussingault). Si les relations existant entre la nature de l'eau et le goitre semblent hors de doute, nous ne savons à peu près rien en revanche du principe goitrigène de ces eaux, de l'agent de la maladie. Il semble seulement que ce principe, cet agent (très probablement bactérie ou protozoaire), ait une prédilection marquée pour les eaux provenant des terrains dolomitiques (calcaires magnésiens).

3° *Helminthiase.* — L'eau de boisson est le véhicule au moyen duquel un grand nombre d'helminthes à l'état d'œuf ou à l'état larvaire pénètrent dans l'organisme. Nous signalerons notamment comme empruntant habituellement cette voie parmi les Cestodes, le *cysticerque de la ladrerie*, larve du *tænia solium*, l'*echinocoque ou hydatide*, larve du *tænia echinococcus ;* parmi les tresmatodes, la *douve du foie ;* parmi les nématodes, l'*Ascaride lumbricoïde*, l'*Oxyure vermiculaire* et enfin et surtout l'*Ankylostome duodénal* qui provoque de si graves épidémies chez les mineurs (1).

Quel que soit le groupe auquel ils appartiennent le mécanisme de la transmission est toujours le même. Les individus atteints rejettent avec leurs matières fécales des œufs ou des larves qui se déposent sur le sol d'où ils sont entraînés par les pluies ou par les vents dans les cours d'eau, dans les citernes, dans les puits. L'observation microscopique permet de déceler la présence dans l'eau de ces œufs et de ces larves avec les caractères propres à chaque espèce et il est facile de s'en préserver par une bonne filtration.

Maladies microbiennes. — Autrement importante est la part que prend l'eau à la propagation des affections microbiennes. Il ne s'agit plus ici de cas sporadiques, mais de véritables épidémies qui peuvent s'étendre à tout un quartier, toute une ville, toute une région à la suite de l'usage d'une eau contaminée. L'eau, cet élément indispensable à la vie « cette amie de l'homme, » suivant l'heureuse expression de Brouardel, peut devenir, grâce à l'impéritie de celui-ci, sa plus cruelle ennemie. »

Le rôle de l'eau dans la transmission de certaines maladies infectieuses, de la fièvre typhoïde, du choléra, de la dysenterie notamment, était depuis longtemps soupçonné et même avant la découverte des agents spécifiques, on avait remarqué l'influence de la qualité de l'eau sur la fréquence de ces affections. En Angleterre, dès 1868, le principe de la protection des eaux potables pour préserver la santé publique était officiellement admis et, en 1885, Dionis de Carrière, à propos d'une épidémie de fièvre typhoïde qui avait éclaté à Auxerre, démontra que les eaux d'une source à laquelle s'alimentait la population avaient été contaminées

(1) Blanchard, Du rôle des eaux et des légumes dans l'étiologie de l'helminthiase intestinale. *Rapp. au Congr. d'hyg. de Paris*, 1900.

par les déjections d'un typhique. Aujourd'hui la doctrine hydrique, la doctrine du *trink wasser* repose pour ces trois maladies sur des bases inébranlables. Ajoutons que cette démonstration a été surtout l'œuvre de l'épidémiologie. Les preuves du rôle étiologique de l'eau de boisson sont, comme le fait observer avec juste raison Chantemesse (1), d'ordre épidémiologique bien plus que d'ordre bactériologique.

Ces preuves ressortent en effet, dans certains cas, de la constatation même de l'origine de la contamination, plus souvent de la marche et de l'extension de l'épidémie circonscrite à la zone alimentée par l'eau incriminée, à la disparition de la maladie, quand la cause de souillure a été supprimée, enfin et surtout de la diminution de morbidité et de mortalité typhique qu'accompagne presque toujours, quand il s'agit d'une ville ou d'une collectivité, la substitution d'une eau pure à une eau polluée. La statistique de la mortalité par fièvre typhoïde dans les principales villes de France, dressée avec tant de soin par Brouardel (2) est sous ce rapport très instructive et ne laisse aucune place au doute sur les relations étroites qui existent entre la qualité de l'eau distribuée et la fréquence de la maladie. La question est donc définitivement jugée et peut-être même y aurait-il tendance à exagérer la part de l'eau dans la genèse des épidémies, à vouloir la retrouver dans toutes et à ne pas tenir assez de compte des autres facteurs. Il y a évidemment certaines enquêtes qui prêtent le flanc à une critique un peu sévère ; mais il en est d'autres qui ont presque la rigueur d'une expérience de laboratoire. A titre d'exemple, on peut citer l'épidémie qui a sévi à deux reprises à Paris et à Sens en 1894 et en 1899 (3) et qui a été, manifestement

(1) *Traité de pathologie générale*, de Bouchard.

(2) *Rapport au Comité consult. d'hyg. publ.*, 1899.

(3) V. Moreau, La fièvre typhoïde à Sens avant et après l'amenée des eaux de la Vanne. *Cong. intern. d'hyg.*, Paris, 1900.

t de l'avis unanime de toutes les personnes compétentes, ue à une contamination spécifique des sources de la Vanie. Schrader (1), analysant l'histoire de 650 épidémies de ièvre typhoïde dans les divers pays de l'Europe, a trouvé omme causes : eau 70.8 p. 100 ; lait 17 p. 100 ; aliments .5 p. 100 ; autres causes 9 p. 100.

Même en faisant certaines réserves sur l'exactitude et impartialité des documents qui ont servi à établir cette tatistique, il n'en ressort pas moins que l'eau prend une art prédominante à la propagation de la fièvre typhoïde, ue c'est surtout par cette voie que la maladie se transmet t se dissémine.

Aussi nombreux, aussi nets, aussi décisifs sont les faits ui témoignent en faveur du rôle de l'eau dans les épidénies de choléra et de dysenterie, et nous nous bornerons à ignaler ceux consignés dans le rapport de Marcy (2) sur 'épidémie de 1884, ainsi que les enquêtes faites sur l'épiémie de choléra de Hambourg en 1892 et sur celle de la anlieue parisienne de la même année.

Comment agit l'eau de boisson dans la transmission des naladies zymotiques ? De quelle nature est son action ? L'exlication la plus simple, la plus naturelle et la plus rationielle, c'est que l'eau reçoit par une voie ou par une autre jet direct de matières infectieuses, infiltrations de fosses l'aisances ou de surface) l'agent spécifique, qu'une fois là, cet agent prolifère, s'y multiplie et va ensuite provoquer 'infection chez les individus qui font usage de cette eau.

La découverte de l'agent spécifique, les progrès de la technique bactériologique semblaient devoir rendre facile et catégorique la solution de la question et apporter un puissant concours à l'étude du mécanisme par lequel se fait la transmission. Aussi cette question du sort des microbes

(1) *Zeits. f. Hyg.*, 1901, s. 135.
(2) *Bull. de l'Acad. de méd.*, 1884.

spécifiques dans l'eau a-t-elle préoccupé de nombreux expérimentateurs et donné lieu à une foule de recherches parmi lesquelles nous citerons celles de Meade Bolton, de Wolffhügel et Riedel, de Hueppe, de Karlinski, de Hochstetter, de Strauss (1) et Dubarry, de Schonwerth, celles plus récentes de Fodor (2), etc., etc. Les résultats n'ont malheureusement pas été en proportion des efforts faits et ont montré seulement que la résistance des microbes pathogènes introduits expérimentalement dans l'eau était des plus variables et sous la dépendance de nombreux facteurs, nature et provenance du germe, vigueur originelle, composition minérale de l'eau, teneur en matière organique, concurrence des saprophytes, etc., etc. La survie des divers microbes a varié dans des proportions considérables depuis quelques heures à plusieurs semaines et même plusieurs mois. C'est ainsi que, tandis que Hochstetter n'a pu conserver le b. typhique vivant dans l'eau naturelle plus de 51 jours, et Löffler (3) plus de 15 jours, Genersich (4) l'a retrouvé, conservant son aptitude agglutinante, au bout de 118 jours dans de l'eau stérilisée. Mêmes variations pour le vibrion cholérique.

Et encore la plupart des expérimentateurs, en se servant d'eau stérilisée, ne se plaçaient-ils pas dans des conditions naturelles, puisqu'ils écartaient une des causes les plus actives de destruction des micro-organismes introduits accidentellement dans un milieu auquel ils ne sont pas adaptés, la concurrence des saprophytes aquatiques.

Si la durée de survie a été très variable, en revanche toutes les expériences s'accordent à montrer que l'agent

(1) Cf. pour l'analyse critique de ces diverses recherches la revue magistrale de Duclaux. *Ann. de l'Inst. Past.*, 1890.

(2) Fodor, *Congr. intern. d'hyg. Paris*, 1900.

(3) *Id.*, *ibid.*

(4) *Id.*, *ibid.*

spécifique, qu'il s'agisse du b. d'Eberth, du vibrion de Koch ou d'un autre, quand il est ensemencé expérimentalement dans l'eau, n'a aucune tendance à s'y multiplier, à y proliférer. Le nombre des microbes diminue, au contraire, rapidement, et ils finissent par disparaître au bout d'un temps plus ou moins long. C'est ce que mettent bien en évidence les expériences de Hueppe (1) opérant sur une eau non stérilisée :

Nombre des colonies.

	Au début	1 j.	5 j.	10 j.	20 j.	30 j.
Bac. typhique.	1.600	760	95	96	70	70
— saprophytes.	720	12.000	160.000	240.000	700.000	50.000

Le b. d'Eberth a été littéralement étouffé par les saprophytes mieux adaptés au milieu.

D'autre part, Schonwerth (2) en infectant un puits avec des doses massives du microbe du choléra des poules, n'a jamais pu parvenir à déterminer chez ces animaux une épidémie par l'ingestion de cette eau.

Comment concilier ces résultats négatifs, ces expériences de laboratoire avec les données si précises, si péremptoires qui fournit l'épidémiologie ? Comment expliquer qu'un microbe qui, dans toutes nos recherches, se montre si fragile, si mal adapté au milieu, qui témoigne d'une si faible aptitude à se multiplier, puisse, en pénétrant à doses quasi infinitésimales, dans un collection d'eau, y proliférer assez rapidement, assez abondamment, conserver une virulence assez active pour infecter toute une ville et y provoquer une épidémie plus ou moins grave ? A cette question il n'est pas possible de donner dans l'état actuel de nos connaissances, de réponse satisfaisante. Nous ne pouvons que confesser notre ignorance à l'égard des conditions dans lesquelles se

(1) *Schelling's, Journal*, 1887.
(2) *Arch. f. Hyg.*, 1892.

réalisent les épidémies hydriques et émettre timidement quelques hypothèses, laissant à l'avenir le soin de les vérifier ou de les infirmer

C'est ainsi que certains, s'autorisant de quelques constatations faites par Sanarelli à propos du b. virgule, par Remlinger et Schneider, sur le b. d'Eberth, constatations qui appellent de nouvelles confirmations,se demandant avec Arnould et Charrin, si ces microbes ne vivraient pas à l'état normal sous forme de parasites,dans notre organisme comme tant d'autres et si le réveil de sa virulence ne serait pas le fait d'association, de *symbioses* avec d'autres bactéries vivant dans les eaux sales, si, par suite certaines souillures banales des eaux, nullement spécifiques, ne suffiraient pas dans certains cas à provoquer la maladie.

D'autres ne seraient pas éloignés de penser,avec Vaillard, que les agents spécifiques de ces affections seraient des saprophytes ayant pour habitat le milieu ambiant particulièrement le sol et qu'ils seraient susceptibles,sous certaines influences encore indéterminées, d'acquérir des propriétés pathogènes spécifiques (1).

Quoi qu'il en soit du bien fondé de ces hypothèses qui n'expliquent guère mieux la genèse et l'expansion épidémique que ne le faisait le fameux génie épidémique dont nos pères ont tant abusé et que nous avons tant raillé, il est prudent dans la pratique d'agir comme si elles étaient vraies et de condamner rigoureusement comme eau potable toute eau sale, toute eau dont la souillure, de quelque provenance qu'elle soit, a été décelée par l'analyse ou l'examen des lieux.

(1) Les recherches bactériologiques démontrent de plus en plus que la virulence, comme du reste l'action diastasique et fermentative, comme la sécrétion de pigments colorés, sont une fonction essentiellement contingente, pour ainsi dire surajoutée et qu'elle se développe ou se perd sous certaines influences encore mal déterminées.

II. — Analyse des eaux potables.

L'analyse des eaux potables comporte deux opérations : 'analyse chimique par laquelle on détermine la proportion les matières minérales et organiques, fixes et volatiles con- enues dans l'eau et l'analyse bactériologique et microsco- ique qui permet de reconnaître la richesse de cette eau en nicro-organismes et quelquefois d'y déceler des espèces langereuses. Ajoutons que ces analyses doivent être com- olétées et contrôlées par l'examen des conditions locales, opographiques, géologiques et autres.

Analyse chimique. — L'examen des propriétés physi- ues de l'eau, limpidité, température, sapidité, odeur, façon lont elle se comporte à l'égard de la cuisson des légumes t de la dissolution du savon, faune et flore aquatiques, s'il 'agit d'eau superficielle, etc., etc., peut déjà fournir quelques ndications sur la valeur sanitaire de l'eau. Toute eau, par xemple, qui a mauvais goût, qui exhale quand on la chauffe égèrement, ou qu'on la laisse quelques jours dans une étuve . 37°, une odeur putride, doit être absolument rejetée.

Une fois cet examen préliminaire fait, on procède à l'a- alyse chimique, opération du ressort des laboratoires, mais lont tout médecin, tout hygiéniste, doit connaître au moins a marche générale.

Voici, d'après les *Instructions publiées par le Comité con- ultatif d'hygiène de France*, la méthode qu'il convient de uivre pour rendre autant que possible les résultats com- arables.

La quantité nécessaire aux essais est de 2 à 4 litres. L'eau oit être prise directement à la source et recueillie dans es flacons en verre blanc bien rincés et d'une propreté bsolue.

L'analyse doit être faite le plus tôt possible après la récolte.

Procédé d'analyse sommaire. — La série d'opérations qui constitue l'analyse sommaire comprend :

1° La détermination du résidu fixe et des sulfates ;

2° La détermination du degré hydrotimétrique ;

3° Le dosage du chlore.

4° Le dosage de la matière organique. Nous y ajouterons le dosage de l'oxygène libre ou degré oxymétrique qui peut servir de contrôle, de contre-épreuve, au dosage de la matière organique.

1° *Détermination du résidu fixe et des sulfates.* — Évaporer au bain-marie un litre d'eau dans une capsule exactement tarée jusqu'à dessiccation complète. Peser le résidu après avoir déduit le poids de la capsule.

Évaporer un second litre d'eau et chauffer le résidu jusqu'au rouge sombre.

Le poids de ce dernier résidu représentera la proportion des éléments minéraux, et la différence de celui-ci avec le premier, la quantité de matières organiques.

Le résidu minéral sera dissous dans l'acide chlorhydrique dilué et traité par le chlorure de baryum qui donnera lieu à un précipité de sulfate de baryte. Celui-ci desséché donnera la quantité d'acide sulfurique.

2° *Détermination du degré hydrotimétrique.* — La recherche du degré hydrotimétrique de l'eau ou, en d'autres termes, de son degré de dureté, a pour but de déterminer la proportion des sels calcaires et magnésiens. Le procédé est fondé sur la propriété qu'a le savon de ne former de la mousse que lorsque les sels terreux de l'eau ont été saturés par l'acide oléique du savon. On se sert d'une solution alcoolique de savon titrée de façon à ce que la quantité de sels nécessaire pour saturer 0,1 de savon représente 0,014 de chlorure de calcium pur.

On verse 40 centimètres cubes d'eau dans une éprouvette et on y ajoute goutte à goutte, au moyen d'une burette graduée d'une façon spéciale, la solution titrée de savon, en agitant de temps en temps le mélange jusqu'à ce qu'il se forme une mousse persistante de 1/2 centimètre de hauteur et restant 10 minutes sans s'affaisser. On lit sur la burette la quantité de solution savonneuse. Cette quantité représente le degré hydrotimétrique de l'eau.

Voici, à titre d'exemple, le degré hydrotimétrique de quelques eaux, d'après Boutron et Boudet :

Eau distillée.	0.0
» de neige.	2.5
» de pluie.	3.5
» de l'Allier.	3.5
» de la Dordogne	4.5
» de la Loire.	5.5
» du puits de Grenelle. . . .	9.
» du Rhône	15.
» de la Seine (Ivry).	15.
» de la Seine (Chaillot) . . .	23.
» de la Marne	19 à 23
» du canal de l'Ourcq	30.0
» d'Arcueil	28.

Ce degré, nommé degré hydrotimétrique, ou degré de dureté naturel, correspond à la totalité des sels terreux de l'eau.

En répétant la même opération : 1° après ébullition prolongée de l'eau pour chasser l'acide carbonique ; 2° après addition d'oxalate d'ammoniaque pour précipiter la chaux et filtration, on aura successivement le degré correspondant exclusivement: 1° aux sels terreux sans les carbonates ; 2° aux sels magnésiens, *dureté partielle*. Il suffit de se rappeler que 1 degré représente :

Chaux.	0 gr. 0057
Carbonate de chaux	0 » 0114
Sulfate de chaux	0 » 0103
Magnésie	0 » 0042

pour avoir la teneur de l'eau en ces divers sels.

3° *Dosage du chlore.* — Le dosage du chlore se fait au moyen d'une liqueur titrée d'azotate d'argent dont chaque centimètre cube précipite exactement 5 milligrammes de chlorure de sodium. On ajoute à l'eau quelques gouttes de chromate de potasse dont le changement de coloration indique le moment précis où tous les chlorures sont précipités.

4° *Détermination de la matière organique.* — Le procédé employé pour le dosage de la matière organique est fondé sur l'action qu'exerce celle-ci sur le permanganate de potasse auquel elle emprunte de l'oxygène pour sa combustion et qu'elle transforme en bioxyde en le décolorant. La quantité de solution de permanganate réduite et décolorée sera donc proportionnelle à la quantité de matière organique contenue dans l'eau. Bien qu'au point de vue chimique cela ne soit pas rigoureusement exact, le procédé fournit des indications comparatives précieuses sur la richesse des diverses eaux en matières organiques (1).

On introduit dans un ballon de 100 à 200 centimètres cubes de l'eau à examiner, auxquels on ajoute 3 centimètres cubes d'une solution au 10e de bicarbonate de soude et 10 à 20 centimètres cubes d'une solution de permanganate de potasse (0 gr. 50 de sel pour un litre d'eau).

Après avoir fait bouillir pendant dix minutes le mélange et l'avoir acidifié après refroidissement, en ajoutant 2 à

(1) La quantité de permanganate réduit varie considérablement suivant la matière organique en présence de laquelle il se trouve. Tandis que l'acide tartrique consomme à poids égal 95 p. 100 d'oxygène, l'acide benzoïque n'en consomme que 3,7 p. 100 et la leucine, 11,4.

3 centimètres cubes d'acide sulfurique pur, on ajoute 5 centimètres cubes d'une solution acide de sulfate terreux ammoniacal.

La liqueur se décolore rapidement et, quand elle est tout à fait limpide, on verse goutte à goutte avec une burette graduée la solution titrée de permanganate jusqu'à production d'une teinte rosée persistant un moment, et on note la quantité employée.

On recommence exactement de la même façon l'opération, mais en doublant le volume de l'eau. La différence des deux chiffres donne la quantité de permanganate réduit par la matière organique de l'eau, et, par suite, la quantité d'oxygène consommé, à raison de 0 gr. 125 par centimètre cube de liqueur.

D'après Pouchet et Bonjean, il serait possible de distinguer, grâce à ce procédé, l'origine de la matière organique de l'eau. Les matières d'origine végétale absorberaient en effet, selon ces chimistes, plus d'oxygène en solution acide qu'en solution alcaline, tandis que l'inverse se produirait pour les matières organiques animales, notamment pour l'urine, le jus de fumier, etc., etc. Ils en concluent que quand O du permanganate absorbé par la matière organique est supérieur à 0 gr. 001 par litre et que le chiffre est plus élevé en solution alcaline qu'en solution acide, l'eau doit être considérée comme suspecte.

Le tableau suivant joint à ces mêmes instructions donne le classement adopté par le laboratoire du Comité :

	Eau très pure.	Eau potable.	Eau suspecte.	Eau mauvaise.
Chlore.	Moins de 0,015 par litre	Moins 0,040.	0,005 à 0,100.	Plus de 0,100
Acide sulfurique.	0,002 à 0,005	0,005 à 0,030	Plus de 0,030.	Plus de 0,050
Oxygène emprunté au permanganate en solution alcaline.	Moins de 0,001 soit moins de 10 cc. de liqueur.	Moins de 0,002, soit moins de 20 cc. de liqueur.	De 0,003 à 0,004	Plus de 0,004
Perte de poids du dépôt par la chaleur rouge.	Moins de 0,015	Moins de 0,040.	De 0,040 à 0,070	Plus de 0,100
Degré hydrotimétrique.	5 à 15°	15 à 30°	Au-dessus de 30°	Au-dessus de 100
Degré hydrot. persistant après ébullition.	2 à 5°	5 à 12°	12 à 18°	Au-dessus de 20.

Analyse microscopique et bactériologique de l'eau. — Depuis qu'il a été établi que l'insalubrité de l'eau tient principalement aux micro-organismes qu'elle contient l'analyse microscopique et bactériologique a pris une importance considérable et il est indispensable d'indiquer à grands traits la marche générale à suivre.

L'échantillon d'eau à examiner doit être recueilli avec toutes les précautions possibles pour éviter les contaminations accidentelles. Miquel conseille de se servir de ballons préalablement stérilisés dont l'extrémité du col est effilée et scellée à la lampe. Cette extrémité est brisée dans l'eau même que l'on veut recueillir et, le ballon une fois plein, on scelle de nouveau.

On peut se servir aussi de flacons ordinaires préalablement stérilisés et que l'on bouche aussitôt remplis avec un bouchon que l'on flambe au moyen d'une lampe à alcool et que l'on scelle ensuite à la cire.

D'ingénieux appareils, tels que celui qui est figuré ci-après, et dont il est facile de comprendre le mécanisme, permettent de recueillir des échantillons à diverses profondeurs,ce qui peut avoir une certaine utilité quand il s'agit d'eaux de surface.

Les microbes saprophytes ayant,comme nous l'avons dit, une tendance à pulluler avec une grande rapidité dans le récipient, pour peu que la température soit un peu élevée, il faut,si on ne peut procéder immédiatement, comme c'es le cas le plus ordinaire, à l'analyse, expédier dans de la

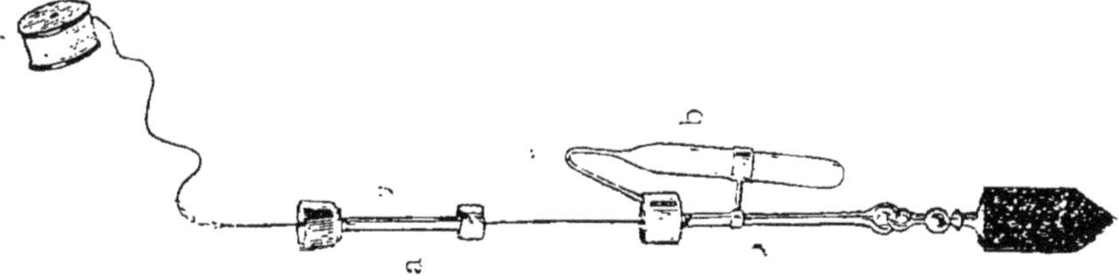

Fig. 6. — Appareil destiné à recueillir des échantillons d'eau à différentes profondeurs pour l'analyse bactériologique. (P. Altmann, constructeur).

glace l'échantillon ainsi recueilli, au laboratoire qui doit faire l'opération, de façon à arrêter cette prolifération qui fausserait complètement les résultats numériques.

1° Analyse bactériologique quantitative. — L'analyse quantitative a pour but de déterminer le nombre de germes que contient un volume donné d'eau. C'est le centimètre cube qui a été généralement adopté comme unité de mesure.

Le procédé est fort simple et tout à fait analogue à celui que nous avons décrit à propos de l'analyse bactériologique de l'air. On prélève dans l'échantillon 1cc. d'eau avec une pipette stérilisée,on en fait des dilutions plus ou moins étendues dans de l'eau stérilisée, suivant la richesse microbienne présumée, et on ensemence 1 cc. de cette dilution dans de la gélatine préalablement fondue. On coule cette gélatine dans des boîtes de Petri, on place ces boîtes à l'étuve et le chiffre des colonies au bout d'un temps déterminé (1), mais variable suivant les laboratoires, est censé représenter la richesse microbienne de l'eau.

La pratique du laboratoire du Comité consultatif d'hygiène de France (2) comporte, outre la numération des germes, la spécification des espèces saprophytes dans la mesure où nos connaissances, encore bien incomplètes de la flore bactériologique, le permettent, et des inoculations

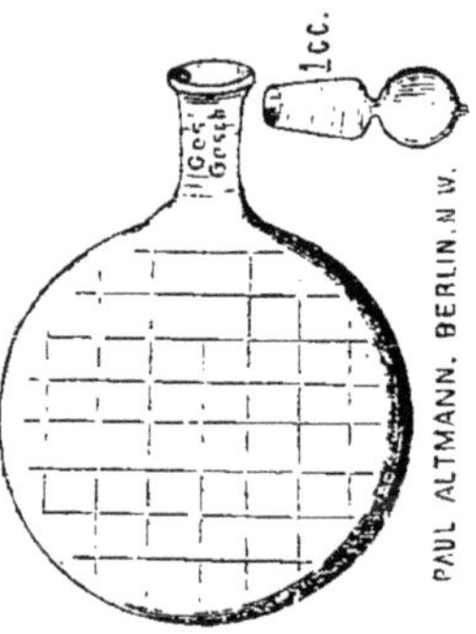

FIG. 7. — Boîtes à culture pour la numération des bactéries.

La surface a été divisée en carrés d'égale étendue pour faciliter la numération.

aux animaux dans le but de déterminer l'action pathogène des diverses espèces.

On a signalé dans l'application du procédé de numération de nombreuses causes d'erreurs susceptibles d'entacher gravement l'exactitude des résultats obtenus. Sous l'influence de certaines bactéries à développement rapide, la gélatine ne tarde pas à se liquéfier et celles dont la germi-

(1) Dans les laboratoires allemands, on fait la numération des colonies au bout de 48 heures. A l'observatoire de Montsouris, on ne la fait qu'au bout de 15 jours. On comprend que les résultats ne soient nullement comparables. Toutefois, d'après les recherches de Miquel, en multipliant par 7 les chiffres des laboratoires allemands on aurait approximativement les chiffres qu'on obtiendrait par la méthode française.

(2) POUCHET et BONJEAN, Contribut. à l'anal. des eaux potables, *Ann. d'hyg. publ. et de méd. lég*, 1897.

nation est plus lente ne se montrent pas, étouffées par les plus hâtives et les plus vigoureuses. D'autres n'y trouvent pas un terrain de culture à leur convenance. Le chiffre obtenu sera donc presque toujours notablement inférieur au chiffre réel.

Une autre cause d'erreur est l'influence qu'exerce la composition du milieu sur l'aptitude des germes à se développer. De très légères modifications dans l'alcalinité ou dans l'acidité de la gélatine nutritive entraînent des différences considérables dans le nombre des colonies qui apparaissent sur les plaques. Il n'est pas enfin jusqu'à la dilution plus ou moins grande de l'eau à analyser dans de *l'eau stérilisée* qui ne modifie dans d'énormes proportions les résultats. Le distingué directeur de l'Institut Pasteur de Nantes, le Dr Rapin, en a cité des exemples « vraiment troublants » suivant ses propres expressions et un peu faits, ajouterons-nous, pour inspirer une certaine défiance à l'égard des chiffres que nous fournissent les laboratoires (1).

Pour remédier dans une certaine mesure à ces défectuosités, pour les atténuer du moins, ce bactériologiste a exprimé le vœu auquel s'est associée la section de microbiologie du Congrès (2), qu'il s'établit entre les divers laboratoi-

(1) (*Congr. d'hyg. de Paris*, 1900). Ce bactériologiste dont on ne saurait suspecter la compétence en fait de technique a trouvé par exemple dans une eau analysée par lui, 248 colonies quand il se servait de l'eau pure et 1.200 quand elle était diluée dans l'eau stérilisée ; une autre fois 251 contre 4.200. Nous avons de notre côté obtenu des résultats aussi peu concordants.

Dans les très nombreuses analyses faites au laboratoire d'hygiène de la Faculté de médecine de Toulouse, presque toujours nous avons constaté cette absence de proportionnalité entre le titre des dilutions et le nombre des colonies. C'est ainsi que plus d'une fois il s'est développé à peu près autant de germes dans une dilution au 1000e que dans une dilution au 100e.

(2) Une commission internationale dont font partie les bactériologistes les plus autorisés, Löffler, Gartner, Frænckel, Mendoza, Sormani, Miquel, Vaillard, Pouchet, Rapin, Chantemesse, Bordas,

res une entente pour l'unification des méthodes d'analyses bactériologiques. Cette unification aurait tout au moins l'avantage de rendre comparables les analyses qui sortent de ces laboratoires, ce qui n'est pas possible aujourd'hui.

Il est à souhaiter que des perfectionnements successifs apportés aux méthodes d'analyse permettent de serrer de plus près la réalité, d'arriver à une approximation plus rigoureuse ; mais quels que soient ces perfectionnements, il ne faut pas demander à l'analyse quantitative plus qu'elle ne peut donner. Nous avons bien vu que, d'une façon générale, très générale, la richesse microbienne d'une eau est en rapport avec le degré de souillure. A ce titre cette richesse est un élément d'appréciation dont on a peut-être au début exagéré l'importance, mais qui n'en est pas moins utile à connaître. Mais il ne saurait être un élément exclusif et servir d'étalon unique, comme on l'avait cru tout d'abord, à la valeur sanitaire d'une eau. Nous verrons plus loin dans quels cas cette numération des germes peut rendre des services que rien ne saurait remplacer.

2° Analyse qualitative. — Ce qu'il importe de connaître, bien plus que le chiffre absolu des microbes, c'est l'espèce à laquelle ils appartiennent, de pouvoir en faire la détermination spécifique et de savoir par suite si, parmi eux, il n'en est pas d'infectieux. Malheureusement la bactériologie est encore bien peu avancée à cet égard, et les efforts persévérants faits depuis nombre d'années dans cette voie n'ont fourni encore que des données bien incomplètes et bien insuffisantes.

Nous avons vu que les deux principales maladies à agents spécifiques connus, qui se transmettent par l'eau potable, sont la fièvre typhoïde et le choléra. Nous ne parlons pas de la dysenterie sur l'agent spécifique de laquelle la dis-

Bonjean, A. Lévy, a été chargée de présenter un rapport au prochain Congrès sur les moyens d'arriver à cette unification.

cussion est encore ouverte. La technique bactériologique est-elle en mesure de déceler dans les eaux d'une façon sûre *le b. d'Eberth* et *le b. virgule ?* C'est ce que nous allons rapidement examiner en évitant d'entrer dans des détails trop spéciaux.

a) *Recherche du bacille typhique dans l'eau.* — Les procédés pour la recherche du bacille d'Eberth ne font pas défaut et chaque jour en voit augmenter le nombre. Aucun bactériologiste cependant n'oserait affirmer que l'on ait encore trouvé la solution définitive et pratique du problême.

Les méthodes de Chantemesse et Widal, de Rodet, de Vincent, de Péré, basées toutes sur l'addition de l'acide phénique au milieu de culture, ont joui au début d'une grande vogue. Malheureusement on s'est aperçu, depuis qu'on a appris à distinguer le *colibacille* du *bacille d'Eberth*, que ces méthodes, excellentes pour isoler le premier, étaient le plus souvent impuissantes vis-à-vis du second.

Le procédé Elsner (culture en bouillon au suc de pommes de terre additionné d'iodure de potassium) a donné à quelques bactériologistes de meilleurs résultats. Il n'en est pas moins, de l'avis à peu près unanime de ceux qui l'ont expérimenté, trop infidèle pour qu'on puisse beaucoup y compter (1).

(1) Dr Albert Gautié, *Contribution à l'étude sur la différenciation et la recherche du bacille typhique et du colibacille.* Toulouse, 1899. Dans ce travail qui a servi de thèse inaugurale, le Dr A. Gautié, un de mes élèves les plus distingués, s'est donné pour tâche l'étude critique et expérimentale des principales méthodes recommandées jusqu'en 1899, pour la différenciation et la séparation du b. d'Eberth et du b. coli. Après les avoir toutes essayées avec une persévérance et une conscience à laquelle je tiens à rendre ici hommage, et en se conformant scrupuleusement à la technique indiquée par les auteurs, après avoir répété à plusieurs reprises les recherches, il est arrivé à cette conclusion peu encourageante que toutes sont le plus souvent infidèles, qu'au-

Il reste en somme encore à trouver une méthode sûre et pratique pour isoler dans l'eau l'agent spécifique de la dothiénentérie et la découverte de cette méthode est d'autant plus à souhaiter qu'elle apportera au diagnostic étiologique de la maladie et par suite à sa prophylaxie un précieux auxiliaire.

Tout récemment Cambier et Chantemesse (1) ont, chacun de leur côté, prôné un procédé qui permettrait, suivant eux, de séparer le bacille d'Eberth du coli-bacille, cette grosse pierre d'achoppement de tous les procédés usités jusqu'ici. Serions-nous enfin en possession d'une méthode sûre et pratique de déceler dans les eaux aussi bien que dans les selles le bacille d'Eberth ? Nous voudrions l'espérer.

Malheureusement les trop nombreuses déceptions éprouvées à ce sujet rendent excusables un certain scepticisme.

cune ne présente assez de sûreté, ne donne des résultats assez constants pour que, dans la pratique, on puisse s'y fier.

(1) Le procédé Cambier est fondé sur l'aptitude qu'aurait le b. d'Eberth, en raison de son extrême mobilité, à traverser les filtres de porcelaine à pores un peu lâches (bougie F) avant les autres microbes qui se trouvent dans l'eau, avant même le colibacille, ce gênant associé dont il est si difficile de le séparer.

Dans les essais réitérés que nous avons faits dans notre laboratoire de ce procédé, nous n'avons pu, bien que nous ayons scrupuleusement suivi la technique indiquée par l'auteur, arriver aux mêmes résultats et en nous servant de mélanges de b. d'Eberth et de bacille-coli dans lesquels prédominait cependant le premier, nous n'avons jamais pu isoler, dans les ensemencements faits dès l'apparition du trouble que des colonies de coli-bacille Pottevin (*Rev. d'hyg.*, 1901) et Biffi (*Riforma medica*, 1901) n'ont eu aussi de leur côté que des résultats négatifs.

Nous n'avons guère été plus heureux dans nos premières expériences sur le procédé Chantemesse (gélo-diagnostic) basé sur l'agglutination préalable par le sérum antityphique des bacilles spécifiques contenus dans l'eau ou dans les selles et sur l'action différentielle de l'agar lactosé tournesolé sur le b. d'Eberth et le bacille-coli. Encouragés cependant par les beaux résultats signalés dans une communication toute récente (*Presse médicale*, 1902), nous nous proposons de les renouveler et de les poursuivre.

Nous avons hâte d'ajouter que, si la découverte du bacille typhique dans l'eau est au moyen des procédés actuels, œuvre laborieuse et quelque peu aléatoire, elle n'est pas impossible. Certainement, on ne l'a pas trouvé aussi souvent qu'on l'a cru et qu'on l'a dit, et il existe un certain nombre de cas dans lesquels la présence de l'agent spécifique dans l'eau a été peut-être admise un peu à la légère. Mais en revanche quand la constatation a été faite par des autorités comme Widal, Vaillard, Fodor, Löffler, etc., etc., elle ne laisse place à aucun doute.

b) Recherche du vibrion cholérique. — La recherche du vibrion cholérique dans l'eau en temps d'épidémie semble avoir été couronnée de plus de succès, si l'on s'en rapporte aux observations de R. Koch, de Schotellius, de Rietsch, de Dunbar, etc., etc.

Malheureusement la fréquence dans les eaux normales et en dehors de toute épidémie, de formes analogues, pour ne pas dire identiques (Sanarelli [1], Gruber [2]), laisse toujours certains doutes sur la valeur de cette constatation. Le procédé de Schotellius (cultures successives dans une solution de peptone en large surface), aspect typique des colonies sur gélatine, réaction du rouge de choléra, qui est employé avec succès dans la recherche du b. virgule dans les selles peut être appliqué avantageusement aux eaux suspectes.

c) Recherche du colibacille. — Cette recherche, grâce aux procédés énumérés plus haut (procédé Péré tout particulièrement) est relativement facile et elle doit être faite pour toute eau, en se rappelant que c'est peut-être moins la présence que l'abondance de ce microbe qui doit rendre l'eau suspecte (de Freudenreich) (3).

(1) *Ann. de l'Inst. Pasteur*, 1893, t. IX.
(2) *Arch. f. Hyg.*, t. XX.
(3) *Ann. de micrographie*, 1895.

Des procédés analogues basés sur la sélection et utilisant des milieux de culture variés et les mieux appropriés à chaque espèce permettent d'isoler d'autres microbes, hôtes habituels ou accidentels des eaux, *proteus*, *streptocoques*, b. *pyocyanique*, etc., etc., intéressants à signaler, mais dont la présence n'a pas jusqu'ici de signification bien déterminée au point de vue étiologique.

III. — Valeur sanitaire d'une eau. — Examen critique et interprétation des résultats fournis par les diverses expertises.

Problème délicat, souvent très difficile à résoudre et qui engage cependant de graves responsabilités quand cette eau est destinée à l'alimentation d'une collectivité, que de se prononcer sur la valeur sanitaire d'une eau.

Nous disposons pour la solution de ce problème de trois modes d'expertises, l'expertise chimique, l'expertise biologique et bactériologique dont nous venons d'exposer les méthodes, et l'expertise locale dont nous parlerons tout à l'heure. Quelle est la valeur de chacune d'elles, le degré de confiance qu'il faut attribuer aux renseignements qu'elles fournissent ? Quelle est leur signification et comment les interpréter ? Il est peu de questions plus importantes en hygiène quand on songe que c'est souvent de l'appréciation, du jugement qui sera porté sur les qualités d'une eau que dépend la santé des agglomérations, des collectivités.

Naguère en présence des merveilleux progrès de la chimie, on pensait qu'aucune tare, aucune souillure, quelque minime qu'elle fût, ne pouvait échapper à l'analyse chimique. C'était à elle qu'on demandait exclusivement la réponse et une fois qu'elle était prononcée, l'eau était déclarée bonne ou mauvaise suivant la nature et la teneur des éléments qu'elle contenait. Evidemment, cette confiance en l'analyse chimique était un peu exagérée et a occasionné pas mal de déceptions. Elle est impuissante en effet, on le comprend, à déceler les contaminations spécifiques et cette impuissance lui a valu quelque discrédit. Il serait injuste cependant de ne pas reconnaître qu'elle nous fournit des données précieuses, que la présence ou la proportion un peu élevée de certains principes, en particulier ceux d'origine organique, ont, ainsi que nous l'avons vu, une signification d'une haute valeur, comme révélateurs de pollutions (1).

L'analyse chimique reste donc, malgré tout, un élément indispensable d'appréciation de l'eau.

La découverte des germes microbiens semblait devoir fournir une base solide pour cette appréciation et un moment l'on ne douta pas cette fois avoir mis la main sur le vrai critérium. Le problème de la pureté d'une eau semblait se réduire à une question de numération de microbes et on établit même une échelle de cette pureté, échelle, il est vrai, un peu arbitraire et variant dans de larges proportions suivant les laboratoires. Malheureusement l'expérience quotidienne eut vite fait de montrer qu'il n'y a pas de rapports nécessaires, constants, entre la richesse microbienne d'une eau et sa salubrité, que, si une eau très chargée en bactéries pouvait être considérée comme une eau souillée, la réciproque n'était pas toujours vraie ; qu'une eau très pauvre en germes n'était pas fatalement une eau inoffensive (2) ; que les résultats donnés par cette

(1) Rien ne prouve d'ailleurs que l'ingestion habituelle d'une eau ne contenant que des souillures banales ne soit pas nuisible, qu'elle n'augmente pas la réceptivité de l'organisme vis-à-vis des germes infectieux.

(2) Plusieurs bactériologistes, Miquel, Pouchet et Bonjean, Vaillard, ont signalé la prédilection du b. d'Eberth pour les eaux pures. Peut-être le fait tient-il uniquement à ce que ce bacille est plus facile à déceler dans ces eaux et que, par suite, on l'y a trouvé plus fréquemment.

numération étaient en un mot essentiellement contingents, sujets à de grandes variations pour une même eau, et que, comme l'a dit Max Gruber (de Vienne), « ils ne valent que pour le moment où l'analyse a été faite » (1).

Il faut toutefois reconnaître que, si le chiffre absolu des microbes n'a pas grande signification, il n'est pas de même des variations que subit ce chiffre, car, quand il s'agit surtout d'eaux souterraines, elles nous renseignent sur le degré de protection que fournissent à la nappe d'eau les couches sus-jacentes, sur l'efficacité de la filtration dans ces couches. Ainsi semble-t-il un peu surprenant aujourd'hui que les oscillations saisonnières si considérables de la richesse microbienne, que constatait depuis tant d'années le laboratoire de Montsouris dans les eaux de source alimentant Paris, n'aient pas plutôt éveillé l'attention des hygiénistes et des ingénieurs de la capitale.

Nous verrons plus loin que la numération des microbes rend des services que rien ne saurait remplacer quand il s'agit de juger de la valeur des divers systèmes d'épuration d'eau.

(1) Kruse, Flugge, Gruber s'accordent à refuser toute valeur, au point de vue pratique, aux résultats des analyses chimiques et bactériologiques et déclarent que l'hygiène doit désormais *s'affranchir de la superstitieuse confiance* qu'elle a trop longtemps accordée à ces deux méthodes d'examen.

Duclaux, moins radical, sans nier que la chimie et la bactériologie ne puissent apporter de précieuses indications à l'examen sanitaire d'une eau, écrit « que c'est se leurrer soi-même et leurrer « les autres que de prendre ou donner le nombre des germes pré« sents dans une eau pour unique mesure de sa valeur hygiénique « et surtout de fixer celle-ci par un chiffre », et il insiste sur la nécessité « de faire entrer en ligne de compte, dans le jugement à « porter, la façon dont est fait ou pourra se faire le captage, la « nature géologique du sol, la nature de la surface, les chances de « contamination pendant le trajet ». Nous ne pouvons du reste que renvoyer nos lecteurs à la revue critique que l'éminent directeur de l'Institut Pasteur a consacrée à ce sujet : *Moyens d'examen des eaux potables* (*loc. cit.*), modèle, comme toutes les revues de ce genre que publie ce savant, de méthode et d'esprit scientifiques.

Le laboratoire du Comité consultatif d'hygiène de France complète, avons-nous dit, cette numération par l'expérimentation physiologique en injectant dans le péritoine des cobayes les cultures provenant des eaux analysées, de façon à apprécier leur pouvoir pathogène.

Le procédé est ingénieux et intéressant, mais jusqu'à quel point les septicémies fréquemment provoquées chez les animaux de laboratoire, par l'injection intrapéritonéale des cultures d'eau, peuvent-elles nous renseigner d'une façon précise sur la nocivité de cette eau introduite dans le tube digestif humain ? En faisant ingérer, même à doses massives, à des cobayes, des eaux notoirement impures, Miquel (1) n'a jamais pu déterminer le moindre accident et, d'autre part, Max Gruber (de Vienne) (2) a provoqué plusieurs fois la mort des animaux par l'inoculation d'eau dont la pureté était au-dessus de tout soupçon.

L'analyse qualitative et surtout la constatation d'un agent spécifique, *B. d'Eberth*, *vibrion cholérique*, a une tout autre importance. Malheureusement nous avons vu qu'ici les procédés sûrs, fidèles, nous font trop souvent défaut, que nos moyens d'investigation sont encore bien imparfaits. Ce qui serait vraiment utile au point de vue de la prophylaxie, ce serait de pouvoir déceler dans une eau l'agent spécifique avant que cette eau n'ait disséminé le mal, ou du moins tout à fait au début, et, jusqu'à maintenant nous n'avons pu le faire. Dans les cas, peu nombreux en réalité où la constatation du corps du délit a été faite d'une façon certaine, indubitable, cette constatation a eu lieu en pleine épidémie, le plus souvent à la fin, c'est-à-dire à une époque trop tardive pour qu'il fût possible de prendre des mesures préventives efficaces.

Nous avons signalé l'extrême fréquence du *B. coli com-*

(1) *Ann. de Montsouris*, 1900.
(2) *Congr. d'Hyg.*, 1900.

mune dans l'eau. Quelle est sa signification ? Les bactériologistes sont loin d'être d'accord sur ce point. Pour plusieurs d'entre eux, cette présence, si elle n'implique pas une contamination fécale immédiate, indique certainement un mélange avec des eaux de surface toujours suspectes et elle suffit à incriminer l'eau. La jurisprudence du laboratoire du Comité consultatif est conforme à cette manière de voir et elle considère comme mauvaise toute eau qui contient cette espèce. D'autres bactériologistes non moins autorisés, Kruze (1), Wassenfeld (2), Moroni (3), Miquel (4), se basant sur sa présence presque constante dans les eaux, quelle que soit leur provenance, quand l'analyse porte sur une quantité d'eau suffisante, considèrent ce microbe comme l'hôte normal de l'eau et ne lui attribuent aucune importance. Pour Miquel le *B. coli* et ses variétés sont aussi répandus que le *B. subtilis* et n'ont pas plus de signification (5).

Il est difficile de se prononcer entre des assertions aussi contradictoires. Il nous semble toutefois qu'en se plaçant au point de vue pratique c'est surtout l'abondance de ce bacille qui doit peut-être à son nom, ainsi que le fait spirituellement remarquer Duclaux, la suspicion dont il est l'objet, qui est à considérer. Il en est du *coli* comme de l'azote albuminoïde et ammoniacal ; c'est moins une question de présence que de dose et il est certain qu'une eau qui contient en proportions notables le *colibacille*, auquel s'adjoignent souvent les microbes de la putréfaction du groupe *proteus*, devra être considérée comme mauvaise ou tout au moins comme très suspecte.

(1) *Zeits. f. Hyg.*, t. XVI.
(2) *Id.*, t. XXXV.
(3) *Riforma medica*, 1899.
(4) *Ann. de Montsouris*, 1900.
(5) « Le b.coli existe en toutes saisons dans les eaux distribuées à Paris et dans toutes les eaux de province qui paraissent les plus pures. » MIQUEL, *loc. cit.*

Examen local.— « En 1884, notre grande préoccupation tait l'analyse chimique ; plus tard, nous avons reconnu u'elle était insuffisante et nous y avons ajouté l'examen actériologique... Et quand nous avons vu que chimie, actériologie ne nous donnaient pas des renseignements uffisants, nous nous sommes adressé à la géologie et au-ourd'hui nous considérons les indications fournies par ette dernière comme indispensables » (1). Cette citation, mpruntée à l'éminent hygiéniste dont les travaux ont con-ribué d'une façon si effective à nos connaissances sur le ôle de l'eau dans la propagation de certaines infections, émoigne de l'importance qu'une expérience chèrement chetée nous a appris à attribuer à l'examen local.

Qu'importe en effet qu'une eau soit excellente au point e vue chimique et bactériologique, si cette eau est expo-ée à recevoir dans certaines conditions, à la suite de pluies ar exemple, les souillures de la surface ou du voisinage, i elle est sans cesse sous la menace d'une contamination pécifique ? L'examen local, examen portant sur les condi-ions topographiques, hydrologiques, géologiques de la ré-ion qui alimente la nappe, peut seul fournir des rensei-nements sur ce point. Ce n'est que par une étude appro-ondie des plateaux qui dominent les sources de la Vanne, u'on a pu se rendre compte que l'eau qu'elles fournissaient t dont la composition chimique et bactériologique parais-ait des plus satisfaisantes, ne subissait qu'une filtration out à fait insuffisante à travers les assises crétacées de la one d'alimentation.

« Ce n'est pas dans le puits, a dit Duclaux, et, ajoute-ons-nous, dans la source, qu'il faut faire l'étude de l'eau u'on y puise, mais à leurs abords, aux alentours. »

La nature et la composition des terrains, la continuité

(1) Brouardel, *Discours prononcé à la Soc. de méd. publ.*, 7 mars 1901.

et l'homogénéité des assises (1), l'existence de failles et de diaclases, l'influence des pluies sur la composition et le débit des sources fourniront le plus souvent des indications d'une très grande valeur. On pourra les compléter au moyen d'un procédé qui, dans bien des cas, a donné d'excellents résultats et a permis de constater l'origine des contaminations, procédé basé sur l'emploi des matières colorantes.

Certaines de ces matières, telles que la fluorescéine, ont en effet une puissance de coloration qui permet de reconnaître leur présence, même à l'état de dilution presque infinitésimale, dans de grandes masses d'eau. Si l'on projette une certaine quantité de cette substance dans l'eau qu'on soupçonne être en communication avec les sources dont on étudie les garanties de protection, on ne tardera pas au bout d'un temps plus ou moins long, à voir apparaître, si la communication existe en effet, la teinte caractéristique. La rapidité de cette apparition et l'intensité de la teinte seront naturellement en rapport avec les facilités de la communication (2).

En résumé aucune des expertises ne suffit à elle seule à fournir les éléments indispensables d'un jugement raisonné et ce n'est qu'en les combinant, en les contrôlant les unes par les autres, en interprétant leurs résultats qu'on peut arriver à des conclusions précises.

1. Tels terrains qui sont de très mauvais filtres sous une petite épaisseur, quand ils n'ont qu'une puissance de 2 à 3 mètres, les alluvions par exemple, sont d'excellents filtres quand ils atteignent une puissance de 8 à 10 mètres.

2. Trillat se sert d'une solution alcoolique de fluorescéine additionnée de 5 p. 100 d'ammoniaque et projette de 100 gr. à 1 kgr. de substance suivant l'importance de la collection d'eau, eau courante, puits. Un observateur placé à l'émergence de la source est chargé de recueillir à intervalles déterminés et suffisamment rapprochés des échantillons d'eau dont on détermine, ensuite, soit à l'œil nu, soit au moyen d'un instrument spécial, le fluoroscope, l'existence et l'intensité de la teinte.

Miquel s'est servi, au lieu de substances colorantes, de levure de bière dont il recherchait ensuite la présence dans les sources.

Il ne faut pas oublier enfin que ces conclusions elles-mêmes, aussi fortement motivées qu'elles puissent être, ne valent que pour un temps, qu'elles n'expriment que la situation d'un moment, que telle eau pure aujourd'hui peut-être mauvaise demain. Cela est surtout vrai pour les eaux de surface, mais ça l'est aussi pour les eaux venant des profondeurs qui, dès qu'elles sont en libre communication avec la surface, partagent le sort et les mauvaises chances des premières. Ce n'est donc *que par une surveillance incessante, par un contrôle pour ainsi dire quotidien, qu'on pourra assurer aux collectivités, aux agglomérations, une eau pure et salubre.*

IV.— Épuration des eaux potables.

Nous venons de voir que presque toutes les eaux, quelle que soit leur provenance, contiennent des microorganismes, qu'aucune n'est pour ainsi dire complètement à l'abri de contaminations accidentelles. Il serait donc rationnel de leur faire subir, avant de les livrer à la consommation, une épuration préalable.

Toutefois, d'une part les frais et les complications qu'occasionne cette opération, d'autre part l'insuffisance et l'infidélité des procédés dont nous disposons actuellement font qu'on ne pratique habituellement cette purification que sur les eaux exposées à d'incessantes pollutions, notamment sur les eaux de surface.

Autrefois on ne demandait guère à l'épuration que de clarifier l'eau, de lui rendre sa limpidité. Depuis qu'on a découvert que l'eau était peuplée de germes vivants, que certains de ces germes étaient parfois des agents pathogènes, on est plus exigeant et on demande à l'épuration de débarrasser notre eau de boisson : 1° de la plus grande partie de ces infiniment petits ; 2° dans la mesure du possible de la matière organique qui favorise la prolifération de ces êtres microscopiques.

Les nombreux procédés auxquels on a recours dans ce but peuvent se ranger sous quatre chefs qui sont d'ailleurs souvent avantageusement associés :

1° Décantation ;

2° Filtration ;

3° Traitement par agents chimiques ;

4° Chauffage.

A. **Décantation.** — On sait que quand on laisse un liquide plus ou moins trouble dans un repos absolu, ce liquide finit après un temps plus ou moins long par se clarifier. Les matières en suspension obéissant aux lois de la pesanteur gagnent peu à peu le fond du vase et y forment un sédiment. Les microbes quellesque soient leur petitesse et leur faible densité, et d'ailleurs presque toujours accolés à des éléments solides plus pesants, obéissent aussi à cette loi et finissent par se déposer.

Fol et Dunant ont trouvé que la sédimentation réduisait au bout de huit jours de 94 p. 100 la teneur microbienne primitive. C'est à cette sédimentation que l'eau des lacs doit en partie sa pureté, et Massol (1) a bien montré que toutes les causes qui entravent le phénomène, les vents par exemple, augmentent notablement la richesse bactérienne de l'eau du lac Léman.

L'addition de substances pulvérulentes dont les particules relativement lourdes entraînent avec elles les germes en suspension favorisent notablement l'opération ; ainsi que l'ont démontré Certes, Brodller, Frankland (2), Bruno

(1) *Les eaux du lac de Genève*, Genève, 1894.

(2) Frankland, en agitant de l'eau pendant un quart d'heure avec de la poudre de charbon animal, aurait obtenu une réduction de germes atteignant 99 p. 100 et avec 1/15 de coke, une réduction de 100 p. 100.

Kruger (1). C'est du reste à ce mécanisme que fait appel l'opération du collage.

Ce procédé est malheureusement très lent et n'est guère appliqué qu'à titre d'adjuvant.

B. **Filtration**. — Nous avons déjà exposé les conditions et le mécanisme de la filtration et nous avons vu que le pouvoir filtrant est moins sous la dépendance du volume des pores, car ceux-ci sont presque toujours beaucoup plus grands que les germes bactériens, que de l'adhésion capillaire. Les forces en jeu sont presque exclusivement la capillarité et aussi l'attraction chimique. C'est, ainsi que le fait observer Duclaux (2), une action moléculaire analogue à l'action qui fixe la matière colorante sur les fibres d'un tissu, et cette action est par suite susceptible de varier non seulement suivant les dimensions des espaces lacunaires, mais aussi suivant la nature de la substance filtrante.

La filtration peut s'appliquer à la totalité de l'eau d'approvisionnement d'une agglomération urbaine (filtration centrale ou municipale) ou à l'eau fournie à chaque maison (filtration locale ou à domicile). Bien que le principe soit le même dans l'un et l'autre cas, les dispositifs, on le comprend, diffèrent notablement.

1. **Filtration centrale ou municipale**. — A. GALERIES FILTRANTES. — Quelques villes (Toulouse, Lyon) ont adopté pour l'épuration de leurs eaux potables le système des galeries filtrantes. A cet effet, elles ont creusé le long des berges du fleuve qui les traverse des tranchées plus ou moins profondes dans lesquelles se rend l'eau après avoir filtré à travers la couche de sable et de gravier interposée

(1) *Zeits. f. Hyg.*, 1889.
(2) *Ann. de l'Inst. Pasteur*, 1890.

où elle se débarrasse d'une partie de ses impuretés. La Garonne, dans sa traversée de Toulouse, compte en moyenne 10 à 20.000 germes. L'eau des galeries n'en contient plus que 600 à 900 (Miquel). Le résultat n'est donc pas mauvais, sans être cependant parfait (1).

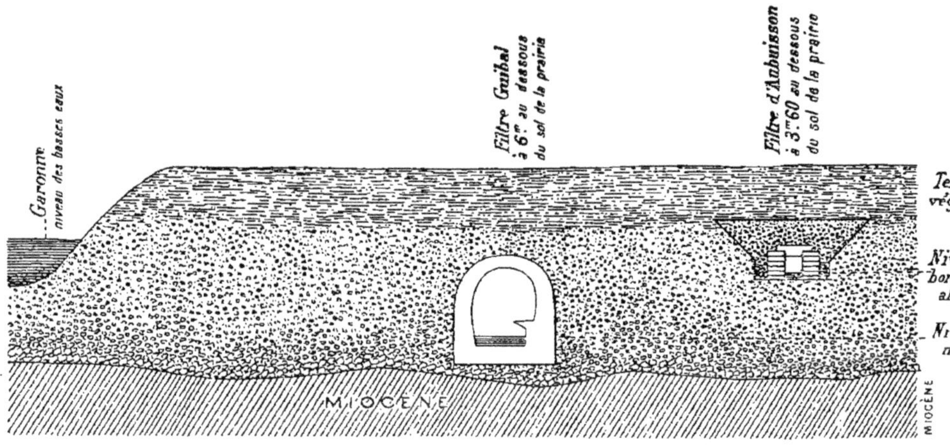

Fig. 8. — Galeries filtrantes de la ville de Toulouse installées à la prairie des filtres (d'après Garrigou, *Eaux potables de Toulouse*).

On adresse en outre au système des galeries filtrantes des reproches plus graves et qui l'ont mis actuellement un peu en défaveur : épuration souvent insuffisante par suite des crevasses et fissures qui se produisent fréquemment

(1) Le terme de galerie filtrante est dans une certaine mesure un terme impropre appliqué au mode d'approvisionnement actuel d'eau de la ville de Toulouse. C'est bien toujours au moyen de galeries creusées le long des berges de la Garonne et situées, sauf une d'elles, à une certaine distance en amont ; mais ces galeries ne reçoivent qu'une assez faible part de l'eau du fleuve qui a filtré à travers les lits de graviers intermédiaires et sont alimentées en majeure partie par la nappe phréatique abondante qui coule du plateau de Lannemezan et des premiers contreforts des Pyrénées à la ligne de séparation du tuf miocène imperméable et du diluvium quaternaire et des alluvions modernes qui le recouvrent. La qualité de l'eau est du reste depuis ces modifications notablement améliorée.

dans l'assise filtrante ; colmatage progressif du filtre naturel qui ne tarde pas à s'obstruer et dont le débit diminue rapidement ; mélange éventuel de la nappe souterraine, etc., etc. (1).

En tout cas, si l'on adopte ce système, il importe d'éta-

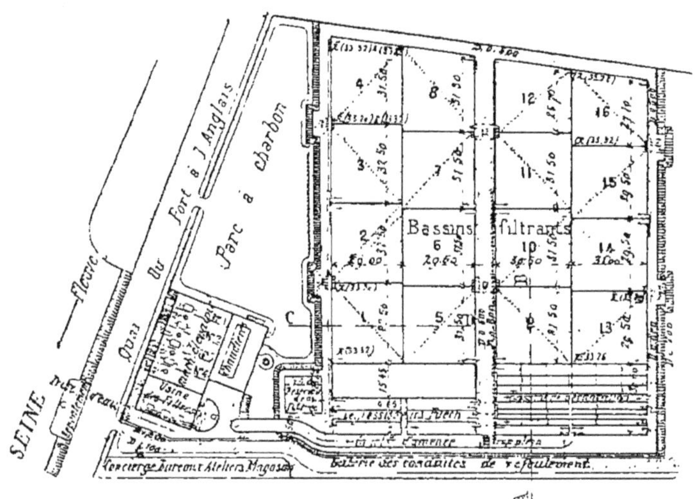

Fig. 9. — Établissement de filtrage d'Ivry. — Plan général (d'après Imbeaux, *L'alimentation en eau et l'assainissement des villes*).

blir les galeries en amont et à une certaine distance des villes, tout comme pour les prises d'eau directes au fleuve.

B. Filtres a sable. — L'utilisation de l'eau de rivière épurée au moyen de la filtration à travers une couche de sable

(1) Lortet et Despeignes (*Acad. des Sc.*, 17 février 1890) ont constaté que la richesse bactérienne des eaux du Rhône était de 51.000 germes, et celle des eaux des galeries, 7.000 ; parmi lesquels plusieurs pathogènes pour les cobayes. L'épuration est ici tout à fait insuffisante d'autant que l'élévation du degré hydrotimétrique après filtration permet, disent ces auteurs, de supposer un mélange avec la nappe. Des faits analogues s'observent à Toulouse où, à la suite de l'approfondissement des galeries primitives exécuté il y a une trentaine d'années dans le but d'augmenter le débit devenu insuffisant, on a atteint la nappe qui traverse un des quartiers les plus populeux de la ville et sérieusement compromis ainsi la pureté de l'eau.

plus ou moins épaisse est d'origine anglaise et Londres s'approvisionne en partie avec de l'eau de la Tamise ainsi filtrée. Le procédé a été depuis adopté par plusieurs villes importantes du continent, notamment en Allemagne, et fonctionne depuis plusieurs années à Berlin, Cologne, Hambourg, Brême, Francfort, etc., etc. En France, la doctrine un peu exclusive qui a longtemps régné chez les hygiénistes et chez les ingénieurs au sujet de l'excellence des eaux de source, a empêché la méthode de se répandre et très peu de villes en usent actuellement.

Les filtres à sable se composent de réservoirs, deux au

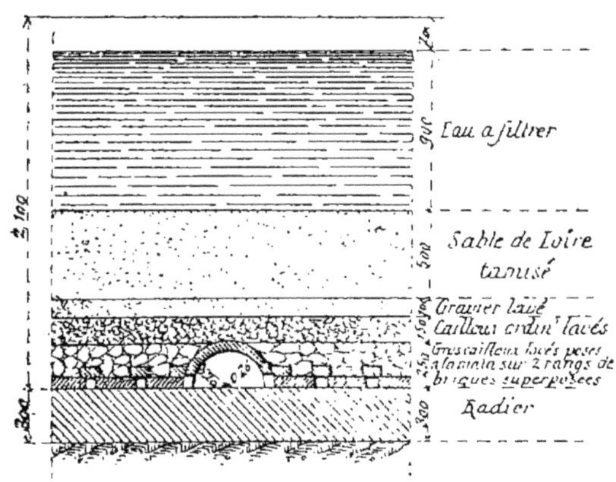

Fig. 10. — Établissement de filtrage d'Ivry. — Coupe (d'après Imbeaux, *loc. cit.*).

moins de façon à ce qu'il soit possible d'en mettre un en décharge, réservoirs dont les dimensions sont naturellement en rapport avec l'importance de la population qu'ils doivent desservir.

Ces réservoirs contiennent au-dessus d'une couche de gravier reposant sur le fond et destinée à servir de support, des couches de sable de plus en plus fin, d'une épaisseur variant de 0 m. 60 au minimum à 1 mètre et plus.

Voici du reste, à titre d'exemple, l'aménagement de quelques filtres de grandes villes.

	Filtres de Batterséa et Lambeth (Londres)	Filtres de Berlin	Filtres de Hambourg
Gros cailloux.	»	0 m. 30	
Gravier.	0 m.30	0 » 30	0 m.60
Sable grossier	0 » 25		
— fin	0 » 15	0 » 60	1
— de rivière	1		
	1 m. 70	1 m.20	1 m. 60

L'eau arrive par la partie supérieure et, après avoir traversé les couches filtrantes, s'écoule par la partie inférieure pour se rendre aux conduites de distribution.

Dans les premiers jours de la mise en train du filtre, l'eau qui s'écoule est plus trouble et plus chargée en impuretés qu'à son entrée ; mais peu à peu la surface du filtre se recouvre d'une membrane plus ou moins épaisse, feutrée, glaireuse, formée par toutes les matières en suspension que contient l'eau brute, matières inorganiques et organiques, algues, bactéries, infusoires, diatomées, etc., etc.

C'est à Plagge et Proskauer (1) et à Piefke que revient l'honneur d'avoir établi expérimentalement le rôle prépondérant que joue cette néo-membrane dans le mécanisme de la filtration. C'est elle qui arrête au passage les germes et la couche de sable ne sert pour ainsi dire que de substratum, de support (2). L'importance de cette membrane n'avait pas, du reste, échappé aux techniciens chargés de la conduite des filtres, puisqu'ils attendaient sa formation pour affirmer que le filtre était *mûr*, suivant l'expression consacrée, c'est-à-dire prêt à fonctionner (3).

(1) *Zeits. f. Hyg.*, t. II, 1887.

(2) *Id.*, t. VII, 1889 et VIII, 1890.

(3) Les expériences poursuivies en Amérique semblent prouver cependant que le sable joue un rôle moins passif que ne l'admettent les auteurs allemands et que la finesse des éléments de ce sable a une influence manifeste sur les résultats de la filtration. Une couche de 1 m. 20 dont les grains ne dépassent pas 0 mm. 5 épurerait très bien l'eau sans intervention de la membrane.

Au bout d'un temps variable suivant le degré d'impureté de l'eau, le débit des filtres à sable diminue, le liquide ne passe plus qu'avec difficulté. Il faut alors procéder à leur nettoyage, à l'opération du *décroûtage* qui consiste à enlever la néo-membrane superficielle. C'est une opération délicate qui doit être faite avec de grandes précautions, de façon à n'enlever avec la membrane qu'une très faible épaisseur de sable. L'intervalle compris entre les deux nettoyages est la période d'activité, nommée plus simplement la *période*, d'autant plus longue que l'eau est plus limpide et moins riche en impuretés (1).

Action de la filtration sur la richesse microbienne de l'eau. — L'action de la filtration sur le nombre des germes est très nette, Si elle ne les fait pas complètement disparaître, elle en diminue considérablement le nombre.

A Berlin, le chiffre des microbes est en moyenne avant filtration de 3.600 ; après la filtration cette moyenne n'est plus que de 63. A Zurich, elle est avant filtration, de 224 ; après, de 19.

A Hambourg où la filtration est, il faut le dire, l'objet d'une surveillance attentive depuis l'épidémie de choléra de 1892, le chiffre des bactéries qui est de plusieurs milliers dans l'eau de l'Elbe tombe à 20 et même à 8 ou 10 et ne dépasse jamais 100 dans l'eau filtrée (numération après 48 heures).

Action de la filtration sur la composition chimique. — Les expériences faites à Londres et à Zurich montrent aussi que la composition chimique de l'eau se modifie sensiblement sous l'influence de la filtration.

Frankland a trouvé pour l'eau de la Tamise distribuée par la compagnie Chelsea :

(1) A Strahlau, la période d'activité des filtres est de 16 jours. A Zurich, où l'eau provenant du lac est beaucoup moins chargée d'impuretés : elle est de 43 jours.

	Carbone organique	Azote organique
Avant la filtration.	3.25	0.46
Après »	2.58	0.32

La moitié du carbone et le quart de l'azote organique, on le voit, sont détruits pendant le passage à travers les filtres.

Les filtres de Zurich réduisent l'ammoniaque albuminoïde de 0 gr. 039 à 0 gr. 023 et l'ammoniaque libre, de 0 gr. 009 à 0 gr. 003.

Conditions de fonctionnement des filtres à sable. Règles à observer. — Les filtres à sable sont des appareils délicats qui exigent une surveillance et un contrôle de tous les instants et, s'ils ont été longtemps l'objet d'une certaine suspicion, c'est qu'on connaissait mal la marche et les conditions du fonctionnement.

On peut tout d'abord poser un principe basé sur l'expérience, que dans tout bon filtre fonctionnant régulièrement, le coefficient d'épuration, c'est-à-dire le rapport du chiffre des bactéries éliminées au chiffre des bactéries primitivement contenues dans l'eau, doit rester constant. Ce rapport est généralement fixé à 995 p. 1.000 ; en d'autres termes il ne doit rester que 5 colonies sur 1.000 dans l'eau épurée avec un chiffre maximum de 400. (1)

Toute variation, tout accroissement brusque du nombre des germes doit faire soupçonner une irrégularité, une perturbation dans la marche du filtre, perturbation qui peut

(1) Ce sont les chiffres généralement adoptés dans le cahier des charges des compagnies d'eau. En Allemagne, on admet comme limite maximum le chiffre de 100 germes ; mais la numération, ne l'oublions pas, est faite par les laboratoires d'Outre-Rhin au bout de 48 h. au lieu d'être faite comme à l'observatoire de Montsouris et dans la plupart des laboratoires français au 15e jour après l'ensemencement, ce qui d'après les recherches de Miquel relatives à la progression quotidienne du nombre des colonies sur les plaques de culture à 20°, équivaudrait à 700 colonies environ, d'après la méthode française.

être due soit à la rupture de la membrane (1), soit à la non-homogénéité de la couche de sable, soit à l'irrégularité ou à l'exagération de la vitesse de filtration, etc., etc.

La modération et la régularité de la vitesse de filtration, et par conséquent du débit, la constance de la pression sous laquelle l'eau filtre, sont des facteurs de première importance.

Frænkel (2) a constaté qu'avec écoulement modéré, il ne restait que 1 germe sur 10.000 et avec écoulement rapide 1 sur 3.000, c'est-à-dire trois fois plus environ.

Il importe donc de régler cette pression et cette vitesse conformément aux règles formulées par R. Koch, de façon à ce que le débit ne dépasse pas 2m^{3}500 à 3m^{3}500 par m^2 de surface et par 24 h. sous une pression maximum de 1 m.

Est-il besoin d'ajouter que cette surveillance du fonctionnement des filtres implique, comme cela se fait du reste en Allemagne, une analyse quantitative, une numération quotidienne des germes de l'eau avant et après sa sortie des filtres ?

L'expérience a prouvé qu'un filtre marchant à une vitesse de filtration de 15 centim. à l'heure sous une pression de 1 m. doit fournir une eau de composition, de qualité, de richesse microbienne sensiblement égale.

Traitement préalable de l'eau à filtrer. Dégrossissage. — Une proportion tant soit peu notable des impuretés en suspension et surtout les grandes variations que subissent ces proportions à la suite de crues ou d'autres accidents, opposent de sérieux obstacles à l'épuration complète de l'eau et sont une des principales causes des variations que subit le chiffre des bactéries dans l'eau traitée. Il est évident qu'à supposer le coefficient d'épuration constant, il restera 5

(1) La rupture de la membrane est généralement le fait d'une pression exagérée, d'un afflux trop rapide et brusque de l'eau brute, mais elle peut être déterminée par la présence d'anguilles ou de poissons, ainsi que cela a été constaté à Anvers.

(2) Rapport présenté au XVIe Congrès des hyg. allem. *D. Viert. f. öffentl. Gesundheitspflege.*

germes, si l'eau brute n'en contient que 1.000, mais il y en aura 500 ou 5.000 si celle-ci en contient 100.000 ou 1 million.

Un autre inconvénient, non moins grave, c'est qu'une eau très riche en impuretés obstrue très rapidement les pores du filtre, le colmate, ce qui entraîne des décroûtages, des remaniements plus fréquents, et par suite de plus fréquents chômages. Nous avons vu que la période des filtres était beaucoup plus longue à Zurich qu'à Strahlau et à Berlin. Sur 365 jours composant l'année, les filtres ont nécessité à Berlin 120 jours de chômage pour le nettoyage et la reconstitution de la membrane, et 56 jours seulement à Zurich.

Il y a donc tout avantage, tant au point de vue des garanties et de la sécurité de la filtration qu'à celui de l'économie, à fournir aux filtres une eau d'une composition sensiblement constante, et, par suite, à faire précéder la filtration proprement dite d'un dégrossissage préalable. Un certain nombre de villes, Hambourg, Rotterdam, certaines compa-

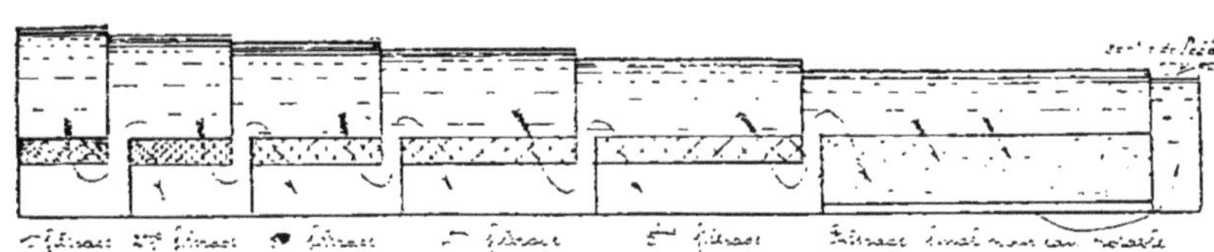

FIG. 11. — Filtres dégrossisseurs, système Armand Puech.

gnies d'eau de Londres ont demandé à la sédimentation ce dégrossissage et font séjourner pendant un temps plus ou moins long l'eau brute dans des bassins de décantation. Cette décantation exige malheureusement la construction de bassins de très vaste surface et une assez grande perte de temps.

Un mode de traitement qui semble plus pratique, plus efficace et plus économique est la préfiltration, c'est-à-dire le passage de l'eau brute à travers une série de filtres composés d'éléments de plus en plus fins, mais de dimensions relativement grandes par rapport aux éléments du filtre définitif. Comme type du système nous pouvons citer le filtre dégrossisseur *A. Puech*, qui a été adopté à Londres après de rigoureuses expériences par la *Compagnie East London Waterworks*, par la ville de Paris, pour l'épuration de l'eau de Seine (usine d'Ivry) et par la *Compagnie des eaux de la banlieue parisienne* (usine de Suresnes).

L'appareil se compose d'une série de récipients, 3 à 5 en général, suivant le degré d'impureté de l'eau, dont le fond est en tôle percée de trous et dans lesquels l'eau passe successivement à travers des graviers à éléments de plus en plus fins et finalement à travers une couche de sable grossier avant d'arriver aux filtres à sable proprement dits. On obtiendrait ainsi d'après les analyses faites à l'usine d'Ivry, avec cette préfiltration un coefficient d'épuration très supérieur à celui obtenu par la décantation et qui pourrait atteindre 80 pour 100. A Zurich, où l'on fait subir à l'eau une préfiltration rapide à travers du gros gravier, le coefficient n'est en moyenne que de 50 pour 100.

Valeur sanitaire de la filtration au sable. — Résultats obtenus par son application à l'approvisionnement des villes. — Les hygiénistes ont eu longtemps et certains conservent même, notamment en France, de vives préventions contre l'emploi des eaux de surface pour l'approvisionnement urbain et ils enveloppent dans la même prévention tous les procédés artificiels d'épuration. Ces préventions, dont nous trouvons un écho, même dans les ouvrages classiques les plus récemment parus,étaient en partie justifiées, hâtons-nous de le dire, par l'imperfection de la technique et par quelques retentissantes défaillances de la méthode (Choléra d'Altona).

Et puis on croyait devoir exiger des procédés d'épuration comme *condition essentielle* la stérilisation complète et la filtration au sable ne donne qu'une stérilisation relative.

L'expérience n'a pas tardé à montrer que dans la prati- que on ne pouvait guère prétendre à mieux, que la stérilité .bsolue est à peu près impossible à réaliser et que les eaux le source elles-mêmes étaient exposées à des contamina- ions d'autant plus redoutables qu'elles pouvaient passer naperçues. D'autre part il s'est accompli de grands pro- rès dans nos connaissances sur le mode de fonction- ement des filtres, sur les conditions à réaliser pour assurer a régularité de leur marche et les résultats obtenus dans es nombreuses villes où la filtration est méthodiquement ppliquée et est surveillée semblent faits pour dissiper ces réventions.

Si l'on consulte, en effet, la mortalité par fièvre typhoïde, e réactif, comme on l'a dit souvent, de la valeur de l'eau otable distribuée, les statistiques recueillies par Chabal (1) ont très instructives.

Mortalité typhique sur 100.000 habitants.

	Avant la construction des filtres à sable (Moyenne de 5 années)	Après la construction (Moyenne de 5 années)
awrence (Etats-Unis)	113	25
ambourg.	47	6.6
urich	76	8
anlieue de Paris . . . . (21 localités)	41	12
oyenne.	69.5	12.5
mélioration	81 0/0	

Non seulement la filtration au sable a fait baisser, comme fait l'amenée d'eaux de source, la mortalité typhique, ais il ne semble pas, d'après les chiffres réunis par le ême auteur, qu'au point de vue qui nous occupe l'ali- entation en eau de source ait une supériorité sensible ur celle en eau de surface filtrée. Si nous comparons en

(1) *Rev. d'hyg.*, 1901.

effet la mortalité typhique dans les villes d'Allemagne de plus de 100.000 habitants alimentées en eau de surface épurée par la filtration au sable à celle des villes du même pays alimentées en eau de source, nous trouvons comme coefficient des premières (11 villes) 8.2 pour 100.000 habitants et pour coefficient de secondes (19 villes) 8.9

En outre d'après le témoignage très autorisé de Bechmann (1), le procédé exigerait d'une façon générale des frais d'installation et d'entretien moins considérables que l'amenée d'eau de source, avantage sur lequel il est superflu d'insister.

La valeur sanitaire de la filtration au sable *méthodiquement appliquée et rigoureusement contrôlée* semble donc aujourd'hui bien établie et le procédé mérite d'être rangé parmi les meilleurs de ceux dont nous disposons pour l'épuration des eaux de surface.

2. L'épuration de l'eau à domicile. — La filtration centrale, peu répandue d'ailleurs en France, n'est guère appliquée qu'aux eaux de surface. Les eaux souterraines étant exposées, elles aussi, nous l'avons vu, à des contaminations permanentes ou accidentelles souvent ignorées, la filtration de l'eau, quelle que soit sa provenance, est une opération toute rationnelle et tout indiquée.

(1) La compagnie générale des eaux ne demande qu'une majoration de prix de 0 fr. 01 par mc. pour livrer de l'eau filtrée et Bechmann pense que dans le cas d'une exploitation régulière l'opération ne reviendrait pas à plus de 0 fr.006. Quant aux premiers frais d'établissement, voici quel est le prix de revient dans quelques-unes des villes où le système fonctionne :

Londres,	filtres découverts.	30 à 50 fr. p. m²
Hambourg,	—	41
Neuilly-sur-Marne,	—	58
Berlin.	filtres voûtés	85
Zurich,	—	120

(Imbeaux, *loc. cit.*).

Les premiers filtres de ménage dont on rencontre encore pas mal d'exemplaires dans les maisons, et qui sont habi-

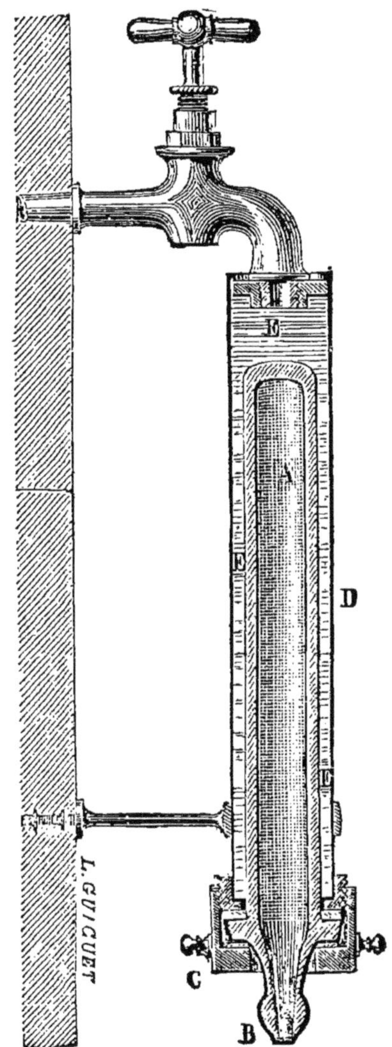

FIG. 12. — Filtre CHAMBERLAND.

A. Cylindre creux (bougie) en porcelaine dégourdie à travers lequel filtre l'eau arrivée sous pression dans le réservoir E. — C. Ajutage à fermeture hermétique pouvant se dévisser à volonté pour le nettoyage de la bougie. — B. Sortie de l'eau pure.

tuellement des filtres de grès poreux ou des filtres au charbon, n'avaient d'autre ambition que de débarrasser l'eau de ses grosses impuretés, de la « clarifier ».

Nous avons dit que l'hygiène moderne était beaucoup plus exigeante et c'est à la recherche du filtre idéal, retenant tous les microbes, fournissant une eau stérile, et étant en même temps d'un maniement et d'un nettoyage facile, que s'exerce depuis nombre d'années l'ingéniosité des inventeurs. Dans quelle mesure les types nombreux et très variés qui ont été lancés dans le commerce atteignent-ils le but cherché ? C'est ce qu'il importe d'examiner.

a) *Filtres au charbon.* — Les filtres au charbon, filtres Maignen, Buhring, Moller, encore très usités en Angleterre et en France ont pour eux leur antique réputation justifiée en partie par les expériences de Frankland citées plus haut ; mais le charbon perd très vite ses propriétés absorbantes et devient un milieu de culture des plus favorables à la prolifération des germes. Ce qui a fait et ce qui fait encore la popularité de ce genre de filtres, c'est qu'ils donnent un débit abondant, clarifient bien l'eau et lui donnent une apparence de pureté qui en impose ; mais leur faculté d'épuration microbienne est très faible et tout à fait éphémère. Leur emploi ne saurait recevoir d'application que « pour clarifier les eaux troubles avant de les soumettre à une purification véritable (VAILLARD) ».

b) *Filtres en terre poreuse.* —Chamberland, se basant sur les résultats obtenus dans le laboratoire de Pasteur, eut l'idée d'avoir recours pour la filtration de l'eau à la porcelaine poreuse dégourdie, et actuellement c'est cette substance ou des produits similaires ayant pour caractère commun d'avoir des réseaux poreux très fins, *terre à infusoire*, *porcelaine d'amiante*, *porcelaine de cellulose ou cellulose comprimée*, etc., etc., qui sont le plus généralement utilisés pour les filtres domestiques.

Dans le filtre Chamberland, l'élément filtrant, un cylindre

creux en porcelaine dégourdie, a reçu, en raison de sa forme, le nom de bougie, et la filtration se fait de dehors en dedans. Dans les filtres à pression, cet élément est enfermé dans un cylindre métallique hermétiquement clos, dont la cavité est rattachée, d'après la disposition indiquée (fig. 13), à la ca-

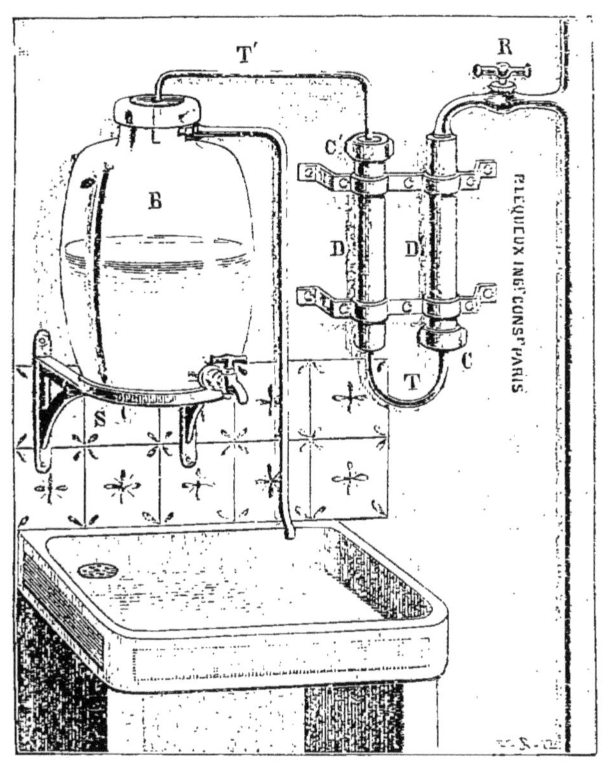

Fig. 13. — Filtre double couplé en tension (Lequeux).

Ce nouveau modèle construit sur les indications de Chamberland donnerait des résultats bien supérieurs aux anciens modèles au point de vue bactériologique.

nalisation urbaine. L'eau filtrée sort par la tétine adaptée à la partie inférieure de la bougie.

Quand on ne dispose pas d'eau sous pression, on peut y suppléer dans une certaine mesure en faisant plonger une ou plusieurs bougies dans un récipient contenant l'eau brute placée à une certaine hauteur et en adaptant à leur tétine, conformément à la disposition indiquée de la figure, un tuyau d'aspiration en caoutchouc de 2 m. au moins, de façon à réaliser une sorte de siphon qui après amorçage, détermine par aspiration le passage de l'eau dans la cavité intérieure et son écoulement.

Le débit d'un élément étant, comme nous le verrons plus loin, assez faible, il est indispensable pour peu que les besoins soient un peu considérables de disposer d'un cer-

D'. Robinet de décharge.
J. Couvercle de l'épurateur.
B. Bouchon fermant l'orifice destiné à l'introduction du produit stérilisateur.
H. Rondelle en caoutchouc pour la jointure du couvercle.
G. Oreillon pour le serrage du couvercle sur la rondelle en caoutchouc.
T. Tige d'oreillon.
L. Goupille de tige d'oreillon.
K. Corps du filtre.
F. Glissière s'engageant dans la fente des grilles B' et D et servant à les diriger.

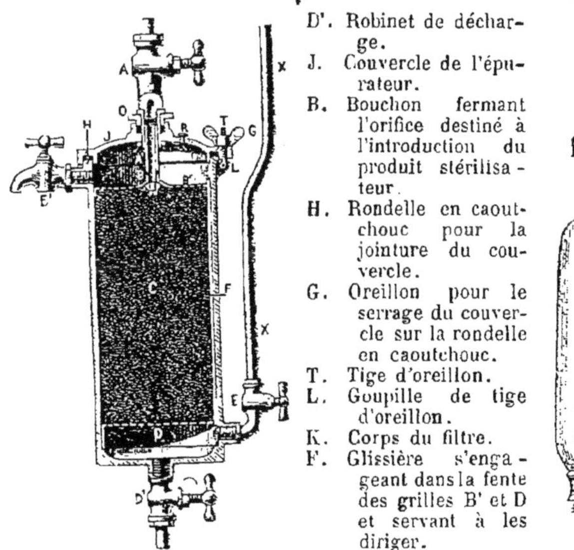

Fig. 14. — Filtre épurateur Mallié.

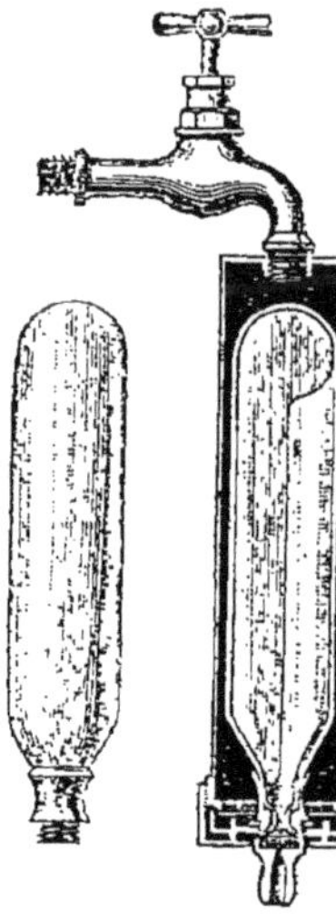

Fig. 15. — Sérifiltre Mallié à pression.

tain nombre d'éléments. On a construit à cet effet des modèles dits filtres en batterie, dans lesquels un nombre plus ou moins grand de bougies reliées au moyen d'ajutages de caoutchouc à un conduit central d'évacuation sont réunies dans un récipient métallique complètement clos dans lequel arrive l'eau de la canalisation. Nous verrons tout à l'heure les grands inconvénients que présente ce dispositif.

c) *Filtres à base d'amiante. F. Garros et Mallié.* — Dans ce filtre, qui a du reste les mêmes formes et les mêmes dispositions que le filtre Chamberland, la substance filtrante est non plus la porcelaine dégourdie, mais un produit spécial, dit *porcelaine d'amiante*, obtenu en réduisant en pâte l'amiante pulvérisée et en la cuisant dans un four à porcelaine. Cette substance d'après son inventeur (1) aurait les pores plus fins, plus réguliers et retiendrait mieux les microbes. En réalité ce filtre, qui donne d'ailleurs de bons résultats, a en somme les qualités et les défauts du filtre Chamberland.

F. Breyer, F. Piefke ou F. Arnold et Schimmer, F. Hesse. — Ces filtres presque exclusivement employés en

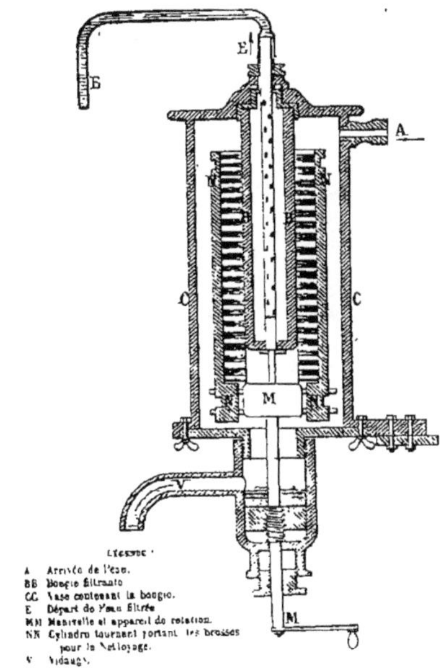

Fig. 16. — Filtre Berkefeld avec nettoyeur automatique (Imbeaux, *loc. cit.*).

Allemagne sont aussi à base d'amiante sous forme de pâte comprimée entre deux plaques métalliques perforées. D'après la plupart des bactériologistes allemands qui les ont étudiés, ils donneraient des résultats assez médiocres.

(1) *C. R. Ac. des Sc.*, 9 février 1892.

d) ***Filtre en terre d'infusoires. F.Berkefeld.***— Ce filtre qui jouit d'une grande faveur en Allemagne et qui a été adopté par plusieurs armées étrangères ressemble beaucoup au filtre Chamberland. Comme celui-ci, l'élément filtrant est une bougie enfermée dans une armature métallique. Seulement cette bougie, au lieu d'être fabriquée avec de la terre à porcelaine, est fabriquée avec une terre, dite terre à in-

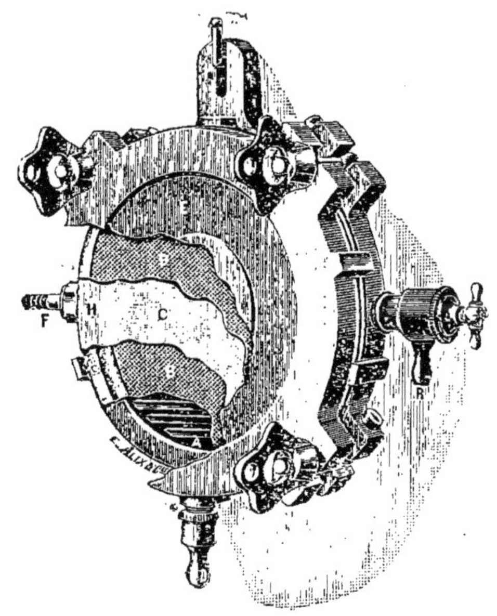

Fig. 7. — Filtres à la cellulose (*système Pottevin et Piat*).

fusoires ou *farine fossile*, qui aurait d'après ceux qui prônent ce modèle, un pouvoir filtrant très élevé. Si l'on s'en rapporte aux appréciations des médecins qui ont pu suivre de près les essais en grand qui en ont été faits dans les manœuvres d'armée ou dans la campagne de Chine pour laquelle chaque soldat allemand aurait été pourvu d'un de ces filtres, il n'offrirait guère de supériorité, tant au point de vue de l'épuration et du débit qu'à celui de la rusticité sur le filtre Chamberland.

e) Filtres en cellulose. F. Grandjean. Eden filtre. F. Poltevin. On a mis assez récemment dans le commer ce des filtres dans lesquels la substance filtrante est de la cellulose comprimée ou transformée par la cuisson en une sorte de porcelaine. L'élément filtrant qui est d'un prix relativement minime est rejeté dès qu'il est encrassé et que le débit diminue et est remplacé par un neuf. Le système est ingénieux,mais l'expérience ne s'est pas encore suffisamment prononcée sur le pouvoir filtrant du produit utilisé (1).

MODE DE FONCTIONNEMENT DES FILTRES DOMESTIQUES. — RENDEMENT. — EFFICACITÉ DE LA FILTRATION. — Quel que soit le système, le mode de fonctionnement et la marche sont à peu près les mêmes dans tous les filtres que nous venons d'énumérer.

Le débit, en général assez faible, est fonction de la dimension des pores et de la pression. En moyenne il est évalué pour les bougies Chamberland, marque B, à 330 cc. d'eau par élément sous une pression de 1 m. pendant la période d'activité (2). Il est beaucoup moindre pour les appareils à aspiration qui ne fournissent guère plus de 1 litre par 5 h. Aussi emploie-t-on d'habitude pour ce genre d'appareils des bougies à mailles plus larges, *marque F*, mais dont l'efficacité est en revanche moins grande.

Dans les premiers jours de fonctionnement, tous ou presque tous ces appareils fournissent de l'eau bactériologiquement pure, absolument vierge de micro-organismes. Mais cette période de stérilité dure peu, tous ceux qui ont expé-

(1) D'après Macé, qui a étudié leur fonctionnement, les filtres à la cellulose arrêteraient très bien au début les bactéries, mais leur débit s'abaisse très vite et il serait nécessaire de remplacer presque chaque jour la plaque de cellulose.

(2) Le débit approximatif des bougies grand modèle avec une eau moyenne est par 24 heures : pour une pression de 5 m., de 6 litres ; pour une pression de 10 m., de 12 litres ; pour une pression de 15 mètres, de 17 litres ; pour une pression de 20 m., de 22 litres.

rimenté les modèles les plus divers sont unanimes à cet égard (1) et, au bout d'un certain temps, variable suivant le degré d'impureté de l'eau brute, suivant la température, suivant la pression, quelques germes commencent à passer dans l'eau filtrée et leur nombre s'accroît rapidement (2).

Le débit diminue aussi plus ou moins vite. Le réseau poreux ne tarde pas à s'obstruer, à se colmater et le rendement qui était, au début, de plus de 300 cc. tombe à 200 cc., puis à 100 cc. Il est alors nécessaire de procéder au nettoyage et à la régénération du filtre.

Il importe d'ajouter cependant que certaines précautions, notamment le brossage quotidien et énergique de la surface externe de la bougie, peuvent prolonger sensiblement la période d'activité et de stérilité.

Régénération et stérilisation des filtres. — Il existe plusieurs procédés de régénération. Le plus simple consiste à pratiquer un brossage énergique pour enlever l'enduit de la surface, puis à plonger la bougie dans de l'eau qu'on fait bouillir 15 à 20 minutes au moins. Mais cette opération, excellente pour stériliser le filtre, ne suffit pas à désobstruer les pores, à régénérer le filtre (3).

Le procédé recommandé par Guinochet donne de meilleurs résultats. Après un brossage énergique et un rinçage à l'eau froide, on immerge la bougie dans une solution de permanganate de potasse au 100e (Laveran et Vaillard),

(1) Miquel a constaté que le passage des germes à travers la bougie Chamberland ne se faisait pour l'eau de la Vanne qu'après un mois ; pour l'eau de Seine, après 5 à 8 jours et pour l'eau de l'Ourcq au bout de 3 jours à peine.

(2) Le mécanisme de ce passage paraît consister en un envahissement qui se fait de proche en proche par culture et prolifération des germes dans les mailles de la bougie. Celle-ci devient, par suite des dépôts de matière organique qui se font dans le réseau poreux un excellent milieu de culture. On s'explique ainsi l'influence du nettoyage quotidien et du degré de pureté de l'eau brute sur la durée de la stérilisation.

(3) Vallin, *Rev. d'hyg.*, 1894.

puis dans une solution de bisulfite de soude au 20e additionnée de 5 centimètres cubes d'acide chlorhydrique.

Ce procédé n'est guère applicable aux filtres en batterie. Il oblige en effet à démonter les divers éléments, démontage toujours dangereux pour l'intégrité des bougies et des

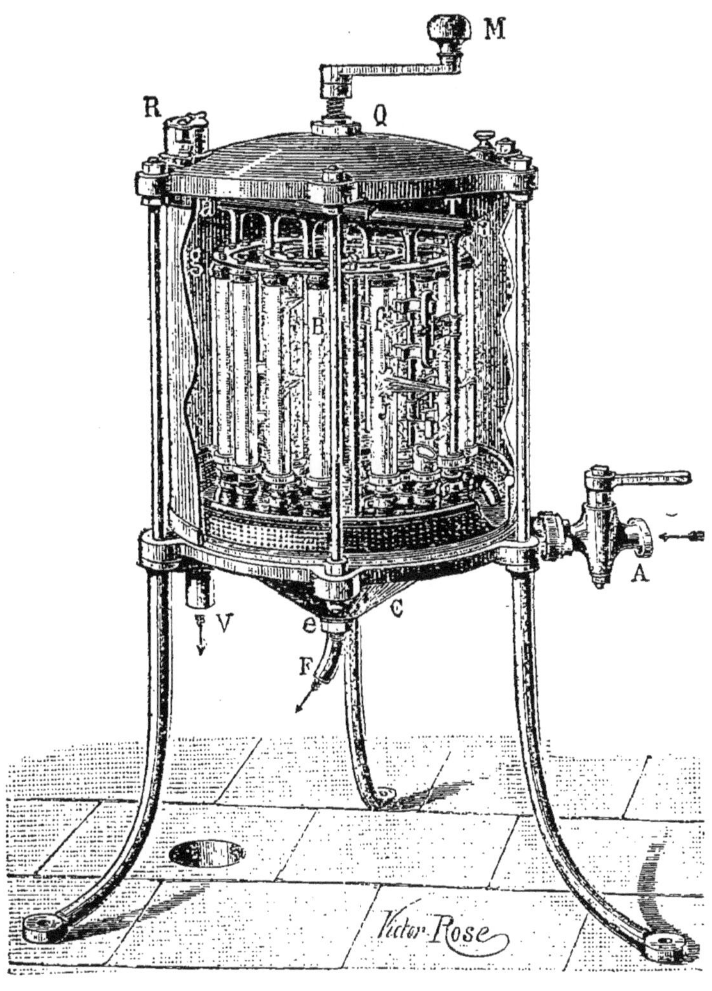

Fig. 18. — Filtre en batterie avec nettoyeur André.

joints en caoutchouc qui les réunissent. C'était un grand

obstacle à l'emploi de ce genre de filtres. Le nettoyeur André (fig. 18), en permettant, au moyen de quelques tours de la manivelle qui actionne les brosses, d'enlever les dépôts qui se fixent à la surface de la bougie au fur et à mesure de leur formation, a remédié en partie à ces inconvénients. On peut d'ailleurs stériliser et régénérer de temps à autre les éléments de ces batteries en versant dans le récipient qui les contient la solution de permanganate indiquée plus haut. On s'en débarrasse ensuite en rouvrant le robinet d'accès de l'eau. Il va sans dire qu'on n'usera de l'eau filtrée que lorsque toute coloration rose aura disparu.

Il est toujours bon de s'assurer de temps en temps de l'intégrité des bougies et de vérifier, en y insufflant avec une certaine force de l'air, après les avoir immergées dans l'eau, si elles ne présentent pas quelques fissures. L'apparition de bulles de gaz à la surface de ce liquide indiquerait l'existence d'une solution de continuité qui, par sa finesse, aurait pu échapper à l'œil.

Valeur sanitaire des filtres domestiques. — Les divers appareils employés pour la filtration domestique de l'eau, et dont nous venons d'énumérer les principaux modèles, bien que constituant un réel progrès sur les filtres primitifs usités dans les ménages, n'ont pas tout à fait répondu à l'attente des hygiénistes et, après la période d'engouement dont ils ont été l'objet au début, semblent être aujourd'hui un peu en défaveur. Il est certain qu'on ne peut pas compter avec eux sur une stérilisation permanente de l'eau, comme on l'avait espéré au début, qu'ils sont fragiles, que leur débit est faible, qu'ils s'encrassent rapidement.

Ce n'en sont pas moins des appareils précieux à la condition de ne leur demander que ce qu'ils peuvent donner et à la condition surtout d'en contrôler le fonctionnement.

Les résultats qu'on en obtiendra seront en raison de la surveillance et des soins dont ils seront l'objet. Un filtre brossé tous les jours de façon à éviter l'encrassement de la paroi et la prolifération des germes dans les pores, régénéré tous les huit à dix jours, pourra fournir d'une façon à peu près constante et presque indéfinie, que la substance filtrante soit de la porcelaine dégourdie, de la terre d'infusoire, de l'amiante ou de la cellulose, une eau stérile. Par contre, un appareil non surveillé, abandonné à lui-même, quelle que soit la finesse des pores, donnera de l'eau peut-être plus dangereuse que l'eau non filtrée parce qu'on ne se méfiera pas d'elle.

Ce n'est point à d'autres causes qu'il faut attribuer les appréciations si diverses auxquelles a donné lieu leur installation dans les casernes. Si leur emploi a donné les meilleurs résultats dans telle ou telle garnison et y a notablement abaissé le chiffre de la morbidité typhoïde, si dans d'autres les résultats ont été médiocres ou nuls, ces différences s'expliquent presque toujours par la sollicitude plus ou moins grande dont le fonctionnement de ces appareils a été l'objet.

C'est justement cette nécessité d'une surveillance assidue, non moins que leur faible débit qui constituent le côté faible des filtres domestiques, quels qu'ils soient, la pierre d'achoppement de leur emploi dans les ménages. Trouvera-t-on beaucoup de maîtresses de maison s'astreignant ou astreignant leur personnel à ce nettoyage quotidien, à cette régénération, à cette stérilisation hebdomadaire dont nous avons décrit les procédés minutieux ?

Et quand il s'agit de collectivités, quelle sécurité peut-on attendre de ces appareils en batterie dont nous avons dit la complication et dans lesquels les fissures, soit dans la bougie elle-même, soit surtout dans les ajutages de caoutchouc qui les relient, peuvent rester si longtemps inaperçues malgré tous les perfectionnements dont ils ont été l'objet et que nous nous plaisons à reconnaître (1) :

Les mêmes raisons expliquent les médiocres résultats qu'a donnés l'emploi de ces divers filtres, pour l'épuration de l'eau à l'usage des troupes en campagne. D'après les rapports des médecins accompagnant les expéditions coloniales récentes, aucun ne semble avoir donné de bien grandes satisfactions, et cela était facile à prévoir (2).

En définitive la grande majorité des filtres domestiques que nous venons de passer en revue sont, envisagés théoriquement, d'excellents appareils et nous doutons que l'on fasse beaucoup mieux. Si dans la pratique ils ont donné et donnent lieu tous les jours à des déceptions, cela tient bien moins à l'appareil lui-même qu'à la nature même et aux conditions de l'opération. Leurs défaillances sont liées à des causes dont il ne sera guère possible, nous le craignons, de triompher. Aussi la conclusion qui nous semble se dégager de cet examen, c'est que, quand il s'agit d'agglomérations urbaines, l'épuration de l'eau potable ne doit pas être un service privé, mais un service public que les habitants ont le droit d'exiger une eau pure, salubre et les municipalités ont le devoir de la leur fournir. Les administrations

(1) La Marine aurait renoncé en fait, sinon en principe, à l'emploi du filtre Chamberland, parce que les appareils qu'on lui fournissait, batteries enfermées dans des récipients métalliques, se prêtaient trop mal à la surveillance et à l'entretien nécessaires. (Rapport Vaillard sur la fièvre typhoïde à Cherbourg. *Rec. des travaux du Com. consult. d'hyg. de France*, 1899.)

(2) Pendant la campagne de Madagascar, aucun des procédés expérimentés, filtres Chamberland, Maignen, alunage, etc., etc., n'a donné de résultats absolument satisfaisants. Le filtre Chamberland est peu pratique dans ces conditions ; le filtre Maignen s'est montré peu efficace. Quant à l'ébullition de l'eau, le seul procédé sûr de stérilisation, elle est malheureusement trop souvent impossible à cause du temps que l'opération exige MOLINIER, *Arch. de médecine navale*, 1894).

municipales ont seules les moyens et les ressources nécessaires pour assurer d'une façon efficace cette épuration et la contrôler à tout instant. C'est donc par suite à elles que doit en incomber la responsabilité tout entière.

C. **Épuration chimique.** — La difficulté, pour ne pas dire l'impossibilité, d'obtenir par la filtration une eau absolument pure, vierge de microbes, a engagé dans ces derniers temps les hygiénistes à diriger leurs recherches du côté des agents chimiques.

Les substances douées de propriétés bactéricides sont nombreuses, on le sait, mais pour être employées à l'épuration des eaux il faut qu'elles remplissent certaines conditions qui restreignent singulièrement le choix. Elles doivent être absolument inoffensives pour l'organisme, ne modifier ni la composition ni les qualités organoleptiques de l'eau, ne lui communiquer ni goût, ni odeur, ni coloration quelconque.

Enfin il faut, dans la mesure du possible, qu'une fois l'action produite, l'eau soit débarrassée par réaction chimique ou par précipitation des produits formés, avant de la livrer à la consommation. Tels sont les principaux postulats du problème.

Les procédés qui prétendent satisfaire à ces desiderata ne sont pas moins nombreux que les procédés de filtration et chaque jour en voit grossir le nombre. Nous nous bornerons à signaler les principaux.

1° PROCÉDÉ ANDERSON. — Ce procédé, qui fonctionne depuis plusieurs années dans les usines de Choisy-le-Roi, de Nogent-sur-Marne et de Neuilly-sur-Marne chargées de distribuer l'eau de rivière à la capitale et qui est l'objet d'expériences suivies de la part du service des eaux du département, est basé sur l'action oxydante et bactéricide qu'exercent les sels de fer à l'état naissant en présence de l'air sur la matière organique et les bactéries aquatiques.

L'eau est amenée tout d'abord dans un vaste récipient cylindrique animé d'un mouvement de rotation continu, *le purificateur*, où elle entre en contact intime et prolongé (3 à 5 minutes) avec du fer en grenailles. A la sortie du purificateur, l'eau chargée d'oxyde ferreux passe dans un autre récipient où elle s'écoule en cascade (on injecte même parfois de l'air dans le liquide au moyen d'un insufflateur) de façon à ce qu'elle s'aère fortement. En présence de l'air, l'oxyde ferreux se transforme graduellement en peroxyde de fer insoluble, à l'état gélatineux, qui englobe et entraîne avec lui toutes les matières en suspension, y compris les microbes, qui ont échappé aux processus d'oxydation précédents. C'est une sorte de collage qui s'opère ainsi. Il ne reste plus qu'à faire subir à l'eau une filtration à travers le sable pour la débarrasser des matières précipitées et achever ainsi l'épuration.

Il résulte des analyses régulièrement faites depuis 1893 par l'Observatoire de Montsouris que le procédé diminue dans des proportions considérables le chiffre des bactéries, mais a moins d'action sur la matière organique dont la réduction ne dépasse guère 30 p. 100 (1).

Voici du reste, à titre d'exemple, les résultats obtenus en 1898 :

	Usine de Choisy		Usine de Neuilly-s-Marne		Usine de Nogent-s-Marne	
	Eau brute.	Eau épurée	Eau brute	Eau épurée	Eau brute	Eau épurée
Bactéries par cc. .	28.980	530	20.115	245	17.945	198
Matières organiques.	3.45	2.41	1.83	0.95	1.15	0.85

2. Stérilisation de l'eau par l'ozone. — Ohlmuller (2) a signalé en 1893, dans un mémoire publié par l'office

(1) D'après Régnard, l'introduction dans l'alimentation publique d'une eau ainsi épurée aurait abaissé dans de fortes proportions la mortalité typhoïde dans les communes de la banlieue où cette eau est distribuée.

(2) *Arb. a. d. kaiserl. Gesundheitsammte* (Travaux de l'Office sanitaire impérial allemand) 1892.

impérial sanitaire allemand, l'action bactéricide énergique qu'exerce l'ozone sur les bactéries de l'eau. Une dose de 15 à 20 milligrames par litre suffit à la complète stérilisation

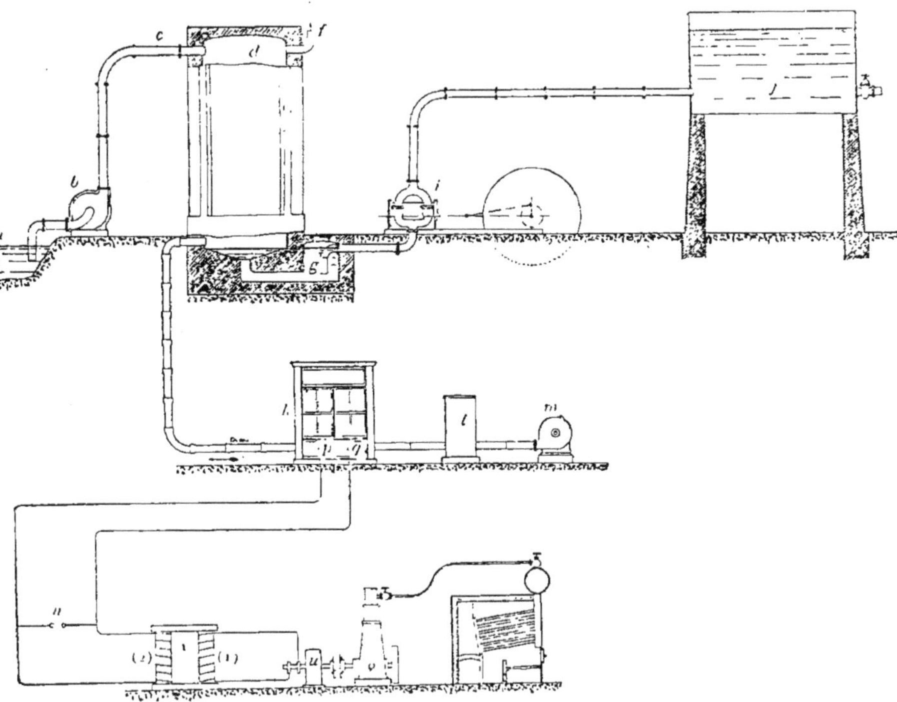

Fig. 19. — Appareil Abraham et Marmier pour la stérilisation de l'eau par l'ozone.

a, Réservoir de l'eau brute.
b, Pompe centrifuge amenant l'eau dans l'appareil.
c, Tuyau d'amenée.
d, Chambre dans laquelle se fait le contact de l'air ozonisé et de l'eau.
g, Puisard où se rend l'eau stérilisée et où elle est reprise par une pompe élévatoire et refoulée dans le réservoir de distribution.
K, Chambre d'ozonisation de l'air aspiré par le ventilateur *m* et préalablement desséché dans un dessiccateur.
p, *q*, Pôles entre lesquels se produisent les effluves ozonisateurs
t, *u*, *v*, Dynamos.

de l'eau, à la condition toutefois que l'eau ne soit pas trop chargée en matières organiques.

Ces propriétés germicides ont reçu depuis quelque temps d'intéressantes applications à l'épuration industrielle des eaux (*syst. Siemens* en Allemagne, *syst. de la Cie hollandaise pour la fabrication de l'ozone*, utilisé pour l'épuration de l'eau du vieux Rhin, que Van Ermengen (1) a tout particulièrement étudié ; *syst. Marmier et Abraham*, qui figurait à l'Exposition de 1900 et qui est actuellement l'objet d'essais pour l'épuration des eaux de Lille).

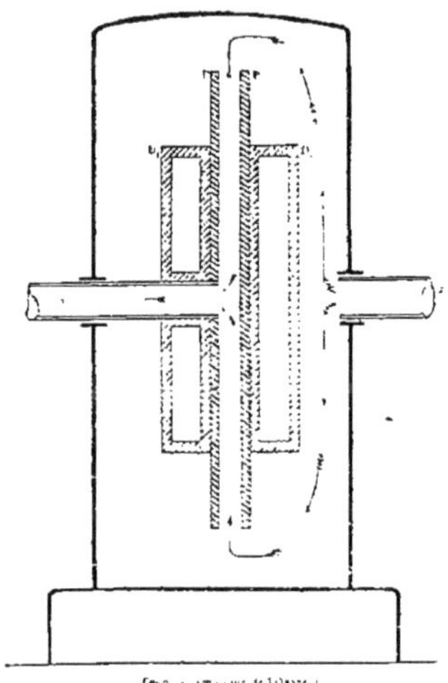

FIG. 20. — Ozoneur.

Coupe schématique de l'ozoneur, syst. Marmier et Abraham.

DD, Disques en fonte à faces parallèles contre lesquels sont appliqués deux plaques de verre PP.

C'est dans l'intervalle de ces deux plaques que se produisent les effluves.

a, Orifice d'entrée de l'air extérieur.

o, Orifice de sortie de l'air ozonisé.

Le principe de la méthode consiste à mettre en contact d'une façon intime l'eau avec l'air chargé d'ozone. A cet effet, l'eau brute tombe sous forme de pluie fine dans une colonne où arrive par la partie inférieure l'air qui s'est

(1) *Ann. de l'Inst. Pasteur*, 1895.

ozonisé, sous l'influence d'effluves électriques produites par un courant à très haute tension (40.000 volts environ).

La Commission scientifique (1), chargée par la municipalité de la ville de Lille d'étudier le procédé, a constaté qu'à part quelques rares bactéries appartenant au groupe *subtilis* dont les spores ont, on le sait, une résistance considérable, tous les germes bactériens étaient détruits par le passage des eaux dans la colonne ozonatrice. Th. Weyl (2) arrive aux mêmes conclusions pour l'appareil Siemens et Van Ermengen, pour celui de l'usine d'Oudshorn. Il importe, en outre, de noter que l'ozonisation de l'eau, à l'inverse de la plupart des procédés d'épuration chimique, n'apporte aucun élément étranger.

Le procédé semble donc avoir au point de vue sanitaire une grande valeur. Il en aurait une non moins grande au point de vue économique, d'après Marmier et Abraham, puisque le prix de revient du mètre cube d'eau ainsi épurée n'atteindrait, amortissement des frais de premier établissement compris, qu'à 0 cent. 447, tandis qu'avec la filtration au sable il s'élève à 0 cent. 875, le double environ.

Il convient toutefois d'attendre une plus longue pratique de la méthode avant de se prononcer d'une façon définitive sur les conditions de son application.

3. Procédés d'épuration chimique extemporanés.— *Epuration à domicile ou en campagne.* — Les deux procédés dont nous venons de parler s'appliquent exclusivement à l'épuration de l'eau en grandes masses, à l'épuration industrielle de l'eau d'approvisionnement d'une ville. Il nous reste à dire un mot de quelques procédés convenant plus particulièrement à l'épuration pratiquée à domicile et aussi, problème d'une haute importance au point de vue de l'état

(1) Dans la Commission figuraient les Drs Roux, Buisine, et Calmette, rapporteur.

(2) *Centr. f. Bakt.*, 1899.

sanitaire des armées, à l'épuration de l'eau destinée aux troupes en campagne.

Ici la question du prix de revient passe au second rang, et ce qu'on demande surtout au procédé, c'est la simplicité, la sûreté et la rapidité de l'opération, la facilité de conservation et de dosage de l'agent auquel on a recours.

a) *Charbon, alun, carbonate de soude, chaux, poudre anticalcaire, etc., etc.* — Ces diverses substances, seules ou associées, peuvent rendre quelques services, bien qu'elles n'aient qu'une action bactéricide faible ou nulle. Elles agissent surtout comme substances précipitantes et opèrent une sorte de collage de l'eau.

b) *Permanganate de potasse, permanganate de chaux.* — Le permanganate est, on le sait, un oxydant énergique et aussi un excellent bactéricide. A la dose de 2 à 4 centigrammes par litre, il tue au bout de 30 à 40 minutes toutes les bactéries non sporulées.

C'est cet agent qui, à l'état de permanganate de potasse, est utilisé dans le filtre Lapeyrère adopté par la Marine et qui, à l'état de permanganate de chaux, forme la base du filtre Lutèce (proc. Bordas et Girard).

c) *Chlore, brome, iode.* — Ces trois corps halogènes sont, eux aussi, de puissants agents de destruction de la matière organique et sont tous les trois doués de propriétés bactéricides manifestes.

Le chlore a été recommandé, sous forme de perchlorure de chlore, puissant bactéricide, mais corps explosible dangereux à manier, par Bergé (1) et, sous forme de chlorure de chaux, par Traube (2). A la dose de 6 à 8 milligrammes représentant environ 24 à 32 milligrammes de chlorure de chaux, il stérilise complètement dans l'espace de 10 à 15 minutes un litre d'eau. On neutralise ensuite le chlore en excès

(1) *Mouvement hygiénique*, 1898.
(2) *Zeits. f. Hyg.*, 1894.

en ajoutant quelques gouttes d'hyposulfite de soude. Au point de vue des résultats bactériologiques, le procédé serait très efficace. Malheureusement le goût et l'odeur du chlore qui persistent parfois dans l'eau inspirent au consommateur une répugnance bien naturelle. Le chlorure de chaux est, en outre, d'une conservation assez difficile en raison de ses propriétés hygrométriques.

Le brome, préconisé par Schumburg (1) après de nombreuses expériences comparatives sur la valeur des divers agents chimiques utilisés pour l'épuration de l'eau, est un excellent purificateur à la dose de 0 gr. 06 par litre d'eau. Les expériences faites au laboratoire du Val-de-Grâce (2) et celles de Testi confirment pleinement les résultats de Schumburg.

Voici comment celui-ci recommande de s'en servir.

La formule adoptée par lui est la suivante :

Brome	21 gr. 91
Bromure de potassium.	21 —
Eau	100 —

Chaque 0 cc. 20 réprésente 0 gr. 06 de brome libre, c'est-à-dire la quantité nécessaire à la stérilisation d'un litre.

Après épuration, la neutralisation du brome libre est obtenue au moyen du sulfite de soude ou de chaux.

L'opération ne demande pas plus de 15 à 20 minutes.

L'eau conserve absolument son goût et sa limpidité naturelle et son usage n'a aucun inconvénient.

Tous ces avantages ont valu au procédé de Schumburg une grande vogue pour l'épuration de l'eau à l'usage des troupes en campagne et il a été adopté par plusieurs des con-

(1) *Veroff. a. d. G. Milit. Sanitätwesen*, 1900. V. aussi Pfuhl, *Zeits. f. Hyg.*, 1900.

(2) Vaillard, Rapp. sur les procédés d'épuration de l'eau, *Arch. de méd. et de pharm. milit.*, 1902.

tingents étrangers dans l'expédition de Chine. Malheureusement la nécessité de conserver la solution très facilement altérable dans des tubes scellés à la lampe rend son maniement un peu délicat et en limite l'emploi.

Ces inconvénients ont engagé Vaillard (1) à poursuivre des expériences sur la valeur de l'iode comme agent d'épuration de l'eau et sur son emploi pratique. Il a constaté qu'à la dose de 25 milligr. par litre il tuait sûrement le b. typhique, le b. coli, le vibrion cholérique et qu'à la dose de 75 milligr. il stérilisait à peu près complétement l'eau de Seine. Son élimination se fait comme celle du brome par l'addition d'un peu d'hyposulfite et comme produit final de la réaction il ne reste que de très faibles proportions d'iodure de sodium (0 gr. 10 par litre environ) (2).

D'après Vaillard, l'opération ainsi conduite serait simple, facile et rapide et ne modifierait en rien les qualités organoleptiques de l'eau. Le procédé a été, du reste, à la suite du rapport présenté par le distingué professeur du Val-de-Grâce, mis en expérience dans un corps d'armée.

Tous ces procédés d'épuration chimique peuvent assurément, à un moment donné et dans certaines circonstances, notamment pour la purification de l'eau parfois plus que suspecte dont disposent les corps de troupes en expédition, rendre de grands services ; mais quels que soient les résultats

(1) Vaillard, *loc. cit.*

(2) Pour rendre l'emploi du procédé pratique et facile pour les détachements en expédition, Vaillard a imaginé, de concert avec son collègue du Val-de-Grâce, Georges, des comprimés exactement dosés qu'il suffit de faire dissoudre dans l'eau que l'on veut épurer. Ces comprimés sont de 3 sortes : les premiers contiennent de l'iodure de potassium et de l'iodate de soude ; les seconds, de l'acide tartrique. En faisant dissoudre simultanément dans l'eau les comprimés n° 1 et n° 2, on obtient sous l'influence de l'acide tartrique un dégagement d'iode naissant qui tue rapidement les germes. Au bout d'un temps très court on ajoute l'hyposulfite de soude sous forme de pastilles n° 3, qui neutralise l'iode en excès.

encourageants obtenus dans les expériences de laboratoire, nous doutons fort qu'à l'exception des procédés d'épuration en grand, procédé Anderson, ozonisation de l'eau, le public accepte comme méthode générale l'addition quotidienne à son eau de boisson d'un produit chimique qui, quelque inoffensif qu'il soit, sera toujours pour lui une sorte de drogue pharmaceutique dont il se défiera.

D. **Chauffage.** — En présence de l'imperfection et de l'infidélité de tous les procédés que nous venons d'exposer, de l'insécurité des meilleurs filtres, il ne faut pas hésiter, quand il s'agit d'eaux suspectes, et à plus forte raison en temps d'épidémie, à avoir recours au seul moyen sûr, efficace, que nous connaissions, l'ébullition de l'eau de boisson toujours et partout facile à pratiquer.

Il existe, nous le savons, de forts préjugés dans le vulgaire, et même chez beaucoup de médecins, contre l'usage de l'eau bouillie. L'ébullition a pour effet d'expulser les gaz de l'eau et de précipiter une partie de ses éléments minéraux, les sels calcaires en particulier, d'où trouble du liquide, perte de la sapidité, digestibilité moins facile. Les expériences de Guinard ont montré toutefois que la perte en gaz ne porte guère que sur CO^2 et que la teneur de O n'est pas notablement modifiée. Il est facile du reste par le battage ou des transvasements successifs de l'aérer de nouveau.

On a de plus la ressource de l'employer, pour ceux qui auraient de la répugnance à la boire pure, sous forme d'infusions aromatiques, thé, café, etc., etc.

La chaleur peut aussi être appliquée à l'épuration de l'eau en grandes masses, à l'épuration de l'eau d'approvisionnement d'une ville, d'une collectivité, d'un corps de troupes et on a construit à cet effet des appareils de stérilisation, appareils Rouart, Geneste et Herscher, appareils Vaillard et Desmaroux, etc., etc., qui ne diffèrent guère que par les dispositifs adoptés pour obtenir l'échauffement et le refroidissement consécutif de l'eau le plus rapidement et le plus économiquement possible.

Ces appareils sont essentiellement constitués par une chaudière dans laquelle l'eau est portée a 115°, le *caléfacteur*, et d'un *échangeur récupérateur* dans lequel l'eau chaude qui vient de la chaudière abandonne son calorique à l'eau qui s'y rend, de telle façon que cette eau ressort de l'appareil à une température sensiblement égale à celle à laquelle elle est entrée (1).

La stérilisation de l'eau par la chaleur est assurément le moyen le plus sûr de fournir une eau bactériologiquement pure. Nous ne croyons pas cependant que le procédé, assez onéreux d'ailleurs, soit jamais appelé pour une foule de raisons à des applications courantes pour l'approvisionnement des agglomérations importantes. C'est un procédé qui nous semble devoir être réservé, soit pour des circonstances accidentelles, telles qu'une épidémie d'origine hydrique, soit surtout pour l'approvisionnement des armées en campagne, notamment pour l'approvisionnement des formations sanitaires, où on est obligé de faire un si large usage d'eau stérilisée.

V. — Approvisionnement d'eau.

L'approvisionnement d'eau potable est, avec un bon système d'évacuation des immondices, un des éléments fondamentaux de la salubrité de toute collectivité, quelle qu'en soit l'importance. Une des plus constantes préoccupations

(1) L'appareil Vaillard et Desmaroux stériliserait 1000 litres d'eau à l'heure avec une consommation de 2 kilogs de charbon et un prix de revient, à supposer le fonctionnement continu, de 0.10 c. le mètre cube. — Il y a quelques années, une ville, Parthenay (Deux-Sèvres) a installé pour son approvisionnement d'eau l'appareil Rouart. Nous ignorons quels ont été les résultats de cette tentative.

des édilités soucieuses de la santé des populations qu'elles administrent doit être de fournir à celles-ci en suffisante quantité une eau absolument pure et de la préserver, durant tout son trajet jusqu'à la maison, de toute contamination et de toute souillure.

Si nous ajoutons qu'il faut en même temps que les dépenses faites pour approvisionner d'eau la collectivité ne soient pas trop en disproportion avec les ressources finan-

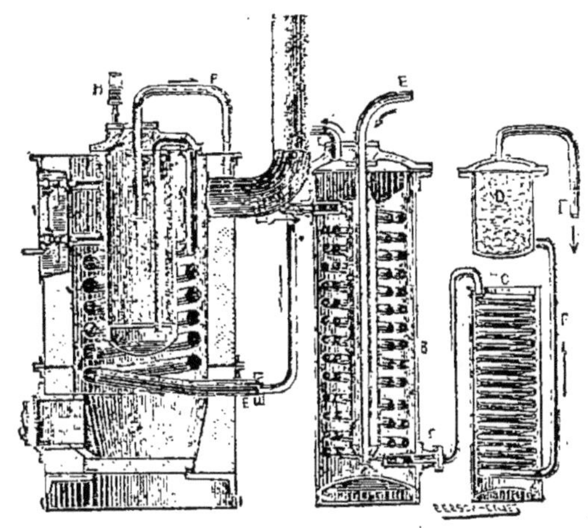

Fig. 21. — Appareil stérilisateur d'eau potable par la vapeur sous pression (syst. Rouart, Geneste et Herscher).

A, Autoclave dans lequel l'eau est soumise à une température de 120°.
B, Echangeur.
C, Refrigérateur.
D, Clarificateur.
E, Tuyau d'amenée de l'eau froide.
F, Tuyau d'écoulement de l'eau stérilisée.

cières de celle-ci, on comprendra combien le problème est délicat et d'une solution souvent difficile. On comprendra aussi qu'il ne comporte pas de solution univoque, qu'il doit tenir compte de bien des considérations propres à en modifier les termes et peut-être est-ce pour avoir affirmé des principes trop absolus, trop intransigeants au début, que l'hygiène semble actuellement un peu désorientée et un peu hésitante au sujet de la voie dans laquelle elle doit s'engager.

Besoins. Quantité d'eau à fournir. Base d'évaluation. — L'eau fournie à une collectivité doit pourvoir : 1° aux besoins domestiques ; 2° s'il s'agit d'une agglomération urbaine, aux services publics et aux besoins de l'industrie. Il importe de déterminer, au moins d'une façon approximative, quelle est l'étendue de ces besoins, de façon à connaître, avant de se décider entre les divers modes d'approvisionnement, dans quelle mesure ceux dont on dispose pourront y satisfaire.

L'hygiéniste anglais Parkes évalue la consommation domestique à 112 litres se décomposant de la façon suivante :

Boisson	1	litre	5
Cuisson des aliments	3	»	5
Soins de toilette	22	»	5
Entretien de la maison	13	»	5
Lessivage	13	»	5
Bain (1 par semaine).	18	»	0
Water-closets.	27	»	0
Gaspillage	12	»	5
Total. . .	112	»	0

Obstein (1) admet pour la boisson et le service de la cuisine	20 à 30 litres
Pour la toilette	10 à 15 »
Pour le service des water-closets . .	5 à 6 »
Total . .	35 à 51 »

Ces derniers chiffres se rapprochent, semble-t-il, un peu plus de la réalité. Les règlements municipaux de la ville de

(1) *Handbuch d. Hygiene*. V. TH. WEYL.

Paris, concernant les concessions d'eau, se basant sur une longue expérience, fixent en effet à 45 litres par personne ayant un domicile fixe et à 20 litres par militaire ou élève, quand il s'agit d'habitations collectives, casernes ou pensionnats, la consommation quotidienne du service privé, non compris, cela va sans dire, l'eau employée pour le service des écuries et des remises, l'arrosage des jardins privés qui font l'objet d'une réglementation spéciale.

A ces quantités, il faut joindre, avons-nous dit, quand il s'agit de l'approvisionnement d'une ville, l'eau nécessaire aux services publics et aux besoins industriels.

En tenant compte de ces divers éléments, Parkes arrive à une quantité de 156 litres par habitant et Flugge, à 150 litres. Aujourd'hui la plupart des hygiénistes admettent que cette quantité doit être au moins de 200 litres, quand il s'agit d'une agglomération importante. Pour les petites villes dont les exigences au point de vue de la salubrité sont moins grandes, 100 litres peuvent à la rigueur suffire.

Toutes ces évaluations sont naturellement un peu arbitraires et ne peuvent représenter que des moyennes ; car les besoins varient d'une localité à une autre suivant l'importance de l'industrie, l'étendue des jardins et des voies publiques à arroser, les habitudes des habitants, le climat, la saison, etc., etc. Les villes pratiquant le tout à l'égout, par exemple, ont besoin d'une plus grande quantité d'eau que les autres, 250 à 300 litres au moins par habitant.

D'une façon générale on peut poser en principe que l'eau ne saurait être dispensée trop largement. Suivant le mot de Foucher de Careil, *il faut qu'il y ait trop d'eau pour qu'on en ait assez* (1).

(1) La quantité d'eau consommée par jour et par habitant dans les villes tend sans cesse à augmenter et l'hygiène ne peut que s'en réjouir. A Paris la consommation était en 1878 de 60 litres d'eau de source et de 85 litres d'eau de rivière, soit 145 litres

En 1899, chaque habitant dépense en 24 heures 93 litres d'eau de

Mode d'approvisionnement et provenance de l'eau. — Quand il s'agit d'approvisionner d'eau potable une collectivité, on peut, nous l'avons vu, s'adresser aux eaux de provenances très diverses, avoir recours aux eaux de surface, cours d'eaux, lacs ou aux eaux souterraines, sources, nappe, puits. Quels sont d'une façon générale les avantages et les inconvénients des eaux de ces diverses provenances, les dangers auxquels chacune d'elles expose et les garanties qu'elle offre ? La réponse à ces questions découle en partie des faits que nous venons d'exposer et dont nous ne pouvons que rappeler les traits les plus saillants.

a) EAU DE SOURCE. — Toutes les fois qu'une nappe aquifère vient à la suite d'érosions, de dénudations, de dislocations des assises géologiques émerger à la surface, il apparaît une source dont l'abondance est en rapport avec la puissance et l'étendue de la zone d'alimentation de cette nappe (V. fig. 2).

Les caractères généraux des eaux de source sont pour une même eau la constance de composition, de température et la pauvreté en germes bactériens. De tous temps, on a célébré la pureté des eaux de source et les recherches de Pasteur constatant leur stérilité quand l'eau est prise au griffon semblaient confirmer cette antique réputation.

Un examen plus approfondi a montré que cette stérilité est loin d'être aussi générale que le croyait Pasteur. La composition d'une eau de source, sa pureté, dépendent en effet d'une foule de facteurs essentiellement variables suivant les lieux, de la nature minéralogique et de la constitution géologique des terrains traversés, de l'homogénéité des couches perméables à travers lesquelles filtre l'eau, de la profondeur de la nappe. Si certaines sources fournissent une eau ex-

source et 140 litres d'eau de rivière, soit 233 et en 1900 (année d'Exposition) 98.4 d'eau de source et 160.5 d'eau de rivière, soit 258.9

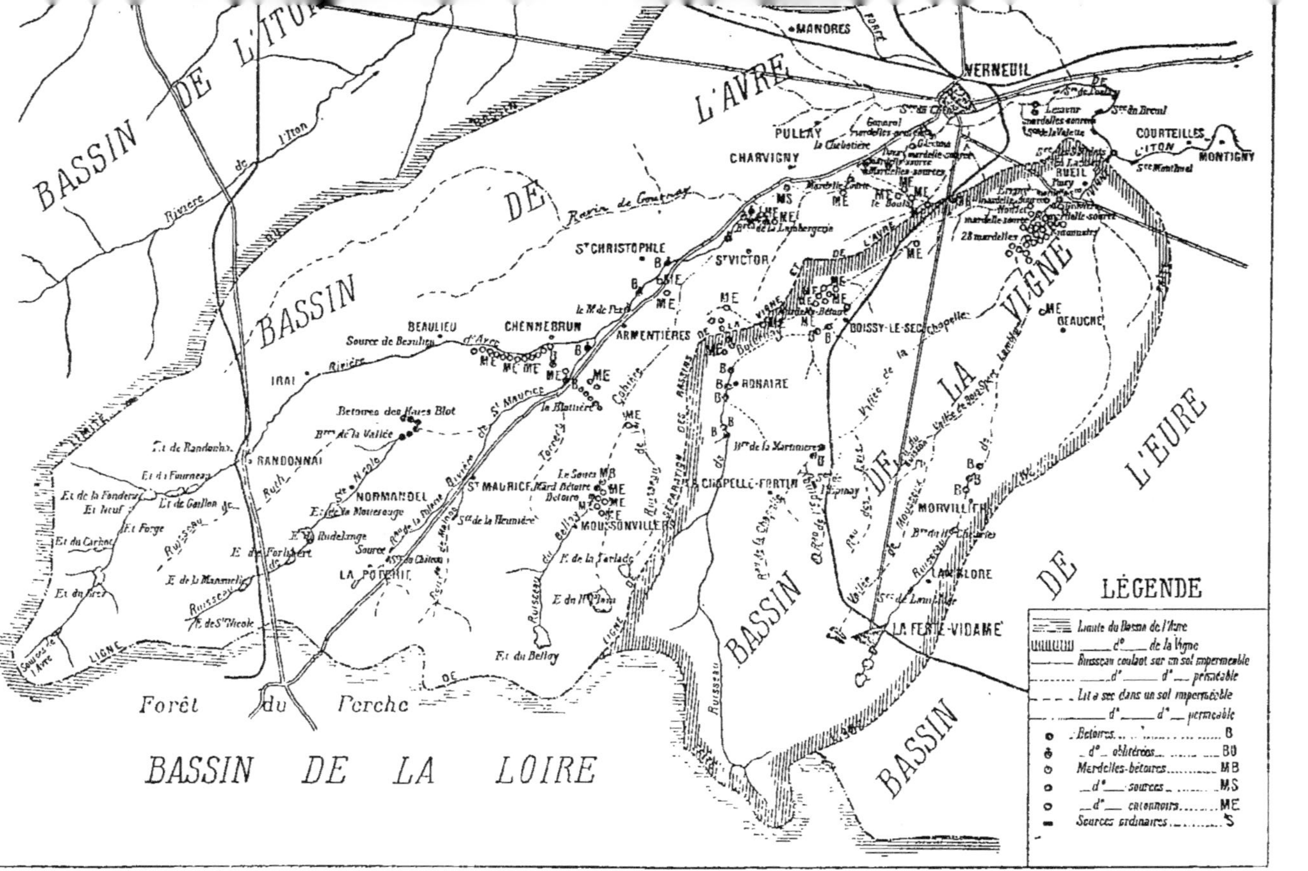

Fig. 22. — Vallée de l'Avre avec ses bétoires et ses mardelles.

cellente, il en est qui donnent une eau mauvaise et impotable, d'autres une eau profondément souillée par les infiltrations du voisinage. Nous avons vu plus haut que certaines sources émergeant des terrains jurassiques et crétacés ne subissaient pas une véritable filtration et n'étaient en réalité que des cours d'eaux qui, après avoir disparu dans des gouffres, des *bétoires*, et avoir parcouru un trajet souterrain plus ou moins long dans les failles et les fissures de ces terrains, reparaissaient ensuite au jour au fond des vallées (sources vauclusiennes) (V. fig. 1 et fig. 22). Inutile d'insister sur le peu de garantie qu'offrent de telles eaux. Et ce sont justement les sources les plus abondantes, celles qui constitueraient pour l'alimentation des agglomérations importantes la plus précieuse des ressources !

En revanche les vraies sources, telles que celles dont Pasteur avait reconnu la pureté microbienne, ont en général un débit relativement faible, souvent irrégulier et diminuant pendant la saison sèche, soumis qu'il est aux fluctuations du régime des pluies. C'est justement au moment où l'eau est le plus nécessaire qu'elle fait défaut ou est insuffisante. On comprend quels inconvénients présentent pour l'alimentation d'une collectivité cette inconstance, ces oscillations de la quantité d'eau disponible (1).

Il est donc indispensable, quand une collectivité, quelle qu'en soit l'importance, a l'intention d'utiliser les sources qui se trouvent dans son voisinage, de faire préalablement une étude approfondie des conditions topographiques et géologiques locales, de déterminer l'étendue du bassin d'alimentation de la nappe, de consulter le régime des

(1) « Parmi les nombreuses sources de la Vanne et de l'Avre, celles qui ne contiennent pas de germes microbiens, qui sont habituellement stériles, ont un très faible débit. Par contre, celles qui ont un débit abondant renferment toutes un nombre plus ou moins grand de bactéries. » (Duclaux, *Rapport général sur les eaux de sources alimentant Paris*.)

pluies de la région, de noter pendant une période suffisamment prolongée la quotité et les oscillations du débit, et surtout de pratiquer des analyses bactériologiques périodiques, de façon à s'assurer qu'il ne se produit pas pendant les saisons pluvieuses des variations trop considérables dans le chiffre des bactéries, ces variations étant presque toujours l'indice d'une filtration imparfaite et d'une contamination par les eaux de surface.

Quand ces divers examens ont donné des résultats satisfaisants et que l'adduction des eaux de source n'entraîne pas des dépenses hors de proportion avec les ressources financières de la collectivité, il est certain que cette solution présente des avantages incontestables. Si le dogme, naguère intangible, de la supériorité *toujours et quand même* des eaux de source est actuellement quelque peu ébranlé, l'hygiène n'en ratifie pas moins, sous bénéfice des réserves exprimées plus haut, les conclusions votées par le Congrès des hygiénistes allemands tenu à Dantzig en 1874.

« Pour l'établissement d'une distribution d'eau, il faut placer en première ligne les sources naturelles ou collectées artificiellement. On ne doit se contenter d'une eau moins bonne que si l'établissement d'une conduite d'eau de source est démontré impossible. »

Une fois ce mode d'approvisionnement adopté définitivement, il faut procéder au captage de la source, opération délicate et qui donne souvent des mécomptes.

Ce captage consiste d'ordinaire à aller chercher au moyen de tranchées souterraines plus ou moins prolongées les diverses ramifications d'origine, à recueillir l'eau qui en sourd dans des drains ou dans des galeries en maçonnerie et à l'amener dans un réservoir central bien étanche d'où elle est ensuite dirigée dans les conduites d'adduction. Nous n'insisterons pas sur les divers procédés de captage qui sont bien plus du ressort de l'ingénieur que de l'hygiéniste. Nous nous bornerons à condamner formellement, avec Launay, la pratique habituellement suivie, et naguère encore pour les eaux de source amenées à Paris, qui consiste à recueillir au moyen de drains, dans le but d'accroître la quantité d'eau disponible, les eaux des couches superficielles du sol voisines des points d'émergence. L'expérience a démontré le danger de ce mélange, cause trop fréquente de la pollution des eaux potables.

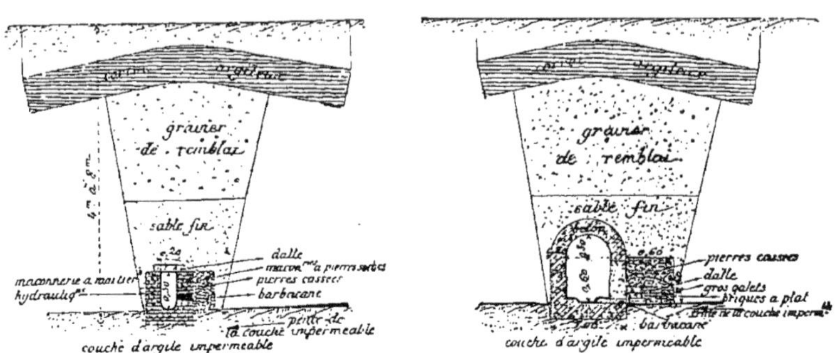

FIG. 23. — Petit drain. FIG. 24. — Grand drain.
Drain et galerie de captage.
Coupe transversale (d'après Tombeaux, *loc. cit.*).

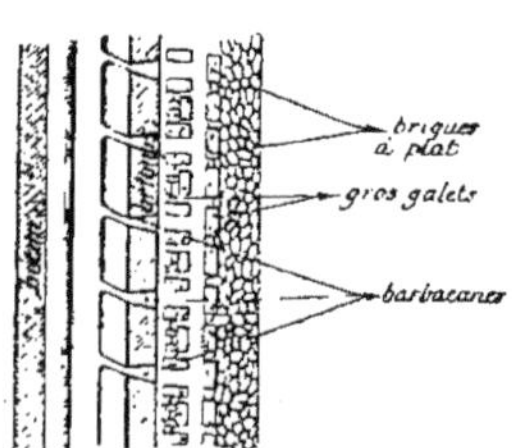

FIG. 25. — Coupe horizontale du grand drain (d'après Tombeaux, *loc. cit.*).

Tous les hygiénistes réclament depuis longtemps, et le Congrès international d'hygiène en a renouvelé expressément le vœu, qu'il soit établi autour des sources utilisées pour l'alimentation publique une zone de protection dans laquelle seront interdits tout dépôt, tout épandage de fumiers, d'immondices, de détritus organiques, tout forage de puits, etc., etc. (1).

Putzeys fait observer avec juste raison que, quelque excellente que soit la mesure, elle sera matériellement inapplicable et par suite insuffisante, quand il s'agit des terrains calcaires à failles innombrables, à cause de l'étendue qu'il faudrait donner au périmètre de protection (2). Aussi Duclaux (3) propose-t-il dans le cas spécial des sources alimentant Paris, qu'il soit organisé dans tout le bassin d'alimentation de ces sources, un service d'inspection médicale chargé de surveiller l'état sanitaire des populations de ce bassin et de prescrire dans le cas de maladies infectieuses, notamment de fièvre typhoïde, les mesures propres à empêcher la dissémination hors du domicile du malade des germes spécifiques (désinfection des selles et autres excreta virulents, et des effets souillés avant leur sortie de la chambre).

b) *Nappe souterraine. — Nappe des puits.* — La nappe souterraine, quand elle est suffisamment profonde, quand la filtration tellurique fonctionne régulièrement, peut donner une eau aussi pure, aussi bonne, aussi salubre qu'une source, puisque l'une et l'autre ont même origine.

Si l'eau des puits jouit en général auprès des hygiénistes d'une réputation douteuse, cela tient donc beaucoup moins

(1) L'article de la loi nouvelle sur la protection de la santé publique, concernant la protection des eaux potables, art. 10 chapitre 1, est ainsi conçu : « Le décret déclarant d'utilité publique le captage d'une source pour le service d'une commune déterminera s'il y a lieu, en même temps que les terrains à acquérir en pleine propriété, un périmètre de protection contre la pollution de la dite source. Il est interdit d'épandre sur les terrains compris dans ce périmètre des engrais humains et d'y forer des puits sans l'autorisation du préfet ».

(2) Une source vauclusienne fournissant 10.000 mètres cubes par 24 heures comporte, d'après Putzeys, un bassin d'alimentation de 1500 à 2000 hectares au minimum.

(3) *Rapport général à la Commission des Eaux de l'Arve.*

à son origine qu'aux conditions défectueuses dans lesquelles ces puits sont trop souvent établis aussi bien dans les campagnes que dans les villes. Construits habituellement en matériaux non reliés par du mortier, ayant quelquefois leur margelle au ras du sol, situés dans un endroit déclive, entourés de fumiers et de détritus de toutes sortes,

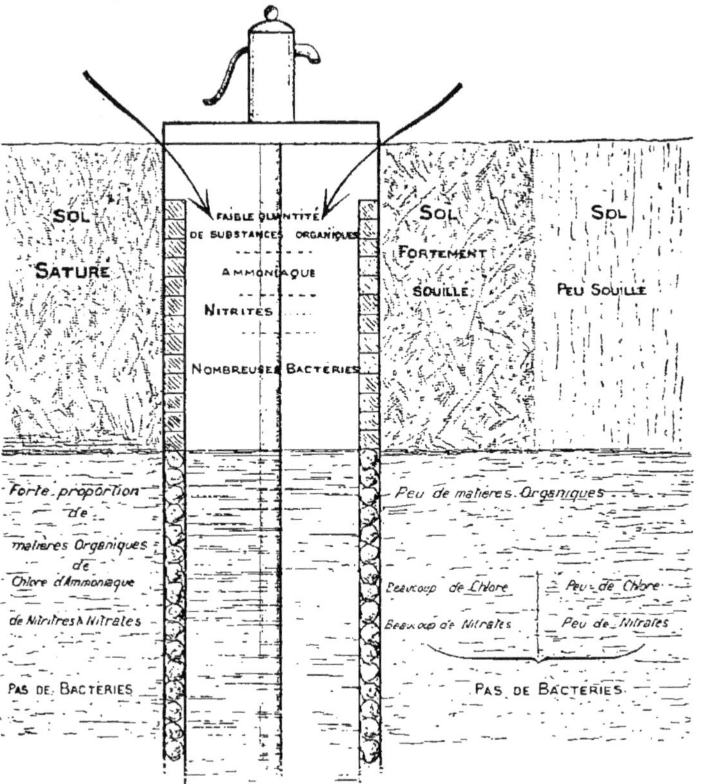

Fig. 26. — Schéma des diverses voies d'infection de la nappe (d'après Flugge).

rien ne les protège contre les infiltrations des eaux de surface et chaque averse y entraîne toutes les souillures recueillies sur son trajet. L'examen local en apprendra dans bien des cas plus que ne le ferait une analyse sur la valeur sanitaire de l'eau que l'on y puise. « Si on veut apprécier l'eau d'un puits, ce n'est pas l'eau, a dit Duclaux, mais les abords qu'il faut examiner. »

Il suffirait cependant le plus souvent de quelques précautions faciles à prendre pour préserver dans les campagnes et dans les habitations isolées l'eau contre les pollutions du voisinage et les figures ci-après montrent le dispositif très simple qui permet d'atteindre le but. On peut encore fortifier la protection de l'eau, en entourant le puits

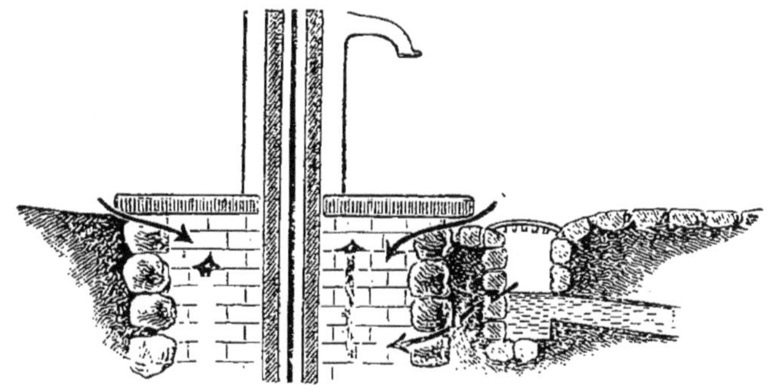

FIG. 27. — Puits mal protégé contre les souillures de la surface (d'après FLUGGE).

Le puits est mal placé en contre-bas du sol, de sorte qu'il reçoit les eaux de pluie qui ont lavé la surface. Il reçoit, en outre, par suite de sa disposition, les infiltrations de l'égout voisin.

jusqu'à 1 m. 50 à 2 m. de profondeur, d'une couche imperméable, argile ou béton, d'une certaine épaisseur. Inutile d'ajouter que le puits doit être suffisamment éloigné des fosses d'aisances et que son orifice doit être soigneusement clos. Ce sont là des mesures bien simples, n'entraînant pour ainsi dire que des frais insignifiants, et combien cependant négligées dans la plupart des habitations rurales ! (1).

(1) Hankin a recommandé pour la désinfection des puits infectés spécifiquement par le b. virgule, l'emploi du permanganate de potasse. Delorme (*Bull. de l'Ac. de méd.*, 19 juin 1900) aurait obtenu de son côté une diminution notable des germes (112.000 tombés à 150) dans l'eau des puits du camp de Châlons en ajoutant à l'eau, après avoir évalué approximativement le cube du puits, 5 à 10 cen-

Dans les villes les puits ordinaires qui étaient autrefois le mode à peu près unique d'approvisionnement d'eau potable ne servent plus aujourd'hui que d'appoint et l'eau qu'ils fournissent est bien rarement pure, exposée qu'elle est aux multiples causes de souillures qui entourent les puits de

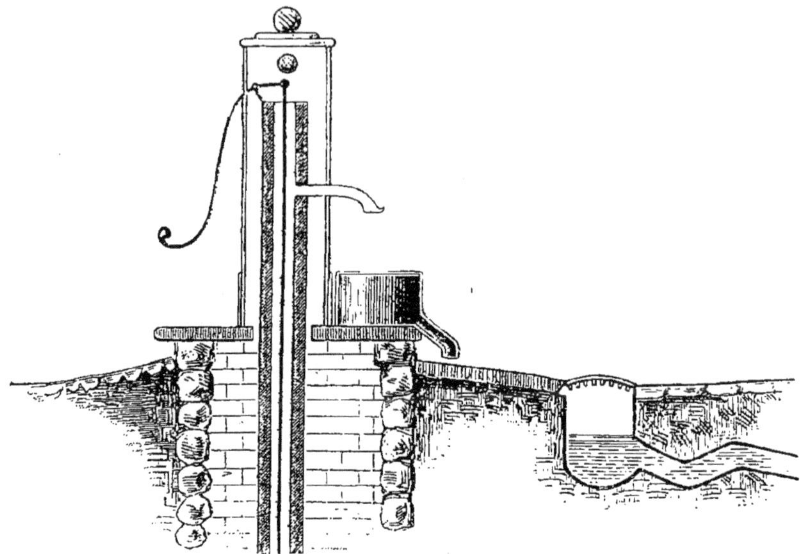

Fig. 28. — Puits bien protégé contre les souillures (d'après Flugge).

La disposition et la pente du terrain ne permettent pas aux eaux de pluie de pénétrer dans le puits et l'étanchéité de l'égout voisin s'oppose à toute infiltration.

toutes parts, voisinage des fosses d'aisances, infiltrations de surface, etc., etc. Rien ne varie d'ailleurs comme la composition de l'eau d'un puits à l'autre, bien qu'ils appartiennent à la même nappe, ce qui prouve bien qu'il s'agit surtout d'infection locale (1).

tigrammes de permanganate par litre d'eau. Il faut ajouter toutefois que la Commission sanitaire du gouvernement des Indes n'aurait pas eu des résultats aussi décisifs que Hankin à l'égard du vibrion cholérique et n'a pas cru devoir adopter officiellement son procédé.

(1) V. les analyses faites par l'observatoire de Montsouris, *Ann. de Montsouris*, 1900.

Puits tubulaires, dits Abyssiniens. — En creusant un puits ordinaire, on met la nappe à découvert et on l'expose par cela même à toutes les causes d'adultération venant de la surface. On transforme, pour nous servir d'un terme de chirurgie qui exprime bien notre pensée, une *plaie fermée* en une *plaie ouverte*.

Les puits tubulaires, dits *puits instantanés, puits abyssiniens, puits Norton,* échappent à ce reproche. Ils consistent en un tube de fer de 4 à 6 centimètres de diamètre intérieur

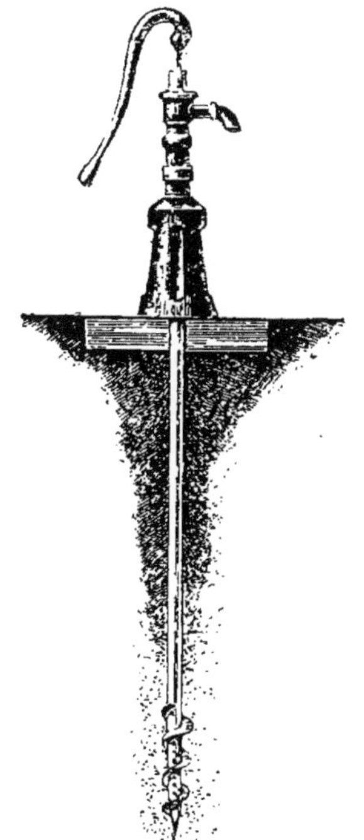

Fig. 29. — Puits tubulaires.

terminé par une pointe d'acier percée de trous. On enfonce à coups de maillet ce tube dans le sol, on visse à l'extrémité supérieure une fois qu'il a complètement pénétré un second tube, puis un troisième, et ainsi de suite jusqu'à ce qu'on ait atteint la nappe. On adapte ensuite au dernier tube une pompe (1) avec laquelle on amène l'eau à la surface. On obtient ainsi l'eau de la nappe dans toute sa pureté.

(1) Les formations sanitaires des armées allemandes et autri-

Malgré la suspicion trop légitime dont est l'objet la nappe souterraine dans le voisinage des agglomérations urbaines, c'est à elle que plusieurs villes ont eu recours pour s'approvisionner d'eau potable : Francfort-sur-le-Mein, Roubaix, Tourcoing, certains quartiers de Berlin, de Londres, etc., etc. On collecte habituellement l'eau de cette nappe, soit au moyen d'une série de puits situés à une certaine distance l'un de l'autre (1) et reliés entre eux par des aqueducs en maçonnerie, soit au moyen de galeries souterraines dirigées perpendiculairement à la pente de la nappe, formant barrage, et dont la paroi faisant face à cette nappe est en briques creuses permettant l'accès de l'eau dans la galerie, tandis que la paroi opposée est en briques pleines.

C. *Eaux de surface. Cours d'eau. Rivières. Lacs.* — Les eaux de surface ont sur les eaux souterraines cette grande supériorité qu'elles constituent, pour peu que le cours d'eau ait une certaine importance, une ressource pour ainsi dire inépuisable. Il serait donc relativement facile avec elles de résoudre, au point de vue de la quantité, le problème de plus en plus difficile de l'approvisionnement des grandes villes... si elles n'étaient pas aussi exposées aux contaminations de toute nature, et si elles offraient un peu plus de garanties au point de vue de la pureté. Les collectivités qui, par leur situation ou par les ressources dont elles disposent, peuvent aller capter non loin de leur source, alors qu'ils n'ont encore reçu aucune souillure d'origine humaine, les cours d'eau, trouvent ainsi une solution toute naturelle et très satisfai-

chiennes ont été pourvues d'un matériel nécessaire au forage de ces puits et des instructions nécessaires pour utiliser directement la nappe toutes les fois qu'elle offre des garanties suffisantes de pureté.

(1) L'expérience a démontré que le rayon d'action d'un puits, en d'autres termes, le rayon dans lequel s'exerce l'aspiration provoquée par la dénivellation de la nappe consécutive à son forage, est de 100 mètres environ. Il suffit donc de les établir à cette distance pour obtenir le maximum de rendement.

sante du problème. Il en est de même de celles qui se trouvent sur les bords ou non loin des lacs de montagnes où, grâce à la sédimentation, l'eau se dépouille de la majeure partie de ses impuretés. Il ne faut pas oublier toutefois que, si l'eau des lacs réalise, au point de vue chimique, le type de l'eau potable, si elle contient en général un petit nombre de germes, cette eau, si pure en apparence, a été plus d'une fois le véhicule d'épidémies typhoïdiques et que Zurich croit devoir filtrer l'eau qu'elle emprunte à son beau lac avant de la livrer à la consommation.

Ces villes ainsi privilégiées ne sont qu'une exception et la grande majorité n'ont d'autre alternative : ou de s'adresser à des sources dont le débit est manifestement insuffisant et incapable de satisfaire aux besoins sans cesse grandissants des agglomérations urbaines, ou d'emprunter leur eau au fleuve qui les traverse. Il n'est pas besoin d'ajouter qu'au cas où on a adopté cette dernière solution, elle entraîne avec elle la nécessité d'une épuration préalable, car on ne peut utiliser telles quelles des eaux de rivières qui, même bien protégées, reçoivent incessamment les eaux qui ont lavé la surface du sol et entraîné avec elles tant d'immondices. L'hygiène, se basant sur l'insuffisance des procédés d'épuration, a montré jusqu'à ces derniers temps une méfiance très légitime d'ailleurs à l'égard de ce mode d'approvisionnement. La situation n'est plus tout à fait la même aujourd'hui. Plusieurs de ces procédés, nous l'avons vu, ont fait leurs preuves et les résultats obtenus semblent devoir dissiper toutes les préventions et montrer qu'une ville peut trouver toutes les garanties de sécurité désirables en demandant à son fleuve l'eau nécessaire à son alimentation et à ses besoins de toute nature.

En résumé, les faits tendent de plus en plus à prouver que, comme nous le disions au début, il n'y a pas de solution univoque au problème de l'alimentation des collectivités en eau potable, que tous les modes d'approvisionnement peuvent donner de bons résultats, lorsque la qualité de l'eau distribuée est l'objet d'une surveillance et d'un contrôle réguliers, que tous peuvent devenir dangereux, s'ils sont abandonnés à eux-mêmes.

La nature peut nous fournir de l'eau pure, vierge de microorganismes, mais, avec les complications de plus en plus grandes de notre vie civilisée, nous réussissons toujours, surtout quand nous formons un groupe tant soit peu nombreux, à la souiller, et ce n'est guère que sous cette forme qu'elle s'offre à nous. *L'essentiel est de réduire au minimum ces souillures, de les rendre inoffensives, et c'est à cela que doivent tendre tous les efforts de l'hygiène.*

Amenée et distribution des eaux potables. — Une fois recueillie suivant un des modes que nous venons d'examiner, l'eau est amenée, soit en vertu de son propre poids, si la prise d'eau est à une certaine altitude, soit par des machines élévatoires, dans des réservoirs suffisamment élevés, ce qui permet d'obtenir dans les conduites de distribution la pression nécessaire pour arriver aux étages supérieurs des maisons.

Les Romains, nos premiers maîtres dans l'art d'approvisionner d'eau une ville, l'y amenaient dans des conduites libres franchissant les vallées et les dépressions de terrain au moyen de ces aqueducs monumentaux dont nous admirons les proportions mais que nous nous gardons d'imiter par raison d'économie. On substitue en effet de plus en plus, partout où cela est nécessaire, à des conduites libres les conduites dites forcées qui suivent les inflexions de terrain, traversent même les rivières, tout en conservant à l'eau sa pression originelle.

Les conduites libres doivent en tous cas être recouvertes et être absolument étanches afin d'éviter la contamination de l'eau pendant son trajet, soit par le jet d'immondices, soit par les infiltrations du voisinage (1).

Les réservoirs, où il est bon de faire arriver l'eau de conduite d'amenée en cascade, de façon à l'aérer dans sa chute, doivent être construits en matériaux bien étanches, d'habitude en maçonnerie cimentée à l'intérieur, et avoir une capacité suffisante pour contenir l'eau nécessaire à la consommation d'une ou deux journées. Ils seront couverts

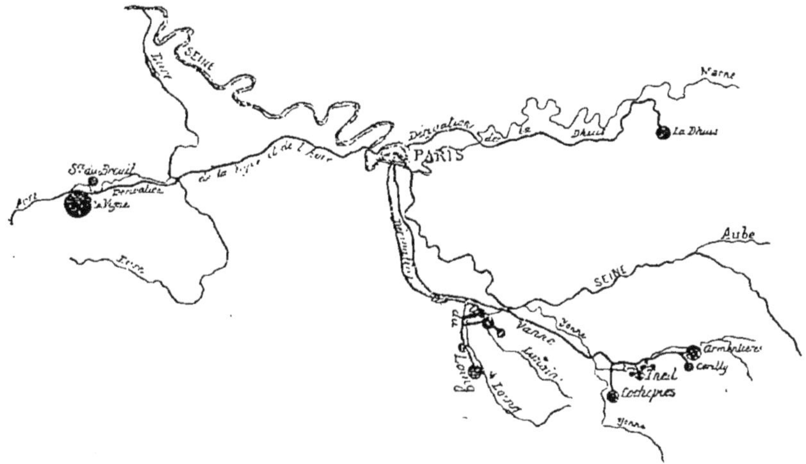

Fig. 30. — Approvisionnement de Paris en eaux de source.

et entourés de terre de tous côtés, ou à défaut, de corps mauvais conducteurs, de façon à les soustraire aux influences de la température extérieure. Il est utile, pour peu que l'eau forme des dépôts et qu'il s'y développe des algues, de procéder à des nettoyages périodiques. Aussi est-il nécessaire d'avoir plusieurs réservoirs qui puissent se suppléer en cas d'accidents, de chômage, etc., etc.

(1) Il n'est peut-être pas inutile de rappeler, pour bien montrer l'utilité de pareilles précautions, que l'épidémie de choléra qui a sévi à Gênes en 1884, pour ne citer que cet exemple entre beaucoup d'autres, fut due à la contamination des eaux par des selles cholériques provenant d'un village situé sur le trajet du canal d'amenée où l'eau circulait à découvert.

De ces réservoirs partent les canaux de distribution qui vont porter l'eau dans toutes les parties de la ville. Ces tuyaux placés dans de profondes tranchées le long des trottoirs sont en fonte, en poterie, en béton, en ciment armé, etc., etc. Chacune de ces substances a ses avantages et ses inconvénients. Il s'y forme parfois des dépôts, des incrustations, dépôts calcaires, ferrugineux, amas de zooglées qui amènent des obstructions fort gênantes pour le service et difficiles parfois à enlever.

Il y a grand avantage à employer un *réseau maillé* dont

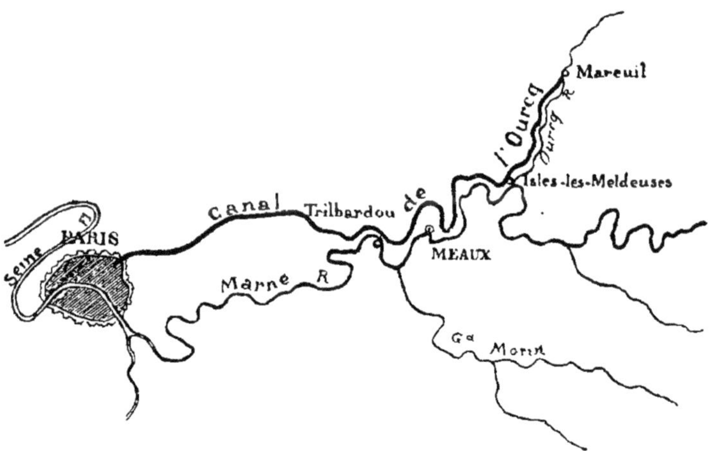

Fig. 31. — Approvisionnement de Paris en eaux de rivière.

toutes les branches communiquent les unes avec les autres et qui est commandé par un ou plusieurs réservoirs placés à chaque extrémité de façon à éviter les culs-de-sac dans lesquels l'eau séjourne et s'altère.

C'est sur ce réseau que viennent se raccorder les conduites de maison. On emploie d'ordinaire pour celles-ci des tuyaux de plomb qui ont l'avantage d'être peu coûteux, d'être flexibles, faciles à souder et d'une longue durée. Cette pratique généralement adoptée depuis des siècles soulève une grave question, celle de l'action de l'eau sur le plomb, une des questions de la chimie les plus fertiles en contradictions, suivant Wiel et Gnehm. L'eau est-elle susceptible d'attaquer le plomb des conduits qu'elle traverse et d'en dissoudre une certaine quantité ? L'emploi de ces conduits peut-il être la cause d'intoxication et dans quelles conditions cette intoxication peut-elle se produire ? Cette question a été l'objet d'une étude approfondie de la part de A. Gautier (1).

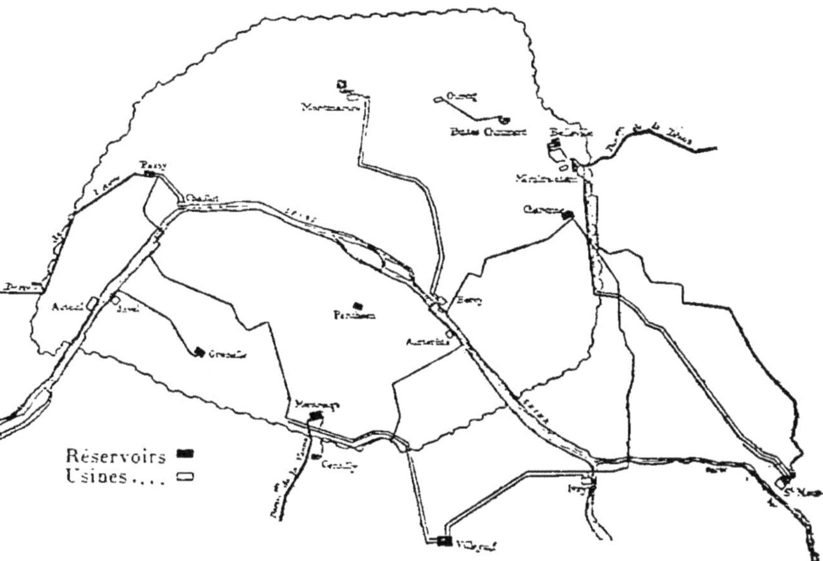

Fig. 32. — Distribution d'eau dans Paris.

Au point de vue de l'action de l'eau sur le plomb, il faut distinguer deux cas :

1° L'eau séjourne dans les tuyaux ou dans des réservoirs de plomb ;

2° L'eau ne fait que passer dans ces mêmes tuyaux.

Dans le premier cas, Gautier a constaté que les diverses eaux potables dissolvent, même lorsque les tuyaux sont encroûtés de sels calcaires, des quantités de métal toxique en

(1) *Le cuivre et le plomb dans l'alimentation et l'industrie*, Paris, 1883.

général minimes, mais que cette quantité varie avec la nature des eaux, augmentant en raison de la pureté et de l'aération de ces eaux et qu'elle peut atteindre des proportions dangereuses avec l'eau de pluie et l'eau distillée.

Dans le second cas, lorsque l'eau ne fait que passer à travers les tuyaux de plomb, les choses se passent différemment. Même dans les conditions les plus favorables, les eaux les plus pures ne se chargent pas d'une quantité de plomb appréciable aux réactifs les plus délicats. Les résultats des analyses ont toujours été négatifs.

La conclusion pratique à tirer de ces faits, c'est que :

1° On doit proscrire absolument le plomb pour les réservoirs ou bassins où l'eau doit séjourner un certain temps, ainsi que pour les tuyaux des conduites de distribution de la ville.

2° Que si l'emploi du plomb pour les branchements de maison où l'eau ne fait que passer ne paraît pas dans la pratique offrir de dangers, il y a lieu cependant, toutes les conditions de la solubilité du plomb dans l'eau étant imparfaitement connues, de faire quelques réserves.

3° Qu'en tous cas il est indispensable, quand on use de tuyaux neufs ou ayant chômé un certain temps, de les vider complètement et de laisser couler l'eau pendant quelques minutes.

4° Qu'il y aurait avantage au point de vue de la salubrité à remplacer les tuyaux de plomb ordinaires par des tuyaux doublés d'étain, sulfurés ou vernissés à l'intérieur.

Ruzicka (1) a repris tout récemment l'étude expérimentale de l'attaque du plomb par l'eau et de ses recherches qui confirment dans leur ensemble celles d'A. Gautier il résulte que la plupart des sels que contiennent habituelle-

(1) *Arch. f. Hyg.*, 1901.

ment les eaux, chlorures, sulfates, carbonates, sont à peu près sans action sur le plomb, que les nitrates seuls, surtout si leur action est favorisée par l'accès libre de l'air, peuvent dissoudre des quantités sensibles du métal, mais qu'en revanche les carbonates qui sont un des éléments les plus constants de l'eau sont parmi les agents les plus efficaces pour empêcher l'attaque.

CHAPITRE V

HABITATION

L'homme a cherché de tous temps et sous tous les climats à s'abriter contre les intempéries, à se protéger contre les vicissitudes météoriques et, depuis la hutte, le gourbi du sauvage jusqu'aux somptueux palais des villes, c'est le but principal qu'il a voulu réaliser en édifiant son habitation. Mais il faut que cette habitation soit une protection et non un danger ; il faut qu'en l'abritant contre les variations et les inconstances des météores,ce milieu dans lequel il passe, surtout dans nos climats, la meilleure part de son existence,ne soit pas une cause d'altération de sa santé. Il en est malheureusement trop souvent ainsi. La pénétration de l'humidité et des émanations du sol dans l'intérieur de l'habitation, la viciation de l'air par les produits de l'expiration de ceux qui y vivent, par les produits de combustion des appareils de chauffage et d'éclairage, par les poussières, par l'accumulation et la décomposition des déchets organiques de toute nature, la réunion d'un plus ou moins grand nombre d'individus dans une atmosphère confinée et dans un espace restreint qui a pour conséquence de multiplier à l'infini les chances de contagion, l'absence ou l'accès trop parcimonieusement ménagé de cet agent puissant d'assainissement, la lumière solaire, l'insuffisance d'une eau pure pour la boisson et les soins de propreté : tout autant d'influences nocives qui rendent ce milieu essentiellement suspect à l'hygiéniste

Il suffit de jeter un coup d'œil sur les habitations de nos populations rurales, sur celles dans lesquelles viennent s'entasser les classes pauvres de la plupart des grandes villes, et même sur beaucoup de maisons des classes aisées dans lesquelles l'intérêt de l'hygiène est trop souvent sacrifié au besoin de luxe et d'apparat,pour voir combien, hélas ! cette suspicion est justifiée.

Comment écarter ou neutraliser ces influences nocives, inhérentes au milieu confiné ? Comment garantir la santé de ceux qui y vivent contre les facteurs multiples qui tendent à y porter atteinte ? Quelles sont en d'autres termes les conditions que doit réaliser la maison salubre ? C'est ce que nous avons à étudier dans ce chapitre.

I. — Construction de l'habitation.

Choix de l'emplacement. — Il est rare que les considérations hygiéniques soient les seules que l'on ait à consulter quand il s'agit de fixer l'emplacement de l'habitation. Il importe toutefois d'en tenir compte dans une large mesure et d'examiner les conditions les plus propres à assurer la salubrité de la demeure au point de vue de la situation, de l'exposition, de la nature du sol, particulièrement quand il s'agit d'habitations collectives, telles que casernes, lycées, hôpitaux, etc., etc.

a) *Situation.* — Quand la situation n'est pas absolument imposée par des nécessités étrangères à l'hygiène, il est préférable d'établir la demeure sur les hauteurs ou à mi-côte, plutôt que dans les bas-fonds et dans le voisinage des cours d'eau. Les quartiers hauts des villes bâties en amphithéâtre sont en général plus sains que les quartiers bas. C'est une règle dont on ne devrait jamais s'écarter dans les pays à malaria, car on sait qu'une certaine élévation au-dessus des foyers palustres suffit le plus souvent à mettre à l'abri de leur influence.

b) *Sol.* — La nature du sol sur lequel repose l'habitation a, on le comprendra d'après ce que nous dit le livre Ier, une influence considérable sur la salubrité de celle-ci. Les conditions essentielles de cette salubrité sont la perméabilité du terrain et une certaine profondeur de la nappe souterraine. Aussi doit-on éviter les terrains argileux qui retiennent l'eau et les matières organiques dans leurs pores et où l'oxydation de ces matières est moins active.

Les roches compactes, calcaires ou granit, valent mieux ; mais, outre que l'évacuation des eaux ménagères et des immondices n'est pas toujours facile dans ces terrains, leur surface se délite à l'air et se souille d'autant plus vite et plus complètement que la partie de la roche formant le sous-sol est absolument imperméable. Les terrains qui se laissent facilement traverser par l'eau, qui permettent le libre accès de l'air dans leurs pores et s'égouttent facilement, sont ceux qui offrent les meilleures conditions sanitaires.

La profondeur de la nappe d'eau souterraine doit aussi entrer en sérieuse considération. De Chaumont croit que la profondeur la plus convenable est de 5 mètres et réclame comme minimum de profondeur 2 mètres au-dessous des fondations. Rubner, moins exigeant, se contente de 50 centimétres à 1 mètre du niveau maximum.

Putzeys est d'avis que, si la nappe est trop rapprochée de la surface et qu'on ne puisse par un drainage convenable en abaisser suffisamment le niveau, le terrain doit être considéré comme impropre à une construction, quelle que soit sa nature, qu'il soit perméable ou imperméable.

Le sondage préalable du sol est donc indispensable si l'on veut s'éviter de gros mécomptes.

c) ***Exposition, orientation.*** — L'exposition et l'orientation d'une habitation doivent varier suivant les pays et les climats. Il est certain, pour nous en tenir à la zone tempérée, que les exigences ne sont pas les mêmes à ce point de vue dans l'Europe septentrionale et dans la région méditerranéenne.

Dans la première, on donnera la préférence à une exposition fournissant le maximum de réchauffement et d'insolation, exposition que les habitants du Midi, tout au moins les habitants permanents, éviteront au contraire.

Vogt (de Berne) a étudié la répartition du calorique sur les différentes façades des maisons de cette ville et a trouvé que c'étaient les parois E et O qui absorbaient le plus de chaleur, mais ces observations ont été faites en été seulement. Celles de Knauff en revanche portant sur les trois époques climatériques de l'année offrent un plus grand intérêt pratique.

Calories reçues par les diverses façades :

	E ou O	S	N	Rapport de la quantité de chaleur reçue par les façades N, E et O, la façade S étant prise pour unité.
Solstice d'été	2.600	1.904	467	1 : 1.36
Equinoxe	1.534	3.375	0	1 : 0.45
Solstice d'hiver	358	1.965	0	1 : 0.18

D'après ce tableau ce serait la façade S qui recevrait le plus de calories aux époques de l'année où l'habitation en a le plus besoin, et il y aurait même au solstice d'hiver une différence énorme entre cette façade et les façades E et O.

Flugge reconnaît aussi que c'est sur les façades E et O que se produisent les oscillations les plus étendues. La façade E absorbe de la chaleur depuis le lever du soleil jusqu'à 3 heures du soir ; à ce moment la température atteint son maximum pour redescendre ensuite progresssivement jusqu'à 6 heures du matin. Sur la façade O, l'ascension est graduelle et lente jusqu'à midi, puis très rapide jusqu'à 9 heures du soir, heure à laquelle elle est le plus élevée (1).

Superficie. — Rapports de la surface au nombre d'habitants. — On peut poser en principe que l'habitation sera d'autant plus salubre que la superficie accordée à chaque individu sera plus grande. C'est ce que s'accordent à démontrer toutes les statistiques des décès. La faible mortalité des villes anglaises tient certainement pour une part à ce que chaque maison, le plus souvent à un seul étage avec sous-sol, n'est habitée en général que par une famille. Les habitudes ne sont pas les mêmes sur le continent, en France en particulier, et la nécessité de ne pas trop éloigner du centre de leurs affaires ou de leurs travaux les habitants, le prix élevé des terrains, peut-être aussi un instinct de sociabilité inhérent à notre race poussent les constructeurs à élever de véritables casernes à étages de plus en plus nombreux. C'est une pratique que l'hygiène doit réprouver énergiquement et l'on s'associerait volontiers au vœu formulé par le Congrès des hygiénistes allemands à Stuttgart, 1895, de réserver autour de chaque demeure une zone non bâtie, plantée d'arbres ou transformée en jardinet, si ce vœu ne devait malheureusement rester encore longtemps platonique pour les habitations des classes pauvres, tout au moins, et ce sont justement celles qui en auraient le plus urgent besoin.

Les règlements militaires fixent de 3 m.75 à 4 mètres de superficie par homme au minimum l'étendue à donner aux bâtiments des casernes ; en Angleterre, cette superficie est

(1) Ces observations ne valent que pour la localité où elles ont été faites et, si l'on veut connaître les conditions exactes d'insolation des habitations sous les diverses latitudes et aux diverses époques de l'année, il faut avoir recours à des formules mathématiques permettant de déterminer par un simple calcul ces diverses valeurs. (V. Bertin Sans et Gagnière, *Rev. d'hyg.*, 1901).

portée à 9 mètres. A Paris,la superficie par habitant serait en moyenne de 40 mètres (Tollet), mais la proportion varie extrêmement suivant les quartiers, et dans certains dentre eux habités par les classes populaires, elle s'abaisserait à 1 m. 67 et même moins. C'est là de l'encombrement avec tous ses dangers.

Superficie minimum de diverses habitations par habitant.

Superficie exigée pour les casernes par les règlements millitaires en France . . .	3 m. 75 à 4 m.
— — en Angleterre .	9 m.
Superficie réclamée par le Congrès des hygiénistes allemands à Stuttgart. . .	4 m.
Paris ensemble de la ville	46 m.
Superficie quartier St-Gervais	1 m. 67

Aménagement du sol. — Assèchement et drainage. — L'emplacement sur lequel doit s'élever l'habitation ne remplit pas toujours les conditions de salubrité que nous venons d'énumérer. La situation des villes en particulier est due à des raisons économiques, commerciales, politiques, qui sont loin d'être d'accord avec les lois de l'hygiène. Force donc est, dans la pratique, de tenir compte de ces nécessités et de tâcher de remédier dans la mesure du possible aux causes d'insalubrité résultant de la nature du terrain et de l'exposition.

Humidité des maisons d'origine tellurique. — Les causes de l'humidité des habitations sont multiples, maisons neuves, matériaux hygroscopiques, etc., etc., nous y reviendrons tout à l'heure ; mais la principale cause, la plus grave en ce qu'elle est permanente, est celle qui provient de la nature du sol sur lequel s'élève l'habitation. Toutes les fois que celui-ci n'est pas suffisamment perméable, qu'il retient dans ses couches superficielles une partie des eaux de pluie, que la nappe souterraine est trop rapprochée de la surface et peut s'élever dans ses crues jusqu'aux fondations, l'eau tellurique pénètre par capillarité le long des murs toujours plus ou moins poreux. Ceux-ci ne tardent pas à se recouvrir de dépôts de salpêtre, de végétations microbiennes, moisissures et bactéries, *véritable lèpre*, qui détruit les boiseries, les papiers et même certains matériaux, tels que la brique littéralement rongée par elle. Il y a là un terrain de culture des mieux appropriés et des plus favorables au développement et à la prolifération des micro-organismes qui pullulent dans les atmosphères confinées (1). Si nous ajoutons que ces atmosphères saturées de vapeur d'eau constituent, par suite de l'évaporation incessante qui se fait à la surface des murs, une cause permanente de refroidissement pour

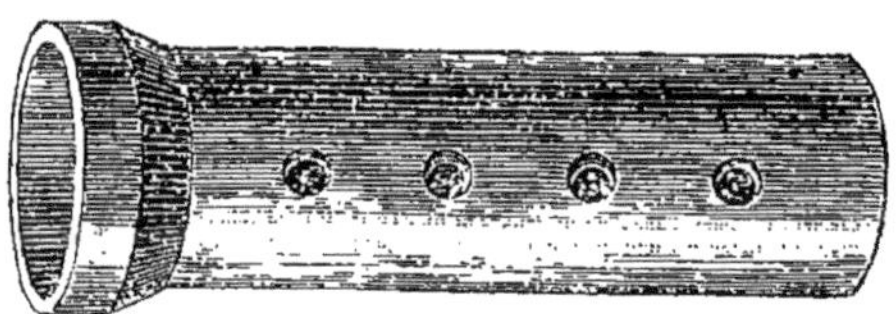

Fig. 33. — Drain en terre cuite.

les habitants, on comprendra combien est justifiée la mauvaise réputation des maisons humides.

Le drainage préalable du sol pratiqué au moyen de tranchées remplies de graviers ou mieux de drains en terre cuite et suffisamment rapprochées est le meilleur remède contre l'humidité d'origine tellurique. Il a, en outre, l'avantage de faire pénétrer dans les couches profondes l'air, ce précieux agent d'oxydation à l'égard des souillures organiques toujours surabondantes dans les sols habités. Il va sans dire que ce système de drainage doit rester absolument indépendant du réseau de canalisation pour l'évacuation des eaux usées de la maison et que son émissaire ne doit jamais déboucher dans ce réseau.

(1) Les récentes et intéressantes expériences de Vito-Lo Bosco (*Trav. du labor. d'hyg. de Palerme*, 1898) sont très démonstratives à cet égard.

L'heureuse influence que le drainage exerce sur la salubrité de la surface a été du reste constatée à maintes reprises en Angleterre où le procédé est fort en honneur et les

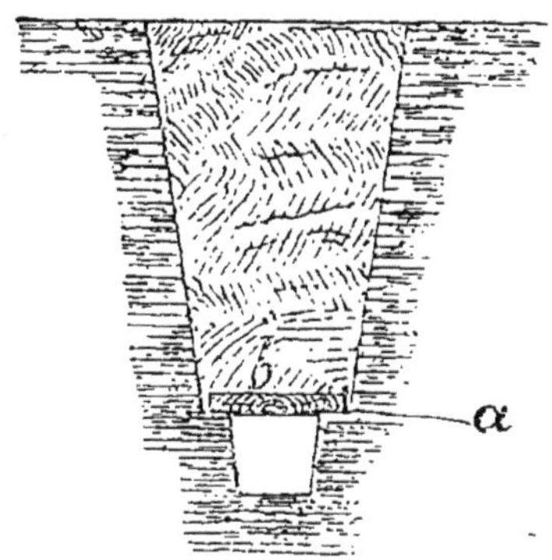

Fig. 34. — Drain en aqueduc.

règlements de police sanitaire devraient l'imposer à toutes les nouvelles constructions des villes.

En outre, il sera bon, comme cela se pratique généralement en Angleterre, de placer dans les murs, un peu audessus des fondations, une assise établie en matériaux absolument imperméables, briques vitrifiées, ardoise, plomb, etc., etc., destinée à arrêter l'ascension par capillarité de

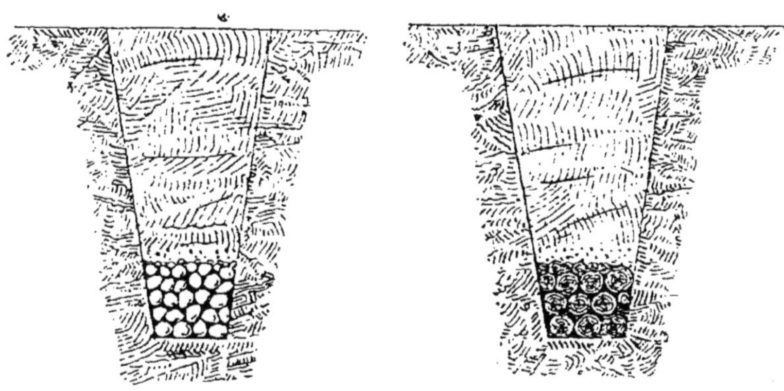

Fig. 35. — Drain en cailloux.

Fig. 36. — Drain en rondins de bois.

l'eau tellurique, et de laisser autour de ces mêmes fondations un espace libre, *area*, dans lequel l'air peut circuler librement. C'est là une excellente pratique recommandée par

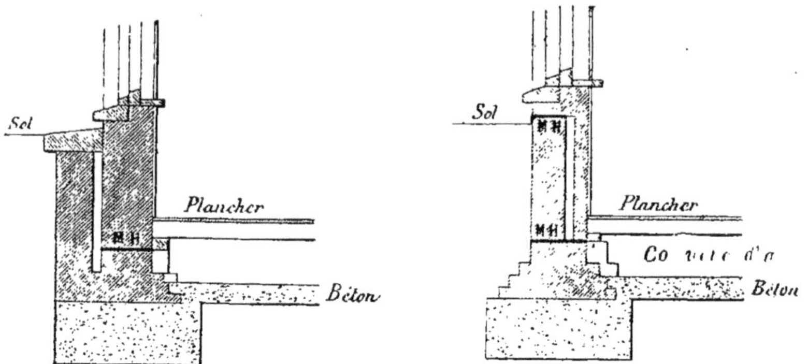

Fig. 37 et 38. — Isolement de la maison et du sol (d'après Putzeys). MH. Assise en matériaux imperméables.

le Congrès de Stuttgart et qu'il serait bon de vulgariser en France.

Il n'est pas moins indispensable d'empêcher l'air telluri-

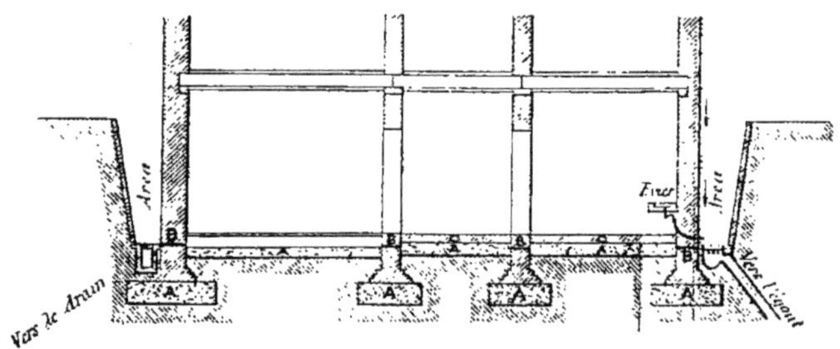

Fig. 39. — Fondation de maison avec area (d'après Putzeys).

que de pénétrer dans l'intérieur des habitations. Nous avons vu en effet que cet air est très riche en CO^2 (9,75 p. 100). Il contient souvent en outre des gaz très toxiques (gaz d'éclairage provenant de fuites de la canalisation, dans les villes ;

gaz méphitiques, au voisinage des cimetières et des foyers de putréfaction, etc., etc.). Or, il se produit quand il existe une différence notable de température entre le milieu extérieur et le milieu intérieur, en hiver par exemple, un appel énergique de l'air du sol vers les pièces chauffées des habitations. Pas besoin d'insister sur les conséquences de cette diffusion. Il ne se passe guère d'années sans qu'on ait à enregistrer de graves accidents, parfois même mortels dus à cette cause.

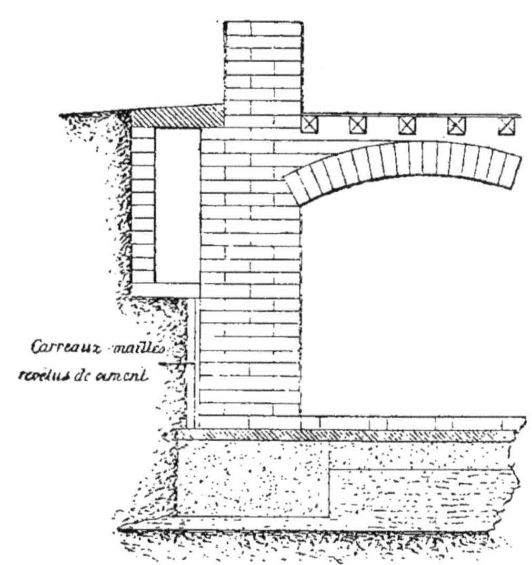

FIG. 40. — Fondation de maison avec area (d'après PUTZEYS).

Il est donc indispensable d'isoler la maison du sol et de revêtir à cet effet celui-ci d'une couche imperméable, soit en argile plastique bien pilonnée, de 0,20 centimètres d'épaisseur, soit en béton ou bitume. Cette précaution trop souvent négligée est surtout nécessaire dans les maisons ne reposant pas sur caves.

Matériaux de construction. — Parmi les propriétés des matériaux dont l'étude est plus particulièrement du ressort de l'ingénieur et de l'architecte, il en est certaines qui intéressent l'hygiène et qui doivent nous arrêter un instant, telles la porosité, la perméabilité à l'air et à l'eau, la conductibilité thermique.

a) *Porosité. — Perméabilité à l'air et à l'eau.* — Nous avons déjà défini à propos du sol ce qu'il fallait entendre par porosité, et perméabilité. Tous les matériaux employés pour la construction, quelque compacts qu'ils soient sont plus ou moins poreux, c'est-à-dire plus ou moins aptes à retenir dans leurs lacunes, l'air ou l'eau, plus ou moins perméables, c'est-à-dire aptes à se laisser traverser par ces fluides.

Serafini (1) détermine la porosité et la capacité d'absorption des matériaux en plongeant dans l'eau un cube de volume déterminé alternativement par les deux faces opposées jusqu'au milieu de son épaisseur et attend que l'imbibition soit complète. Il le pèse ensuite avant et après son passage à l'étuve. La différence de poids donne le poids de l'eau absorbée.

Voici, d'après les recherches de Schurmann et de Lang, les volumes d'eau absorbée rapportés au volume du moellon.

	Rech. de Schurmann	Rech. de Lang
Plâtre	50.9 p. 100	
Tuf calcaire	52.2	20.2
Ciment	24.9	17.8
Mortier	24.2	26.0
Briques à la machine	29.9	
— à la main	17	35.45
— très cuites		32.7
Moellons calcaires de provenances diverses		25.8 à 22.6

On voit qu'il y a des différences très sensibles entre les résultats des deux expérimentateurs et qu'il est difficile

(1) *Ann. d'Igiene sperim. d. Univ. di Roma 1890*, t. II.

d'en tirer des déductions générales, les chiffres obtenus ne valant que pour les matériaux examinés.

Mais ce qu'il importe surtout de connaître, c'est beaucoup moins la capacité d'absorption pour l'eau qui est fonction du volume total des pores que leur aptitude à se débarrasser plus ou moins vite de l'eau qu'ils absorbent et qui est fonction de la dimension de ces pores. Plus ces dimensions seront grandes, plus rapidement l'eau s'évaporera. C'est justement cette propriété qu'ont certains matériaux de retenir l'eau dans les pores qui constitue l'hygroscopicité, une des causes les plus graves de l'humidité des murs.

b) *Conductibilité thermique.* — Les propriétés thermiques des matériaux qui sont, eux aussi, sous la dépendance de la porosité et de la perméabilité à l'air, la conductibilité étant d'autant plus faible que les espaces lacunaires sont plus grands, ont une grande importance tant au point de vue du confort de l'habitation, du bien-être de ceux qui y vivent qu'au point de vue économique. Avec des matériaux d'une faible conductibilité il sera bien plus facile et bien moins coûteux d'entretenir la température voulue dans l'intérieur d'une habitation.

C'est ainsi que Flugge a calculé que dans une petite maison ayant 80 mètres cubes de maçonnerie, il faut pour porter la température intérieure de 0 à 15° :

Avec des murs de grès. . . .	353.000 calories soit 53 kilog. de houille
Avec des murs de briques pleines.	219.000 calories soit 33 kilog.
Avec des murs de briques creuses	122.000 calories soit 18 kilog.

Il n'est pas besoin d'insister sur l'importance économique de cette notion.

D'après Galton, on aurait pour la déperdition de calorique par mètre carré de superficie :

Murs de briques de 18 pouces d'épaisseur. . . .	182
Murs de pierre de même épaisseur.	324

Les métaux dont l'usage se vulgarise de plus en plus dans les nouvelles constructions, le fer pour la charpente, le zinc pour les toitures, ont une conductibilité calorifique très élevée et c'est un de leurs plus graves inconvénients.

Quelque mauvais conducteurs du calorique que soient les matériaux habituels des murs de nos maisons, encore faut-il pour soustraire la température intérieure aux vicissitudes de celle du dehors que ces murs aient une certaine épaisseur. C'est justement ce qui rend les baraques en bois, substance qui a cependant une faible conductibilité, si pénibles à habiter en été et en hiver. C'est aussi ce qui, joint à l'influence du voisinage de la toiture, transforme en fournaises l'été, en glacières l'hiver, les étages supérieurs des hautes maisons des grandes villes dont les murs, dans le but de soulager les fondations, et aussi par économie, diminuent d'épaisseur au fur et à mesure que l'on s'élève. Plus au contraire les murs seront épais, plus l'atmosphère intérieure sera protégée contre les causes de refroidissement ou d'échauffement venues du dehors, plus sa température sera uniforme. A ce point de vue les vieilles maisons bâties par nos aïeux étaient bien supérieures à celles que nous élevons aujourd'hui le plus hâtivement et le plus économiquement possible.

Dans nos climats tempérés, pour obtenir une protection suffisante contre les variations du dehors, il faut au moins une épaisseur de mur de 0 m. 50 prolongée jusqu'aux combles, ou du moins jusqu'au dernier étage.

Les murs d'une certaine épaisseur élevant considérablement les frais de construction, on a cherché à diminuer la déperdition du calorique en leur substituant des murs à doubles parois, entre lesquelles on laisse une couche d'air isolante, un véritable matelas d'air. Ce système a été appliqué par Tollet dans la construction des pavillons qui portent son nom, et dans lesquels les murs extérieurs sont constitués par une paroi extérieure de 0 m. 25 d'épaisseur et une intérieure de 0 m. 11 séparées par un espace vide de 0 m. 20 L'idée paraît très rationnelle en principe, mais les résultats n'ont pas tout à fait répondu à ce qu'on en attendait. Quand la façade se refroidit, en effet, il se produit une condensation sur la paroi interne, de la vapeur d'eau de la couche d'air isolante, condensation qui est une cause active de refroidissement. La difficulté de chauffer en hiver les habitations construites d'après ce système est un des reproches qu'on leur a généralement adressés.

c) *Porosité et perméabilité à l'air des murs des habitations.* — La plupart des matériaux habituellement employés à la construction des murs sont plus ou moins perméables à l'air.

Cette perméabilité peut être démontrée de bien des façons et l'expérience fort simple que Pettenkofer faisait dans ses cours est devenue classique. Après avoir scellé deux entonnoirs sur les deux bases d'un cylindre taillé dans un des matériaux de construction (mortier, pierre, brique) et avoir revêtu d'un enduit imperméable les surfaces de ce cylindre, on parvient en soufflant par l'extrémité d'un de ces entonnoirs à éteindre la flamme d'une bougie placée à l'extrémité de l'autre entonnoir.

Lang, à l'aide d'un appareil ingénieux, a cherché à déterminer le coefficient de perméabilité (1) de plusieurs maté-

(1) Recknagel appelle *coefficient de perméabilité* le nombre de centimètres cubes d'air qui, sous une pression de 1 kilog. par m. carré, traversent en 1 heure un bloc cubique homogène de 1 m. de côté.

riaux, et voici quelques-uns des résultats qu'il a obtenus :

Tuf calcaire.	7,980
Bois de pin.	1,890
Mortier.	0,907
Briques suivant la provenance	0,383 à 0,132
Grès vert.	0,130
Bois de chêne.	0,067
Briques émaillées.	0,000

Marker a trouvé que la quantité d'air qui passe en une heure à travers 1 mètre carré de surface de 1 centimètre d'épaisseur pour une différence de température de 1 degré est pour :

Grès vert	1 m3 60
Calcaire.	2 m3 32
Brique	2 m3 83
Tuf.	3 m3 64
Brique poreuse	5 m3 12

De son côté Pettenkofer estime que, dans la plupart des habitations des classes populaires et même des classes moyennes, cette ventilation par les murs représente 70 p. 100 de la ventilation totale. Il y aurait donc là un facteur d'aération qui devrait être respecté dans tant de logements dont les habitants se préoccupent en général peu de renouveler l'atmosphère.

Mais l'importance de ce mode de ventilation a été contestée par de nombreux hygiénistes. Recknagel soutient que, même quand il s'agit des matériaux les plus perméables, la quantité d'air qui pénètre par cette voie est insignifiante. Somasco et Hudelo dans leurs expériences n'ont obtenu qu'un débit de 4 litres par m², et Flugge attribue les résultats obtenus par Marker et Pettenkofer aux mal joints, aux fissures des murs, à des vices en somme de construction qui sont loin d'être rares et qui passent souvent inaperçus.

d) *Incombustibilité.* — Quand il s'agit d'habitations collectives et d'édifices où doivent se réunir un grand nombre de personnes, de théâtres notamment, il est nécessaire de rendre les matériaux incombustibles, ou pour parler plus exactement *ininflammables*. Les substances ignifuges peuvent se ranger en deux catégories au point de vue de leur mode d'action. Dans la première sont les substances minérales qui se vitrifiant sous l'action de la chaleur forment autour de la matière combustible une sorte d'enduit qui la soustrait au contact de l'air : acide borique, borates, silicates, tungstates, etc. La deuxième catégorie comprend les substances qui, en se décomposant sous l'influence d'une haute température, donnent lieu à un dégagement de gaz entravant plus ou moins la combustion : sulfate, phosphate d'ammoniaque, etc., etc. Il suffit donc d'imprégner de ces produits, dont on associe souvent les effets, les matériaux facilement, combustibles pour empêcher leur inflammation et la propagation de l'incendie qui en est la conséquence (1).

e) Humidité des murs et ses causes. — L'humidité des murs qui a une si grande influence, nous le verrons tout à l'heure, sur la salubrité du logement et sur la santé de ceux qui l'habitent a des causes multiples qu'il importe de bien connaître pour y remédier. Il y a d'abord l'humidité provenant du sol dont nous avons déjà parlé et dont nous avons indiqué le remède : interception de toute communication au moyen d'une assise imperméable entre les fondations et les murs extérieurs. Il y a aussi l'humidité des maisons neuves que tout le monde connaît et qui est due à la quantité d'eau absorbée par le mortier qui a servi à la construction. Une partie de chaux en effet exige environ trois parties d'eau et, d'après Pettenkofer, une maison à trois étages, de cinq chambres chacun, absorbe pour sa construction 85.000 litres d'eau. Une partie, il est vrai, entre en combinaison avec la

(1) Ch. Girard, *Ann. d'hyg. publ. et de méd. lég.* 1901, t. XLV.

chaux (hydrate de chaux) et ce n'est que la plus faible part, 5 p. 100 environ, qui est restituée à l'atmosphère sous forme de vapeur. Il n'y en a pas moins là une cause temporaire d'humidité de la maison.

Le meilleur moyen d'y obvier est l'aération pendant le jour des pièces intérieures, l'allumage de feux dans les cheminées et dans des réchauds disséminés dans ces pièces jusqu'à dessèchement suffisant des murs.

Beaucoup plus grave est l'humidité qui tient à la nature hygroscopique des matériaux, parce qu'elle est permanente. Certains matériaux, principalement les mortiers fabriqués avec une eau trop chargée de chlorures ou de matières organiques, absorbent l'humidité de l'air. Il se forme des chlorures ou des nitrates, sels éminemment hygrométriques, qui entretiennent une humidité constante de même ordre que l'humidité tellurique signalée plus haut et très difficile à combattre.

Procédés de détermination du degré d'humidité des murs. — Il existe plusieurs procédés pour évaluer le degré d'humidité des murs, sans parler des procédés empiriques qui ne fournissent que des données peu sûres. Nous nous bornerons à indiquer les deux qui paraissent mériter le plus de confiance.

1° La méthode Glassgen qui consiste à dessécher dans un courant d'air sec privé d'acide carbonique des échantillons de mortier, pris sur divers points des murs, que l'on a préalablement pesés très exactement, à déterminer ensuite par une seconde pesée la perte de poids après cette dessiccation.

2° La méthode de Markl (1) avec les modifications qu'y ont apportées Gino de Rossi (2) et Pagliani (3), méthode basée

(1) *Arch. f. Hyg.* 1898.
(2) *Ann. Ig. sperim.* 1900.
(3) *Rivista d'Ig. e sanita publica*, 1901.

sur l'absorption de l'eau par l'alcool absolu. On plonge un poids donné de mortier dans l'alcool et on détermine ensuite au moyen d'un alcoomètre spécial très sensible quel est l'abaissement du degré alcoolique. Cet abaissement représente la quantité d'eau que le mortier a cédée à l'alcool.

Lehman et Nussbaum (1) considèrent comme habitable toute maison dans laquelle les échantillons pris aux divers étages ne contiennent pas plus de 2 p. 100 d'eau. Gino de Rossi abaisse la limite de tolérance à 1, 50.

Revêtements intérieurs des locaux. — *Revêtements intérieurs des murs.* — La surface intérieure des murs reçoit d'habitude un revêtement dont la nature et la composition varient beaucoup, mais dont l'hygiène doit se préoccuper ; car c'est sur lui ou sur le plancher que viennent se fixer les poussières plus ou moins chargées de germes voltigeant dans l'atmosphère et il importe de savoir si la nature de ce revêtement peut exercer une influence sur le sort de ces germes.

Bactériologie des parois des locaux habités. — Plusieurs bactériologistes ont entrepris des recherches sur la richesse bactérienne des parois des locaux habités et sur la répartition de ces bactéries. Nous citerons entre autres celles d'Esmarch. Les chiffres ainsi obtenus, très variables, comme on devait s'y attendre, n'ont naturellement qu'une valeur contingente et ne s'appliquent qu'au logement examiné ; mais il ne s'en dégage pas moins une loi générale d'une grande importance pratique, c'est que ces germes microbiens se localisent presque exclusivement dans les parties inférieures des parois des pièces et sur le plancher, sur les parties que les habitants ont le plus d'occasion de souiller et qu'au-dessus de 2 m. leur nombre décroît considérable-

(1) *Handb. d. Hygiene.* V. Th. Weyl.

ment. Il y en a très peu dans les parties supérieures et sur le plafond, sauf dans les angles et les moulures où ils viennent s'accumuler.

Vito-Lo Bosco (1) dans les expériences dont nous avons déjà parlé, a constaté que les agents pathogènes que l'on déposait expérimentalement sur les parois, se comportaient différemment suivant la nature du revêtement et surtout suivant l'état de sécheresse du mur. Sur les murs bien secs et revêtus d'un enduit lisse les germes pathogènes résistent peu, succombent vite. En revanche, quand le mur est humide, est enduit d'un mortier grossier, ou d'une peinture à la colle, le microbe peut conserver fort longtemps sa vitalité et sa virulence. Le *b. diphtéritique* a été retrouvé vivant au bout d'un mois et le *b. tuberculeux*, après cinq mois.

Ces faits nous fournissent de précieuses indications sur la valeur sanitaire des revêtements les plus employés et nous permettent de conclure que les parois lisses, imperméables à l'humidité, susceptibles d'être lavées et désinfectées sont celles qui s'imposent tout au moins pour les habitations collectives.

Dans les habitations rurales, dans celles des classes ouvrières, on se borne souvent à passer sur l'enduit de mortier qui constitue le récrépissage un lait de chaux. C'est un revêtement économique, propre, gai à l'œil, que l'hygiène ne peut qu'approuver. Nous verrons plus tard que le lait de chaux, surtout s'il est employé en bouillie épaisse, est un très puissant bactéricide. Le seul regret que l'hygiéniste puisse exprimer, c'est qu'on ne répète pas assez fréquemment ces badigeonnages. Ils devraient être faits au moins une fois par an et être obligatoires après toute maladie infectieuse. Les peintures à la colle valent moins, au point de vue sani-

(1) *loc. cit.*

taire, et la gélatine qu'elles contiennent peut favoriser la pullulation des germes.

Pour les habitations des classes aisées, et dans presque toutes les habitations des grandes villes, l'industrie nous fournit des produits qui permettent de réaliser d'une façon des plus satisfaisantes les desiderata formulés plus haut, peintures à l'huile, dites Ripolin, laques au goudron, toiles vernies, dites *salubra*, revêtements en grès émaillé, etc.,etc. Tous ces revêtements, parfaits au point de vue sanitaire, ont malheureusement le défaut d'être assez coûteux.

Les papiers peints, sauf peut-être ceux qui sont lisses et vernis, sont déjà plus suspects à l'hygiéniste, car par leurs aspérités ils fixent les poussières, s'altèrent vite sous l'influence de l'humidité, ne supportent pas le lavage et la colle dont on les imprègne est un excellent terrain de culture pour les micro-organismes. En outre, il en est qui sont notoirement toxiques, tels les papiers verts, tout particulièrement les papiers dit velours dont la teinte est obtenue au moyen du vert de Schweinfurt (arsénite de cuivre). Les aspérités de ces papiers se détachent rapidement, sous l'influence du frottement, se disséminent dans l'air sous forme de poussières et donnent lieu à des intoxications dont il serait facile de retrouver dans les recueils médicaux d'assez nombreux exemples.

Les peintures à base de céruse peuvent aussi être l'occasion d'accidents saturnins, non seulement pour les ouvriers peintres, mais aussi pour les habitants du logement. L'hygiène qui dénonce depuis longtemps comme dangereux ce produit et ne cesse de demander la substitution du blanc de zinc au blanc de plomb vient enfin de recevoir en partie satisfaction à la suite de l'interdiction de la céruse dans les travaux publics et de la réglementation sévère dont cette substance est l'objet (1).

(1) *Décret du 18 juillet 1902, réglementant l'emploi du blanc de céruse.*

2° *Revêtement du sol.* — Le sol des locaux habités est encore bien plus exposé que les parois aux souillures banales ou spécifiques. C'est en effet sur le plancher de nos chambres que sont projetés les crachats, que les personnes venant du dehors apportent incessamment à la semelle de leurs chaussures des parcelles de terre avec tous les germes que celles-ci recèlent. Poussières et boues s'infiltrent peu à peu par le fait du balayage, de la circulation des habitants, dans les fissures, les rainures des planchers, pénètrent dans les entrevous où elles s'accumulent et où elles trouvent un milieu des plus favorables à leur pullulation.

Emmerich a trouvé dans les poussières de l'entrevous d'une prison d'Amberg 72 litres d'eau et 157 kilogs de matière organique par mètre cube. Quel admirable terrain de culture pour les germes qui s'y trouvent ! Ce bactériologiste a, en outre, isolé de ces poussières un microbe tout à fait analogue au pneumocoque. Heinzelmann a constaté la présence du bacille du tétanos ; Sanglé Ferrière et Remlinger y ont trouvé un bacille présentant tous les attributs du bacille d'Eberth. Suivant l'heureuse expression de Vallin, l'entrevous, surtout celui des habitations mal tenues ou occupées par une nombreuse population, est une « vraie boîte de Pandore, d'où peuvent sortir toutes les maladies infectieuses » et c'est très probablement dans ce milieu que se conservent les germes de ces épidémies de scarlatine, de diphtérie, de fièvre typhoïde qui éclatent en apparence spontanément dans une chambrée de caserne et dont ne triomphent pas toujours les mesures de désinfection les plus rigoureuses (Kelsch).

On voit par ces quelques faits l'importance majeure que prend au point de vue de la salubrité de l'habitation la protection du sol du logement, surtout quand il s'agit d'habitations collectives, casernes, hôpitaux, écoles, etc., etc.

La suppression des entrevous, ces nids à microbes,

par la pose directe du plancher sur couche de bitume est, parmi les moyens proposés, un de ceux que l'hygiène ne peut qu'approuver et dont elle doit souhaiter voir se répandre l'usage. A défaut, il est essentiel de substituer aux gravois de démolition dont on se sert habituellement pour garnir l'espace vide entre le hourdis et le plancher, des matériaux inaptes à servir de terrain de culture aux microorganismes et on a recommandé à cet effet la tourbe imprégnée de lait de chaux (Nussbaum), la pouzzolane, la laine de scories, la poudre de liège, tous corps peu hygrométriques, conduisant mal le calorique et ayant dans une certaine mesure des propriétés aseptiques.

Les revêtements en matériaux inorganiques, ciment, asphalte, grès cérame, assurent bien la propreté et l'imperméabilité du sol ; mais ils conviennent mieux aux communs, aux vestibules, voire même aux salles à manger, qu'aux pièces habituellement occupées, au moins dans nos climats. Ils sont en effet, par suite de leur conductibilité, une cause active de refroidissement. Les recherches de Pellegrini (1), de Sclavo (2) montrent en effet que, tandis que le revêtement en ciment perd $5^{cal}5$ en 15 minutes, les carreaux dits de Marseille, 4, les planchers de sapin n'en laissent échapper que 2,75. Toutefois la différence n'est pas assez considérable, quand il s'agit d'habitations collectives, pour primer les avantages sanitaires de ce genre de carrèlement. On peut du reste atténuer notablement cette déperdition de calorique, même quand on emploie des matériaux très bons conducteurs, ainsi que le prouvent les expériences des hygiénistes italiens que nous avons cités, en interposant une couche d'air entre le sol et le lit de béton sur lequel est posé le revêtement.

(1) *Rivista d'Igiene e sanita publica*, 1897.
(2) *Ibid.*

Malgré tout, le parquet de bois si confortable, si chaud, restera longtemps encore sans doute le mode de revêtement préféré pour les habitations privées de nos climats et c'est à assurer son imperméabilisation que doivent tendre les efforts du génie sanitaire.

Les procédés et les produits qui ont l'ambition de réaliser cette imperméabilisation et de fixer les poussières abondent depuis quelque temps et c'est à la pratique à se prononcer sur leur valeur. Le coaltar a donné de bons résultats dans les casernes où il a été employé (1). Il constitue un revêtement résistant bien à l'usage et très économique, mais il donne au plancher une teinte triste qui sera difficilement acceptée pour les habitations privées. Bard (de Lyon) (2) et Aubert (3) se sont très bien trouvés de la paraffine appliquée à chaud sur le parquet. D'après ce dernier auteur, la dépense ne s'élèverait qu'a 0 fr. 43 par m. q. pour la première application, à 0 fr. 22 pour la seconde et assurerait l'imperméabilisation pour une durée de deux ans au minimum. Signalons enfin divers produits : cire antiseptique Coppin dont Vallin a dit du bien et qui est en ce moment l'objet d'essais pour les planchers des casernes, l'encaustique Dustless, la cire minérale Desniers, etc., etc., qui ont la prétention de supprimer les poussières et sur la valeur desquels l'expérience ne s'est pas encore suffisamment prononcée. Pour supprimer d'ailleurs complètement toute cause d'insalubrité de ce fait, il ne suffit pas de rendre le plancher imperméable et d'empêcher son imprégnation par les souillures, il faut aussi, et ceci est de première importance, que l'enduit dont on le revêt permette de substituer le *balayage humide* au *balayage à sec*. Il nous

(1) Claudot, *Rev. d'hyg.*, 1894.
(2) *Rev. d'hyg.*, 1892.
(3) *Ann. d'hyg. publ. et de méd. lég.*, 1899.

semble que les inventeurs ne se sont pas jusqu'ici suffisam ment préoccupés de ce côté de la question.

Aménagement intérieur de l'habitation. — La salubrité d'une habitation dépend au moins autant de sa disposition intérieure que de l'emplacement qu'elle occupe et du bon choix de ses matériaux. C'est malheureusement ce qu'on oublie trop souvent lorsqu'il s'agit de construire ou d'aménager une maison, et les intérêts de la santé sont en général sacrifiés à des considérations d'économie ou de vanité. L'hygiène n'en doit pas moins revendiquer ses droits, en formulant à ce sujet des règles nettes et précises et en condamnant dans les pratiques usuelles ce qui lui paraît mauvais.

Nous avons déjà montré la fâcheuse influence sur la santé publique de cette superposition indéfinie d'étages, telle qu'elle tend à s'établir de plus en plus dans les grandes villes.

Outre que, dans ces maisons surpeuplées, les chances de contagion et de propagation des maladies infectieuses sont portées à leur maximun, l'élévation des maisons qui en est la conséquence empêche la lumière et l'air, dont nous savons l'importance sanitaire, d'arriver jusqu'aux étages inférieurs.

Parmi les causes graves d'insalubrité, il faut signaler aussi les cours intérieures et courettes comme on en voit trop souvent dans ces mêmes villes où la valeur des terrains fait ménager si parcimonieusement l'espace, sortes de puits sombres et humides, où ne pénètre jamais un rayon de soleil, où l'air ne peut circuler ni se renouveler, et sur lesquelles donnent trop souvent une partie des chambres des appartements.

Les pièces de la maison qui méritent d'attirer plus particulièrement la sollicitude de l'hygiéniste sont la chambre à coucher, où s'accomplit une partie de notre existence, la cuisine où s'accumulent les déchets de notre alimentation et enfin les cabinets d'aisances, cause trop fréquente de l'insalubrité du logement.

Chambre à coucher. — De toutes les pièces de la maison, celle qui intéresse le plus l'hygiène, celle qui doit présenter les meilleures conditions de salubrité, c'est la chambre à coucher ; car c'est celle où nous séjournons le plus longtemps, 8 heures sur 24 au moins, celle où nous restons pendant les jours de maladie.

Elle doit être vaste, avoir une hauteur de plafond de 3 mètres à 3 m. 50 (les règlements de police tolèrent 2 m.60, ce qui est insuffisant), de larges ouvertures à la meilleure exposition de la maison (1). Aussi le médecin doit-il proester énergiquement contre l'habitude trop répandue, même dans les habitations des classes riches, de sacrifier cette pièce aux appartements d'apparat et de la reléguer sur les derrières, ne recevant parfois le jour et l'air que par la cour intérieure dont l'atmosphère est tout au moins suspecte.

Sa surface sera proportionnée au nombre de personnes qui doivent l'habiter, en se montrant aussi large que possible dans le cube à attribuer par tête. Le parquet sera en bois dur ciré ou revêtu d'un enduit siccatif quelconque, obturant bien les pores du bois et les joints. Il importe en effet de prévenir l'accumulation et la prolifération des germes infectieux qui pourraient se déposer et se conserver dans les entrevous et dont nous avons démontré les dangers.

Les murs latéraux, qu'ils soient tapissés, revêtus d'un enduit imperméable, stuc, peinture à l'huile, ou simplement blanchis à la chaux, présenteront le minimum d'angles et

(1) A New-York, les règlements sanitaires portent que la surface totale des croisées doit être au minimum le 10e de la superficie totale de la pièce.

d'inégalités, vrais nids où s'arrêtent et s'accumulent les poussières. Les cloisons formant alcôve et empêchant la circulation de l'air seront supprimées.

Il est une pratique enfin sur laquelle l'hygiène se trouve en complet désaccord avec la mode actuelle. Celle-ci tend à multiplier les tentures, les tapis, les rideaux en étoffes épaisses. Ce sont sans doute d'excellents conservateurs du calorique de la pièce, mais ils ont le grave inconvénient de servir de réceptacles aux poussières, aux souillures de toutes sortes, y compris les germes pathogènes, et à ce titre ils doivent être proscrits, tout au moins dans les chambres où doivent séjourner des malades (1). Des rideaux d'étoffes légères, faciles à laver, destinés à préserver d'une trop vive lumière et des courants d'air, les remplaceront très avantageusement.

La chambre à coucher, nous n'avons pas besoin de le dire, sera pourvue d'une cheminée à feu libre, qui sera un des agents les plus efficaces de la ventilation.

Cuisine. — La cuisine où règne souvent une température qui atteint un degré parfois très pénible pour l'organisme, où s'amassent toutes sortes de détritus organiques prompts à entrer en fermentation, doit être vaste, bien éclairée, largement ventilée, à sol dallé ou carrelé, de façon à permettre de fréquents et abondants lavages.

Le tuyau d'évier doit être muni d'un siphon hydraulique destiné à empêcher le reflux des gaz et des odeurs de l'égout, et la canalisation des eaux ménagères sera aménagée de façon à assurer un rapide écoulement et à prévenir toute infiltration dans les murs des sous-sols.

(1) Sclavo a trouvé dans la poussière recueillie sous un tapis d'une pièce habitée par une famille de 7 personnes, 48 p. 100 de matières organiques et 3 millions de microbes par gramme. En inoculant ces poussières à des cobayes il a provoqué des accidents mortels de septicémie.

Ce sont des conditions tout opposées que présentent la plupart des cuisines des maisons des grandes villes, celles principalement des restaurants et des cafés. Installées dans un des coins les plus reculés de l'appartement, ou même du sous-sol, ne prenant jour que par des lucarnes ou des soupiraux, la température s'y élève à un degré intolérable, la ventilation s'y fait d'une façon absolument défectueuse, les odeurs de toutes sortes, les produits gazeux plus ou moins toxiques de la combustion s'y accumulent et ne tardent pas à rendre l'atmosphère irrespirable.

Les hygiénistes ont du reste signalé à bien des reprises la désastreuse conséquence qu'avait sur la santé le séjour dans de pareils locaux : anémie, intoxication par l'oxyde de carbone, affections de peau déterminées par l'exposition à un feu vif, habitudes alcooliques résultant de la soif ardente et continuelle provoquée par la chaleur excessive et l'abondance des sueurs, etc., etc.

Cabinets d'aisances. — Nous renvoyons au chapitre traitant de l'évacuation des immondices où elle semble mieux à sa place, la question de l'aménagement des cabinets d'aisances.

En étudiant la disposition intérieure des habitations qui répond le mieux aux exigences de l'hygiène, nous avons eu jusqu'ici surtout en vue les maisons des classes riches, ou du moins des classes aisées. Les maisons occupées par les classes populaires méritent bien plus encore la sollicitude de l'hygiéniste. Par suite de l'encombrement, de la parcimonie apportée dans leur construction et dans leur disposition intérieure, de l'insuffisance de surface accordée à chaque habitant, par suite aussi de l'incurie, de l'insouciance, de la misère de ceux qui les habitent, elles réalisent trop souvent les conditions les plus complètes d'insalubrité et c'est pour elles en partie qu'ont été faits les règlements concernant les logements insalubres.

Cette question est du reste trop importante à tous les

points de vue pour ne pas devoir faire l'objet d'un chapitre spécial quand nous traiterons de l'hygième urbaine.

II. — Ventilation.

Nous avons vu dans un des chapitres précédents que dans l'atmosphère libre les produits gazeux résultant de la présence des hommes, de leurs habitudes, de leur industrie étaient rapidement dilués, grâce au brassage opéré par les courants aériens dans la masse énorme de l'atmosphère, qu'ils y trouvent en outre deux puissants agents d'oxydation et de destruction, l'oxygène et la lumière solaire, si bien que l'air des villes ne diffère pas sensiblement, au point de vue de sa composition chimique du moins, de l'air des campagnes, malgré les causes incessantes et innombrables d'altération qui se trouvent réunies dans les grandes agglomérations urbaines.

Il n'en est pas de même pour l'atmosphère des espaces clos. Tout tend à vicier cet air, à en modifier la composition : les émanations provenant du sol, quand l'isolement de l'habitation n'est pas complètement réalisé, les produits de combustion des appareils de chauffage et d'éclairage, les produits de décomposition des déchets organiques que l'on laisse trop souvent séjourner et s'accumuler dans la maison, et enfin et surtout les produits inhérents à la présence et au séjour de l'homme, c'est-à-dire les produits de son exhalation pulmonaire et cutanée.

D'autre part les agents qui assurent au fur et à mesure la destruction ou la dilution de tous ces produits à l'air libre font ici defaut ou n'ont qu'une activité insuffisante.

On peut donc poser en principe que toute atmosphère des lieux habités dont le renouvellement n'est pas suffisant présente des modifications dans sa composition normale et subit des altérations susceptibles d'exercer une influence plus ou moins nocive sur la santé des personnes qui séjournent dans cette atmosphère.

Nocuité de l'air confiné. — *Ses causes et sa nature.* — Les sources de la viciation de l'air des espaces clos étant multiples et diverses, on a réuni sous le nom d'accidents causés par l'air confiné bien des choses dissemblables, et peut-être même dans la confusion qui en est résultée, a-t-on forcé un peu le tableau et exagéré les effets nuisibles de cet air. C'est ainsi que, dans les catastrophes de Calcutta et d'Austerlitz, décrites dans la plupart des traités d'hygiène et dans lesquelles un nombre considérable de prisonniers de guerre renfermés dans des caves trouvèrent la mort, il s'agit, semble-t-il, d'une véritable asphyxie par défaut d'oxygène. Ce sont là des accidents tout à fait rares et exceptionnels.

Quant aux indispositions, aux malaises si fréquemment observés dans les endroits clos où sont réunies de grandes foules, ces troubles, d'ordinaire passagers et qu'une exposition à l'air frais suffit à dissiper, ne sont-ils pas plutôt imputables à la température élevée qui règne dans ces milieux ?

Nous ne pouvons pas davantage faire entrer dans la catégorie des effets dus à l'air confiné, tel qu'on l'entend généralement, les intoxications causées par les émanations telluriques, par les produits de combustion des appareils de chauffage et d'éclairage qui constituent un groupe tout à fait à part sur lequel nous aurons occasion de revenir.

Cela rétrécit, on le voit, considérablement le champ des accidents exclusivement attribuables à l'air confiné. Il n'en est pas moins établi cependant que cet air des espaces clos, quand il est insuffisamment renouvelé, exerce une influence pernicieuse sur ceux qui le respirent habituellement, qu'il augmente notablement la réceptivité pour les maladies infectieuses et que, parmi les facteurs nocifs qui constituent ce qu'on nomme l'encombrement, il est un des plus actifs.

Il est notamment une affection sur laquelle le plus ou moins de pureté de l'air exerce une influence prépondérante et cette affection est la tuberculose.

Que le séjour habituel dans des atmosphères confinées agisse en multipliant les chances de contagion ou en diminuant la résistance de l'organisme, en préparant le terrain au bacille de Koch, peut-être des deux façons à la fois, il ressort des statistiques des divers pays que lès professions sédentaires, s'exerçant dans des locaux fermés (employés de bureaux, de magasins, etc.), paient un tribut beaucoup plus lourd à la phtisie,que les professions de plein air, même les plus pénibles, les moins bien rétribuées, à l'exception toutefois des professions à poussières (1).

Quel est le óu plutôt quels sont les principes qui donnent à l'air confiné cette nocuité ? Un homme adulte consomme par heure 22 à 23 litres d'oxygène et exhale à peu près autant de CO^2. Or, en supposant un individu séjournant 10 heures dans un espace absolument clos, de 10 m. c., dont l'air ne se renouvelle pas, condition qui ne se réalise jamais

(1) En représentant par 100 la mortalité tuberculeuse de l'ensemble de la population masculine de la Suisse de 20 à 50 ans, la mortalité d'après les statistiques relevées par Kummer serait de 50 seulement pour les agriculteurs, de 92 pour les maçons et plâtriers, de 81 pour les charpentiers et menuisiers, alors qu'elle s'élèverait à 158 pour les commerçants et les boutiquiers et à 139 pour les employés de bureau.

L'étude statistique de René Grenier sur la tuberculose dans le personnel des postes et télégraphes montre d'une façon encore plus saisissante l'influence du séjour dans l'atmosphère confinée. Tandis que la tuberculose entre dans la proportion de 44 p. 100 dans les affections des voies respiratiores chez les agents attachés par leurs fonctions dans les bureaux, commis et autres employés sédentaires, elle entre pour moins de 3 pour 100 chez les chargeurs dont le service se fait en majeure partie à l'air libre.

dans la pratique, il n'aura appauvri l'atmosphère que de 1 p. 100 d'oxygène et l'aura enrichie de 2,76 p. 1000 d'acide carbonique. Or, les recherches de P. Bert, de Cl. Bernard, de Pettenkofer prouvent que l'homme vit dans les climats d'altitude où la tension de O n'est plus que de 15 mm, que l'acide carbonique n'a des effets toxiques qu'à très hautes doses et que l'on peut séjourner sans troubles manifestes dans des atmosphères contenant 1 p. 1000 de ce gaz. Ce n'est donc pas là qu'il faut chercher le principe nuisible.

Il y a aussi comme produit de l'exhalation pulmonaire une assez grande quantité de vapeur d'eau, de 60 à 120 gr.; mais cette vapeur d'eau, si elle contribue a rendre l'air incommode et pénible à respirer en le saturant est inoffensive.

Il faut tenir compte aussi de l'élévation de température qu'amène la diffusion dans l'atmosphère intérieure de ces produits de l'expiration, sortant de voies respiratoires à 38°, ce qui d'après Rubner représente 130 à 255 calories par heure et par individu adulte, sans compter les calories dégagées par les appareils de chauffage et d'éclairage.

Toutes ces causes réunies expliquent certainement en partie la faible action vivifiante d'un pareil air, le malaise que provoque le séjour habituel dans un pareil milieu, mais elles laissent intactes la question de sa nocuité, de sa toxicité.

Brown-Sequard et d'Arsonval (1), dans des expériences qui ont eu un grand retentissement, avaient cru trouver la raison de la nocuité de l'air des lieux habités par un grand nombre de personnes dans l'élimination par les voies pulmonaires de principes organiques volatils et toxiques. Les recherches de Dastre et Loye (2), de Giliberti et Alessi (de Palerme), de Lehmann et Jessen, n'ont pas confirmé les

(1) *Soc. biol.*, 14 janv. 1888.
(2) *Soc. biol.*, 28 janv. 1888,

résultats obtenus par les éminents physiologistes cités plus haut et n'ont pu parvenir à déceler dans les produits d'expiration ce principe toxique.

E. Formanek (1) a repris récemment des recherches sur ce point litigieux en s'entourant des précautions les plus minutieuses pour éviter toutes les causes d'erreur. Les animaux placés dans une enceinte close dont on maintenait constante la composition de l'air en renouvelant l'oxygène consommé et en absorbant l'acide carbonique à mesure de sa production ont tous succombé au bout d'un temps plus ou moins long, et cependant l'injection du liquide de condensation des produits expirés s'est montrée inoffensive. Aussi l'auteur attribue-t-il ces effets toxiques, non à l'air expiré, mais aux principes volatils dégagés par les excreta des animaux, et il a réussi à les maintenir en vie, grâce à une grande propreté et une asepsie rigoureuse.

Il existe en outre dans l'air des espaces clos un élément dont on ne tenait naguère aucun compte et qui joue certainement dans la nocuité de cet air un rôle important, les poussières auxquelles s'attachent d'ordinaire, nous l'avons vu, les germes bactériens pathogènes ou non, les *poussières bactérifères* (Flugge).

Nous avons vu que ces poussières étaient le plus souvent inoffensives dans l'atmosphère libre et nous en avons donné les raisons. Mais dans les espaces clos elles ne trouvent plus les agents de destruction ou d'atténuation qui existent dans le milieu extérieur. Dans les habitations humides, insuffisamment insolées et surpeuplées en particulier, ces grands facteurs d'épuration font défaut et ne contre-balancent plus l'apport incessant des germes, ce qui explique en partie l'insalubrité de ces logements.

Kelsch (2) attribue un rôle considérable aux poussières

(1) *Arch. f. Hyg.* 1900.
(2) Les faits relatés à l'appui de son opinion par Kelsch (*Bull. de*

dans les épidémies de casernes ou de chambrées si fréquentes dans l'armée. Cornet (1) a rendu tuberculeux 46 cobayes sur 48, en les faisant séjourner dans une chambre où avaient été préalablement desséchés des crachats de phtisiques.

C'est évidemment bien plus à cette cause qu'à la viciation de l'air par CO^2 ou par les autres produits de l'exhalation pulmonaire que l'on doit attribuer l'insalubrité traditionnelle de l'air confiné.

Peut-être aussi faut-il, comme le croit Flugge, faire une certaine part au sentiment de gêne que provoque l'odeur désagréable de l'air des logements encombrés. Il en résulterait une sorte de dégoût, *d'anorexie respiratoire* qui aurait pour conséquence une hématose insuffisante.

En résumé, bien qu'il reste encore bien des points obscurs à élucider, on peut en tout cas affirmer que l'influence nocive du séjour habituel dans une atmosphère confinée tient à des causes multiples et diverses.

Mesure de la viciation de l'air des habitations. — Cette multiplicité et cette variété des causes de viciation de l'air des espaces clos fait qu'il est assez difficile de trouver une mesure à laquelle on puisse rapporter le degré d'altération. Une base scientifique solide d'appréciation fait défaut. Lorsque Pettenkofer a proposé il y a déjà bien des années d'adopter pour cette mesure la proportion d'acide carbonique, il ne connaissait pas tous les éléments de viciation, ceux surtout qu'ont révélés les découvertes pastoriennes et qui, d'après ce que nous venons de dire, jouent un si grand rôle.

l'Acad. de médec., 5 oct. 1897) sont très suggestifs. Entre autres cette petite épidémie qui a éclaté dans un quartier de cavalerie en 1896, et limitée exclusivement à deux chambrées où s'étaient déjà produits l'année précédente trois cas de la même affection dont deux mortels. L'examen des poussières du plancher décela la presence de b. coliformes et éberthiformes.

(1) *Soc. de médec. berlinoise*, 16 mars 1898.

On avait cru, après ces découvertes, avoir un critérium plus sûr dans la richesse microbienne de ces atmosphères et l'idée paraissait très rationnelle. Malheureusement le nombre des microbes de l'air des espaces clos varie dans de si énormes proportions suivant que cet air est calme ou plus ou moins agité, qu'on ne peut faire aucun fonds sur les chiffres obtenus par les analyses.

Aussi l'éminent hygiéniste anglais, de Chaumont (1), en arrive-t-il à déclarer que l'odeur désagréable qu'on éprouve en entrant dans un local est encore le signe le plus pratique et le plus exact de l'impureté de l'air. Il ne faut pas oublier toutefois que ce signe est lui aussi bien infidèle et qu'une foule d'influences, température, état hygrométrique, calme ou agitation de l'air, peuvent atténuer considérablement l'odeur.

En somme, malgré les justes critiques dont la méthode a été l'objet, sans avoir l'importance que lui attribuait l'école de Munich, la proportion d'acide carbonique croît effectivement avec le degré de souillure de l'air et il n'y a aucun inconvénient à ce qu'on prenne cette proportion comme étalon tout au moins conventionnel de la pureté des atmosphères intérieures.

Pettenkofer considère comme impur et irrespirable l'air dans lequel la proportion de CO^2 atteint 1 p. 1000. De Chaumont fixe cette limite à 0,7 p. 1000. Wiel et Gnehm, d'accord avec Bertin Sans, pensent qu'on doit regarder comme suspecte l'atmosphère des espaces clos, dès que la quantité de ce gaz dépasse de 0,1 à 0,2 p. 100 la proportion normale qui est, comme on sait, de 0,3 p. 1000.

Détermination du taux de CO^2 dans l'air. — Les procédés de dosage de l'acide carbonique de l'air sont fort nombreux. Laissant de côté ceux qui sont du domaine du

(1) *Soc. of Medical Officiers of health*, 25 oct. 1901.

laboratoire, nous mentionnerons seulement les procédés sommaires, rapides et d'une application facile, permettant de déterminer avec une suffisante approximation pour les besoins de l'hygiène la proportion de CO^2. Tels sont les procédés de Pettenkofer et de Hesse qui consistent à agiter un volume déterminé d'air dans une solution titrée de baryte et à doser ensuite au moyen de la méthode alcalimétrique la quantité d'acide carbonique absorbée par la baryte pour se transformer en carbonate de baryte.

Quelque facile que soit le procédé, il exige une certaine habitude des manipulations volumétriques et des réactifs exactement dosés. Angus Smith et Wolpert l'ont encore simplifié et réduit à une opération pour ainsi dire mécanique.

Le procédé, dit *minimétrique*, recommandé par Angus Smith est basé sur le trouble que provoque dans une solution de baryte la précipitation du carbonate de baryte, trouble qui sera d'autant plus prononcé pour un même volume d'air que celui-ci contiendra plus d'acide carbonique. Dans un flacon à demi plein d'eau de baryte, on fait arriver au moyen d'une soufflerie Richardson l'air de la pièce dont on veut connaître la teneur en CO^2. Il est évident que pour atteindre un trouble déterminé, par exemple celui qui empêche d'apercevoir par transparence à travers le liquide des caractères d'imprimerie, il faudra faire passer d'autant plus d'air et par suite répéter d'autant plus souvent le mouvement de compression de la soufflerie que l'air contiendra moins de CO^2. Une table annexée à l'appareil donne d'ailleurs, d'après les essais comparatifs d'Angus Smith, la proportion approximative du gaz correspondant au nombre des mouvements de compression. C'est ainsi qu'il faudrait 8 à 12 coups de soufflerie pour atteindre la limite de tolérance maximum.

Le carbacidomètre de Wolpert, basé sur la décoloration

d'une solution de soude titrée additionnée de phénol-phtaléine, n'est pas d'un emploi moins facile (1).

Détermination de la proportion de matière organique. — On a proposé aussi de prendre comme critérium de l'impureté de l'air la quantité de matière organique décelée par une solution titrée de permanganate de potasse à travers laquelle on fait passer un volume déterminé d'air. Malheureusement la sensibilité de ce réactif qui est influencé par la lumière, par les variations de température et autres facteurs enlève aux indications fournies par ce procédé en apparence très rationnel une partie de leur valeur (Liwacheff).

Nécessité du renouvellement de l'air. — Quelle que soit la part des divers facteurs dans la viciation de l'air, quelles que soient la nature et les causes de la nocuité de l'air confiné, il n'en est pas moins certain qu'au point de vue de la salubrité de l'habitation, une indication formelle, capitale, s'impose, c'est de maintenir, dans les habitations où nous passons la meilleure part de notre existence, un air pur, ou en d'autres termes un air aussi semblable que possi-

(1) L'appareil Wolpert consiste en une éprouvette graduée en verre dans laquelle s'engage un piston fixé à une tige creuse. Pour analyser l'air, on fait jouer à plusieurs reprises le piston pour remplir l'éprouvette de l'air à examiner. On enlève ensuite le piston et on verse 2 cc. d'une solution de soude titrée additionnée de quelques gouttes de phénol-phtaléine. On enfonce de nouveau le piston jusqu'à l'indication portée sur l'éprouvette : très mauvais et on agite énergiqnement pendant une minute. S'il n'y a pas décoloration, on retire le piston jusqu'à l'indication immédiatement supérieure et on agite de nouveau et ainsi de suite jusqu'à ce qu'on obtienne une décoloration complète.

Le réactif sodique se prépare de la façon suivante : dissoudre 0 gr. 139 de carbonate de soude anhydre dans 25 cc. d'eau distillée, ajouter de l'alcool dilué q. s. pour 75 cc. On prend 2 cc. de cette solution concentrée qu'on additionne de 8 cc. d'une solution alcoolique de phénol-phtaléine à 10 0/0 et on ajoute eau distillée q. s. pour 50 cc.

ble à l'air libre, et pour cela il faut : 1° donner aux pièces des dimensions en rapport avec le nombre des individus qui doivent les occuper et le temps qu'ils doivent y séjourner ; 2° assurer le renouvellement permanent de l'atmosphère intérieure en établissant des courants réguliers du dehors vers le dedans et vice versa.

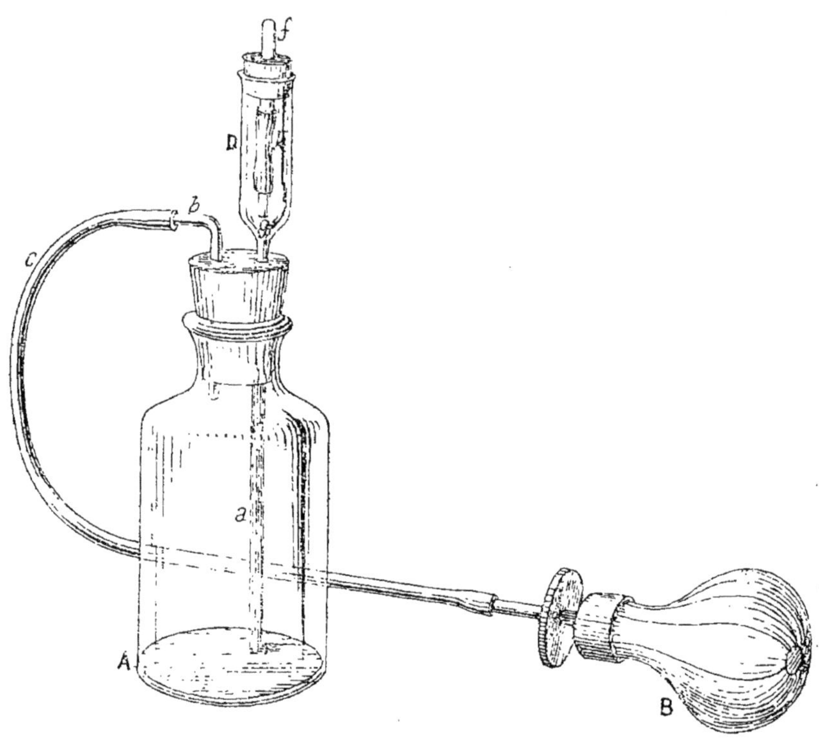

Fig. 41. — Appareil minimétrique d'Angus Smith pour le dosage de CO^2 de l'air.

Rapport du cube d'air des habitations au nombre d'habitants. Cubage de place. — La détermination du cube d'air par tête à donner à une habitation ou à une pièce est un problème qui se pose souvent dans la pratique, surtout pour les habitations collectives, et sa solution en est forcément un peu arbitraire ; car le cube d'air doit être proportionné aux besoins qui varient dans une large mesure suivant la destination de l'habitation, le nombre et la condition des habitants, leur état de santé, le temps qu'ils doivent séjourner, le plus ou moins de facilité de ventilation, etc., etc. D'où une très grande divergence dans les chiffres fixés par les divers auteurs.

Wiel et Gnehm exigent 45 m. c. en moyenne par individu. Rubner fixe le cube d'air au tiers du tarif de ventilation pour les habitations ordinaires et à la moitié quand il s'agit d'hôpitaux. Arnould juge suffisant 20 à 25 m. c.

Il semble d'ailleurs aujourd'hui se faire une réaction contre la tendance qu'avaient naguère les hygiénistes à exagérer le cubage d'air nécessaire. Outre les considérations économiques et la difficulté du chauffage de trop grands espaces, il semble bien que les bénéfices n'en soient pas aussi grands qu'on l'avait supposé. Dans les espaces clos, à moins d'une très active ventilation, le brassage de l'air est toujours imparfait et il se forme habituellement, notamment dans les couches supérieures, des sortes de marais dans lesquels l'air stagne, quelles que soient les dimensions de la pièce. En tout cas, c'est surtout en surface bien plus qu'en hauteur que doit s'étendre le local, l'air des parties supérieures ne contribuant que dans une faible mesure au renouvellement des couches dans lesquelles vivent et respirent les habitants de ces locaux.

Voici du reste, à titre d'exemple, les chiffres adoptés dans les divers pays pour quelques habitations collectives :

Casernes. France, Infanterie. . . .	12	mc. par homme.
— — Cavalerie	13	» »
— — Syst. Tollet . . .	18	» »
— Angleterre	17 à 18	» »
— Prusse	13 à 15	» »
— Autriche	15	» »
Hôpitaux parisiens (moyenne) . . .	43	» »

Hôtel-Dieu (nouveau)	60 mc.	par	homme.
Hôpital militaire de Bourges. . . .	48	»	»
Hôpital Saint-Eloy de Montpellier .	55	»	»
Hôpitaux militaires prussiens .		»	»
Règl. 1868	37	»	»
Hôpitaux militaires anglais	33	»	»
Cellules pour 5 à 11 détenns . . .	11 à 12	»	»
Grands théâtres supposés pleins .	10 à 12	»	»
Ecoles primaires en France (Commission d'hyg. scolaire). Ecoles nouvelles.	4.5	»	»
anciennes.	3	»	»
A Londres (Schoolboard)	4.3	»	»
En Prusse.	3.9	»	»

Si bien des raisons, comme nous l'avons dit, engagent à ne pas exagérer le cube d'air à fournir aux habitations collectives, en revanche la législation sanitaire de tous les pays s'est préoccupée de prévenir le surpeuplement et l'encombrement qui tend à se produire de plus en plus dans les habitations populaires des grandes villes en fixant un chiffre minimum au-dessous duquel le logement est considéré comme insalubre.

Le Public Health Act de 1875 exige dans les garnis un minimum de 8 m c. par personne. La loi fédérale suisse de 1898 sur la police des constructions et des habitations fixe les dimensions minima des chambres à coucher et dortoirs, à raison de 15 m. c. par personne au moins.

Le projet de règlement sanitaire municipal prévu par la loi de 1902 pour la protection de la santé publique, et proposé par le Comité consultatif d'hygiène publique de France aux municipalités, se montre plus exigeant encore et réclame pour toute pièce devant être habitée de jour ou de nuit une capacité minimum de 25 m. c. sans spécifier, il est vrai, le nombre maximum d'habitants qu'elle pourra recevoir.

Ventilation. — La provision d'air pur, quelles que soient les dimensions d'une pièce, s'épuise vite, d'autant plus vite que le brassage de l'air y est plus incomplet et il est nécessaire de renouveler d'une façon incessante cette provision. A la rigueur même une ventilation suffisamment active pourrait dispenser d'une provision d'air préalable Les voyageurs ne séjournent-ils pas sans aucune incommodité, ainsi que le fait observer Rubner, des journées et des nuits dans des compartiments de chemins de fer où ils ne disposent parfois que de 1 m. c. et même moins ?

Il ne faut pas oublier que c'est en portant principalement leurs efforts sur les procédés de renouvellement de l'air des habitations, en persuadant le grand public de la nécessité de ce renouvellement, que les hygiénistes anglais ont obtenu ces admirables résultats que nous sommes encore réduits à leur envier.

Le Congrès international d'hygiène de 1900 a tenu du reste à témoigner une fois de plus de l'importance que la science sanitaire attache à la ventilation comme condition de salubrité de l'habitation, en votant les conclusions suivantes : « Toutes les pièces d'un appartement doivent être parfaitement ventilées. L'air doit être incessamment renouvelé *aussi bien l'hiver que l'été* par les moyens les plus divers adaptés aux différents climats, à la seule condition qu'il n'en résulte aucune gêne pour les habitants. »

Les procédés très variés en effet dont dispose la technique sanitaire pour assurer le renouvellement de l'air peuvent se ranger sous deux chefs, suivant les forces auxquelles on a recours : 1° *ventilation naturelle* qui utilise les forces naturelles, différence de température, vent ; 2° *ventilation mécanique* qui fait appel aux moteurs mécaniques. Examinons rapidement les dispositifs et les indications de ces divers systèmes.

Mais auparavant il faut dire un mot de la ventilation qui se fait en dehors de tout dispositif spécial dans les locaux en apparence les mieux clos, pour ainsi dire à l'insu des habitants dont elle corrige un peu, mais d'une façon souvent bien insuffisante, les mauvaises habitudes et les préjugés.

A. — Ventilation spontanée. — L'air des appartements, même les mieux clos, est toujours plus ou moins en relation avec l'atmosphère extérieure et, soit par les murs dont nous avons constaté la perméabilité, soit par les interstices, les joints des portes et des croisées, par les cheminées, etc., etc., il se fait des échanges incessants entre l'intérieur et le dehors. Mais cette ventilation, outre qu'elle est précaire, inconstante dans ses effets, procure le plus souvent des impressions désagréables et quelquefois dangereuses ; elle provoque des *courants d'air*, si bien que, loin de la rechercher, nous faisons notre possible pour nous protéger contre elle et cela, justement au moment où elle serait le plus nécessaire, alors que les intempéries et l'abaissement de la température nous retiennent au dedans.

Aération par l'ouverture des croisées. — Un procédé d'application facile et cependant des plus efficaces de renouveler l'air d'une pièce est l'ouverture des croisées. Avec un vent de 1 mètre par seconde, c'est-à-dire peu sensible, il entre, par deux croisées de 4 mètres de surface se faisant face, 14.400 mètres cubes d'air par heure. Si les croisées sont sur un seul côté, cette quantité est réduite des deux tiers environ et n'est plus que de 4.000 mètres. On comprend d'après cela l'avantage qu'il y a à établir pour les habitations collectives, hôpitaux, casernes, écoles, où un abondant et rapide renouvellement d'air est si nécessaire, des croisées sur les deux façades opposées. On ne saurait user trop largement de ce vulgaire, mais puissant moyen de renouveler l'air. La prescription de laisser les croisées toutes grandes ouvertes dans l'intervalle d'occupation des locaux est du reste entrée récemment dans les règlements scolaires et militaires.

Est-il besoin de rappeler à ce propos le rôle que joue

l'ouverture permanente des fenêtres, la nuit aussi bien que le jour, dans le traitement hygiénique de la phtisie ? (1).

Quelque efficace que soit l'aération par les croisées ouvertes, elle ne saurait répondre à toutes les indications. Dans nos climats d'ailleurs, et dans la mauvaise saison, c'est une ressource un peu précaire, intermittente, et il est indispensable d'avoir recours à des procédés qui puissent assurer en tous temps et d'une façon permanente le renouvellement de l'air.

B. — VENTILATION NATURELLE OU PAR APPEL. — Tout système rationnel de ventilation comporte des orifices d'évacuation pour l'air vicié et des orifices d'entrée pour l'air neuf,

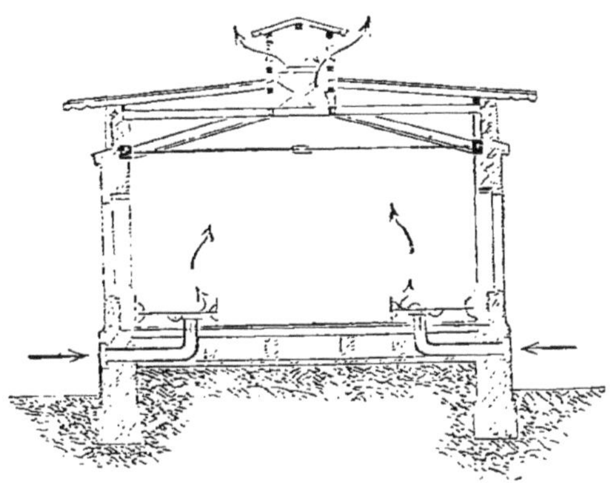

FIG. 42. — Schéma de la ventilation par appel (d'après RUBNER).

(1) L'habitude de laisser entr'ouvertes pendant la nuit les fenêtres de la chambre à coucher, ou tout au moins l'imposte supérieure, fort répandue en Angleterre, excite en général en France de vives préventions. L'application de cette pratique à la cure de la tuberculose est cependant faite pour rassurer les plus timorés et montrer combien elle est inoffensive quand on prend quelques précautions fort simples, chemise de flanelle serrée au cou et aux poignets, couvertures suffisantes, paravent protégeant la partie supérieure du lit, etc., etc. Quand on a soin d'entretenir du feu dans la chambre pendant la nuit, on est tout surpris de voir que le thermomètre placé auprès du lit n'est descendu que de quelques degrés, quel que soit l'abaissement de la température extérieure.

dont les dimensions, cela va sans dire, doivent être en rapport avec celles des gaines d'évacuation, de façon à éviter les inconvénients que nous avons signalés plus haut à propos de la ventilation spontanée.

Ventilation par les appareils de chauffage et d'éclairage. — Les cheminées et autres appareils de chauffage sont souvent utilisés comme agents de ventilation. Ces appareils, en effet, grâce à l'appel d'air qu'ils déterminent, sont de puissants moyens d'évacuation des produits de viciation de l'air des espaces clos (1).

1 kilogramme de bois entraîne en brûlant 100 mètres cubes d'air (Morin).

D'après Fodor :

Une cheminée au rez-de-chaussée	évacue par h.	750 m3	d'air.
au 1er.	—	663 m3	»
au 2e	—	575 m3	»
au 3e	—	432 m3	»

Même en été, lorsqu'elle n'est pas allumée, la cheminée contribue encore largement à la ventilation. La partie du tuyau qui est au-dessus du toit, échauffée par les rayons solaires, aspire l'air intérieur, ainsi que l'avait observé déjà Franklin. Avec une différence de température de 12° entre l'air intérieur et l'air du dehors, l'évacuation pourra atteindre 400 mètres cubes à l'heure. Le courant sera d'ailleurs dans les tuyaux des cheminées non allumées, tantôt ascendant, tantôt descendant, suivant que l'air intérieur sera plus chaud ou plus froid que l'atmosphère libre.

Il y a là, on le voit, une source de renouvellement de l'air qui est loin d'être à dédaigner. Nous reviendrons du reste sur ce point dans le chapitre suivant en étudiant les appareils dans lesquels la ventilation est associée au chauffage.

(1) *Loc. cit.*

On peut utiliser aussi dans le même but et d'après le même principe les appareils d'éclairage au gaz qui dégagent aussi, nous le verrons plus tard, une grande quantité de calorique (fig. 44).

Le reproche qn'on peut adresser à tous ces appareils, c'est de subordonner la ventilation, qui doit être permanente, au chauffage et à l'éclairage, qui sont par leur nature es-

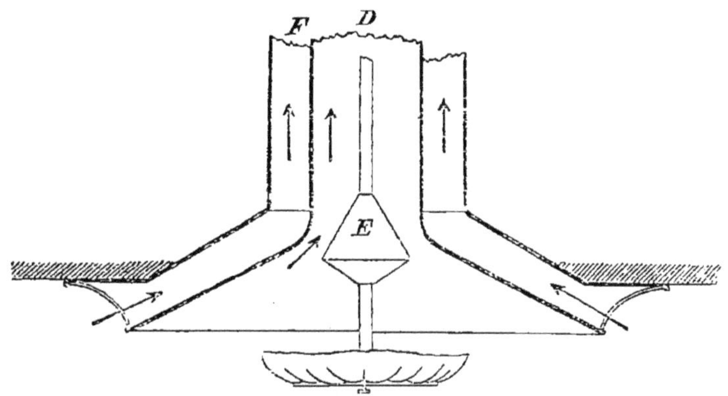

Fig. 43. — Ventilation par l'appareil d'éclairage.

E, Bec de gaz.
D, Gaine d'évacuation pour les produits de combustion du gaz.
F, Gaine d'évacuation pour l'air vicié de la pièce.

sentiellement intermittents. Il faut observer toutefois que la cheminée en particulier est en somme une vraie gaine d'évacuation qui fonctionne plus ou moins en toutes saisons et dans laquelle il suffit de placer au besoin un corps en ignition quelconque, lampe au pétrole, simple veilleuse, pour activer notablement le tirage.

Ventilation par bouches d'air. — Les systèmes de ventilation indépendants des appareils de chauffage et d'éclairage sont nombreux, car l'ingéniosité des inventeurs s'est beaucoup exercée de ce côté. Nous ne nous arrêterons pas sur la description de ces appareils : tubes Tobin, ventilateur Sherringham, Ellison, Arnott, commandant Renard, etc., etc.

tous conçus sur le même principe et dont la figure ci-jointe indique suffisamment le mode de fonctionnement.

Nous dirons seulement un mot des vitres perforées que MM. Appert ont fabriquées sur les indications de Trélat et du système des vitres contrariées du Dr Castaing.

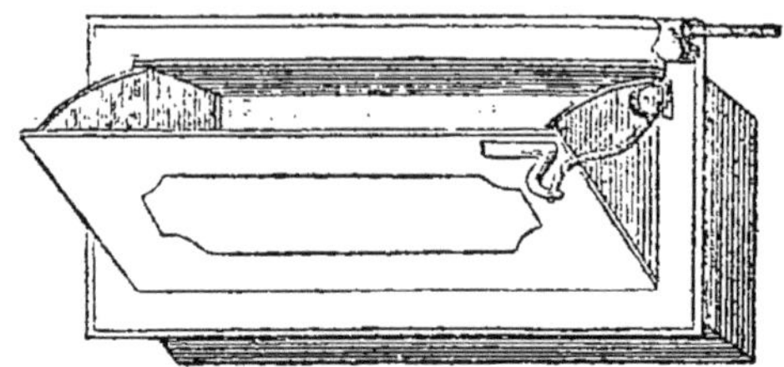

Fig. 44. — Ventilateur Sherringham (*Annales d'hygiène*).

Les *vitres Appert* sont percées de nombreuses ouvertures de forme conique, à base tournée vers l'intérieur, de façon

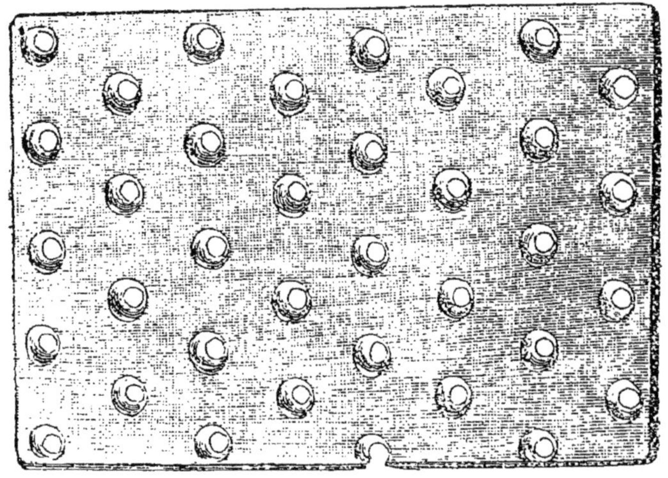

Fig. 45. — Vitres perforées (5000 trous au mètre carré) (1).

à faire étaler en large nappe le courant d'air qui entre par ces orifices et à le rendre insensible. Ce système appliqué

(1) Nous devons la communication de ce cliché à l'amabilité de notre camarade M. Léon Appert (N. de l'Ed.).

à quelques habitations, au lycée Janson, à Passy, entre autres, paraît donner des résultats satisfaisants. La ventilation est même parfois trop active, lorsque le vent est un peu fort et, pour éviter les courants d'air froid, il est bon de munir les vitres de registres pleins pouvant obturer les orifices en cas de besoin.

Le Dr Castaing a récemment préconisé un système des plus simples et des plus économiques qui est aujourd'hui adopté dans la plupart des casernes. Ce système, dit à vitres

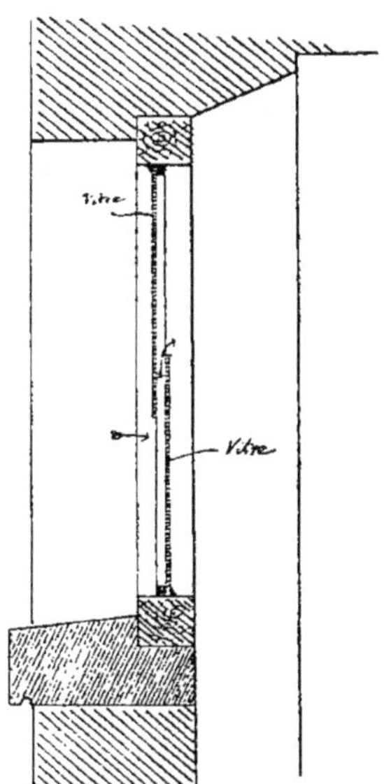

Fig. 46. — Système de ventilation à vitres contrariées du Dr Castaing.

contrariées, consiste à poser dans l'imposte des croisées et dans les feuillures qui ne sont pas dans le même plan des demi-vitres, de façon à ce que celle placée sur la feuillure intérieure dépasse légèrement par en haut celle placée sur la feuillure extérieure. Il résulte de cette disposition un interstice par lequel pénètre de bas en haut dans la pièce l'air du dehors. Ce système, qui assure, d'après les expériences poursuivies de divers côtés, un renouvellement très suffisant, sans provoquer des courants d'air désagréables, a, en outre, le grand avantage pour les habitations collectives de ne pas se déranger et d'être soustrait, au point de vue de son fonctionnement, à la volonté et au caprice des habitants du local. L'intervalle compris entre les deux vitres est seulement un peu étroit et est facilement obstrué par la poussière. C'est là un sérieux inconvénient signalé par plusieurs médecins militaires qui ont pu suivre de près l'application de ce dispositif dans les casernes.

Par cela même qu'elle se rapproche par ses procédés de la ventilation naturelle, la ventilation par appel, plus ou moins méthodiquement appliquée, est celle d'un grand nombre d'édifices publics. La plupart des théâtres dont la construction remonte à plusieurs années n'ont d'autres moyens de ventilation que la coupole du plafond donnant passage au lustre. C'est par cette coupole, surmontée d'une lanterne de faîtage, que s'évacue l'air vicié qui s'accumule dans les parties supérieures de la salle. Quant à l'air du dehors, on ne s'est guère préoccupé de lui assurer des orifices d'entrée spéciaux et ce sont les nombreuses portes des loges, galeries, orchestre, qui sont chargées de lui donner accès, au grand détriment des spectateurs qui se trouvent sur le trajet des courants d'air froid, parfois insupportables.

Dans les salles plus récemment construites, on a souvent associé la ventilation par appel pour l'évacuation de l'air altéré, à la ventilation par propulsion pour l'air de renouvellement.

En fait d'application en grand et à tout un édifice du système d'appel par la chaleur, on peut citer comme type l'appareil installé par Duvoir et Leblanc dans l'aile gauche de l'hôpital Lariboisière. L'air frais pénètre dans les salles par des conduits horizontaux s'ouvrant au niveau du plancher, après s'être échauffé en hiver au contact de tuyaux et de poêles à eau chaude. Quant à l'air vicié, il sort par des conduits ménagés dans l'épaisseur des murs et se rend dans une chambre établie dans les combles où un foyer de combustion détermine un puissant appel; de là, il est rejeté dans l'atmosphère extérieure par une cheminée qui s'élève au-dessus des toits.

Un autre procédé de ventilation fondé aussi sur la différence de température est celui qui consiste à faire commu-

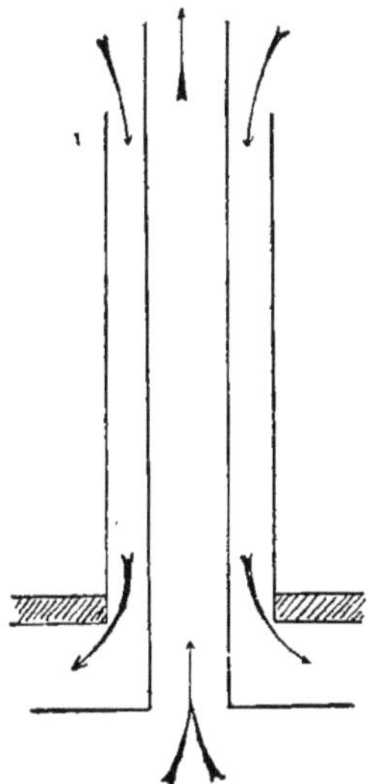

Fig. 47. — Siphon automoteur Watzon.

L'air vicié s'écoule par la gaine centrale et l'air neuf pénètre dans la pièce par la gaine concentrique.

niquer la pièce à ventiler avec l'air extérieur par deux conduits d'inégale longueur et s'ouvrant à l'air libre à des niveaux différents. Une expérience très simple faite par Pettenkofer dans ses cours montre d'une façon très claire le double courant qui s'établit dans ce cas. Si l'on place une bougie allumée dans une éprouvette un peu profonde, elle ne tarde pas à s'éteindre par suite du défaut de renouvellement de l'air. Mais il suffit, pour qu'elle continue à brûler, qu'on place à l'orifice de l'éprouvette un diaphragme muni de deux tubes de longueur inégale.

L'établissement de doubles puits d'inégale profondeur pour l'aération des galeries de mines, le siphon auto-moteur de Watzon pour la ventilation des habitations ne sont qu'une application de ce principe.

Ce système plus ou moins modifié s'applique avec avantage aux pièces qui n'ont pas de cheminée (Corfield).

Force du vent. — La force du vent est aussi quelquefois

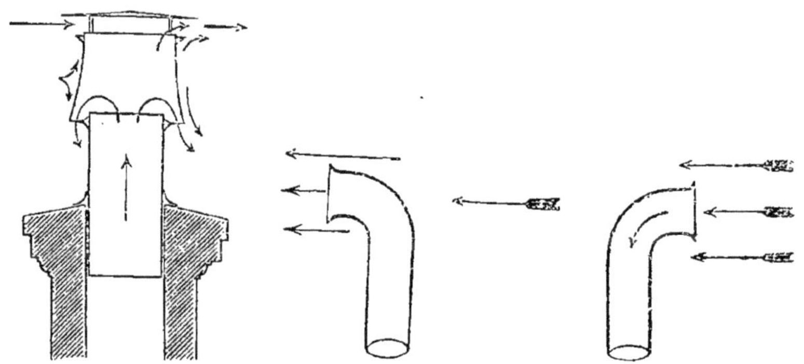

Fig. 48. — Ventilateur Wolpert.

Fig. 49. — Capes à vent, schéma montrant la direction des courants suivant leur orientation.

utilisée pour la ventilation. Une masse d'air en mouvement, passant avec une certaine vitesse sur une masse d'air immobile, en entraîne une partie avec elle et détermine dans la totalité de la masse une raréfaction et par suite une aspiration.

C'est sur ce principe que sont basées les innombrables modèles de capes à vent que l'on voit surmonter les tuyaux de cheminée de la plupart de nos maisons et qui sont loin de réaliser, pour la plupart, les espérances que leurs inventeurs avaient conçues. Le modèle le plus connu est la cape à vent de Wolpert qui rappelle les manches à vent des navires. En somme, le vent pour les habitations ordinaires est, par suite de son irrégularité, de l'inconstance de sa direction, un très médiocre agent de ventilation.

C'est encore sur le même principe que repose la ventilation des navires et des wagons de chemin de fer. En marchant, le bâtiment et le train déterminent un puissant courant d'air utilisé pour évacuer l'air vicié des cales et des compartiments.

C. — Ventilation mécanique. — Lorsque les forces naturelles dont nous venons de parler paraissent insuffisantes pour assurer le renouvellement de l'air, on a recours à des agents mécaniques. C'est la ventilation, — dite *mécanique*, qui se fait par propulsion ou par aspiration et au moyen de divers moteurs.

1° *Trompe à eau.* — Pettenkofer a fait établir pour la ventilation de l'amphithéâtre de l'Institut d'hygiène de Munich un appareil fondé sur le principe de la trompe à eau. Un tube de tôle en U à large section et à branches de longueur inégale est installé dans un coin de la salle, de façon à ce que la branche la plus courte s'ouvre à l'extérieur et la branche la plus longue, à l'intérieur. Dans chacune de ces branches est placé un tuyau terminé en pomme d'arrosoir et recevant l'eau de la ville avec une pression de 3 à 4 atmosphères. Lorsqu'on ouvre le robinet de la branche en communication avec l'air extérieur, l'eau s'écoule en pluie et entraîne avec elle une certaine quantité d'air. Tandis que l'eau s'échappe par un tuyau d'écoulement ménagé à la partie inférieure de l'appareil, l'air ne trouvant d'autre issue que l'autre branche se précipite dans la salle. Si au lieu d'injecter de l'air on veut en extraire, il suffit de fermer le robinet de la première branche et d'ouvrir celui de la seconde ; il se produira un courant en sens inverse. L'appareil refoule 1.200 mètres cubes d'air par heure, avec une dépense de 600 litres d'eau. Le procédé, bien que son effet utile ne soit guère que de 15 pour 100 de la force employée, paraît fort efficace et est assez économique dans les villes où l'on peut disposer d'une certaine quantité d'eau, sous une pression suffisante et à des conditions raisonnables de prix.

2° *Air comprimé.* — L'air comprimé, dont on se servait comme force motrice dans le creusement des divers tunnels que l'on vient de percer, a été aussi utilisé, au moyen d'ingénieuses dispositions, pour l'aération de ces tunnels.

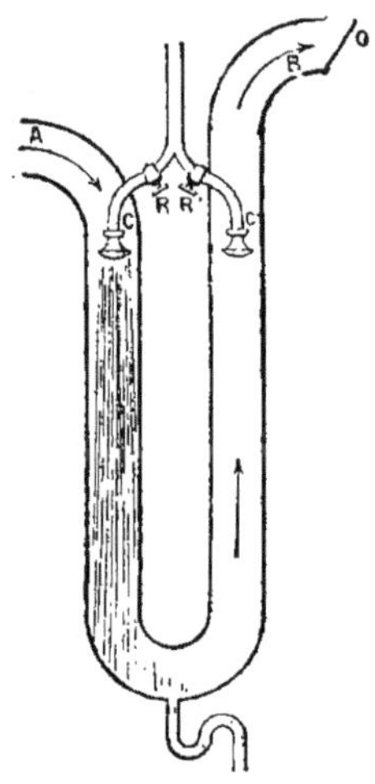

FIG. 50. — Trompe à air employée pour la ventilation de l'Institut d'hygiène de Munich (Emprunté à la *Revue d'hygiène*).

3° *Ventilation par propulsion.* — Dans la plupart des appareils de ventilation par propulsion établis dans les édifices publics, on a eu recours, pour refouler l'air du dehors dans les salles, à des moteurs spéciaux. Un de ceux qui ont été le plus anciennement employés est l'hélice. C'est d'après ce système qu'a été construit l'appareil de ventilation de l'aile droite de l'hôpital Lariboisière. L'air du dehors pris au sommet de la tourelle de la chapelle est refoulé dans les salles par une hélice actionnée par une machine à vapeur de 8 à 10 chevaux. Ce sont des systèmes analogues qui ont été appliqués à l'hôpital Necker, au nouvel Hôtel-Dieu, à la grande salle de concert du Trocadéro, au nouvel Opéra de Vienne. Le plus grave défaut de ce système est d'être fort dispendieux, eu égard surtout aux services qu'il peut rendre.

Un autre système de propulsion qui paraît avoir, au point de vue du rendement et de l'économie, des avantages sur

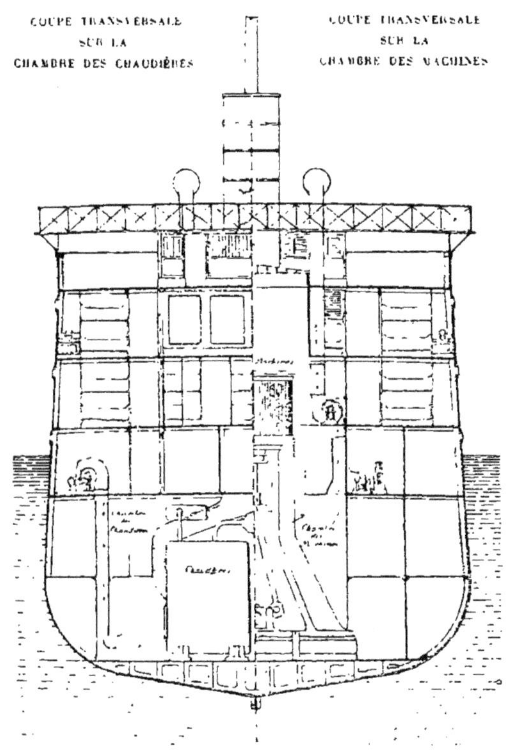

FIG. 51. — Ventilation d'un navire au moyen du ventilateur centrifuge (système Geneste Herscher).

l'hélice est le ventilateur centrifuge dont le type, malgré les nombreuses modifications que chaque constructeur y a apportées, peut se ramener à celui du tarare agricole. Il se compose essentiellement d'une caisse munie d'orifices, l'un pour l'entrée, l'autre pour la sortie de l'air et dans laquelle se meut une roue à aubes. Avec une force motrice assez faible, il peut envoyer dans la pièce à ventiler un bien plus grand volume d'air que l'hélice. C'est un appareil de ce genre qui fonctionne à l'hôpital Tenon.

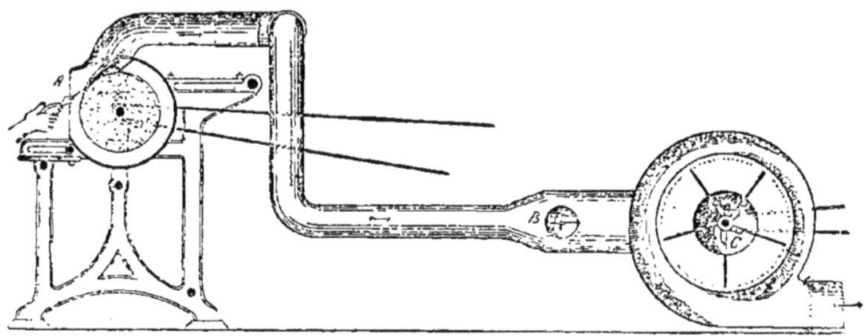

Fig. 52. — Ventilateur centrifuge pour l'entraînement des poussières dans les ateliers (Geneste Herscher).

Conditions générales de la ventilation. — Tarif de la ventilation. — Quelle quantité d'air neuf par habitant faut-il introduire dans un local donné pour maintenir la pureté de l'atmosphère intérieure, ou tout au moins pour empêcher que la viciation ne dépasse la limite à laquelle elle est susceptible de porter atteinte à la santé ?

Jusqu'à ces derniers temps, les hygiénistes, se basant sur les principes formulés par l'éminent hygiéniste de Munich, se sont surtout préoccupés de l'altération de l'air par les produits de l'expiration et ont pris pour point de départ le taux de CO^2 et, comme la limite de tolérance a été diversement appréciée par les divers auteurs, on est arrivé à des chiffres très différents.

	Quant. d'air par heure et par individu	
Péclet évalue cette quantité à	7 à 9 m³.	
Le général Morin	15 »	
Hudelo	30 »	
Wazon	40 »	pour un adulte.
	30 »	pour un enfant.

D'après Layet, cette quantité ne saurait être fixe, mais elle doit varier suivant la grandeur du local à ventiler.

Rubner prend pour base du tarif de la ventilatton la limite de viciation tolérée et se sert pour déterminer ce tarif de la formule :

$$X = \frac{K}{p - q}.$$

X étant le tarif cherché, K la quantité d'acide carbonique produite par individu et par heure, p, la limite de tolérance de viciation de l'air représentée par la proportion de CO^2 tolérée et q, la quantité de CO^2 existant normalement dans l'air.

Avec cette formule, il arrive aux résultats suivants :

Lim. de tolérance de CO^2	Quant. d'air par heure et par indiv.
0,6 p. 100	226 m³.
0,7 »	113 »
0,8 »	75 »
0,9 »	55 »
1,0 »	45 »

On ne tient compte dans ce tableau d'aucune des autres sources d'altération de l'air, produits de combustion et d'éclairage, et c'est exclusivement la viciation par la respiration humaine que l'on a en vue.

Ces chiffres et ces formules, quelque intéressants qu'ils soient théoriquement, ne doivent être considérés que comme des indications générales, des moyennes, auxquelles on ne saurait dans la pratique attribuer une valeur absolue, trop d'éléments pouvant faire varier les besoins de la ventilation. En tout cas il y a toujours avantage, comme pour le cubage de place, à exagérer en plus et à dépasser la quantité d'air reconnue nécessaire plutôt qu'à rester au-dessous.

Contrôle de la ventilation. Mesure du tarif. — Le contrôle de la ventilation consiste à mesurer la quantité d'air qui passe dans l'unité de temps et l'on se sert pour cela d'un instrument appelé anémomètre. L'anémomètre est composé d'une roue à ailettes très légères, obéissant à la plus légère impulsion. Cette roue actionne des aiguilles se mouvant sur un cadran gradué en secondes et en minutes. Il est ainsi facile de se rendre compte de la vitesse d'un courant.

L'anémomètre Combes, d'un maniement très simple et très commode, est le plus employé.

Mais, comme le dit très bien Bertin-Sans, ce n'est point tant la puissance de la ventilation que ses effets qu'il importe de contrôler. Il ne suffit pas de faire passer dans un temps donné un plus ou moins grand volume d'air dans un espace clos ; l'important est que l'air vicié soit expulsé et remplacé par de l'air pur, que celui-ci se diffuse uniformément dans l'atmosphère intérieure sans vitesse appréciable, qu'il n'existe pas, ou du moins qu'il existe peu de points morts, de cloaques où l'air stagne.

Ce sont ces renseignements que l'anémomètre ne peut donner et qui sont cependant le vrai critérium d'une bonne ventilation. Ce renouvellement incomplet de l'air est justement le côté faible de la plupart des systèmes. Même ce puissant moyen d'aération qui consiste à ouvrir largement les croisées pour laisser pénétrer l'air laisse dans les parties supérieures et inférieures des recoins où l'air ne participe pas au mouvement de la masse, surtout si la différence de température entre l'air intérieur et extérieur n'est pas très grande et s'il n'existe des croisées que d'un seul côté.

En outre, quel que soit le système de ventilation, il doit satisfaire à certaines conditions qui en assurent l'efficacité.

a) *Disposition des orifices d'entrée de l'air neuf.*— 1° L'air neuf doit être aussi pur que possible. C'était une détestable coutume, assez en usage autrefois, de prendre dans les caves et le sous-sol l'air destiné à servir à la ventilation. Cette pratique est justement abandonnée et c'est dans les endroits où on le suppose le plus pur, si possible dans un square ou un jardin, qu'on va le puiser, quelquefois au moyen de conduites plus ou moins longues. Il n'est pas indispensable d'aller le prendre, comme on l'a fait pour certains édifices, à une grande hauteur ; il suffit d'établir la prise d'air à 2 mètres au-dessus du sol. Certains hygiénistes proposent même, dans le cas où cet air, comme cela arrive parfois dans les villes, n'offrirait pas toutes les garanties désirables, de lui faire traverser une couche de ouate ou de charbon, un foyer incandescent au besoin, pour le débarrasser de ses poussières et le rendre aseptique. En tous cas les conduits d'entrée doivent être fréquemment nettoyés.

2° L'air doit pénétrer dans la pièce d'une façon insensible, et non sous forme de courants d'air toujours plus ou moins pénibles à supporter et qui de plus sont une cause active de déperdition de chaleur sans profit pour la ventilation. La vitesse de 50 centimètres par seconde est très suffisante. En tout cas le courant ne doit pas dépasser 1 mètre. Pour obtenir ce résultat, le débit d'entrée doit être supérieur, ou tout au plus égal au débit d'évacuation. Aussi est-il avantageux de donner une large section au canal conduisant l'air du dehors. La commission anglaise fixe à 390 centimètres carrés par mètre cube à ventiler la section totale des orifices. Ceux-ci doivent être multipliés le plus possible et munis de grilles destinées à briser et à diviser le courant d'air. Enfin il est bon d'y adapter des registres mobiles, de façon à pouvoir augmenter ou diminuer le tirage.

b) *Disposition des orifices de sortie de l'air vicié.* — Les orifices de sortie seront placés le plus près possible des points où s'accumule l'air vicié et autant que possible dans les angles voisins des vitrages. Pour empêcher le reflux de cet air vicié à la suite d'un renversement de courant, on a conseillé de les munir d'appareils fonctionnant automatiquement, tels que l'opercule en toile que Renard place en arrière de l'orifice de sortie et qui forme une sorte de soupape s'ouvrant de dedans en dehors.

c) *Situation respective des orifices d'entrée et de sortie.*

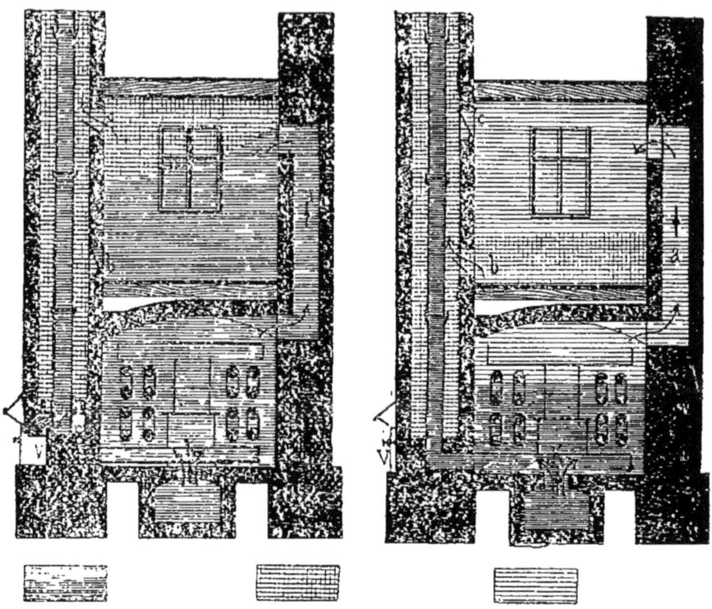

Fig. 53. — Calorifère à air chaud (d'après Rubner).

Dans la ventilation d'été, l'air vicié plus chaud que l'air venu du dehors et qui s'est refroidi dans les caves où est placé le calorifère, s'élève à la partie supérieure de la pièce et s'échappe par l'orifice d'évacuation *c*.

Dans la ventilation d'hiver, au contraire, l'air qui s'est réchauffé en traversant le calorifère a une température plus élevée que l'air souillé de la pièce ; celui-ci reste donc dans les couches inférieures et sort par l'orifice *d*.

— Les orifices d'entrée peuvent être placés à la partie inférieure de la pièce et les orifices de sortie, à la partie supérieure, au plafond. C'est le mode le plus généralement adopté.

Dans ce cas l'air pur du dehors, retenu par sa densité

dans les parties inférieures, s'étalera en nappes plus ou moins horizontales, la dernière poussant les précédentes, et l'on aura une *ventilation ascendante* assurant un renouvellement effectif de l'air.

Mais quand l'air qui entre dans la pièce est plus chaud, comme cela arrive dans les pièces chauffées par un calorifère à air, cet air tendra, en vertu de sa densité et de la vitesse acquise, à gagner le plus rapidement possible les parties supérieures. Il s'établira entre les bouches d'entrée et de sortie des colonnes d'air qui n'auront qu'une très faible tendance à se diffuser dans l'atmosphère intérieure. C'est pour remédier à cet état de choses que l'on a conseillé de renverser la situation des orifices et d'établir dans ce cas une ventilation descendante. L'air chaud, en effet, sera obligé, d'après la théorie, de descendre pour sortir dans les couches inférieures, et il s'opérera un véritable brassage. Hâtons-nous de dire que la pratique n'est pas toujours d'accord avec la théorie et que la ventilation ascendante paraît convenir à la généralité des cas.

Examen critique des divers systèmes et de la ventilation. — Le choix à faire entre les divers systèmes dont nous venons d'exposer l'économie dépend surtout du genre d'habitation à ventiler.

Quand il s'agit d'habitations privées destinées à abriter un petit nombre de personnes, eu égard à leur étendue, et dans lesquelles le volume d'air accordé à chaque habitant est considérable, la ventilation naturelle suffira en général à tous les besoins, surtout si on lui adjoint, dans le but de l'activer et de la régulariser, quelques-unes des dispositions dont nous avons parlé plus haut, en particulier des orifices spéciaux pour l'entrée de l'air pur, dont le nombre et le diamètre seront en rapport avec le débit d'évacuation par les cheminées.

Le malheur est que c'est justement là où cette ventilation serait le plus nécessaire qu'on peut le moins y compter. Nous voulons parler des habitations des classes pauvres. Pendant la saison froide les habitants de ces maisons, dans le but de se préserver du refroidissement, de maintenir la température la plus élevée possible et d'économiser en même temps le combustible, calfeutrent aussi hermétiquement qu'ils le peuvent les pièces où ils logent, n'ouvrant jamais les croisées, bouchant les fentes et fissures des portes et des fenêtres. A cela il n'est d'autre remède que de répandre dans les masses de saines notions d'hygiène, de leur montrer les dangers immédiats et éloignés que présentent pour leur santé et celle de leurs enfants l'air confiné et l'encombrement.

Pour les édifices publics, pour les locaux où doivent séjourner ou se réunir momentanément un grand nombre d'individus, il faut des moyens plus actifs de ventilation. Les systèmes basés sur la différence de température de l'air sont évidemment moins dispendieux que les systèmes par propulsion ; ils ne demandent pour fonctionner aucun mécanisme, aucune force motrice ; mais ils ont l'inconvénient de ne pas avoir une action régulière, constante. La ventilation très active en hiver, lorsque les appareils de chauffage fonctionnent, diminue au printemps et à l'automne et atteint son minimum en été, où elle est à peine, nous l'avons dit, le 9e du tarif moyen.

Plusieurs hygiénistes reprochent de plus à ces systèmes d'associer le chauffage et la ventilation qui, suivant eux, devraient être absolument indépendants. Toutefois lorsque l'espace à ventiler n'est pas très considérable, c'est un système qui peut rendre de grands services et qui assure, avec l'adjonction de quelques dispositions auxiliaires, une ventilation très satisfaisante.

Les appareils par propulsion conviennent tout particulièrement aux locaux où il est nécessaire de lancer dans un temps relativement court de grandes masses d'air. Aussi ont-ils donné de bons résultats dans les théâtres où ils ont été appliqués, théâtres de Genève, de New-York, de Vienne, etc., etc. Mais ils ont le tort fort grave d'être très dispendieux, d'exiger un mécanisme plus ou moins compliqué qui se dérange facilement. Leur application aux hôpitaux surtout a donné lieu à beaucoup de déceptions, et on leur a reproché, non sans raison, de n'avoir pas rendu l'hôpital plus salubre, de n'avoir eu aucune influence sur la mortalité (Arnould). Du reste, on semble un peu désabusé de tous ces grands appareils si coûteux d'installation, et il y a une tendance à revenir, au moins pour les locaux destinés à recevoir des malades, aux moyens les plus simples de ventilation, cheminées à feu apparent, aération fréquente par l'ouverture de larges croisées se faisant face, gaines d'appel sur le faîtage, etc., etc.

Quelques hygiénistes vont même plus loin et se demandent si l'on n'a pas un peu exagéré l'importance de la ventilation, au point de vue de la salubrité de l'habitation. Il y a en effet un élément de l'air confiné dont l'ancienne hygiène ne pouvait tenir compte et cet élément, nous l'avons vu, paraît jouer un rôle prépondérant dans la nocuité de cet air. Nous voulons parler des poussières. Or, quel effet exerce la ventilation sur cet élément dangereux ?

Stern (1) a fait des expériences intéressantes sur ce sujet et les résultats sont loin d'être favorables. Une ventilation qui renouvelle complètement l'air de 1 à 3 fois pendant une heure, c'est-à-dire une ventilation de taux normal, a une très faible action sur les poussières et la sédimentation qui s'opère spontanément dans une atmosphère tranquille agit aussi bien et aussi vite.

(1) *Zeitschr. f. Hyg.*, t. VII, 1889.

Le renouvellement de l'air serait donc, à ce point de vue, à peu près inutile.

En tout cas, quelles que soient la force et la vitesse du courant d'air, il n'arrive jamais à détacher et à enlever les germes adhérents aux planchers et aux murs. Aussi R. Koch, en présence de ces résultats, ne craint-il pas de déclarer que la ventilation ne doit plus jouer dans l'assainissement des locaux qu'un rôle accessoire et *qu'un simple torchon humide promené sur le parquet* est bien plus efficace.

Il ne faudrait pas cependant aller trop loin dans la réaction contre l'importance, peut-être exagérée, attribuée naguère à la ventilation des locaux. Que l'on condamne les appareils compliqués et coûteux qui n'ont donné le plus souvent que des déboires, qu'on remplace autant que possible dans les habitations collectives ces dispositifs ingénieux, mais exposés à de fréquents dérangements, par l'aération au moyen des croisées largement ouvertes, par des systèmes simples et économiques, on ne peut qu'approuver et encourager ces tendances. Mais il ne faut pas oublier, d'autre part, que les expériences de Stern n'envisagent qu'un côté de la question, l'effet de la ventilation sur les germes et qu'il entre dans ce qui constitue la salubrité d'une maison d'autres facteurs. Comme le dit avec tant de raison Bouchard, l'aération n'est pas salutaire parce que l'oxygène tue les microbes, mais parce qu'un air pur fait vivre l'homme avec plus d'intensité. Et d'ailleurs l'exemple des bons effets obtenus dans la tuberculose par l'aération continue n'est-il pas là pour démontrer combien ce renouvellement de l'air est utile, indispensable au bon fonctionnement de nos organes?

Il n'en faut pas moins retenir ce fait d'importance majeure, qu'on ne doit pas trop compter sur la ventilation seule, quand il s'agit d'assainir un local contaminé et que la propreté, ou si l'on aime mieux l'asepsie, prise dans le sens le plus large du mot, sera bien plus puissante pour prévenir la contagion ou l'infection que le renouvellement de l'air, quelque actif qu'il soit.

III. — CHAUFFAGE

Chauffage naturel. — En traitant de l'orientation des habitations, nous avons signalé l'action qu'exercent les rayons solaires sur les parois des habitations qui les reçoivent. C'est là une source de calorique, parfois fort gênante en été, mais qui n'est pas à dédaigner en hiver. Dans l'Europe méridionale, sur les bords de la Méditerranée c'est souvent avec l'antique brasero, le seul mode de chauffage auquel ont recours les indigènes dans la saison froide, l'insolation des façades bien exposées, compensant en grande partie la déperdition de calorique qui se fait par rayonnement.

Dans nos climats cette déperdition est dans la saison froide considérable.

D'après Rubner, elle serait :

	Pour une différence de 1° entre l'air du dedans et l'air du dehors et par mètre carré de surface.	
Par mur de pierre de 0.50 cent. d'épaisseur.	1.5	calorie
— vitres	3.5	»
— plafonds	1.8	»
— plancher	1.0	»
Déperdition totale par les diverses parois.	7.8	»
Soit en moyenne par mètre carré	1.95	»
A laquelle il faut ajouter la déperdition qui se fait par le renouvellement de l'air et que l'on peut estimer au tiers environ de la déperdition par rayonnement, à raison de 40 mètres cubes par heure et par individu.	0.65	»
Déperdition totale par mètre carré	2.60	»

La déperdition qui se fait par les murs est, nous l'avons vu, sous la dépendance des matériaux employés, plus ou moins bons conducteurs du calorique, et surtout de l'épaisseur de ces murs. Le meilleur moyen de soustraire le milieu intérieur aux vicissitudes atmosphériques serait donc de donner aux murs une grande épaisseur (1). On sait l'uniformité, la constance de température que présentent certains anciens édifices, les églises gothiques par exemple. Une foule de raisons sur lesquelles il est inutile d'insister obligent à limiter cette épaisseur.

On a proposé d'y suppléer en établissant des murs à doubles parois entre lesquelles s'interpose une couche d'air qui forme une sorte de matelas. Ce dispositif aurait le double avantage de s'opposer à la fois à la déperdition de calorique de l'atmosphère intérieure en hiver et à son échauffement en été.

Bien que très rationnel en théorie, le procédé est loin d'avoir donné les résultats qu'on en espérait. Les pavillons Tollet, construits d'après ces principes, ont la réputation de protéger assez mal leurs habitants contre les variations de la température extérieure, d'être difficiles et coûteux à chauffer l'hiver et les expériences très précises de Russner (2) montrent en effet que le pouvoir isolant des murs doubles n'est pas sensiblement supérieur à celui des murs pleins d'épaisseur égale. Il serait plus avantageux en tout cas d'après Nussbaum si on établit des doubles murs de remplir l'espace vide avec des matières mauvaises conductrices, poudre de liège, laine de scories etc., etc.

En revanche on peut atténuer notablement la déperdition qui se fait par les baies d'ouverture et qui représente près de la moitié de la déperdition totale en plaçant des doubles croisées (3).

(1) Avec des murs de 0 m.60 d'épaisseur, la déperdition de calorique est 1 par heure et par mètre carré ; avec des murs de 0.45 elle est de 1.20.

(2) *Gesundheit Ingenieur*, 1899.

(3) Tandis que la perte de calorique, est de 4 calories, par mètre

L'usage en est d'ailleurs général dans l'Europe centrale et septentrionale et nous regrettons de ne pas le voir plus répandu en France.

Chauffage artificiel. — Quels que soient les moyens employés pour atténuer cette déperdition, ils ne sont que des palliatifs, et, dans nos climats tempérés, nous sommes obligés d'avoir recours au chauffage artificiel et d'utiliser, pour maintenir pendant la saison froide une température convenable dans nos appartements, la chaleur empruntée aux diverses substances combustibles.

Combustibles. — Tous les combustibles sont d'origine organique. Le calorique dégagé par eux est le résultat de la combinaison du carbone et de l'hydrogène qu'ils contiennent avec l'oxygène de l'air.

En brûlant, l'hydrogène produit	34,462	calories
Le carbone	8,080	

Le calorique dégagé par la combustion des substances organiques sera donc d'autant plus considérable que la proportion des atomes de carbone et surtout des atomes d'hydrogène sera plus élevée relativement à celle des atomes d'oxygène et d'azote.

Une cause toutefois influe notablement sur le pouvoir calorifique des divers corps, c'est la proportion d'eau de constitution qui absorbe pour se vaporiser une grande quantité de chaleur.

Le tableau ci-après donne, estimée en calories, la chaleur dégagée par un kilo des combustibles les plus usuels.

Bois sec	4.000	calories.
Bois à 30 0/0 d'eau.	3.000	»
Charbon de bois	7.000	»
Tourbe sèche à 0,05 cendres	5.300	»

carré et par heure pour les croisées simples, elle n'est que de 2,20 pour les fenêtres doubles.

Tourbe à 30 0/0 d'eau.	3.700	calories.
Houille moyenne.	8.000	»
Coke	6.800 à 7.900	»
Pétrole raffiné.	10.400	»
Gaz d'éclairage.	10.100	»
Essence de pétrole.	11.080	»
Alcool dénaturé à 90°.	5.500	»
Alcool carburé.	7.400	»
(50 alcool. 50 benzine).		

Connaissant le pouvoir calorifique des divers combustibles et leur prix marchand, il est facile, par un simple calcul, d'évaluer la valeur économique de chacun d'eux. En tenant compte de ces deux éléments, c'est, aux prix actuels, la houille qui revient le meilleur marché, puis vient le coke et enfin le bois qui serait de beaucoup le combustible le plus cher.

Hâtons nous de dire que ces chiffre représentent la puissance calorifique des combustibles mesurée au calorimètre et que dans la pratique le calorique développé par leur combustion est sensiblement moindre. C'est ainsi que le rendement calorifique du gaz d'éclairage n'est que 18 à 31 pour 100 du chiffre théorique, celui de l'essence de pétrole de 14 à 18 pour 100 et celui de l'alcool dénaturé de 24 pour 100.

Il faut aussi tenir compte, pour apprécier la valeur économique et pratique d'un combustible, de la facilité plus ou moins grande avec laquelle il brûle, de la flamme qu'il développe pendant sa combustion, des produits gazeux qu'il dégage et enfin de la forme sous laquelle il émet le calorique.

Tout corps, en brûlant, fournit en effet de la chaleur aux parties voisines sous deux formes : 1° par convection en échauffant les couches d'air au contact desquelles il se trouve et qui, devenues plus légères, s'élèvent en déterminant un courant ascendant ; ce mode, on le conçoit, est, s'il s'agit de cheminée ordinaire, le moins profitable pour le chauffage des espaces clos puisqu'il entraîne avec la fumée une partie du calorique produit ; 2° par rayonnement, en émettant des rayons calorifiques de tous les côtés. La chaleur de rayonnement serait :

Pour le bois, de.	25 0/0
» la houille, de.	50 0/0

de la chaleur produite.

Conditions générales du chauffage. — Quel que soit l'appareil au moyen duquel on utilise la chaleur développée par les combustibles, il doit satisfaire, pour remplir le but auquel il est destiné, à certaines conditions primordiales qu'il importe de spécifier.

1° *Maintien de l'atmosphère intérieure, quelles que soient les vicissitudes du dehors, à une température à peu près uniforme appropriée aux besoins et au bien-être de ceux qui séjournent dans la pièce.*

C'est une sorte de truisme de dire que le chauffage a pour but d'entretenir dans les pièces de l'habitation la température qui convient le mieux à l'état de santé et au bien-être de ceux qui l'habitent. Il n'en est pas moins vrai que, lorsqu'il s'agit de fixer le degré de cette température, la difficulté commence et on cesse d'être d'accord. Les besoins de l'organisme sont trop divers, en effet, suivant les circonstances pour qu'on puisse donner des chiffres précis et absolus. L'impression produite par une même température est très variable suivant les individus. Elle dépend d'une foule de conditions, état de santé ou de maladie, vêtements plus ou moins chauds, repos ou activité musculaire, vacuité de l'estomac ou période de digestion etc., etc. Tout cela est tellement évident qu'il nous paraît inutile d'insister.

Rubner, tenant compte dans la mesure du possible de ces divers éléments, fixe la température :

Pour les chambres habitées pendant le jour, les cabinets de travail, salles d'études, etc., etc. à. . . .	17-19°
Pour les chambres à coucher.	14-16°
Pour les salles à manger.	17-19°
Pour les nurserys, chambres de bébés.	18-20°
Pour les ateliers où l'on se livre à un travail manuel.	10-17°
Pour les théâtres, salles de concert, de bal.	19-20°

D'après le général Morin, la température des diverses pièces devrait être :

Crèches, salles d'asiles.	15°
Ecoles.	16-18°
Hôpitaux	16-18°
Ateliers, casernes	16-18°
Salles de théâtre, de cours, de réunion.	19-20°

Le règlement des hôpitaux militaires en France fixe à 14-16° la température des salles.

Sans insister davantage sur des chiffres qui n'ont qu'une valeur très contingente, (1) nous ferons observer que l'hématose est bien plus active aux températures basses qu'aux températures élevées, qu'il y a par suite plus d'inconvénients que d'avantages à exagérer, comme on a trop souvent de la tendance à le faire, la température des pièces habitées, celles en particulier où séjournent des malades et des valétudinaires. La pratique adoptée dans la cure de la tuberculose montre en effet que ceux-ci supportent très bien des températures, sinon froides, tout au moins fraîches. Il

(1) Il est curieux de voir en se basant sur les chiffres inscrits dans les règlements officiels, combien les exigences en fait de température des locaux sont variables suivant les pays et combien elles sont plus grandes dans les pays du Nord où, semble-t-il, on devrait être acclimaté contre les températures rigoureuses, que dans les pays tempérés comme le nôtre. C'est ainsi qu'en Allemagne, comme le fait si justement remarquer Arnould, les règlements réclament 18° alors que chez nous nous nous contentons de 16 et même de 15°.

en est de même en général des fébricitants, contrairement à l'opinion vulgaire. Il n'y a guère que deux cas où une température relativement élevée est indispensable : le premier âge chez lequel le pouvoir de calorification est encore peu développé et la vieillesse où il est très affaibli.

2° *Répartition uniforme de la température dans les diverses parties du local.* — Il est évident que le chauffage remplira d'autant mieux son but qu'il répartira plus également dans toutes les parties de la pièce la chaleur. On sait qu'il est loin d'en être ainsi avec la plupart de nos appareils de chauffage local et, malgré tous les efforts faits par les constructeurs, le problème n'a pas encore reçu de solution absolument satisfaisante (1).

3° *Rendement calorifique des appareils de chauffage.* — Il n'est pas besoin d'insister sur l'importance qu'il y a, au point de vue économique, à obtenir le maximum de calorique avec le minimum de dépense. La plupart des anciens systèmes de chauffage sont sous ce rapport très défectueux et laissent perdre, comme nous le verrons plus loin, la plus grande partie du calorique produit. Aussi les constructeurs se sont-ils dans ces derniers temps attachés à accroître le rendement des appareils et de grands progrès ont été réalisés à ce point de vue. Malheureusement la solution cherchée a été obtenue dans bien des cas aux dépens de la salubrité et trop souvent les appareils, soi-disant économiques, ont été des appareils dangereux au premier chef.

4° *Evacuation des produits de combustion.* — Une condition encore plus essentielle, celle que l'hygiène doit exiger avant tout des appareils de chauffage est d'assurer l'évacua-

(1) Dans une pièce de dimensions ordinaires, l'écart de température entre les diverses couches de l'atmosphère atteint 8°, 10° et même plus. Dans les salles de réunion, dans les théâtres en particulier, l'écart est bien plus considérable. Tout le monde sait combien la température devient intolérable dans les galeries supérieures.

tion intégrale au dehors des produits de combustion et d'empêcher le reflux dans l'atmosphère intérieure. On sait quelle source d'incommodités sont pour les locaux habités les cheminées qui fument et l'ingéniosité des inventeurs s'est depuis longtemps exercée à remédier à cet inconvénient. Outre leur incommodité, les produits de la combustion sont souvent toxiques et,en se diffusant dans l'air des locaux habités peuvent provoquer des accidents graves, parfois même mortels sur lesquels nous devons nous arrêter un instant.

Composition et nocuité des produits de combustion. — Les produits ultimes de combustion des matières organiques employées pour le chauffage sont, on le sait, de l'acide carbonique et de l'eau ; il s'y joint en outre, s'il s'agit de substance azotée, un peu d'ammoniaque, d'acide azotique et azoteux, et, quand le combustible contient du soufre (houille), de l'acide sulfureux et même des traces d'acide sulfurique ; d'où la nocuité pour la végétation d'alentour des fumées industrielles.

Il est rare que le comburant air et le combustible soient en proportions telles que la combustion s'effectue d'une façon complète, et le plus souvent on trouve, outre les gaz susmentionnés, de l'oxyde de carbone, des carbures d'hydrogène, des produits pyrogénés empyreumatiques, des particules de charbon qui ont échappé à la combustion. C'est l'ensemble de ces produits qui constitue la fumée proprement dite (1).

(1) 1 k. de houille contient :

Carbone	80 p. 100
Hydrogène	4
Oxygène	8
Soufre	3
Eau	5
	100

et donne, quand la combustion se fait intégralement, comme pro-

La plupart de ces corps sont inoffensifs ou existent en proportions si minimes qu'il n'y a pas lieu d'en tenir compte.

Il n'en est pas de même de l'oxyde de carbone, ce premier terme d'oxydation du carbone, CO, qui est un des poisons à la fois les plus énergiques et les plus insidieux que l'on connaisse. Ce gaz, en effet, est inodore, et sa présence ne se révèle que par les terribles effets qu'il détermine. Ce n'est pas ici le lieu de décrire les symptômes de cette intoxication et nous nous bornerons à rappeler qu'à la faible dose de 1 p. 1000, il agit sur les globules en formant avec l'hémoglobine un composé stable, carboxyhémoglobine (A. Gautier), qui empêche l'hématose et est un paralysant des centres nerveux.

Cette intoxication, suivant la dose du poison, affecte tantôt une marche aiguë entraînant rapidement la mort dans l'insensibilité et le coma (asphyxie par les vapeurs de charbon), tantôt une marche chronique qui présente parfois les symptômes du ramollissement cérébral et dont l'issue est trop souvent fatale.

L'extrême gravité de cette intoxication, les accidents foudroyants auxquels elle peut donner lieu, son évolution insidieuse, obscure, facile à méconnaître, montrent l'importance que l'hygiène doit attacher à déterminer d'une façon aussi rigourense que possible les conditions dans lesquelles ce dégagement de CO pendant la combustion est susceptible de se produire (1).

duits de combustion :

	centimètres cubes
Acide carbonique	1. 483
Oxygène	0. 499
Azote	7. 900
Acide sulfureux	0. 014
Méthane (CH^4)	0. 000
Vapeur d'eau.	0. 705
	10. 605

(1) Il suffit d'après Max Gruber que l'air contienne une proportion

Conditions de production de l'oxyde de carbone dans les foyers de combustion. Les conditions diverses et multiples dans lesquelles il y a dégagement d'oxyde de carbone dans les foyers de combustion peuvent d'une façon générale se ramener à une seule : apport insuffisant d'air ; d'où combustion incomplète.

C'est ce que mettent bien en évidence les expériences faites à l'Institut hygiénique de Munich.

	Apport d'air très abondant.	Apport d'air normal.	Apport d'air insuffisant.
Acide carbonique.	3.95	8.73	16.45
Oxyde de carbone.	0.06	0.10	1.90
Hydrogène	0.	0.	1.45
Oxygène	16.41	11.85	1.52
Azote.	79.58	79.32	78.64

Mais comme, d'autre part, un excès d'apport d'air dans le foyer a pour conséquence de faire perdre sans profit pour le chauffage des pièces une quantité considérable de calorique qui s'échappe par le tuyau de la cheminée avec les gaz de la combustion, le problème consiste à régler cet apport de façon à ce que la quantité de chaleur perdue, ou, pour parler plus exactement, transformée en mouvement, soit juste ce qui est nécessaire au maintien d'un tirage régulier.

La solution pratique est malheureusement assez difficile à trouver, car bien peu d'appareils, comme nous allons le voir, satisfont à cette condition. Les uns ne fournissent qu'un rendement calorique en disproportion avec la dé-

de 2 à 5 pour 10.000 pour que les effets toxiques de CO puissent se manifester. Peut-être même des doses moindres, mais quotidiennement absorbées comme c'est fréquemment le cas, peuvent-elles provoquer une intoxication chronique dont la cause est souvent méconnue. N'avons-nous pas vu, il y a quelques années un individu condamné à la suite d'un de ces cas qui fut attribué à un empoisonnement criminel ? Il fallut qu'il se produisît d'autres morts dans le même logement pour que l'on reconnût que celui-ci communiquait par une fissure avec la cheminée d'un four de pense de combustible ; dans les autres, la salubrité est sacrifiée à l'économie.

Mentionnons aussi ce fait capital que les accidents peuvent se produire, non seulement dans la pièce où a lieu la production du gaz toxique, mais aussi à une distance plus ou moins grande du foyer de production, dans des appartements, et même dans des maisons voisines.

Il suffit que des fissures, comme il en existe souvent dans les canons de cheminées des maisons peu soigneusement construites, établissent une communication entre les locaux. Il y a là un danger dont de retentissantes catastrophes se chargent chaque année de nous montrer la réalité et dont il appartient à ceux qui sont préposés à la protection de la santé publique de se préoccuper.

Comme source d'oxyde de carbone il ne faut pas omettre non plus les divers gaz employés pour l'éclairage sur lesquels nous aurons à revenir d'ailleurs plus loin.

Il y a une source d'oxyde de carbone jusqu'ici un peu laissée dans l'ombre et qui, selon Willy Sachs (1), serait loin d'être négligeable, la fumée de tabac. D'après cet auteur, la combustion de 5 gr. de tabac dégagerait 0 lit. 40 de CO. Cette constatation n'est guère faite pour réhabiliter l'atmosphère déjà si suspecte pour l'hygiéniste des cafés, estaminets, cercles, brasseries dans laquelle tant de gens, soucieux cependant de leur santé, ne craignent pas de séjourner des soirées entières quand ce n'est pas la plus grande partie de leur journée.

Recherche de CO dans l'air des locaux habités. — Il n'est pas besoin d'insister, en présence de la gravité et du caractère insidieux de l'intoxication par l'oxyde de carbone, des doses minimes auxquelles agit ce poison, sur l'importance

boulanger occupant la maison voisine et d'où se dégageait incessamment de l'oxyde de carbone.

(1) *Deutsch. Viertelj. f. öff. Gesundheitspflege*, 1899.

qu'il y aurait à pouvoir déceler sa présence dans l'air des espaces clos. L'emploi de plus en plus répandu des appareils à combustion lente donne encore plus d'actualité et d'urgence à la question. Malheureusement la plupart des méthodes proposées : analyse spectrale du sang (Vogel, Gréhant), réduction de l'acide iodique à chaud (de la Harpe et Reverdin, Nicloux), réduction du permanganate en présence des sels d'argent (Mermet), etc., etc., sont plutôt du domaine du laboratoire et ne remplissent pas tout à fait le but désiré : emploi d'un procédé simple, pratique, à la portée des personnes peu familiarisées avec les méthodes d'analyse, et permettant de déceler en tous lieux et à tout instant la présence de ce redoutable poison (1).

Le papier au chlorure de palladium (procédé Böttcher et Fodor), qui noircit sous l'influence de CO, serait d'un usage très commode, mais on lui reproche d'être peu sensible. Les meilleurs réactifs de l'oxyde de carbone paraissent être encore le chlorure cuivreux et l'acide iodique (2).

Le procédé proposé tout récemment par F. Jean (3) serait

(1) Gréhant (L'oxyde de carbone. *Aide-mémoire Leauté*) place un oiseau dans l'atmosphère suspecte et après l'y avoir laissé séjourner quelques instants, le sacrifie, recueille son sang et dose, au moyen du grisoumètre qui porte son nom, l'oxyde de carbone absorbé. Le procédé est très rigoureux, mais exige une installation assez compliquée.

Nicloux (*Soc. de biol.* 1898) fait passer l'air préalablement débarassé de son acide carbonique et de sa vapeur d'eau par la potasse et l'acide sulfurique sur de l'acide iodique anhydre chauffé à 150° dans un bain d'huile. L'oxyde de carbone décompose l'acide iodique et se transforme en CO^2 en s'emparant de l'oxygène. L'iode mis en liberté est recueilli dans une solution de potasse et dosé par la méthode colorimétrique, au moyen d'un réactif au sulfure de carbone et à l'azotite de soude. Le procédé serait assez sensible pour déceler et doser CO dans un mélange au 50.000[e]. De la Harpe et Reverdin se bornent à déceler la présence du gaz par la réaction de l'iode sur l'empois d'amidon ; A. Gautier le dose par le protochlorure de cuivre.

(2) A. Gautier, *C. R. Acad. des Sciences*, 21 mars 1899.

(3) *C. R. Acad. des Sciences*, 3 *nov.* 1902.

Le procédé de F. Jean consiste a faire passer un certain volume d'une application relativement facile dans la pratique : mais sera-t-il plus fidèle, plus sensible que la plupart de ceux recommandés jusqu'ici ?

Gartner (1), en présence de l'incertitude et la complication de tous les procédés proposés jusqu'ici, conseille pour ce qui concerne du moins les appareils de chauffage au gaz de s'en remettre à l'odorat ; quand un poêle commence à sentir, c'est que son fonctionnement laisse à désirer.

Mentionnons enfin un autre genre d'intoxication que peuvent causer les combustibles, l'intoxication saturnine. Dans beaucoup de grandes villes, à Paris notamment, les boulangers et les pâtissiers se servent souvent pour chauffer leur four de bois provenant de démolitions et recouverts d'une couche de peinture à la céruse. En brûlant, ces bois dégagent des vapeurs plombiques qui se déposent ensuite, en se condensant, sur les pains ou les gâteaux soumis à la cuisson. Le danger de pareilles intoxications est assez sérieux pour que les Conseils d'hygiène aient eu à s'en préoccuper à diverses reprises et pour qu'une ordonnance de police de 1877, renouvelée depuis, interdise formellement l'emploi des bois de cette provenance pour le chauffage des fours.

Modes de chauffage. — Tout appareil de chauffage se compose essentiellement d'un foyer où s'opère la combustion, et d'un tuyau d'évacuation pour la fumée et les gaz. A

de l'air suspect successivement à travers trois flacons laveurs contenant le premier une solution de chlorure de palladium au 1000e ou une solution de nitrate d'argent ammoniacal au 100e, le second une solution de potasse colorée au bleu marque C 4 B et le troisième une solution d'acide sulfurique, destinés l'un et l'autre à retenir l'acide carbonique, la vapeur d'eau, les carbures et autres principes gazeux. Le procédé est simple, mais certains chimistes reprochent aux deux réactifs recommandés leur infidélité.

(1) *Schilling's Journal f. Gazbeleuchtung*, 1900.

ces deux parties s'ajoutent souvent une chambre ou réservoir et des conduites destinées à emmagasiner le calorique et à le distribuer dans toutes les parties de l'espace à chauffer.

Quand le générateur est placé dans la pièce même, le chauffage est dit local. S'il est établi plus ou moins loin des

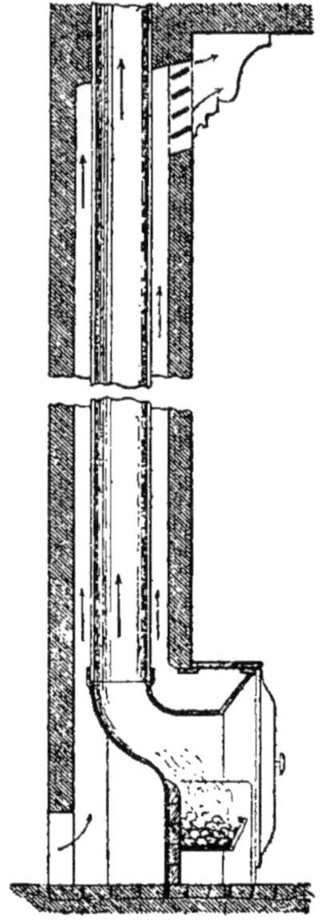

Fig. 54. — Cheminée Douglas Galton.

parties de l'habitation qu'il doit chauffer et fournit du calorique à l'ensemble de la maison, le chauffage est dit central.

A. — Chauffage local. — 1° *Cheminée.* — Le système le plus ancien, le plus simple, et aussi le plus salubre est la cheminée qui se compose, comme on le sait, d'un foyer à feu nu surmonté d'un tuyau montant le long ou dans l'épaisseur des murs jusqu'au-dessus du toit et par lequel s'échappent les produits de combustion.

La cheminée offre le grand avantage d'être pour les appartements un agent énergique de ventilation. Elle chauffe par rayonnement lumineux, le plus agréable et le plus sain des modes de chauffage ; en outre, elle ne modifie pas l'état hygrométrique de l'air. Cet appareil a en revanche pas mal d'inconvénients. Le plus grand de tous, c'est son faible rendement calorifique. Il n'utilise qu'une petite partie de la chaleur de combustion,6 p. 100 environ,lorsque le bois sert de combustible,12 p.100,lorsqu'on emploie le coke. Le reste est employé à échauffer l'air et les gaz du tuyau et se perd dans l'atmosphère extérieure. C'est donc un mode de chauffage fort peu économique qui, quelle que soit l'intensité de la combustion, n'élève que très faiblement la température de la pièce et qui répartit très inégalement la chaleur dégagée. Il se produit de plus, par suite de l'afflux d'air vers l'orifice de la cheminée, des courants froids parfois fort incommodes.

On peut arriver cependant à augmenter notablement le rendement du calorique utile et à répartir plus également celui-ci dans les diverses parties de la pièce. Un moyen d'atteindre ce but consiste à utiliser la chaleur qui se perd par le tuyau de cheminée à réchauffer par contact l'air de la pièce.

C'est le principe de la cheminée Douglas Galton. Le système de l'ingénieur anglais consiste à envelopper le tuyau de la cheminée d'une enveloppe extérieure dans laquelle l'air venu du dehors entre par la partie inférieure et ressort à la partie supérieure, près du plafond, pour se répandre dans la pièce.

Nous ne nous arrêterons pas à décrire les innombrables modifications plus ou moins heureuses qui ont été apportées à ce type, car elles reposent toutes sur le même principe (1).

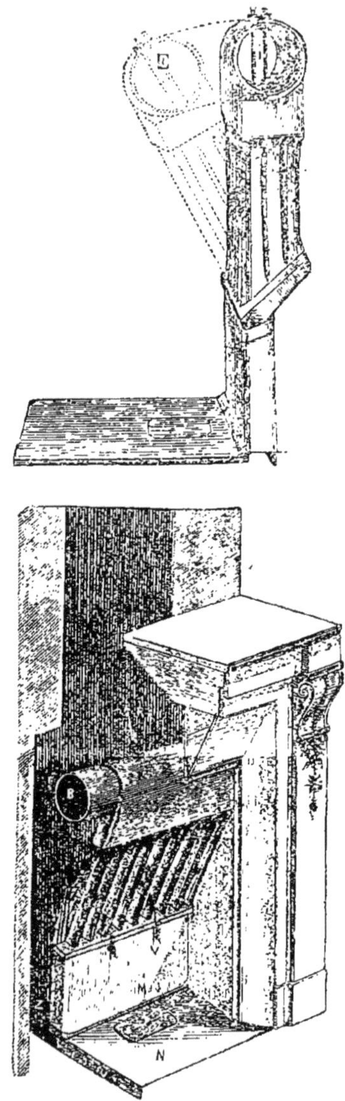

Fig. 55. — Cheminée Cordier. Profil et coupe

(1) Malgré l'ancienne réputation dont jouit cette cheminée, il

Une disposition assez usitée en France et qui donne de bons résultats consiste à établir dans la cheminée, au-dessus du foyer, une série de tuyaux rectangulaires accolés en jeu

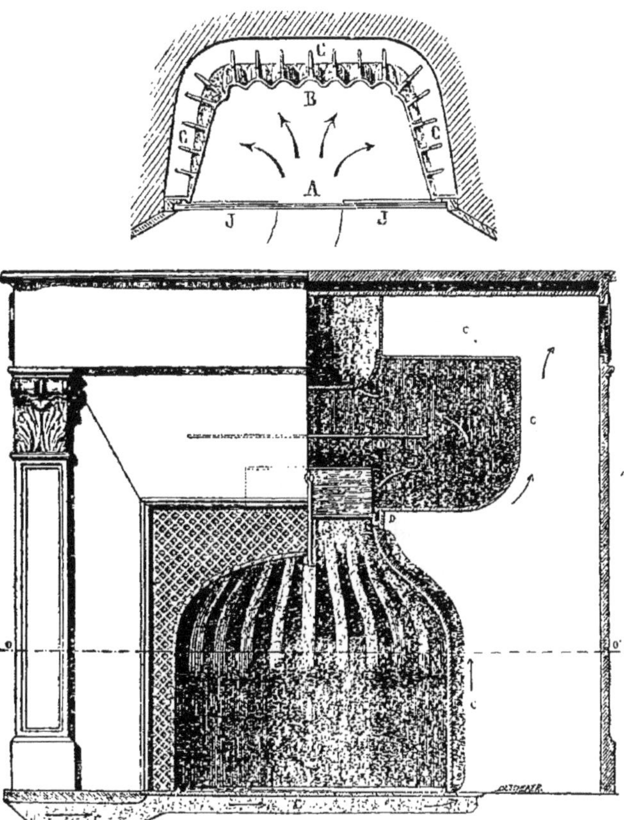

Fig. 56. — Cheminée Joly.

d'orgue et placés obliquement dans lesquels vient circuler l'air amené du dehors et qui ressort dans la chambre par des

faut reconnaître que son dispositif est très peu rationnel. C'est en effet à la partie supérieure de la pièce qu'arrive l'air chaud et il n'a en vertu de sa densité aucune tendance à redescendre et à se mélanger à l'air des couches inférieures, celles qu'il est le plus essentiel de réchauffer puisque ce sont celles où séjournent les habitants.

ventouses situées de chaque côté de la cheminée après s'être échauffé au contact du foyer (Système Fondet).

Un autre moyen d'élever le rendement en calorique est d'avancer dans la pièce la cheminée et son tuyau, de façon à ce que l'air intérieur puisse s'échauffer à la fois par rayonnement et par contact avec les parois. C'est ce qui a été réalisé dans les cheminées Rumford, appelées aussi *cheminées à la prussienne*, que tout le monde connaît et qui servent de transition entre la cheminée proprement dite et le poêle.

On peut enfin augmenter le calorique de rayonnement, en arrondissant les angles du foyer, en inclinant en avant le bord supérieur de la paroi du fond, et en la garnissant de nervures saillantes ou ailettes de façon à augmenter la surface de chauffe (Cheminée Joly).

Un autre reproche qu'on a fait aux cheminées, et qu'elles méritent trop souvent, c'est de fumer et de rejeter dans les appartements les produits de la combustion. Ce défaut tient à plusieurs causes auxquelles on peut, dans une certaine mesure, remédier.

Une des causes les plus fréquentes est la disproportion qui existe entre le débit d'évacuation d'air par le tuyau de cheminée et le débit d'entrée par les voies ordinaires de la ventilation. L'air n'arrivant pas en quantité suffisante par les fissures des portes et des fenêtres, il se produit dans le tuyau de cheminée deux courants, l'un ascendant, l'autre descendant qui rejette la fumée dans l'appartement. Le remède consiste tout naturellement à ménager des bouches d'entrée spéciales pour l'air du dehors ou à diminuer le calibre de la cheminée.

Une cause non moins fréquente est l'action qu'exercent l'une sur l'autre deux cheminées voisines. Celle dont le tirage est le plus énergique renverse le courant de l'autre cheminée et fait refluer dans l'appartement auquel appartient cette dernière la fumée et les gaz. Ce mécanisme est d'autant plus important à connaître qu'il a été plus d'une fois la cause d'intoxications par les gaz qui se dégagent dans la combustion.

C'est aussi en assurant une ventilation suffisante, une entrée facile à l'air extérieur qu'on y remédiera.

Enfin le reflux de la fumée est souvent dû à l'influence du soleil échauffant la partie supérieure du tuyau de cheminée ou à celle des vents. On peut combattre cette dernière influence par l'emploi de capes à vents. Quant à la première, on y pare dans une certaine mesure en exagérant les conditions d'un bon tirage.

2° *Poêles.* — Le poêle est, on le sait, constitué essentiellement par un foyer de combustion clos surmonté d'un tuyau pour l'évacuation des produits de combustion. Le tirage est réglé soit par une clef placée à l'origine du tuyau d'évacuation qui permet d'obturer plus ou moins le conduit, soit par la porte à coulisse du cendrier.

Les poêles, qu'ils soient en métal, fonte ou tôle, ou en faïence, chauffent à la fois par rayonnement obscur, par contact et par convection, ce qui explique leur supériorité au point de vue du rendement calorique, sur les cheminées ordinaires.

a) *Poêles en métal.* — Si l'on ne tient compte que du point de vue économique, les poêles en métal sont de beau coup les plus avantageux. Ils élèvent rapidement la température de la pièce où ils brûlent et peuvent, tant qu'ils sont allumés, la maintenir à un degré suffisamment élevé sans dépenser beaucoup de combustible. Mais leurs inconvénients sont grands aussi. D'abord la température s'abaisse très vite dès qu'ils cessent de fonctionner, d'où la difficulté de les employer pour les pièces où l'on a besoin d'entretenir une température constante jour et nuit.

Un bien plus grave reproche que leur adressent les hygiénistes, c'est d'altérer l'air intérieur, et cela, de trois façons, en le surchauffant, en modifiant son état hygrométrique, en permettant la diffusion à travers les parois du tuyau de l'oxyde de carbone qui se dégage dans la combustion.

Le surchauffage de l'air au contact du tuyau du poêle a surtout pour effet de donner à cet air une odeur désagréable, par suite sans doute de la combution des poussières organiques qu'il tient en suspension. Pour obvier à cet inconvénient il faut éviter de porter à une température trop élevée le poêle.

Il est certain que le degré hygrométrique de l'air s'abaissera d'autant plus que la température sera plus élevée, si la quantité de vapeur d'eau qu'il contenait à son entrée reste la même. D'où ce sentiment pénible de dessèchement, ce malaise que donne à bien des personnes la respiration d'une atmosphère ainsi surchauffée (1).

Le moyen de prévenir cette dessiccation de l'air et de maintenir à un degré convenable son état hygrométrique est connu de tout le monde. Il suffit de placer au-dessus du poêle un vase plein d'eau qui se vaporisera au fur et à mesure. Seulement la dimension de ce vase est presque toujours insuffisante et n'est pas en rapport avec la quantité d'eau à évaporer. Coulier estime que la surface d'évapora-

(1) Cette sensation désagréable qu'on éprouve dans les pièces chauffées par un poêle serait due d'après plusieurs hygiénistes bien moins à la sécheresse de l'air qu'à la combustion des poussières organiques en contact avec les tuyaux du poêle et qui, en brûlant, dégagent des produits empyreumatiques odorants. Nussbaum (*loc. cit.*) et Wolpert pensent d'ailleurs que cette sécheresse des atmosphères intérieures n'a pas grands inconvénients et est en tout cas bien moins à craindre qu'une trop grande humidité de l'air, cause de condensation de la vapeur d'eau sur les parois et par suite de refroidissement. Nussbaum estime que des individus réunis en grand nombre dans une salle (écoles, casernes, salles de réunion) dont la température est de 20° et le degré hygrométrique ne dépasse pas 30, se trouvent dans les meilleures conditions possibles.

tion doit être égale au quart de la surface de chauffe active.

L'accusation la plus grave qui ait été portée contre les poêles est de laisser passer à travers leurs parois de l'oxyde de carbone.

La fonte portée au rouge absorbe une certaine quantité d'oxyde de carbone qui redevient libre et se diffuse dans l'air ambiant, lorsqu'elle se refroidit. Les recherches de Fodor et de Gruber, confirmant les vues de Coulier, ont montré toutefois que cette diffusion n'est guère à redouter dans la pratique. Il n'en est pas moins vrai que les poêles peuvent, dans certaines circonstances, tirage insuffisant, fermeture de la clé, combustion des poussières atmosphériques, donner lieu à un dégagement d'oxyde de carbone et l'hygiéniste ne saurait trop mettre en garde le public contre la possibilité de ce danger.

Le rendement calorifique des poêles en métal est très élevé quand on le compare à celui des autres appareils usuels.

	Utilisation p. 100 de chaleur produite.
Cheminée ordinaire au bois.	6
» à la houille ou au coke.	12
» Syst. Douglas-Galton.	30-32
» Syst. Fondet.	34-35
Poêles en métal.	94.

En revanche ils sont de médiocres agents de ventilation, car un poêle métallique qui émet, d'après Esmarch, de 1500 à 3000 calories par mètre carré et par heure n'a besoin que de 10 à 20 mètres carrés d'air par kilogr. de charbon brûlé.

Malgré tous les défauts que nous venons de signaler et qui les rendent suspects à beaucoup d'hygiénistes, les poêles en métal n'en sont pas moins, ainsi que le fait observer Coulier (1), en raison de leur rendement élevé et de

(1) *Dictionnaire encycl. des Sciences médicales*, art. Chauffage.

leur faible dépense en combustible, des appareils de chauffage qu'il serait difficile de remplacer dans les habitations des classes pauvres. On peut du reste atténuer notablement leurs défauts en se conformant pour leur conduite aux règles formulées avec tant de précision par cet auteur.

1° Le cendrier doit avoir une porte pouvant fermer hermétiquement. C'est elle, et non la clé placée en aval du foyer, qui doit régler le tirage. Son obturation, au lieu d'être un danger, comme l'est à un si haut degré la fermeture du tuyau d'évacuation, est au contraire une garantie contre le reflux des produits de combustion dans la pièce.

2° La clé doit être supprimée ; si on la conserve, le diaphragme doit être échancré de façon à ne pouvoir jamais obturer complètement le tuyau.

3° La partie supérieure du foyer sera complètement ouverte pour l'introduction du combustible et elle recevra, lorsque le poêle est allumé, une chaudière en cuivre ou en fer, à fond plat, s'adaptant exactement à l'orifice et pouvant contenir 5 à 6 litres d'eau à évaporer. Le foyer n'aura pas de porte latérale.

4° Le tuyau devra partir de la partie la plus élevée du foyer et présenter à sa sortie une inclinaison de 45 centimètres de façon à ce qu'il ne puisse être obstrué par les cendres ou les escarbilles (Coulier).

b) *Poêles en terre cuite ou en faïence.* — Les poêles construits en terre, maçonnerie, faïence, c'est-à-dire en matériaux mauvais conducteurs de calorique, ont pour caractères communs de s'échauffer lentement, de fournir par suite moins de chaleur à la pièce dans laquelle ils se trouvent. Mais en revanche ils la conservent bien mieux et sont de véritables réservoirs de calorique, même lorsqu'ils sont éteints, pendant la nuit. Ne surchauffant pas l'air qui se trouve en contact avec leurs parois, ils fournissent une chaleur plus douce, plus agréable, et sont par suite plus salubres. Leur plus grand inconvénient, c'est d'être assez coûteux dans leur construction, d'exiger une assez grande dépense de combustible et de tenir beaucoup de place. Ils sont fort usités dans les pays du Nord et du Centre, la Hollande, l'Allemagne septentrionale, la Suède, la Russie où ils deviennent parfois par leurs dimensions de véritables monuments. C'est grâce à eux qu'on peut dans ces pays

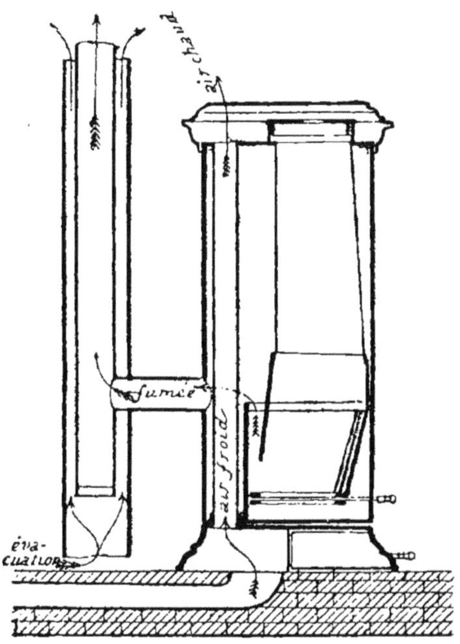

Fig. 57. — Poêles des écoles de la ville de Paris.

froids maintenir une température constante dans l'intérieur des maisons les plus modestes.

c) *Poêles à double enveloppe. — Poêles ventilateurs.* — Les poêles à double enveloppe sont aux poêles ordinaires ce que la cheminée Douglas Galton et la cheminée Fondet sont aux cheminées ordinaires. Le foyer de combustion est entouré d'une gaine dans l'intérieur de laquelle l'air entrant par la partie inférieure vient se réchauffer par contact et ressort par des orifices ménagés à la partie supérieure pour se répandre dans la pièce. On diminue ainsi la radiation quel-

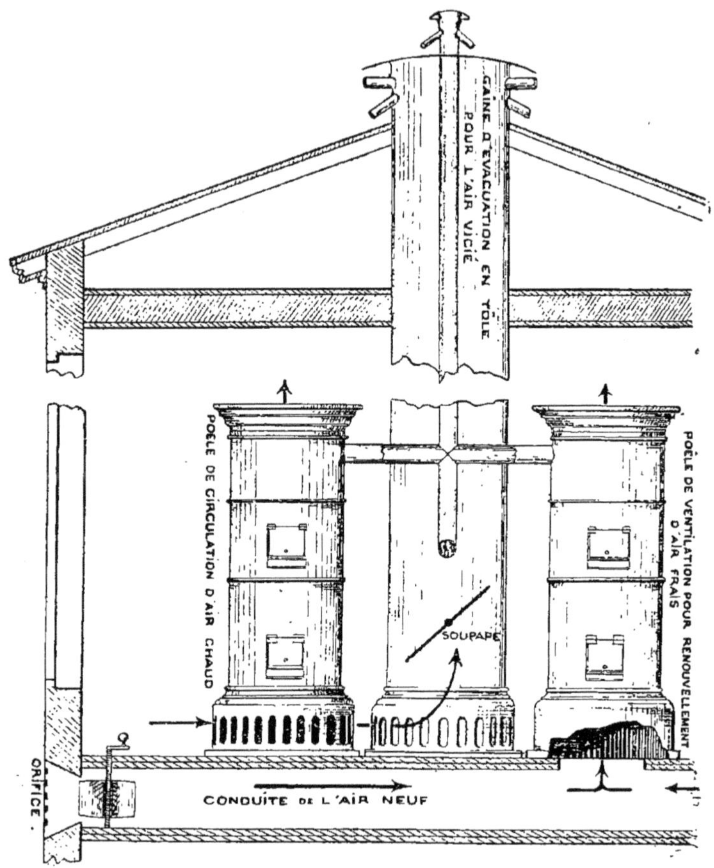

Fig. 58. — Chauffage et ventilation d'une baraque d'hôpital par le poêle Gropius et Schmieden (d'après Flugge).

quefois fort gênante du foyer et c'est le chauffage par convection qu'utilisent surtout ces appareils.

Certains d'entre eux sont même disposés pour servir d'agents de ventilation au moyen d'un dispositif qui va prendre au dehors l'air qui circule dans la chambre de chauffe et qui évacue l'air vicié par la partie supérieure, comme dans le système *Gropius et Schmieden* adopté dans plusieurs hôpitaux de Berlin.

C'est à ce type qu'appartiennent aussi le poêle construit par la maison Geneste Herscher pour plusieurs écoles de la ville de Paris, le poêle Besson, le poêle de la Compagnie parisienne du gaz, le poêle Meidinger si répandu en Allemagne.

Le principe en est très rationnel, mais il a le tort grave pour bien des hygiénistes de rendre la ventilation dépendante du chauffage et de ne pas conserver à l'air sa pureté primitive, de l'altérer ou tout au moins de le modifier, en élevant artificiellement sa température. Il y a peut-être un peu d'exagération dans ces reproches et les poêles ventilateurs n'en restent pas moins d'excellents appareils pour les habitations collectives dont les ressources financières ne permettent pas l'installation du chauffage central.

d) Poêles mobiles. — Poêles à combustion lente. — Nous avons dit que la grande préoccupation des constructeurs d'appareils de chauffage, obéissant en cela aux goûts et aux tendances du public, était de réaliser un système donnant le maximum de calorique avec le minimum de dépense. C'est de ces préoccupations qu'est né le poêle mobile, poêle *américain*, et ses innombrables succédanés, que l'on devrait appeler beaucoup plus justement poêles à combustion lente. C'est en effet la base du système (1).

Quelle que soit la variété des modèles dont le nombre se multiplie chaque année, le poêle mobile se compose essentiellement d'un cylindre à double enveloppe, muni d'un

(1) Les types de ce genre d'appareils se multiplient chaque année sous les noms les plus variés, affectant tous la prétention un peu exagérée d'être absolument inoffensifs et conformes aux prescriptions de l'hygiène la plus sévère. Parmi les plus répandus citons le *Chouberski*, l'*Alsacien*, le *Richelieu*, la *Salamandre*, etc., etc.

conduit pour l'évacuation des produits de combustion placé à la partie inférieure. L'orifice supérieur par lequel se charge le poêle est muni d'un couvercle à fermeture soi-disant hermétique qui se place dans une rainure garnie de sable fin ou d'eau (fermeture hydraulique). Une fois le poêle allumé au moyen de quelques charbons incandescents placés à la partie inférieure, on introduit le combustible, coke, anthracite, en menus fragments dans le cylindre intérieur et l'on replace le couvercle. L'air pénètre par la partie inférieure, traverse la colonne de combustible, puis redescend en entraînant les produits de combustion dans l'enveloppe extérieure et s'échappe ensuite par le tuyau de fumée. Il y a donc tirage ascendant d'abord, puis descendant, ce qui le rend peu actif et ralentit par suite la combustion.

L'appareil est placé sur des roulettes pour pouvoir être transporté facilement d'une pièce dans une autre. Le tuyau doit être placé dans une cheminée dont on aura soin d'obturer l'orifice inférieur par une plaque donnant passage au conduit du poêle.

La vogue dont jouissent ces appareils auprès du public, vogue qui ne fait que grandir depuis quelques années, s'explique par des avantages bien faits pour séduire les masses, économie de combustible, rendement élevé en calorique, peu de surveillance pour l'entretien, facilité d'échauffer successivement plusieurs pièces de l'appartement.

Ces avantages économiques constituent malheureusement autant de causes graves d'insalubrité. Si ces poêles dépensent peu de combustible, c'est que le tirage, comme nous l'avons dit, est réduit à son minimum (4 mètres cubes d'air par kilo de coke au lieu de 9 mètres cubes dans les poêles ordinaires) et il se produit par suite une grande quantité de produits de combustion incomplète, en particulier d'oxyde de carbone.

	Anal. de Boutmy.	Anal. de G. Pouchet.
Oxyde de carbone	16.70	9.10
Acide carbonique	9.34	12.14
Acide sulfureux. Azote. Hydrogène. Vapeur d'eau	73.95	76.79
	100	100

Or le reflux de ces produits si toxiques dans les pièces de l'appartement peut se produire de bien des façons et par diverses voies, par le couvercle dont la fermeture est rarement hermétique, par des fissures du cylindre ou du tuyau qui restent inaperçues, par la cheminée enfin lorsque, par suite de sa température ou des conditions atmosphériques extérieures, le tirage ne se fait pas bien.

La mobilité, si vantée par les constructeurs, constitue justement un des principaux dangers de ces appareils ; car cette facilité de déplacement les fait souvent placer dans des cheminées dont le fonctionnement est loin d'être irréprochable.

De plus, si ces cheminées ne sont pas d'une étanchéité parfaite, si elles présentent des fissures les mettant en communication avec les cheminées d'autres appartements, les gaz toxiques pourront, comme nous l'avons vu plus haut à propos de l'empoisonnement par l'oxyde de carbone, pénétrer dans ces appartements par cette voie et être la cause d'accidents plus ou moins graves chez ceux qui les habitent.

La fréquence de plus en plus grande des intoxications qu'on observe depuis quelques années à la suite de l'usage de ces appareils montre que ces appréhensions ne sont que trop justifiées. Aussi l'Académie de médecine a-t-elle cru devoir mettre en garde le public contre le danger des poêles mobiles et indiquer les précautions à prendre à leur égard. Proscription de leur emploi dans les chambres à coucher et les pièces contiguës et, d'une façon plus générale, dans toutes les pièces où l'on séjourne habituellement et longtemps, fermeture bien hermétique du couvercle, suppression des bouches de chaleur, installation autant que possible à demeure et d'une façon fixe du tuyau de l'appareil dans une cheminée complètement étanche et du tirage régulier de laquelle on s'est assuré, interdiction de tout ap-

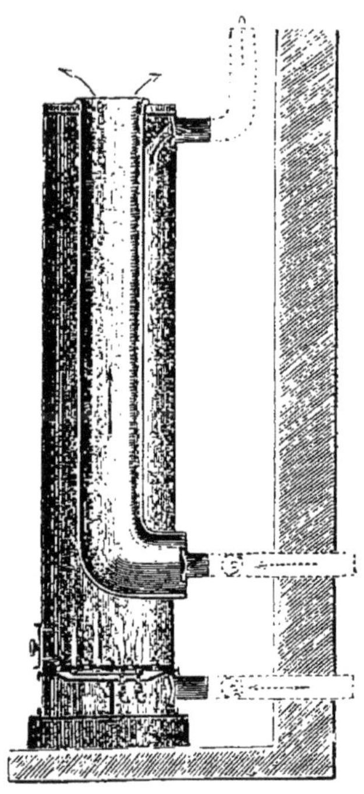

FIG. 59. — Poêle ventilateur à gaz (Syst. FLICOTEAUX).

pareil de chauffage à combustion lente dans les habitations collectives, lycées, casernes, hôpitaux, etc., etc.

e) *Poêle à gaz.* — Le chauffage au gaz prend tous les jours une plus grande extension et le nombre des appareils dans lesquels on utilise ce combustible ne cesse de s'accroître.

Il n'est pas en effet de système d'un emploi plus commode, plus facile à régler, d'une plus grande rapidité d'action. Une simple manœuvre de robinet suffit à l'allumer et à l'éteindre. Des dispositifs variés permettent d'obtenir une flamme aussi brillante que celle du feu de bois ou de coke. Il a un pouvoir calorifique très élevé car 1 m. c. dégage 5640 c., un peu moins qu'un kilo de houille, mais notablement plus qu'un kilo de bois.

En revanche ce mode de chauffage est loin d'être économique, et coûte, à rendement équivalent de calorique, plus cher que le chauffage au coke et à la houille, et même plus que le chauffage au bois.

Au point de vue de la salubrité, en laissant de côté les fuites accidentelles de gaz toujours possibles, il y a à distinguer les appareils munis d'un conduit d'évacuation pour les produits de combustion et ceux qui n'en ont pas et dont les produits se dégagent librement dans la pièce. L'hygiène a peu de chose à dire des premiers, mais elle a de sérieuses raisons de condamner les seconds. Outre qu'ils contribuent par les quantités de CO^2 qu'ils déversent dans l'atmosphère à le vicier rapidement (1), ils dégagent dans certaines conditions, notamment quand la flamme se trouve en contact avec des surfaces froides, des quantités appréciables d'oxyde de carbone (Willy Sachs).

L'on construit aussi des poêles à gaz ventilateurs (poêles Meidinger, Flicoteaux [V. fig. 59] et autres) dont le principe est absolument le même que celui des poêles à charbon de ce genre dont nous avons déjà parlé et qui ont par suite les mêmes avantages.

f) Poêle à pétrole et à alcool. — L'application du pétrole au chauffage s'est beaucoup répandue depuis qu'on est parvenu à supprimer, en le faisant brûler à flamme bleue (flamme Bunsen), l'odeur insupportable qu'il dégageait pendant sa combustion à l'air libre. Le pétrole est en effet un des combustibles qui, à poids égal, dégage le plus de calories,

(1) Après 5 ou 6 heures d'allumage la proportion d'acide carbonique peut atteindre jusqu'à 3 p. 100 et celle de l'oxygène descendre à 12 et même à 10.

11.000 par kilo, alors que le coke n'en dégage que 7.600 et il est en même temps un des plus économiques. Aussi les modèles de poêle à pétrole sont-ils devenus fort nombreux. La plupart,sinon tous, sont malheureusement passibles des mêmes reproches que les poêles à gaz dont nous parlions tout à l'heure. Ils n'ont pas de conduits d'évacuation pour les produits de la combustion qui se répandent librement dans l'atmosphère de la pièce. Il n'a pas été fait, à notre connaissance, de recherches spéciales sur la présence de CO dans ces produits ; mais théoriquement il ne semble pas impossible qu'il ne s'en produise dans certaines circonstances,notamment quand la combustion se fait d'une façon incomplète. En outre ce sont de vrais torrents d'acide carbonique que les poêles à pétrole déversent dans l'air (1).

Les tentatives pour appliquer l'alcool au chauffage et à l'éclairage sont encore trop récentes et trop isolées pour qu'il soit possible pour le moment de se prononcer sur leur valeur sanitaire.

3° *Braseros.— Chaufferettes. —Briquettes de charbon,dit de Paris. — Chaufferettes à l'acétate de soude.* — On sait combien était répandu autrefois et est encore répandu dans certains pays l'usage des braseros et des chaufferettes. Or, il ne faut pas l'oublier, tous ces appareils dégagent une notable quantité de CO qui, faute de conduite d'évacuation, se répand dans la pièce (Gréhant).

Si l'attention ne s'est portée que dans ces derniers temps sur les dangers de ces appareils, cela tient d'une part à ce que nos connaissances sur les symptômes de l'intoxication par l'oxyde de carbone étaient insuffisantes et que bien des cas ont dû être méconnus, d'autre part, à ce que nos

(1) D'après Chavigny (*Rev. d'hyg.*, 1901) un poêle à pétrole qui consomme 1/4 à 1/3 de litre (200 à 275 gr.) de combustible, dégage 300 à 420 litres d'acide carbonique à l'heure.

pères entendaient fort mal, heureusement pour eux, l'art de clore et de calfeutrer leurs logements.

Parmi les appareils les plus dangereux, nous devons signaler tout particulièrement les chaufferettes utilisées dans ces dernières années pour le chauffage des voitures. On utilise dans ces chaufferettes la combustion de briquettes fabriquées avec un charbon spécial, dit charbon de Paris, dans lequel entrent parfois des sels de plomb. Ces briquettes ont la propriété de brûler très lentement en dégageant beaucoup de calorique, mais aussi beaucoup d'oxyde de carbone. Aussi, à la suite de nombreux accidents dus à cette cause, le Conseil d'hygiène de la Seine et l'Académie de médecine ont-ils demandé la prohibition de ce combustible « à moins qu'on ne parvienne à évacuer complètement au dehors ses produits de combustion » (1).

Il est à désirer que ce soit dans cette voie que se trouve la solution de la question ; car ce mode de chauffage présente pour les voitures certains avantages économiques que l'on ne saurait dédaigner.

On a aussi utilisé, pour le chauffage des wagons, la propriété que possèdent certains sels, l'acétate de soude entre autres, d'emmagasiner, quand on les chauffe, une très grande quantité de calorique qu'ils ne restituent au milieu ambiant que très lentement.

Des récipients *ad hoc*, des bouillottes, sont remplis avec de l'acétate de soude contenant 40 p. 100 d'eau de cristallisation, préalablement chauffé jusqu'à fusion complète (120°). Chaque fois qu'on veut s'en servir, il suffit de les tremper pendant 1 h. 1/2 dans de l'eau bouillante. La chaleur ainsi absorbée se dégage très lentement et il faut plus de 9 heures pour que l'appareil se mette en équilibre de température avec le milieu ambiant et ait besoin d'être rechargé.

(1) A. Gautier, *Annales d'hygiène publique*, 1882, p. 333.

Valeur sanitaire et économique du chauffage local. — Si, après avoir passé en revue les divers appareils de chauffage local, nous jetons un coup d'œil d'ensemble sur la valeur sanitaire et économique de ce mode de chauffage, nous sommes obligés de reconnaître que la plupart de ces appareils ne satisfont que très médiocrement au triple desideratum qu'on est en droit d'exiger d'eux, rendement calorifique suffisant, innocuité, répartition uniforme de la température.

Les uns, comme la cheminée, ne laissent rien à désirer au point de vue de la salubrité, mais ils ont un déplorable rendement calorifique et ne conviennent guère qu'aux habitations où l'on n'a pas trop à compter avec la dépense de combustible. Les autres ont un rendement élevé, sont des appareils vraiment économiques, mais ce sont, nous l'avons vu, des appareils essentiellement dangereux que l'hygiène doit condamner en principe et qu'elle ne saurait tolérer en pratique que pour des usages restreints (poêles à combustion lente).

Restent les appareils qu'on pourrait appeler intermédiaires, poêles ordinaires, poêles ventilateurs, qui ont un rendement calorifique beaucoup plus élevé que les cheminées et qui sont beaucoup moins suspects que les appareils à combustion lente. Mais eux non plus ne respectent pas complètement la pureté de l'air et ne réussissent guère mieux que la cheminée à résoudre le difficile problème de la répartition uniforme de la température dans les différentes parties de la pièce. Nussbaum (1) expérimentant dans une pièce de moyenne grandeur chauffée par un poêle a constaté que, tandis que la température de l'air au niveau du plafond était de 33°, elle était de 20° au contact des murs extérieurs et de 13° seulement dans les couches inférieures au voisinage du plancher, soit une différence de près de 20°.

(1) *Gesundheit Ingenieur*, 1899.

C'est qu'en effet ces appareils ou plutôt ce mode de chauffage, quel que soit le dispositif, reposent sur un principe défectueux. Certains de ces appareils, la cheminée par exemple, n'utilisent guère que le chauffage par rayonnement. Or le champ d'action de la radiation calorifique est très limité et son intensité décroît très rapidement pour peu qu'on s'éloigne du foyer puisqu'elle décroît en raison du carré des distances. Il ne faut donc pas s'étonner si, tandis que l'on grille d'un côté, l'on gèle de l'autre. Il en est de même des poêles, quoique dans une mesure moindre, parce qu'ici intervient une autre action. On sait combien le voisinage d'un poêle en pleine marche est incommode par suite de la chaleur insupportable qu'il rayonne et dont on cherche justement à atténuer les effets en entourant le foyer d'une double enveloppe.

En présence de l'insuffisance du chauffage par radiation calorifique, on a fait appel au chauffage par convection. L'air vient s'échauffer au contact du foyer, puis se répand dans les diverses parties de la pièce. C'est le principe de tous les appareils ventilateurs, cheminées, poêles. Mais qu'arrive-t-il ? Au lieu de se diffuser dans l'atmosphère froide de la pièce, l'air chaud s'élève en vertu de sa densité dans les parties supérieures et est incessamment remplacé par de l'air arrivant du dehors par les fissures des portes ou des croisées, sous forme de courants glacés, ou par l'air qui s'est refroidi au contact des parois, de sorte que les couches inférieures, celles dans lesquelles séjournent et vivent les habitants, ne profitent que dans une très faible mesure du chauffage.

Ces imperfections étant en partie inhérentes au mode de chauffage, il n'est guère possible de les faire complètement disparaître ; mais on peut les atténuer en s'inspirant des principes formulés par Trélat et Somasco, savoir : que l'objectif à poursuivre dans le chauffage des habitations est bien moins de réchauffer l'air que de réduire au minimum le rayonnement du corps vers les parois froides en élevant la température de celles-ci, ou du moins en empêchant la déperdition de calorique qui se fait par cette voie, en plaçant par exemple des doubles croisées, et en revêtant la paroi des murs extérieurs, ainsi que le conseille Nussbaum, d'une couche de substances mauvaises conductrices, plaque de liège, terre d'infusoires, mortier d'amiante, etc. etc. Nous verrons tout à l'heure qu'avec le chauffage central il est possible de multiplier les foyers de chaleur et de les placer justement contre les murs, de sorte que ceux-ci rayonnent du calorique vers l'intérieur, au lieu d'en absorber aux dépens des habitants.

B. — Chauffage central. — Quand il s'agit de chauffer de vastes espaces, de fournir du calorique à toutes les parties d'un édifice un peu important, il est avantageux, à tous les points de vue, d'avoir recours au chauffage dit *central*, dans lequel un seul foyer de combustion distribue la chaleur à toute l'habitation. Les appareils employés dans ce cas ont reçu le nom de calorifères.

Pour transporter le calorique du foyer où il se produit dans les locaux qu'il doit chauffer, on peut se servir de divers véhicules qui ont chacun, nous le verrons plus loin, leurs avantages et leurs inconvénients : air, eau, vapeur d'eau. Dans le premier cas l'action du foyer s'exerce directement sur l'air qui se rend dans les pièces ; dans le second, le foyer n'agit que médiatement et sert à échauffer l'eau ou à la transformer en vapeur et ce sont ces deux véhicules qui cèdent leur calorique à l'air intérieur.

Chauffage à l'air chaud. — *Calorifères à air.* — Les calorifères à air pourraient être définis des poêles ventilateurs dont le foyer et le tuyau d'évacuation de la fumée seraient

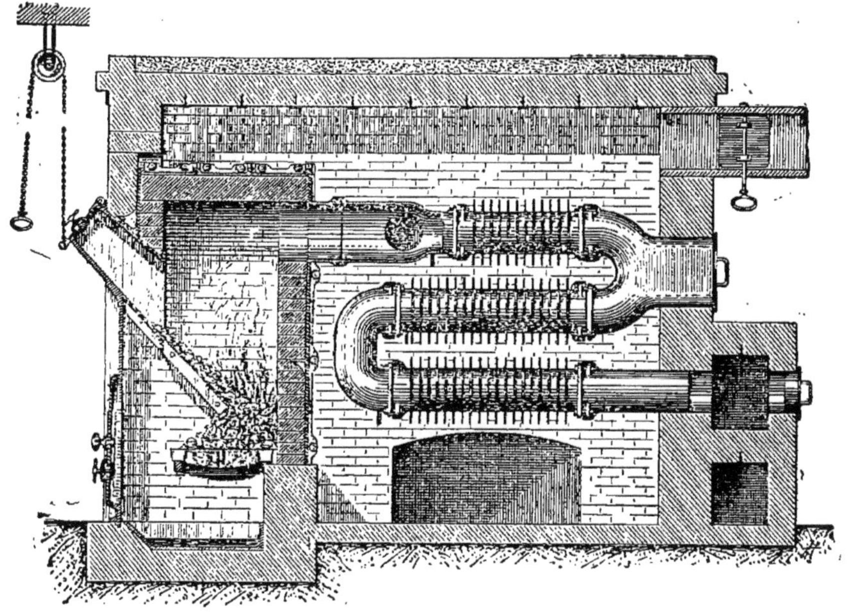

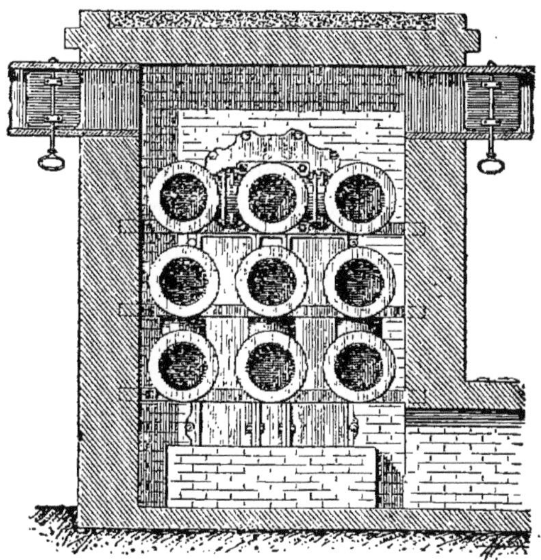

FIG. 60. — Calorifère à air chaud (Syst. GROUVELLE et ARQUEMBOURG). Coupe longitudinale et transversale.

Les produits chauds de combustion du foyer circulent dans les tuyaux à ailettes en fonte dont on voit sur la coupe transversale la disposition accouplée. — L'air venu du dehors se répand dans la chambre de chauffe à parois revêtues de céramique et se rend de là, après s'être échauffé, dans les locaux par des conduits spéciaux.

installés hors du local à chauffer. Ils consistent essentiellement en effet en un foyer placé habituellement dans le sous-sol dans lequel l'air vient s'échauffer avant d'être envoyé dans l'habitation.

Le foyer se compose en général d'un système de tuyaux horizontaux ou verticaux, en métal ou en céramique, disposés le plus souvent en serpentins munis de nervures ou d'ailettes destinées à augmenter la surface de chauffe. C'est dans ces tuyaux que circulent les produits chauds de la combustion du foyer. L'air pris au dehors vient s'échauffer au contact de ces tuyaux et est ensuite dirigé dans les pièces par des conduites spéciales.

Il serait oiseux de décrire les nombreuses modifications apportées par les constructeurs à ce type fondamental. Elles ont presque toutes pour objet d'augmenter le rendement calorifique en multipliant et en prolongeant le contact de l'air avec la source de chaleur. Quel que soit le modèle ou le dispositif adopté, une condition essentielle est l'étanchéité absolue des tuyaux de chauffe, de façon à ce que les gaz de la combustion ne puissent se diffuser dans l'air circulant autour de ces tuyaux et le vicier. La prise d'air doit aussi se faire au dehors, en pleine atmosphère libre, dans un jardin si possible, et non dans la cave elle-même. Les conduits dans lesquels circule cet air doivent pouvoir être facilement nettoyés.

En général on place les orifices d'admission de l'air chaud, ainsi que nous l'avons dit en traitant de la ventilation et ainsi que le montre la figure 53 dans la partie supérieure de la pièce et l'orifice d'évacuation à la partie inférieure, de façon à obtenir un brassage plus complet et une répartition plus uniforme de la température.

Valeur hygiénique des appareils de chauffage à l'air chaud. — Les calorifères à air chaud se recommandent par la simplicité, la facilité, l'économie de leur installation et de leur entretien. Ils fournissent beaucoup de chaleur avec une dépense relativement minime de combustible.

Ils sont en même temps des appareils de ventilation, ce qui est pour certains hygiénistes un avantage, pour d'autres une cause d'infériorité, en ce sens que cette disposition subordonne la ventilation au chauffage et que la première se fait mal lorsque le second ne fonctionne pas ou fonctionne irrégulièrement.

On leur reproche aussi de dessécher et d'altérer l'air. Il est certain que l'air chaud qui a traversé la chambre de chauffe et les tuyaux d'amenée a souvent, comme celui des pièces chauffées par des poêles en fonte, une odeur spéciale qui provoque une impression désagréable de sécheresse et l'irritation des muqueuses, surtout quand il arrive à une température tant soit peu élevée. Le fait tient, d'une part à l'abaissement considérable de l'état hygrométrique, d'autre part aux produits odorants résultant de la distillation à 150° des poussières organiques que contient l'air.

En faisant passer l'air qui sort de la chambre de chauffe à travers une mince nappe d'eau, on peut lui restituer l'humidité qu'il a perdue. L'écueil seulement dans ce cas est qu'il arrive sursaturé dans la pièce et qu'il dépose en se refroidissant une partie de la vapeur d'eau dont il s'est chargé. Le meilleur moyen de prévenir ces inconvénients est de ne pas surchauffer l'air. Au lieu d'envoyer une petite quantité d'air à une haute température, il vaut mieux en envoyer beaucoup à une température peu élevée, et pour cela, il faut donner à la surface de chauffe une grande étendue. C'est ce qui a été réalisé en particulier d'une façon très heureuse dans l'appareil de chauffage et de ventilation du théâtre de Genève. Malheureusement tous ces perfectionnements se font aux dépens de l'économie et de la simplicité et enlèvent par suite au système une partie de ses avantages.

Un autre grief encore plus grave invoqué contre les

calorifères à air chaud, c'est la possibilité du mélange des gaz de la combustion, de l'oxyde de carbone en particulier, avec l'air chaud. Nous avons dit, en parlant des poêles, les causes de ce mélange qu'il n'est pas toujours facile d'éviter et nous avons indiqué les moyens de le prévenir dans la mesure du possible.

Les exemples d'intoxication due à cette cause sont heureusement assez rares dans la pratique pour qu'il n'y ait pas beaucoup à redouter ce danger (1).

Enfin il est souvent difficile avec ce mode de chauffage, surtout lorsqu'il s'agit de grands édifices et de nombreuses chambres à chauffer, de répartir également la chaleur dans les diverses pièces, notamment dans les pièces un peu éloignées. Il n'est guère possible en effet de conduire de l'air chaud dans le sens horizontal à une distance dépassant 13 à 14 mètres (Rubner). C'est là un sérieux obstacle à l'application du système dans bien des cas.

L'argument qui nous paraît le plus sérieux parce qu'il est inhérent au système même, c'est que le chauffage par l'air est celui qui répond le moins aux exigences de la salubrité de l'habitation. C'est, comme le dit A. Vogt, un chauffage anti-hygiénique. En faisant transporter le calorique par l'air, en élevant par suite la température de celui-ci, on lui enlève une partie de ses qualités vivifiantes. L'air est, par suite de ses propriétés diathermanes, un très mauvais véhicule de la chaleur. Pour que le chauffage soit réellement économique, n'exige pas des appareils trop encombrants et de trop grandes dépenses de combustible, il faut échauffer une faible quantité d'air à une température aussi élevée que possible, justement le contraire de ce que demande la salubrité. On voit par là combien il est difficile de concilier l'hygiène et l'économie.

(1) GRÉHANT (*C. R. Ac. des Sc.*, 5 avril 1897) a cependant signalé des accidents dus à des calorifères de cave et a pu déceler dans un cas la présence de CO dans l'air de la pièce.

Chauffage à l'eau chaude. — *Calorifères à eau chaude. — Poêles à eau.* — Ces appareils sont fondés sur la propriété qu'a l'eau d'emmagasiner du calorique qu'elle cède ensuite à l'air avec lequel elle se trouve en contact. 1 kilo

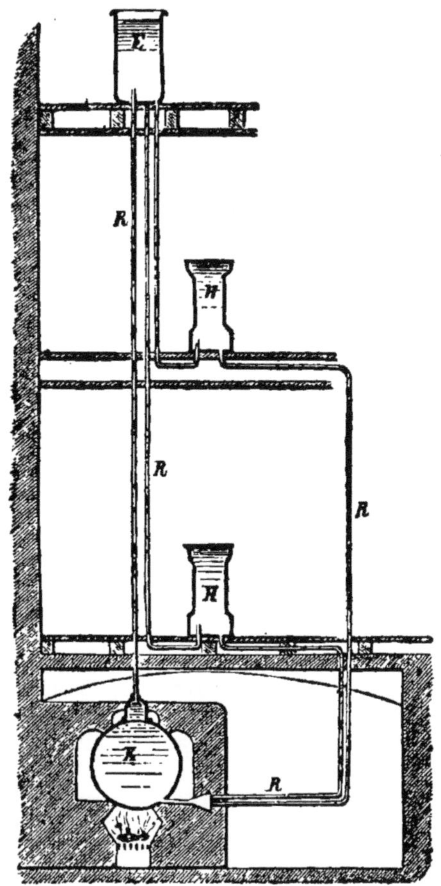

FIG. 61. — Calorifère à eau chaude (Schéma emprunté à RUBNER).

d'eau en se refroidissant de 100 à 20° abandonne 80 calories susceptibles d'élever de 10 degrés 24 mètres cubes d'air (Péclet) (1).

(1) En réalité et dans la pratique l'eau, au moins dans les appareils à basse pression, ne cède pas plus de 35 à 40 calories.

Il est facile de comprendre le mécanisme du système.

Lorsque l'appareil est plein d'eau, l'eau de la chaudière K, en s'échauffant, devient moins dense, s'élève par les conduits R et monte dans le récipient supérieur E, dit *vase d'expansion,* puis redescend dans les pièces qu'elle doit chauffer et où elle abandonne une partie de sa chaleur et, devenue ainsi

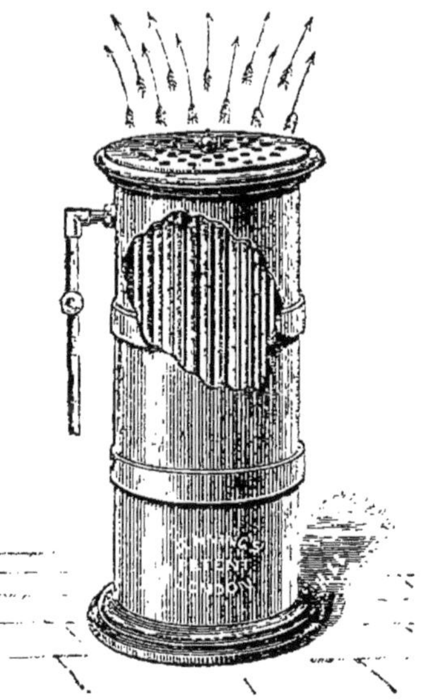

FIG. 62. — Poêle à eau (Système JENNING).

Le cylindre figuré ci-dessus où arrive l'eau chaude est traversé par un faisceau de tubes dans lesquels arrive l'air du dehors qui vient s'y réchauffer avant de se répandre dans la pièce.

plus lourde, retourne dans la chaudière où elle se réchauffe de nouveau. Il se produit ainsi une circulation incessante d'eau, courant ascendant d'eau chaude, courant descendant d'eau froide.

Les tuyaux de chauffe, qui sont d'un faible diamètre, 0 m. 05 à 0 m .10, sont disposés, tantôt en faisceaux horizontaux dans l'épaisseur des murs ou entre l'appui des croisées (*surfaces chauffantes*), tantôt dans des réservoirs en métal H placés au milieu de la pièce, autour desquels vient circuler et s'échauffer l'air du dehors avant de pénétrer dans la pièce (*poêles à eau*).

On construit des appareils à basse pression dans lesquels la température ne dépasse pas 100°, des appareils à pression moyenne dans lesquels elle s'élève de 100 à 130° (microsiphon Geneste Herscher) et des appareils à haute pression dans lesquels l'eau est portée à 150° (Syst. Bacon) et 150 à 200° (Syst. Perkins).

Leur rendement moyen est de 39 litres d'eau portés de 0 à 100° par kilo de houille.

Chauffage à la vapeur. — La vapeur est le meilleur véhicule du calorique, celui qui est susceptible d'en emmagasiner et par suite d'en céder la plus grande quantité.

1 k. d'air cède.	24 calories
1 k. d'eau cède	80 à 100
1 k. de vapeur cède	537

De plus en raison de sa mobilité, on peut transporter à une grande distance le calorique, 500 à 600 mètres quand elle est sous pression suffisante.

Les appareils se composent essentiellement d'un générateur de vapeur et d'un circuit fermé dans lequel circule cette vapeur qui abandonne peu à peu en repassant à l'état liquide son calorique de vaporisation et revient ainsi sous forme d'eau à la chaudière.

Certains de ces appareils utilisent la vapeur sous haute pression, d'autres, sous basse pression, d'où des différences notables dans leur dispositif et dans leurs applications.

a) Appareils à haute pression. — Ces appareils fonctionnent habituellement sous une pression de 2 à 5 k. et présentent le grand avantage de pouvoir distribuer la vapeur à une grande distance, 500 mètres en moyenne, de sorte qu'une station centrale unique peut fournir du calorique à plusieurs bâtiments isolés d'une habitation collective. Il est vrai que sur le trajet, quelques précautions que l'on prenne pour empêcher le refroidissement de la canalisation, il se fait une déperdition de calorique considérable, 20 p. 100 environ, ce qui diminue notablement le rendement. En outre la conduite de ces appareils exige un personnel expérimenté. Ils conviennent donc pour habitations collectives d'une certaine importance.

b) *Systèmes à basse pression.* — Les appareils de ce

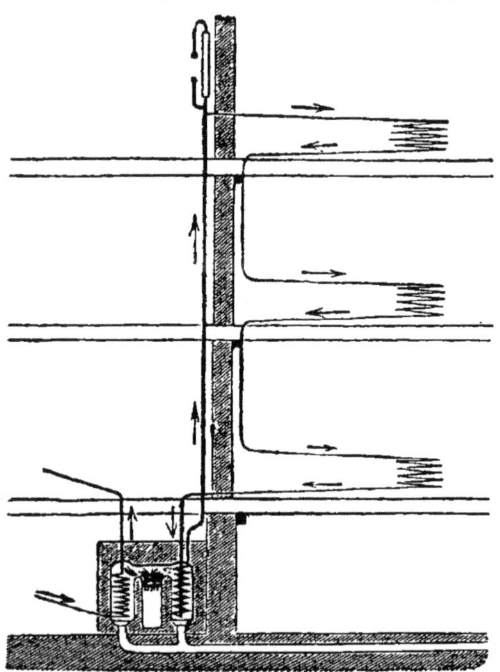

Fig. 63. — Calorifère à vapeur (Schéma emprunté à Rubner).

système, qui fonctionnent sous une pression maxima de 0 k. 3 ou 1/5 d'atmosphère et habituellement sous une pression réduite à 1/15 d'atmosphère, ont une portée d'action bien moindre, 100 mètres au plus, et s'appliquent surtout, soit aux habitations particulières, soit aux habitations collectives ne comportant qu'un seul bâtiment. En revanche, leur installation et leur conduite sont beaucoup plus simples et leur rendement calorifique, par suite de la moindre déperdition durant le trajet de la chaudière aux surfaces de chauffe, est proportionnellement plus élevé que ceux des appareils à haute pression.

Eléments de chauffe. — Surfaces chauffantes. — Poêles à vapeur. — Poêles mixtes. — Radiateurs. — Quel que soit le système adopté, la distribution du calorique dans les locaux à chauffer se fait suivant des dispositifs analogues. Naguère on se servait principalement, comme élément de chauffe, d'ap-

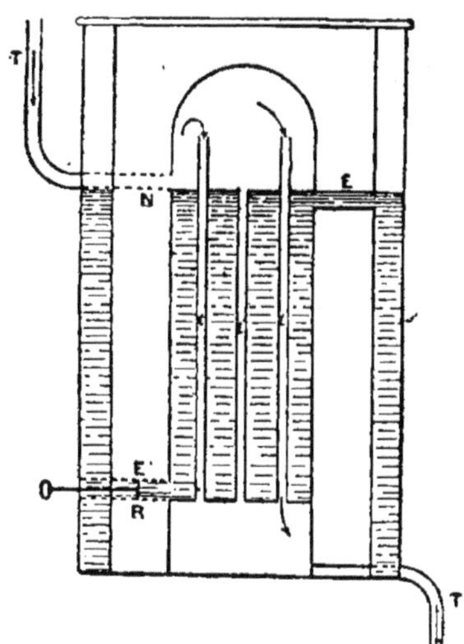

FIG. 64. — Poêle à vapeur et à eau de SULZER (de Winterthur) employé à l'Institut hygiénique de Munich. (Emprunté à la *Revue d'hygiène.*)

pareils en forme de poêles placés au milieu de la pièce et constitués par un faisceau de tubes dans lesquels circule la vapeur et au contact desquels l'air vient se réchauffer. L'action calorifique de ce genre d'appareils est rapide et énergique tant qu'ils fonctionnent, mais elle disparaît non moins rapidement quand la vapeur cesse de circuler. Aussi a-t-on imaginé, pour prolonger et pour régulariser cette action, les poêles mixtes dans lesquels on combine les propriétés de l'eau et de la vapeur, celle-ci servant à élever la température de celle-là qui conserve fort longtemps le calorique emmagasiné et qu'elle ne cède que lentement. C'est à ce type qu'appartient le système Sulzer de Winterthur qui jouit d'une grande vogue en Suisse et en Allemagne.

Aujourd'hui on préfère généralement, conformément aux principes formulés par Trélat, multiplier les éléments de

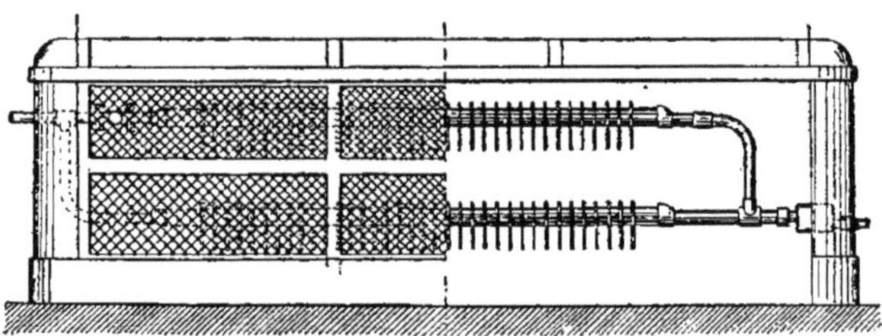

Fig. 65. — Disposition des surfaces chauffantes à vapeur ou à eau à la base du mur d'appui des croisées (Geneste, Herscher).

chauffe et les placer sur les points de la pièce par lesquels se fait la déperdition de calorique, c'est-à-dire contre les parois extérieures.

Ces éléments de chauffe, nommés *radiateurs*, se composent d'une série plus ou moins considérable de tubes verticaux disposés en tuyaux d'orgue, placés habituellement au-dessous de l'embrasure des croisées. Dans le but d'accroître la surface radiante, ils sont souvent munis, comme dans les calorifères à air, d'ailettes auxquelles certains hygiénistes adressent le reproche d'être d'un nettoyage et d'un entretien un peu compliqués et d'être susceptibles de devenir des nids à poussières, et ils leur préfèrent les tuyaux lisses, malgré l'infériorité de rendement calorifique de ces derniers.

Valeur hygiénique et économique du chauffage à l'eau chaude et à la vapeur. — L'eau et la vapeur, cette dernière surtout, sont, nous l'avons vu, de bien meilleurs véhicules du calorique que l'air et leur rendement calorifique est beaucoup plus élevé. En outre les systèmes qui les utilisent respectent complètement l'intégrité, la pureté de l'atmos-

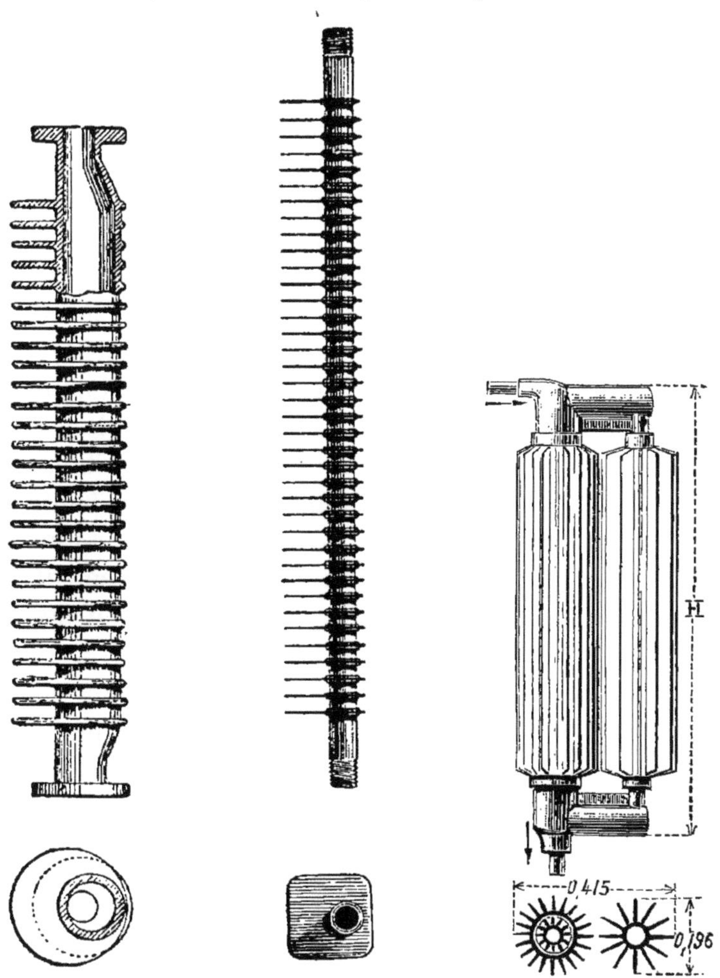

Fig. 66. — Eléments des surfaces chauffantes dans le chauffage à la vapeur. Tuyaux à ailettes.

phère intérieure et restent complètement indépendants de la ventilation ; ils ont donc, envisagés au point de vue de l'hygiène, une incontestable supériorité sur les autres modes de chauffage.

Quant au choix à faire entre l'eau et la vapeur comme véhicule du calorique, on reproche aux calorifères à eau chaude leurs dimensions qui les rendent fort encombrants, la lenteur de leur mise en train, leur défaut de souplesse. Les appareils à moyenne et à haute pression, microsiphon Geneste Herscher, Système Perkins, échappent toutefois à ces reproches et ont donné dans les nombreux locaux où ils ont été installés d'excellents résultats.

On semble cependant donner aujourd'hui la préférence aux appareils à vapeur qui, grâce aux progrès accomplis, joignent aux qualités des appareils à eau chaude les qualités qui leur sont propres, notamment la rapidité et la souplesse d'action, si précieuses quand il s'agit de chauffer les habitations collectives. Le seul côté faible, l'obstacle qui s'oppose le plus à la généralisation du chauffage à la vapeur, est dans les frais élevés nécessités par l'installation de ce genre d'appareil qui en limite nécessairement l'emploi à certaines habitations. Quant aux dépenses d'entretien et de combustible, elles varient, cela va sans dire, suivant le genre d'appareil, le prix du combustible ; mais elles ne seraient guère plus élevées, d'après certains ingénieurs, que celles des appareils de chauffage local (1).

Chauffage à l'électricité. — Après les résultats obtenus par les applications de l'électricité à l'éclairage, il était naturel qu'on essayât d'appliquer au chauffage le calorique développé par le passage du courant. Rien de plus

(1) D'après Hoc (*Revue du génie militaire*,1899), les frais d'installation d'un appareil à basse pression s'élèveraient à 3 fr. 50 par mc. chauffé et les dépenses de combustible à 0 fr. 20 par 100 mc. chauffés et par 24 h., alors que celles d'un poêle ordinaire seraient de 0 fr. 40.

séduisant en effet, tant au point de vue de l'hygiène qu'au point de vue du confort, que ce mode de chauffage. Plus de produits de combustion à évacuer, plus de gaz délétères, d'intoxication à redouter, dangers d'incendie très réduits, facilité de se procurer instantanément et à toute heure de la chaleur en pressant un simple bouton. Aussi les applica-

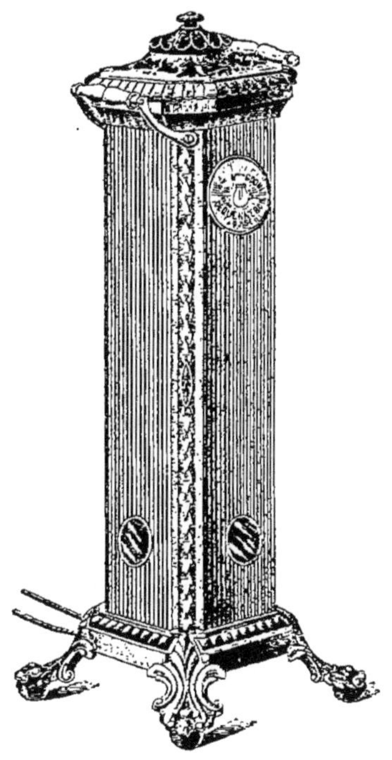

Fig. 67. — Poêle électrique système Lalance.

tions de l'électricité au chauffage des habitations se sont-elles tout récemment beaucoup multipliées, et en Angleterre et en Amérique où la salubrité et la commodité du *home* tiennent une si grande place dans les préoccupations des habitants, de nombreux hôtels, maisons particulières, théâtres sont aujourd'hui, non seulement éclairés, mais complètement chauffés par l'électricité.

En France où l'éclairage électrique a plus de peine à

entrer dans les habitudes du public, la question est beaucoup moins avancée. Nous signalerons toutefois les appareils construits par le familistère de Guise (système Lalance) et les appareils Le Roy qui paraissent réaliser de sérieux progrès sur ceux utilisés auparavant.

Les appareils Lalance sont très simples. Ils se composent de surfaces de chauffe en fonte, de forme variable suivant l'usage auquel on les destine, revêtues d'émail. C'est dans cet émail, mauvais conducteur, qu'est noyé le fil en ferro-nickel qui rougit au passage du courant et communique de proche en proche à la plaque de fonte le calorique acquis par le passage. L'électricité est presque intégralement transformée en chaleur et la déperdition est insignifiante, 3,5 p. 100 environ, ce qui est, au point de vue du rendement, un immense avantage. On peut utiliser les surfaces de chauffe, soit sous forme de plaques que l'on dispose à la partie inférieure des murs, comme les tuyaux à vapeur ou à eau, ou bien sous forme de poêles que l'on place au milieu de la pièce (1).

Ce qui s'opposera malheureusement encore longtemps à l'emploi de ce procédé de chauffage, si commode, si hygiénique, c'est le prix élevé de l'énergie électrique.

D'après Richard, le chauffage d'une pièce de 60 m. c., dans laquelle avait été placé un radiateur mural de 0 m. 63 sur 0, 30, a dépensé pendant l'hiver relativement doux de 1896, 11 hectowatts par heure. Le prix de l'hectowatt étant à Paris de 4 centimes, c'est donc 44 centimes par heure qu'a coûté le chauffage de cette pièce de dimensions moyennes (2).

(1) Dans les appareils Le Roy l'élément, dit bûche électrique, est une sorte de lampe à incandescence présentant la forme d'un cylindre en verre. Ces éléments s'emploient soit isolés soit en batterie suivant l'effet désiré.

(2) Un brasero pour bureau, cabinet de toilette (appareils Parvillée frères) dépense à l'heure 13 hectowatts et fournit 1100 calories dans le même temps ; un brasero pour grand salon dépense 35 hectowatts et fournit 3000 calories (E. Hospitalier).

IV. — Éclairage

Conditions générales de l'éclairage. — L'éclairage de l'habitation, qu'il s'agisse de la lumière naturelle, de la lumière du jour ou de la lumière artificielle obtenue au moyen de nos appareils d'éclairage, doit satisfaire à certaines conditions générales qu'il importe tout d'abord de préciser.

a) *Intensité lumineuse.* — Il faut que la lumière qui arrive dans la pièce soit en suffisante quantité pour que les habitants puissent s'y livrer sans fatigue pour l'organe de la vision à leurs occupations, en d'autres termes que les objets sur lesquels ils doivent fixer habituellement leurs regards (livres, cahiers, matières de travail, etc., etc.) soient suffisamment éclairés.

Erismann exige, pour une pièce où l'on travaille, où l'on lit ou écrit, un éclairement minimum de 25 bougies mètres avec la lumière naturelle et de 12 à 15 avec la lumière artificielle.

Or l'éclairement des surfaces (1) est fonction de plusieurs facteurs. Il dépend : 1° de l'intensité du pouvoir éclairant du foyer lumineux ; 2° de la distance à laquelle il est placé ; 3° de l'angle sous lequel tombent les rayons lumineux ; 4° de la nature de la lumière.

1° L'intensité des foyers lumineux, en d'autres termes la quantité de lumière qu'ils émettent, est naturellement très

(1) On entend par éclairement d'une surface le rapport de la quantité de lumière reçue par cette surface à l'aire de cette surface. L'unité de mesure est la bougie mètre, nommée aussi par les physiciens *lux*, c'est-à-dire l'éclairement produit sur une surface carrée de 1 m. par une bougie étalon, bougie décimale, placce à 1 m. de distance dont les rayons arrivent normalement à cette surface.

variable suivant les sources, et pour pouvoir les comparer entre elles on a dû adopter un étalon connu, usuel, d'une intensité aussi constante que possible, auquel on puisse les rapporter. Les étalons le plus généralement employés sont la bougie, la lampe Carcel, etc., etc. plus récemment, et conformément à la proposition d'un éminent physicien français, Violle, la lumière émise par 1 cc. de platine porté à la température de fusion (1).

Le tableau suivant donne les rapports de ces divers étalons :

	Violle	Carcel	Bougie allemande	Bougie anglaise	Bougie décimale
Violle.	1	2.08	16.6	19.5	20
Carcel	0.48	1	8	9.35	9.6
Bougie allemande.	0.06	0.125	1	1.17	1.20
» anglaise. .	0.051	0.107	0.86	1	1.02
» décimale. .	0.05	0.104	0.84	0.98	1

On mesure le pouvoir éclairant d'un foyer ou l'éclairement d'une surface rapportés à l'une ou à l'autre de ces unités au moyen d'appareils appelés *photomètres*. Ces instruments, dont le dispositif varie suivant les constructeurs, reposent tous sur le même principe : obtenir l'égalité d'éclairement de deux écrans contigus, dont l'un est éclairé par un foyer d'une intensité connue et l'autre par la source dont on recherche le pouvoir éclairant, en éloignant ou en rapprochant l'un ou l'autre de ces foyers. La différence de distance entre chacun de ces écrans et le foyer qui l'éclaire permet de déterminer, au moyen d'une formule très simple, le rapport entre les deux valeurs.

Les *photomètres* le plus habituellement employés pour

(1) Dans la pratique l'usage de cet étalon adopté par le Congrès international des électriciens de 1885 a présenté, paraît-il, de grandes difficultés, et le Congrès de 1889 qui lui a succédé a décidé de prendre pour unité de mesure la bougie décimale brûlant 8 gr.50 de stéarine à l'heure et correspondant environ à 1/20 de l'étalon Violle et 1/10 de la lampe Carcel.

cet usage sont les *photomètres Weber et Bunsen* très répandus en Allemagne, les *photomètres Foucault et Blondel et Broca* plus particulièrement usités en France.

2° L'éclairement décroît en raison du carré des distances, de sorte que pour une source de même intensité lumineuse, la lumière reçue sera, à surface égale, quatre fois moindre à 2 mètres de distance qu'à 1 mètre.

3° L'éclairement est en raison directe du cosinus de l'angle que forme le rayon lumineux avec la normale à la surface éclairée, en d'autres termes cet éclairement est d'au-

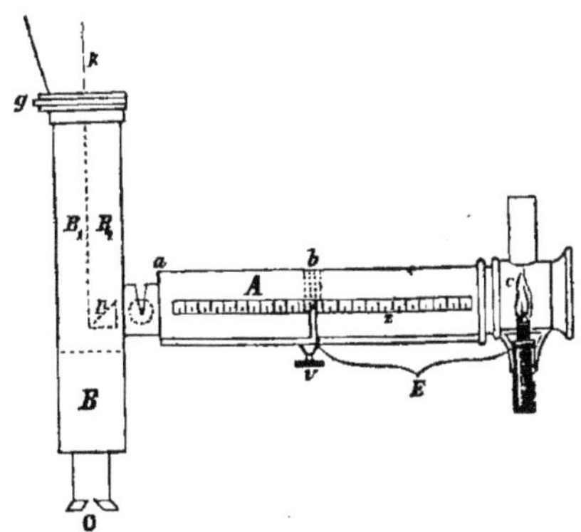

Fig. 68. — Photomètre de Weber.

tant plus intense que le rayon se rapproche davantage de la normale.

4° L'éclairage d'un milieu, quelle que soit la source lumineuse, utilise la lumière sous trois formes différentes : les rayons directs émanés du foyer, *lumière directe ;* les rayons qui se sont diffusés dans l'atmosphère, *lumière diffuse ;* les rayons qui ont rencontré sur leur trajet des surfaces opaques et qui sont réfléchis par elles, *lumière réfléchie.* Ce sont ces trois modalités qui, associées en proportions variables suivant les circonstances, produisent l'éclairement total.

A moins que le foyer n'ait une intensité considérable, le soleil par exemple, les objets seront en général d'autant mieux éclairés, leurs détails seront d'autant mieux mis en relief qu'ils recevront plus de rayons directs. Toutefois cet éclairage est parfois gênant pour l'œil que l'on doit en tout cas soustraire à l'action directe de ces rayons.

La lumière diffuse est certainement la moins offensive pour l'organe de la vue, la plus douce, la plus uniforme ; mais elle est parfois insuffisante quand il s'agit de fixer de près et longtemps le même objet.

Quant à la lumière réfléchie elle est, si l'on peut parler ainsi, de qualité inférieure, et presque toujours notablement insuffisante quand elle est utilisée seule. Mais elle peut servir de précieux appoint aux autres formes, en particulier à la lumière diffuse. Aussi importe-t-il, pour obtenir un bon éclairement des pièces de l'habitation, de favoriser le plus possible cette réflexion et chacun sait quelle est l'influence de la couleur des parois et du plafond à ce point de vue :

Parois revêtues d'un enduit blanc bien lisse réfléchissent 80 p. 100 de la lumière reçue.

Parois revêtues d'un enduit de sapin lisse, 50 p.100 de la lumière reçue.

Parois revêtues d'un enduit jaune, 40 p.100 de la lumière reçue.

Parois revêtues d'un enduit bleu, 25 p. 100 de la lumière reçue.

Parois revêtues d'un enduit brun, 13 p. 100 de la lumière reçue.

En somme, avec un foyer de même intensité lumineuse la teinte des murs ou du plafond peut faire varier du simple au quadruple l'éclairement d'une pièce.

b) *Répartition de la lumière.* — Une condition non moins importante est que la lumière se répartisse dans le local, de la façon la plus conforme aux besoins et aux occupations de ceux qui l'occupent. Il est évident que la distribution de la lumière ne doit pas être faite de la même façon dans une salle de réunion, de bal, de théâtre, dans un salon ou une salle à manger, que dans un cabinet de travail, un bureau, une école, une salle d'étude, un atelier, où l'on lit, où l'on écrit, où l'on se livre à un travail de précision, où l'on manipule de petits objets. Dans le premier cas, la répartition doit se faire aussi uniformément que possible, de façon à ce que toutes les portions de la pièce soient également éclairées, et qu'il y ait le minimum d'ombre. Dans le second cas au contraire, il importe de concentrer les rayons émis par le foyer lumineux sur l'objet du travail afin d'obtenir le maximum d'éclairement de cet objet.

c) *Constance et fixité de la lumière.* — Le degré d'éclairement doit, cela va sans dire, avoir une certaine constance, ne pas varier à tout instant, sous peine de fatiguer l'organe de la vision. Cette constance dépend de la fixité de la source lumineuse qui peut varier, suivant sa nature, dans de larges proportions (1).

Éclairage naturel ou diurne. — Les conditions de l'éclairage diurne doivent s'inspirer des règles générales que nous venons de formuler.

En principe le mot de Javal : « Il n'y a jamais trop de lumière dans une pièce, » est profondément juste. Nous avons montré plus haut quelle est l'action bienfaisante, assainissante, bactéricide de la lumière du soleil et l'influence nocive d'un éclairement insuffisant des locaux sur la santé générale de ceux qui l'habitent est de notion courante. L'in-

(1) Dans un cabinet de travail de 4 m. sur 3 m. tendu en tapisserie chamois, éclairé par 2 fenêtres, l'éclairement atteignait par les jours de soleil 1100 bougies-mètres. Les jours où les nuages cachaient le soleil, cet éclairement descendait à 200, à 100 b.-m. et les jours de pluie il s'abaissait à 40 et même à 24 b.-m.

suffisance de l'éclairement exerce en outre une action non moins défavorable sur l'organe de la vue et est la principale cause de la myopie scolaire.

Erismann exige, nous venons de le voir, pour une pièce où l'on travaille, où l'on écrit, un éclairement d'au moins 25 bougies-mètres pour la lumière naturelle. Il semble que rien ne soit plus facile avec cette source lumineuse, le soleil, dont l'intensité représente 40 à 50.000 bougies-mètres, d'obtenir ce minimum d'éclairement et cependant il n'est pas moins vrai qu'une foule de causes, les unes naturelles, les autres, conséquences du milieu si artificiel que nous nous sommes créé, tendent à restreindre considérablement l'utilisation de cette source inépuisable ; il n'est pas moins vrai que trop de logements, notamment dans les grandes villes, ne reçoivent qu'une part tout à fait insuffisante de ce puissant agent de salubrité, de vie et de joie, que la nature met si généreusement à notre disposition et dont nous, civilisés, savons si mal user (1).

Quelles sont les causes de cette insuffisance de l'éclairement de tant d'habitations et quels sont les moyens d'y obvier ?

Les rayons directs du soleil sont évidemment ceux qui fournissent la plus grande quantité de lumière, ce sont eux aussi qui sont doués du pouvoir bactéricide le plus élevé. Il ne faut donc pas craindre de les laisser largement entrer dans nos demeures,surtout dans celles susceptibles par leur destination de devenir des foyers d'infection, hôpitaux, casernes, logements ouvriers. Il convient, quand on construit de pareilles habitations, de régler l'orientation, le nombre et la largeur des ouvertures en conséquence.

(1) Sur les 100 millions de mètres carrés de planchers existant à Paris, il n'y en a pas plus de 20 millions,c'est-à-dire un cinquième, sur lesquels un habitant assis reçoive sur tout son corps les caresses du soleil (J. Bertillon).

Il ne faut pas oublier toutefois que les rayons directs sont souvent incommodes et même offensifs pour l'œil, surtout dans les locaux où l'on se livre à des opérations ou à des travaux exigeant l'application soutenue de l'organe de la vision, écoles, ateliers, salles d'études. En outre, ces rayons contribuent à élever beaucoup trop la température des pièces dans lesquelles ils pénètrent et à les transformer en véritables fournaises. C'est ce qui oblige à rejeter pour nombre d'habitations, du moins dans les climats tempérés, à plus forte raison méridionaux, l'exposition S ou SO qui est celle qui fournit le maximum d'éclairement.

La lumière envoyée par la voûte céleste et qui n'est que la diffusion des radiations solaires dans l'atmosphère chargée de vapeur d'eau, la *lumière diffuse*, possède une action épuratrice moins puissante que la lumière directe et donne un éclairement moins intense ; mais elle est très propice à l'œil et c'est celle qui satisfait le mieux aux exigences habituelles de l'existence. Encore faut-il qu'elle arrive en suffisante quantité, et pour cela il est nécessaire qu'on puisse voir de toutes les parties de la pièce une certaine étendue de ciel. D'après les recherches de Cohn, cette étendue indispensable pour qu'on puisse lire et écrire en un point quelconque du local correspondrait au segment de sphère qu'embrasse un angle de 50° dont le sommet serait l'œil de l'observateur.

Avec l'exposition N ou NE, l'éclairement d'un local se fait presque exclusivement par la lumière diffuse, mais dans la saison froide et par les temps couverts elle ne donne souvent qu'un éclairage insuffisant, sans compter que le chauffage des pièces ainsi exposées est difficile et coûteux.

La situation et les dimensions des baies d'éclairage ne sont pas des facteurs moins importants de l'éclairement des locaux.

En vertu de la loi citée plus haut, la quantité de lumière

qui entre dans un local est d'autant plus considérable que le rayon d'incidence se rapproche davantage de la normale. L'éclairage par le plafond ou la toiture est donc tout à fait rationnel et c'est celui auquel, on le sait, on a recours quand il s'agit d'obtenir une intensité maximum de lumière, dans certains établissements industriels, dans les ateliers de peinture et de sculpture, dans les musées.

Mais ce n'est là qu'un mode d'éclairage exceptionnel qui a de sérieux inconvénients ; il n'est d'ailleurs que rarement possible avec la disposition de nos demeures et le mode le plus habituel de nos habitations privées ou collectives est l'éclairage par les baies latérales. Ici encore l'hygiène doit invoquer les principes posés plus haut pour exiger des architectes que le linteau des fenêtres soit aussi rapproché que possible du plafond. C'est en effet le plus sûr moyen de faire entrer la plus grande quantité de cette lumière diffuse venue de la voûte céleste et de concilier en même temps dans une certaine mesure, conformément aux conseils de Trélat, deux exigences contraires, celle de l'éclairement qui réclame de vastes baies et celle du chauffage de la pièce qui est difficile et coûteux avec les dimensions exagérées de ces baies.

En tout état de cause les dimensions des croisées doivent être proportionnées à la superficie de la pièce et ne doivent pas s'abaisser au-dessous d'un certain minimum. Trélat exige que leurs dimensions représentent le 1/4 de la surface totale. Cohn pour les salles d'école estime que le rapport entre ces ouvertures et la superficie de la pièce soit dans la proportion de 1/5 et Arnould réclame 1/4 pour celles-ci et 1/6 pour les habitations privées.

Une bonne orientation, une disposition rationnelle des baies d'éclairage ne suffisent malheureusement pas à assurer l'éclairage des logements quand il s'agit d'habitations urbaines, surtout d'habitations des classes pauvres. Il faut tenir compte de la largeur des rues, si insuffisante dans la plupart des villes, de la superposition d'étages. Que de logements, que de rez-de-chaussée et d'entresols ne reçoivent jamais dans les grandes villes d'autre lumière que celle qui leur est renvoyée par le mur plus ou moins sombre de la maison d'en face, où n'ont jamais pénétré, un rayon direct du soleil, pas même un peu de cette lumière diffuse venant de la voûte céleste! Il y a là une cause d'insalubrité que l'on ne saurait trop dénoncer et que l'hygiène publique doit impitoyablement pourchasser (1).

Éclairage artificiel. — Les matières, les procédés, les appareils dont l'homme s'est servi pour s'éclairer la nuit, depuis la torche de nos aïeux, la primitive chandelle de résine, la lampe antique à huile jusqu'aux systèmes les plus récents, ont varié à l'infini ; mais quels que soient ces procédés, ils reposent tous sur le même principe, obtenir un foyer lumineux avec un corps en ignition, c'est-à-dire porté à une haute température ; car nous ne savons pas encore séparer la production de la lumière de la production de la chaleur.

I. — **Matières employées pour l'éclairage.** — Jusqu'au début de ce siècle on n'utilisait guère que les huiles végétales ou les graisses animales, le suif avec lequel se fabriquait la chandelle et la cire qui était réservée, par suite de son prix élevé, aux éclairages de luxe. Depuis, de nombreuses substances sont venues s'ajouter à celles un peu

(1) Cohn a constaté que lorsque la lumière directe du ciel ne pénètre pas dans une pièce, l'éclairement, les jours couverts, atteint à peine 1 à 3 bougies-mètres. Lorsque la partie de la voûte céleste équivaut à un angle de 50° au moins, l'éclairement est de 10 bougies environ, c'est-à-dire la juste quantité nécessaire pour que écriture et lecture puissent se faire sans fatigue pour les yeux.

primitives dont se servaient nos aïeux et tendent de plus en plus à les remplacer. La découverte du gaz provenant de la distillation de la houille par Lebon en l'an VII a inauguré la révolution qui s'opère dans cette branche de l'industrie. Puis sont venus la stéarine, isolée par Chevreul, avec laquelle on fabrique la bougie stéarique, la découverte et l'exploitation des sources de pétrole, l'application de l'électricité à l'éclairage et enfin, derniers venus, l'acétylène et l'alcool dont il est encore difficile de prédire l'avenir.

Les principales matières ou agents actuellement utilisés peuvent être, d'après leur composition, ainsi classés :

Carbures d'hydrogène	Matières grasses et alcools	Agents physiques
Naphtaline	Chandelles (suif)	Electricité
Paraffine	Bougies (Cire)	
Pétroles divers	(Stéarine)	
Gaz d'éclairage	Huiles végétales	
Acétylène	Alcool.	

a) Matières grasses. — Les matières grasses d'origine végétale ou animale les plus usuellement employées sont constituées par un mélange de glycérine, palmitine, margarine, stéarine, et la grande découverte de Chevreul a consisté à séparer et à isoler ces divers principes, ce qui a permis à l'industrie d'utiliser la stéarine ainsi isolée à la fabrication des bougies, dites stéariques, plus éclairantes et plus propres que les chandelles et bien plus économiques que les bougies de cire.

Quant aux huiles végétales, huile de colza, d'œillette, de navette, d'olive, leur valeur éclairante et économique dépend de l'appareil dans lequel on les brûle.

b) Carbures d'hydrogène. — Une des causes d'infériorité des substances grasses, c'est qu'elles contiennent une certaine quantité d'oxygène dans leur constitution moléculaire. Une partie de l'hydrogène est donc saturée et ne sert pas à la combustion. Or, comme nous le verrons plus loin l'intensité lumineuse est fonction de la température. De là le grand avantage des carbures d'hydrogène qui dégagent une bien plus grande quantité de calories.

1° *Pétroles*. — Nous ne nous arrêterons pas sur la naphtaline qui n'est guère utilisée qu'à titre d'adjuvant pour augmenter dans certains cas l'intensité lumineuse des foyers (lampe albo-carbone) et nous parlerons seulement du pétrole qui est, actuellement, parmi les produits destinés à l'éclairage, le plus répandu et celui dont la consommation est la plus considérable.

Le pétrole, mélange de carbures divers appartenant à la série du méthane (C^nH^{2n+2}), forme dans certains pays de véritables mers souterraines (1). Les principaux gisements actuellement exploités se trouvent en Pensylvanie et à Bakou, sur les bords de la mer Caspienne, et leur étendue dépasserait, d'après les géologues, la superficie de la France.

Le pétrole brut, au sortir des puits, est soumis à des distillations fractionnées de façon à séparer les divers carbures qui bouillent à des températures différentes (2). Dans une

(1) L'origine du pétrole est loin d'être complètement éclaircie. Pour certains savants, il résulterait de la décomposition de matières organiques fossiles, d'origine animale ou végétale; pour d'autres, il proviendrait de la réaction du carbone, de l'acide carbonique du sol sur les calcaires, sous l'influence des hautes températures, et en présence de la vapeur d'eau des couches profondes du sol. Il se produirait dans les entrailles du sol une réaction chimique tout à fait analogue à celle par laquelle on obtient l'acétylène (Berthelot).

(2) Le pétrole brut est un mélange d'hydrocarbures dont la plus grande partie appartient à la série C^nH^{2n+2}, série méthane, et une faible proportion à la série C^nH^{2n-2}, série acétylène, auxquels s'ajoutent des impuretés, dérivés oxygénés, acides et phénols, dérivés azotés, sulfurés et peut-être phosphorés. Sa densité varie suivant les gisements de 0,786 (Parme) à 0,938 (Bakou). Le pétrole de Pensylvanie a en moyenne une densité de 0,816. Avant de le livrer à la consommation, il est d'ordinaire soumis à deux opérations successives, le raffinage qui se fait, comme nous le disons, par des distillations fractionnées et l'épuration au moyen de l'acide sulfurique et de la soude.

première opération, on sépare les essences distillant au-dessous de 150° et dans lesquelles on distingue suivant la volatilité et la densité :

1° Les éthers de pétrole dont l'ébullition se fait entre 0 et 70.

2° Les essences légères ou lourdes distillant entre 70 et 150, susceptibles de s'enflammer à une basse température et qui, en se diffusant dans l'air, donnent des mélanges détonants. Ce sont donc des produits très dangereux et au sujet desquels on ne saurait prendre de trop grandes précautions. On ne doit en tout cas les utiliser pour l'éclairage que dans des lampes spéciales.

Dans une deuxième opération on recueille les produits distillant de 150 à 280, qui constituent les huiles lampantes proprement dites, celles qui sont surtout employées pour l'éclairage. Ces huiles sont du reste soumises ensuite à de nouvelles distillations et raffinages qui ont pour but de les débarrasser des essences lourdes qui auraient pu échapper à une première distillation et de les rendre par suite moins dangereuses. Tous les nombreux produits lancés par le commerce sous des noms plus ou moins ronflants, *saxoléine*, *oriflamme*, *luciline*, etc., etc., ne sont que des huiles lampantes rectifiées et purifiées. En tout cas, les huiles d'éclairage ne doivent pas à la température ordinaire prendre feu au contact d'une allumette enflammée ; celle-ci doit même s'éteindre quand on la plonge brusquement dans le liquide.

Les produits qui distillent à une température supérieure à 280° et les résidus de la distillation constituent les huiles lourdes de houille, vaseline, paraffine brute ou graisse minérale, etc., etc., dont l'industrie tire un grand parti.

Une des propriétés des pétroles qui intéressent le plus l'hygiène, en raison des dangers d'incendie et d'explosion qui en résultent est la température à laquelle ils s'enflamment. Elle est intimement liée a la densité, s'abaissant d'autant plus que le pétrole est plus léger, ainsi que le montre le tableau suivant :

Densité	Température d'inflammation.
0.685	— 21°
0.700	— 19°
0.740	+ 15°
0.750	17°
0.760	35°
0.775	45°
0.783	50°
0.792	75°
0.805	90°
0.822	110°
Pétrole brut 0°	
0.802	15°

2° *Gaz de houille.* — Le gaz provenant de la distillation de la houille en vases clos fut découvert par Lebon en l'an VII, mais n'est réellement entré dans la pratique et n'a été appliqué à l'éclairage public qu'en 1830.

Le gaz d'éclairage, on le sait, est obtenu en chauffant à une haute température dans des cornues en terre réfractaire de la houille. Les produits qui sortent de ces cornues sont très impurs et doivent passer par des séries de récipients où ils s'épurent progressivement, condensateurs à jeux d'orgues pleins d'eau où se déposent les goudrons et l'ammoniaque, épurateurs dans lesquels la chaux arrête l'acide carbonique, l'acide sulfureux, l'hydrogène sulfuré, etc., etc.

Même après cette épuration, le gaz contient encore des éléments très divers, dont quelques-uns fort toxiques.

Composition moyenne et pouvoir calorifique du gaz d'éclairage.

	En vol.	En poids	Chaleur dégagée par chaque gaz dans 1 m³.
Hydrogène bicarboné	0.04	0.051	604c7
— protocarboné. . .	0.34	0.244	3.187.4
Oxyde de carbone	0.10	0.124	298.0
Acide carbonique		0.140	
Hydrogène.	0.50	0.045	1.550.8
	1m³	0k604	5.640c9

La densité du gaz est par rapport à l'air de 0.40, c'est-à-dire plus de deux fois moindre. Il importe aussi de faire remarquer, au point de vue des conséquences sanitaires, la proportion relativement élevée de l'oxyde de carbone.

Les carbures d'hydrogène constituent l'élément éclairant et l'intensité lumineuse est d'autant plus grande que la proportion de ceux-ci sera plus élevée et celle des éléments inertes ou nuisibles, hydrogène, oxyde de carbone, acide carbonique, plus faible.

La grande supériorité du gaz de houille sur la plupart des autres matières employées pour l'éclairage réside dans l'importance et la valeur des sous-produits, sels ammoniacaux, goudrons de houille, d'où l'on retire tant de corps précieux, matières colorantes, antiseptiques, parfums, dont la vente couvre à peu près complètement les frais de fabrication, ce qui met le prix de revient du gaz à un chiffre très bas.

3° *Gaz riche. — Gaz portatif.* — On désigne sous le nom de gaz riche un gaz que l'on obtient par la distillation d'un schiste bitumineux, *boghead* ou *cannel coal*, et qui contient 70 à 75 0/0 d'hydrocarbure, 21 à 27 d'acide carbonique et 3 à 4 d'oxyde de carbone.

Ce gaz est en général utilisé dans les usines pour enrichir le gaz ordinaire préparé avec des houilles maigres auquel on le mélange. Comprimé à 10 atmosphères dans des récipients spéciaux, il peut facilement être transporté et servir à l'éclairage intermittent des petites localités, des wagons, etc., etc. ; de là son nom de gaz portatif.

4° *Gaz à l'eau.* — En faisant passer un courant de vapeur d'eau à travers des charbons incandescents, l'eau est décomposée, l'oxygène se fixe sur le charbon et l'hydrogène mis en liberté peut être rendu facilement éclairant par l'addition de carbures lourds. Ce procédé est très économique ; malheureusement le gaz ainsi produit contient une énorme proportion d'oxyde de carbone, jusqu'à 30 p. 100, qui fait de lui un corps éminemment dangereux à manier et qui devrait être proscrit de tout local habité.

Bien que les dangers en aient été signalés par les hygiénistes de tous les pays, son usage, en raison de son prix peu élevé, ne cesse, paraît-il, de se répandre et sa consommation d'augmenter en Angleterre et en Amérique. Percy Frankland (1) a montré qu'à Boston les cas d'intoxication par CO suivent une proportion exactement parallèle au développement de la consommation de ce gaz (2).

5° *Gaz carburé ou gaz à la campagne.* — Ce procédé, qui à la dernière exposition de 1889 était représenté par de nombreux appareils, consiste à faire passer un courant d'air à travers de l'essence de pétrole. Nous avons dit les dangers d'explosion que présentent les mélanges d'air et d'essence. Il faut donc des brûleurs spéciaux et jusqu'ici ceux qui ont été proposés ne présentent pas des garanties suffisantes pour être recommandés par l'hygiène.

(1) An, in *Presse médic.*, 1901.

(2) La commission anglaise nommée en 1899 pour l'étude de cette question, sur le rapport du Dr Haldane, qui relevait de nombreux faits d'intoxication (*British med. Journ.*, 1900), a demandé l'interdiction de tout gaz d'éclairage contenant plus de 20 p. 100 d'oxyde de carbone.

6° *Acétylène.* — L'acétylène, découvert en 1836 par E. Davy, est un carbure d'hydrogène de la série C^nH^{2n-2} qui a pour formule C^2H^2. C'est donc le plus riche des hydrocarbures en carbone puisqu'il contient un nombre égal d'atomes des deux éléments. Sa composition centésimale est :

Carbone	92.3
Hydrogène	7.7

C'est un gaz incolore à forte odeur alliacée qui se trouve dans le gaz d'éclairage en proportions variables.

Jusqu'à ces derniers temps ce n'était guère qu'un produit de laboratoire. Mais Moissan ayant réussi à préparer du carbure de calcium, en soumettant un mélange de chaux et de charbon aux températures élevées que permet d'obtenir le courant électrique, suivant l'équation :

$$CaO + 3C = CaC^2 + CO$$

on eut ainsi un procédé pratique d'obtenir facilement l'acétylène.

En mettant de l'eau en présence du carbure, voici en effet la réaction qui se produit :

$$CaC^2 + 2\,H^2O = Ca(OH)^2 + C^2H^2$$

Carbure de calcium — *Eau* — *Chaux hydratée* — *Acétylène*

1 kilogramme de carbure dégage environ 300 litres de gaz.

Les appareils pour la production et l'utilisation à l'éclairage de l'acétylène se sont beaucoup multipliés dans ces dernières années. Ils consistent essentiellement en un récipient dans lequel se fait le conflit entre le carbure et l'eau et un tube de dégagement par lequel s'échappe le gaz.

Ce gaz se rend, tantôt dans un gazomètre d'où il se distribue ensuite aux becs d'élairage, *appareils à gazomètre générateur*, tantôt directement au bec où s'opère la combustion, *lampes ou appareils portatifs*.

Quant à la façon dont se fait le conflit des deux substan-

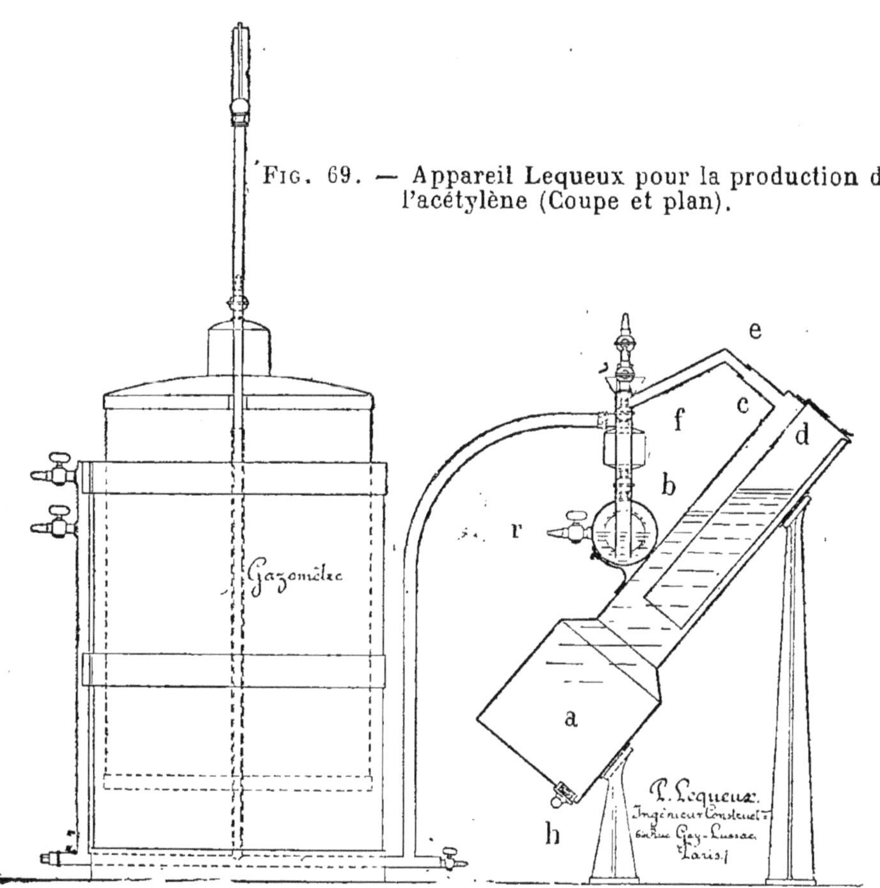

FIG. 69. — Appareil Lequeux pour la production de l'acétylène (Coupe et plan).

Générateur à acétylène pour habitations, laboratoires, usines, etc.

Cet appareil doit, comme tous les générateurs à acétylène, être placé dans un local parfaitement aéré. Il n'est pas automatique et, du reste, socn chargement très facile rend tout à fait inutile l'automaticité qui dans bien des cas présente l'inconvénient d'un appareil délicat et sensiblement plus difficile d'entretien.

Le générateur proprement dit se compose d'un tube incliné *ac*, presque entièrement rempli d'eau ; un tube excentré par rapport au premier, *d*, sert à l'introduction des morceaux de carbure de calcium. Ceux-ci peuvent être préalablement légèrement pétrolés, pour éviter les premiers dégagements qui se produisent toujours dans le parcours de cette manche *d*. Le carbure tombe au fond de l'appareil *a* ; le gaz acétylène se dégage, s'élève immédiatement à la partie la plus élevée pour se réunir dans l'espace annulaire compris entre les deux cylindres *c* et *d* ; le gaz continue par la tubulure *e* et vient se nettoyer dans un barillet *b* dont on maintient le niveau au moyen d'un entonnoir *f* et d'un robinet *r*.

Ce barillet a le double avantage de nettoyer le gaz avant son introduction dans le gazomètre et en même temps de former joint hydraulique entre le gazomètre et les générateurs, lorsqu'on nettoie le contenu de ceux-ci.

ces, on peut diviser les appareils en deux groupes. Dans le premier, l'eau est versée goutte à goutte sur le carbure ; dans le second, le carbure, au moyen d'un appareil régulateur actionné par les oscillations de la cloche du gazomètre, tombe dans l'eau. Ce dernier mode est, paraît-il, plus avantageux et donne plus de sécurité en évitant la superproduction de gaz et l'échauffement.

Les appareils portatifs, les *lampes à acétylène*, semblent *a priori* offrir, au point de vue de l'économie et de la commodité, la meilleure des solutions. Malheureusement les appareils mis jusqu'ici dans le commerce ne satisfont pas encore complètement aux desiderata des besoins domestiques. Il faut recharger l'appareil chaque jour et avec la quantité de carbure que l'on estime devoir consommer. Une fois allumé, il doit brûler jusqu'au bout et ne peut s'éteindre à volonté. La manipulation en est désagréable et l'odeur que la réaction dégage, mauvaise. Il reste dans l'appareil des résidus de chaux difficiles à enlever.

On a aussi utilisé la propriété qu'a l'acétylène de se liquéfier à 83 atmosphères pour livrer au commerce des récipients d'acétylène tout à fait analogues aux récipients d'acide carbonique liquéfié. Il suffit de mettre un de ces récipients en communication avec les conduites des brûleurs par l'intermédiaire d'un détendeur, chargé de régler la pression, pour avoir à volonté le gaz nécessaire à l'éclairage. Au point de vue de la commodité, cette solution, qui n'exige ni générateur, ni gazomètre encombrant, semble être la meilleure. Malheureusement une explosion qui a eu lieu ces dernières années dans l'usine même de fabrication a montré le danger d'introduire dans les habitations un appareil qui est en réalité un véritable obus. L'acétylène comprimé en effet au-dessus de 2 atmosphères est facilement explosible.

On a aussi proposé de faire dissoudre sous pression le gaz dans de l'acétone, le mélange étant bien moins explosible que l'acétylène comprimé. La tentative ne semble pas avoir pris un grand développement.

Une cause fréquente d'explosion est la brusque production d'un excès de gaz et l'élévation de température qui l'accompagne à la suite de l'arrivée dans le générateur d'une trop grande quantité de carbure dans les appareils dont la distribution est mal réglée.

En somme, l'acétylène est, au point de vue de l'explosibilité, plus délicat, plus dangereux à manier que le gaz d'éclairage, puisque, mélangé à l'air dans la proportion de 7 p. 100, il peut provoquer une explosion, tandis que celle du gaz doit atteindre au moins 30 p. 100. En revanche, sa toxicité, d'après les expériences de Gréhant, paraît assez faible. Les accidents ne se sont produits chez les animaux qu'après 50 minutes de respiration dans un mélange de 50 p. 100. Cette toxicité est donc notablement inférieure à celle du gaz de houille et, dans la pratique, elle peut être considérée comme négligeable.

On avait conçu au début des espérances peut-être un peu exagérées à l'égard de l'avenir réservé à l'acétylène et de la place qu'il était appelé à prendre parmi les matières éclairantes. Il y a eu dans le monde industriel de tous les pays un engouement irraisonné pour la fabrication du carbure de calcium et il s'en est suivi, paraît-il, une véritable crise de cette industrie. Aujourd'hui on est revenu à une plus saine appréciation des choses et il est généralement admis que l'acétylène ne peut ambitionner que des emplois restreints. Il lui sera difficile de concurrencer le gaz et l'électricité pour l'éclairage des grandes villes, et, d'autre part, il faut renoncer, de l'avis des gens les plus compétents, à l'utiliser dans les appareils portatifs domestiques, comme trop dangereux et incommodes (Munsterberg).

En revanche, il est très approprié à l'éclairage des petites villes, des édifices et habitations collectives isolées. C'est l'éclairage de l'avenir des petites agglomérations.

D'après Munsterberg (1), les conditions que doit remplir l'éclairage à l'acétylène, tant au point de vue économique qu'au point de vue de la sécurité, sont les suivantes : l'installation comprendra au minimum 10 becs alimentés par un générateur distinct, mais il y a avantage économique à ce qu'elle atteigne 50 becs au moins.

Les appareils au moyen desquels l'eau et le carbure de calcium entrent automatiquement en conflit sont fort commodes, mais leur fonctionnement n'est pas toujours très régulier et peut exposer à des dangers. Au point de vue de la sécurité, les appareils à main sont préférables.

Les appareils doivent être soumis, avant leur mise en fonctionnement, à l'examen d'une personne compétente qui s'assurera, non seulement de la bonne et solide construction de l'appareil, mais aussi de la capacité et de l'instruction technique des personnes appelées à le conduire.

II. — **Appareils d'éclairage.** — Ce n'est pas seulement dans les substances appliquées à l'éclairage que s'est opérée dans cette seconde moitié du siècle une transformation radicale. Une connaissance plus complète des conditions physiques et chimiques de la combustion a permis de réaliser des progrès peut-être plus importants dans la façon d'utiliser leur pouvoir éclairant et de l'accroître considérablement, tout en réduisant la dépense.

Jusqu'à ces derniers temps, c'est la flamme produite par les corps en combustion qui a été utilisée comme source lumineuse. Or, ce ne sont pas les gaz entrant en combustion qui donnent à la flamme son éclat. Si la flamme est éclairante, cela tient à ce que les gaz de la combustion entraînent avec eux des corpuscules solides (corpuscules de carbone) portés à l'incandescence, et son éclat sera d'autant plus grand

(1) *Revue génér. des Sc. pures et appliquées*, 1902.

qu'elle contiendra une plus forte proportion de ces corpuscules en ignition. C'est pourquoi la flamme de l'hydrogène pur est presque obscure, c'est pourquoi les matières éclairantes le sont en proportion des carbures d'hydrogène qu'elles contiennent. C'est ce qui explique aussi pourquoi les divers carbures d'hydrogène ont un pouvoir éclairant différent et pourquoi l'acétylène, le carbure qui contient le plus de carbone, est celui dont l'ignition fournit l'intensité lumineuse la plus considérable.

Mais il y a aussi deux autres facteurs d'intensité lumineuse non moins importants, la température à laquelle se fait la combustion et la proportion d'air qui arrive au foyer. Il est évident que la condition primordiale de l'éclat d'une source lumineuse, c'est que les corpuscules de carbone atteignent la température de l'incandescence. Si, malgré la forte proportion de carbone que contiennent les résines, les suifs, l'huile, les appareils d'éclairage de nos aïeux étaient si défectueux, cela tenait à ce que la température n'était pas suffisamment élevée et que la plus grande partie de carbone s'échappait à l'état de fumée. Donc le pouvoir éclairant pour une substance donnée sera d'autant plus grand que la température à laquelle se fait la combustion sera plus élevée.

Couleur du platine	Température
Rouge naissant	525
Rouge sombre	700
Cerise	900
Cerise clair	1000
Orange clair	1200
Blanc	1300
Blanc soudant	1400
Blanc éblouissant	1500

Mais cette température est, elle-même, fonction de la proportion d'air qui arrive à la source lumineuse, en d'autres termes du tirage. Quinquet, en plaçant autour de la flamme un cylindre de verre en forme de cheminée, quelque modeste et simple que nous paraisse aujourd'hui son invention, a été le promoteur de la révolution à laquelle nous assistons aujourd'hui, et tous les progrès qui ont été réalisés dérivent, on peut le dire, de cette invention.

1° **Eclairage domestique.** — L'éclairage domestique se fait habituellement, soit par des bougies, soit par des lampes portatives dans lesquelles la matière éclairante, huile ou pétrole, contenue dans un récipient, s'élève par capillarité à travers le réseau d'une mèche de coton jusqu'au brûleur.

L'action capillaire n'étant pas suffisante dans les lampes à huile, par suite de la viscosité de celle-ci, pour amener l'ascension complète du liquide, on a utilisé dans certains systèmes le principe des vases communiquants en élevant le réservoir à un niveau égal à celui de la mèche, lampes à niveau constant ; dans d'autres, c'est un mouvement d'horlogerie actionnant une pompe à double effet qui détermine l'ascension de l'huile (lampe Carcel). On sait que c'est ce genre de lampes dont la marche est assez régulière qui est encore adopté en France comme un des étalons de lumière.

Dans les lampes au pétrole qui tendent, en raison de leur simplicité, de la régularité de leur fonctionnement, de l'économie de la matière éclairante, à se substituer de plus en plus aux lampes à huile, les brûleurs s'alimentent exclusivement par aspiration.

Dans les brûleurs à bec plat, la mèche plate débouche dans une capsule métallique présentant à la partie inférieure une couronne de petits orifices par lesquels arrive l'air qui va se mélanger aux vapeurs de pétrole et à sa face supérieure une fente transversale par laquelle sort la flamme. On a construit aussi pour augmenter l'intensité lumineuse, des lampes à deux mèches plates, *lampes Hinks, Messenger, Brunner*.

Les brûleurs à bec rond, *bec Cosmos* et similaires, qui donnent un éclairage plus puissant que les précédents, et qui tendent à les remplacer, se composent de deux troncs de cône concentriques entre lesquels on introduit une mèche plate assez large pour garnir à la partie supérieure toute la circonférence du brûleur.

Cette disposition qui fait pénétrer un courant d'air au centre même du brûleur active notablement le tirage et rend plus intime le mélange du comburant et du combustible.

2° **Éclairage au gaz.** — *Brûleurs à gaz.* — Les becs primitivement employés et qui sont encore très répandus dans l'éclairage public et privé, le bec *papillon* et le bec *Manchester* qui donnent une flamme plate en éventail plus ou moins haute mais toujours un peu vacillante, le bec *Bengel* à double courant d'air et dont la disposition rappelle celle du brûleur des lampes Carcel, ont un rendement assez défectueux ; ils dépensent beaucoup de gaz pour une assez médiocre intensité lumineuse : bec papillon 119 litres à l'heure, bec Manchester 126, bec Bengel 105, pour une Carcel. Aussi depuis quelque temps les inventeurs se sont-ils ingéniés à construire des appareils dont la puissance éclairante soit plus considérable, tout en consommant moins de gaz. C'est de ces recherches que sont nés les becs à récupération et les becs à incandescence.

Brûleurs à récupération. — Dans les becs dits à récupération (becs Siemens, Wenham, Cromartie, etc., etc.), on a cherché la solution du problème en utilisant la chaleur dégagée par les produits de combustion à élever la température de l'air qui arrive au foyer lumineux, ce qui a pour effet de rendre la combustion plus complète. Tout en réalisant une grande économie de gaz, ils donnent une lumière plus vive.

	Consommation par heure et par unité Carcel.
Becs papillon	120 lit.
Becs à récupération	31. 5.

Brûleurs à incandescence. — Dans tous les appareils que nous venons de citer, c'est la flamme qui est la source lumineuse. Mais puisque la flamme doit son pouvoir éclairant aux corpuscules solides en ignition qu'elle entraîne, il était naturel que l'on cherchât dans l'incandescence des corps solides une source plus puissante et plus constante. C'est ce qui a été réalisé dans les becs, dits à incandescence, dont le brûleur Auer est le type le plus connu. On sait que ce bec se compose d'un brûleur Bunsen portant au rouge blanc éclatant un manchon placé au-dessus de lui, manchon constitué par un tissu de gaze imprégné de certains oxydes métalliques, zirconium, thorium, lantane, etc., etc., désignés sous le nom de *terres rares* et dont les gisements actuellement connus se trouvent en Amérique.

Le bec Auer doit la vogue très méritée dont il jouit à sa lumière blanche, éclatante, et à sa faible dépense de gaz, eu égard à son intensité lumineuse (40 litres par Carcel-heure). En outre, avantage notable, comme nous allons le voir, il rayonne relativement peu de calorique.

Signalons enfin, comme dernier venu, le bec Denayrouse dans lequel le gaz et l'air sont intimement mélangés avant d'arriver au brûleur, au moyen d'un ventilateur placé sous le bec lui-même et actionné par un faible courant électrique provenant, soit d'un accumulateur, soit d'une canalisation de distribution. La consommation de gaz serait infiniment réduite puisqu'il suffirait pour une Carcel-heure de moins de 8 litres de gaz, alors qu'il en faut de 125 à 130 dans un bec papillon. Il est à craindre seulement que la complication de son mécanisme ne nuise à sa diffusion.

On a aussi essayé d'appliquer le principe de l'incandescence à l'éclairage au pétrole et à l'alcool. Les résultats obtenus laissent encore à désirer par suite de la fragilité des manchons qui, placés sur des appareils que l'on déplace fréquemment, ont une très courte durée.

Éclairage électrique. — On sait que quand, dans un circuit électrique, le courant rencontre sur son trajet un point de plus grande résistance, il se produit sur ce point une élévation considérable de température et des phénomènes lumineux. C'est sur ce principe qu'est fondé l'éclairage électrique.

Cet accroissement de résistance et la production de chaleur et de lumière qui en est la conséquence peuvent s'obtenir de plusieurs façons. Dans les lampes à incandescence (lampes Edison, Maxim, Swann, etc., etc.), on place sur le trajet du courant un fil très fin de charbon obtenu au moyen de la carbonisation à l'abri de l'air de la cellulose.

Ce fil est renfermé dans un récipient de verre dans lequel on a fait le vide, de façon à éviter sa combustion et sa rapide destruction.

Dans les lampes à arc,dont la bougie Jablokoff est le type, on interpose entre les charbons formant les deux pôles une mince couche d'air qui est mauvais conducteur. C'est entre ces deux charbons que se produit l'arc lumineux constitué par des particules de carbone transportées du pôle positif au pôle négatif et portées à l'incandescence par la haute température qui se développe sur ce point. Des dispositifs divers maintiennent les extrémités des charbons à une distance constante, de façon à assurer la continuité de la lumière.

Dans les lampes à arc, le charbon atteint des températures beaucoup plus élevées que le filament des lampes à incandescence, 3000° au moins, au lieu de 1600 à 1800.C'est ce qui explique la supériorité du pouvoir éclairant de ces lampes (1).

Sans entrer ici dans des détails qui sortiraient du cadre qui nous est assigné, nous nous bornerons à rappeler que toute installation d'éclairage électrique comporte une usine centrale, dans laquelle on produit l'électricité au moyen d'une dynamo actionnée, soit par une machine à vapeur, soit par une turbine hydraulique. Cette usine distribue l'électricité dans tout son secteur au moyen de conduites primaires sur lesquelles viennent s'embrancher les fils qui se rendent directement aux apparails d'éclairage privé ou public. Il y a là un réseau tout à fait comparable à celui de la distribution de l'eau potable.

De même que l'eau, pour arriver aux divers étages de la maison et aux quartiers les plus éloignés, doit avoir une assez forte pression, de même la tension électrique ou différence de potentiel, représentée en volts, doit être considérable pour vaincre la résistance des conducteurs, et elle doit l'être d'autant plus que ces conducteurs sont plus nombreux. C'est ainsi que dans le circuit principal on a souvent des tensions de 2.000 à 2.500 volts. Aussi pour éviter les accidents auxquels pourraient donner lieu ces conducteurs, leur fait-on suivre un trajet aérien à une grande hauteur, ou encore mieux un trajet souterrain. C'est dans le même but qu'on établit sur ce trajet des appareils, dits *transformateurs*, parce qu'ils sont destinés en effet à trans-

(1) Jablokoff avait imaginé de substituer au régulateur mécanique, qui maintient les deux extrémités des charbons à une distance constante l'un de l'autre, une disposition dans laquelle les deux baguettes étaient placées parallèlement et côte à côte. Cette disposition n'a pas donné de bons résultats et est aujourd'hui complètement abandonnée. On se sert exclusivement de lampes en vases clos à régulateur mécanique, mais dont le mécanisme a été beaucoup simplifié et qui fonctionne très régulièrement. Leur seul inconvénient est la nécessité de remplacer assez fréquemment le charbon dont la durée moyenne est de 150 heures.

former en tensions moyennes ou faibles ces fortes tensions.

Lampe Nernst. — Le rendement des lampes ordinaires à incandescence est relativement peu élevé par suite du gaspillage d'énergie qui se dépense sous d'autres formes que la forme lumineuse. Il y aurait donc grand intérêt économique à trouver pour le fil porté à incandescence des substances qui, à la même température, donneraient moins de radiations obscures et plus de radiations lumineuses que le charbon. C'est ce qu'a tenté de réaliser la lampe Nernst, dont l'élément éclairant est fait des mêmes substances avec lesquelles on fabrique les manchons Auer, oxyde de zirconium et autres *terres rares*. Comme ces substances sont mauvaises, conductrices, il faut, pour diminuer la résistance au courant, chauffer préalablement le filament, soit au moyen d'une lampe à alcool, soit au moyen d'un courant dérivé. Cette lampe, dont la lumière a un éclat éblouissant, dépense moitié moins d'électricité que les lampes ordinaires (1). Malheureusement la difficulté de son allumage et sa fragilité en font jusqu'ici un appareil peu pratique.

Conditions hygiéniques de l'éclairage artificiel. — Nous avons déjà exposé quelles sont les conditions générales que doit remplir l'éclairage des locaux habités ; mais il en est certaines spéciales à l'éclairage artificiel : composition de la lumière, chaleur dégagée par les appareils d'éclairage, viciation de l'air par les produits de combustion, qui intéressent à un haut degré la salubrité de l'habitation et dont nous devons parler. Mais auparavant nous devons dire un mot du pouvoir éclairant comparé des appareils les plus usuels.

(1) La lampe Nernst dépense en moyenne 90 watts à l'heure sous un potentiel de 220 volts pour une intensité lumineuse de 30 bougies.

Intensité lumineuse. — Comparés à la lumière du soleil, dont l'intensité représente 50 à 60.000 bougies-mètre, les éclairages artificiels les plus puissants ont une bien faible intensité, et c'est presque toujours bien plus par insuffisance que par excès que pèche ce mode d'éclairage.

Gariel (1) fait du reste observer avec juste raison que nos exigences, en fait d'éclairement des salles, croissent à mesure que nos procédés se perfectionnent. Dans une fête donnée en 1745 à l'occasion du mariage du Dauphin, dans la galerie des glaces, à Versailles, l'éclairement d'après les comptes déposés aux archives était de 2.50 bougies par m². Dans la fête donnée en 1878 dans la même galerie, l'éclairement fut porté à 11.10 bougies par m². A l'Opéra, l'éclairement de la salle est, les soirs de représentation, de 10 à 13 bougies par m² et les soirs de bal de 28. Enfin on a obtenu à l'hippodrome, pour certaines représentations, un éclairement de 130 bougies par m². Quelque intense que soit cet éclairement, il n'en est pas moins bien infime par rapport à celui de la lumière du jour.

Le tableau ci-après permet de comparer le pouvoir éclairant et la consommation des appareils les plus usuels :

	Intensité lumineuse	Consommation à l'heure
Bougie de l'Étoile.	1	10 gr.
Lampe Carcel	7.75	
Lampe au pétrole bec rond.	1.95	15.60
Gaz-brûleur Argand	16	160 lit.
Bec Siemens n° IV.	33	200 lit.
Bec Auer.	13-45	100 à 120 lit.
Bec Wenham.	28	250 lit.
Acétylène, bec I	45	35 lit.

La disposition et la situation des appareils d'éclairage doivent varier aussi, cela va sans dire, d'après la destina-

(1) *Encycl. d'hygiène,* Rochard, t. III.

tion des locaux, de façon à tirer le meilleur parti de la lumière fournie pour le but qu'on se propose.

Dans les salles de réunion, théâtres, salles de fête, etc., l'éclairement doit être uniformément réparti de façon à éviter toute production d'ombre, et pour cela il faut multiplier autant que possible les sources lumineuses et les placer à une certaine hauteur. On s'efforce, en outre, de diffuser la lumière sur tous les points au moyen de verres dépolis placés autour des foyers.

L'éclairement des salles de travail, bureaux, salles d'étude, cabinets de travail, ateliers, réclame des conditions toutes différentes. Il importe que tout travailleur dispose d'une source lumineuse aussi intense que possible dirigeant directement ses rayons sur l'objet de son travail. Le meilleur dispositif, dans ce cas, est de placer le foyer à un niveau peu élevé au dessus de l'objet à éclairer, 1 m. 50 en moyenne, et de concentrer tous les rayons au moyen d'un abat-jour.

Nature et composition de la lumière fournie par les divers foyers lumineux. — La composition de la lumière varie notablement suivant la source, et il est établi aujourd'hui que les divers rayons du spectre n'exercent pas la même influence sur l'œil. Les rayons bleus, violets et ultra-violets que l'on a appelés rayons chimiques, paraissent avoir une action particulièrement offensive. Aussi doit-on redouter les lumières dans lesquelles ils entrent en fortes proportions. Sous ce rapport, l'avantage est à la lumière fournie par les corps gras, huile, cire, bougies.

La lumière électrique est au contraire fort riche en rayons chimiques et plusieurs hygiénistes ont craint que cette circonstance ne fût un obstacle à son emploi dans l'habitation (Proust). D'après Javal, ces appréciations ne sont nullement justifiées. Chez les électriciens, appelés par leur profession à subir plus que tous autres cette action, on n'a jusqu'ici observé aucun accident imputable à cette cause et la lumière électrique s'est montrée d'une parfaite innocuité. Il est bon toutefois d'éloigner et de soustraire au regard direct le foyer lumineux, de projeter de haut en bas la lumière sur les parties à éclairer. Quant aux oscillations, aux tremblotements de la lumière, ils sont particuliers aux lampes à arc et ne s'observent pas dans celles à incandescence.

Voici du reste la composition des diverses sources artificielles de lumière :

	Gaz	Pétrole	Lampe électrique à incandescence	Lampe électrique à arc
Rouge.	1,07	3,05	1,48	2,09
Jaune	1	1	1	1
Vert.	0,43	0,61	0,62	0,99
Bleu.	0,23	0,21	0,21	0,87
Violet	0,15	0,11	0,17	1,03

Les lampes à arc sont, on le voit, sensiblement plus riches en rayons violets que les autres foyers.

Chaleur émise par les foyers lumineux. — Le pouvoir éclairant du foyer n'est pas tout ; il y a aussi d'autres éléments dont l'hygiène doit tenir compte. La chaleur développée pendant la combustion des appareils d'éclairage peut, si elle est trop considérable, exercer une influence nuisible sur l'organe de la vision et sur la santé générale.

Les milieux de l'œil que la lumière doit traverser absorbent heureusement la plus grande partie des rayons calorifiques émis par les sources lumineuses et bien peu arrivent jusqu'à la rétine. Mais ils n'en sont pas moins une cause d'agression et d'irritation pour les parties externes, paupières, conjonctive, cornée. La lumière du gaz et du pétrole en particulier, très riche en rayons calorifiques rouges, a pour effet de congestionner ces parties. La chaleur dégagée diffère suivant les substances employées pour l'éclairage.

A intensité lumineuse égale, correspondant à 100 bougies, la production de calories par heure est :

Éclairage au gaz, bec Siemens	1.500 cal.
Eclairage au gaz, bec Argand	4.860 »
» bec Manchester . . .	12.150 »
Pétrole, bec rond.	3.360 »
» bec plat	7.200 »
Huile de Colza (lampe Carcel)	6.800 »
Stéarine.	8.940 »
Eclairage électrique à arc	57 à 158 »
» à incandescence.	290 à 536 »

On voit quelle supériorité a, à ce point de vue, l'éclairage électrique. D'autre part, ce tableau donne un résultat assez imprévu, c'est que les bougies et les lampes alimentées à l'huile de colza fournissent autant de calorique, réchauffent autant et même plus l'atmosphère intérieure que le gaz et le pétrole, si l'on prend pour point de comparaison et pour étalon, non plus l'appareil d'éclairage seulement, mais bien l'intensité lumineuse. Les bougies et les lampes à huile, si l'on voulait obtenir une lumière d'intensité égale, ne présenteraient donc aucun avantage sur le gaz.

Il n'en est pas moins vrai que les brûleurs à gaz, justement à cause de leur pouvoir lumineux, contribuent à élever considérablement la température des pièces où l'on utilise ce mode d'éclairage. C'est à ces appareils qu'est due, pour la plus grande part, la chaleur, si incommode et si anti-hygiénique de l'atmosphère des lieux de réunion, des salles de théâtre, qui ont conservé l'éclairage au gaz.

Mais ce n'est pas seulement l'échauffement de l'atmosphère du local qui est fâcheux. Il faut tenir compte aussi de la chaleur rayonnée directement sur la tête et sur les yeux qui, quand elle atteint une certaine intensité, provoque chez ceux qui s'y exposent dans les salles d'étude et de travail des céphalalgies, des irritations de la conjonctive, des troubles de circulation dans l'organe de la vue. Motais, expérimentant sur les divers appareils, a constaté que pour obtenir une élévation de température de 2 degrés il fallait placer.

Une lampe à pétrole 12 lignes à	. . . . . .	0 m. 57
— — 14 lignes »	. . . . . .	0 m. 63
Bec de gaz régulateur »	. . . . . .	1 m. 10
Bec Wenham »	. . . . . .	1 m. 50
Bec Auer »	. . . . . .	0 m. 80

Ces chiffres fournissent un nouveau témoignage en faveur du bec Auer.

Altération de l'air par les produits d'éclairage. — Ce n'est pas seulement de la qualité et de la quantité de lumière fournie par les appareils d'éclairage que doit se préoccuper l'hygiéniste, c'est aussi et peut-être encore plus de la viciation de l'air par les produits de combustion des substances employées.

Une bougie stéarique consomme en une heure 22 litres 4 d'oxygène et produit dans le même temps 15 litres 45 d'acide carbonique, à peu près la même quantité qu'un homme adulte. Une lampe Carcel brûlant 42 grammes d'huile produit 55 lit. 65 de CO^2 ; une lampe à pétrole, 94 lit. ; un bec de gaz, système Bengel, 88 lit. Il y a donc là, on le voit, une cause active d'altération de l'air des habitations. Il ne faudrait pas toutefois s'en exagérer l'importance. D'une part, les effets de l'air vicié par la respiration humaine ne tiennent pas, comme nous l'avons vu, exclusivement à la diminution d'oxygène et à l'augmentation d'acide carbonique. D'autre part, la puissante ventilation déterminée par les appareils d'éclairage eux-mêmes atténue dans une large mesure cette altération et l'empêche d'atteindre des proportions bien élevées.

Ainsi, dans les expériences faites par Pettenkofer au théâtre de Munich, la proportion maximum de CO^2 s'est élevée, la salle étant pleine, avec l'éclairage électrique à 1,8 p. 1000 et avec l'éclairage au gaz à 2,3 p. 1000 : soit 0,5 p. 1000 seulement de plus, au passif de ce dernier.

En somme, si les produits de l'éclairage altèrent l'air, élèvent sa température et portent atteinte à sa pureté, si ceux qui respirent dans ces atmosphères ont quelque raison de leur imputer certains malaises, maux de tête, névralgies, ils sont bien rarement la cause d'accidents graves.

Intoxication par le gaz d'éclairage. — Il n'en est pas de même de quelques-unes des substances elles-mêmes employées dans l'éclairage. Nous voulons parler du gaz tiré de la houille. Il n'est pas rare, en effet, d'observer, dans les cas où, par suite d'un robinet mal fermé, d'une fissure ou d'une fuite dans les tuyaux du gaz, celui-ci pénètre dans l'appartement, des accidents offrant une grande analogie avec ceux de l'asphyxie par le charbon, chez les personnes qui ont été soumises à ces émanations.

L'intoxication affecte même, dans bien des cas, tout comme celle de la vapeur de charbon, des allures insidieuses qui en font méconnaître la nature, et ce n'est parfois qu'après la mort des victimes qu'on parvient à reconnaître la cause des accidents. Le gaz d'éclairage, quand il se produit des fuites dans la canalisation, se diffuse dans le sol et y perd son odeur caractéristiqne. Aussi ces fuites passent-elles souvent inaperçues. En hiver (c'est presque exclusivement dans cette saison qu'ont été observés ces genres d'accidents), lorsque la surface du sol est gelée, le gaz qui s'est infiltré dans le sol est pour ainsi dire aspiré dans l'habitation, par suite de la différencede température, et vient ainsi se mélanger à l'air intérieur. Ce qui contribue encore à obscurcir l'étiologie des accidents, c'est que le gaz peut parcourir dans les profondeurs du sol d'assez grandes distances (30 et 35 mètres dans les faits de Cologne et de Breslau) et ne produire ses effets délétères que dans des maisons assez éloignées du point où a lieu la fuite.

Nature de l'intoxication par le gaz d'éclairage. — Nous avons vu plus haut que la composition du gaz d'éclairage est fort complexe et qu'il contient un certain nombre de gaz fort suspects. Quel est parmi ces substances l'élément particulièrement délétère ? Devergie et Orfila incriminaient l'hydrogène carboné, ou méthane. Aujourd'hui, après les expériences de Layet, on s'accorde à regarder l'oxyde de carbone comme le principal coupable, bien qu'il faille aussi tenir compte des autres gaz dont la toxicité est certaine, méthane et hydrogène sulfuré dont le gaz provenant de certaines houilles, contient des proportions notables.

On ne possède pas encore de procédés bien pratiques pour débarrasser le gaz d'éclairage de ce dangereux élément. Layet a proposé de faire absorber ce gaz par le protochlorure de cuivre. Ce moyen a malheureusement l'inconvénient d'être coûteux.

Quant aux moyens de prévenir les infiltrations de gaz dans le sol, s'il est facile, avec un peu de vigilance de la part des employés des compagnies, de supprimer les fuites qui se font par les siphons qu'on a omis de remplir d'eau, comme cela a été observé plusieurs fois, il n'est guère possible d'empêcher d'une façon absolue les fissures accidentelles qui se produisent inévitablement dans la canalisation. Aussi a-t-on proposé, pour prévenir l'infection du sol, de placer les conduites de gaz dans les égouts, mais cette solution présente, elle aussi, ses inconvénients et ses dangers, dangers d'explosion, dangers d'asphyxie chez les égoutiers. Le plus sûr est encore d'isoler soigneusement la maison du sol, ainsi qu'il a été recommandé.

V. — Évacuation des immondices. — Latrines. Fosses d'aisances.

L'homme, tant par le fait du fonctionnement de ses organes que par son mode de vie et ses habitudes sociales, produit chaque jour une certaine quantité de déchets organiques, matières fécales et urines, détritus de cuisine et de balayage, eaux ménagères, etc., etc.

Pettenkofer estime que ces déchets peuvent s'évaluer approximativement par individu et par an à

34 kilog. de matières fécales.
428 » d'urines.
90 » de détritus de cuisine et de balayage.
15 » de cendres.

En tout 567 kil., auxquels il ajoute 20 litres d'eau par jour pour la cuisine, le lavage, le lessivage, ce qui fait un total de 7,867 kil. par an et par tête.

I. — Matières usées, causes d'insalubrité de la maison. — La présence dans la maison de tous ces déchets si rapidement putrescibles et où entrent en forte proportion les matières excrémentitielles, si souvent le réceptacle de germes spécifiques, est une cause active d'insalubrité et expose les habitants à un double danger : danger d'infection par les poussières bactérifères qu'ils disséminent autour d'eux, danger d'intoxication par les émanations méphitiques qu'ils dégagent.

Nous ne connaissons pas d'une façon certaine le degré de résistance des divers microbes pathogènes en présence des agents de la putréfaction. Les résultats des expériences sont en effet passablement divergents (1). L'espèce microbienne, les conditions du milieu ont une grande influence sur cette résistance. Toutefois, nous en savons assez pour ne pas compter dans la pratique, ainsi que le conseille

(1) R. Koch, en mélangeant des vibrions cholériques à du liquide des fosses d'aisances ou à de l'eau d'égout avait constaté leur rapide disparition. Par contre, Nicati et Rietsch avaient retrouvé vivants ces mêmes vibrions dans les eaux très souillées du vieux port de Marseille. Di Mattei et Canalis (*Ann. d. Istit. d'Igiene di Roma*, 1889) ont observé que la résistance du b. typhique et du b. virgule variait notablement suivant la période de la putréfaction et surtout suivant la réaction alcaline ou acide du liquide.

Duclaux (1), sur ce processus pour la destruction des agents spécifiques. D'autre part, l'épidémiologie ne nous montre que trop le rôle important que joue dans la genèse de certaines infections, de l'infection typhique, cholérique, dysentérique notamment, la souillure des locaux par les déchets de la vie en décomposition. Nombre d'épidémies de maisons, de casernes, n'ont pas d'autres causes.

En résumé, un amas d'immondices dans l'habitation peut, au point de vue de la salubrité, être assimilé, selon une très juste comparaison, à un amas de matières inflammables, ou explosibles, au point de vue des dangers d'incendie.

Viciation de l'air des locaux habités par les gaz méphitiques. Nocuité des gaz d'égout et des fosses d'aisances. — On sait que les latrines, les fosses d'aisances, les égouts mal aménagés laissent dégager, sinon d'une façon permanente, tout au moins par certains temps, par certains vents, des odeurs qui se répandent dans les diverses pièces de la maison et en rendent le séjour insupportable pour les odorats un peu délicats. Cet inconvénient s'observe même dans les maisons les mieux tenues, le plus confortablement installées, mais pourvues d'appareils d'évacuation défectueux.

Mais en faisant abstraction de leur incommodité, quelle est l'action qu'exercent sur l'organisme les émanations qui se dégagent des matières en putréfaction ? Quel est leur degré de nocivité et de quelle nature ?

Nous laisserons pour le moment de côté les accidents aigus, parfois mortels, provoqués chez les professionnels par le dégagement brusque et en grande abondance de gaz toxiques ou irrespirables, hydrogène sulfuré ou protocarboné, acide carbonique, tels qu'il s'en produit quand une grande quantité de matières organiques entrent en décom-

(1) *Ann. de l'Inst. Pasteur*, 1891, t. IV.

position dans un espace clos, insuffisamment aéré. Il s'agit ici de véritables asphyxies ou d'intoxications dont l'agent et les symptômes sont bien connus et sur lesquels nous aurons à revenir tout à l'heure.

Bien autrement intéressante à connaître est l'action qu'exerce sur l'organisme l'inhalation habituelle, à doses minimes mais quotidiennement répétées,d'émanations putrides ; car ce sont là des conditions auxquelles nous sommes tous plus ou moins soumis dans nos habitations. Ces émanations jouent-elles quelque rôle dans la propagation de la fièvre typhoïde par exemple ?

Murchison, on le sait,considérait les gaz d'égout comme un des principaux facteurs de la maladie, et la *Sewer gaz theory* a été et est même encore en faveur chez beaucoup de médecins d'outre Manche. Cette théorie, à laquelle, entre parenthèses, nous devons en partie les perfectionnements apportés à l'aménagement des cabinets d'aisances, de la canalisation de la maison et des villes, ce qui doit nous rendre très indulgents, n'est plus en accord avec les notions que nous possédons aujourd'hui sur l'agent de la fièvre typhoïde et son mode de transmission.

Mais si ces gaz ne peuvent être des agents de diffusion de germes microbiens, leur inhalation habituelle ne peut-elle pas provoquer une sorte d'intoxication chronique, qui a pour effet de diminuer les défenses de l'organisme, de le prédisposer à certaines infections ? C'est ce que semblent prouver les expériences si curieuses d'Alessi (1), de Charrin et de Nittis (2), ainsi que les observations cliniques de divers médecins, de Guéniot (3) entre autres.Rappelons aussi les expériences de Formaneck relatées plus haut (p. 303) et qui montrent que c'est dans les émanations des matières

(1) *Ann. d. Ist. d'Igiene di Roma*, 1894.
(2) *Ann. d'hyg. et de méd. lég.*, 1898.
(3) *Bull. Ac. de méd.*, 23 *févr.* 1892.

excrémentitielles que réside surtout l'élément nocif de l'air confiné (1).

On a objecté, il est vrai, que les professions obligeant l'ouvrier à vivre au milieu de matières en putréfaction, vidangeurs, égoutiers, tanneurs ne présentaient pas une prédisposition plus grande que les autres métiers vis-à-vis des maladies infectieuses. Mais ne faut-il pas ici faire la part de l'accoutumance, de la *mithridisation*, conséquence même de l'exercice de la profession et qui semble bien être du reste une loi générale en pathologie ?

C. *Infection du sol et de la nappe souterraine.* — Mais ce n'est pas seulement la viciation de l'air qui résulte de la stagnation des détritus organiques.

Les produits de décomposition de ces matières s'infiltrent peu à peu dans le sol, infiltrations de surface, infiltrations par les fissures des fosses ou des égouts non étanches, et le saturent, ainsi que le montre le tableau suivant :

(1) Alessi inocule à divers animaux, rats, cobayes, lapins, dont les uns sont conservés, comme témoins et les autres sont soumis pendant un certain temps, aux émanations d'un égout mal tenu, infect, des cultures de b. typhique et de b. coli, les autres conditions restant identiques. Voici les résultats obtenus :

		Soumis aux inhalations Morts p. 100	Témoins Morts p. 100
Inoculés avec b. typhique de Berlin	Rats	75	7
	Cobayes	79	0
	Lapins	100	0
Inoculés avec b. typhique de Rome	Cobayes	80	0
	Lapins	70	0
Inoculés avec b. coli	Cobayes	83	0

Fait qu'il importe de noter, c'est que l'inhalation séparée des divers éléments gazeux chimiquement déterminés qui entrent dans la composition des gaz d'égout n'a donné que des résultats négatifs.

	Carbone	Azote
Sol normal	1.556 gr.	100
Sol autour des égouts	3.447 »	221
Sol autour des fosses d'aisances cimentées	5.646 »	363
Sol autour des fosses perdues. .	41.272 »	2.562

L'infection du sol s'étendrait, d'après Wolfhugel, au moins à 10 mètres des fosses ou des égouts. Il y a là un excellent terrain de culture pour tous les microbes et nous nous sommes assez étendu dans l'un des précédents chapitres sur le rôle des sols imprégnés de souillures organiques dans la genèse de certaines maladies infectieuses, fièvre typhoïde, choléra, etc., etc., pour qu'il soit besoin d'insister sur les funestes conséquences de cet état de choses, au point de vue épidémiologique. Bornons-nous à rappeler à ce sujet ces quelques lignes d'un rapport d'Emmerich sur le choléra de Naples, en 1884 : « Ce n'est pas la saleté de la surface, celle que l'on constate à première vue qui favorise l'expansion du choléra ; mais les infiltrations d'eaux ménagères, d'urines, matières fécales, dans le sol y accumulent des éléments abondants de nutrition pour les bactéries. L'épidémie a fait ses premières victimes et a sévi avec une violence et une ténacité inouïes partout où existaient des terrains en contrebas recevant des infiltrations d'eaux souillées et malpropres. »

Ces infiltrations telluriques ne tardent pas à arriver jusqu'à la nappe et à la contaminer, quand cette nappe, comme cela est si fréquent, est voisine de la surface ou que le terrain n'est pas suffisamment homogène pour opérer une filtration efficace. Mais c'est le plus souvent par des infiltrations provenant de fosses non étanches que se fait cette contamination et elle est à peu près inévitable avec le système des fosses fixes.

La conclusion qui découle naturellement des faits que nous

venons d'exposer, c'est la nécessité de l'éloignement aussi rapide que possible de ces matières dangereuses. La solution pratique peut varier suivant les circonstances, suivant les lieux, les ressources financières, mais elle sera d'autant plus parfaite qu'elle s'inspirera davantage de ce principe.

II. — Des divers systèmes d'évacuation des immondices. — Il y a lieu de distinguer, au point de vue des procédés d'évacuation, les immondices solides, résidus de cuisine, résidus domestiques, balayures, débris de toutes sortes que les ménagères déposent chaque matin sur la chaussée, *ordures ménagères* sur lesquelles nous aurons à revenir à propos de la voirie, et les déchets plus ou moins liquides, les matières fécales, urines et eaux ménagères, dont nous nous occuperons exclusivement ici.

Il n'y a que trois façons de traiter les excreta humains ou animaux : l'abandon, le collectionnement dans l'habitation elle-même, l'évacuation immédiate.

Nous ne citerons que pour mémoire le premier. C'est celui des populations primitives, c'est celui employé comme le plus commode, le plus économique par des peuples dits civilisés qui semblent ne pas se douter que les dangers d'une pareille pratique ont été signalés, il y a quelque trois mille ans, par le législateur hébreu. Dans les campements de troupe où il est seul possible, on cherche à en atténuer les inconvénients en pratiquant le procédé dit de la *feuillée*, qui consiste à creuser à la bêche sur un emplacement un peu écarté une tranchée étroite et profonde au-dessus de laquelle les hommes viennent s'accroupir et que l'on recouvre ensuite de terre bien tassée.

C'est à peu près le seul système en usage dans les campagnes où la population est heureusement clairsemée et où agissent avec toute leur énergie ces puissants agents de désinfection, le grand air et la lumière du soleil. Dans ce milieu, les inconvénients de ce procédé primitif, ou plutôt de cette absence de procédé, sont fort atténués, bien que cette pratique puisse assurément revendiquer une large part dans l'extension que prend si souvent la fièvre thyphoïde, lorsqu'elle entre dans une habitation rurale.

Dans les agglomérations urbaines un peu importantes les conditions sont tout autres, et le chiffre si élevé de la mortalité dans certaines villes de l'Europe et de la France méridionale, le tribut qu'elles payent à la fièvre typhoïde, les ravages qu'y font les épidémies de choléra sont là pour témoigner des désastreuses conséquences d'un pareil état de choses.

Peut-être plus dangereux encore par les conséquences qu'il entraîne est le système des fosses perdues, des puisards si usités autrefois, et même aujourd'hui, sous son véritable nom ou sous le nom déguisé de fosses d'aisances. Les matières fécales et l'urine qu'ils reçoivent s'infiltrent peu à peu dans le sol et s'en vont contaminer la nappe souterraine à laquelle les populations des campagnes, des villages et de nombre de villes empruntent leur eau de boisson. Bien des épidémies de fièvre typhoïde n'ont pas d'autre origine.

A. — Systèmes basés sur le collectionnement à la maison. — *a*) FOSSE FIXE. — Le second système est celui du collectionnement représenté par la fosse fixe.

Construite en maçonnerie plus ou moins étanche, elle prête à bien des critiques. Elle est en opposition avec la règle si heureusement formulée par H. Guéneau de Mussy : *ne pas laisser séjourner dans les maisons les matières excrémentitielles et les en faire sortir dans le plus bref délai*, et c'est à juste raison qu'elle a été condamnée en principe pour les grandes villes. On ne peut cependant dans la pratique la proscrire d'une façon absolue. C'est le seul système applicable, pour le moment du moins, dans bien des circonstances, dans les campagnes, dans les villages, les petites villes, et il constitue en somme sur les procédés primitifs dont nous avons parlé un réel progrès que l'on souhaiterait voir se réaliser, au grand profit de la santé publique, dans bien des localités. Il est donc utile de déterminer les meilleures conditions dans lesquelles doivent être établies les fosses, de façon à atténuer dans la mesure du possible leurs inconvénients.

Construction de la fosse. — La fosse établie dans le sous-sol ne doit jamais être placée au-dessous des chambres que l'on habite d'ordinaire, des chambres à coucher en particulier, ni contre les murs de fondation. On l'éloignera le plus possible des puits dont elle est, notamment dans les villes, la plus puissante et la plus fréquente cause (1) de pollution. Elle doit être parfaitement étanche et il faut pour sa construction employer des matériaux imperméables, pierres ou mieux briques vitrifiées reliées par du ciment ou de l'asphalte. On a même conseillé d'établir une double paroi entre laquelle serait interposée une couche d'argile plastique bien tassée. Cette étanchéité malheureusement dure peu, par suite de l'action des alcalis des matières fécales qui finissent au bout d'un certain temps par altérer et décomposer les meilleurs matériaux. Le moyen le plus efficace d'atténuer ce grave inconvénient est de ne pas laisser séjourner trop longtemps les matières et d'opérer de fréquentes vidanges. Enfin, pour augmenter les garanties contre les infiltrations dans le sol, on mettra autour de la fosse une couche de terre argileuse bien tassée de plu-

(1) La loi anglaise exige une distance minimum de 18 à 24 m. entre la fosse et tout puits, source ou cours d'eau pouvant servir à l'alimentation. Le projet de règlement sanitaire municipal, élaboré par le Comité consultatif de France conformément à l'art. 1 de la loi du 19 février 1902 se borne à spécifier que le puits devra être *isolé efficacement* des cabinets et fosses d'aisances, sans indiquer de distance minimum.

sieurs décimètres d'épaisseur. Les parois intérieures revêtues d'un enduit de ciment seront bien lisses, présenteront le moins d'angles possible. Le fond de la fosse sera concave. L'orifice par lequel se pratique la vidange sera muni d'une plaque, de préférence en fonte, fermant bien hermétiquement.

Ventilation de la fosse. — Les matières fécales ne tardent pas à entrer, une fois dans la fosse, en active fermentation et à dégager une énorme quantité de gaz.

D'après Erismann, la proportion de ces gaz serait en 24 h.:

	Par m. c.	Pour une fosse de moyenne grandeur
CO^2	315 lit.	5.67 m3.
AzH^3.	149 »	2.67 »
H^2S	1 . 2	6.92 »
Acides gras volatils	579 »	10.43 »

Quand ces gaz, qui ont une haute pression, ne trouvent pas d'autres issues, ils s'engagent dans le tuyau de chute et remontent par cette voie dans les appartements. C'est la principale cause des émanations fétides si fréquentes, nous l'avons dit, dans des habitations les mieux tenues, soumises au régime de la fosse. Il est donc indispensable, pour prévenir ce reflux, de fournir une issue aux gaz de la fermentation, en établissant à la partie supérieure de la fosse, suivant la recommandation de Darcet, un tuyau d'évent montant jusqu'au-dessus du toit. Il s'établit alors, au moins théoriquement, un double courant, en vertu du principe posé par Watzon : un courant descendant par le tuyau de chute, un courant ascendant par le tuyau d'évent.

Malheureusement, dans la pratique, la direction des courants qui se forment dans les deux conduits n'a rien de constant et est sous la dépendance d'un élément essentiellement variable, la température extérieure. Dans les journées d'été, en particulier, le courant est le plus souvent renversé et rejette dans l'appartement les gaz des fosses.

Pettenkofer préfère prolonger jusqu'au-dessus du toit le tuyau de chute, en plaçant au besoin un bec de gaz à la partie supérieure pour activer le tirage. En y adjoignant l'ouverture permanente de la croisée des cabinets, c'est, selon lui, le meilleur moyen d'assurer la ventilation. Ce procédé est-il complètement à l'abri des objections qu'on a faites au premier ?

Désinfection des fosses d'aisances. — Il serait fort utile de pouvoir, soit en temps d'épidémies, soit au moment où on vide les fosses d'aisances, désinfecter ces foyers de fermentation putride, ou en d'autres termes les rendre inoffensifs. Malheureusement nous ne connaissons jusqu'ici aucun procédé pratique qui offre, au point de vue de la destruction des germes infectieux, les garanties d'efficacité voulues et nous ne pouvons pour le moment que viser à une désinfection bactériologiquement incomplète et qui a surtout pour effet de neutraliser les gaz odorants et toxiques, de désodoriser les matières des fosses.

Les désinfectants chimiques sont fort nombreux ; mais il est une considération dont il faut, eu égard à la nature de l'opération et à la quantité de matière à employer, tenir grand compte et qui limite singulièrement le choix de la substance, c'est la question de prix.

Un des désinfectants auquel on a souvent recours, parce qu'il est fort économique, et qui a eu même la bonne fortune plus ou moins justifiée d'être recommandé officiellement par les règlements militaires, c'est le sulfate de fer qui agit surtout chimiquement. Il forme avec l'ammoniaque des fosses du sulfate d'ammoniaque et avec l'hydrogène sulfuré du sulfure de fer. Un de ses avantages réside dans la propriété qu'il a de se régénérer presqu'indéfiniment par le fait même des décompositions chimiques qui se succèdent et de mériter ainsi le nom de désinfectant perpétuel (Kullmann). De plus, il enlève assez bien l'odeur, au moins momentanément, et diminue notablement, presque de moitié, la quantité des gaz si dangereux pour les ouvriers qui pratiquent la vidange des fosses.

Il doit être employé en solution à 3 p. 100, à la dose de 9 kilog. par mètre cube de fosse (1).

Le sulfate de fer est un très médiocre antiseptique, et, à ce point de vue, le sulfate de cuivre, aux mêmes doses, et le chlorure de zinc, de 2 p. 100 à 2 p. 1000 (2), lui sont bien supérieurs ; mais ils sont beaucoup plus coûteux et sont réservés d'habitude pour la désinfection des selles, aussitôt après leur évacuation. Les mêmes observations s'appliquent à l'acide phénique, en solution à 5 p. 100.

L'huile lourde de houille qui semble agir à la fois par action antiseptique et par action mécanique en formant une couche huileuse à la surface des matières a été aussi recommandée par les circulaires du ministère de la guerre pour la désinfection des fosses des casernes, et paraît donner de bons résultats. On l'emploie habituellement à la dose de 3 litres par mètre cube de vidange.

Ces huiles lourdes doivent en partie leurs propriétés aux crésols, crésyls, désinfectants puissants sur lesquels nous aurons à revenir et qui peuvent aussi être employés en nature à la désinfection des fosses, à la dose de 10 litres d'une solution à 10 p. 100 par mètre cube.

Depuis que Liborius, Pfuhl, Kitasato, Chantemesse ont reconnu le pouvoir bactéricide de *la chaux* à l'égard du bacille typhique et du vibrion virgule, cette substance, à l'état de lait de chaux (1 pour 4 d'eau), semble parfaitement indiquée pour la désinfection des fosses d'aisances. On lui

(1) La dose minimun devrait être, d'après Vallin, de 5 kil. de sel en cristaux par mètre cube.

(2) Le chlorure de zinc forme la base d'une préparation qui a joui d'une grande vogue dans le public : *l'eau de Saint-Luc*.

reproche seulement de provoquer au moment où on la projette dans la fosse d'abondants dégagements gazeux (1).

Vidange de la fosse.— Un des plus grands inconvénients des fosses fixes, c'est la nécessité de les vider au bout d'un temps plus ou moins long.

Outre les dangers que fait courir aux ouvriers cette opération, quand elle est pratiquée dans de mauvaises conditions, elle est pour les habitants de la maison, pour tout le voisinage, pour les rues traversées par les tombereaux qui emportent ces matières, une source d'infection de l'air et une cause grave d'insalubrité.

Dans toutes les villes où l'hygiène occupe une petite place dans les préoccupations de ceux appelés à les administrer, la vidange à la main avec le seau devrait être absolument proscrite et la vidange par les appareils à aspiration seule autorisée. On sait que ce système consiste à mettre la fosse en communication par des tuyaux imperméables avec un récipient porté sur une voiture dans lequel le vide est fait, soit à l'usine même, soit au moment de la vidange, par une pompe à bras ou à vapeur. L'opération ne donne lieu à aucun dégagement d'odeur, si l'appareil et les tuyaux ne présentent aucune fissure dans leur continuité ou au niveau de leurs raccords, ce qui malheureusement n'est pas toujours le cas. Il n'en atténue pas moins dans une large mesure les inconvénients et les dangers de la vidange, et il est fort à souhaiter que dans les villes condamnées pendant longtemps encore pour une raison ou pour une autre au système des fosses fixes, les obstacles qui s'opposent à la vulgarisation de ce procédé de vidanges, et dont le principal est la rede-

(1) Le même inconvénient se produit du reste avec le sulfate de fer dont le premier effet est d'augmenter les mauvaises odeurs, en mettant en liberté des acides gras odorants, acides butyrique, valérianique, etc., et ce n'est que plus tard que la désodorisation est obtenue.

vance trop élevée exigée par les compagnies, disparaissent.

Une excellente et heureuse disposition adoptée dans certains de ces appareils et qui devrait être obligatoire consiste à se servir du foyer de la machine à vapeur qui actionne la pompe aspirante pour brûler les gaz odorants (procédé Tallard).

Une question souvent posée et sur laquelle les hygiénistes et les épidémiologistes ne sont pas tous d'accord, c'est celle de l'opportunité de la désinfection des fosses d'une ville au début d'une épidémie.

Accidents provoqués chez les vidangeurs par l'opération de la vidange. Mitte. Plomb. — L'opération de la vidange des fosses donne parfois lieu, surtout pendant la saison chaude, à certains accidents bien connus des vidangeurs. Les uns, sans importance et sans gravité, consistent en des ophtalmies désignées sous le nom de *mittes* par les professionnels et dues à l'action irritante des produits ammoniacaux sur la conjonctive.

Les autres, heureusement assez rares, surtout depuis l'emploi des procédés de vidanges automatiques, le *plomb*, sont une véritable intoxication, parfois foudroyante et mortelle, causée par l'hydrogène sulfuré.

Le meilleur moyen de les prévenir est la désinfection préalable de la fosse, désinfection rendue du reste obligatoire par les règlements de police de la plupart des grandes villes. Le sulfate de fer qui, comme nous l'avons vu, décompose et fixe l'hydrogène sulfuré, présente à ce point de vue certains avantages sur les autres désinfectants.

b) Fosse Mouras ou vidangeuse automatique. *Système Goldner. Fosse fixe à siphon de Pagliani.* — La fosse Mouras, très répandue à Bordeaux, à Marseille et dans plusieurs villes du midi de la France et à laquelle on peut rattacher le système Goldner, étudié par Laborde (1), et la fosse Pa-

(1) Rapp. à la Soc. de méd. publ. *Rev. d'hyg.*, 1882.

gliani (1), prétend remédier à quelques-uns des plus graves inconvénients de la fosse ordinaire : reflux des émanations par le tuyau de chute, nécessité d'une vidange périodique, exclusion de l'eau dans les cabinets, etc., etc.

L'économie du système est la suivante :

La fosse doit toujours être pleine de liquide, de façon à empêcher l'accès de l'air. C'est la base du procédé. Le tuyau de chute plonge d'une certaine longueur dans le liquide et reste ainsi toujours immergé, et quand une certaine quan-

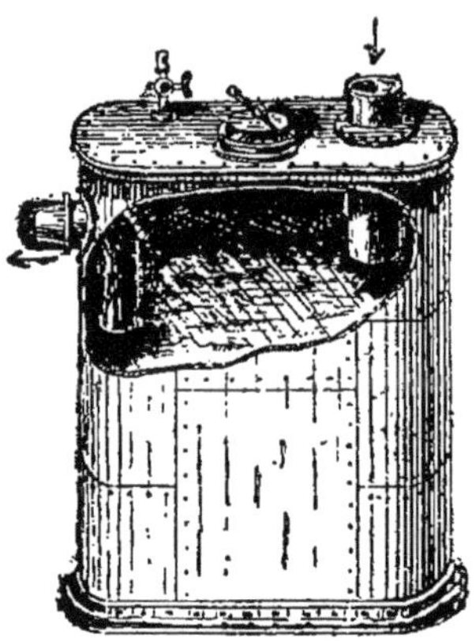

Fig. 70. — Vidangeuse automatique, système Mouras (Imbeaux).

tité de matière tombe dans la fosse, une quantité équivalente de trop-plein s'écoule par siphonnage, soit directement à l'égout, soit dans un second compartiment où s'achève la décantation (2).

Le procédé peut paraître au premier abord irrationnel et antihygiénique, et cependant tous ceux qui ont pu l'étudier de près sont unanimes à reconnaître qu'il supprime à peu près complètement les émanations odorantes dans les cabinets et que le liquide envoyé à l'égout est presque lim-

(1) *Giorn. de Soc. ital. d'Igiene*, 1881.

(2) Dans le procédé Pagliani, le liquide sortant de la fosse vient filtrer à travers une couche de tourbe avant de s'écouler à l'égout.

pide et inodore. C'est qu'en effet il se produit dans ces matières soustraites ainsi à l'action de l'air, pendant leur séjour dans la fosse, des processus de fermentation anaérobie sur lesquels nous aurons à revenir plus tard à propos de l'épuration biologique des eaux vannes et qui désagrègent et détruisent rapidement la matière organique. D'autre part, l'immersion du tuyau de chute dans le liquide fait l'office d'intercepteur hydraulique, et prévient tout reflux de gaz dans la maison. Il est certain en tout cas que les médecins de Bordeaux et de Marseille qui sont à même de juger de près le fonctionnement du système se louent en général des résultats. A Bordeaux, d'après le Dr Mauriac (1), les fosses Mouras n'auraient jamais besoin d'être vidangées ; elles permettent le large emploi de l'eau et les cabinets d'aisances sont complètement inodores.

Faisons remarquer toutefois que ce système ne résout que d'une façon incomplète le problème de l'évacuation, qu'il laisse subsister le collectionnement à la maison de produits essentiellement suspects et qu'il n'empêche pas l'infection du sol et de la nappe phréatique par les infiltrations. D'autre part, les recherches de O. Roth et Bertschenger (2) sur la composition chimique et bactériologique du liquide s'écoulant par le trop-plein justifient pleinement les réserves de Vallin (3) au sujet du déversement direct à l'égout.

c) Fosses mobiles. — Tinettes. — La fosse mobile, autrement dite *tinette*, n'est qu'un perfectionnement du système très primitif de nos aïeux, la garde-robe ou chaise percée. Ce n'est autre qu'un tonneau ou cylindre en métal, le plus souvent en tôle galvanisée que l'on place sous la cuvette des cabinets d'aisances et qu'on emporte dès qu'il est plein, soit dans les dépotoirs, soit dans les usines d'engrais.

(1) *Congr. intern. d'hyg.*, Paris, 1889.
(2) *Corresp.-Blatt.* f. *Schweitzer Aertze*, 1900.
(3) *Rev. d'hyg.*, 1892.

La grandeur de ces réservoirs varie de 100 à 300 litres.

Deux raisons doivent engager à ne pas leur donner un volume trop considérable : d'une part, ils doivent pouvoir être maniés facilement, de l'autre la réduction de la contenance oblige à les changer plus souvent, ce qui est un avantage pour la salubrité de la maison.

Dans le *système Goux*, adopté par l'Administration militaire pour les casernes ne pratiquant pas le tout à l'égout, les tonneaux garnis préalablement à l'usine d'un mélange plus ou moins désinfectant sont placés directement sous la cuvette et sont enlevés tous les jours. Les tinettes employées à Paris dans les maisons particulières sont changées tous les huit à dix jours.

Les fosses mobiles ont sur les fosses fixes l'avantage de laisser séjourner beaucoup moins longtemps dans la maison un foyer d'infection. Elles se rapprochent ainsi de l'objectif formulé par Guéneau de Mussy : éloigner de l'habitation dans le plus bref délai les matières excrémentitielles. Mais elles ont en revanche de graves défauts ; sans parler des frais de manutention et de transport qui rendent l'application générale à peu près impossible dans les grands centres, leur ventilation ne peut se faire que par les tuyaux de chute et les gaz qui se développent par suite de la fermentation des matières refluent dans les cabinets d'aisances et de là dans l'appartement (Brouardel). En outre, le raccordement de l'orifice du récipient avec le tuyau de chute est une opération un peu délicate et qui n'est pas toujours sans danger (1). De plus, sans exclure absolument l'usage de l'eau dans les latrines, la petite capacité des réservoirs oblige à en restreindre beaucoup la dépense.

Enfin un reproche très fondé qu'adresse Rochard à ce

(1) Pettenkofer recommande d'appliquer aux fosses mobiles le même système de ventilation qu'aux fosses fixes et de faire monter le tuyau de chute jusqu'au-dessus du toit.

système, c'est d'exiger la conservation des dépotoirs, ces établissements insalubres au premier chef dont la suppression autour des grandes villes est si vivement réclamée par les hygiénistes.

d) EARTH CLOSET. — Les tinettes *système Goux* dont nous venons de parler, ne sont qu'une application particulière du système de l'*earth closet*. Ce système, nommé aussi *système Moule*, du nom de l'anglais qui l'a vulgarisé,

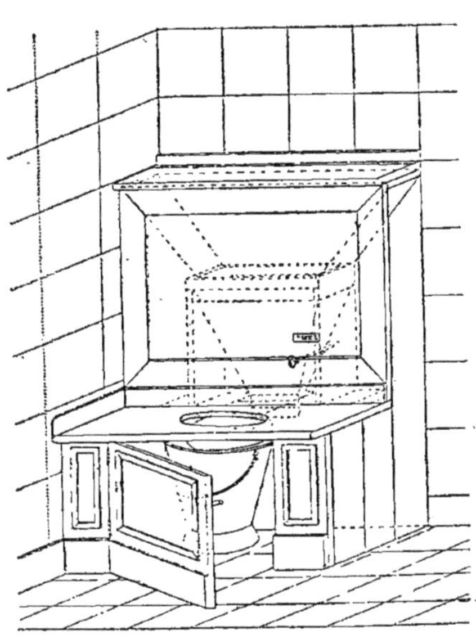

Fig. 71.—Garde-robe à terre (système E. Jacob Delafont et Cie.)

est fondé sur la propriété que possèdent les poussières sèches, terre, cendres, etc., etc., de désinfecter les matières fécales, de leur enlever leur odeur et même leur apparence si rebutante. Un des grands avantages de ce système est de pouvoir utiliser directement comme matière fertilisante ce mélange sans avoir à faire subir aux matières fécales des manipulations plus ou moins insalubres.

De toutes les substances essayées, la terre argileuse, ou

même la terre de jardin, est celle qui paraît être, au point de vue de la désinfection, la plus active.

Cette terre doit être bien desséchée à l'avance. On la répand sur les matières fécales aussitôt après leur émission à la dose de 1500 grammes environ par exonération.

Les résultats obtenus avec l'urine sont moins satisfaisants et en général on a été obligé d'installer dans les endroits où le système fonctionne des urinoirs ordinaires indépendants de *l'earth closet*.

Rien n'est plus simple, ni plus économique que l'installation de ce système, puisqu'il suffit à la rigueur de déposer dans un coin du cabinet un tas de terre sèche dont chaque visiteur projette une ou deux pelletées sur les matières qu'il vient d'évacuer. Mais ce procédé un peu primitif fait trop dépendre le bon fonctionnement du système du plus ou moins de soin, de bonne volonté des visiteurs. Aussi a-t-on imaginé en Angleterre, où le système de l'*earth closet* s'est beaucoup propagé, des appareils automatiques versant dans la cuvette au moyen du jeu d'un simple levier la quantité de terre nécessaire après chaque exonération.

Des appareils de ce genre fonctionnent dans plusieurs établissements publics en Angleterre, casernes, prisons, et paraissent avoir donné de très bons résultats. Leur adoption aurait même dans certains d'entre eux amélioré l'état sanitaire. Il a été expérimenté au Camp de St-Cloud (1871-1872).

Quels que soient ses avantages, ce système ne peut avoir que des applications restreintes. Il est une précieuse ressource pour les campagnes où l'on ne dispose pas d'une canalisation permettant le large emploi de l'eau dans les cabinets et où, en revanche, on a sous la main, sans aucun frais, les matières premières. Il conviendrait aussi pour les latrines des ateliers et des usines éloignées des centres urbains dont il est si difficile de réaliser une installation à peu près convenable, et c'est à des appareils de ce genre, *ap-*

pareil Sauvegarde et Dumay, et *appareil Chappe et fils*, que la Commission désignée par l'association industrielle de France contre les accidents pour étudier les systèmes applicables à cette catégorie d'établissements a donné la préférence. La maison Jacob Delafond et Cie (V. fig. 71) présente aussi un excellent modèle convenant tout particulièrement aux maisons de campagne où l'eau est rare.

B. **Systèmes mixtes**. — *Appareil diviseur*. — Le système diviseur qui n'est qu'une modification de la fosse mo-

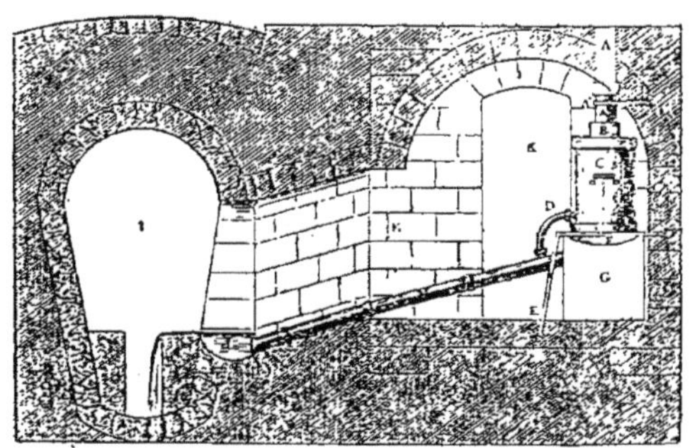

FIG. 72. — Installation et raccordement à l'égout d'une tinette filtrante (Imbeaux).

bile se propose de séparer les matières solides, qui sont retenues dans l'appareil et qui sont enlevées régulièrement comme dans le système des tinettes, des liquides qui se rendent directement à l'égout. En fait, le système dont on s'est fort engoué pendant quelque temps, et qui est encore actuellement (1899) représenté à Paris par 26.000 tinettes filtrantes (1), se rapproche beaucoup par son mode de fonction-

(1) Le nombre des tinettes filtrantes était en 1894, au moment de la nouvelle loi autorisant le déversement direct à l'égout, de 34.700. En 1899, il est de 26.000, soit une diminution de 9.000 environ. On voit qu'en dépit de l'ardente campagne menée par les hygiénistes

nement de la fosse Mouras. C'est une véritable dilution de matières fécales qui est envoyée par un suintement lent et continu à l'égout et il ne reste guère dans le filtre que les papiers et les matières insolubles. Seulement aucune des précautions prises dans le système Mouras pour empêcher que les gaz putrides ne refluent dans les cabinets n'existe ici, et l'envoi des matières à l'égout a lieu avant qu'aucune fermentation n'ait commencé à les épurer. En somme, le système diviseur, malgré les améliorations qu'ont cherché à y apporter quelques constructeurs (siphons dilueurs Geneste Herscher, Lafforgue), « joint aux inconvénients de la fosse fixe les inconvénients du tout à l'égout mal pratiqué et n'a d'autre résultat que de ralentir l'évacuation des matières » (Guéneau de Mussy).

C. — Systèmes basés sur le principe de l'évacuation immédiate. — L'objectif des hygiénistes, avons-nous dit, est l'éloignement immédiat de la maison des matières excrémentitielles. Parmi les systèmes qui tendent à réaliser cette condition, on peut distinguer ceux dans lesquels le transport et la circulation de ces matières se font par une canalisation spéciale distincte (*procédés Liernur*, *Berlier*, *Wa-*

contre ce système, les propriétaires font la sourde oreille et ne semblent pas prêts à y renoncer.

Ce sont du reste encore les systèmes de collectionnement qui dominent de beaucoup dans la capitale, ainsi qu'il résulte du tableau suivant emprunté à l'*Annuaire statistique de la ville de Paris* 1900.

Sur les 109.350 immeubles que compte la ville :

51.600	pratiquent le système	de la fosse fixe.	
12.250	»	»	» fosse mobile.
23.055	»	»	du déversement direct à l'égout.
57	»	»	de la tinette Goux.
486	»	»	des puisards.
21.860	»	»	de l'appareil filtrant.
42	»	des systèmes séparatifs divers.	

ring) et ceux dans lesquels elles sont envoyées directement à l'égout (*procédé du tout à l'égout*).

1° SYSTÈMES SÉPARATIFS.— SEPARATE SYSTEM. — Le principe essentiel des systèmes rangés dans cette catégorie est de n'admettre dans la canalisation établie à cet effet que les eaux-vannes et les eaux ménagères de la maison et de réserver les égouts aux eaux de pluies et de lavage des rues. Ces systèmes permettent d'employer pour l'évacuation des matières excrémentitielles des conduites d'un faible diamètre et de réaliser ainsi une notable économie.

Pour faire progresser dans cette canalisation les liquides, certains de ces systèmes utilisent à peu près exclusivement la pesanteur dont ils aident l'action par des chasses automatiques (système Waring). D'autres ont recours à l'aspiration, ce qui nécessite une canalisation hermétiquement close et des machines à faire le vide dans la canalisation (systèmes Liernur et Berlier). Enfin le système Schone a recours à l'air comprimé.

A. SYSTÈME LIERNUR.— Le système Liernur qui a vu le jour à Amsterdam (1) et qui fonctionne depuis 1897 à Trouville, où il donnerait des résultats satisfaisants, paraît-il, consiste essentiellement en une série de récipients desservant chacun les maisons d'un quartier, aux latrines desquelles ils sont reliés par une canalisation en fonte hermétiquement close. Une usine centrale plus ou moins éloignée de la ville, en relation elle-même avec ces divers récipients par une conduite collectrice, y fait le vide plusieurs fois par jour, et reçoit les matières qui y subissent un traitement (2). Les frais de premier établissement, avantage qui n'est pas à dédaigner, ne sont pas très élevés et les modifications successives qui ont été apportées au procédé depuis sa création ont

(1) VAN OVERBECK DE MEIJER, *Rev. d'hyg.*, 1879 ; *id.*, 1884.

(2) A Trouville, les matières aspirées sont d'abord stérilisées par ébullition, puis converties en poudrette.

obvié en partie au plus grave reproche qu'on lui faisait au début, celui d'exclure l'emploi de l'eau (1). Il ne laisse arriver aucune émanation dans les cabinets qui restent, ainsi que l'ont constaté Brouardel et Thoinot, complètement inodores.

B. Système Berlier. — Le système Berlier est basé sur le même principe, l'aspiration des matières dans une canalisation close où une usine centrale fait le vide. L'appareil récepteur un peu compliqué au début a été simplifié depuis

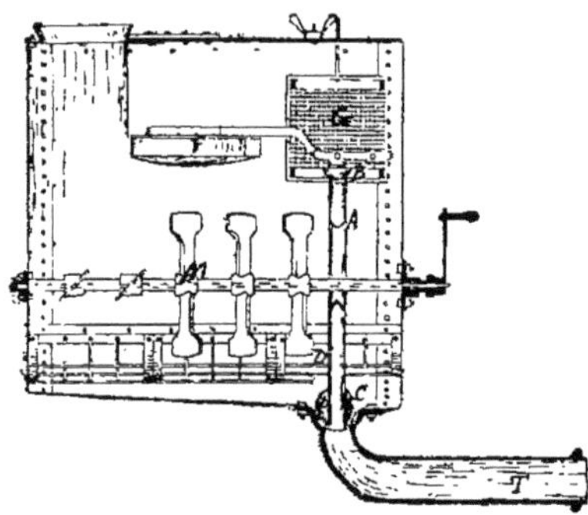

Fig. 73.— Appareil de maison, système Berlier, appliqué aux immeubles de Levallois-Perret (Imbeaux).

T. Conduit d'aspiration et d'évacuation.
C. Clapet en caoutchouc l'obturant et relié au flotteur.
O. Grille pour arrêter les corps solides.
M. Malaxeur.

et se compose uniquement d'un récipient en tôle galvanisée dans lequel débouche le tuyau de chute et qui est en communication avec la canalisation par un orifice fermé au moyen d'un clapet en caoutchouc. Ce clapet est actionné par un

(1) Les dépenses de premier établissement se sont élevées à Trouville à un million, alors qu'un projet du tout à l'égout prévoyait une dépense de près de 3 millions. Dans cette ville, l'installation des cabinets comporte une chasse de 3 litres par visite et la canalisation reçoit outre les matières excrémentitielles les eaux ménagères. (Thoinot, Assainissement comparé des grandes villes d'Europe, in *Ann. d'hyg.*, 1898, t. 39.)

flotteur qui le soulève quand le liquide envoyé par le tuyau de chute atteint un certain niveau. Les matières sont alors brusquement aspirées dans la canalisation et le récipient une fois vidé, le clapet retombe par son propre poids.

Le système appliqué pendant plusieurs années à la caserne de la Pépinière et dans un certain nombre de maisons du quartier de la Madeleine a été, nous ne savons pour quelles raisons, abandonné, mais il est installé depuis 1892 à Levallois-Perret où il dessert huit cents immeubles. Les matières ne subissent aucun traitement et sont envoyées directement dans le collecteur d'Asnières. Un projet élaboré pour la ville d'Avignon, sur la demande de la municipalité, prévoit l'installation d'une usine de traitement. Jusqu'à ce que la question de l'utilisation des matières ait été résolue au point de vue économique et financier, on ne peut qu'être très réservé sur le sort des procédés basés sur l'aspiration.

C. Système Waring. — Dans le système dû à l'ingénieur américain Waring, les matières fécales et les eaux ménagères s'écoulent, au sortir du tuyau de chute, dans une canalisation spéciale formée de tuyaux de poterie de faible diamètre, tandis que les eaux de pluie se rendent directement au fleuve, soit par rigoles à ciel ouvert de la rue, soit par les égouts ordinaires.

Les tuyaux de la canalisation sont en poterie vernissée à l'intérieur. Leur diamètre va en croissant du tuyau de chute, légèrement rétréci au-dessous de la cuvette, aux collecteurs de rue qui ont en moyenne 150 millimètres de section, avec une pente de 2 à 5 millimètres par mètre. Cette disposition tend à prévenir les engorgements qui sont à redouter avec des conduits aussi petits. De distance en distance sont installés des regards pour visiter et désobstruer au besoin les tuyaux.

A la tête de chaque collecteur sont des réservoirs de chasse automatique, du genre de ceux que nous décrivons plus loin, de 1/2 à 1 mètre cube de contenance, qui déversent instantanément deux fois par vingt-quatre heures leur contenu dans les tuyaux, de façon à laver et à balayer énergiquement les conduites. La quantité d'eau nécessaire pour cette chasse et pour le lavage des cabinets est évaluée à 20 litres par jour et par tête.

La ventilation se fait, comme dans le système unitaire, par les tuyaux de chute prolongés jusqu'au toit et par des bouches munies de grilles s'ouvrant sur la rue. Le système est, on le voit, d'une grande simplicité, ne comportant aucun mécanisme susceptible de se déranger et de gêner le fonctionnement. On lui a, il est vrai, adressé le reproche de s'obstruer, de s'engorger facilement par suite du faible diamètre des conduites, et c'est à la suite d'une obstruction de ce genre qui amena l'inondation de quelques caves que l'on renonça, croyons-nous, à l'essai tenté à Paris.

En tout cas, pareil accident ne doit pas être très fréquent, car le système a été adopté par un grand nombre de villes en Amérique où il tend à se répandre de plus en plus et il est accueilli avec faveur en Angleterre et en Allemagne. En France, Cannes l'applique depuis plusieurs années et s'en trouve bien (Imbeaux). Il est la base de plusieurs projets d'assainissement urbain actuellement à l'étude.

D. Système Shone. — Le système Shone, basé, comme les précédents, sur l'établissement d'une canalisation distincte pour les eaux vannes et ménagères des maisons, est surtout applicable aux villes dont les conditions topographiques ne permettent pas l'emploi de la gravité seule pour la progression des liquides et où il est nécessaire de relever leur niveau dans les quartiers bas pour assurer leur évacuation. Le système utilise pour ce relèvement l'air comprimé au moyen d'appareils dits *éjecteurs*, disséminés dans les divers quartiers et reliés à une usine centrale.

L'opération du refoulement se fait automatiquement en

vase complètement clos, sans aucun contact avec l'atmosphère.

Le système a été adopté par plusieurs villes de l'Angleterre, Southampton en particulier, où il donnerait de bons résultats.

2° SYSTÈME UNITAIRE : LE TOUT A L'ÉGOUT. — Le nom donné au système suffit à le définir. La canalisation de la maison aménagée à cet effet vient déboucher dans l'égout et y déverse toutes les matières usées, y compris les matières excrémentitielles.

Il n'est peut-être pas de question en hygiène qui ait soulevé de plus vives polémiques, polémiques qui sont loin du reste d'être calmées et sur lesquelles nous aurons à revenir tout à l'heure en comparant les avantages et les inconvénients des divers systèmes. Partisans et adversaires n'en sont pas moins d'accord pour reconnaître que le système du tout à l'égout, sous peine de mal fonctionner et de devenir la source de graves dangers, doit reposer sur le principe si heureusement résumé dans la formule suivante : *circulation incessante des liquides depuis le moment où ils sont projetés dans le récepteur d'origine jusqu'à la destination ultime, jamais de stagnation.*

Pour assurer cette circulation, pour prévenir la stagnation, un ensemble de conditions sont nécessaires. Ces conditions sont : 1° aménagement spécial de la maison comportant une canalisation pourvue à son origine d'appareils spéciaux empêchant toute communication entre l'égout et l'intérieur de l'habitation ; 2° approvisionnement d'eau assez abondant dans la maison pour permettre une chasse vigoureuse et le lavage de la canalisation, 20 litres au moins par habitant ; 3° étanchéité parfaite de tout le réseau ; 4° pente suffisante dans toutes les parties de celui-ci ; 5° dimensions et formes du radier des égouts adaptées à cette destination ; 6° utilisation convenable et conforme aux exigences de l'hygiène des eaux-vannes.

Nous nous occuperons plus loin de tout ce qui concerne les dispositions à donner aux égouts et nous nous bornerons ici à formuler les règles qui doivent présider à l'aménagement de la canalisation de l'habitation, de façon à permettre, sans danger pour la salubrité de celle-ci, le déversement direct à l'égout.

Dispositions de la canalisation des maisons reliées à l'égout public. — 1° *Obturation hydraulique, siphon.* — Une des premières conditions à remplir est d'empêcher toute communication entre l'atmosphère intérieure de la maison et l'égout.

Le meilleur procédé d'interception, le plus simple et le plus efficace à la fois, est l'obturation hydraulique qui tend de plus en plus à se substituer aux anciens obturateurs à bascules ou à valves, essentiellement défectueux et malheureusement encore trop répandus, même à Paris, tant est puissante la force de la routine.

L'intercepteur hydraulique ou siphon, malgré les formes assez variées que lui donnent les constructeurs, consiste essentiellement en un conduit en S placé au-dessous du récepteur, cuvette, évier, vidoir, bouches de cour, dans la courbure inférieure duquel se trouve une couche d'eau empêchant tout reflux d'air ou de gaz d'une branche à l'autre tant que la pression reste égale des deux parts. Lorsque par le jeu du réservoir de chasse dont nous parlerons tout à l'heure une certaine quantité d'eau arrive dans le récepteur, le niveau s'élève dans la branche extérieure, le siphon s'amorce et se vide complètement, entraînant dans le tuyau de chute les matières en suspension. Une fois le niveau rétabli dans les deux branches, l'écoulement s'arrête en laissant une couche d'eau de même épaisseur que celle qui existait au début.

Le fonctionnement est, on le voit, des plus simples et ne

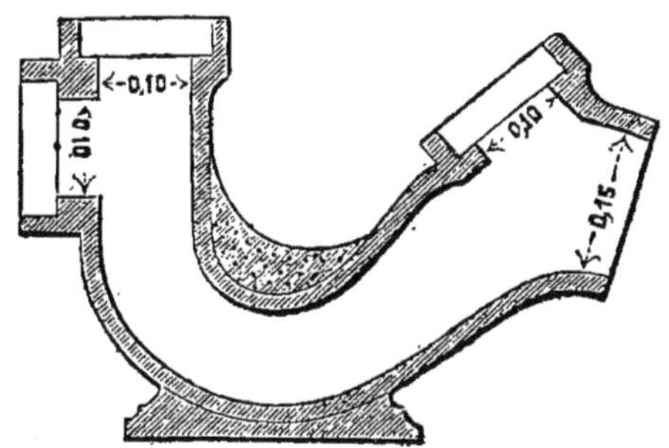

Fig. 74. — Modèle d'intercepteur hydraulique (d'après Friot).

peut être troublé que si, par suite d'un excès de pression dans l'une des branches, il se produisait une dénivellation

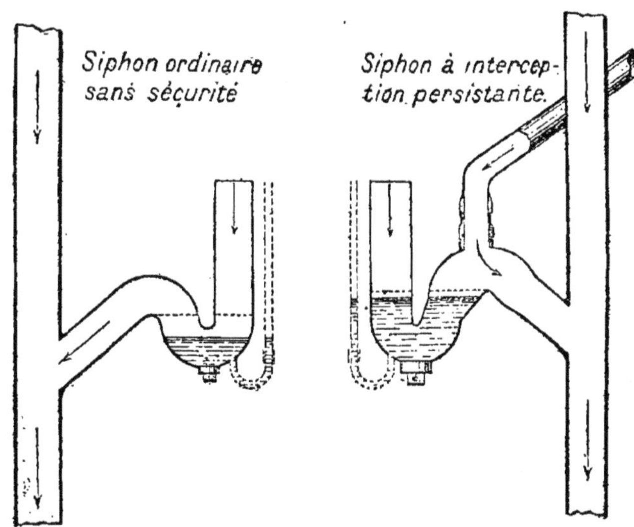

Fig. 75. — Siphon ventilé et non ventilé (Geneste Herscher).

trop considérable (siphonnement) ou si le liquide s'évaporait complètement. On prévient du reste cet accident : 1° d'abord en retenant dans la courbure une hauteur d'eau suffisante au-dessus de l'éperon séparant les deux branches, une plongée suffisante suivant l'expression technique, qui ne devrait jamais être moindre, selon Hellger et Unna, de 5 centimètres ; 2° en adaptant à la branche en relations avec le tuyau de chute ainsi que l'a fait Geneste Herscher, un tube de ventilation relié à la conduite maîtresse ayant pour effet d'égaliser dans les deux branches la pression et de prévenir toute dénivellation.

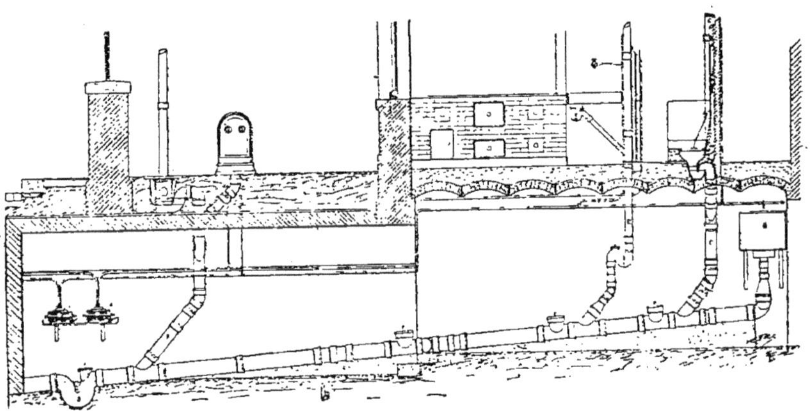

FIG. 76. — Canalisation de maison pratiquant le tout à l'égout.

2° *Chasses d'eau.* — L'entraînement et l'évacuation des matières sont assurés au moyen de chasses d'eau effectuées par des appareils, dits réservoirs de chasse, dont nous décrirons tout à l'heure le fonctionnement.

3° *Dispositions générales de la canalisation.* — La canalisation générale de la maison comprend essentiellement une conduite maîtresse, tuyau de chute, prolongée au-dessus du toit où elle s'ouvre à l'air libre de façon à assurer la ventilation de tout le réseau et qui reçoit sur son trajet les divers branchements provenant des cabinets, éviers, vidoirs des divers étages. Cette conduite arrivée au bas de la maison se continue sous un angle très obtus avec la canalisation souterraine et celle-ci, après avoir reçu les eaux pluviales des cours et des toitures, vient déboucher avec une pente

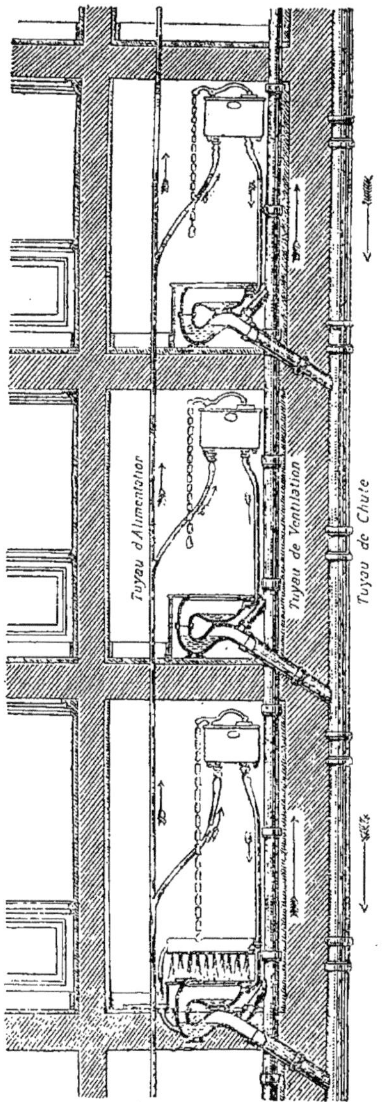

FIG. 77. — Canalisation de maison (Rogier et Mothes).

minimum de 3 à 5 centimètres par mètre dans l'égout de la

rue. Cette canalisation forme ainsi un réseau complet absolument séparé de l'atmosphère intérieure de l'habitation par les intercepteurs hydrauliques placés à l'origine de tous les récepteurs de la maison. C'est là le point capital du système.

Il y a avantage tant au point de vue économique qu'au point de vue sanitaire à ne donner aux conduites, en grès vernissé ou en fonte, qu'un diamètre restreint et suffisant juste aux besoins. Les joints reliant les diverses pièces doivent être l'objet de soins tout particuliers lors de l'installation ; car il importe de prévenir toute fuite à ce niveau qui est le point faible de toute canalisation.

Il est du reste essentiel, avant la mise en service, de s'assurer de l'étanchéité absolue à l'air et à l'eau de la canalisation, unique garantie de la salubrité du système, et, à cet effet, on se sert habituellement de la fumée provenant de la combustion de papier ou de chiffon que l'on refoule par un des orifices dans les conduites au moyen d'un ventilateur, après avoir préalablement bouché hermétiquement tous les autres. S'il existe quelque fuite, elle se décèle aussitôt par l'odeur caractéristique.

4° *Siphon de pied.* — Une disposition qui a donné lieu à de vives discussions et qui laisse encore les hygiénistes divisés (1) est ce que les Anglais, qui l'ont appliquée les premiers, appellent le *disconnecting system.*

Dans le but de rendre plus efficace la protection de la maison contre le reflux des gaz d'égout, les architectes an-

(1) Cette divergence d'opinion s'est manifestée au Congrès international d'hygiène de 1900, par les conclusions complètement opposées des deux rapports présentés au Congrès. Tandis que Lacour et Masson se sont très nettement prononcés pour la suppression du siphon de pied, Roechling se déclare partisan de cette disposition qu'il considère comme indispensable à la protection de l'atmosphère intérieure.

D'après des expériences faites à Londres par le *Sanitary Institute* et relatées par Lacour et Masson, 20 à 60 pour 100 des matières provenant de lacuvette seraient retenues dans le siphon terminus.

glais placent, outre les siphons installés à l'origine de la canalisation, un autre siphon au débouché du branchement de la maison dans l'égout, siphon auquel ils donnent le nom de *siphon de pied*. Les partisans de cette disposition invoquent à l'appui la possibilité du désamorcement du siphon d'origine par suite d'actions diverses, pression ou succion exagérée, évaporation, siphonnement,etc., et disent que deux précautions valent mieux qu'une. Les adversaires répliquent que cette double barrière a surtout pour résultat de retarder l'évacuation des matières usées et d'empêcher la ventilation par les tuyaux de chute, sans compter que le lavage énergique de la canalisation par l'eau de chasse est rendu plus difficile.

Valeur comparée des divers systèmes d'évacuation des immondices au point de vue hygiénique. — Tous les hygiénistes sont d'accord, croyons-nous, pour repousser tout système entraînant le collectionnement à la maison. Une exception tout au plus peut être faite pour le procédé Mouras, ou vidangeuse automatique, sur lequel nous nous sommes suffisamment étendu et dont Bordeaux et Marseille se déclarent satisfaites, mais le procédé ne peut convenir que pour des applications restreintes, et on ne saurait en souhaiter l'extension aux dépens de systèmes plus rationnels et plus hygiéniques.

Restent donc uniquement en présence les procédés basés sur le principe de l'évacuation immédiate, principe primordial de la salubrité de la maison.

Chacun de ces systèmes, le tout à l'égout notamment, compte d'aussi ardents adversaires que d'intransigeants défenseurs, très ingénieux à mettre en relief leurs inconvénients et leurs avantages. Essayons d'examiner sans parti pris et en toute impartialité les arguments invoqués par les uns et les autres.

Le système unitaire est, au moins théoriquement, le plus simple, le plus rationnel de tous. C'est celui qui réalise de la façon la plus parfaite, quand la canalisation est convenablement aménagée, le principe de l'éloignement immédiat et qui répond le mieux aux desiderata de l'hygiène, la propreté de la maison par le large emploi de l'eau dans les cabinets.

Et ce sont justement ses exigences au point de vue de la quantité d'eau qui constituent un des reproches que lui adressent ses adversaires, exigences qui aboutissent, disent-ils, à un véritable gaspillage, alors que l'alimentation des villes en eau devient un problème de plus en plus difficile.

Il y a aussi les charges considérables qu'impose au budget municipal une bonne canalisation. Même en dépensant beaucoup, on ne réussit pas toujours à avoir des égouts parfaitement étanches, dans lesquels aucune stagnation de matières ne se produit, ne donnant lieu à aucune émanation. Témoin les odeurs qui infectent, pendant l'été surtout, certains quartiers de Paris, et qui, de l'avis général, proviennent en majeure partie, des bouches d'égouts.

Ces mêmes adversaires ajoutent enfin que le problème de l'utilisation des eaux-vannes des grandes villes, déjà si ardu par lui-même, devient beaucoup plus difficile, sinon insoluble, quand les matières usées sont diluées dans les énormes quantités d'eau nécessaires pour le bon fonctionnement du système.

Les défenseurs du système répliquent que l'adjonction de matières excrémentitielles aux eaux que reçoivent normalement les égouts n'accroît que dans une bien faible mesure l'impureté de ces eaux déjà souillées par toutes les immondices qui y sont actuellement déversées, eaux de lavage de la voie publique, liquides des urinoirs, excréments des animaux, fumiers, boues, etc., etc.

Suivant eux, les inconvénients et l'insalubrité des égouts

tiennent surtout à leur défectueux aménagement auquel il est facile de remédier, et l'amélioration de cet aménagement sera justement la conséquence de l'adoption du *tout à l'égout*. En faisant circuler abondamment l'eau dans les conduits, en y pratiquant une large ventilation, on favorisera l'oxydation de la matière organique et on préviendra aussi la formation de foyers de fermentation putride.

Enfin, ajoutent-ils, ce qui vaut encore mieux que tous les arguments théoriques, c'est que toutes les villes où il est appliqué d'une facon rationnelle et conformément aux principes, ont vu s'améliorer notablement leur état sanitaire et diminuer dans de fortes proportions leur mortalité par maladies infectieuses, par fièvre typhoïde notamment. Le tout à l'égout est certainement un des plus efficaces moyens d'assainissement urbain dont dispose l'hygiène.

Ce sont là des arguments de grande valeur ; mais sont-ils suffisants pour faire repousser, comme semblent le faire certains hygiénistes, toute autre solution pour l'évacuation des matières usées ? Ces derniers allèguent que les systèmes basés sur la séparation se dérangent facilement, s'obstruent fréquemment, qu'ils font plus ou moins la guerre à l'eau, soit en vertu de leur mécanisme, soit par suite de leur faible débit, qu'ils obligent à laisser circuler à ciel ouvert et à déverser directement au fleuve ou dans des égouts mal installés les eaux pluviales, les eaux de lavage de rue, tout aussi dangereuses, selon eux, tout aussi susceptibles que les eaux usées de l'habitation, de véhiculer des germes pathogènes. Il y a là vraiment, ainsi que l'ont bien montré Gartner et Hertzberg (1), un peu d'exagération, un peu de parti pris, d'autant qu'on peut tout aussi bien appliquer cet argument au système unitaire qui a dû ménager dans beaucoup de

(1) Avantages et inconvénients de l'évacuation des eaux météoriques par une canalisation séparée dans les villes. Rapport au 22e *Congrès de l'Association allem. d'hyg. pub.*, Carlsruhe, 1897.

villes, à Berlin entre autres, pour les périodes de grandes averses ou de pluies continues, des déversoirs qui envoient directement au fleuve le trop plein des égouts.

Nous pensons avec les auteurs cités plus haut, et avec Imbeaux, que le reproche est peu fondé et que dans toute ville bien tenue, on peut sans aucun inconvénient écouler directement ces eaux pluviales, même après qu'elles ont lavé les rues, et que c'est exclusivement contre les eaux contenant les matières excrémentitielles de la maison qu'il faut garder sa rigueur.

Quant aux autres reproches, la pratique des villes qui ont eu recours à ces systèmes et qui s'en déclarent satisfaites est là pour témoigner qu'ils sont loin d'être justifiés.

En résumé tous les systèmes d'évacuation ont leurs avantages et leurs inconvénients ; ils répondent à des besoins divers. Il ne saurait y avoir de solution univoque et le choix à faire entre eux doit dépendre des circonstances. Ce n'est point seulement en métaphysique que les dogmes ont fait faillite et nous avons vu à quels tâtonnements, à quel gaspillage d'argent a conduit le dogme de l'eau de source pour l'alimentation des villes. Prenons garde qu'il n'en soit de même pour le dogme cher à certains hygiénistes du *tout à l'égout*.

Les villes dont les conditions locales et les ressources financières permettent l'application du tout à l'égout dans les conditions requises, qui peuvent résoudre d'une façon satisfaisante le difficile problème du traitement des eaux-vannes, feront bien d'adopter de préférence à tout autre le système unitaire. Paris, Berlin, Londres, Naples, pour ne citer que les principales, l'appliquent à une partie de leurs immeubles, et cette application a fait faire un pas immense à l'assainissement de ces grosses agglomérations urbaines.

Mais un grand nombre de villes, la grosse majorité probablement, ne disposent ni des ressources nécessaires, ni ne se trouvent dans des conditions topographiques voulues pour pratiquer le tout à l'égout. C'est ce que semblent un peu oublier, selon nous, les partisans trop absolus du système unitaire. Faut-il donc au nom de principes théoriques interdire à ces villes toute autre solution et les obliger à ajourner *sine die* leur assainissement, les condamner pour ainsi dire à perpétuité à l'horrible et puante fosse traditionnelle ?

Poser la question c'est la résoudre et c'est ainsi que l'ont compris une foule de municipalités, qui, sans souci des sévères appréciations dont ont été l'objet les divers systèmes séparatifs, n'ont pas craint d'y avoir recours. Cannes, avons-nous déjà dit, applique le système Waring et s'en déclare satisfaite. Toulon, Reims, Nice, Rouen étudient divers projets basés sur le *separate system*, et nous avons vu qu'à l'étranger ces procédés étaient de plus en plus employés concurremment avec le tout à l'égout. D'autres, enfin, comme Cologne se montrent éclectiques et appliquent dans une partie de leurs quartiers le système unitaire et le système séparatif dans les autres (1).

(1) Le tableau ci-après donne un aperçu de la situation actuelle des villes allemandes au point de vue des systèmes d'évacuation des eaux usées.

Sur 229 villes de 5 à 10.000 hab. :		
Système de la fosse fixe.	91.7	p. 100
Partie fosses, partie tinettes.	6.1	»
Tinettes exclusivement	2.2	»
Sur 187 villes de 10 à 20.000 hab. :		
Système de la fosse fixe.	80.7	»
Systèmes divers	10.5	»
Tinettes	6.4	»
Tout à l'égout.	2.1	»
Sur 100 villes de 20 à 50.000 hab. :		
Système de la fosse fixe	70.8	»
Systèmes mixtes.	19.4	»
Tinettes.	4.9	»
Tout à l'égout.	4.9	»

Cabinets d'aisances. — Latrines-Urinoirs. — Eviers et vidoirs. — 1° *Cabinets d'aisances des maisons particulières.* — Les dispositions des cabinets d'aisances, ou plus généralement des récepteurs destinés à recevoir les eaux résiduaires, sont, est-il besoin de le dire, un des facteurs essentiels et trop souvent négligés de la salubrité de la maison. Ces dispositions sont malheureusement très étroitement liées au mode d'évacuation et nous avons vu combien les systèmes défectueux sont encore répandus.

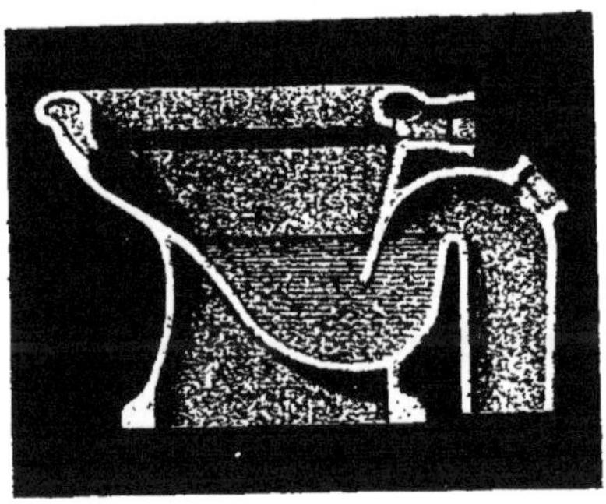

Fig. 78. — Cuvette L'Hospitalière (Jacob Delafon).

Quand le système assure l'évacuation immédiate des matières et permet le large emploi de l'eau, il est assez facile dans les habitations des classes aisées où l'on n'est pas arrêté par la dépense, où les soins, les habitudes de propreté viennent en aide aux appareils et garantissent leur bon fonctionnement, de réaliser avec les ressources qu'offre aujourd'hui le génie sanitaire une installation irréprochable.

La cuvette en grès cérame, faïence et porcelaine dont les

Sur 45 villes au-dessus de 50.000 hab. :

Système de la fosse fixe.	42.2	p. 100
Systèmes mixtes.	33.3	»
Tinettes.	4.5	»
Tout à l'égout	20.0	»

constructeurs se sont ingéniés à varier les formes et l'ornementation est directement placée au-dessus du siphon. Son orifice, rond ou ovale plus ou moins allongé, à la partie antérieure duquel certains constructeurs ménagent un

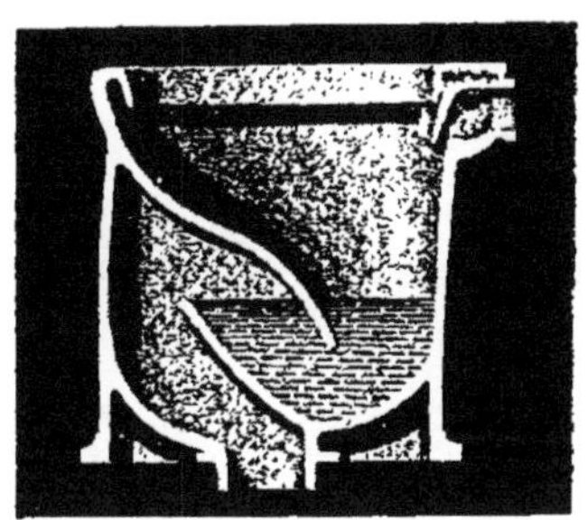

Fig. 79. — Cuvette La Phocéenne (Jacob Delafon).

évasement en forme de bec de façon à éviter tout contact des parties génitales avec les rebords de la cuvette, est habituellement surmonté d'un abattant, siège en bois dur verni ou mieux en ébonite, substance inaltérable et im-

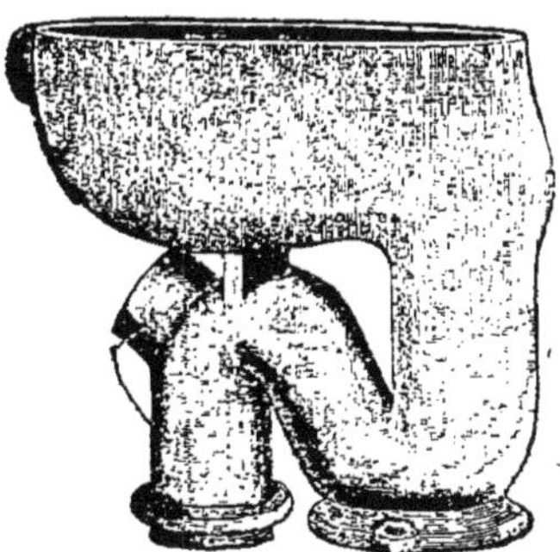

Fig. 80. — Appareil combinaison (Doulton).

perméable et préférable par suite au bois. On renonce de plus en plus aux sièges larges plus confortables, mais aussi plus faciles à souiller et on leur substitue de simples bourrelets en couronne très étroits dont on échancre même dans certains modèles la partie antérieure, ce qui a le double avantage de réduire au minimum le contact de la région fessière avec le siège et de rendre impossible cette triste pratique encore si répandue qui consiste à monter sur le siège pour la défécation accroupie.

Dans les nouvelles installations, le coffrage en bois dont on entourait autrefois tout l'appareil et qui devenait forcé-

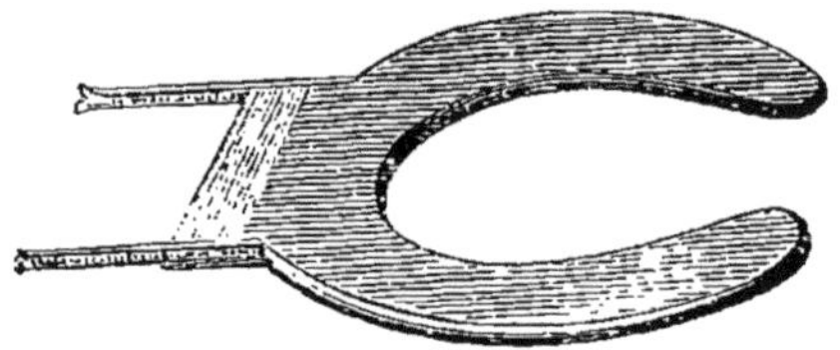

Système échancré.

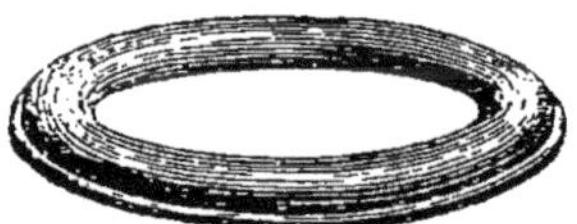

Système en ébonite pour cuvette ronde.

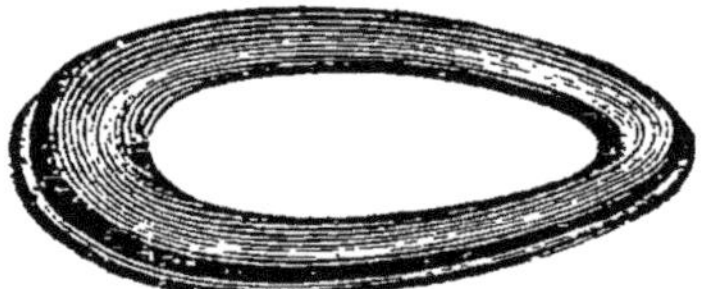

Siège en ébonite pour cuvette La Sanitaire.

FIG. 81. — Modèles divers de sièges (FLICOTEAUX).

ment un réceptacle de souillures est supprimé et toutes les parties de la cuvette et du siphon sont à découvert et peuvent être visitées et entretenues dans un parfait état de propreté.

Le réservoir de chasse doit être placé à 2 mètres environ au-dessus de la cuvette à la partie supérieure de laquelle le tuyau de décharge vient déboucher par deux orifices se faisant face. Il se produit ainsi un double courant oblique en sens contraire qui opère un lavage énergique de toutes les parties de la cuvette et entraîne toutes les matières projetées.

Ce réservoir, alimenté par la canalisation d'eau de la maison au moyen d'un robinet flotteur se fermant automatiquement dès qu'il est plein, est d'une contenance de 5 à 15 litres. On estime qu'en général une chasse de 10 litres est nécessaire, mais suffisante pour l'entraînement des matières. Le départ de l'eau qui doit être aussi rapide que possible et s'effectuer en masse se fait suivant un mécanisme qui varie suivant les constructeurs. La préférence doit être

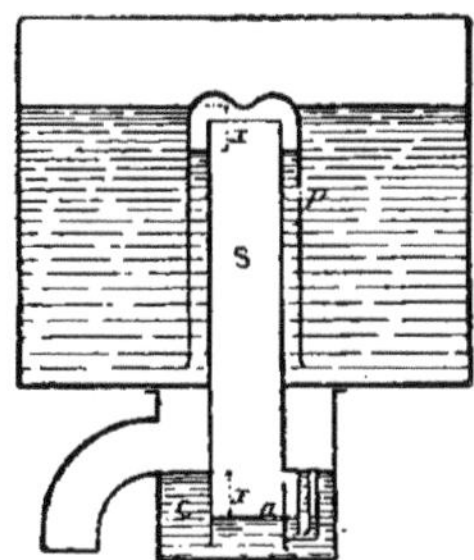

Fig. 82. — Réservoir avec siphon de chasse automatique fonctionnant au moyen de l'air comprimé (Modèle Geneste et Herscher).

donnée, cela va sans dire, au modèle dont le mécanisme est le plus simple et donne lieu avec un minimum d'eau à la chasse la plus vigoureuse, car il ne faut pas perdre de vue que la pierre d'achoppement du système pour bien des villes est, comme nous l'avons dit, la quantité d'eau qu'il exige.

Dans les habitations privées, le départ d'eau est provoqué par le visiteur lui-même au moyen d'un cordon de tirage ou d'un bouton amorceur. Mais dans les habitations collectives, dans les latrines publiques où il faut compter avec la négligence du public qui fréquente les cabinets, on adopte généralement les chasses automatiques se répétant à intervalles plus ou moins rapprochés et dont la périodicité est réglée à volonté par le débit du robinet d'alimentation du réservoir.

Est-il besoin d'ajouter que l'aménagement intérieur du

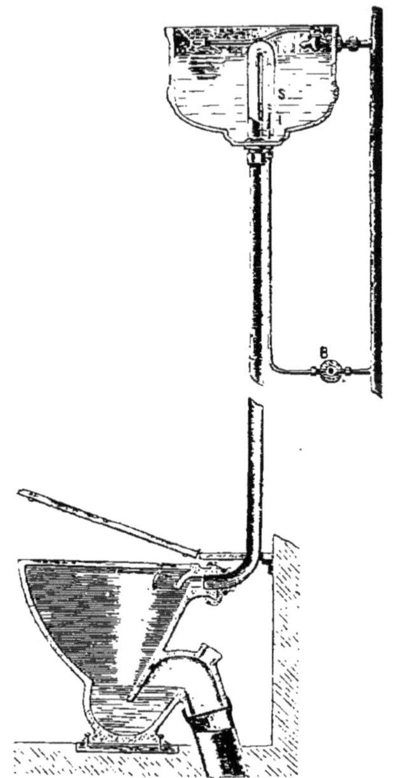

FIG. 83.— Installation de water-closet avec réservoir de chasse à bouton, cuvette à siphon (FLICOTEAUX).

local doit être en rapport avec cette installation sanitaire et que dans les maisons aisées un peu de luxe, comme le réclame Arnould, est loin d'être inutile ? Le cabinet, comme toute autre pièce de la maison d'ailleurs, sera maintenu d'autant plus propre, sera l'objet d'autant plus de précautions de la part des visiteurs, qu'on aura apporté plus de soin, plus de confortable à son installation première.

Tout cabinet doit être pourvu d'une croisée ouvrant sur l'atmosphère extérieure et laissée habituellement ouverte. Quand les récepteurs sont munis de siphons et que l'aération du cabinet est largement assurée, il n'y a pas grand inconvénient à le placer près des autres pièces du logement et il suffira de l'en séparer par un petit vestibule et une double porte.

Le sol et les murs jusqu'à hauteur d'appui recevront un revêtement absolument imperméable et susceptible d'être fréquemment lavé, ciment, carreaux de grès cérame, plaques de verre, etc., etc. La partie supérieure des murs sera peinte à l'huile (1).

Malheureusement les systèmes d'évacuation qui rendent possible pareil aménagement du cabinet, qui permettent cette installation sanitaire idéale, sont encore bien peu répandus. Difficiles et coûteux à installer dans les habitations isolées, à peu près inconnus dans les petites villes, ils ne sont encore appliqués que dans une faible minorité des grandes villes et la fosse fixe, avec toutes ses conséquences, continue à régner en souveraine maîtresse. Il est très difficile, nous le reconnaissons, d'avoir, avec ce système qui ne permet qu'un emploi parcimonieux de l'eau et se prête mal à l'obturation hydraulique, des cabinets propres, bien tenus, inodores, salubres. C'est ce qui explique, sans l'excuser toutefois, pourquoi tant de maisons qui se piquent d'être confortables, tant d'hôtels luxueux ont des installations aussi défectueuses, aussi indignes du reste de la maison. La France, la région méridionale tout particulièrement, et tous

(1) On fabrique actuellement des peintures, peintures Ripolin, peintures laquées, peintures au goudron, très solides, à surface parfaitement unie, supportant les lavages antiseptiques, convenant on ne peut mieux, par suite, aux murs exposés à être souillés.

ceux qui ont quelque peu voyagé à l'étranger sont obligés de le reconnaître, est très en retard à ce point de vue sur la plupart des autres nations, sur les pays de l'Europe septentrionale et centrale notamment.

Si avec ce mode, nous ne dirons pas d'évacuation, mais de collectionnement, on ne peut songer à une installation sanitaire complètement satisfaisante, il faut du moins chercher à atténuer le plus possible les inconvénients du système en éloignant les cabinets des pièces où l'on séjourne habituellement, des chambres à coucher en particulier, en y faisant pénétrer largement l'air et la lumière, en les entretenant avec une propreté scrupuleuse. Ce ne sera jamais excellent ; mais ce sera moins mauvais que ce qu'on voit le plus souvent.

2° *Latrines des habitations collectives des maisons ouvrières. Latrines publiques.* — Le problème d'une installation convenable est malheureusement bien plus difficile à résoudre justement là où sa solution a le plus d'importance pour l'hygiène publique. Nous voulons parler des habitations collectives, des latrines publiques et des logements habités par les classes ouvrières. Il suffit d'être entré dans ces réduits infects qu'on décore dans les cafés, les théâtres, les écoles, les casernes, la plupart des hôtels de province, du nom de latrines, pour constater que l'éducation du public du haut en bas de l'échelle sociale est à ce point de vue tout entière à faire dans notre pays.

N'est-il pas étrange par exemple que les compagnies de chemin de fer qui disposent de puissantes ressources et d'un personnel nombreux et discipliné semblent indifférentes au déplorable état des cabinets qu'elles mettent dans les gares à la disposition des voyageurs, qu'elles ne fassent aucun effort pour améliorer leur aménagement et leur tenue.

La situation est encore bien pire dans la plupart des

maisons habitées par les classes populaires, où tout semble concourir, parcimonie du propriétaire qui dispense avaricieusement l'eau dans les logements, négligence des locataires, communauté des cabinets à plusieurs ménages, etc. etc., à rendre à peu près impossible une tenue tant soit peu convenable de cette partie de la maison.

Le système de la fosse fixe est, nous le reconnaissons, un grand obstacle à toute espèce de progrès. Deux réformes indispensables cependant et tout à fait indépendantes du procédé d'évacuation s'imposent, si l'on veut modifier les mauvaises habitudes et débarrasser les maisons de pareilles sentines :

1° Il faut qu'il y ait dans toute maison, quelque modestes qu'en soient les logements, un cabinet par famille, un cabinet dont l'usage soit complètement réservé à celle-ci. Belgrand avait déjà remarqué, même avant l'installation du tout à l'égout, que, lorsqu'on affectait à chaque ménage ouvrier un cabinet distinct à effet d'eau, celui-ci était en général aussi bien tenu que ceux des habitations bourgeoises.

2° Il n'importe pas moins que l'habitude de la position assise pendant la défécation se substitue à la position accroupie, encore trop répandue, même chez beaucoup de gens qui se prétendent bien élevés.

Quelques médecins, de plus en plus rares, nous voulons l'espérer, se sont faits les défenseurs de la position accroupie, sous prétexte qu'elle est plus physiologique et ont invoqué les dangers de contamination par les sièges ou les cuvettes sur lesquels s'assoient les visiteurs. Mais l'immense majorité des hygiénistes s'accordent pour réprouver cette habitude barbare qui condamne presque inévitablement les latrines publiques et celles des habitations collectives à cette lamentable malpropreté dont gémissent tous ceux qui ont quelque souci de l'hygiène publique. Remarquons d'ailleurs que les sièges à la turque et par suite les habitudes dont ils ne sont que la conséquence sont inconnus à l'étranger, sauf peut-être dans le pays dont ils portent le nom et où l'hygiène n'a jamais songé à aller chercher des exemples.

On a prétendu aussi qu'il était à peu près impossible de déraciner des habitudes aussi invétérées dans nos populations et qu'il fallait dans la pratique en tenir compte. L'exemple du Val-de-Grâce, de la caserne Schomberg, de plusieurs hôpitaux de Paris, où l'on a installé des water-closets modèles, prouvent qu'il suffit d'un peu de bonne volonté et de surveillance pour obtenir d'excellents résultats.

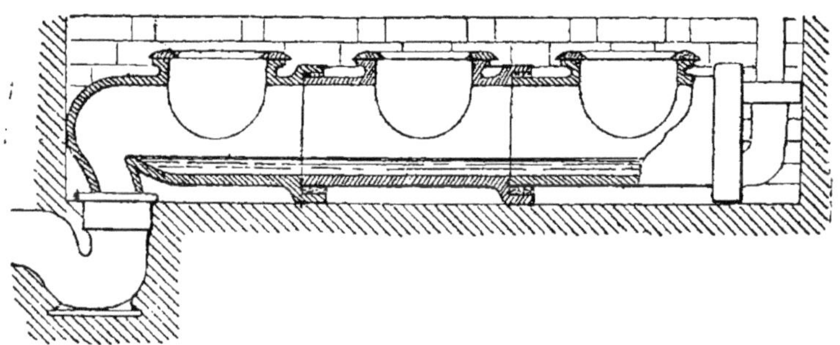

FIG. 84. — Appareil à auges Doulton adopté dans la caserne Schomberg.

Quant aux chances de contamination spécifique par le siège, elles semblent bien minimes, bien négligeables et nous croyons qu'il serait assez difficile de trouver dans la science des exemples absolument authentiques de contagion faite par cette voie. En tous cas la disposition qui réduit le siège à un simple bourrelet échancré à sa partie antérieure au niveau des parties génitales, met le visiteur à l'abri de tout danger de ce genre.

3° *Latrines à la turque.* — Malgré les sévères appréciations, très méritées du reste, dont est l'objet le système du siège à la turque, les constructeurs, obligés de satisfaire aux demandes du public, ont établi de nombreux modèles de coquilles dans lesquels ils se sont efforcés de remédier dans la mesure du possible aux inconvénients de ce genre d'appareil, tout particulièrement à la dispersion aux alentours de l'orifice des matières fécales et des urines, dispersion qui a pour résultat de le rendre bientôt inabordable aux nouveaux visiteurs. A cet effet, la surface en grès cérame encadrée en arrière et latéralement par des parois verticales ou très inclinées de même substance a été aussi réduite que possible, ne laissant de chaque côté de la lunette que

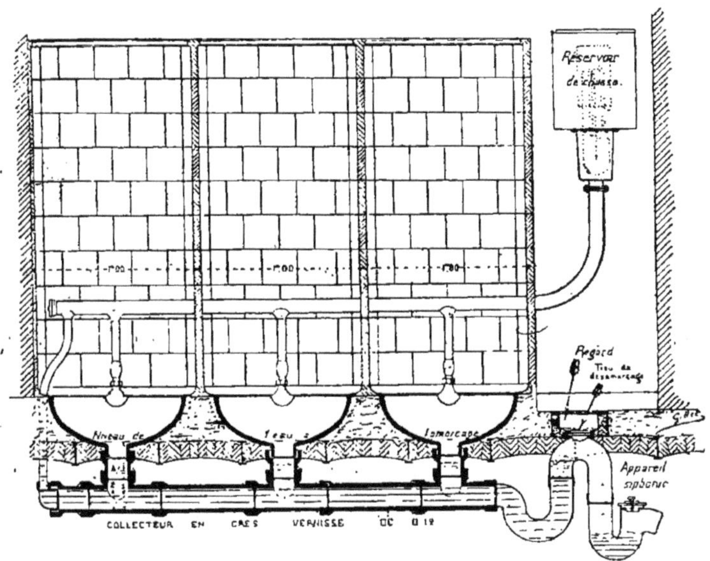

Fig. 85. — Latrines siphoniques avec sièges à la turque (Jacob Delafon).

l'emplacement pour les pieds, dit *semelles* ou *pédales*. En avant une rigole ou terrasson recouverte en général d'une grille et en communication avec la conduite d'évacuation est destinée à recevoir les urines projetées en avant du siège. Quand le mode d'évacuation permet l'emploi de l'eau, des réservoirs de chasse placés au-dessus lavent à la fois le siège et le terrasson.

Dans certains modèles plus récents, on supprime le terrasson, source de mauvaises odeurs et le bord antérieur de la coquille est relevé de façon à retenir l'urine. Les matières tombent dans une auge à retenue d'eau d'où elles sont ensuite entraînées dans la canalisation par la chasse d'eau.

Sans nier que ces perfectionnements ne contribuent à améliorer dans une certaine mesure la situation, nous doutons fort qu'ils réussissent jamais à empêcher complètement la souillure des latrines de ce genre, même avec une dépense d'eau bien supérieure à celle qu'exigent les autres systèmes.

En tous cas nous sommes fermement convaincu que le seul moyen de faire à ce point de vue cette éducation hygiénique de l'enfance et de la jeunesse, dont tout le monde parle, qui est à l'ordre du jour, qui est inscrite dans tous les programmes et qui est encore si peu avancée, est d'exclure absolument de l'école et des établissements d'instruction secondaire le système des latrines à la turque et d'adopter résolument et sans compromission les installations ne permettant que la position assise. Avec un peu de surveillance de la part des maîtres et le maintien d'une rigoureuse propreté dans les cabinets, on aurait vite raison des mauvaises habitudes.

Jusqu'à ce que cette éducation soit faite et que les systèmes rationnels d'évacuation des immondices se soient généralisés il est à craindre que la question des latrines propres, salubres, à l'usage des collectivités, ne reçoive que des solutions insuffisantes. C'est ainsi que l'Association industrielle de France contre les accidents du travail, préoccupée de trouver pour les usines et les ateliers des appareils pratiques excluant la position accroupie s'est heurtée à la répugnance, aux préventions des ouvriers contre ce genre d'appareils dont certains modèles, nous l'avons dit plus haut, paraissaient répondre d'une façon assez satisfaisante aux desiderata formulés par elle (1).

(1) Mamy, Rapport sur le concours d'appareils de cabinets d'aisances pour usines et ateliers, *Rev. d'hyg.*, 1896.

4° *Urinoirs.* — L'urine est, on le sait, un des produits excrémentitiels le plus facilement et le plus rapidement altérables, et c'est sa putréfaction, peut-être encore plus que celle des matières fécales, qui est la principale cause des mauvaises odeurs qu'exhalent les latrines mal tenues. Aussi doit-on apporter un soin tout particulier à l'installation des appareils destinés à la recevoir.

La plupart des urinoirs publics se composent d'un revêtement en matériaux imperméables, en ardoise le plus souvent, incessamment lavé par un mince filet d'eau. Les odeurs qui se dégagent, même à distance, de ces urinoirs prouvent que l'installation ne réalise que très imparfaitement le but que l'on s'est proposé. D'ailleurs, avec un liquide contenant des principes aussi corrosifs que l'urine, la plupart des matériaux finissent par être attaqués.

Les modèles d'urinoirs à chasses d'eau intermittentes et puissantes, de façon à balayer complètement les parois, construits aujourd'hui par les maisons d'appareils sanitaires, sont bien préférables.

Dernièrement, on a essayé à Paris dans quelques urinoirs de la voie publique un procédé (système Betz) qui avait donné de bons résultats à Vienne (Autriche) et qui consiste à badigeonner une fois par jour avec une éponge ou un pinceau imbibé d'huile minérale les plaques des urinoirs. Cette couche huileuse aurait pour effet d'empêcher le contact de l'urine avec les parois et, par suite de prévenir l'altération de ces dernières. Elle neutraliserait en outre l'odeur de fermentation ammoniacale et rendrait à peu près inutile l'emploi de l'eau dont les urinoirs publics gaspillent une si grande quantité. C'est à l'expérience à nous dire quelle est la valeur du procédé.

5° *Éviers, Vidoirs, Siphons de cours.* — Ce que nous venons de dire sur l'aménagement des cabinets nous dispense d'entrer dans de grands détails sur l'installation des autres récepteurs, éviers, vidoirs pour les eaux ménagères, siphons de cours pour les eaux pluviales, les uns et les autres reliés à la canalisation par l'intermédiaire de l'intercepteur hydraulique. On adapte souvent avec grand avantage au-dessus des éviers et des vidoirs un réservoir de chasse, de façon à assurer un lavage vigoureux et un rapide entraînement des matières à travers le siphon.

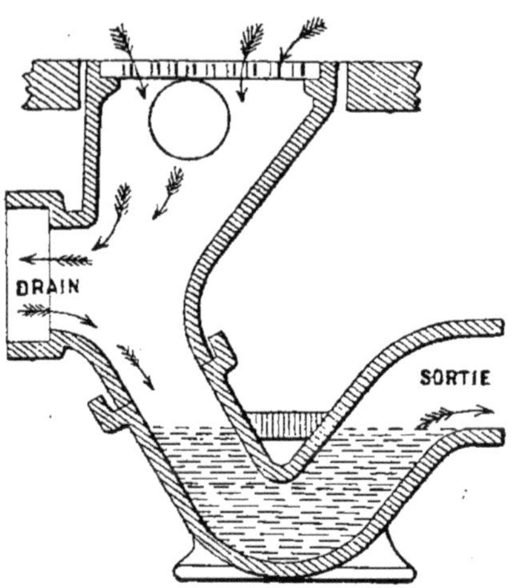

Fig. 86. — Siphon de cour (syst. Mansergh) (d'après Friot).

CHAPITRE VI

VILLES

Hygiène urbaine.

Considérations générales sur l'habitat urbain. — Le séjour des villes n'est en général pas favorable à l'homme et il l'est d'autant moins que l'agglomération est plus importante. Les statistiques sanitaires de tous les pays, quelles que soient les conditions climatologiques, économiques, hygiéniques des villes, nous montrent que partout la mortalité urbaine est plus élevée que la mortalité rurale.

Mortalité comparée des villes et des campagnes.

	Villes	Campagnes
Angleterre	25.	18.
Belgique	25.	21.
Danemark	23.3	19.6
Ecosse	27.1	16.9
Italie	31.6	27.6
Prusse	30.4	28.
France 1891-1900	23.7	21.2

Ce qui aggrave encore la signification de ces chiffres, c'est que la population urbaine, par suite du mouvement d'émigration chaque année plus considérable des campagnes vers les villes qui se produit dans tous les pays, est le résultat d'une véritable sélection. Cet exode, en effet, se recrute presque exclusivement parmi les individus dans la force de l'âge, bien portants,doués de l'énergie physique et morale que suppose d'ordinaire une telle décision,se trouvant en un mot à l'âge et dans les conditions où les chances de mort sont à leur minimum. Les faibles, les infirmes, les vieillards,les enfants s'éloignent plutôt au contraire des centres et c'est à la campagne que commence et que finit la vie pour un grand nombre (1).

Une autre preuve de l'influence défavorable qu'exerce le séjour des villes nous est fournie par la fâcheuse situation démographique de la majorité d'entre elles dans lesquelles les décès l'emportent de beaucoup sur les naissances et qui ont chaque année un déficit plus ou moins considérable comblé par l'apport incessant des campagnes (2).

Il est une maladie surtout dont les agglomérations urbaines sont le foyer de prédilection ; c'est ce fléau social que l'on nomme la tuberculose dont les ravages sont pour ainsi dire directement proportionnels à l'importance de l'agglomération.

D'après les recherches de Wurzbourg la mortalité phtisique en Prusse serait :

(1) Kruze qui a étudié l'influence de l'habitat urbain sur l'état sanitaire des populations de la Prusse (*Cent. f. Gesundheitspflege*, 1898) a constaté que cette influence s'exerce surtout sur les hommes adultes dont elle élève considérablement la mortalité ; mais cette élévation semble liée plutôt à l'exercice de professions insalubres qu'à l'habitat lui-même. L'influence est en effet beaucoup moins sensible sur la mortalité de la population féminine qui est tantôt moindre, tantôt plus élevée dans les villes que dans les campagnes. Les travaux d'assainissement urbain ont notablement abaissé le taux de la mortalité générale des villes dans la dernière décade, mais comme la mortalité rurale a aussi décru, la différence entre les villes et les campagnes reste à peu près la même.

(2) De 1891 à 1900 le taux de la natalité de l'ensemble des villes de France au-dessus de 5.000 habitants a été de 23.04 et celui de la mortalité de 22.78, soit un léger excédent de 0.26 pour 1000 pendant cette décade. Mais ce gain provient du fait de quelques grandes villes industrielles où affluent les adultes ruraux. Dans la grande majorité des villes, lé bilan démographique se solde par un déficit.

Dans les villes de. . . 368.8 pour 100.000 habitants
» campagnes. . 294.3 »

Et encore importe-t-il de remarquer que la différence serait bien plus marquée si l'on pouvait tenir compte du nombre considérable de tuberculeux qui, ayant contracté le mal dans les villes, viennent mourir à la campagne.

Ce n'est pas seulement par l'élévation de la mortalité que se traduit cette influence nocive. Il semble qu'elle agit aussi puissamment sur la vitalité de la race elle-même. Les recherches de Boudin, de Gratiolet, de Quatrefages, montrent que les familles parisiennes s'éteignent en quelques générations, et Champouillon n'a pu retrouver que quelques rares ménages dont les ascendants d'un côté ou de l'autre remontassent à la cinquième génération. Presque toutes les familles s'éteignent à la deuxième ou la troisième, soit par la stérilité des mariages, soit par la mort en bas âge des enfants.

A quoi tiennent donc cette insalubrité des villes, cette influence néfaste qu'elles exercent sur leurs habitants ? Les facteurs en sont, on s'en doute, multiples et divers. Il y en a évidemment qui sont inhérents à l'habitat urbain. Il est certain que les occasions de donner cours à ses passions, de se livrer à des excès de toute nature sont bien plus fréquentes dans les villes que dans les campagnes ; que la lutte pour l'existence y est beaucoup plus âpre, beaucoup plus ardente, que les causes de surmenage physique et intellectuel y sont incomparablement plus fréquentes. A ces causes, il n'y a guère à opposer que l'hygiène morale.

Mais il y a aussi des causes ressortissant exclusivement de l'hygiène physique, et celles-là, il appartient à la science sanitaire de les faire disparaître, ou tout au moins de les atténuer dans une large mesure.

Toute agglomération d'un nombre plus ou moins considérable d'individus sur un espace limité a pour conséquence inévitable la souillure de l'air, du sol, des eaux, la multiplication à l'infini des chances de transmission des maladies contagieuses. Ce n'est pas seulement au moral que l'adage latin *homo homini lupus* est vrai. L'homme se nuit à lui-même et à ses semblables ; il s'intoxique incessamment par ses produits excrémentitiels de toutes sortes, par sa respiration, par les déchets qu'il accumule autour de lui. Mais ces influences nocives qui l'entourent ne sont point des maux inéluctables et la science lui fournit les moyens de lutter contre elles et d'en triompher.

Principes de l'assainissement urbain. — Les principes de l'assainissement urbain sont aujourd'hui nettement posés et s'il existe encore des divergences entre hygiénistes, elles portent exclusivement sur les voies et moyens de le réaliser, sur l'application.

Ces principes peuvent se résumer en quelques lignes :

Maintenir la pureté de l'atmosphère, empêcher la souillure du sol à sa surface et dans sa profondeur, souillure due aux déchets organiques de toutes sortes, résultats de la vie en commun, assurer la pureté des eaux potables, prévenir l'encombrement qui tend à se produire dans les quartiers habités par les classes pauvres, protéger en un mot l'air, le sol et l'eau ; telles doivent être les bases des mesures dont l'ensemble constitue l'assainissement.

Ces mesures comprennent :

1° L'aménagement et l'entretien de la voie publique ;

2° L'évacuation des matières usées ;

3° L'amenée et la canalisation de l'eau d'alimentation ;

4° L'aménagement des cimetières ;

5° La surveillance des habitations et des logements insalubres.

I. — Voirie.

Protection de l'atmosphère urbaine. — Des facteurs multiples et divers tendent incessamment à altérer et à polluer l'atmosphère des villes, produits de la respiration, fumées provenant des foyers de combustion, poussières des rues et des habitations, émanations d'un sol plus ou moins saturé de matière organique, émanations d'égouts et de fosses d'aisances, etc., etc. Mais le brassage qu'opèrent d'une façon incessante les courants aériens entraîne rapidement ces impuretés, et, somme toute, l'air des villes ne diffère guère, comme composition chimique, de l'air des campagnes.

Toutefois, quand il s'agit d'agglomérations considérables où s'entassent des centaines et des millions d'hommes, où les établissements industriels deviennent de plus en plus nombreux, on constate la présence de certains éléments étrangers dont il y a lieu de tenir compte.

Les analyses très précises faites tout récemment par A. Gautier et Gréhant (1) sur l'air de Paris montrent en effet qu'il contient de nombreuses impuretés, des hydrocarbures, des gaz sulfureux et sulfurique et enfin de l'oxyde de carbone, en très faibles quantités il est vrai, si l'on ne considère que la moyenne 0 cc. 21 pour 100 litres d'air, mais dont les proportions peuvent varier suivant les circonstances locales dans d'assez larges limites et dont il serait imprudent d'ailleurs d'affirmer la complète innocuité quand il est absorbé d'une façon continue. Les fumées industrielles ou ménagères y déversent, outre ces gaz, d'innombrables particules minérales ou charbonneuses qui ont pour effet

(1) Viciation de l'atmosphère par les foyers industriels et domestiques, *Rev. d'hyg.*, 1900. — Les fumées de Paris, influence exercée par les produits de combustion sur l'atmosphère des villes, *Rev. d'hyg.*, 1901.

de diminuer notablement l'éclairement solaire et l'action bactéricide de la lumière. On sait que c'est à l'existence de ces fumées et de ces particules solides en suspension que les météorologistes attribuent l'extrême fréquence des brouillards de Londres et des autres villes industrielles d'Angleterre.

Nous avons vu d'autre part que l'atmosphère des villes est infiniment plus riche en germes microbiens que l'air des campagnes, que sa richesse croit en raison de la densité de la population et que les procédés défectueux d'évacuation des immondices donnent souvent lieu à des dégagements de gaz odorants des plus incommodes.

Comment protéger l'atmosphère urbaine contre toutes ces causes de pollution ? Comment maintenir la pureté de cette atmosphère ? Comment assurer le large accès de l'air et de la lumière dans tous les quartiers, dans toutes les rues ?

Le problème de la protection contre les fumées est un de ceux qui préoccupent de plus en plus les édilités des villes où l'industrie a pris un grand développement et une commission technique instituée en 1894 par le Préfet de la Seine pour la capitale a été chargée d'étudier les divers procédés de fumivorité. Mais, comme le fait observer A. Gautier, ces procédés sont impuissants à supprimer la partie invisible et certainement la plus dangereuse des combustions, l'oxyde de carbone, les gaz sulfureux, sulfurique, carbonique, et c'est à atteindre ce résultat que doit s'attacher le génie sanitaire.

Reste à assurer la protection contre l'insuffisance de lumière et d'air pur, conséquence de l'agglomération des maisons, et contre les poussières. Cette protection est plus particulièrement du domaine de la voirie à laquelle ressort la disposition et l'entretien de la voie publique, l'enlèvement des immondices solides.

Dispositions et dimensions des rues. — Les dispositions et les dimensions des rues doivent varier avec le climat, et il est certain que les larges artères de nos villes septentrionales conviennent beaucoup moins aux villes du Midi, dans lesquelles le grand ennemi contre lequel on cherche à se défendre est le soleil d'été, que les ruelles étroites des villes de la région méditerranéenne qui ne laissent voir au-dessus des hautes maisons qu'un coin de ciel bleu et qui étonnent si fort les gens du Nord, ont leur raison d'être. Laissons donc de côté ces exigences particulières; c'est aux villes des climats tempérés que s'appliquent les règles que nous allons poser.

La première de toutes, c'est que tous les étages d'une maison, y compris le rez-de-chaussée, aient leur part d'air, de lumière et de soleil.

Vogt demande que, sous nos latitudes, une maison reçoive dans toute sa hauteur le soleil pendant une durée de quatre heures au minimum, de 10 heures du matin à 2 heures du soir, pendant les jours les plus courts. Ce principe, excellent en théorie, est malheureusement d'une application à peu près impossible dans la pratique ; car on arriverait ainsi, avec la hauteur habituelle des maisons dans les grandes villes, à des largeurs de rue tout à fait exagérées. C'est ainsi qu'à Paris, il faudrait, pour obtenir ce résultat, avec des maisons de 20 mètres de hauteur et en supposant des rues orientées de la façon la plus favorable, c'est-à-dire suivant le méridien, des voies de 40 mètres environ (1).

Mais s'il est difficile d'appliquer dans toute sa rigueur le

(1) La détermination des hauteurs à donner aux maisons et de la largeur à donner aux rues pour se conformer à la formule un peu théorique de Vogt est un problème du ressort de la géométrie dont les données sont : 1° la latitude, 2° l'angle d'incidence des rayons solaires au solstice d'hiver, 3° l'angle que la direction des rues fait avec le méridien et qui varie par suite pour chaque ville et pour chaque rue.

principe posé par Vogt, il y a tout avantage, au point de vue de la salubrité des maisons qui bordent la voie publique, à s'en rapprocher dans la mesure du possible, surtout dans les villes du Nord où le soleil se montre si avare de ses rayons et à avoir des rues larges où le soleil et l'air puissent avoir librement accès. Des dimensions de 15 et 20 mètres n'ont rien d'exagéré pour les principales artères. En tous cas, 12 mètres devraient être considérés comme un minimum (Rochard).

En revanche, les voies trop larges ont dans les pays

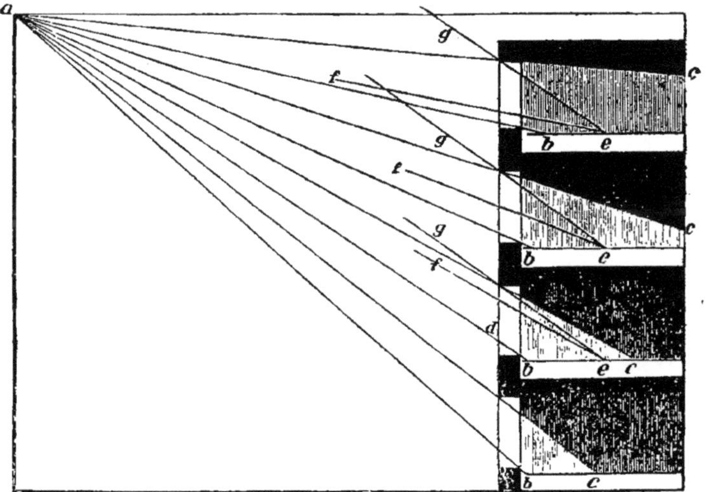

Fig. 87. — Eclairement diurne des locaux suivant l'étage dans les villes (d'après Flugge).

chauds et secs de graves inconvénients et les Russes qui ont voulu importer dans le Turkestan les larges boulevards des villes d'Europe s'en trouvent fort mal, paraît-il.

En principe il est préférable de diminuer la hauteur des maisons et de la conformer à la largeur des rues en bordure desquelles elles s'élèvent.

Le projet de règlement sanitaire municipal qui vient d'être élaboré par le Comité consultatif d'hygiène de France formule les règles suivantes pour la hauteur des maisons :

	Hauteur de la maison.
Voies de moins de 12 mètres.	6 mètres, augmentée d'une dimension égale à la largeur de la voie
» de 12 à 15 mètres.	19 mètres
» de 16 mètres et au-dessus.	20 mètres

Les ruelles et impasses où l'air circule mal et où la lumière du ciel ne pénètre jamais devraient être inexorablement condamnées.

Protection du sol contre les souillures de la surface. — Les épidémies de fièvre typhoïde, d'ictère catarrhal, de dysenterie et autres infections qui accompagnent si souvent le remuement du sol des villes, travaux de fouilles, d'ouverture de tranchées, de terrassement, non moins que l'heureuse influence d'un système rationnel d'évacuation des eaux usées, montrent quel facteur puissant d'insalubrité est la souillure de ce milieu. Nous nous sommes déjà suffisamment étendu sur ce sujet pour qu'il soit inutile d'y revenir, ainsi que sur les mesures de précaution à prendre à l'occasion de pareils travaux.

Mais il importe surtout de prévenir dans la mesure du possible cette souillure du sous-sol par les infiltrations de surface et le revêtement de la voie publique destiné à faciliter la circulation peut y aider dans une large mesure suivant les matériaux employés pour ce revêtement.

Valeur hygiénique des divers modes de revêtement de la voie publique. — Les conditions que l'hygiène doit demander à ces matériaux sont en première ligne d'être imperméables, de donner le minimum de poussières ; en seconde ligne,de ne pas résonner trop fortement sous le passage des véhicules, d'être *sourds*, d'avoir une longue durée, de ne pas être trop coûteux d'établissement et d'entretien.

Il n'est malheureusement pas facile de trouver toutes ces conditions réunies et les édilités sont presque toujours portées à sacrifier les qualités hygiéniques à celles qui ménagent le mieux les finances municipales.

Le *macadam*, qui a eu naguère une si grande vogue, est aujourd'hui à peu près universellement condamné par les hygiénistes et les ingénieurs en raison des nombreux et graves inconvénients qu'il présente, notamment l'abondant dégagement de poussières siliceuses, offensives pour les voies respiratoires auquel il donne lieu, quand il est sec. « Sahara l'été, bourbier l'hiver », a-t-on dit avec juste raison des chaussées macadamisées.

Le pavage en pierres dures, granit, cailloux quartzeux, est le mode de revêtement le plus solide, celui qui a le plus de durée et par suite le plus économique, mais il a l'inconvénient sérieux de déterminer, sous l'influence du passage des lourds camions, des vibrations du sol fort incommodes, la nuit surtout, pour les habitants des maisons. Il est sujet aussi à s'affaisser sur certains points, et dans ces dépressions séjournent, après la pluie, des flaques d'eau qui sont autant de causes d'insalubrité.

Le pavage en bois constitué par des parallélipipèdes de sapin posés sur lit de ciment et reliés par un mélange de bitume et de mortier et adopté par de nombreuses villes, donne lieu à des appréciations assez divergentes. On lui a reproché de produire de fines poussières organiques et surtout de se laisser pénétrer par les liquides plus ou moins souillés de la surface, d'être par suite susceptible de devenir des foyers d'infection. Les recherches de Miquel, de Rodet et Nicolas montrent que ces reproches sont tout au moins très exagérés et que ce mode de revêtement, ainsi que conclut Petsche (1), satisfait pleinement aux exigences de l'hygiène, à la condition d'être soigneusement entretenu, nettoyé fréquemment, lavé à grande eau.

(1) Petsche, Le pavage en bois au point de vue de l'hygiène. *Génie sanitaire*, 1896.

Certains hygiénistes, Th. Weyl (1) entre autres, donnent la préférence à l'asphalte qui est à peu près complètement imperméable, qui est mauvais conducteur de calorique et ne donne que très peu de poussières. Malheureusement, il offre peu de résistance au passage des voitures, se fendille facilement, se ramollit pendant la saison chaude et finalement est d'un coûteux entretien. Toutefois ces défauts seraient fort atténués par l'emploi de l'asphalte comprimé, le meilleur revêtement, selon Vallin, pour les chaussées et les rues où le trafic est considérable.

Voici, d'après des expériences faites aux Etats-Unis (2), la valeur comparée des divers modes de pavage, rangés par ordre de primauté :

Durée : Granit. Asphalte. Grès. Bois.
Economie d'établissement : Bois. Grès. Asphalte. Granit.
Absence de bruit et de poussière : Asphalte. Bois. Granit. Grès.
Résistance à l'usage : Granit. Grès. Asphalte. Bois.
Salubrité : Asphalte. Granit. Grès. Bois.

En outre, pour prévenir les infiltrations de surface, il faut assurer l'écoulement des liquides, empêcher leur stagnation. C'est dans ce but que l'on donne en général une forme convexe à la chaussée et que l'on établit le long des trottoirs des rigoles qui viennent aboutir aux bouches d'égout. Mais il est essentiel que ces rigoles aient une pente suffisante et reçoivent un revêtement de ciment imperméable. Il y a dans l'installation et l'entretien défectueux des rigoles de rue une cause d'insalubrité dont les édilités se préoccupent malheureusement trop peu.

Entretien de la voie publique. — Balayage. — Arrosage. — Enlèvement des immondices solides. — Il est inutile d'insister sur l'utilité sanitaire de la propreté de la

(1) Genzmer et Th. Weyl, Matériaux de revêtement et nettoyage des rues, *Vierl. f. off. Gesundheitspflege*, 1902.
(2) *Lyon médical*, septembre 1896.

rue, du balayage et de l'arrosage, de l'enlèvement rapide des immondices solides, boues et ordures ménagères. C'est sur la façon dont ces services sont institués et fonctionnent que les personnes, même les plus étrangères aux choses de l'hygiène, jugent de la salubrité d'une ville et ce critérium, pour quelque incomplet, quelqüe superficiel qu'il soit, n'en a pas moins sa valeur.

Le balayage et l'arrosage sont dirigés surtout contre les poussières de la rue qui, outre leur incommodité, peuvent être le véhicule, nous l'avons vu, de bien des impuretés. Dans quelle mesure sont-elles susceptibles d'être des agents de transmission de germes infectieux? Manfredi (1) qui a entrepris une série de recherches sur ce point a pu isoler dans quelques échantillons recueillis dans les rues de Naples, des microbes pyogènes, les b. de l'œdème malin et du tétanos et, ce qui est beaucoup plus important, le b. tuberculeux. Toutefois il a constaté que, si ce dernier pouvait se conserver assez longtemps vivant, sa virulence s'atténuait considérablement à l'air libre. D'autre part, la statistique dressée à Berlin montre que les balayeurs des rues de cette ville ne sont pas plus sévèrement frappés que les autres professions. En somme, il semble bien que les dangers d'infection par ces poussières sur lesquelles la dessiccation et la lumière ont exercé leur action bactéricide ne sont pas très grands, infiniment moins grands en tout cas que ceux provenant des poussières des espaces clos, des logements humides et mal éclairés en particulier.

A ce propos on s'est demandé, en s'autorisant des analyses faites par certains bactériologistes, Wittlin (2), Mazuschita (3) entre autres, si l'arrosage des rues tel qu'on y pro-

(1) *Sur la contamination des rucs dans les grandes villes*. Naples, 1891.

(2) *Ann. de microgr.*, 1896.

(3) *Arch. f. Hyg.*, t. XXXV, 1899.

cède actuellement, était une pratique rationnelle, s'il n'avait pas pour effet, en maintenant humide la surface du sol, de favoriser la prolifération des microbes des poussières et d'empêcher l'action destructrice de la dessiccation. Mais aux résultats des bactériologistes cités plus haut, on peut opposer les recherches plus récentes de *Simoncini et Viola* (1) qui constatent au contraire une diminution du chiffre des germes dans les poussières arrosées. Il n'y a donc pas de raison sérieuse, en présence de résultats si divergents, de renoncer à une pratique qui, outre qu'elle rafraîchit l'atmosphère pendant la saison chaude, abat les poussières si incommodes et si irritantes, les fixe au sol et en prévient l'inhalation par les voies respiratoires des promeneurs.

Enlèvement des ordures solides et leur traitement. — Prendre des mesures pour que l'enlèvement des ordures ménagères et de boues des rues se fasse régulièrement, dans le plus bref délai et dans de bonnes conditions, exercer une sévère surveillance sur ceux qui en sont chargés, pour éviter que ces détritus ne se disséminent un peu partout, comme cela s'observe dans beaucoup de villes, pendant leur trajet jusqu'à destination finale, est un des devoirs les plus stricts des administrations municipales, devoir dont elles ne s'acquittent pas toujours avec le soin nécessaire.

Cet enlèvement, en effet, se pratique encore dans la plupart des villes de la façon la plus primitive. Les habitants des maisons déposent chaque soir ou chaque matin les détritus de la maison sur la chaussée où les tombereaux des entrepreneurs, dont l'aménagement est généralement très défectueux, viennent les enlever à une heure plus ou moins avancée de la journée, en même temps que les boues, et les produits du balayage de la voie publique.

(1) *Ann. d'igiene sperimentale*, 1901.

A Paris, dont l'exemple a été suivi par quelques autres villes, un léger perfectionnement a été apporté ces dernières années à ce mode d'enlèvement, et un arrêté du préfet de police de 1884 a prescrit d'enfermer dans une boîte close les ordures que chaque habitant dépose sur la voie publique. Ces boîtes sont ensuite directement vidées dans les tombereaux.

Une fois ces ordures ménagères enlevées de sur la voie publique, que doit-on en faire ? Dans la plupart des villes la pratique habituellement suivie consiste à affermer cette besogne à des entrepreneurs qui transportent chaque jour dans des dépôts *ad hoc* ces immondices où, sous le nom *gadoues vertes*, ils sont mis en tas et où ils subissent une fermentation plus ou moins prolongée (4 ou 5 mois) qui les transforme en terreau (*gadoues faites*). Ce terreau constitue un engrais très recherché par l'agriculture et l'industrie maraîchère qui en fait une grande consommation.

D'après Muntz et Girard, les gadoues contiennent :

	Gadoue verte	Gadoue noire ou terreau
Azote	3.80 p. 1000	4.50 p. 1000
Acide phosphorique . .	4.10 —	5.90 —
Potasse	4.20 —	5.20 —
Chaux.	25.70 —	37.50 —

et leur valeur, d'après le taux actuel des divers éléments fertilisants, serait de 8 fr. 90 les 1000 kilogrammes pour la gadoue verte, de 11 fr. 40 pour la gadoue faite.

Il y a donc là une source de richesse que l'agriculture ne saurait dédaigner et dont les centres de moyenne importance doivent chercher à tirer le meilleur parti possible, malgré les inconvénients et l'incommodité pour le voisinage des odeurs fétides dégagées par la fermentation de ces matières dans les dépôts.

Mais quand il s'agit de grands centres, la question change

de face. La quantité des immondices à enlever journellement devient tellement considérable qu'on ne sait plus ni où ni comment les écouler (1). L'offre dépassant de beaucoup la demande dans les environs immédiats, ces matières si riches en principes fertilisants, non seulement tombent à vil prix, mais on est obligé de les transporter à une distance de plus en plus grande, ce qui les grève de frais de transport dépassant parfois de beaucoup leur valeur. Aussi au lieu d'être, comme autrefois, une source de profits, l'enlèvement des immondices constitue une charge de plus en plus lourde pour les grandes villes.

Quelques-unes de ces villes ont pu trouver dans des conditions locales toutes particulières une solution satisfaisante. A Marseille, une société a acheté dans les plaines de la Crau un vaste domaine qu'elle fertilise au moyen des immondices de la ville affermées par elle (200 à 250 tonnes par jour). Les wagons qui amènent chaque matin les immondices, reviennent chaque soir avec un chargement de pierres destinées à l'entretien de la voie publique.

A Bordeaux, la gadoue très appréciée pour la fumure du vignoble bordelais est transportée par des chalands dans des dépôts en pleine campagne, sur les bords de la Gironde et de la Dordogne, à plus de 30 kilomètres.

Mais région stérile aux portes d'une grande ville à transformer et à fertiliser, transport économique par eau à une grande distance, ce sont là des conditions exceptionnelles, et c'est une solution plus générale que beaucoup de grandes villes réclament, et que quelques-unes croient avoir trouvée dans l'incinération ou la stérilisation de ces immondices.

(1) La quantité d'immondices qui doivent être enlevées journellement dans une ville peut être évaluée en moyenne à 1 kilogramme par habitant, dont la moitié, pour les détritus de maisons et l'autre moitié, pour les balayures de rues.

Plusieurs villes anglaises et allemandes pratiquent cette incinération depuis plusieurs années et paraissent en être satisfaites. Le Congrès des hygiénistes allemands tenu en 1894 à Magdebourg recommande expressément ce procédé toutes les fois que les conditions locales, économiques, ou autres ne permettent pas l'enlèvement immédiat et l'utilisation agricole.

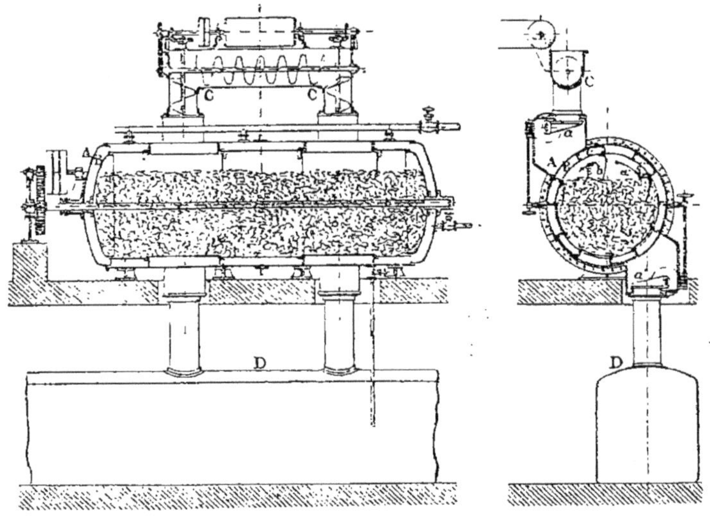

Fig. 88. — Traitement des immondices solides par la vapeur (Système Arnold modifié par Le Blanc).

A. Autoclave.

B. Cylindre intérieur mobile ou panier destiné à recevoir les immondices.

C. Boîte de distribution des immondices.

D. Caisson en tôle où vient se déverser la matière cuite.

(D'après le *Bulletin de la Société des Ingénieurs civils.*)

Les modèles de fours à destruction d'ordures ménagères sont déjà nombreux. Dans quelques-uns, les déchets sont portés à une température suffisante pour amener une sorte de vitrification qui permet de les transformer en matériaux de construction précieux en raison de leur résistance aux variations de température et à l'humidité.

Dans le procédé d'Arnold, employé à Philadelphie, les ordures ne sont pas incinérées, mais sont soumises en vases clos à l'action de la vapeur d'eau comprimée à 4 ou 5 atmosphères pendant 5 à 7 heures. Les graisses contenues dans les gadoues et qui constituent un sous-produit dont la valeur n'est pas négligeable sont recueillies à part et le résidu comprimé et desséché est utilisé comme engrais.

Le procédé de triage et de broyage exploité dans une usine établie à Saint-Ouen pour traiter les gadoues de deux arrondissements de Paris, conserve lui aussi les éléments fertilisants de ces matières, tout en réduisant au minimum leur volume et leur poids, ce grand obstacle à l'utilisation agricole dans les grandes villes en raison des frais de transport qui les grèvent. Il consiste à les débarrasser d'abord par un triage des éléments encombrants, inertes ou nuisibles pour l'agriculture, pierres, verre, métaux et ceux que peut utiliser l'industrie des chiffonniers, triage que les dispositifs adoptés rendent facile et rapide, puis à broyer les résidus dont la valeur marchande est notablement accrue par ce traitement. Les résultats auraient été assez satisfaisants pour que la ville ait cru devoir accorder à la Société la concession de huit autres arrondissements du centre.

Tous ces procédés n'en constituent pas moins une complication se traduisant en général par une aggravation de charges pour le budget municipal, et dans toutes les villes où l'utilisation agricole est praticable, économiquement, c'est à lui, ainsi que conclut un des hommes les plus autorisés en la matière, auquel on doit donner la préférence. Seulement les dépôts de gadoues vertes doivent être soumis à une autorisation préalable et ne pourront être établis qu'à une certaine distance des habitations.

Hudelo réclame 100 mètres au minimum des gares et des habitations. Leur emplacement, leur étendue et les conditions d'aménagement seront déterminés, après avis des conseils d'hygiène.

L'enlèvement des ordures ménagères et des produits du balayage après l'arrosage doit se faire à la première heure, doit être terminé au plus tard à 9 heures en été, à 10 heures en hiver et le transport au dépôt, s'effectuer dans des voitures à caisses métalliques closes et étanches et dont le chargement ne dépassera pas, comme cela arrive trop souvent, le bord supérieur (1).

II. — Éloignement des immondices liquides. — Égouts.

Une fois sorties de la maison, les immondices, eaux ménagères et de toilette, avec ou sans les matières excrémentitielles, auxquelles viennent se joindre les eaux de pluie, les eaux d'arrosage de la voie publique, les eaux industrielles, les liquides des urinoirs publics, doivent être évacuées hors de la ville.

Il n'y a peut-être pas de faits mieux démontrés en hygiène que l'influence d'une bonne canalisation pour l'évacuation des immondices liquides sur la salubrité d'une ville.

Dans toutes les villes où cette canalisation a été établie dans des conditions rationnelles, on a vu la mortalité générale s'abaisser, les maladies infectieuses, la fièvre typhoïde en particulier, diminuer. Les statistiques sanitaires sont unanimes sur ce point. C'est, avec l'amenée d'une eau potable pure, la condition qui paraît agir avec le plus de puissance sur la santé publique.

(1) A Paris le balayage constitue un service distinct de celui de l'enlèvement des ordures ménagères. Les boues et les poussières délayées par l'eau d'arrosage sont projetées, dans les bouches d'égout. Le procédé semble économique, mais il exige un grand gaspillage d'eau et est souvent une cause d'envasement et d'obstruction pour les égouts.

Mais il ne suffit pas d'éloigner de l'agglomération urbaine ces matières dangereuses, encore faut-il les rendre inoffensives pour les populations environnantes et ne pas justifier par les procédés adoptés cette définition humoristique qu'un adversaire donnait du *tout à l'égout*. « Un monsieur embarrassé de ce que vous savez, veut, sans savoir s'il n'en sera pas incommodé plus tard, le jeter dans le jardin du voisin qui n'en veut pas. »

Plan général de la canalisation souterraine. — Les dispositions et le plan de la canalisation souterraine doivent nécessairement varier suivant les conditions topographiques, les ressources budgétaires, l'importance de l'agglomération, et aussi suivant le système d'évacuation adopté par la ville. Il est évident que la canalisation d'une petite ville ou même d'une ville de moyenne importance ne peut pas être établie comme celle d'une grande capitale et que ce que l'on doit rechercher dans ce cas, ce sont des dispositions qui, tout en assurant suffisamment la salubrité, n'entraîneront pas de trop grosses dépenses. D'autre part, il ne faut pas oublier que, quels que soient ses avantages, le système unitaire, le système du tout à l'égout a des exigences bien plus grandes au point de vue de l'aménagement des égouts que celui dans lequel les égouts servent uniquement à l'écoulement des eaux pluviales et ménagères et est, par suite, beaucoup plus coûteux. Nous nous sommes du reste suffisamment étendus sur les avantages et les inconvénients du système pour qu'il soit inutile d'y revenir.

Le plan général du réseau s'inspire habituellement des conditions locales et peut se rattacher à un certain nombre de types dont on trouve des exemples dans les diverses villes.

Alors que les agglomérations étaient relativement peu considérables et que la question de la pollution des cours d'eau n'était même pas posée, les égouts, en général très défectueux, venaient déboucher perpendiculairement dans le fleuve pendant sa traversée dans la ville. Ce système dit *perpendiculaire* était encore pratiqué à une époque relativement récente, il y a quelque trente ou quarante ans, à Paris. Inutile de dire que ce type par trop primitif a été abandonné

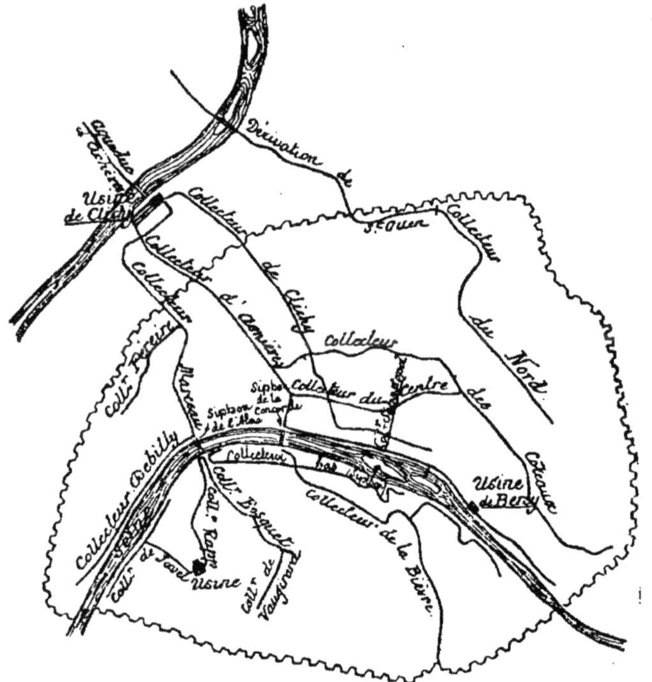

Fig. 89. — Réseau général des égouts de Paris.

et n'est tout au plus tolérable que dans les villes de très minime importance.

C'est alors qu'on a songé à reporter en aval, pour remédier à l'infection croissante des cours d'eau dans leur trajet urbain, le déversement des eaux vannes (*type de déversement latéral*). C'est le système que plusieurs villes, Paris, Londres entre autres, ont adopté. Le réseau d'égouts vient déboucher dans des collecteurs établis le long des rives des fleuves et prolongés jusqu'à une distance plus ou moins grande de l'agglomération. Paris compte actuellement trois collecteurs : le collecteur de la rive gauche qui prend son origine au boulevard Saint-Marcel, reçoit la Bièvre, suit les quais et traverse la Seine en siphon au pont de l'Alma pour se réunir au collecteur d'Asnières ou de la rive droite ; ce dernier longe les quais de cette rive jusqu'à la place de la Concorde, se dirige vers la rue Royale et le boulevard Malesherbes et, réuni au collecteur de la rive gauche, allait, il y a peu de temps encore, déboucher dans la Seine, en aval du pont d'Asnières. Le troisième collecteur, collecteur du Nord, qui reçoit les eaux vannes des quartiers élevés des 18e et 19e débouchait à Saint-Denis. Actuellement, depuis l'adoption définitive et l'extension de l'épuration par le sol, tous ces collecteurs aboutissent à l'usine de Clichy, d'où un émissaire général conduit les eaux vannes dans les champs d'irrigation de Gennevilliers, d'Achères, de Méry-sur-Oise, etc., etc.

Berlin a adopté le système radial dans lequel la ville est divisée en secteurs plus ou moins réguliers ayant chacun leur réseau indépendant, leur émissaire et, s'il y a lieu, leur usine élévatoire.

Enfin les conditions topographiques de la ville peuvent obliger à répartir le réseau en zones distinctes ou reliées les unes aux autres, mais situées à des niveaux différents, type par étages, Reims, Francfort ; type par bassins ou zones, Marseille, Milan.

Formes et aménagement des égouts. — La forme, les dimensions, les dispositions de l'égout lui-même ne varient pas moins que le plan général, depuis les égouts en maçonnerie, à grande section monumentale — trop monumentale, suivant beaucoup d'hygiénistes — de Paris, jusqu'aux simples tuyaux en poterie de petite section, tels qu'ils ont été adoptés pour une partie du réseau par les villes de Londres et de Berlin.

Le réseau parisien, d'une longueur totale de 1.100 kilomètres, compte 13 types d'égouts, depuis le plus petit qui a 1m30 de large sur 2m10 de haut jusqu'aux grands collecteurs dans lesquels on circule en wagon et en bateau, qui ont 4m40 de haut sur 3m60 de large. Ils ont en général une forme ovoïde dont la petite extrémité, tournée vers le bas constitue la cunette, avec ou sans banquettes latérales. Ils sont tous construits en briques et ciment avec revêtement intérieur de ciment bien lisse de façon à assurer l'étanchéité parfaite et à favoriser le glissement des liquides dans la cunette.

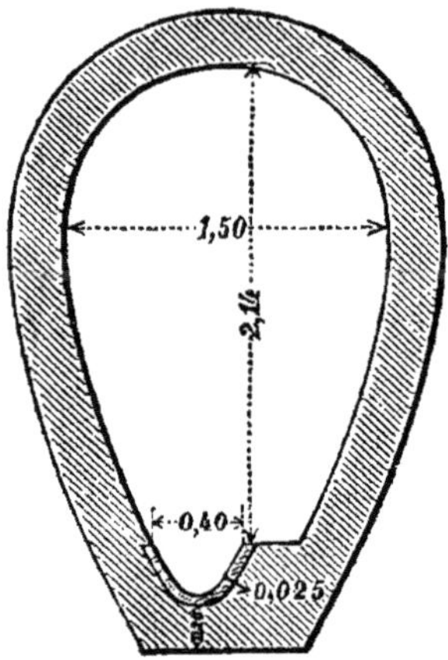

Fig. 90. — Coupe d'un égout de Paris à forme ovoïde.

La pente varie suivant le diamètre des égouts depuis 10 p. 1.000 pour les petits égouts jusqu'à 0,75 p. 1000 pour les collecteurs. Toutefois cette pente, d'après Thoinot, serait dans plusieurs égouts notablement au-dessous du chiffre réglementaire.

De nombreuses bouches et regards servant à la visite de l'égout, à la projection des boues et des balayages de la rue et à la ventilation, mettent le réseau souterrain en communication avec la voie publique (1). On a accusé ces orifices d'être la principale cause des odeurs dont se plaint si vivement la population parisienne, et on a proposé, pour y remédier, de les munir d'obturateurs hydrauliques dont nous donnons quelques modèles ; mais l'obstacle que ces obturateurs apportent à l'aération des égouts en a empêché jusqu'ici la généralisation.

L'ensemble du réseau parisien constitue une œuvre qui

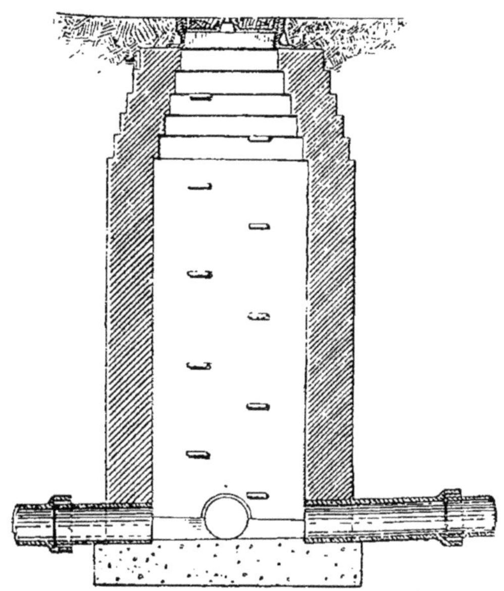

Fig. 91. — Regard d'égout.

fait grand honneur aux ingénieurs qui l'ont conçue et exécutée et dont la capitale, quelles que soient les vives attaques dont le système a été l'objet, a le droit d'être fière. Il est certains reproches toutefois dont il est difficile de le justifier complètement. Outre qu'un tel réseau comporte des

(1) Le réseau parisien comptait, en 1900, 19.496 regards, 13.234 bouches d'égout, 48.498 branchements de maisons et 3.500 réservoirs de chasse. La quantité des eaux vannes envoyées à l'émissaire général est de 520.000 mètres cubes par vingt-quatre heures.

frais énormes d'établissement et d'entretien, qu'il exige des quantités considérables d'eau pour son bon fonctionnement, il se prête mal à la rapide circulation des eaux vannes, condition essentielle du tout à l'égout. Aussi la plupart des villes qui ont eu à installer dans ces derniers temps leur canalisation souterraine ont-elles donné la préférence à des égouts de dimensions beaucoup plus modestes.

Londres, qui pratique le tout à l'égout et qui a adopté un type analogue à celui de Paris, comme plan général, c'est-à-dire des collecteurs parallèles au fleuve (*main drainage*)

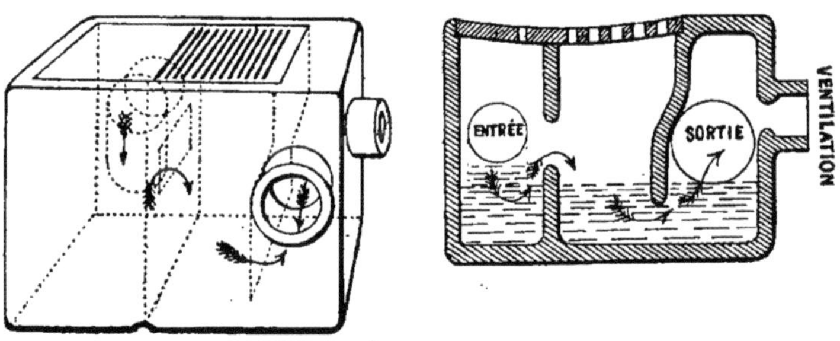

Fig. 92. — Siphons intercepteurs Mansergh (d'après Friot).

s'y déversant en aval, n'a que des égouts à petite section dont le tiers au moins consiste en de simples conduites en poterie émaillée.

Berlin, dont la canalisation se rattache au type radial avec divisions en zones distinctes et indépendantes n'utilise pour les quatre cinquièmes de la longueur totale que des tuyaux de poterie de faible section dont le diamètre varie de 0^{m}24 à 0^{m}48. Les égouts en maçonnerie qui sont d'ailleurs l'exception, ont des diamètres de 1 à 2 mètres.

Ce réseau étant destiné à recevoir aussi les eaux pluviales, on a ménagé de distance en distance des déversoirs de trop plein qui pendant les averses et les pluies d'orages dirigent directement dans les cours d'eau ces eaux que l'on considère comme inoffensives en raison de leur dilution.

Le système recommandé pour les villes de moyenne im-

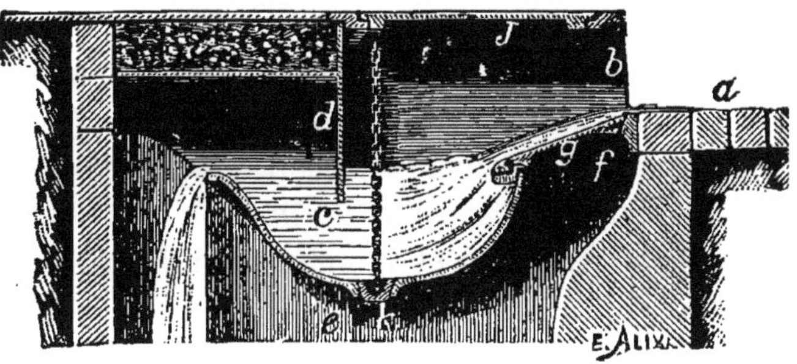

FIG. 93. — Bouche d'égout inodore fonctionnant.

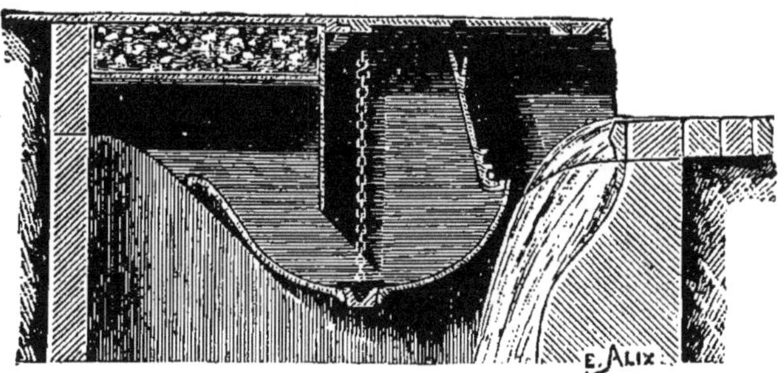

FIG. 94. — Bouche d'égout inodore fonctionnant comme bouche ordinaire.

BOUCHE D'ÉGOUT INODORE (Système GRILLOT).

a) Chaussée.
b) Ouverture de la bouche d'égout.
c) Cuvette hydraulique.
d) Cloison obturatrice constituant le siphon d'eau dans la cuvette.
e) Regard en maçonnerie débouchant dans l'égout.
g) Valve en fonte susceptible d'être relevée (fig. 94), pour permettre l'écoulement direct à l'égout des eaux d'averses, neiges, glaces, etc., etc.
h) Tampon mobile pour le nettoyage de la cuvette.

portance par l'ingénieur Masson tient pour ainsi dire le milieu entre le système précédent et le système Waring décrit plus haut. Il consiste en des conduits en poterie de $0^{m}15$ à $0^{m}19$ de diamètre pour les rues ordinaires, de $0^{m}22$ pour les artères principales venant déboucher dans un ou plusieurs collecteurs, suivant l'importance et les conditions topographiques de l'agglomération.

La substitution des tuyaux à faible section aux égouts bâtis a le grand avantage d'être très économique (80 p. 100 d'économie dans le système Masson). La canalisation de Breslau (360.000 hab.) et celle de Dantzig (124.000 hab.) n'ont coûté que 2 millions et demi environ, à peine 7 francs

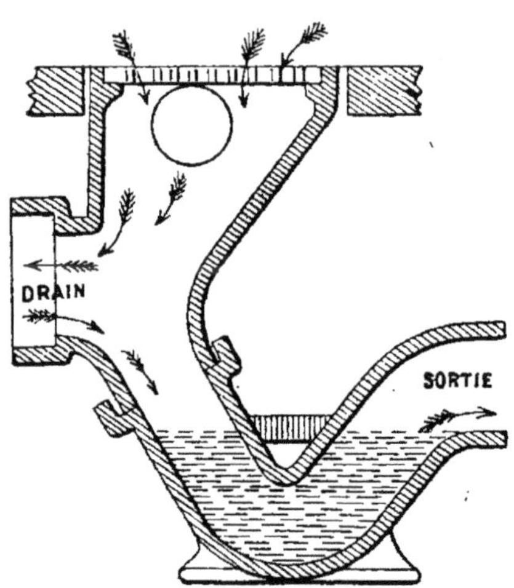

Fig. 95. — Intercepteur de Hellyer (d'après Friot).

par habitant, pour la première et 16 francs, pour la seconde. C'est là une considération capitale, car l'hygiène urbaine ne peut progresser qu'à la condition qu'elle n'impose pas des charges trop lourdes aux villes qui veulent s'assainir.

Entretien des égouts. — a) *Curage des égouts. — Chasses d'eau.* — Les égouts même les mieux aménagés exigent un entretien assidu. Il faut y assurer la circulation continue et aussi rapide que possible des liquides qui y sont déversés, de façon à ce que ceux-ci arrivent à destination finale avant d'entrer en putréfaction, principale cause des émanations odorantes et insalubres auxquelles ils donnent lieu. Il est reconnu aujourd'hui que les égouts de faibles dimensions présentent, à ce point de vue, des avantages no-

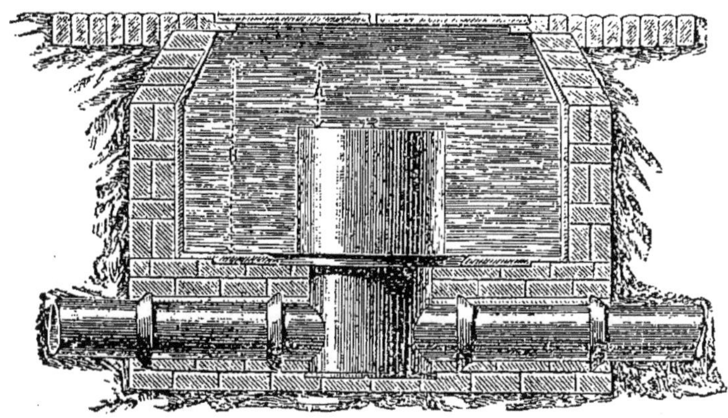

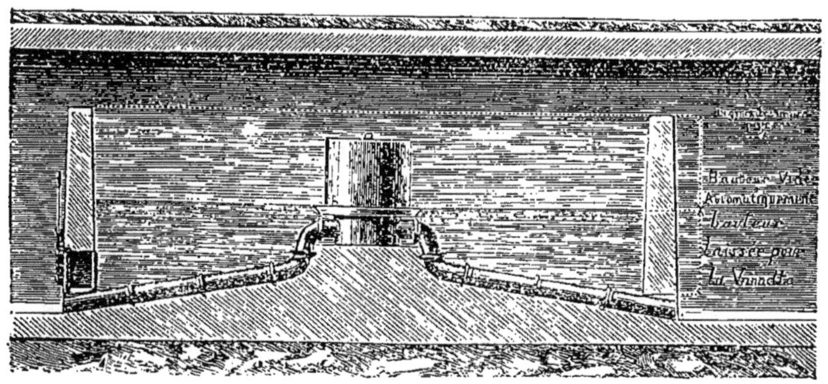

Fig. 96. — Réservoirs de chasse pour têtes d'égout (Système Rogier-Mothes).

tables. L'entretien est plus économique, le courant y est plus rapide, la stagnation moins fréquente. En revanche, ils sont parfois sujets à s'obstruer.

Pour prévenir cette obstruction et assurer le nettoyage, on installe, en tête des principales branches du réseau, des réservoirs de chasse de 5 à 10 mètres cubes de capacité qui envoient à intervalles périodiques dans la canalisation un puissant courant d'eau qui suffit presque toujours à entraîner tous les dépôts.

Dans les égouts à grande section, comme ceux de Paris, ces chasses sont souvent insuffisantes et il faut avoir recours à des procédés assez coûteux (bateaux et wagons-vannes, dragues). On utilise aussi pour le curage et l'entraînement des vases la force même du courant, en pratiquant au moyen de barrages et de vannes, des retenues d'eau plus ou moins considérables que l'on laisse ensuite s'échapper brusquement (1).

b) *Ventilation des égouts.* — Les égouts bien aménagés, bien entretenus, bien aérés dans lesquels la circulation des eaux vannes se fait d'une façon continue et rapide ne donnent lieu qu'à des dégagements à peu près nuls de gaz odorants et l'air qu'on y respire offre la même composition, n'est pas plus riche en microbes, l'est même souvent moins, ainsi que le montrent les recherches de Miquel, que l'air extérieur.

Le problème d'une large ventilation est malheureusement dans la pratique assez difficile à résoudre et ces difficultés tiennent à ce que, quel que soit le procédé employé, la direction du courant entre l'égout et l'atmosphère libre est loin d'être constante. L'utilisation pour cette ventilation, des bouches d'égout et des tuyaux de chute prolongés au-dessus du toit semble fort rationnelle, et c'est celle qui est en effet la plus généralement adoptée. En vertu du principe Wazon, il doit s'établir un courant allant de la bouche d'égout au tuyau de chute. Malheureusement, les faits donnent souvent un démenti à la théorie et le sens est

(1) 12 égoutiers suffiraient à l'entretien des égouts à faible section de Berlin. Paris en compte 1.200.

très souvent, surtout en été, renversé, d'où les émanations odorantes dont nous avons déjà parlé. En outre, il ne faut pas oublier que renouveler l'atmosphère des égouts c'est, dans une certaine mesure, d'après ce que nous venons de

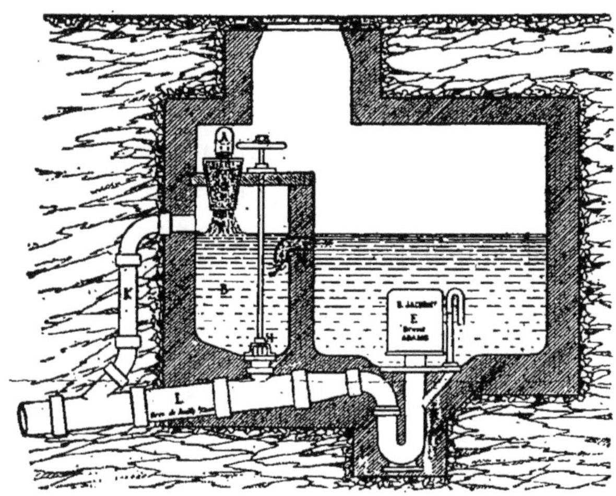

FIG. 97. — Coupe d'une chambre de chasse à siphon automatique (Syst. Adams). Installation Jacob, Delafon et Cie. (Dans ce système, l'alimentation du réservoir se fait avec l'eau d'égout décantée et stérilisée.)

A. — Arrivée d'eau usée (ménagère ou pluviale).
B. — Bassin de décantation.
C. — Crible (Coke brut et matière précipitante).
D. — Chambre de chasse alimentée par l'eau criblée.
E. — Siphon automatique de chasse d'eau.
H. — Bonde de vidange pour nettoyer le bassin de décantation.
K. — Tuyau d'aération et de trop plein.
L. — Canalisation.
M. — Passage de l'eau clarifiée alimentant le réservoir de chasse.

dire, polluer au moins par certains temps et dans certaines saisons l'atmosphère extérieure. Aussi a-t-on proposé, et même appliqué dans quelques villes, des procédés de purification de l'air qui s'échappe par les bouches et les regards d'égout (brûleurs à gaz, système Reeves) (1).

III. — Destination finale des eaux d'égout.

La destination finale des eaux vannes est un des plus graves et des plus difficiles problèmes de l'assainissement des villes, un de ceux qui a soulevé et soulève encore les plus vifs débats, témoins les récentes discussions auxquelles a donné lieu l'épandage du sewage parisien à Achères.

C'est qu'en effet avec l'extension que prennent les agglomérations urbaines, le développement des établissements industriels, l'application du tout à l'égout, la quantité de liquide que déversent journellement les égouts devient de plus en plus considérable et la richesse de ce liquide en matières putrescibles et dangereuses, de plus en plus grande.

A Paris, l'émissaire général reçoit actuellement des quatre collecteurs 600.000 mètres cubes par vingt-quatre heures (1899), soit près de 300 litres par habitant, alors qu'il y a quelques années on croyait estimer largement en l'évaluant à 150 litres. Dans les villes manufacturières cette quantité est encore plus considérable, et s'élève à 363 litres à Glasgow et à 406 à Reims (Rochard).

Composition des eaux d'égout. — La composition des eaux vannes est naturellement très variable suivant la nature et l'abondance des résidus, suivant le système d'évacuation adopté, suivant les saisons et l'abondance des pluies,

(1) L'appareil Reeves appliqué à Edimbourg, à Sutton, à Epsom, etc., etc., où il donnerait des résultats satisfaisants, est un appareil qui, placé dans les regards d'égout fournit de l'oxygène naissant par la réaction de l'acide sulfurique sur le manganate de soude. L'air qui s'échappe des égouts, en traversant l'appareil, s'y oxyde et se débarrase de sa matière organique et d'une partie de ses germes.

et l'on ne peut donner que des moyennes à cet égard. En tout cas, elles sont toujours très riches en matières organiques et en bactéries de la putréfaction (1).

C'est ainsi que la commission technique de la Seine admet une moyenne de 51 grammes d'azote par mètre cube pour les eaux d'égout de Paris. A Londres, la teneur s'élèverait à 80 et à Berlin à 70.

Que faire ? Comment se débarrasser de ces énormes quantités de liquides, véritables fleuves dont la composition dit assez l'insalubrité, sans parler des innombrables germes pathogènes spécifiques dont ils peuvent être le véhicule ?

Projection directe dans les cours d'eau et à la mer. — Le moyen le plus simple, le plus anciennement pratiqué, parce que c'est celui qui est le plus commode et le moins coûteux, celui qui est encore en usage dans l'immense majorité des villes, est le déversement des eaux vannes dans la mer, lorsque la ville est sur le littoral, dans les cours

(1) L'*Annuaire de Montsouris* (1898) donne, comme composition moyenne des eaux d'égout de Paris, dans ces dix dernières années :

Degré hydrotimétrique :

Avant ébullition	45°	
Après	22°	
	Par m3	
Chaux	327 gr.	
Matière organique	47 »	
Azote nitrique	24 »	7
— ammoniacal	27 »	7
— organique	5 »	2
Acide sulfurique	162 »	
Résidu sec	768 »	
Matière volatile	197 »	

Ce qui caractérise, on le voit, ces eaux vannes, c'est leur forte teneur en sels calcaires, en sulfates, leur haut degré hydrotimétrique, la proportion considérable d'azote déjà transformé en ammoniaque et en nitrates. Le processus de désagrégation de la molécule organique est donc déjà très avancé au sortir des collecteurs.

Le chiffre des bactéries est en moyenne de 16 millions, avec maximum en été (23 millions) et minimum en hiver (13 millions).

d'eau sur les bords desquels les villes sont bâties, si celles-ci sont dans l'intérieur des terres.

Naguère encore à Paris les égouts des divers quartiers suivaient, comme nous l'avons dit,le trajet le plus direct et débouchaient dans la Seine pendant son passage à travers la ville (1). Les eaux vannes de la Cité et de l'île Saint-Louis s'y déversent encore.

L'établissement de collecteurs suivant le trajet du fleuve et allant déverser plus ou moins loin en aval le contenu des égouts, comme on l'a fait à Paris et à Londres, a déjà été un progrès considérable sur l'état antérieur et a puissamment contribué à l'assainissement des villes.

Cette solution ne fait malheureusement que tourner la difficulté, ou, si l'on aime mieux, l'éloigner ; elle ne la résout pas. La pollution des cours d'eau, au lieu de se faire dans la ville même, se fait un peu plus loin, au gra nddommage des riverains,

La Seine contient 0 gr. 85 d'azote organique par mètre cube en amont du collecteur de Clichy,1 gr.50 en aval,après qu'elle a reçu le collecteur de ce nom et 7 gr. 27 à Saint-Denis quand elle s'est chargée des résidus du dépotoir de Bondy (Gérardin). Tous les promeneurs ont pu s'assurer *de visu* combien étaient vraies les descriptions données par Durand Claye et Daremberg des bords de la Seine, entre Asnières et Saint-Denis.

Les constatations faites en Angleterre sur l'eau des rivières après leur traversée dans les grands centres sont encore pires.

(1) Un passage emprunté au *Tableau de Paris* de Mercier, nous dit avec un réalisme qui a son éloquence, ce qu'étaient les égouts de la capitale, et l'infection de la Seine à la fin du XVIIIe siècle. « Les vidangeurs versent au point du jour les matières fécales dans les égouts et les ruisseaux. Cette épouvantable lie s'achemine lentement le long des rues vers la rivière et en infecte les bords où les porteurs d'eau puisent le matin dans leurs seaux l'eau que les insensibles Parisiens sont obligés de boire. »

Cette pollution des rivières n'atteint pas cependant partout le même degré d'intensité. Elle dépend naturellement du rapport entre la masse de déchets fournis par la population riveraine et le volume d'eau débité par le fleuve et la vitesse du courant. La Seine, quand les eaux sont basses, ne débite guère plus de 45 mètres cubes d'eau à la seconde, ce qui fait que les liquides d'égouts ne sont dilués que dans treize fois leur volume d'eau. A Francfort, ils sont dilués dans 1.000 fois leur volume d'eau du Mein, et à Cologne, dans 3.663 fois leur volume d'eau du Rhin.

On comprend de quelle importance est ce facteur quand il s'agit d'apprécier le danger de la pollution des cours d'eau par le déversement des eaux vannes d'une ville.

Un autre élément qui doit aussi entrer en ligne de compte, c'est l'assainissement spontané qui s'accomplit peu à peu dans les cours d'eau souillés à la suite de leur passage dans les agglomérations urbaines. Les particules solides se précipitent et se déposent, les matières organiques s'oxydent et sont finalement transformées en acide carbonique, ammoniaque, hydrogène sulfuré et carboné, dont le dégagement est la principale cause, comme nous l'avons dit, des odeurs dont se plaignent les riverains. Cette oxydation est favorisée par le mouvement du fleuve et par les nombreux organismes animaux et végétaux qui vivent dans ses profondeurs (1). La Seine, si souillée près d'Asnières, a repris son apparence et sa limpidité normale à Mantes, à 109 kilomètres. La souillure de l'Oder a tout à fait disparu à 32 kilomètres en aval de Breslau.

Munich envoie journellement environ 20.000 kilogrammes d'immondices dans l'Isar, mais cette pollution qui ne re-

(1) Procaccini (*Inst. d'Igiene dell' Universita di Roma*, 1894) a montré que la lumière solaire dont nous avons signalé plus haut l'action antiseptique jouait un grand rôle dans cette épuration des cours d'eau.

présente que 6 milligrammes par litre, a complètement disparu à 7 kilomètres en aval de la ville (1).

Cette épuration est toutefois limitée dans ses effets, et si l'apport des matières est trop considérable, elle ne se fait plus que d'une façon imparfaite. C'est ce qui tend à se produire pour la Seine et pour de nombreux cours d'eau dont le débit est relativement peu élevé.

Bien que les recherches entreprises de divers côtés pour déterminer l'influence nocive que peut exercer sur les localités riveraines la pollution des rivières n'aient pas donné jusqu'ici de résultats bien positifs, abstraction faite, cela va sans dire, des cas où ces localités empruntent au cours d'eau leur eau de boisson, il n'en est pas moins certain qu'elle est pour ces localités une source d'incommodités, et probablement d'insalubrité. Aussi l'hygiène doit-elle réclamer énergiquement la protection des cours d'eau. Le vœu formulé par Brouardel demandant l'interdiction absolue et immédiate de la projection des matières fécales dans les eaux de source ou de rivière a été voté à l'unanimité par l'Académie de médecine.

Nous aurons à revenir plus loin sur cette solution des rivières, à propos des résidus industriels qui en sont la cause la plus active.

Pour le moment, nous n'avons à envisager que la question du déversement direct des eaux d'égout et la formule de l'éminent hygiéniste nous paraît un peu absolue dans la pratique pour ce qui concerne les cours d'eau. Tout dépend, d'une part, du régime, du débit, de la vitesse du fleuve, d'autre part, de la quantité et de la composition des eaux vannes à déverser.

Lorsque les villes sont situées sur des fleuves dont le débit est très considérable relativement à l'importance de

(1) PETTENKOFER, *Congrès des natur. et méd. allemands, à Halle.*

la population, les dangers de la pollution du cours d'eau sont tellement atténués qu'il n'y a guère à en tenir compte. Cologne, Rome, Londres, Vienne, continuent à projeter dans le fleuve voisin leurs matières et ne paraissent pas s'en mal trouver. Cette solution est encore très acceptable pour les petites agglomérations, lorsque la rivière qui passe auprès a un courant rapide.

Pettenkofer, dont l'Office sanitaire impérial allemand s'est approprié la formule, estime que le déversement peut être toléré :

1° Lorsque la dilution en basses eaux représente 15 à 20 fois le volume des eaux vannes ;

2° Lorsque la vitesse du fleuve est supérieure à celle de l'égout et est au moins de 0 m.60 par seconde :

3° Lorsque les eaux vannes ne contiennent pas de déchets industriels susceptibles d'entraver les processus biologiques d'auto-épuration.

La *Rivers pollution Commission* prend, elle, pour base la composition du sewage et interdit le déversement des liquides contenant plus de 30 milligrammes d'éléments minéraux et plus de 10 milligrammes de matière organique en suspension, plus de 3 milligrammes d'azote et de 10 milligrammes de chlore libre en solution par litre.

Quant aux villes maritimes, presque toutes envoient aujourd'hui leurs immondices à la mer. Bien que ce procédé soit loin d'être approuvé par tous les hygiénistes, il semble qu'on puisse y avoir recours sans sérieux dommages partout où la marée est assez forte pour entraîner au large les résidus (Rochard). Beaucoup de villes anglaises du littoral pratiquent ce déversement à la mer. Une condition indispensable toutefois, si l'on adopte cette solution, c'est qu'une conduite spéciale prolongée dans la mer, à une distance plus ou moins grande du rivage, emporte au large les eaux vannes et que les égouts ne viennent pas déboucher comme c'était naguère le cas à Marseille (1) et à Toulon, dans le port, les darses, les baies étroites, dans ce que, en terme de marine, on nomme *les eaux mortes*.

Épuration des eaux d'égout. — Si la situation privilégiée de quelques villes leur permet de déverser directement leur sewage dans le cours d'eau voisin, il est certain que dans la majorité des cas, quand il s'agit surtout d'une agglomération tant soit peu importante, il est indispensable de faire subir à ces eaux vannes un traitement préalable avant de les envoyer au fleuve.

Les nombreux procédés proposés à cet effet peuvent se rattacher à deux méthodes principales : l'une qui a recours aux agents mécaniques et chimiques, *épuration mécano-chimique*, décantation, filtration, désinfection, etc., etc., employés seuls ou associés; l'autre qui utilise l'action des microorganismes saprophytes sur la matière organique, *épuration biologique naturelle* (épuration par le sol) ou *artificielle* (procédés Dibdin, Cameron, etc., etc.).

A. **Épuration mécanique et chimique**. — Les nombreux procédés qui utilisent les agents chimiques et physiques, soit seuls, soit associés, sont basés sur les mêmes principes que ceux auxquels on a recours pour l'épuration des eaux potables et se proposent tous pour objectif *de précipiter les matières en suspension, de réduire les matières organiques dissoutes et de détruire au moins en partie les germes microbiens*. Aucun malheureusement ne réalise complètement, nous allons le voir, ce triple desideratum.

Les substances auxquelles on a habituellement recours

(1) Marseille a terminé, il y a peu d'années, tout un réseau de canalisation très bien conçu dont les collecteurs amènent les eaux vannes dans une baie à eau profonde (baie de la Calanque), séparée de la ville par des hauteurs.

sont naturellement des substances d'un prix minime, chaux, sulfate de fer, sulfate d'alumine. D'après les expériences de Dibdin, les meilleurs résultats seraient obtenus avec un mélange de chaux et de sulfate de fer, à la dose de 150 grammes de chaque par mètre cube d'eaux vannes. Ce mélange réduirait la matière organique dissoute de 30 p. 100 et le chiffre des microbes de 95 p. 100. Le peroxyde de fer aurait donné des résultats encore supérieurs à Allen Hazen (1). Malheureusement tous les expérimentateurs s'accordent à reconnaître que cette réduction des germes n'est que momentanée. Elle est plutôt due à une action de collage, de précipitation, qu'à une action réellement bactéricide et il ne tarde pas à se produire dans le liquide traité une active pullulation microbienne qui rend l'eau aussi impure qu'auparavant.

Expériences faites à Lawrence sur l'épuration du sewage par les divers produits chimiques.

	Dépense par habitant et par an	AzH^3 albuminoïde p. 0/0	Matière soluble résidu incinérable	Trouble dû aux matières en suspension	Nombre des bactéries
Chaux 180 gr. par m³.	0.26	22	4	77	93
Chaux 70 gr. Sulf. fer 100 gr	0.26	29	21	70	38
Peroxyde fer 27 gr.	0.26	32	28	81	92
Id. 36 gr.	0.45	41	45	83	95
Alun 65 gr.	0.26	20	30	77	82
« 87 gr.	0.45	29	20	77	90

En somme, la plupart des traitements chimiques ou mécano-chimiques (décantation associée à l'emploi d'agents chimiques), ne réussissent guère qu'à précipiter les matières en suspension, à clarifier et à désodoriser l'eau, ce qui est bien quelque chose, mais l'épuration et la désinfection ne sont jamais que très relatives.

(1) IMBEAUX, *loc. cit.*

Il faut tenir compte aussi dans l'appréciation de cette méthode des lourdes charges que le traitement chimique impose aux finances de la ville, des difficultés que l'on trouve à se débarrasser des dépôts formés par les matières précipitées, et qui sont trop souvent inutilisables pour l'agriculture, soit à cause de leur faible teneur en éléments fertilisants, soit à cause de l'action nocive sur la végétation des agents employés pour le traitement.

Malgré les inconvénients et les imperfections de l'épuration mécano-chimique, un assez grand nombre de villes à l'étranger, en Angleterre, aux Etats-Unis, en Allemagne, appliquent à leurs eaux d'égout ce mode de traitement.

Francfort a installé des bassins de décantation dans lesquels les eaux vannes sont traitées par la chaux et le sulfate d'alumine, avant d'être déversées dans le Mein et ce traite ment lui revient à 1 mark par habitant et par an, ce qui semble un peu cher pour n'obtenir qu'une réduction de moins de moitié de la matière organique dissoute (1).

Leipzig, épure ses eaux vannes au moyen de l'oxyde de fer.

Essen, Potsdam appliquent le procédé assez compliqué de Rothe-Degener, dans lequel les matières en suspension sont précipitées par l'eau de chaux, les gaz putrides extraits par le vide et brûlés ensuite.

Londres, Manchester, Glasgow traitent leurs eaux vannes qui représentent d'énormes masses par la chaux pure ou associée au sulfate de fer ou au sulfate d'alumine.

En France, il n'y a guère que Roubaix et Tourcoing qui ont recours à l'épuration chimique (1 à 3 k. de chaux par m^3) pour le traitement de leurs eaux résiduaires industrielles, et les résultats obtenus sont, paraît-il, assez imparfaits.

(1) La quantité de matière en suspension s'abaisse de 806 gr. à 89 gr. et la quantité de matière dissoute de 517 gr. à 282 gr. par m^3.

Enfin Toulon et Rouen projettent d'appliquer à leur sewage le procédé Howaston, qui consiste à soumettre les eaux à l'action d'un mélange de sulfate ferreux et ferrique, et de sulfate d'alumine auquel les inventeurs donnent le nom de de *ferrozone* et à les filtrer ensuite sur une substance riche en oxyde de fer magnétique, la *polarite*, qui, suivant eux, serait un puissant oxydant.

Les essais tentés par Rœchling, par Pouchet et Ogier (1) sur les eaux vannes de la maison de Nanterre traitées par ce procédé ont donné d'assez bons résultats : réduction de la matière organique dans la proportion de 78 p. 100 et des bactéries dans la proportion de 99 p. 100, diminution des chlorures et abaissement du degré hydrotimétrique. A l'usine d'Huddersfield, le traitement reviendrait à 0 fr. 017 par m^3 de sewage traité et fournirait 1 k. 20 de tourteaux pour engrais.

Signalons enfin les essais faits avec le charbon, les amines (procédé Godfrey) (2), le chlorure de chaux (Dunbar et Zirn) (3), la filtration à travers la tourbe, l'électrolyse, etc. etc., essais encore trop restreints pour qu'il soit possible de se prononcer sur la valeur des procédés.

En résumé, les procédés d'épuration mécano-chimique pèchent tous plus ou moins par l'insuffisance de la purification, par les frais élevés du traitement et par la difficulté de se débarrasser des dépôts très encombrants.

B. **Méthode d'épuration biologique**. — Nous avons vu que l'objectif poursuivi par le traitement chimique était, tout en cherchant à réduire, à oxyder la matière organique du sewage, d'empêcher dans la mesure du possible l'action et la prolifération des micro-organismes qu'il contient. Le

(1) *Rec. des travaux du Com. consult. d'hyg. de France*, 1896.
(2) *Sanitary Record*, 1889.
(3) Viertel Jahrschr. f. ger. Med. und offentl. Sanitätswesen, 1898.

but principal que l'on vise en somme, c'est une action antiseptique, et la plupart des substances employées ont en effet un pouvoir bactéricide plus ou moins accusé.

La méthode d'épuration biologique part d'un principe tout opposé. Au lieu d'entraver les processus microbiens, c'est à eux qu'on a recours pour désagréger, pour oxyder, pour minéraliser la matière organique. On s'efforce seulement de régler ces processus de façon à en obtenir les bons effets sans en avoir les inconvénients.

C'est sur ces principes qu'est basé le procédé d'épuration par le sol, procédé qu'on peut appeler procédé biologique naturel par opposition au procédé dont nous parlerons plus loin et qui mériterait le nom de procédé biologique artificiel ou industriel.

Épuration par le sol. — Utilisation agricole des eaux d'égout. — Irrigations. — De toutes les solutions proposées, l'épuration par le sol est celle qui offre les meilleures conditions de simplicité et d'efficacité, et c'est celle dont l'application, encore assez restreinte, tend à se généraliser tous les jours.

Nous avons vu que, lorsqu'un liquide plus ou moins chargé de matières organiques ou inorganiques traverse une certaine épaisseur de terre, il se débarrasse de ces matières, non seulement de celles en suspension, mais aussi des matières dissoutes qui subissent dans ce trajet une série de transformations et qui y sont finalement détruites. C'est sur cette propriété du sol, ou plutôt des agents microbiens qui l'habitent, de retenir et d'oxyder les substances organiques contenues dans l'eau, de les nitrifier, qu'est fondé le procédé d'épuration par le sol.

Le rôle de plus en plus important que tend à prendre l'épuration agricole des eaux d'égout dans l'assainissement des villes exige que les conditions et les règles de son application méthodique soient bien déterminées.

Ces conditions sont relatives à la nature du terrain, à la superficie à consacrer à ces irrigations, au mode d'épandage.

1° *Nature du sol.* — Une condition essentielle au bon fonctionnement de l'épuration est naturellement une certaine perméabilité du sol permettant aux liquides de s'infiltrer dans les profondeurs.

Suivant Carnot (1), les sables et graviers fins sont les plus convenables. R. Koch préfère les sables un peu argileux qui rendent la filtration plus lente et qui par suite favorisent l'épuration. Il est essentiel en tout cas de biner et d'ameublir fréquemment la surface du sol de façon à augmenter sa perméabilité et à faciliter le conflit de l'air et de l'eau qui doit s'opérer de la façon la plus complète.

2° *Superficie de l'irrigation.* — La superficie de terrain à consacrer à l'irrigation varie suivant le mode de traitement que l'on se propose d'appliquer aux eaux vannes. D'après de Freycinet, s'il s'agit d'une filtration simple du liquide à travers le sol, on peut répandre 40.000 mètres cubes par hectare et par an. Quand on veut obtenir une épuration complète, il ne faut pas dépasser 20.000 mètres cubes. Enfin, pour l'utilisation agricole de ces eaux, 8 à 10.000 mètres cubes est la quantité maximum que l'on puisse répandre.

Frankland fixe la faculté d'épuration du sol à 1 hectare pour 100 habitants avec épandage continu et simple filtration. Koch va jusqu'à 1 hectare pour 250 habitants, mais il insiste sur l'avantage qu'il y a à ne pas forcer les doses et à ne pas dépasser 10 à 15.000 mètres cubes. Dans les champs d'épuration de Berlin, la quantité est fixée à 12.000 mètres cubes. La loi concernant l'assainissement de Paris, votée il y a quelques années, se montre beaucoup plus large et admet 40.000 mètres, dose que beaucoup d'hygiénistes

(1) *Association française pour l'avancement des sciences*. Congrès de Nancy, 1886.

trouvent exagérée, eu égard surtout au but d'utilisation agricole que l'on s'est proposé jusqu'ici.

Hâtons-nous de dire que, si l'utilisation des matières fertilisantes que contiennent les eaux d'égout par les cultures présente un grand intérêt au point de vue économique, elle est fort secondaire au point de vue de l'hygiène. C'est la filtration à travers le sol qui est ici l'agent unique d'épuration, de nitrification. Les végétaux qu'on y cultive n'y prennent aucune part. Leur rôle se borne à absorber l'eau surabondante. Il ne faut pas oublier d'ailleurs que ce n'est qu'une bien faible partie des matières fertilisantes (de 7 à 10 p. 100 à peine) qui est utilisée par les cultures des champs d'épandage et, d'après Vincey, 93 p. 100 de l'azote et 90 p. 100 de l'acide phosphorique sont entraînés par les eaux de drainage dans les cours d'eau et à tout jamais perdus (1).

Une certaine profondeur de la couche perméable est une condition favorable. Koch pense toutefois qu'elle ne saurait tenir lieu de la superficie. D'après le savant allemand, l'épuration se fait surtout dans les couches superficielles et à 1 mètre de profondeur la nitrification est complète. L'épandage en surface importe beaucoup plus pour l'épuration que la filtration en profondeur.

Dans le cas d'utilisation agricole, le mode d'épandage est nécessairement subordonné à la nature des cultures qu'on veut y pratiquer. Il faut que les plantes puissent utiliser les éléments fertilisants que leur apportent les eaux vannes et que l'excès d'eau ne nuise pas à la végétation. Cette considération n'existe pas si l'on ne pratique que la filtration simple et l'épandage peut alors être fait en toutes saisons.

A Gennevilliers, c'est surtout la culture maraîchère qui est pratiquée. Dans les champs d'épuration de Berlin, l'assole-

(1) La valeur agricole du Tout à l'égout. *Revue des sciences pures et appliquées*, 1897.

ment est beaucoup plus varié et on y trouve des céréales, des prairies, des légumes, des arbres fruitiers.

L'épandage doit être intermittent. C'est une condition essentielle à une bonne épuration, car elle permet à l'air, l'agent comburant, d'entrer en conflit avec la matière organique.

Un très bon mode de culture est celui où les champs sont disposés en billons séparés par des rigoles dans lesquelles on fait arriver les eaux vannes pendant quelques heures; puis l'on dirige ces eaux sur une autre portion du terrain. L'eau s'infiltre obliquement sous les plates-bandes et va porter aux racines des plantes les éléments nutritifs.

Inutile d'ajouter que le sol doit être soigneusement drainé. Les drains seront placés à 1 mètre ou 1 m. 50 de profondeur et espacés de 5 à 6 mètres.

3° *Action de la filtration à travers le sol sur la composition des eaux vannes.* — Nous avons déjà étudié l'action qu'avait la filtration à travers le sol sur la composition des liquides, les transformations qu'y subissaient les divers éléments minéraux et organiques. Le procédé d'épuration par le sol n'est qu'une application de ces principes et les analyses poursuivies régulièrement depuis nombre d'années à Montsouris et dans les champs d'épandage de Berlin ne font qu'en confirmer l'exactitude et le bien fondé.

Les résultats obtenus sont résumés dans les tableaux ci-après :

Composition des eaux vannes avant et après leur passage à travers le sol.

	Eaux vannes avant épuration	Eaux vannes après épuration
Degré hydrotimétrique total	38	58
après ébullition.	16	32
Chaux totale	180 milligr.	299 milligr.
Chaux (carbonates)	164 —	168 —

Chlore	61	milligr.	72	milligr.
Matière organique	39	—	1.3	—
Acide sulfurique	115	—	221	—
Résidu sec à 180°	565	—	100.4	—
Azote nitrique	4.1	—	21.2	—
Azote ammoniacal	18.7	—	»	—
Azote organique	5.4	—	»	—

(*Annuaire de Montsouris*, 1900).

A Berlin le coefficient d'épuration est pour ce qui concerne la matière organique (perte au rouge) de 60 p. 100 en été et de 64 p. 100 en hiver et pour l'oxydation de l'ammoniaque (nitrification) le coefficient atteint 97 p. 100, été comme hiver.

En somme réduction considérable de la matière organique, et de l'azote ammoniacal, qui est oxydé et transformé en azote nitrique, tels sont les traits les plus saillants qui ressortent de l'examen de ces tableaux. Aucun des traitements chimiques auxquels on a recours, ne donne, de bien s'en faut, un coefficent d'épuration aussi élevé.

La diminution du chiffre des germes microbiens n'est pas moins considérable et l'on comprend, d'après ces analyses, que les ingénieurs qui vous font visiter ces champs d'épandage mettent une certaine coquetterie à vous faire boire d'une eau qui, par ses caractères chimiques et bactériologiques, rentre dans la catégorie des eaux potables et relativement pures (1).

Un assez grand nombre de villes, parmi lesquelles des centres très importants, Paris, Reims en France, Berlin,

(1) *Composition micrographique comparée des eaux d'égout et de drainage au parc d'Achères en* 1898.

Eau du collecteur d'Achères	12.050.000	germes
Drain d'Herblay	715	—
» de la Garenne	2.345	—
» des Noyers	185	—
» des Fonceaux	3.625	—

(*Annuaire de Montsouris*, 1900.)

Breslau, Dantzig, Fribourg en Brisgau en Allemagne, appliquent à leurs eaux vannes l'épuration par le sol. En Angleterre où la méthode a pris naissance, sur 462 villes de plus de 5.000 habitants, 64 auraient, d'après Rideal, des champs d'épandage contre 57 qui pratiqueraient l'épuration chimique ou mécanique (1).

Paris dispose actuellement avec les divers champs d'épandage installés à Gennevilliers, à Achères, à Méry-Pierrelaye, à Carrières-Triel d'un domaine municipal de 5.000 hect., ce qui donne 1 h. environ pour 500 habitants.

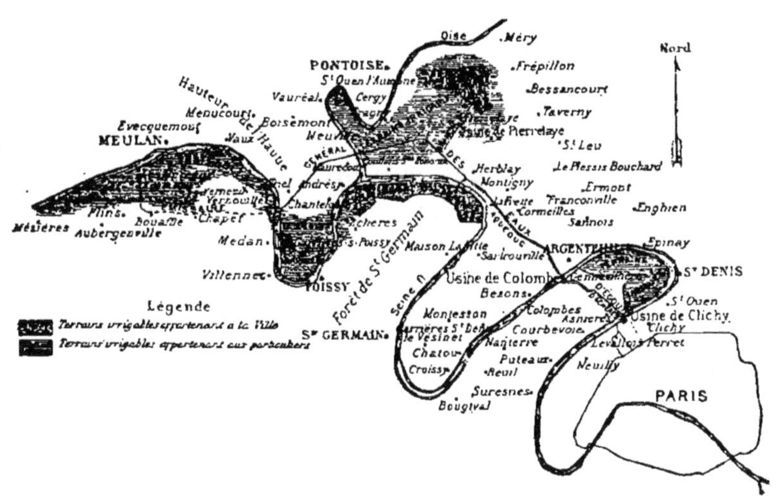

FIG. 98.— Champs d'épuration de la ville de Paris en 1900.

Dans ces champs très coquettement aménagés, on cultive dans les planches séparées par les rigoles d'irrigation où coule à ciel ouvert l'eau d'égout, des légumes, des fourrages, des céréales. Les drains qui reçoivent l'eau après filtration et qui sont constitués, soit par des tuyaux de po-

(1) D'après Thoinot (*Ann. d'hyg.*, 1897) quelques villes d'Angleterre auraient renoncé à l'épuration par le sol à la suite de mécomptes graves, qu'elles auraient éprouvés du fait du système.

terie recouverts de terre, soit par des tranchées à ciel ouvert, sont situées à une profondeur de 2 m. au minimum.

En hiver, au moment où les irrigations pour les cultures doivent être suspendues, le sewage est utilisé à limoner et à fertiliser les terres nues qui seront ensemencées au printemps.

Cette œuvre de longue haleine aujourd'hui à peu près terminée est assurément une de celles qui font le plus d'honneur aux ingénieurs de la ville de Paris qui, en dépit des obstacles de toute nature qu'ils ont eu à surmonter, de la vive opposition notamment qu'ils ont rencontrée jusque dans les corps savants, ont su la mener à bonne fin. Mais elle ne s'est pas faite, est-il besoin de le dire, sans de grosses dépenses.

Les frais d'établissement peuvent être évalués à 45 millions et les frais annuels d'entretien à 1.875.000 fr. dont le produit des récoltes et des fermages ne couvre qu'une part insignifiante.

Berlin est aussi très fière de ses *Riesefelder* qui constituent un domaine municipal de 11.500 hectares dans lequel les prairies occupent une large place. Comme à Paris on a réservé des bassins de colmatage où l'on conduit les eaux pendant l'hiver.

La quantité d'eau employée pour les irrigations est de 13.000 m³ par an et par hectare, ce qui représente 1 hect. environ par 270 habitants. Breslau aurait 1 hect. pour 450 hab. et Fribourg 1 hect. pour 216 hab.

En Angleterre, d'après Rideal, la superficie des champs d'épandage varierait de 1 hect. pour 1.280 hab. (Birmingham) à 1 hect. pour 112 hab. (Warwick), en moyenne 1 hect. pour 368 hab. pour l'ensemble des villes. Nous sommes loin on le voit, des chiffres fixés par Frankland, et même par Koch. Du reste ce chiffre doit varier évidemment

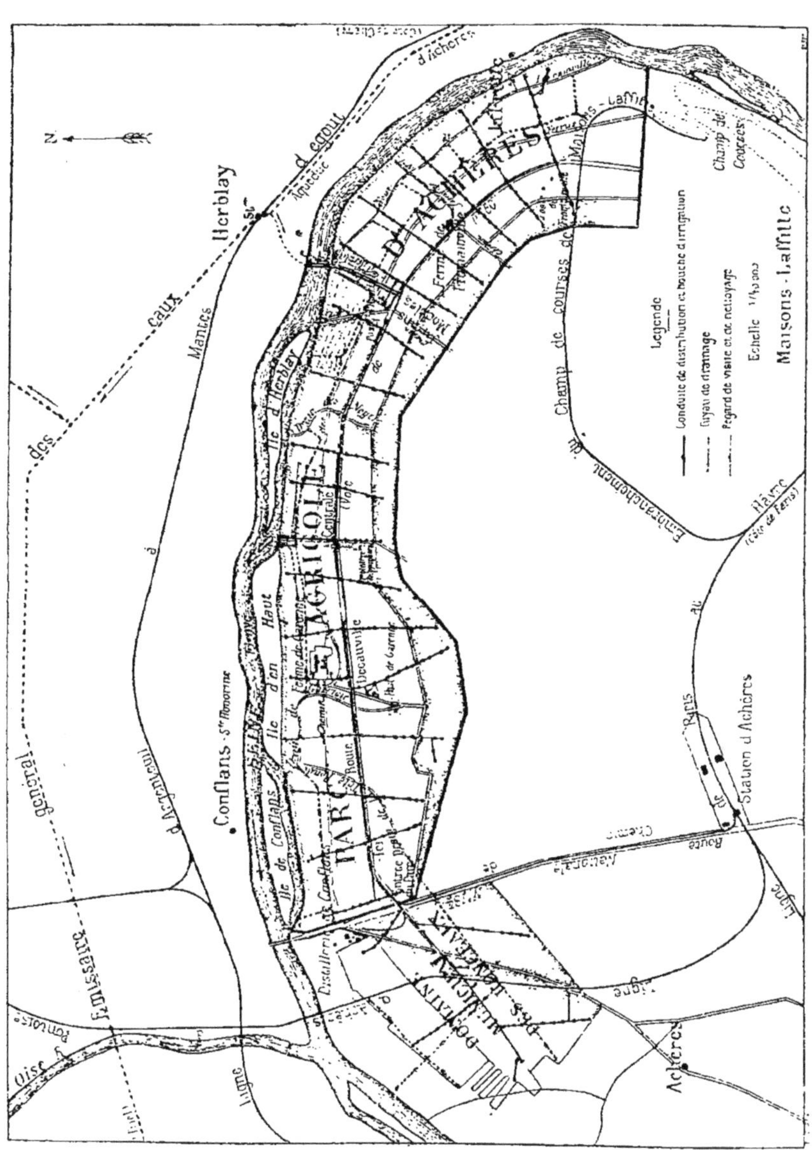

Fig. 99. — Parc agricole d'Achères, plan d'ensemble.

suivant la nature du terrain et la composition des eaux vannes.

4° *Les champs d'épuration au point de vue sanitaire.* — Si la majorité des hygiénistes, croyons-nous, considèrent la méthode d'épuration par le sol, sinon comme la méthode idéale, tout au moins comme la meilleure des méthodes que nous possédions, elle compte aussi des adversaires qui ne lui ont pas ménagé les critiques.

La plus grave assurément de toutes, celle qui à elle seule suffirait à la faire condamner, si cette critique était justifiée, c'est celle qui est relative à l'influence que pourrait avoir sur l'état sanitaire des environs, la création de champs où viendraient se déverser incessamment des liquides contenant d'innombrables microbes pathogènes.

Les expériences poursuivies de divers côtés dans le but de rechercher quel est le sort des agents spécifiques dans les eaux d'égout n'ont donné que des résultats contradictoires dont il est difficile de tirer des conclusions pratiques. D'autre part ce que nous savons du rôle que joue la souillure du sol dans la genèse de certaines infections était bien propre à inspirer une grande défiance à l'égard de pareils champs, et on s'est demandé avec Pasteur et avec Schloesing si l'on ne risquait pas de créer ainsi aux alentours des grandes villes des foyers infectieux, de véritables boîtes de Pandore d'où s'envoleraient les germes de la fièvre typhoïde, du choléra, de la diphtérie, etc, etc.

Le laboratoire ne donnant pas de réponse précise à ces questions, c'est à l'observation de l'état sanitaire des environs des champs d'irrigation qu'on a dû s'adresser. Or, il semble bien se dégager de cette observation faite sans parti pris et en dépit de quelques notes discordantes que la création de ces champs n'a pas eu jusqu'ici l'influence néfaste que théoriquement on était en droit de redouter.

Les témoignages venus de divers côtés sont concordants

à cet égard. La statistique sanitaire montre que les maladies zymotiques, la fièvre typhoïde en particulier, ne sont pas plus fréquentes à Gennevilliers où se pratique depuis nombres d'années l'irrigation, que dans les autres localités de la banlieue parisienne. Les localités avoisinant les *Riesefelder*, de Berlin, ainsi que le personnel attaché aux champs d'épandage et dont la majorité y réside, jouissent d'un état sanitaire excellent et la ville n'a pas craint d'y installer des établissements de convalescence.

En revanche d'autres reproches faits à la méthode semblent plus mérités : difficultés de l'irrigation en hiver et surtout pendant les temps de gelée, colmatage progressif du sol qui pourra obliger dans un avenir plus ou moins prochain à chercher d'autres emplacements, et enfin surtout extension incessante de la superficie des champs à mesure que les agglomérations s'accroissent et en conséquence aggravation des charges que le procédé impose aux finances de la ville (1).

En résumé, il semble bien que les griefs vraiment légitimes que l'on impute à l'épuration par le sol soient bien plutôt d'ordre économique et financier que d'ordre hygiénique.

Ce n'est pas une raison pour ne pas en tenir compte. La question est encore dans ce qu'on peut appeler *la période passionnelle* et le mieux est d'attendre, avant de tirer des conclusions fermes sur la valeur de la méthode, les résultats que donnera une pratique plus longue et plus étendue. En

(1) Il importe de faire observer que ce n'est qu'une assez faible partie des immeubles parisiens qui envoient leurs eaux usées à l'égout, 23.000 sur 71.000 en chiffres ronds (*Ann. statis. de la ville de Paris*, 1900) et il est certain qu'au fur et à mesure que le système du tout à l'égout se généralisera, il faudra augmenter considérablement la superficie des champs d'épandage. Il faut tenir compte aussi de l'accroissement incessant de population de toutes les grandes villes.

hygiène, comme ailleurs, les systèmes ont besoin de subir l'épreuve du temps (1).

La mise en culture des champs d'épandage ne jouant qu'un rôle tout à fait accessoire au point de vue de l'épuration et étant en somme très peu rémunératrice, plusieurs hygiénistes ont proposé, avec Frankland et Knauf, d'y renoncer. L'irrigation n'étant plus subordonnée aux besoins de la végétation peut se faire en tous temps, en toutes saisons et nécessite par suite une surface beaucoup moindre. D'après le savant anglais, 1 hect. divisé en 4 portions égales dont chacune recevrait pendant 6 heures sur 24 les eaux vannes et se reposerait les autres 18 heures suffirait pour 2.500 habitants.

Méthode industrielle d'épuration biologique des eaux d'égout. — *Procédés Scott Moncrif*, *Cameron*, *Dibdin*, etc. — Quel que soit le jugement que l'on porte sur le procédé d'épuration des eaux de sewage par le sol, il est indéniable qu'il n'est pas applicable partout. Il faut que les terrains destinés à l'irrigation remplissent certaines conditions physiques et économiques qu'il n'est pas toujours facile de trouver dans les environs immédiats des villes. C'est en outre, nous l'avons vu, un procédé coûteux, presque un procédé de luxe, que bien peu d'agglomérations urbaines sont en mesure de s'offrir.

Aussi est-ce avec un vif intérêt qu'a été accueillie la méthode, d'introduction récente, qui permettrait de réaliser, industriellement et à frais notablement moindres, l'épuration des eaux vannes au moyen de processus biologiques

(1) Ceux que cette question intéresserait et qui désireraient entendre les deux notes, pourront consulter avec fruit Badois, *Rapport au Congrès de la propriété bâtie* (mai 1897) et Launay, *Rapport à la Société des ingénieurs et architectes sanitaires de France*, 1898, qui leur donneront les principaux arguments invoqués par les partisans et les adversaires du Tout à l'égout et des champs d'épandage.

analogues à ceux que la nature emploie dans les couches du sol et que l'on provoquerait artificiellement.

« Le travail des microbes, même les plus malodorants, est avant tout un travail de purification et on peut dire que, quand une eau contient de la matière organique, il n'y a pas de précipitation chimique ni de filtration poreuse, si parfaite qu'elle soit, qui vaille une bonne invasion de germes et une impureté passagère, parce que l'eau filtrée conservant la plus grande partie de sa matière organique sera constamment exposée à recevoir et à nourrir des germes qui pourront être nocifs, tandis qu'une fois purifiée par des espèces banales, elle sera devenue un milieu résistant ou impropre à toute implantation nouvelle (1). »

C'est sur ces faits, si magistralement et si clairement exposés par Duclaux. Que repose la méthode d'épuration, dite biologique ou bactériologique, des eaux d'égout.

Au lieu d'entraver en un mot, comme on s'efforce de le faire avec les agents chimiques, la prolifération et l'activité des innombrables bactéries de la putréfaction que contiennent les eaux d'égout, d'attendre comme cela a lieu avec les champs d'épandage qu'elles se produisent naturellement dans le sol, les procédés d'épuration biologique se proposent pour objectif de les provoquer le plus rapidement possible, de les concentrer pour ainsi dire et de les régler dans des installations spécialement aménagées à cet effet.

Nous avons vu que l'on peut distinguer dans les processus qui amènent la dislocation de la molécule organique et sa minéralisation, trois phases. Dans la première phase, phase de peptonisation, œuvre des saprophytes aérobies banaux : *b. proteus*, *b. subtilis*, *b. mesentericus*, *b. termo*, etc., la matière se liquéfie, se solubilise, se peptonise. Mais ces microbes, si l'air ne se renouvelle pas sans cesse dans le

(1) Duclaux, *Ann. de l'Inst. Pasteur*, 1894, p. 121.

liquide, ont bientôt épuisé l'oxygène dissous et ont créé ainsi un milieu dans lequel peuvent se développer les germes anaérobies, principaux ouvriers de la putréfaction et de la transformation de la substance protéique liquéfiée en amines, en acides amidés et finalement en produits ammoniacaux (ammoniaque albuminoïde et libre) avec dégagement abondant de gaz plus ou moins odorants, phase d'hydrolyse et de réduction.

Ces deux phases se confondent et sont souvent concomitantes, les aérobies travaillant à la surface, les anaérobies dans les profondeurs du liquide. Il n'en est pas de même de la troisième phase, phase d'oxydation dans laquelle l'azote ammoniacal se transforme en azote nitrique sous l'influence des ferments nitreux et nitrique. Ceux-ci ne peuvent vivre et se développer que dans un milieu où l'oxygène a un large accès.

Ce sont ces processus, le dernier surtout, la nitrification, que visent à réaliser artificiellement et économiquement au moyen de milieux et de dispositifs appropriés les divers procédés dits d'épuration biologique. Ces procédés ne diffèrent guère entre eux que par l'importance donnée dans les installations à l'un ou l'autre de ces processus (système Cameron dit du *septic tank*, appliqué à Exeter, plus spécialement basé sur les fermentations anaérobies, système Dibdin s'attachant plus spécialement au contraire à activer l'oxydation). Hâtons-nous de dire qu'actuellement la plupart des installations qui exploitent cette méthode s'efforcent de combiner, d'associer les deux actions et constituent par suite des procédés mixtes, dans lesquels on utilise à la fois les ferments anaérobies et les ferments oxydants.

La fermentation anaérobie a lieu dans un réservoir ou fosse plus ou moins profonde, fosse septique, *septic tank*, dans laquelle arrive l'eau brute après avoir traversé une chambre à grille où elle se débarrasse des matières lourdes

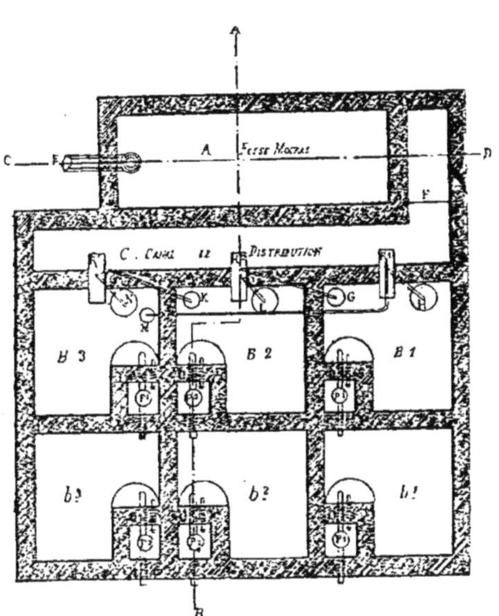

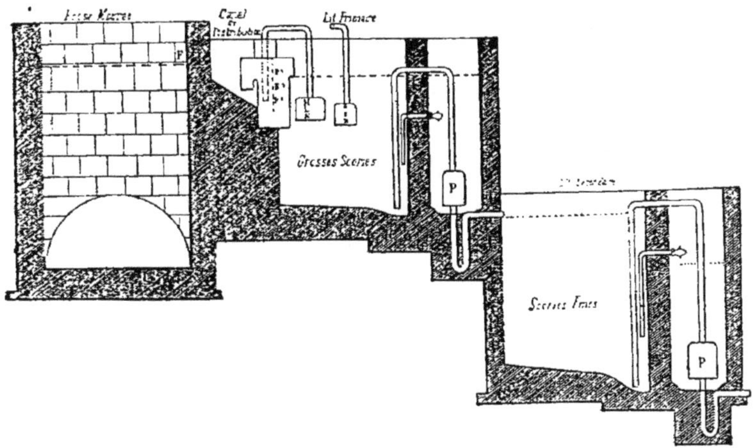

FIG. 100. — Epuration bactériologique des eaux vannes. Syst. Jacob, Delafon et Cie. Plan et coupe.

A, fosse septique (dite Mouras).
C. canal de distribution.
B^1 B^2 B^3, lits primaires remplis de grosses scories.
P^1 P^2 P^3, bassins de chasse destinés à vider les lits primaires.
b^1 b^2 b^3, lits secondaires remplis de scories plus fines.
p^1 p^2 p^3, nouveaux bassins de chasse destinés à vider les lits secondaires (*en égout ou cours d'eau à volonté*).
R^1 R^2 R^3, distributeurs automatiques.
G K M, cloches d'amorçage des distributeurs.
H L N, cloches d'arrêt des distributeurs.
O, tuyaux et robinets de réglage des bassins de chasse.

et inertes, sables, cailloux, détritus solides divers. Le liquide séjourne 24 heures dans cette fosse dont les dimensions sont calculées en conséquence (1).

Après 24 heures de séjour dans le septic tank, le liquide qui s'est débarrassé de la majeure partie des matières en suspension en les digérant est dirigé dans un premier bassin où il filtre à travers une couche de substances poreuses, coke, scories, mâchefer à gros éléments, de 1 mètre environ d'épaisseur, lit bactérien primaire ; puis dans un second bassin où il traverse de nouveau une couche des mêmes substances, mais cette fois à éléments fins, de 0 m. 75 d'épaisseur.

La condition essentielle d'une active fermentation est l'intermittence de la filtration afin que les substances poreuses, filtrantes, véhicules d'oxygène, puissent se régénérer ; aussi l'opération est-elle réglée de façon à ce que à une période de travail de quatre heures environ, remplissage et vidange compris, succède une période de repos d'égale durée pendant laquelle le bassin reste vide.

D'après les essais tentés de divers côtés, la surface nécessaire au traitement de 100.000 m.^{3} pris comme exemple serait de 26 hect. se décomposant comme suit :

(1) Il est intéressant d'observer que les fosses septiques, à l'instar des filtres à sable, ne donnent des résultats qu'après plusieurs jours de fonctionnement. Au début, tout se réduit à une simple décantation et ce n'est qu'au bout de 2 à 3 semaines que la fermentation anaérobie s'établit et prend toute son intensité, intensité que révèlent les nombreuses bulles de gaz qui viennent crever à la surface et qui entraînent avec elles les matières en suspension. Celles-ci forment avec les mycodermes des aérobies une sorte de croûte ou chapeau à l'abri duquel se continue activement le processus anaérobique.

Rappelons aussi l'analogie que présentent, au point de vue des phénomènes observés et des résultats, le *septic tank* et la *fosse Mouras* décrite plus haut.

Réservoirs septiques d'une profondeur de 3 m.. . .	3 hect. 33
Lits bactériens primaires à gros grains.	10 »
— secondaires à grains fins	13 »

La même quantité d'eaux vannes exigerait par la méthode d'épuration par le sol, à raison de 40.000 m.³ par hectare et par an, 900 hectares, soit 35 fois plus. On voit quel est à ce point de vue l'avantage de la méthode.

Action de l'épuration biologique sur la composition des eaux vannes. — Les résultats au point de vue de l'épuration varient nécessairement suivant la richesse plus ou moins grande des eaux vannes. D'une façon générale, il semble que la première opération, le passage par le septic tank, n'ait qu'une action purificatrice assez minime et que son rôle principal consiste à digérer les boues, à les liquéfier et par suite à remédier en partie à un des plus gros inconvénients de la plupart des autres traitements, l'encombrement produit par les dépôts et la difficulté de se débarrasser de ceux-ci. A Glasgow, la réduction atteindrait 40 p. 100. Toutefois, cette réduction n'a pas paru partout suffisante, si l'on en croit certaines plaintes formulées au Congrès tenu dans cette ville.

C'est dans les lits bactériens que se passent les processus les plus importants, c'est là que s'opère la véritable destruction de la matière organique, son retour à ses éléments minéraux.

Le tableau ci-après est très instructif à cet égard :

Résultats obtenus par la méthode Dibdin à Sutton.

Coefficient d'épuration	en oxygène consommé	en ammoniaque albuminoïde	en matières en suspension
Epuration après passage à travers lits primaires	48 0/0	44 0/0	90 0/0
Epuration après passage à travers lits secondaires	89 »	84 »	100 »

Rideal (*Enquête du Local Govern. Board*) a trouvé :

	Matières en suspension	Azote organique	Azote ammoniacal	Azote nitrique
Eau brute	609	31.2	35.0	0.
Effluent du lit primaire .	152	14.1	13.1	9.2
Effluent du lit secondaire.	0	3.9	4.9	34.4

Le coefficient total d'épuration serait en moyenne de 75 p. 100, mais il varie dans une assez large mesure suivant la composition et le degré d'impureté des eaux usées de 40 à 95 p. 100.

Quand il s'agit d'eaux résiduaires industrielles, surtout quand ces eaux contiennent une certaine proportion de graisses, le procédé biologique réussit beaucoup moins bien (Calmette et Rolants).

L'action sur les germes microbiens est, comme on pouvait s'y attendre, beaucoup moins puissante que celle de la filtration par le sol. On constate bien une diminution du chiffre des micro-organismes, mais elle est loin d'être aussi marquée que dans l'eau qui s'écoule des drains des champs d'épandage et toutes les espèces, même les pathogènes, passent à travers les couches filtrantes.

Les frais d'établissement du système sont en revanche bien moins élevés que dans la méthode d'irrigation. D'après les devis établis par la maison Jacob Delafon, ils peuvent être évalués, quand il s'agit d'une installation importante, de 25 à 40 fr. par mètre cube quotidien d'eau traitée et les dépenses d'exploitation à 0 fr. 005 par mètre cube au maximum.

Les essais tentés de divers côtés, notamment en Angleterre, et sur une moindre échelle en France et en Allemagne, sont encore trop récents et pas assez prolongés pour permettre de porter un jugement définitif sur la méthode d'épuration biologique industrielle. Mais les principes en sont assez rationnels, les résultats obtenus assez encourageants pour qu'il y ait lieu de beaucoup en espérer et pour qu'on souhaite en voir se poursuivre et s'étendre les

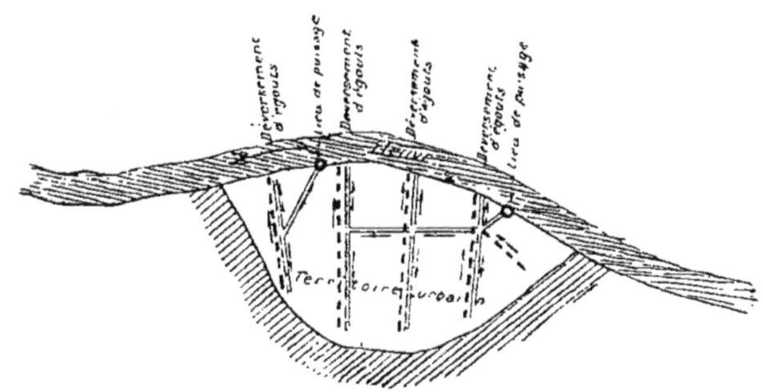

FIG. 101.— Relations de la ville et du fleuve : ce qu'elles étaient. (IMBEAUX, *loc. cit.*)

applications. On ne peut donc que souscrire à ces conclusions d'Imbeaux : « A côté de l'épandage agricole, une grande et belle méthode est née pour le traitement des eaux

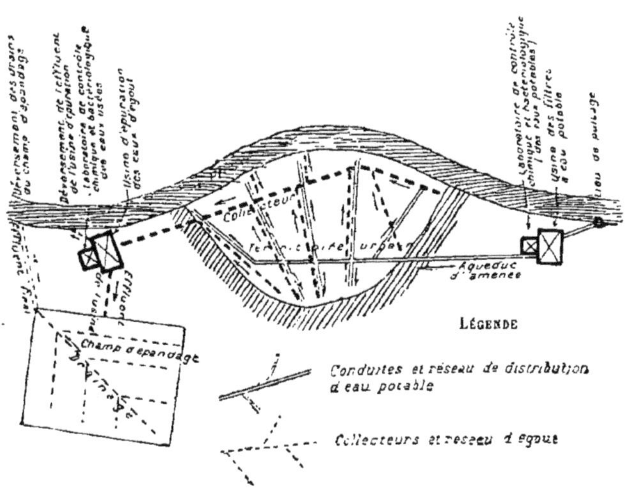

FIG. 102.— Relations de la ville et du fleuve : ce qu'elles doivent être. (IMBEAUX, *loc. cit.*)

d'égout ; mais cette méthode est délicate, parfois imparfaite et elle a besoin, pour être bien menée, d'un contrôle incessant tant chimique que bactériologique. Voici donc qu'un laboratoire doit s'installer sur le collecteur à la sortie de la ville, de même qu'il s'est installé à côté des filtres qui fournissent l'eau de boisson. »

Quel que soit d'ailleurs le système d'épuration des eaux potables et des eaux vannes adopté, les schema ci-après empruntés au même auteur expriment bien les nouvelles orientations des idées et des pratiques pour ce qui concerne les relations des villes et du fleuve qui les traverse. Naguère encore c'était dans le fleuve même, pollué par le déversement des égouts urbains, que cette ville allait le plus souvent puiser son eau potable. Dans l'avenir et avec les données successivement acquises, l'hygiène pourra bien autoriser l'agglomération à user des mêmes pratiques ; seulement l'eau potable puisée en amont devra être filtrée et épurée avant d'être envoyée dans la canalisation, et le sewage pourra être de même déversé sans inconvénient dans le cours d'eau, quand il aura passé soit par les champs d'épandage, soit par les usines d'épuration biologique.

IV. — Logements insalubres.

Ce n'est pas tout que d'assurer la salubrité d'une ville par un approvisionnement d'eau irréprochable, par un bon système de canalisation souterraine pour l'évacuation des matières usées, par une propreté scrupuleuse de la voie publique. Il faut veiller aussi à ce que des habitations ou des groupes d'habitations ne viennent pas par leurs mauvaises conditions hygiéniques intérieures compromettre cette salubrité.

Comme l'a si bien dit Vanderan-Vermeulen au Congrès des habitations à bon marché tenu à Bruxelles en 1897, « nous aurons beau élargir nos rues et évacuer nos immondices, tant qu'il restera de ces réduits infects et pestilentiels où femmes, hommes, grands et petits sont accumulés pêle-mêle, sans air, sans espace, sans soleil, notre œuvre d'assainissement des villes risque d'être vaine. »

Le logement insalubre, telle est en effet la principale cause, la cause de beaucoup prédominante de l'insalubrité du milieu urbain, celle qui contribue le plus activement à accroître la mortalité, et malheureusement dans les conditions économiques et sociales actuelles, c'est à ce logement insalubre que semble vouée pour longtemps la majorité de la population des villes.

La situation des logements ouvriers dans les grandes villes peut se résumer en deux mots : surpeuplement, encombrement. C'est là le grand facteur d'insalubrité, celui duquel tout dérive : malpropreté, accumulation de souillures, viciation de l'air.

A Paris, il y a plus de 48.000 logements dont la seule et unique pièce est habitée par 3 à 5 personnes, et 2.000 par plus de 6 personnes (A. Fontaine) (1).

D'après les statistiques de Bertillon, plus de la moitié de la population parisienne vit dans des logements notoirement insuffisants et souffre du surpeuplement (2).

Il suffit du reste de lire les descriptions qu'ont données

(1) Pour bien se rendre compte de la gravité de la situation il faut savoir ce que les statisticiens entendent par pièce. A. Fontaine avait proposé au Congrès d'hygiène de 1900 de considérer comme pièce toute partie du logement séparée des autres par des cloisons allant jusqu'au plafond, *pourvue d'une fenêtre* et pouvant recevoir un lit pour adulte, sans tenir compte d'ailleurs de la dimension de cette pièce et du cubage d'air attribué à chaque habitant. Le Congrès a pensé que cette définition était déjà trop large et a supprimé les termes : *pourvue d'une fenêtre*.

(2) Bertillon évalue à 365.000 les personnes qui vivent à Paris dans les logements surpeuplés (moins d'une demi-pièce par habitant) et à 887.000 celles qui vivent dans les logements insuffisants (moins d'une pièce par habitant).

Marjolin et O. Du Mesnil (1) pour se faire une idée des taudis dans lesquels peuvent vivre des humains.

Et comment pourrait-il en être autrement dans les conditions économiques actuelles et avec ce mouvement d'émigration qui dépeuple les campagnes au profit des grands centres ?

Georges Picot, l'éminent secrétaire perpétuel de l'Académie des sciences morales et politiques, estime qu'un ouvrier obligé de consacrer 300 francs au loyer d'un logement de 1 à 2 pièces au plus, doit avoir un salaire quotidien de 5 francs au moins (2).

Est-il besoin d'insister sur les conséquences hygiéniques et morales d'un pareil état de choses ? L'histoire des épidémies ne nous apprend-elle pas que c'est presque toujours dans ces logements qu'elles débutent, qu'une fois le germe introduit, ils deviennent des foyers d'où le mal rayonne sur la collectivité tout entière ? N'est ce pas le logement insalubre qui est le plus actif, le plus puissant agent de propagation de la tuberculose ? Si cette affection fait depuis quelque temps des progrès effrayants dont se préoccupent tous les gouvernements, si elle devient un fléau social menaçant l'existence même de la race, n'est-ce pas l'encombrement toujours croissant de nos grands centres qu'il faut surtout incriminer ? (3)

Et ce n'est pas exclusivement dans les quartiers pauvres

(1) *L'habitation du pauvre à Paris.*

(2) *Congrès internat. des habitations à bon marché*, 1900.

(3) Plicque (Comm. au Congrès intern. d'hyg., 1900)a apporté quelques faits montrant quel facteur important de propagation du germe tuberculeux constituent les dortoirs en commun de certains garnis et les logements d'une seule pièce où vit une famille entière. Il cite entre autres l'exemple des compagnons limousins du bâtiment, jeunes gens en général robustes, sobres, ayant des salaires relativement élevés et qui paient un lourd tribut à la tuberculose, simplement parce que, par raison d'économie, ils ont l'habitude de coucher dans une pièce commune dans les garnis.

qu'on constate cette cause d'insalubrité. On la retrouve dans les maisons les plus luxueuses des quartiers riches, seulement c'est dans les combles où habitent les domestiques, dans les loges de concierge qu'il faut la chercher (1).

Comme le dit si bien Strauss, « la maladie passe des faubourgs au centre, elle descend des mansardes aux appartements luxueux ; que de jeunes domestiques arrivées de province, fraîches et bien portantes, deviennent phtisiques dans ces mansardes sans air et sans lumière qu'on trouve trop souvent dans les maisons les plus soignées et vont ensuite mourir à l'hôpital, non sans avoir, triste mais juste revanche, laissé un germe de maladie et de mort à leurs maîtres ». Exemple frappant et tristement instructif de la grande et juste loi de la solidarité qui lie étroitement tous les individus d'une société, et à laquelle nul, eût-il beau se claquemurer dans son égoïsme, ne peut échapper.

Quant aux conséquences sociales et morales, nous ne saurions mieux les résumer qu'en citant ce passage emprunté au discours prononcé à l'ouverture du Congrès des habitations à bon marché de 1900 et dont le médecin est mieux que qui que ce soit à même d'apprécier le bien fondé.

« Que peut être la moralité dans une famille où tout le monde vit pêle-mêle dans un taudis infect, sans soleil et sans air ? Peut-on blâmer le père de quitter son intérieur pour le cabaret, la mère de négliger les soins de propreté les plus vulgaires, les enfants de courir les rues ? Et tous les autres dangers d'une telle promiscuité, ose-t-on y songer sans fré-

(1) Lortet, frappé de la fréquence extrême de la tuberculose dans le personnel des concierges de Lyon, a constaté, après enquête personnelle, que sur 17.000 maisons 14.900 avaient des loges de concierge, habitées en moyenne par 3 personnes, qui étaient absolument inhabitables et devraient être frappées d'interdiction (V. *Lyon médical*, 29 avril 1901, et Rouyer, *Les loges de concierge au point de vue de l'hygiène*, thèse de Lyon, 1901).

mir ? Comment toutes les tares morales, toutes les maladies de l'âme ne se développeraient-elles pas dans ce milieu de détresse et d'horreur » (J. Siegfried).

Il est malheureusement plus facile de constater le mal que d'en indiquer le remède, un remède pratique et efficace. La question de la salubrité des logements des classes populaires dans les agglomérations urbaines est certainement parmi les problèmes qui se posent devant la génération actuelle, un des plus douloureux et en même temps un des plus pressants. Comment assurer à chacun sa part d'espace, d'air et de lumière, alors que l'exode rural grossit sans cesse le chiffre de la population urbaine et que la rareté et la cherté des loyers suivent dans tous les grands centres une marche ascendante bien plus rapide que celle des salaires ?

Quelque difficile que soit la solution du problème, qui est surtout d'ordre économique, l'hygiène ne saurait s'en désintéresser et les gouvernements de tous les pays civilisés s'efforcent par une législation plus ou moins sévère de lutter contre le mal. Les résultats ont été, constatation des plus encourageantes, en proportion des efforts faits et de la rigueur avec laquelle cette législation a été appliquée. Chose singulière et qui mérite d'être notée, ce sont les pays qui se piquent d'être les plus libéraux, d'avoir un plus vif respect pour la liberté individuelle, l'Angleterre, les Etats-Unis qui ont les règlements les plus draconiens.

La France, elle aussi, possède depuis 1850 une législation sur les logements insalubres, mais le respect exagéré des droits de la propriété avait porté le législateur à entourer les mesures les plus nécessaires, les plus urgentes de tant de formalités, de tant de lenteurs, d'un tel appareil de procédure que cette législation était restée à peu près inappliquée et par suite inefficace.

La loi du 19 février 1902 s'est efforcée de remédier à une partie de ces défauts, a rendu surtout plus facile et plus expéditive la procédure. La création de commissions sanitaires remplissant les fonctions des anciennes commissions des logements insalubres devient obligatoire. La loi arme les municipalités de pouvoirs suffisants pour que celles-ci puissent venir à bout, pour peu qu'elles le veuillent, de la résistance des intéressés. On a seulement reproché à la loi, et ce reproche semble fondé, de trop livrer l'application de la loi à l'initiative et au plus ou moins de bonne volonté des autorités départementales ou locales. « Il est indéniable, font remarquer Strauss et Filassier (1), que c'est là qu'apparaît le vice de l'organisation prévue par la loi actuelle. Maires et préfets ont toute la charge et peuvent dans une large mesure s'y dérober. » Il est malheureusement si facile dans notre pays de laisser dormir les lois quand elles gênent nos habitudes ou froissent quelques intérêts particuliers.

En admettant d'ailleurs que ces craintes ne soient pas justifiées, que la loi soit consciencieusement appliquée, il est un point sur lequel la meilleure législation n'a que bien peu d'action, est bien impuissante ; nous voulons parler de l'encombrement, du surpeuplement qui est, nous l'avons montré, le facteur essentiel de l'insalubrité du logement. Comment empêcher l'ouvrier de se loger, lui et sa famille, par raison d'économie, et le plus souvent même par nécessité absolue, dans des logements insuffisants, de s'entasser, quatre, cinq, six personnes, dans des pièces où une à deux personnes au plus pourraient vivre ?

Et puis, il faut compter avec les mauvaises habitudes, la négligence, l'incurie, l'insouciance des habitants qui transforment bien vite le logement originellement le plus salubre en logement insalubre au premier chef. Les habita-

(1) Strauss et Fillassier, *Loi sur la protection de la santé publique* (Loi du 15 février 1902). Travaux législatifs, Guide pratique et Commentaire, Paris, 1902.

tions les plus avenantes, les plus conformes aux règles de l'hygiène deviennent rapidement, si on ne les entretient pas régulièrement, des nids de souillures, des foyers d'infection, ainsi que nous avons eu trop souvent l'occasion de le constater. Exemple entre mille de l'impuissance de toute législation sanitaire qui ne s'appuie pas sur une bonne éducation hygiénique des masses.

Habitations ouvrières. — Habitations à bon marché. — Bien plus encore que la législation, le développement de certaines œuvres ayant pour but de faciliter aux classes ouvrières les moyens de se procurer un logement sain et suffisant, création d'habitations à bon marché dans la zone suburbaine, amélioration et abaissement des prix des moyens de transport entre le centre et la banlieue, peut apporter une amélioration sérieuse dans l'état actuel des choses.

On sait combien cette question des habitations ouvrières préoccupe tous les sociologues et tous les philanthropes, et quelle extension ont prise dans plusieurs pays les œuvres de ce genre.

En Angleterre, grâce à la générosité de quelques donateurs, parmi lesquels il faut citer en première ligne Peabody (1), grâce aussi à l'initiative de certains conseils municipaux, celui de Londres (London County Council) entre autres, les habitations pour classes ouvrières se multiplient dans les grandes villes.

(1) L'œuvre Peabody est à signaler tout particulièrement, non seulement à cause de la générosité du donateur qui lui a légué 12.500.000 francs, mais surtout à cause de l'ingéniosité de la combinaison. Les conditions du legs portent en effet, que les revenus provenant les loyers, une fois les frais d'entretien des immeubles déduits, doivent être intégralement consacrés à la construction de nouvelles habitations. Par suite de cette accumulation des intérêts, le capital a doublé en trente ans et atteindra près de 100 millions en 1942.

En France où les grosses fortunes sont beaucoup plus rares, l'œuvre des habitations à bon marché a progressé plus lentement. On s'est mis cependant à l'œuvre de divers côtés et en 1899 il existait 61 sociétés possédant un capital de près de 17 millions de francs et ayant construit 1.900 maisons isolées et 278 maisons collectives comprenant 2.743 logements, le tout assurant le logement à 4.650 familles représentant 15.000 personnes (1).

Cela représente un grand effort, et cependant combien petite l'œuvre accomplie en présence de l'œuvre qui reste à accomplir. Un des plus dévoués promoteurs de l'œuvre, G. Picot (2) constatait, non sans quelque découragement, qu'à Paris c'est à peine si 3 ou 4 millions ont été dépensés pour la construction d'habitations à bon marché, et qu'il faudrait au moins 500 millions pour loger convenablement la population qui vit dans des logements notoirement insalubres.

Nous n'avons pas à entrer ici dans le détail de l'organisation de ces œuvres, dans l'examen des voies et moyens par lesquels elles s'efforcent d'atteindre leur but, à décider entre les deux tendances qui se manifestent, l'une voulant s'adresser exclusivement à l'initiative privée (école individualiste), l'autre se tournant de préférence, en présence de la grandeur de l'œuvre à accomplir, du côté des pouvoirs publics, Etat, communes, et toute disposée à leur confier cette tâche qu'elle serait volontiers portée à considérer comme un service public.

Ce sont là des questions d'ordre économique et sociologique bien plus que des questions d'hygiène. Nous devons rappeler seulement que, quel que soit le système adopté, il est certains principes dont doivent s'inspirer les constructeurs de ce genre d'habitations et dont aucune raison d'éco-

(1) Rapport Cheysson, *Bull. Off. du travail*, sept. 1900.
(2) *Loc. cit.*

nomie ne doit les faire s'écarter. Il faut que dans tous ces logements l'air et la lumière pénètrent largement, que l'eau y arrive en suffisante quantité pour tous les besoins domestiques et de propreté, qu'on y réduise au minimum les cloisons de séparation des pièces, que chacun de ces logements ait à sa disposition un cabinet d'aisances lui appartenant en propre, de façon à ce que chaque famille ait la responsabilité de l'entretien de ces cabinets, que les latrines communes, source d'insalubrité, de malpropreté, d'émanations mal odorantes y soient supprimées, et qu'enfin on installe dans chacun d'eux, dans la mesure du possible, ainsi que l'a fait l'*Œuvre bordelaise des habitations à bon marché*, un système de bains-douches à l'usage de la famille.

V. — Habitations collectives. — Édifices publics.

Les principes que nous avons énoncés au sujet de l'habitation en général sont applicables de tous points aux édifices destinés à abriter et à loger des groupes plus ou moins nombreux, tels que casernes, lycées, écoles, hôpitaux, salles de réunion, théâtres, etc., etc. Ils doivent même être appliqués avec plus de rigueur, car ces édifices trouvent dans leur destination une cause puissante d'insalubrité. Les habitations collectives sont par essence des habitations insalubres, car l'encombrement avec toutes ses conséquences y est toujours imminent, et c'est à lui qu'on doit s'efforcer de parer tout d'abord. Une condition non moins nécessaire est que l'édifice soit approprié au but pour lequel il est construit et que cette construction soit faite avec le plus d'économie possible, tout en tenant largement compte des exigences de l'hygiène.

Ces considérations qui semblent presque banales ont été cependant trop souvent méconnues, ou du moins sacrifiées au côté purement décoratif et monumental, et l'on est arrivé ainsi à élever à grands frais des édifices qui peuvent être de belles œuvres architecturales, mais qui sont de détestables hôpitaux et des casernes qui sont de vrais nids à fièvre typhoïde. La réprobation unanime qu'ont soulevée chez les médecins et les hygiénistes certaines de ces constructions n'a pas peu contribué heureusement à faire abandonner de plus en plus ces errements.

Si l'on fait abstraction des défectuosités de construction et d'aménagement auxquelles il est de plus en plus facile de remédier, grâce aux progrès du génie sanitaire, c'est, dans l'immense majorité des cas, par l'exiguïté de la place accordée à chaque individu, l'insuffisance d'aération des locaux, l'absence d'une eau pure, la mauvaise tenue des latrines, que pèchent les habitations à l'usage des collectivités et les transforment trop souvent en foyers d'infection.

Nous aurons du reste occasion de revenir sur ce sujet en traitant de l'hygiène militaire et de l'hygiène hospitalière.

Théâtres. — Dans les théâtres où se pressent pendant quelques heures des foules nombreuses, de même que dans les salles de réunion, l'essentiel au point de vue de l'hygiène, est d'assurer un large renouvellement d'air frais de façon à prévenir la viciation de l'air et l'élévation de la température si incommode et si pénible à supporter pendant toute une soirée.

Dans la plupart des anciennes salles et dans beaucoup de récentes, c'est exclusivement à la ventilation par appel, évacuation de l'air vicié par la coupole du lustre et bouches d'admission d'air pur à la base des sièges de l'orchestre ou des loges, que l'on a recours. Cette ventilation est insuffisante, surtout avec l'éclairage électrique qui, élevant beaucoup moins la température, rend l'appel par la coupole du lustre bien moins énergique. Ici la ventilation mécanique combiné avec le chauffage trouve son emploi (théâtres de Genève, de Vienne, de New-York).

Un renouvellement abondant de l'air est d'autant plus

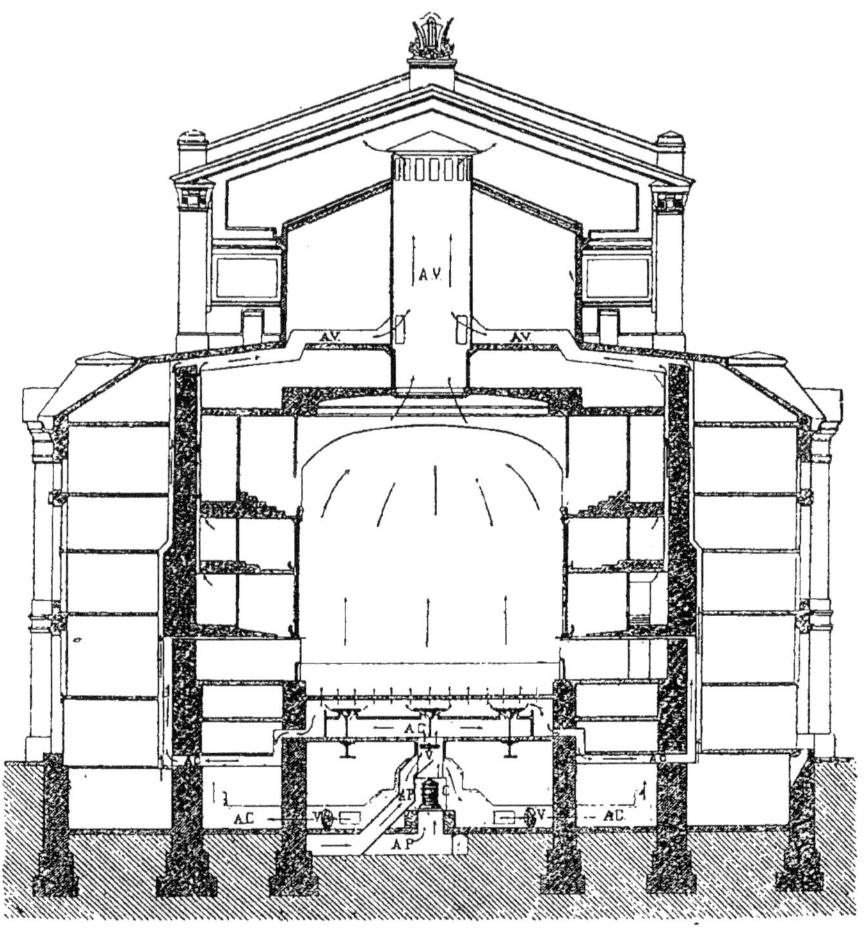

Fig. 103. — Théâtre de Genève. — Chauffage par calorifère et ventilation mécanique (système Geneste-Herscher).

C. Calorifère. AP. Air pur.
V. Ventilateurs. AC. Air chaud.
AV. Air vicié.

nécessaire dans un théâtre que la scène, les coulisses et leurs dépendances constituent autant de *points morts*, autant de *marais aériens*, où l'air n'a aucune tendance spontanée à se renouveler, où les poussières de toutes sortes et de toute nature s'accumulent, et c'est probablement là, ainsi que l'a signalé Landouzy, qu'il faut chercher l'origine des phtisies qui déciment machinistes, figurants, choristes, employés subalternes.

De nombreux et tragiques exemples montrent les dangers que présentent les théâtres, au point de vue des incendies. Les principaux moyens conseillés pour les prévenir sont : 1° la substitution de l'éclairage électrique à l'éclairage au gaz ; 2° l'incombustibilité des décors, au moyen d'enduits ignifuges ; 3° l'installation d'un rideau métallique plein pouvant isoler la scène de la salle, au cas où le feu se mettrait sur quelque point de la première, ce qui est le cas de beaucoup le plus fréquent ; 4° l'établissement de réservoirs sous pression placés dans les combles et permettant d'inonder la scène en cas de besoin ; 5° l'existence de portes de sortie et de dégagements en nombre suffisant pour que la foule puisse s'écouler rapidement et sans bousculades, en cas de panique ; car c'est là que réside le principal danger.

Hôtels. — Garnis. — Bien que de très grands progrès aient été réalisés depuis quelque temps dans l'aménagement et la tenue des hôtels, il en est encore beaucoup dans certains pays, dans certaines régions, les hôtels même à l'usage des classes aisées, qui laissent grandement à désirer au point de vue hygiénique. Tentures et rideaux épais empêchant la lumière d'arriver et l'air de circuler, fenêtres presque toujours hermétiquement closes pendant que la chambre est inoccupée, tapis maculés, souillés par les nombreux voyageurs qui s'y sont succédé, recoins où stagnent des poussières plus ou moins suspectes et auxquelles le balai et le plumeau n'ont touché depuis de longs jours, brocs et pots à eau de dimensions exiguës et contenant une eau parcimonieusement distribuée et rarement renouvelée, cabinets d'aisances malpropres, mal tenus, d'où l'eau est trop souvent absente, inabordables pour les gens tant soit peu délicats, exhalant des odeurs qui se répandent dans les corridors, les escaliers, parfois jusque dans la salle à manger. Ceux qui reprocheraient à ce tableau d'être trop chargé n'ont qu'à parcourir le Midi de la France et à s'arrêter dans certains hôtels — renommés cependant — de beaucoup de petites villes de province.

Aussi ne saurait-on trop louer le *Touring club* d'avoir pris l'initiative d'une réforme, d'avoir fourni un type de chambre d'hôtel satisfaisant aux exigences de l'hygiène; que tout le monde a pu étudier à l'Exposition de 1900, et on doit surtout lui être reconnaissant d'user de sa puissante influence pour en faire adopter les grandes lignes par les intéressés (1).

Dimensions minima de 3 m. sur 5 m. avec une hauteur de 3 m., soit 45 m.^{3}, fenêtre plus développée en hauteur qu'en largeur, avec impostes ouvrantes, suppression des grands rideaux de croisée et de lit, ceux-ci remplacés par un simple paravent, plafond et murs à angles arrondis, ces derniers peints à l'huile ou badigeonnés à la chaux, exclusion des papiers peints et des tentures d'étoffes, planchers non encaustiqués et susceptibles par suite d'être périodiquement lavés, ou mieux carreaux en grès cérame avec tapis ou natte mobile ou recouverts de linoléum ; comme mobilier, lit en métal, cuivre ou fer, sommier métallique à tendeur, fauteuils et chaises revêtus de cuir ou simili-cuir, ou en bois courbé et canné, tel est l'aménagement qui paraît à l'architecte du Touring club, chargé de rédiger le programme, le mieux répondre aux desiderata de l'hygiène.

(1) G. Rives, La chambre d'hôtel au point de vue hygiénique. *Congr. intern. d'hyg.*, 1900.

On a fait observer que la chambre ainsi aménagée pourra peut-être paraître un peu austère, qu'elle risque d'évoquer chez les voyageurs plutôt l'idée d'une chambre d'isolement pour contagieux que d'une chambre d'hôtel. Ce reproche n'est pas bien grave et il sera facile, semble-t-il, tout en s'inspirant des excellents principes posés par Rives, et en tenant compte des exigences supérieures de l'hygiène, de sacrifier, si on le veut, un peu plus à celles de l'esthétique et du confort.

Garnis populaires. — Les garnis populaires des grandes villes ne jouissent point d'une meilleure réputation auprès de l'hygiéniste qu'auprès du moraliste et cette réputation est justifiée par la nature et les habitudes nomades de la population qu'ils abritent. On les a signalés de tous temps comme les foyers dangereux où naissent les épidémies et d'où elles se propagent dans le reste de la ville. Depuis quelque temps, cependant, ils semblent, grâce à la réglementation sévère qui les régit dans les grandes villes et à la surveillance dont ils sont l'objet, valoir mieux que leur réputation et la situation semble s'être sur ce point sensiblement améliorée.

G. Picot, dans l'enquête à laquelle il s'est livré (1), a constaté qu'ils étaient en général mieux tenus, plus propres que beaucoup des logements où s'entassent avec leur maigre mobilier les familles pauvres ; qu'en particulier l'encombrement et la promiscuité, cette plaie des logements dont nous venons de parler y étaient beaucoup plus rares par suite des règlements auxquels les garnis étaient astreints.

D'autre part, Bezançon (2) a montré que, contrairement à ce qui était généralement admis, les garnis ne fournis-

(1) Le logement en garni. *C. R. de l'Acad. des sc. morales et politiques*, 1899.

(2) *Congr. intern. d'hyg. de Madrid*, 1898.

saient pas un contingent aux maladies infectieuses plus élevé que celui des autres habitations et que pendant l'épidémie cholérique de 1892, aucun d'eux n'avait été signalé comme foyer de contagion. Ce sont là des constatations qui méritent d'être enregistrées ; car elles sont le meilleur témoignage de l'efficacité que peut avoir la sollicitude des pouvoirs publics quand elle veut bien s'exercer à l'égard de l'hygiène.

Asiles de nuit. — Dans beaucoup de grandes villes les municipalités ou l'initiative privée ont créé des asiles de nuit destinés à fournir un gîte momentané aux miséreux, aux sans-travail, aux individus sans ressources dont le nombre est malheureusement si grand dans nos centres (1).

Abstraction faite de l'intérêt philanthropique qu'offre de pareilles œuvres, l'hygiène ne peut voir que d'un œil très favorable ces créations. Quand ils sont bien aménagés, qu'ils sont pourvus de toutes les annexes indispensables, bains-douches, étuves à désinfection, vêtements et linge de rechange, comme ceux qu'a intallés la ville de Paris et certaines œuvres philanthropiques (hospitalité de nuit, société philanthropique, etc.), ces refuges offrent des garanties autrement sérieuses que les garnis et auberges à la

(1) La ville de Paris a créé 3 asiles de nuit, 2 pour les hommes, asile Benoit Malon, quai de Valmy, 107, inauguré en 1887, et l'asile Nicolas Flamel, rue du Château des Rentiers, 67, inauguré en 1889 et 1 pour les femmes, asile George Sand, rue Stendhal, 3, inauguré en 1894.

La durée du séjour dans ces asiles est de 3 nuits au maximum, de 4 en cas de demande, mais les pensionnaires ont droit à un séjour supplémentaire de 15 à 20 jours, quand ils consentent à travailler dans les ateliers d'assistance qui y sont annexés. Tous ces établissements sont pourvus de bains-douches, et d'un service de désinfection.

Il existe en outre 7 asiles entretenus par la charité privée, 3 pour les femmes et enfants crées par la Société philanthropique et 4 pour les hommes fondés par l'œuvre de l'hospitalité de nuit.

nuit dans lesquels d'avides tenanciers exploitent cyniquement la misère des couche-vêtus.

Ils ont en outre un avantage dont il faut tenir grandement compte, c'est que grâce aux règlements qui les régissent ou du moins qui devraient les régir tous, il y a là une occasion de faire pénétrer quelques pratiques de propreté dans ces classes si réfractaires à cet ordre d'idées et de les soumettre à une sorte d'examen sanitaire.

Il est inutile d'ajouter que ce genre d'établissements n'atteindra ce but qu'à la condition qu'ils soient l'objet d'une réglementation et d'une surveillance rigoureuses au point de vue de leur tenue hygiénique.

Bains publics. — Bains populaires. — Bains-douches ou par aspersion. — La propreté individuelle, est, est-il besoin de le dire, un facteur non moins important de salubrité que la propreté de l'habitation et de la rue, d'autant qu'il y a entre ces trois facteurs solidarité étroite. Toutes les œuvres qui tendent à vulgariser les habitudes de propreté, notamment les pratiques balnéaires ne peuvent donc qu'exercer une heureuse influence sur la santé publique.

L'unique mode de balnéation en usage jusqu'à notre époque ne se prêtait guère malheureusement à cette vulgarisation. Le bain par immersion nécessite une installation coûteuse, une grande quantité d'eau (300 litres environ par bain) et par suite coûte trop cher et exige trop de temps pour qu'il puisse entrer dans les habitudes courantes des classes populaires, car, comme le dit Cheysson, « la propreté dépend du bon marché auquel on la donne » (1).

(1) Des progrès notables au point de vue des habitudes de propreté avaient cependant été réalisés dans le dernier siècle. Avant 1789, il n'existait dans Paris qu'un petit nombre d'établissements de bains qui, s'il faut s'en rapporter à la mauvaise réputation que leur ont fait les contemporains, étaient bien plus des maisons de rendez-vous que des temples de la propreté. A la fin du XVIIIe siècle la capitale ne comptait que 200 baignoires ; 60 ans plus tard

On a essayé de remédier à ces inconvénients et de mettre les bains à la portée des bourses modestes, soit en adjoignant les bains aux lavoirs publics, ce qui réalise une notable économie dans le chauffage, soit en établissant de vastes piscines où un grand nombre de personnes peuvent se baigner en même temps. Ce dernier système a, outre l'avantage de fournir à bon marché un moyen de balnéation, celui de favoriser chez les enfants et les adolescents l'apprentissage de la natation. La ville de Paris a créé pour ses écoles un certain nombre de piscines et plusieurs villes en France et à l'étranger possèdent des établissements de ce genre.

Mais ce n'était là qu'un palliatif et c'est à Lassar (de Berlin) et à Merry Delabost (de Rouen) que revient l'honneur d'avoir indiqué la seule solution rationnelle et pratique, sous forme de bain-douche ou bain par aspersion.

Le bain-douche n'exige en effet, pour un lavage complet et très suffisant du corps, que 30 ou 40 litres d'eau dont le baigneur règle lui-même la température au moyen d'une simple manœuvre de robinet et dure 1/4 d'heure de temps, 1/2 heure en comptant le temps de la toilette. Donc économie de temps, de combustible, d'eau, tels sont les avantages inappréciables que présente le système et qui permettent de mettre à la disposition des bourses les plus modestes et des gens qui disposent de peu de loisir un moyen très efficace de propreté corporelle (1).

Les bains-douches populaires existent déjà dans plusieurs villes de France et de l'étranger, Bordeaux, Paris, Lyon,

elle en avait 6.000 donnant environ 2 millions de bains, ce qui représentait 2 bains environ par an et par habitant.

(1) Le prix du bain, y compris le savon, est fixé à Bordeaux à 0 fr. 15 plus 0 fr. 05 pour une serviette et 0 fr. 10 pour les élèves des écoles communales. A Paris, le prix est 0 fr. 20. Dans certaines villes de l'étranger, à Berlin notamment, ce prix modique comprend, outre le bain, le lavage et le séchage du linge de corps qui sont faits presque instantanément pendant le temps que le baigneur emploie pour ses ablutions.

Vienne (Autriche), Francfort, etc., etc. où ils commencent à être appréciés comme ils le méritent des classes auxquelles ils sont plus particulièrement destinés, ainsi que le prouve la progression constante du chiffre des bains donnés (1).

La *Société bordelaise des habitations à bon marché* installe des bains-douches dans chacun des logements des maisons qu'elle fait actuellement construire pour les classes ouvrières et plusieurs chefs d'industrie en ont établi dans leurs usines à l'usage de leurs ouvriers. L'hygiène ne peut que souhaiter que ces bons exemples soient suivis, que chaque ville, chaque usine, chaque maison ouvrière soient pourvues de ce système de balnéation si simple, si économique, qu'une active propagande soit faite en sa faveur ; car bien plus que les leçons et les conférences, bien plus que l'enseignement écrit et oral, une telle leçon de choses répand et vulgarise les habitudes de propreté et suivant l'heureuse devise adoptée par l'œuvre bordelaise « propreté donne santé ».

Abattoirs. — Les abattoirs rentrent par la nature des opérations auxquelles on s'y livre, par les matières organiques qui s'y accumulent, par les eaux résiduaires qui s'en écoulent, dans la catégorie des *établissements insalubres* et sont rangés, au point de vue des règlements administratifs qui les régissent, dans la première classe de ces établissements. Ils doivent à ce titre être placés à une certaine distance des villes, être isolés par des murs des propriétés voisines et être aménagés en vue de l'enlèvement rapide des

(1) Nous signalerons en particulier l'*Œuvre bordelaise des bains à bon marché*, une des premières en date, créée en 1893, sur l'initiative d'un dévoué philanthrope, Ch. Cazalet, et dont la prospérité n'a cessé de croître. D'après le dernier rapport elle possède actuellement 4 établissements à la disposition du public et 3 installés dans les écoles. En 1893, l'année de sa fondation, elle avait donné 26.000 bains, en 1901 le chiffre s'était élevé à 142.000.

déchets solides et de la prompte évacuation des eaux résiduaires.

Un abattoir bien aménagé comprend un hall, largement aéré et bien éclairé dans lequel sont installés les échaudoirs collectifs ou séparés où se font l'abatage et le dépeçage des animaux.

Le sol doit être imperméabilisé au moyen d'un revêtement de ciment. Des rigoles disposées tout autour entraînent les liquides souillés vers un bassin de décantation où ils doivent subir une épuration chimique avant d'être envoyés à l'égout ou à la rivière.

Autour de ce hall central sont disposées les dépendances : *triperies*, où se font le lavage et l'apprêt des boyaux et des abats, les *resserres* où se déposent les quartiers de viande avant leur enlèvement par les bouchers, et dans lesquelles doit être maintenue une température aussi basse que possible, les *voiries ou caches*, où s'amassent et où se traitent parfois les détritus qui sont transformés en engrais.

Habituellement c'est dans l'abattoir même que se fait la fonte des suifs. On doit interdire dans ce cas d'une façon absolue la fonte à feu nu à cause des odeurs insupportables auxquelles donne lieu l'opération. Celle-ci doit se faire dans des chaudières chauffées par un courant de vapeur et surmontées d'une hotte, avec cheminée pour le dégagement des émanations.

Enfin, il est des annexes qui s'imposent actuellement à tout abattoir de grande ville et dont il ne saurait se passer :

1° un appareil pour stériliser par la chaleur les viandes qui, consommées telles quelles, pourraient être dangereuses, mais qui, une fois le germe détruit, peuvent devenir une ressource précieuse pour l'alimentation des classes pauvres, *viandes ladres, viandes d'animaux atteints de tuberculose plus ou moins localisée, viandes charbonneuses*, etc., etc.;

2° des chambres frigorifiques permettant de conserver un certain temps, pendant la saison chaude en particulier, les quartiers d'animaux abattus (1) ;

3° un service d'inspection sanitaire de la viande, muni de tous les instruments et appareils nécessaires aux examens macroscopique et microscopique

Hôpitaux. — Il est peu de questions qui aient été l'objet d'études plus nombreuses que celle des dispositions à donner aux hôpitaux pour assurer leur salubrité, ou du moins pour atténuer leur insalubrité.

Dès 1778, Tenon, dans un mémoire resté célèbre, posait les principes fondamentaux, et traçait les grandes lignes de l'hygiène hospitalière, non telle qu'elle était de son temps, mais telle qu'elle devrait être. Les découvertes modernes qui ont si profondément révolutionné nos idées sur la contagion et l'infection n'ont guère fait que confirmer et compléter les vues de l'éminent chirurgien. Le sujet a depuis occupé à bien des reprises les sociétés savantes et parmi les intéressantes discussions auxquelles il a donné lieu, nous signalons celles de l'Académie de médecine, en 1861, de la Société de chirurgie, en 1864, et la plus récente enfin, celle qui a eu lieu à la Société de médecine publique en 1883, à la suite du remarquable rapport de Rochard.

Aujourd'hui toutes les questions se rattachant à l'hygiène hospitalière sont suffisamment élucidées pour qu'il soit possible d'en poser avec précision les principes rationnels.

(1) Les chambres frigorifiques dont l'usage se répand de plus en plus dans les pays voisins et dont on apprécie de plus en plus l'utilité ont quelque peine, paraît-il, à entrer dans les habitudes des bouchers français. L'appareil installé aux abattoirs de la Villette ne sert guère et a surtout été construit en vue de l'éventualité du ravitaillement en cas de guerre. Tout récemment on vient d'en créer un second à Paris dans les sous-sols de la Bourse du Commerce de 4.000 m³ de capacité qui, en raison de sa proximité des Halles, pourra rendre de grands services au commerce de l'alimentation.

Échelle de 1/1000e
0
10
20
30
40
50 mèt.
N.
S
E
O
Rue des Marguettes
Rue Michel - Bizot
A
B
C
F
M S
M S'
M S'
M S'
M S'
L K
M
V

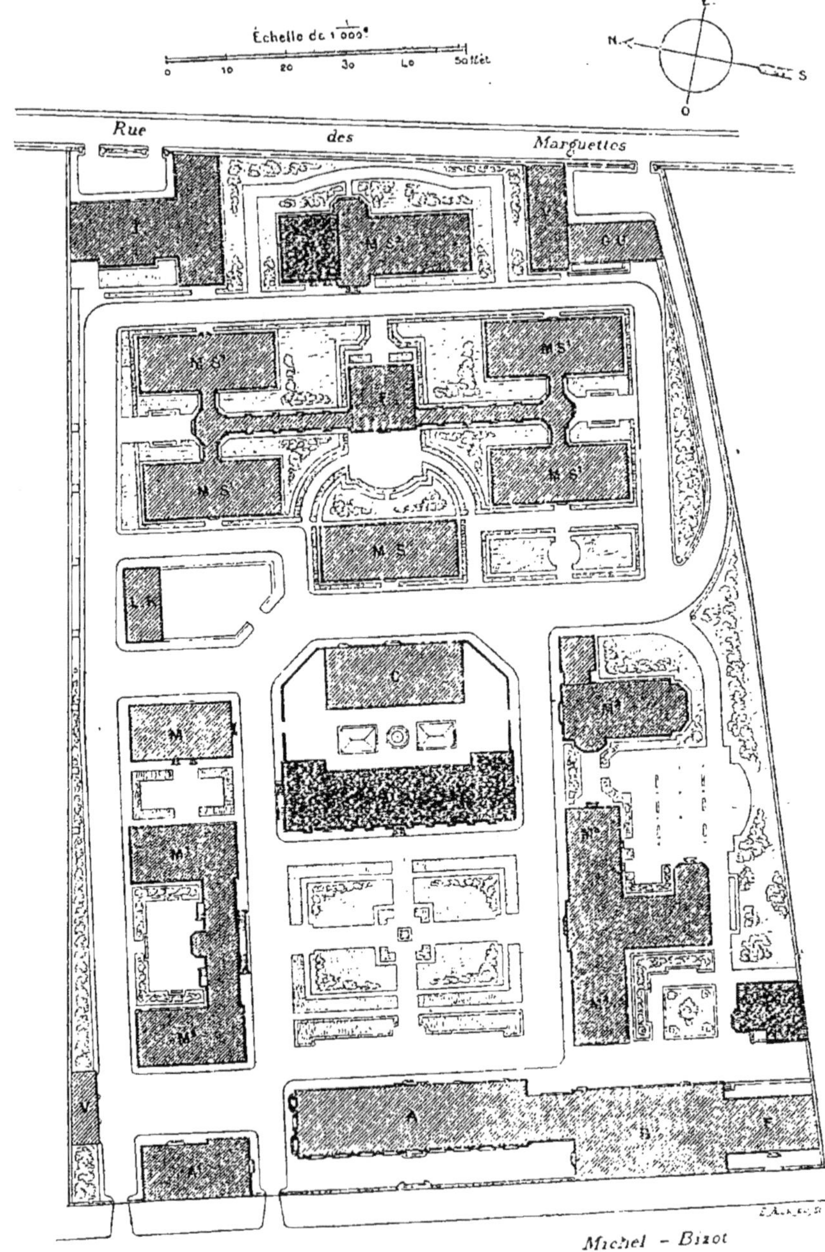

Fig. 104.

Tout hôpital est destiné en général à recevoir et à traiter des individus atteints de maladies très diverses, dont beaucoup sont contagieuses. Il est donc par sa nature et sa destination exposé plus que tout autre milieu à devenir un foyer d'infection. L'hygiène hospitalière, tout en assurant les meilleurs soins et un minimum de confort aux malades, a donc le devoir de les préserver des chances de contagion auxquelles ils s'exposent par leur séjour dans ce milieu. « Il ne faut pas que le blessé qui vient chercher la guérison d'un traumatisme léger, que la femme qui vient y faire ses couches, que l'enfant qui y est amené pour une affection bénigne puisent dans ce milieu, comme cela était et est encore trop fréquent, un principe de mort. » C'est de ce danger toujours menaçant que l'hygiène doit avant tout se préoccuper ; c'est contre lui qu'elle doit user de toutes les armes que lui fournissent la science et le génie sanitaire.

Les dispositions que l'expérience a démontré les plus propres à réaliser cette asepsie du milieu nosocomial, à réduire au minimum les chances d'infection, peuvent, après les détails dans lesquels nous sommes entrés sur l'hygiène générale de l'habitation, se résumer en quelques mots :

Fig. 104. — Hôpital d'enfants, rue Michel-Bizot, à Paris.

Rez-de-chaussée. — A, administration ; A[1], concierge, employé ; B, consultation ; C, cuisine ; D, pharmacie ; E, logements ; E', pavillon des internes : E[2], chambre de l'interne de garde ; F, bains ; G, buanderie ; I, service des morts ; J, lingerie ; K, ateliers ; L, chantier ; M, crèche (médecine) ; M', médecine (filles) ; M[2], chirurgie (filles) ; M[3], crèche (chirurgie) ; MS, malades douteux ; MS[1], malades contagieux ; MS[2], malades diphtériques ; N, laboratoire ; U, étuve ; V, écurie, remise.

Premier étage. — A, D, E, J, N, V, logements ; A1, appartement du directeur ; C, magasins ; E[1], chambres d'internes ; I, laboratoires, autopsie ; M[1], médecine (garçons) ; M_2, M_3, chirurgie (garçons) ; MS[2], malades diphtériques.

Deuxième étage. — A[1], D, J, N, logements ; E', chambres d'internes.

1° Superficie et cubage d'air aussi considérables que le permettent les considérations économiques ou autres. Tous les hygiénistes s'accordent à reconnaître que la salubrité d'un hôpital est en raison directe de la superficie et du cube d'air accordés à chaque lit. Rochard réclame 100 mètres carrés de superficie totale par lit, y compris les cours et jardins (1).

2° Suppression des grands hôpitaux situés au centre des villes et remplacement graduel par un ensemble de petits hôpitaux de 100 à 200 lits au maximum, placés dans les faubourgs ou les environs immédiats à une exposition bien ensoleillée, à l'abri des vents dominants, particulièrement des vents froids.

3° Systèmes de pavillons isolés à un seul étage ou à deux au plus, rez-de-chaussée surélevé de quelques marches compris, disposés parallèlement au milieu d'un vaste jardin et séparés par un espace double de leur hauteur, de façon à assurer un large accès à l'air et à la lumière, ces deux grands facteurs d'épuration.

4° Large aération et abondant renouvellement d'air assuré 1° par une double rangée de larges croisées se faisant face ; 2° par un système de ventilation naturelle, ventilation par appel, de préférence aux systèmes de ventilation mécani-

(1) La superficie de 100 m.² par lit y compris cours et jardins semble devoir être un minimum. Rubner et Esmarck réclament 120 à 130 m.² et on se sentirait un peu à l'étroit, paraît-il, dans les 110 m.² de l'hôpital Boucicaut. En revanche, on est un peu revenu des exagérations dans les dimensions, le cubage d'air exigé pour les salles et des systèmes compliqués de ventilation qui faisaient monter à des sommes fantastiques le prix de revient du lit, sans améliorer sensiblement la qualité de l'air. On considère aujourd'hui comme très suffisante une superficie de 9 à 10 m.² par lit, avec une élévation de plafond de 4 m. 50 à 5 mètres, ce qui représente 45 à 50 m.3. Les hôpitaux d'Allemagne se contentent de 42 à 45 mètres cubes et l'hôpital Pasteur ne dispose que de 33 m.3.

que, coûteux et compliqués, qui n'ont guère donné que des déceptions.

5° Salles de moyenne grandeur, de 20 à 30 lits au plus, disposant, chacun, de 45 à 65 mètres cubes d'air et de 9 à 10 mètres carrés de superficie. Les lits seront placés deux par deux dans les trumeaux de 3 mètres de large environ séparant les fenêtres dont l'imposte sera muni sur son bord inférieur de charnières pour pouvoir s'ouvrir à volonté en basculant. L'ensemble des baies d'ouverture doit représenter un quart au moins de l'aire totale.

6° Imperméabilisation des planchers posés sur lit de bitume, de façon à supprimer les entrevous. Imperméabilisation des parois dont seront bannies toutes moulures et dont les angles seront arrondis.

7° Mobilier réduit au strict nécessaire, lit, table de nuit, chaise, fait en matériaux susceptibles d'être fréquemment lavés et désinfectés, de préférence en métal, de formes aussi simples que possible.

8° Appareils de chauffage assurant une température uniforme et l'évacuation intégrale des produits de combustion. Le chauffage à l'eau chaude ou à la vapeur convient tout particulièrement aux grands hôpitaux. Pour les petits hôpitaux, les pavillons isolés, on peut avoir recours aux poêles ventilateurs dont il existe de nombreux et excellents modèles, voire même aux grandes cheminées à grille à coke, comme cela se pratique dans beaucoup d'hôpitaux anglais.

9° Cabinets d'aisances à chasse d'eau et à cuvette à siphon pour défécation assise, avec abattant en ébonite échancré à la partie inférieure, ou mieux à simple bourrelet de faïence (modèle l'*hospitalière* de Jabob Delafon), précédés d'un vestibule où sont installés les vidoirs et les trémies pour linge sale.

10° Pavillons d'isolement pour les malades atteints d'affections contagieuses, aménagés de façon à pouvoir réaliser l'isolement dans toute sa rigueur avec personnel et matérie spéciaux. Chambres séparées à un lit pour les suspects, absolument distinctes des salles de contagieux.

11° Séparation des tuberculeux d'avec les malades atteints d'autres affections. Aménagement des locaux destinés à les recevoir de façon à ce qu'ils puissent y pratiquer le traitement hygiénique et, sinon s'y guérir, du moins s'y améliorer. Ces locaux, salles ou pavillons, doivent *être un lieu de cure et non une léproserie*. Il ne faut pas, sous prétexte de défense sociale, d'intérêt général, revenir aux pratiques barbares du moyen âge et traiter les malheureux phtisiques en pestiférés. Il faut au contraire, dans la mesure du possible, que ceux-ci soient persuadés que les mesures prises à leur égard le sont autant dans leur intérêt que dans celui des voisins, qu'ils ont un bénéfice sérieux à retirer de cette séparation.

12° Etuve à désinfection installée dans les sous-sols ou dans les dépendances par laquelle passent vêtements et effets

(1) Tollet avait adopté pour les pavillons portant son nom et dont le type est représenté dans plusieurs hôpitaux récents la forme ogivale dans la pensée de favoriser le mouvement ascensionnel et la prompte évacuation des produits viciés au moyen de lanternaux disposés sur l'arête de la voûte. Les avantages de cette forme qui a pour effet d'accroître le cubage presque exclusivement aux dépens de la hauteur ne semblent pas aussi manifestes que l'avait pensé l'éminent architecte au point de vue de l'efficacité de la ventilation. En revanche les frais de chauffage en sont sensiblement augmentés.

(2) L'imperméabilisation des planchers de bois ne paraissant pas encore complètement assurée par les procédés dont on dispose actuellement, il y a une tendance à leur substituer les carreaux en grès cérame posés sur lit de béton et à remplacer les lambris de bois par des revêtements en plaques de grès émaillé jusqu'à 1 m. 10 de hauteur. C'est la disposition qui a été adoptée par l'hôpital Pasteur. On reproche, il est vrai, aux carreaux d'être une cause de refroidissement ; mais il est facile en somme d'y remédier en disposant des nattes devant chaque lit. Dans la plupart des sanatoriums suisses que nous avons visités, le plancher des chambres, vestibules, escaliers est complètement recouvert de linoleum.

des entrants, linges, couvertures, objets de literie avant leur envoi à la buanderie.

13° Salles de consultations avec chambres ou boxes d'isolement où sont envoyés dès leur arrivée après examen sommaire les personnes présentant quelques signes suspects d'affections transmissibles.

14° Installation balnéaire permettant de donner à toute heure de jour et de nuit des bains, soit auprès du lit du malade, soit dans une dépendance attenant à la salle.

Tels sont en résumé les principaux desiderata formulés depuis longtemps par l'hygiène hospitalière et qu'ont essayé de réaliser les constructeurs des hôpitaux récemment édifiés : hôpital Boucicaut, hôpital Pasteur, pavillons de l'hôpital Trousseau et des Enfants-Malades, pavillons de la Maternité, de l'hôpital Broca, etc., etc.

On peut dire que ces hôpitaux résument le dernier progrès de l'hygiène hospitalière et laissent peu à désirer au point de vue de la salubrité. Malheureusement si on envisage les choses au point de vue économique et financier, les résultats sont moins satisfaisants. Ils sont même plutôt décourageants.

Quand on songe que chaque lit de l'hôpital Boucicaut, un des plus récemment construits, revient à plus de 28.000 fr., et que la journée des malades s'y élève, en tenant compte de l'intérêt et de l'amortissement du capital, à 7 et 8 francs, on se demande si c'est exclusivement dans cette voie que doit s'exercer l'assistance publique, s'il n'y a pas mieux à faire en faveur des nécessiteux que de dépenser des millions à construire des édifices qui, quelque luxueux et confortables qu'ils soient, n'en sont pas moins des hôpitaux, avec tout ce que ce mot comporte de promiscuités suspectes au point de vue physique et moral. Il n'y a pas, nous le savons, de problème plus difficile à résoudre que celui qui a pour objet la façon dont la société doit venir en aide à ses membres nécessiteux, invalides ou malades. Mais la notion d'évitabilité d'une foule de maladies, notion qui se dégage de plus en plus des progrès de nos connaissances n'est-elle pas là pour nous indiquer la voie à suivre et nous montrer qu'il est en notre pouvoir de diminuer dans une large mesure les lourdes charges qu'impose à la collectivité l'assistance à ses malades pauvres en protégeant mieux leur santé quand ils sont bien portants. C'est en hygiène sociale surtout qu'est vrai l'adage : « mieux vaut prévenir que guérir. »

N'oublions pas d'ailleurs que les conditions que nous venons d'énumérer ne suffisent pas, à elles seules, à réaliser l'asepsie, à prévenir l'infection et que par contre la vigilance, la sollicitude du médecin peuvent en partie suppléer aux défectuosités du local, ainsi que l'ont montré Lucas-Championnière, Grancher, Letulle et tant d'autres.

VI. — Cimetières.

L'inhumation étant le procédé à peu près exclusivement employé dans l'état de nos mœurs pour faire disparaître les dépouilles de ceux qui ne sont plus, toute ville doit posséder un emplacement situé dans son voisinage destiné à recevoir ces dépouilles.

L'hygiène doit tenir compte du sentiment respectable et touchant qui pousse les familles à demander que la distance des cimetières au centre de la ville ne soit pas trop considérable et ne rende trop difficiles les visites à ces lieux de repos. D'autre part, elle est en droit d'exiger que ce voisinage ne soit pas nuisible aux vivants.

On a fait aux cimetières les reproches les plus graves. Ils seraient pour les puits voisins et pour la nappe souterraine une source d'infection. Ils vicieraient l'atmosphère en y répandant des miasmes dangereux.

Le consciencieux rapport de Brouardel et Du Mesnil (1) au nom de la commission instituée en 1879 par le préfet de la Seine a montré que ces craintes étaient au moins exagérées.

« D'après les conclusions de ce rapport, les gaz délétères, ou seulement incommodes, produits par la décomposition des cadavres inhumés à 1 m. 50 n'arrivent pas à la surface du sol. La presque totalité de la matière organique a disparu et a été brûlée au bout de cinq ans, durée fixée par la loi pour les inhumations temporaires.

« Par un drainage méthodique des terrains on accélère notablement la rapidité de cette décomposition. Dans l'état présent de nos cimetières il n'y a pas lieu de craindre l'infection des puits du voisinage, lorsque ces puits sont à la distance réglementaire. »

Lösener (2) qui s'est livré à des recherches persévérantes sur le sort des germes infectieux enfouis avec les cadavres morts de maladies zymotiques est arrivé à des conclusions analogues.

A l'exception de la bactéridie charbonneuse, la plupart des microbes spécifiques, d'après l'auteur allemand, disparaîtraient rapidement, même celui de la tuberculose. Miquel a constaté de son côté que la richesse bactérienne du sol suit dans les cimetières la même loi que dans les terrains normaux et décroît rapidement avec la profondeur (29 millions à la surface, 4 millions et demi à 2 mètres dans le cimetière Montparnasse).

Les cimetières n'en restent pas moins, malgré tout, des lieux un peu suspects aux yeux de l'hygiène, et en tous pays leur création et leur entretien sont soumis à une sévère réglementation concernant leur position, leur étendue, leur aménagement, etc., etc.

(1) *Rec. des travaux du comité consultatif*, 1893 et 1896.

(2) *Arbeiten a. d. k. Gesundheitsamt.*, t. III (*Travaux de l'Office sanitaire allemand*).

a) *Nature du terrain.* — Le cadavre déposé dans le sol ne tarde pas à entrer en décomposition. Les produits ultimes de ce processus sont l'acide carbonique, l'ammoniaque, l'hydrogène sulfuré et des composés divers liquides. Les produits gazeux se diffusent dans le sol et parfois arrivent jusqu'à la surface où ils se mélangent à l'atmosphère, si la couche qui recouvre le corps n'est pas assez épaisse (*gaz des marais*, *phosphure d'hydrogène*, *feux follets*). De graves accidents asphyxiques dus à un dégagement abondant d'acide carbonique ont été quelquefois observés chez les ouvriers employés à l'ouverture des fosses.

Ce ne sont pas cependant ces produits ultimes qui constituent le véritable danger de la putréfaction des cadavres, mais bien les produits intermédiaires encore mal définis, dont quelques-uns ont certainement un haut degré de toxicité. Ce sont eux dont l'infiltration dans le sol et le mélange à la nappe des puits sont surtout à redouter. Pettenkofer n'a pas cependant trouvé l'eau des puits creusés dans les cimetières plus chargée en matière organique, que celle des autres puits de la localité.

Il importe en tous cas que la décomposition cadavérique se fasse aussi rapidement que possible dans le sol et que cette phase intermédiaire soit abrégée. La nature du terrain exerce une grande influence sur l'activité de la décomposition. D'après les recherches d'Orfila et de Lossier (1), elle serait beaucoup plus lente dans les terrains argileux que dans les terrains calcaires ; mais c'est dans le terreau et la terre végétale qu'elle marche avec le plus de rapidité. Suivant Lossier, la terrain le plus propre à l'établissement d'un cimetière serait un terrain calcaire, ferrugineux, moyennement perméable à l'eau et à l'air, dont le sous-sol permet l'écoulement lent et régulier des eaux de pluie. Un élément

(1) Des conditions d'un bon cimetière. *Rev. d'hyg.*, 1880.

dont il importe de tenir compte est le niveau de la nappe souterraine. Il est essentiel que, dans ses crues, elle ne vienne pas atteindre le fond des fosses.

Le drainage préalable du sol, en même temps qu'il facilite l'écoulement des eaux et l'abaissement de la nappe, favorise la décomposition des cadavres et c'est une opération qu'il ne faut pas négliger.

b) *Position du cimetière.* — Les emplacements situés au nord ou à l'est des villes sont ceux qui conviennent le mieux pour les cimetières. En tous cas il faut autant que possible éviter de les placer dans une position telle que les vents dominants puissent ramener leurs effluves sur la ville. D'après le décret de prairial, ils doivent être éloignés de 35 à 40 mètres au moins de l'enceinte des villes, et il est interdit de creuser des puits à moins de 100 mètres de leurs murs, ce qui paraît tout à fait insuffisant à Rochard.

c) *Etendue.* — L'étendue est naturellement proportionnée au chiffre moyen des décès annuels. En prenant le chiffre officiel de 3 mètres par fosse, on a, avec une mortalité de 20 à 30 p. 1000 qui est la moyenne de la France, 100 à 150 décès pour 1000 habitants en 5 ans, laps de temps fixé par le décret du 23 prairial an XII pour de nouvelles inhumations sur le même terrain. Il faut donc en moyenne 300 à 450 mètres pour 1.000 habitants, chiffre auquel il faut ajouter le terrain nécessaire pour les concessions de plus longue durée et les concessions perpétuelles, pour les allées et les avenues qu'on peut évaluer à 1000 mètres environ. Rochard estime en outre la période de cinq ans pour le renouvellement des sépultures beaucoup trop courte et pense qu'il faut la porter à 10 ans. Dans ce cas, il faudrait doubler la superficie du cimetière.

L'habitude de planter d'arbres les cimetières ne peut qu'être pleinement approuvée par l'hygiène. Les racines enlèvent l'humidité surabondante, et le feuillage assainit l'atmosphère en absorbant l'acide carbonique.

Le cimetière doit être entouré d'un mur et d'un fossé assez profond qui fait l'office de collecteur des eaux d'infiltration et qui les conduit dans un cours d'eau, en aval de la ville.

d) *Crémation.* — La crémation des cadavres est une question à l'ordre du jour, qui compte de vifs partisans et de non moins ardents adversaires.

L'hygiène n'a pas à s'occuper des objections plus ou moins sérieuses qui ont été faites à ce procédé et, en se plaçant exclusivement au point de vue de la salubrité, on ne peut qu'approuver une pratique dont le résultat est de détruire les agents pathogènes qui peuvent rester attachés aux cadavres des individus morts de maladies contagieuses et de faire disparaître avec les cimetières actuels une cause d'insalubrité. La crémation toutefois, quels que soient ses avantages et ses inconvénients, restera longtemps encore, dans l'état actuel de nos mœurs et de nos habitudes, un procédé exceptionnel dont il n'y a guère lieu de se préoccuper pour le moment.

e) *Dépôts mortuaires.* — Dans beaucoup de villes à l'étranger, en Allemagne surtout, il existe des locaux destinés à recevoir les cadavres jusqu'au moment de l'inhumation. Ces dépôts ont été dans ces pays principalement créés pour prévenir les inhumations précipitées. C'est dans un autre but, et sous l'influence de préoccupations exclusivement hygiéniques, qu'on a proposé d'en établir à Paris. Dans la capitale et dans les grands centres, bien des ménages pauvres n'ont qu'une chambre habitée par quatre ou cinq personnes, et lorsqu'il s'y produit un décès, on est obligé de garder au milieu des survivants jusqu'au moment de l'inhumation le cadavre, quelle que soit la nature de la maladie à laquelle il a succombé. N'y a-t-il pas là un danger permanent pour la santé publique? C'est ce qu'avait pensé le conseil municipal de Paris, en votant la création dans les divers quartiers de la capitale de dépôts mortuaires où les familles pourraient déposer le corps et venir le veiller jusqu'au moment de l'ensevelissement. Des objections assez sérieuses, d'ordres divers et qu'il est inutile de reproduire, ont été faites à ce projet qui est pour le moment ajourné. L'idée cependant paraissait bonne et il est probable qu'on y reviendra tôt ou tard.

CHAPITRE VII

ALIMENTATION. — ALIMENTS

Un homme adulte élimine en moyenne par jour par les divers émonctoires :

	Carbone	Azote
Par les urines.	45 gr.	15 gr.
Par les fèces, mucus, exhalations cutanées, etc., etc.	15	5,5
Par la respiration.	250	
Total. . .	310	20,5 (1)

auxquels il faut ajouter 2.500 à 3.000 grammes d'eau et 30 à 35 grammes de sels minéraux, dont 15 grammes environ de chlorure de sodium.

En outre il accomplit une certaine somme de travail musculaire volontaire ou inconscient.

Toute substance susceptible de réparer ces pertes, de

(1) 1 gramme d'azote = 6.50 d'albumine pure ; il suffit donc, pour savoir à quelle quantité de substance protéique correspond une dose donnée d'azote, de multiplier le chiffre de ce dernier par 6.50 et vice versa, de diviser par 6.50 la quantité d'albumine. La chair musculaire contenant environ 18 p. 100 de substances albuminoïdes, on obtiendra de même la quantité d'albumine ou d'azote à laquelle correspond un poids donné de viande d'après les équations suivantes :

$$\text{(Poids de l'albumine)}\quad X = \frac{P\times 18}{100}$$

$$\text{(Poids de l'azote)}\quad X' = \frac{P\times 18}{100\times 6.25}$$

30 à 35 grammes de viande de bœuf représentent donc à peu près 1 gramme d'azote.

servir au développement des tissus et de fournir par sa combustion l'énergie nécessaire à ce travail est un aliment (1).

A part l'eau et le sel marin pris habituellement à titre de condiment, les aliments sont empruntés aux règnes végétal et animal. Quelle que soit leur provenance, ils doivent leurs propriétés nutritives à certains principes qui, au point de vue de leur composition chimique, peuvent se diviser en trois groupes : les principes azotés, les substances ternaires et les graisses. Il est à remarquer que, dans aucun de ces groupes de substances, l'affinité du carbone, de l'hydrogène et de l'azote pour l'oxygène n'est satisfaite. Ils sont donc de vrais combustibles qui, en se combinant dans l'intimité des tissus avec l'oxygène fourni par la respiration, produisent la chaleur et la force, ces deux manifestations essentielles de la vie.

Notons aussi l'instabilité chimique des molécules qui constituent ces principes, leur facilité à se dissocier sous l'influence des agents chimiques ou diastasiques. C'est un des caractères les plus saillants du véritable aliment.

I. — Principes alimentaires.

A) **Principes azotés.** — Les principes azotés se divisent au point de vue de leur constitution chimique en :

(1) D'après Voit, toute substance qui, à un degré quelconque et par un mécanisme quelconque, sert au développement et à l'entretien de l'organisme est un aliment. On y comprend dans ce cas l'eau et les sels minéraux dont la privation entraîne la mort. Dans l'acception courante, le mot aliment a un sens plus restreint et on ne donne ce nom qu'aux substances susceptibles de contribuer à la constitution des humeurs et des tissus, et de fournir par leur décomposition une certaine quantité d'énergie nécessaire aux manifestations vitales.

Principes albuminoïdes ou protéiques . .	Fibrines. Albumines. Caséines. Légumine. Peptones.
Principes gélatinigènes	Chondrine. Osséine. Gélatine. Cartilages.
Alcaloïdes.	Théobromine. Caféine. Théine. Matéine. Bases créatiniques et xanthiques du bouillon. Principes de la kola, de la coca, etc.

Albumines. — Les substances protéiques ou albuminoïdes jouent le principal rôle dans l'alimentation et les expériences faites par divers physiologistes ont montré qu'elles pourraient suffire à elles seules à entretenir la vie. Elles contiennent en effet tous les éléments essentiels à l'entretien et à la régénération de nos tissus, d'où le nom d'aliments plastiques qui leur a été donné par Liebig, et par leur combustion elles peuvent fournir la force nécessaire aux manifestations vitales.

Les albumines entrent en moyenne pour 16 p. 100 dans la constitution de nos tissus et de nos humeurs. Ce sont les globules rouges et les muscles qui en renferment la plus forte proportion (20. 6 et 18. 4 p. 100), tandis que le lait n'en contient que 3.5 p. 100.

Leur composition élémentaire est :

Carbone	52 à 54
Hydrogène	6 à 7
Oxygène	22 à 23
Azote.	15 à 16
Soufre et phosphore.	quant. variab.

Les diverses substances protéiques, quelle que soit leur

provenance, ont sensiblement la même composition élémentaire et la même valeur nutritive. Elles peuvent se suppléer les unes les autres comme aliments et ne diffèrent guère que par leur plus ou moins grande digestibilité.

Ce sont des principes très complexes, à poids moléculaire très élevé, dont la vraie constitution est encore mal connue. Le groupement des atomes des corps simples qui les composent a donné lieu en effet à de nombreuses recherches et à bien des hypothèses qui sont loin d'avoir résolu d'une façon définitive la question. A. Gautier admet qu'elles ont pour base, ou mieux pour squelette, des composés cyanhydriques que l'économie éliminerait ensuite sous forme de leucomaïnes (1).

Ces substances dont la structure est si difficile à démêler sont en même temps les plus instables, les plus altérables des matières organiques, celles qui se dissocient le plus facilement sous l'influence des agents chimiques et des ferments, et c'est justement cette faculté si développée qui en fait l'aliment par excellence.

Sous l'influence des sucs digestifs, pepsine et pancréa-

(1) D'après les travaux les plus récents, ceux de Miescher et de Kossel en particulier, les substances protéiques seraient constituées par un noyau central basique du groupe des amines, la *protamine* de Miescher, combinée avec des acides divers suivant la substance. Le mieux connu de ces acides est l'*acide nucléique*, acide phosphoré qui se rencontre surtout dans les noyaux des cellules et qui paraît jouer un rôle important dans les phénomènes intimes de la nutrition. A ce noyau central s'accrocheraient des chaînes latérales très nombreuses et très diverses : glycocolle, tyrosine, acides amidés de la série grasse. Un de ces chaînons latéraux, susceptible, sous certaines influences, de se détacher du noyau central, appartiendrait au groupe sucré et serait probablement une des sources du glycogène.

D'autres contiendraient du soufre et donneraient par leur décomposition les acides sulfo-conjugués. C'est de la protamine que dériverait l'urée.

tine, les albumines alimentaires subissent des dédoublements et des hydratations qui les rendent solubles et diffusibles à travers les membranes (*syntonines*, *albumoses*, *peptones*) et c'est sous cette dernière forme qu'elles sont absorbées et pénètrent dans la circulation.

Une fois dans le sang, on connaît encore d'une façon incomplète la série de métamorphoses et de décompositions par lesquelles elles passent avant d'être éliminées par les émonctoires. D'après A. Gautier, il se produirait tout d'abord dans les profondeurs de nos tissus, sous l'influence de la cellule vivante ou des ferments sécrétés par elle, des processus d'hydratation, de dédoublement, dans lesquels l'oxygène ne jouerait aucun rôle. Ce n'est que plus tard, à une phase plus avancée de la nutrition qu'il interviendrait et qu'apparaîtraient les phénomènes d'oxydation.

Quoi qu'il en soit, cette combustion est bien le résultat final apparent de ces procès et c'est sous forme d'urée pour la plus grande part et de produits de combustion moins complète, acide urique, créatine, pigments, que la presque totalité de l'azote des albuminoïdes alimentaires est éliminée par les reins.

Les substances protéiques jouent un rôle des plus importants, on le sait, dans la nutrition. Ce sont elles en effet qui servent, nous l'avons dit, à l'édification de nos tissus et aucun autre principe ne saurait les remplacer à ce point de vue.

Elles peuvent aussi par leur combustion être des aliments de force ; mais, à ce point de vue, elles sont très inférieures aux principes dont nous allons parler tout à l'heure. Leur pouvoir calorifique n'est que de 4.1 calories environ, tandis que celui des matières grasses est de 9.1. Leur emploi comme combustibles n'est d'ailleurs ni avantageux, ni économique ; ce sont ces matières qui forment en effet les éléments les plus élevés en organisation de nos tissus, les *éléments nobles* et les faire servir à fournir du calorique aurait à peu près la même raison d'être, au point de vue économique, que de faire servir les boiseries et les meubles de nos appartements à notre chauffage.

Substances collagènes ou gélatinogènes. — On a réuni dans ce groupe des substances azotées insolubles extraites des os, des cartilages, des aponévroses qui, soumises plus ou moins longtemps à l'action de l'eau bouillante, se transforment en gélatine soluble. Elles sont plus pauvres en carbone et plus riches en azote que les substances protéiques. Dans l'économie, elles représentent environ 2/5 de la totalité des substances azotées et dans la viande elles entrent environ pour 1/10 auquel on peut ajouter une quantité à peu près égale de matière extractive. Elles constituent la presque totalité de la matière organique des os et représentent 20 pour 100 environ de l'organe frais.

Les matières collagènes, bien qu'absorbées et complètement détruites dans l'organisme, ne sauraient entretenir à elles seules et comme alimentation exclusive la vie. On connaît les malheureux résultats des tentatives faites par Darcet pour fabriquer du bouillon économique avec les os et la condamnation sévère dont ces expériences ont été l'objet de la part de l'Académie des sciences. Elles ont cependant une valeur nutritive réelle, contrairement à l'opinion généralement admise, et associées aux substances protéiques, elles jouent vis-à-vis de celles-ci le rôle d'aliments d'épargne, en diminuant la désassimilation et la destruction de ces précieuses substances.

D'après Munk (1), 100 grammes de gélatine pourraient remplacer 36 grammes d'albumine ou 173 grammes de viande. Elles auraient en outre une action peptogène manifeste (Schiff).

Substances azotées alcaloïdiques. — Certains alcaloïdes entrent aussi dans l'alimentation habituelle. Tels sont la

(1) Munk et Ewald, *Traité de diététique*, trad. en français sur la 3e édit., 1897.

caféine et la théine dans le café et le thé, la théobromine dans le cacao. Toutes sont des bases faibles très proches parentes de la xanthine et de la créatine, du groupe des uréides, qui constituent le principe stimulant du bouillon.

Ces substances ne sont point de véritables aliments, mais plutôt des stimulants des fonctions, particulièrement des fonctions nerveuses.

B) **Hydrates de carbone**. — Les principes ternaires utilisés dans l'alimentation sont l'amidon, la dextrine, les sucres, les gommes, les mucilages et substances pectiques, la cellulose.

Leur composition élémentaire est :

	Sucre	Amidon
Carbone.	42.10	44.45
Hydrogène.	6.43	6.17
Oxygène	51.47	49.38

Ils sont presque exclusivement fournis par les végétaux qui en renferment dans leurs tissus, principalement dans celui des graines et des racines, de grandes proportions.

Sous l'influence de la diastase salivaire et du suc pancréatique, ils sont tous transformés en glucose, forme sous laquelle ils sont absorbés.

Une fois dans la circulation, ils sont brûlés et décomposés en leurs éléments ultimes, acide carbonique et eau.

Cette combustion et celle des graisses est la principale source de la chaleur animale et de l'énergie nécessaire aux manifestations vitales et au travail musculaire. S'ils ne peuvent à eux seuls entretenir la vie, leur rôle n'en est pas moins d'une haute importance.

La question de la transformation des hydrates de carbone en graisse dans l'économie, longtemps discutée, semble aujourd'hui définitivement résolue dans le sens de l'affirmative.

C) **Graisses.** — Les substances grasses sont très répandues dans les végétaux et dans le règne animal. Celles qui sont utilisées dans l'alimentation sont les huiles végétales, la graisse des animaux, le beurre.

Quelle que soit leur origine, elles ont une composition élémentaire à peu près uniforme et contiennent en moyenne :

Carbone	76.5
Hydrogène	11.9
Oxygène	11.6

Comme les hydrates de carbone, elles se décomposent sous l'influence de l'oxygène, en acide carbonique et en eau. Ce sont des éléments de force et de chaleur par excellence en raison de la quantité d'énergie vive mise en liberté par leur combustion ; 1 gramme de graisse dégage 9.5 calories.

Ces principes jouent aussi, de même que les hydrates et la gélatine, le rôle d'aliment d'épargne vis-à-vis des substances protéiques dont ils diminuent la désassimilation. C'est ainsi qu'on peut maintenir l'équilibre azoté avec 100 grammes d'albumine, à la condition de les associer à 100 grammes de graisse et 3 à 400 grammes d'hydrates de carbone, tandis qu'avec le régime carné exclusif, il faut de 800 à 1000 grammes de viande (Voit). L'explication du fait est des plus simples. En fournissant à l'économie des matériaux suffisants pour la production d'énergie et de calorique dont elle a besoin, ils empêchent la combustion de l'albumine qui est exclusivement consacrée à la régénération des tissus usés.

Principes minéraux. — L'homme adulte ingère en moyenne pour réparer ses pertes journalières 30 à 35 grammes de sels minéraux, chlorure de sodium, phosphates, sulfates et carbonates de sodium, de potassium et de chaux.

Ils sont indispensables à la nutrition et leur suppression

absolue entraîne la mort des animaux au bout de quatre semaines environ (Forster).

Presque tous sont fournis en suffisante quantité par les aliments et ce n'est guère que le chlorure de sodium qu'on ingère à part, et plutôt à titre de condiment, pour augmenter la sapidité des aliments.Deux grammes par jour suffisent aux besoins de l'organisme et les aliments ingérés en contiennent certainement une plus forte proportion.

Ce supplément est toutefois loin d'être inutile et l'on sait combien ce produit est recherché par tous les peuples et quel prix ils y attachent. Les éleveurs connaissent du reste de longue date les bons effets de son addition à la ration fourragère sur l'engraissement des animaux. On a prétendu, sans le démontrer suffisamment, qu'il agissait en activant les combustions. Il semble que ce soit plutôt en augmentant l'appétit et la sécrétion du suc gastrique.

Quant aux phosphates et aux sels de chaux, la part importante qu'ils prennent à la formation des os et du squelette et à la nutrition du système nerveux est bien connue. Leur utilité est certaine, mais leur mécanisme d'action, encore passablement obscur (1). Nous avons vu plus haut que les eaux potables ordinaires fournissent un appoint de calcaire qui n'est pas toujours à dédaigner.

(1) Outre les phosphates qui constituent la majeure partie du squelette sous forme de phosphate de chaux et qui se trouvent dans la plupart des humeurs de l'économie, sous forme de phosphate de potasse, le phosphore paraît jouer un rôle capital dans la constitution des substances organisées de nature protéique ou grasse (nucléine de noyaux cellulaires, lécithines du tissu nerveux). C'est surtout pendant la période de croissance et de développement que ces albumines et graisses phosphorées semblent avoir leur maximum d'utilité. On sait la place importante qu'ont pris dans ces derniers temps dans la matière médicale comme agents de reconstitution les glycéro-phosphates et les lécithines.

En revanche les phosphates minéraux ingérés en nature ne paraissent guère assimilables et sont presque en totalité éliminés tels quels.

Les sels de potasse sont surtout abondants dans les muscles et ils sont fournis à l'alimentation à la fois par les végétaux et la viande.

II. — Aliments d'origine animale.

Les principaux aliments tirés du règne animal sont le lait et ses dérivés, les œufs et les viandes, ce terme pris dans le sens le plus général et embrassant par suite les chairs et abats de tous les animaux usités dans l'alimentation. animaux de boucherie, de basse-cour, gibier, poissons, mollusques, crustacés.

Les caractères généraux des aliments de cette origine sont, au point de vue de la constitution chimique : la prédominance des principes azotés, la proportion élevée des substances grasses, la dose minime, presque insignifiante, des substances hydro-carbonées, dose tout à fait insuffisante pour en faire la base exclusive de l'alimentation ; d'où la nécessité de les associer dans le régime normal aux aliments végétaux qui ont, comme nous le verrons plus loin, une composition toute différente.

Cette formule générale ne s'applique pas toutefois au lait et aux œufs qui, destinés à servir de nourriture aux animaux après leur naissance, réalisent dans une certaine mesure le type de l'*aliment complet*.

A. — Lait et produits alimentaires dérivés. — Œufs.

Le lait est un liquide opaque, blanc jaunâtre, quelquefois légèrement bleuté (1) à réaction faiblement alcaline, sou-

(1) La teinte blanche opaque du lait tient surtout à la caséine en suspension. Elle s'accentue même et prend des reflets légèrement bleuâtres dans le lait écrémé et peut ainsi fournir un indice ou tout au moins un soupçon sur les manipulations dont celui-ci a été l'objet.

vent neutre (amphorétique) chez les herbivores, habituellement acide chez les carnivores, d'une densité moyenne de 1030 à 1033.

Constitution physique et chimique du lait. — Examiné au microscope il se présente sous l'aspect d'un liquide (*sérum*) dans lequel nagent d'innombrables globules graisseux de 1 à 10 μ de diamètre et quelques granulations amorphes.

Le tableau suivant donne la composition moyenne des laits des diverses espèces animales usités dans l'alimentation :

	Femme	Anesse	Vache	Chèvre
Densité	1.033 50	1.032 10	1.033 40	1.033 85
Eau.	900 10	914 »	910 08	869 52
Extrait sec	133 40	118 10	123 32	164 34
Beurre.	43 40	30 10	34 60	60 68
Sucre.	76 14	69 30	52 16	48 56
Caséine	10 52	12 30	28 12	44 25
Sels.	2 14	4 50	6 08	9 10
Total	1.000 »	1.000 »	1.000 »	1.000 »

H. Féry (1).

Envisagé au point de vue de sa composition élémentaire, un litre de lait représente 10 gr. d'azote et 125 gr. de carbone.

a) *Substances protéiques du lait.* — La majeure partie des substances protéiques du lait est représentée par la caséine

(1) Les tableaux ayant la prétention de donner la composition moyenne du lait diffèrent assez sensiblement suivant les auteurs. A titre d'exemple et de comparaison nous donnons ci-dessous les chiffres empruntés à Gorup Bezanez :

	Femme	Anesse	Vache	Chèvre
Eau.	872 40	890 10	842 88	868 58
Extrait sec	127 75	109 90	157 20	135 20
Beurre	42 30	18 50	64 70	43 40
Sucre.	59 60	50 50	43 40	37 80
Caséine et albumine. .	19 00	35 70	43 50	37 90
Sels.	2 80	» »	6 30	6 50
Total	1.000 »	1.000 »	1.000 »	1.000 »

qui se trouve sous forme de très fines granulations en suspension dans le liquide et qui se coagule sous l'influence des acides dilués et du lab ferment.

La plupart des chimistes admettent en outre l'existence à l'état de dissolution dans le liquide de faibles proportions d'albumine et de lacto-protéine, substance très voisine par ses caractères chimiques des peptones.

D'après Duclaux, il n'existerait dans le lait qu'une seule substance protéique qui s'y trouverait sous trois états différents : 1° à l'état solide en suspension et combinée suivant Smolensky, à la chaux ; 2° à l'état colloïde qui passerait à travers les filtres en papier, mais serait retenue par les filtres en porcelaine ; 3° à l'état de dissolution. Ces trois formes y seraient, au point de vue de leurs proportions, à l'état d'équilibre instable qui serait rompu par l'addition de substances étrangères, sels minéraux, ferments etc., etc.

Les caséines des laits des diverses espèces animales ne paraissent pas être identiques. A. Gautier avait déjà conclu, en raison de la façon différente dont elles se comportent à l'égard de l'acide acétique et de leur différence de digestibilité, à une différence de nature. Les recherches de Bordet et celles de Schutze (1) confirment ces vues. Schutze, en inoculant à des lapins les laits de femme, de vache, d'ânesse, a constaté que le sérum de ces animaux précipite les substances protéiques du lait avec lequel ils avaient été injectés et reste sans action sur celles des autres laits. Il y a là une réaction qui, si l'avenir en démontre l'exactitude et la sensibilité, permettra une classification plus naturelle des substances protéiques dont la constitution est encore si obscure.

b) *Hydrates de carbone.* — Les hydrates de carbone sont représentés par le sucre de lait ou lactose en dissolution

(1) *Zeits. f. Hyg.*, 1901.

dans le sérum. Ce sucre se dédouble dans l'intestin en galactose et glucose, forme sous laquelle il pénètre dans le sang. Sous l'influence de certains ferments il se transforme, comme nous allons le voir, en acide lactique.

Sa proportion dans le lait de vache oscille entre 3 et 6 pour 100, en moyenne 4 ou 5 pour 100.

c) *Matières grasses.* — Les matières grasses sont contenues dans les globules qui nagent dans le liquide et dont l'agglomération constitue la crème et le beurre.

Ces globules représentent-ils une simple émulsion, comme l'admet Duclaux, ou sont-ils pourvus d'une membrane protéique, comme le pensent quelques chimistes ? C'est là un point qui n'est point encore définitivement élucidé.

Les matières grasses sont de tous les principes du lait celui dont les variations individuelles sont les plus considérables pour une même espèce animale.

Nous verrons tout à l'heure les influences qui agissent sur elles.

d) *Sels minéraux.* — Les principaux éléments minéraux du lait sont des phosphates de chaux et de potasse, des chlorures de sodium et de potassium.

e) *Ferments solubles du lait.* — Des recherches récentes ont démontré la présence, à côté des substances chimiques bien définies, de ferments solubles qui paraissent jouer un rôle important dans la digestibilité du lait, ferments peptique et trypsique particulièrement actifs et abondants dans le lait de femme, ferment amylotique ou amylase qui, par contre, fait défaut dans ce dernier et existerait dans le lait de vache et de chèvre, la lipase, abondant surtout dans le lait de chienne, le ferment glycolitique qui agit sur le sucre de lait, des oxydases qui se trouvent surtout les uns et les autres dans le lait de vache et de chèvre, et qui manquent dans le lait de femme et d'ânesse (1). Rappelons que ces

(1) Nobécourt et Merklen, Les ferments du lait (*Presse médicale*, décembre 1903).

ferments sont détruits par la chaleur et disparaissent par suite dans le lait stérilisé.

Influences qui modifient la composition du lait. — Le lait, ainsi que le montrent les tableaux ci-dessus, est loin d'être uniforme dans sa composition et la proportion, peut-être même la nature chimique de certains de ses éléments, comme nous venons de le voir, varient notablement sous l'influence de facteurs multiples.

Influence de l'espèce animale. — 1° Le facteur le plus important est naturellement l'espèce animale. Si l'on voulait essayer de classer les laits au point de vue de leur composition, on mettrait d'un côté le lait de femme et d'ânesse, les moins riches en éléments protéiques et les plus riches en sucre, et, de l'autre, le lait de chèvre et de brebis dont la proportion en caséine est extrêmement élevée et entre les deux extrêmes, le lait de vache qui tient au point de vue de sa composition le milieu entre les deux.

Une conséquence des plus importantes qui découle de cette différence de composition est la différence de digestibilité de ces divers laits.

Le lait est peut-être de tous les aliments celui dont le coefficient d'absorption et d'utilisation est le plus élevé. Le lait de femme a à cet égard une supériorité manifeste sur le lait de vache, ainsi que le montrent les chiffres ci-après :

Parties assimilées sur 100 ingérées	Lait de vache par l'adulte	Lait de vache par l'enfant	Lait de femme par l'enfant
Abuminoïdes.	98.8 0/0	98.7 0/0	99.5 0/0
Graisse	94.5	93.5	97.5
Sels.	50.4	66.2	90.
Lactose	100	100	100

Suivant Michel, l'utilisation de la lactose serait complète, et celle des albuminoïdes serait presque complète. En revanche, celle des sels minéraux serait relativement faible, notamment celle de la chaux qui ne serait absorbée que dans la proportion de 59 pour 100.

Le lait d'ânesse, qui se rapproche tant par sa composition, par sa facile digestibilité, par sa richesse en aliments respiratoires, du lait de femme, a été conseillé comme son succédané dans l'allaitement artificiel. Tarnier avait même essayé d'appliquer méthodiquement ce lait à l'alimentation des nourrissons de la maternité. Malheureusement, les ânesses sont de mauvaises laitières, fournissent peu de lait, ce qui rend ce mode d'allaitement fort coûteux et l'a empêché de se développer.

Le lait de chèvre est l'objet d'assez vives préventions de la part d'une partie du public. On lui reproche d'être de digestion difficile, d'avoir une odeur *sui generis* rebutante. Il paraît cependant que par une bonne sélection de race on peut faire disparaître en partie ces inconvénients et obtenir un lait se rapprochant beaucoup du lait de femme (1).

Il ne faut pas oublier que la chèvre est à peu près complètement réfractaire à la tuberculose spontanée et que l'emploi de son lait écarterait un des plus gros dangers que présente l'allaitement artificiel par le lait non stérilisé.

2° *Influence de la race.* — La race a une influence considérable sur la quantité de lait fournie par la vache et sur la composition de celui-ci. Les vaches de race hollandaise, flamande et suisse sont les meilleures laitières et peuvent fournir jusqu'à 3.000 litres par an. La vache bretonne n'en donne guère plus de 1.600, mais en revanche son lait est beaucoup plus riche en crème.

3° *Influence de l'alimentation.* — On peut aussi augmenter dans une certaine mesure la quantité de lait au moyen de l'alimentation. C'est ainsi que l'usage des fourrages verts, des betteraves et autres racines, surtout des drèches de bras-

(1) Railliet, *Rapp. à l'Acad. de méd. sur un mémoire du Dr Barbelion*, 8 avril 1902.

serie rendent le lait plus abondant, mais aussi plus aqueux et moins riche en crème (1).

4° *Période de la traite.* — La période de la traite a une influence considérable sur la composition du lait, particulièrement sur la teneur en beurre. Le lait, peu riche au début de la traite, le devient de plus en plus à mesure qu'on épuise les trayons et la proportion des matières grasses peut être à la fin de la traite dix fois plus considérable qu'au début (Reiset).

Altérations spontanées et maladies du lait. Bactériologie du lait. — Quand le lait est abandonné à lui-même et au repos, les globules graisseux, dont la densité est de 0,93, tandis que celle du sérum est de 1.034, obéissant aux lois de la pesanteur, ne tardent pas à remonter à la surface et à y former une couche plus ou moins épaisse qui constitue la crème de lait employée dans la fabrication du beurre.

A ce phénomène d'ordre purement physique succèdent bientôt et avec une rapidité d'autant plus grande que la température est plus élevée des modifications chimiques. Le lait se coagule spontanément, *se caille*, suivant l'expression vulgaire, par suite de l'acidification du sérum, conséquence de la transformation de la lactose en acide lactique. Plus tard, le coagulum ainsi formé se dissout peu à peu dans le sérum, se *peptonise*. A une période plus avancée enfin, il subit une fermentation avec dégagement de gaz

(1) Influence de l'alimentation sur la composition du lait de vache :

Nourriture	Eau	Caséine	Beurre	Lactose	Sels	Densité
Herbes et drèches. . .	90.65	3.07	1.82	3.38	0.57	
Fourrage	87.60	3.14	3.03	3.71	0.61	
Tourteaux, pulpes et fourrage.	87.07	3.115	3.963	5.25	0.60	1.031
Pulpes exclusives . . .	87.02	3.962	5.268	5.15	0.60	1.033

odorants caractéristiques, les fermentations butyrique et ammoniacale.

Toutes ces altérations, nous n'avons pas besoin de l'ajouter, sont l'œuvre de micro-organismes.

Ces micro-organismes proviennent de sources multiples.

Le lait, même normal, ne sort pas, comme l'avait pensé Pasteur, stérile des conduits galactophores et il contient à ce moment une certaine quantité de germes qui ont pénétré probablement par les orifices des conduits excréteurs et y ont pullulé dans l'intervalle des tétées (Honigmann, Knochenstein, Lehmann, Schulz, Hernhardt, Freudenreich, etc., etc.). C'est en effet dans les premières parties de la traite qu'ils sont les plus abondants, et leur nombre diminue notablement dans les dernières parties ; ils appartiennent surtout aux espèces qui vivent à la surface cutanée (staphylocoques, streptocoques pyogènes et autres.

A ces microbes d'origine viennent bientôt s'ajouter tous ceux que le lait recueille pendant son trajet entre le moment où il sort du pis de la vache et celui où il sera consommé et il n'est pas besoin d'insister sur les innombrables causes de souillure qu'il va rencontrer dans ce trajet.

Hernhardt qui a fait de patientes recherches à ce sujet estime en moyenne la proportion des microbes originels de 10 à 20 pour 100, et celle des microbes provenant de souillures à 80-90 pour 100. Ces chiffres suffisent à montrer l'importance d'une scrupuleuse propreté dans les manipulations dont ce précieux aliment est l'objet.

Le lait étant un excellent milieu de culture, il s'y fait, pour peu surtout que la température soit élevée, une intense prolifération et le nombre des microbes atteint en quelques heures des chiffres fantastiques : 32.000 au bout d'une heure, 120.000 après neuf heures, 5 millions et jusqu'à 800 millions avec une température de 25° après vingt-quatre heures (de Freudenreich).

Parmi ces microbes saprophytes, hôtes habituels du lait, on peut distinguer deux groupes bien caractérisés par leur action chimique et par leur façon de se comporter vis-à-vis de la température.

Le premier, le groupe des *ferments lactiques*, très nombreux, très répandus dans la nature, transforme le sucre de lait en acide lactique et détermine par suite, mais d'une façon indirecte, la coagulation du lait.

Ce groupe, auquel appartiennent le *b. lactique* de Pasteur, le *b. coli*, le *b. aerogenes lactis*, pour ne citer que les plus communs, joue un rôle prédominant dans les altérations spontanées du lait exposé à l'air libre et dans la maturation des fromages.

Toutes ces bactéries sont aérobies, ne donnent pas de spores et sont détruites par le chauffage à 70° (pasteurisation).

Les bactéries du second groupe, dans lesquelles il faut ranger les bactéries étudiées par Duclaux dans les fromages sous le nom de *tyrothrix* et qui ont fait plus tard l'objet d'importants travaux de Flugge (1) et de Lubbert (2), sont des ferments de la caséine. Ils secrètent des diastases, proches parentes de la trypsine, qui coagulent, puis peptonisent la caséine. Tantôt anaérobies stricts, tantôt anaérobies ou aérobies facultatifs, tous donnent des spores et résistent par suite à la température d'ébullition. Ils ne sont sûrement tués qu'à 115-120°. Par contre, ce n'est qu'à partir de 22° que leur multiplication est active.

Ce groupe aurait, d'après Flugge et Lubbert, une grande importance étiologique, car il contient des espèces nettement pathogènes dont les cultures mélangées aux aliments provoqueraient chez les jeunes animaux une diarrhée rapidement mortelle. Ces effets seraient dus, non à une septicémie, mais à un véritable empoisonnement par une toxine très

(1) *Zeits. f. Hyg.*, t. XVIII.
(2) *Id.*, t. XXII.

active, qui ne résisterait pas à l'ébullition. Flugge pense que cette toxine joue un rôle principal dans la gastro-entérite des nourrissons (1).

Quoi qu'il en soit du bien fondé de ces vues, il est certain que les nombreuses espèces saprophytes qui peuplent le lait et qui prolifèrent si rapidement contribuent pour une large part, soit par elles-mêmes, soit par les transformations qu'elles font subir à ses éléments constituants, à la nocivité de ce précieux aliment envahi par cette flore microbienne. Nous verrons tout à l'heure comment on peut remédier dans une certaine mesure à ce danger.

Outre ces bactéries qui sont des hôtes à peu près constants du lait, ce liquide est parfois envahi par des bactéries accidentelles qui causent certaines maladies du lait bien connues dans les laiteries qu'elles envahissent et où elles occasionnent souvent des pertes sérieuses, le lait filant (*b. viscosus* d'Adametz), le lait amer, le lait rouge (*b. prodigiosus* et *erythrogenes*), le lait bleu (*b. cyanogenus*), etc., etc.

Le lait, agent de transmission des maladies infectieuses. — Le lait a depuis longtemps été accusé d'être l'agent de transmission de nombre de maladies. C'est en Angleterre surtout que ces idées sont en faveur, et dans les recueils médicaux d'Outre-Manche, on trouve de nombreuses relations d'épidémies de fièvre typhoïde, de fièvres éruptives, de scarlatine en particulier, de diphtérie, attribuées à l'usage du lait. Sur le continent, en Allemagne surtout, on se montre plus sceptique sur la réalité et la fréquence de cette origine. Les expériences de Montefusco (2)

(1) Il est bon de faire remarquer toutefois que Flugge ni Lubbert n'ont pu réussir à isoler cette toxine ni à la déceler dans les selles des nourrissons atteints de gastro-entérite.

(2) *Ann. d'Igiene speriment.*, 1896, t. VI.

semblent prouver que le bacille diphtéritique en particulier vit peu de temps dans le lait et y perd rapidement sa virulence (1). Quant à la fièvre typhoïde, il semble que ce soit plutôt l'eau spécifiquement contaminée introduite frauduleusement pour le mouillage ou ayant servi au lavage des récipients qui doit être incriminée.

En revanche les germes des affections zymotiques communes aux animaux et aux hommes peuvent être transmises par le lait.

Feser a trouvé la bactéridie charbonneuse dans le lait des animaux infectés. Les mammites suppurées, les entérites infectieuses de la vache peuvent donner lieu à des accidents chez les personnes qui font usage du lait d'animaux atteints de ces affections, et la science a enregistré de nombreux cas de transmission de fièvre aphteuse par cet aliment (2).

Lait et tuberculose. — Il est peu de questions qui aient été l'objet d'autant de recherches et de travaux, dont la littérature soit plus riche que celle des relations étiologiques du lait et de la tuberculose, et cependant l'accord est encore loin d'être fait sur tous les points. Aussi, pour bien préciser l'état actuel de la question, est-il utile de l'examiner sous ses divers aspects ?

Il est parfaitement établi tout d'abord que, si aucune espèce animale, au moins parmi les animaux à sang chaud, n'est complètement réfractaire à la maladie, la tuberculose

(1) Si les médecins du continent ont cru devoir faire quelques réserves sur la fréquence de la fièvre typhoïde, la diphtérie et la scarlatine d'origine lactée, on trouve dans les recueils médicaux anglais et américains des relations d'épidémies où il paraît bien difficile de contester ce rôle du lait dans la propagation de la maladie, l'épidémie d'Ashtabala, par exemple (V. *The Americ. J. of. the med. Sciences* 1897) et celles enregistrées par Asher (*Viertel., f. gericht. u. offentl. Sanitätwesen*, 1902).

(2) Proust, *Bull. Ac. de méd.*, 1888. Labat, *Rev. méd. de Tououse*, 1890. E. Thierry, *Journal des Praticiens*, 1899.

spontanée est très rare chez la chèvre, chez l'ânesse, et très fréquente en revanche dans la race bovine. Il n'est guère possible d'évaluer la fréquence de la tuberculose bovine par des chiffres, la proportion variant dans d'énormes proportions suivant les pays et les localités, mais ce qu'il faut retenir, c'est que le lait de vache est à ce point de vue à peu près exclusivement en cause (1).

Une seconde question se pose. Le lait peut-il servir d'agent de transmission, de véhicule au bacille, et dans quelles conditions ?

Les innombrables inoculations faites à des cobayes avec des laits de provenances diverses, pris le plus souvent au hasard sur les marchés ont donné une proportion de résultats positifs variable suivant les localités, mais en général assez élevée pour qu'il y ait lieu de s'inquiéter sérieusement de ce danger, si l'on ne devait faire quelques réserves au sujet du mode et de la voie d'infection. Les expériences dans lesquelles on a essayé et où on est parvenu à réaliser l'infection *per os* en nourrissant les animaux avec du lait provenant de vaches tuberculeuses ont une tout autre portée (2). On possède même certaines observations qui

(1) M. Fadjean (*Congr. intern. de la tuberculose,* Londres 1901) estime qu'un tiers des vaches laitières d'Angleterre ont de la tuberculose viscérale et, ce qui semble confirmer cette opinion, c'est que, sur 40 vaches élevées dans le domaine royal de Windsor et constituant ce qu'on nomme le troupeau de la reine, 36 ont réagi à la tuberculine et que, sur 35, l'autopsie a révélé des lésions tuberculeuses manifestes.— King (*id.*) vétérinaire inspecteur de la Cité de Londres, a constaté, sur 47 pour 100 des vaches abattues à l'abattoir municipal, des lésions tuberculeuse diverses.

Le 1/5 des vaches environ qui fournissent le lait à Marseille deviendraient tuberculeuses après 12 à 15 mois de traite. Paris serait à ce point de vue favorisé, grâce aux progrès de l'hygiène des laiteries, à la surveillance dont elles sont l'objet et surtout au mode d'opérer adopté depuis quelque temps par les nourrisseurs, qui achètent les vaches en pleine lactation et ne les conservent que peu de temps, un an au plus, dans leurs établissements.

(2) Les expériences de Ernst ont à ce point de vue une valeur

témoignent en faveur de la réalité de cette transmission chez l'homme (1).

Mais dans quelles conditions se fait l'infection ? Tout lait provenant d'animaux tuberculeux, à quelque degré que soit la maladie, quelle que soit son extension, est-il virulent ?

C'est l'opinion de Ernst (de Boston), de Koubassoff entre autres, qui considèrent les laits de cette origine tout au moins comme très suspects. Toutefois la majorité des vétérinaires pensent avec Bollinger et Bang, que la virulence est essentiellement liée à l'envahissement des glandes mammaires par le bacille. Ce sont aussi les conclusions de la commission anglaise de la tuberculose (2).

particulière. Il a donné à ingérer aux animaux en expérience du lait de vaches tuberculeuses et a obtenu 5 résultats positifs sur 12 veaux ainsi alimentés et 2 sur 5 cochons.

Dans une 2e série, la proportion a été de 2 lapins sur 48, de 8 veaux sur 21, de 5 cochons sur 12. Mais il importe de faire observer que, chez l'homme, les conditions sont très différentes et bien moins favorables. Presque toujours, dans les villes du moins, celui-ci consomme un mélange de laits provenant de plusieurs vaches, d'où dilution considérable des germes. Or, les expériences de Bollinger, de Gerlach, montrent que le nombre des germes est un facteur capital de la virulence et que les inoculations échouent toujours quand la dilution dépasse 1/40.

(1) Le professeur Gosse, de Genève, dont la famille était indemne de toute tare héréditaire, perdit, il y a quelques années, à la suite de tuberculose abdominale, une jeune fille à l'âge de 18 ans. L'enquête faite à ce sujet établit que la jeune fille avait l'habitude d'aller boire du lait cru dans une vacherie dont plusieurs vaches étaient tuberculeuses. Le professeur Gosse, dans le but de mettre en garde les familles contre ce péril, s'est efforcé de donner à ce fait si tristement instructif une grande publicité en le racontant dans le *Journal de Genève*.

(2) Malgré cette fréquence extrême de la tuberculose de la vache, la proportion des animaux atteints de la tuberculose mammaire est relativement faible. M. Fadjean l'évalue à 2 p. 100 environ. D'autre part, Klein, en inoculant du lait pris au hasard sur le marché de Londres, n'a obtenu que 7 résultats positifs p. 100. La proportion des inoculations positives varie du reste dans des proportions considérables suivant les pays et les expérimentateurs, de 2, 5, 6, 7 p. 100 (Bang, Klein, Zacharbekof), à 71 (Rabinowitch et Kempner).

En définitive ces divergences ne portent que sur des points de détail, et tout le monde considérait comme hors de contestation l'existence d'une tuberculose d'origine alimentaire, et tout particulièrement d'origine lactée. C'est à cette origine que la plupart des pédiatres Legroux, Landouzy, Marfan, rattachaient la tuberculose intestinale de l'enfance, quand R. Koch, dans une communication faite au Congrès international tenu à Londres en 1901 et qui a eu un retentissement considérable, est venu mettre en doute l'identité de la tuberculose humaine et de la tuberculose bovine et la possibilité de transmission de cette dernière à l'homme. Cette communication souleva, il n'est pas besoin de le dire, chez la plupart des membres les plus autorisés du Congrès, de vives protestations. Nocard et Arloing se sont empressés de reprendre les expériences et ont apporté à la Conférence de Berlin de 1902 des résultats qui semblent tout à fait décisifs au point de vue de la transmissibilité de la tuberculose humaine au bœuf. Hueppe, Orth, Wolf, Bang, Baumgarten se sont rangés de l'avis des savants français et Koch est resté à peu près seul de son opinion, ce qui ne l'a pas empêché de la maintenir plus fermement que jamais, et de soutenir qu'aucun des faits cités à l'encontre de son opinion ne pouvait résister à une analyse tant soit peu rigoureuse (1).

En attendant une démonstration positive dans un sens ou dans l'autre, le plus sage est, comme le conseille le rapporteur de cette conférence, Kœhler, de maintenir les mesures prescrites contre la diffusion de la tuberculose par le

(1) D. Critzman, qui a assisté à la Conférence de 1902 et qui en a rendu compte (*Ann. d'hyg. publ.*, 1902, t. 48), s'exprime ainsi au sujet des impressions qu'il en a rapportées : « Dans ce débat d'une grande courtoisie scientifique, le public est resté indécis. Les combattants couchent sur leurs positions. Il nous semble cependant que l'argumentation solide du professeur Koch nécessite de nouvelles recherches de laboratoire, une nouvelle enquête clinique. »

lait, de tenir pour suspect celui dont on ignore la provenance, et de le traiter en conséquence, c'est-à-dire de le faire bouillir quelques minutes avant de le consommer, tout en reconnaissant qu'on a peut-être exagéré la fréquence de la tuberculose d'origine lactée et l'importance de ce mode de transmission.

Falsifications du lait. — Il n'est pas d'aliment dont les falsifications aient des répercussions plus graves, en raison de la place qu'occupe le lait dans l'alimentalion de la première enfance, et il n'en est pas en revanche sur lequel la fraude soit plus fréquente, plus habituelle.

1° *Ecrémage, mouillage.* — Ces falsifications consistent principalement en l'addition d'eau, *mouillage* et en *l'écrémage*. Les autres falsifications ne sont pour la plupart que des conséquences de celles-ci qu'elles ont pour but de masquer. Le mouillage, l'écrémage semblent au premier abord inoffensifs, mais si on considère que ces deux opérations ont pour effet d'enlever à cet aliment du premier âge la plus grande partie de sa valeur nutritive, on en comprendra la gravité et on ne s'étonnera pas que, pour beaucoup de médecins, elles aient une part prépondérante dans la genèse de l'athrepsie des nouveau-nés.

La statistique dressée par Ch. Girard et Bordas (1) montre d'une façon manifeste les étroites relations qui existent entre la mortalité infantile des principales villes de France et la qualité et la richesse en éléments nutritifs du lait consommé. C'est ainsi que Lille, dont les étés sont très tempérés, mais où les éleveurs pratiquent généralement l'écrémage à la turbine et ne livrent aux clients qu'un lait à peu près complètement débarrassé de sa matière grasse (5 à 7 gr. de beurre en moyenne au lieu de 30 à 40 gr. par litre), a une mortalité du premier âge plus élevée que celle

(1) *Ann. d'hyg. et de méd. lég.*, 1902.

de la région méditerranéenne dont les chaleurs estivales sont cependant si funestes aux nourrissons.

Paris, grâce à la surveillance sévère dont l'industrie laitière est l'objet, serait, d'après le Directeur du laboratoire municipal et d'après Nocard, une des villes où l'on peut, en le payant cher, il est vrai, boire le meilleur lait, et cependant la moyenne de la teneur en beurre ne serait, d'après les analyses faites au laboratoire même, que de 2. 68 p. 100 et descendrait pour celui qui est habituellement vendu dans les quartiers pauvres à 1.91 (7e arrond.), 1.78 (16e arrond.), 1.53 (12e arrond.). C'est à une véritable inanition chez les nourrissons que conduit l'usage d'un pareil lait, ainsi que le fait observer Budin (1).

Signalons aussi la perte notable de phosphore assimilable, de lécithine, que fait subir au lait l'écrémage. Ce phosphore passe en totalité dans la crème.

2° *Addition d'antiseptiques.* — Une autre fraude fort commune consiste à ajouter au lait, dans le but de prolonger sa conservation, des substances antiseptiques, acide borique, borax, acide benzoïque, acide salicylique, bicarbonate de soude, formol, etc., etc. L'addition de pareilles substances dont la plupart ont une action manifestement nuisible sur l'économie et qui permettent en outre de masquer des altérations souvent dangereuses ne peut qu'être formellement proscrite.

Le bicarbonate de soude, destiné à neutraliser l'acide lactique au fur et à mesure de sa production et à maintenir le milieu alcalin, était seul toléré jusque dans ces derniers temps. Un rapport récent de Proust au Conseil d'hygiène de la Seine a demandé aussi l'interdiction de cette substance qui, en se transformant en lactacte de soude, est susceptible de déterminer des troubles digestifs chez les enfants.

(1) Budin, *Rapport de la commission municipale d'étude de l'alimentation par le lait*, in *Ann. d'hyg. et de méd. lég.*, 1897, t. 38.

Essai des laits. — Après ce que nous venons de dire il n'est pas besoin d'insister sur l'importance qu'ont au point de vue de l'hygiène publique et de la sauvegarde de la vie des nouveau-nés, l'analyse du lait porté sur le marché et la découverte des fraudes.

Le lait naturel de vache n'a malheureusement pas une composition invariable et une foule d'influences, nous l'avons vu, modifient dans une large mesure la proportion de ses divers éléments constituants. La composition ci-dessous adoptée comme type par le laboratoire municipal ne représente donc qu'une moyenne autour de laquelle oscille en plus ou en moins la composition des laits d'origine parfaitement authentique.

Eau	87 p. 100
Extrait à 95°	13
Cendres	0,60
Beurre	4
Lactose	5
Caséine	3,40

Duclaux admet comme moyenne des chiffres peu différents :

	Lait non écrémé	Lait écrémé
Eau	87.25	89.70
Matière grasse	3.50	0.77
Caséine	3.90	4.02
Sucre de lait	4.60	4.74
Cendres	0.75	0.77

Budin (1) propose de diviser les laits au point de vue de leur valeur nutritive en trois catégories : lait *très bon*, donnant plus de 40 gr. de crème par litre ; lait *bon*, en donnant 35 à 40 ; lait médiocre, 30 à 35 gr. Tout liquide contenant moins de 30 gr. de beurre ne mérite plus le nom de lait naturel et ne peut être vendu comme tel.

(1) *Loc. cit.*

Le laboratoire municipal admet comme chiffres minimum, comme limite de tolérance pour le lait non écrémé, les chiffres suivants :

	par litre
Eau	885
Beurre	27 à 30
Sucre de lait	45
Cassine, albumine et cendres	43

Procédés d'analyse. — L'analyse complète du lait demande beaucoup de temps et des manipulations fort délicates, et dans la pratique on se borne en général à une analyse sommaire ayant pour objet la détermination de la densité, le dosage des matières grasses et de l'extrait sec. Ces opérations suffisent dans la majorité des cas à déceler les deux fraudes habituelles, *mouillage et écrémage.*

1° *Détermination de la densité.* — La détermination de la densité se fait d'habitude au moyen du *lacto-densimètre Quévenne.* Cet instrument est un simple aréomètre à poids constant et à volume variable qui a reçu une graduation spéciale correspondant aux densités comprises entre 1014 et 1042. La densité du lait pur oscille entre 1030 et 1034. En deçà et au delà de ces limites, il y a lieu de présumer une addition d'eau.

La connaissance de la densité seule sera toutefois absolument insuffisante. En écrémant le lait, on augmente en effet sa densité, puisqu'on enlève au liquide un élément plus léger, mais comme cette fraude s'associe presque toujours au mouillage qui a pour résultat d'abaisser cette densité, les laitiers peuvent facilement ainsi ramener le lait à la densité normale. Il est donc indispensable d'adjoindre à cette première opération le dosage de la crème et la détermination de la densité du lait écrémé.

2° *Dosage des matières grasses.* — Les procédés de dosage des matières grasses du lait sont fort nombreux, et plusieurs d'entre eux n'exigent que des manipulations assez simples, que les médecins et les hygiénistes les moins familiarisés avec les pratiques du laboratoire doivent connaître et savoir pratiquer au besoin.

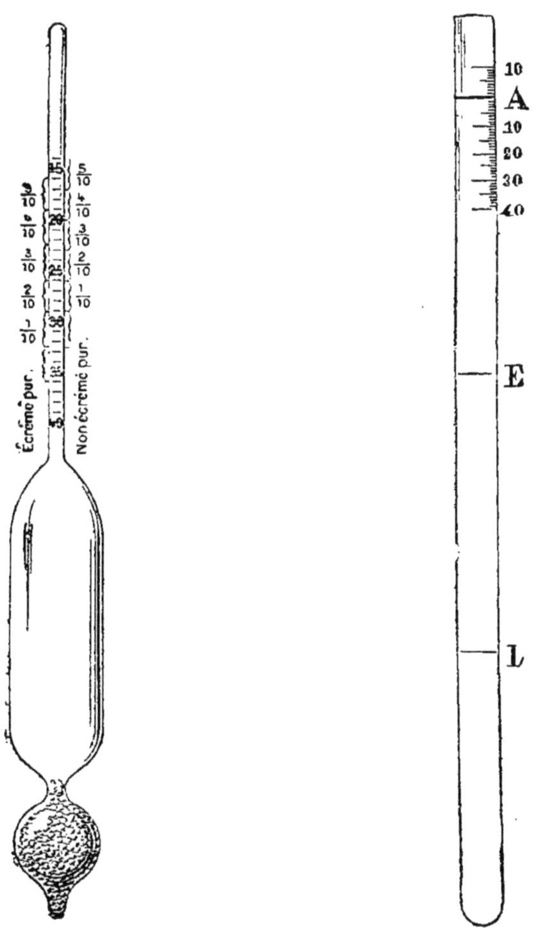

FIG. 105. — Lacto-densimètre de QUÉVENNE.

FIG. 106. — Lacto-butyromètre de MARCHAND.

Le plus ancien et le plus simple est basé sur la propriété qu'a la crème de remonter à la surface en vertu de sa densité quand le lait est laissé au repos. C'est sur ce principe qu'est construit le *crémomètre Chevalier* consistant en une éprouvette cylindrique en verre divisée en centimètres cubes. On y verse 100 cc. de lait et on l'y laisse 24 heures dans un endroit frais. Il suffit de lire sur les divisions le volume occupé par la crème remontée à la surface pour en déduire la richesse du lait. Ce volume est de 10 à 14 cc. environ pour le lait pur et non écrémé, de 6 à 8 cc. pour le lait écrémé. Cet appareil d'un emploi si commode ne fournit malheureusement pas des données bien exactes et est généralement abandonné.

Il en est de même des *lactoscopes* (*lactoscopes Donné, Feser*), reposant sur le principe que l'opacité du lait est en raison de sa richesse en matières grasses.

Une méthode beaucoup plus sûre consiste à doser directement les matières grasses préalablement extraites du lait au moyen d'un dissolvant. C'est à cette méthode que se rattachent le *lacto-butyromètre Marchand,* employé au laboratoire municipal de Paris, le *lacto-butyromètre Gerbier* et le *galactitomètre Adam* qui n'en diffèrent que par des dispositions de détail ou par les réactifs employés.

Le *lacto-butyromètre* de Marchand est une éprouvette graduée dans laquelle on verse une certaine quantité de lait jusqu'au trait L. On y ajoute de l'éther pour dissoudre les globules graisseux, jusqu'à E, puis de l'alcool jusqu'au trait A, et on agite vivement le mélange. Au bout d'un certain temps, en maintenant l'éprouvette dans un bain à 40°, la matière grasse vient se réunir et surnager à la partie supérieure du tube qui est gradué de telle façon que chaque division corresponde à 1 gramme de beurre par litre. On ajoute 12 gr. 6 qui, d'après les expériences directes, représentent la quantité de graisse restant dissoute dans le liquide et l'on a ainsi la proportion de beurre contenu dans le lait.

Une autre méthode qui donne aussi de bons résultats est celle dans laquelle des matières grasses sont extraites par la centrifugation et dosées d'après leur volume, après dissolution préalable de la caséine au moyen de réactifs appropriés. A ce type appartiennent le *lactocrite Laval*, les *procédés Babcock* (1), *Gerber*, *Lézé et Allard*, *Lindet*, etc., etc.

Enfin on a aussi appliqué les procédés optiques au dosage du beurre et, au moyen du *réfractomètre Wolny-Zeiss*, on détermine la proportion de cet élément, d'après l'indice de réfraction des rayons lumineux par la solution butyroéthérée du lait à examiner.

Il est beaucoup plus difficile, beaucoup plus délicat de déceler le mouillage, vu les variations que subit, nous l'avons vu, la composition du lait, suivant sa provenance. C'est surtout au moyen de la détermination de la densité et de l'extrait sec qu'on arrive à des présomptions plus ou moins sûres. Mais un étalon fixe n'en fait pas moins défaut, et on est obligé d'en adopter un quelque peu arbitraire, comme le sont d'ailleurs toutes les moyennes, laissant une large marge à la tolérance et risquant par suite de laisser passer dans ses mailles bien des fraudes (2).

(1) Dans le *procédé Babcock*, auquel Smolensky donne la préférence en raison de sa simplicité, on dissout les albuminoïdes et autres éléments constituants du lait par l'acide sulfurique concentré ; on extrait ensuite, au moyen de la centrifugation, les matières grasses à l'état pur et on détermine le volume qu'elles occupent dans un tube gradué.

(2) On a tout récemment essayé d'appliquer à l'analyse du lait les procédés de cryoscopie qui ont donné de si beaux résultats dans l'examen des liquides organiques (Parmentier, *Presse médic.*, 4 mars et 1er avril 1903). Le point de congélation du lait normal serait — 0,55 et ne serait pas influencé d'une façon appréciable par la race, l'âge de l'animal, le moment de la traite, le genre d'alimentation, pas plus que par la pasteurisation et la stérilisation en vase clos. L'écrémage n'exercerait non plus aucune action. Par contre, le mouillage éléverait le point cryoscopique et le rapprocherait d'autant plus de 0 que la proportion d'eau ajoutée serait plus considérable. Winter donne même une formule qui permettrait, d'après lui, de calculer cette proportion. A l'expérience de se prononcer sur la valeur pratique du procédé.

On a recommandé, pour s'assurer de la fraîcheur du lait, l'addition de quelques gouttes de carmin d'indigo qui dans le lait frais conserverait sa coloration bleue, et la perdrait d'autant plus vite que le lait serait plus ancien (1). D'après Vaudin, le temps minimum pendant lequel un échantillon de lait reste coloré serait de 12 heures quand la température extérieure est inférieure à 15°, de 5 heures quand elle est de 15 à 20°, de 4 heures au-dessus de 20°.

Il peut y avoir aussi intérêt à savoir si un lait a été bouilli ou non. Sterk conseille pour cette recherche le procédé suivant : On ajoute à 10 cc. de lait quelques gouttes d'eau oxygénée et 2 à 3 gouttes de solution de paraphénylène diamine à 2 p. 100. Si le lait n'a pas été chauffé, la teinte du liquide devient gris bleuâtre virant peu à peu au bleu indigo ; si le lait a été bouilli, il conserve sa teinte blanche.

En somme, ces procédés sont tous basés sur l'action réductrice des bactéries du lait, plus ou moins abondantes suivant le degré de fraîcheur du lait.

Surveillance de l'industrie laitière. — Quelque graves que soient les conséquences qu'entraîne l'usage d'un lait qui a perdu par l'écrémage et le mouillage une partie de sa valeur alimentaire, il est d'autres dangers non moins grands : virulence de certains laits, contaminations, spécifiques ou non, auxquelles ce produit est exposé dans les manipulations dont il est l'objet. Ces dangers que l'analyse chimique est impuissante à déceler ne peuvent être prévenus que par une surveillance attentive et rigoureuse des lieux de production et de traite, surveillance qui doit porter à la fois sur le personnel, sur les locaux, et sur les produits.

Löffler a très bien formulé les conditions hygiéniques

(1) V. Rossi, *Rev. hyg.*, 1901, p. 66.

que doit présenter une laiterie et qui peuvent se résumer dans les propositions suivantes :

1° Les vaches doivent être absolument saines et auront été soumises, avant leur entrée à l'étable, à l'épreuve de la tuberculine.

2° Le personnel préposé à la traite doit aussi être en bonne santé et tout individu atteint d'une affection aiguë ou chronique doit être écarté.

3° Les locaux, les ustensiles, le trayon des vaches doivent être entretenus dans un état de propreté parfaite et l'eau dont on se sert pour le lavage des récipients, être à l'abri de toute infection.

4° Le lait doit être conservé jusqu'au moment où il sera porté sur le marché dans un local frais, au-dessous de 15°.

5° Les établissements consacrés à la production du lait pour nourrissons doivent être placés sous la surveillance de médecins et de vétérinaires.

Des tentatives pour diriger dans ce sens la surveillance et le contrôle de l'industrie laitière ont été faites, soit par les municipalités, soit par l'initiative privée dans diverses villes. Nous avons déjà dit un mot de la ligue pour la protection de la vie humaine que des hommes de bonne volonté ont essayé de créer à Paris. Des œuvres analogues (1) se sont fondées à Nice, à Montpellier, à Turin, etc., etc., suivant du reste en cela l'exemple qui leur a été donné par

(1) A Montpellier, sur la proposition du Conseil départemental d'hygiène, le Préfet a informé les laitiers qu'il donnerait à tous ceux qui consentiraient à soumettre leurs animaux à l'épreuve de la tuberculine une attestation constatant l'immunité de leurs animaux, « attestation qu'ils seraient autorisés à reproduire sur leurs enseignes et leurs prospectus ». Les établissements publics, écoles, hôpitaux seraient invités à s'adresser de préférence à ces laiteries. En outre une instruction rédigée par le Conseil indique aux laitiers les précautions à prendre pour tenir leurs vaches propres et pour avoir un lait indemne de toute souillure.

le Danemark et la Suède. Quels que soient les mécomptes que réservent à de pareilles initiatives l'indifférence, l'inertie routinière du public, l'hygiène ne saurait trop les encourager et en souhaiter l'extension.

Conservation du lait. — Procédés de conservation et de stérilisation. — La rapide altération du lait dès qu'il est sorti du pis de l'animal et les dangers que présentent cette altération pour les nourrissons ont fait rechercher de tous temps les moyens de la retarder.

Jusqu'aux découvertes de Pasteur, ces moyens étaient purement empiriques et ce n'est que depuis que nous en connaissons les causes que nous sommes en mesure d'agir sûrement contre elle.

Les procédés de conservation diffèrent suivant qu'on veut conserver temporairement le lait, retarder de quelques heures ou d'un jour ou deux les altérations dont il est le siège, ou qu'on entend assurer sa conservation indéfinie.

Dans le premier cas les agents auxquels on a recours sont la *pasteurisation*, l'*ébullition*, le *froid ;* dans le second, la stérilisation à 115 ou 120° est seule capable d'atteindre le but poursuivi.

1° *Ebullition.* — Le procédé le plus simple pour assurer la conservation temporaire du lait est l'ébullition, opération pratiquée de tout temps sans doute par les ménagères qui, tout en ignorant son mode d'action, savaient parfaitement qu'elle doit être faite le plus vite possible après la traite et que la durée de conservation est d'autant plus longue que l'ébullition a été plus prolongée et que la température extérieure est moins élevée. Tandis qu'une ébullition de 1 à 2 minutes peut assurer la conservation du lait pendant 24 heures en hiver, il faut la prolonger 25 minutes environ pendant l'été.

Le refroidissement rapide du liquide après le chauffage est aussi une condition indispensable.

Il est bon de faire aussi observer que la montée du lait, que trop de gens confondent avec l'ébullition, se produit à une température très inférieure, à 75°-80° environ, et qu'il faut, après avoir rompu la pellicule qui se forme à ce moment, poursuivre le chauffage jusqu'à ébullition véritable.

2° *Pasteurisation. — Procédés Soxhlet, Budin*, etc.— Le lait bouilli exposé à l'air ne tarde pas à être infecté de nouveau par les germes atmosphériques et à se peupler plus abondamment qu'avant de micro-organismes. D'autre part, il est prouvé qu'une température de 100° n'est pas nécessaire pour tuer les microbes spécifiques qui peuvent être les hôtes accidentels du lait, qu'une température de 70 à 80° est suffisante. La méthode préconisée par Pasteur pour la conservation des vins et qui porte son nom, la *pasteurisation*, était donc toute indiquée. C'est sur cette méthode que sont fondés les appareils Soxhlet, Budin, Legay, etc., etc., dont l'usage s'est si répandu (1).

Ces divers appareils consistent, on le sait, en un flacon de verre d'une contenance suffisante pour recevoir la quantité de lait nécessaire à une tétée et muni d'une fermeture spéciale permettant l'issue de la vapeur pendant le chauffage, mais empêchant la rentrée de l'air pendant le refroidissement.

Ils ne diffèrent guère entre eux que par le système de bouchage qu'on s'efforce de rendre le plus simple et le plus

(1) C'est à tort qu'on donne à ce procédé le nom de pasteurisation, car il est bien rare que la température du liquide, quand on se conforme aux instructions formulées par les praticiens les plus autorisés, celle, entre autres, de prolonger le chauffage 3/4 d'heure, n'atteigne pas 100°.

économique possible. Le chauffage se fait au bain-marie dans un récipient quelconque.

Ce procédé a l'avantage inappréciable de pouvoir être pratiqué à domicile par le premier venu, de n'exiger qu'un matériel très peu coûteux. Le lait ainsi traité conserve l'apparence, le goût du lait normal et il offre toutes les garanties contre la transmission des germes pathogènes (1). Mais la durée de sa conservation est assez limitée : 30 heures, en moyenne, d'après Von Geum (2), 2 ou 3 jours au plus, beaucoup moins pendant la saison chaude. Une fois le flacon débouché et le liquide exposé à l'air, son altération marche très rapidement. Il est donc essentiel de rejeter ce qui peut rester dans le flacon dès que celui-ci a été ouvert et entamé.

En outre, si la stérilisation à domicile peut prévenir les altérations futures, elle ne peut rien contre les altérations en cours au moment de l'opération et, ainsi que le fait remarquer avec juste raison Marfan, il s'écoule toujours un temps assez long, notamment pour le lait consommé dans les villes, entre le moment de la traite et celui où il peut être stérilisé. Pour le distingué médecin des Enfants-Malades ce serait surtout dans ce fait qu'il faudrait chercher la principale cause des échecs de l'alimentation des nour-

(1) Résistance à la température de divers microbes pathogènes dans le lait.

	Von-Geum	Lazarus	Bitter
B. typhique.	80	70-75	
» cholérique	58	62	
Pneumocoque.	60		
Staphylocoque pyogène	70		
B. tuberculeux			70

La destruction du b. tuberculeux par des températures inférieures à 100°, ayant été mise en doute par L. Rabinowitch et Reck, E. Levy et Bruns (*Hyg. Rundschau*, 1901) ont repris les expériences et ont constaté que tous les cobayes inoculés avec du lait infecté expérimentalement et porté pendant 15 à 25 minutes à 65° sont tous restés indemnes.

(2) *Arch. f. Hyg.*, 1885.

rissons par le lait stérilisé à domicile. Un lait qui a subi un commencement d'altération, si faible qu'elle soit, a beau être soumis à la pasteurisation, il n'en reste pas moins un lait malsain, mal toléré par les voies digestives des enfants.

3° *Froid.* — La multiplication des micro-organismes étant de moins en moins active à mesure que la température s'abaisse et s'arrêtant complètement ou à peu près à 0°, il était rationnel d'avoir recours au froid pour la conservation des denrées alimentaires. Le lait, ce liquide si éminemment altérable, est un des premiers produits auxquels le procédé a été appliqué. Nous en verrons plus loin d'autres applications non moins intéressantes. Aujourd'hui la plupart des laiteries et des fruiteries tant soit peu importantes font un large emploi de la glace et disposent d'un appareil à cet effet. Le lait arrive à Paris dans des récipients entourés de glace et plusieurs compagnies de chemin de fer, suivant l'exemple qui leur a été donné par l'étranger, commencent à installer des wagons frigorifiques pour le transport de cette denrée.

On a été plus loin et on a essayé récemment d'appliquer les procédés de congélation dont on se sert pour la conservation des viandes à la conservation du lait appelé à supporter de longs trajets ; mais on reproche à ce procédé de séparer du reste du liquide la crème qui ne se mélange plus ensuite que très incomplètement au moment du dégel. La congélation n'a d'ailleurs aucune action, il n'est pas besoin de le dire, sur les germes pathogènes que peut contenir le lait (1).

4° *Stérilisation.* — Ni la pasteurisation ni l'ébullition ne suffisent à tuer tous les germes. Les ferments lactiques et les microbes spécifiques, au moins ceux que nous connaissons jusqu'ici, sont sûrement détruits, mais les microbes

(1) Duclaux, Sur le lait congelé, *Ann. de l'Inst. Pasteur*, 1896.

pourvus de spores, ceux que Flugge appelle les *ferments de la caséine* et dont certains, suivant lui, sécrètent des toxines, résistent, et ce n'est qu'en portant le liquide à **115-120°** qu'on arrive à les tuer et à stériliser complètement le lait.

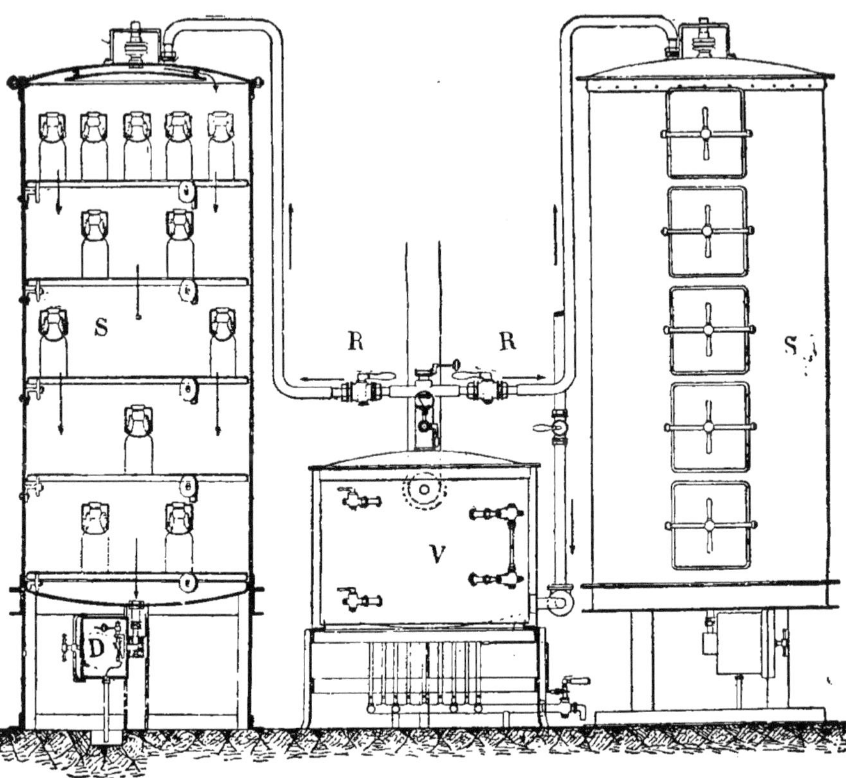

Fig. 107. — Stérilisateur industriel (modèle Lequeux).— V. Générateur de vapeur, tuyaux de conduite de la vapeur.— R. Robinet permettant d'envoyer la vapeur alternativement dans chacun des stérilisateurs quand elle a atteint une pression correspondant à une température de 102° à 103°.— S. Chambres de stérilisation. — D. Soupape équilibrée par laquelle s'échappent la vapeur et l'eau de condensation.

On a reproché au lait porté à cette température de prendre un gout de cuit, de caramel, qui déplaît à beaucoup de palais et, reproche plus grave, de modifier les substances protéiques qui deviendraient moins assimilables.

Ces reproches semblent peu fondés aujourd'hui, grâce aux progrès qu'a accomplis dans cette voie l'industrie, et celle-ci est à même de fournir actuellement des produits absolument irréprochables (Comby) (1).

Le grand avantage du lait stérilisé industriellement, c'est que l'opéraiton est faite sur le lieu de production même, aussitôt après la traite, que toute altération est ainsi prévenue, ce qui n'est pas toujours le cas pour le lait traité à domicile. Cette raison semble décisive à Comby pour faire donner la préférence à ce procédé de conservation.

Valeur sanitaire du lait pasteurisé et stérilisé. — Il serait difficile de nier les incomparables services qu'ont rendus à l'allaitemeut artificiel les procédés de pasteurisation et de stérilisation du lait, les milliers et les milliers de nouveau-nés que l'application de la méthode Soxhlet, Budin, etc.,etc., ont arraché à la mort. Comme l'affirme Comby, si autorisé en la matière, « la stérilisation de cet aliment du premier âge est un des bienfaits hygiéniques les plus remarquables de notre époque. Grâce à elle, on détruit d'une façon sûre les germes pathogènes que le lait peut recéler et on prévient pendant plus ou moins de temps des altérations qui paraissent jouer un rôle prépondérant dans les affections des voies digestives des nourrissons.

Toutefois, comme presque toutes les choses humaines, les procédés de conservation sont loin d'être parfaits ; ils ont leurs défauts, leurs inconvénients. On leur a même

(1) Si l'on s'en rapporte aux recherches récentes faites par Weber à l'Office sanitaire impérial allemand en 1900 sur des échantillons de lait stérilisé provenant d'usines diverses, la stérilité absolue du liquide serait, en Allemagne du moins, loin d'être la règle. Aucune des usines et laiteries dont les échantillons ont été analysés n'a livré un lait constamment privé de germes, et l'auteur a pu isoler 23 espèces appartenant pour la plupart au groupe des bactéries peptonisant la caséine.

adressé de divers côtés des reproches, qui seraient graves s'ils étaient absolument justifiés.

On a dit que, par suite du chauffage auquel cet aliment est soumis, il est moins digestible. Les substances albuminoïdes, la caséine en particulier, éprouveraient sous l'influence de la chaleur des modifications qui la rendraient moins facilement attaquable par les sucs digestifs (Leeds et Davis).

D'après Marfan, l'infériorité du lait stérilisé tiendrait surtout à la destruction des ferments que contient le lait normal et qui favoriseraient notablement la digestion de cet aliment chez les nourrissons dont les glandes digestives sécrètent très peu de zymases. Bordas (1) prétend que l'écrémage, généralement pratiqué avant la stérilisation pour éviter la formation de masses butyreuses, appauvrit le lait en lécithine et en phosphates assimilables.

Les statistiques dressées avec tant de soin par Budin et Chavanne (2), par Variot (3), non moins que l'expérience de tous les jours, sont là pour montrer combien ces reproches sont tout au moins exagérés (4).

On a enfin accusé le lait stérilisé d'être la cause d'une affection récemment observée en Angleterre et en Amé-

(1) *C. R. Ac. des Sc.*, 26 août 1902.

(2) Th. Paris, 1893.

(3) *Rev. scient.*, 1902, 1er sem.

(4) Sans parler des statistiques de Chavanne et Budin si démonstratives et de tant d'autres, il suffit d'invoquer l'expérience journalière de tous les médecins de dispensaires infantiles pour se convaincre des services que rend le lait pasteurisé aux jeunes enfants qu'il faut allaiter artificiellement. Tous, à l'exemple de Drew-Harris de St-Hélène (Angleterre) (An. in. *Rev. hyg.*, 1902), n'hésiteront pas à affirmer que la distribution de lait stérilisé dans de bonnes conditions aux mères pauvres a pour effet constant de réduire dans des proportions considérables la mortalité infantile de ces classes.

D'autre part Rodet (*Soc. de biol.*, 30 mai 1896) a montré que l'accroissement des nourrissons allaités au lait stérilisé était plus rapide que celui des enfants allaités au lait cru (37 gr. par jour au lieu de 32).

rique et dont on a signalé quelques cas en France chez les enfants soumis à l'allaitement artificiel (1), le scorbut infantile ou *maladie de Barlow*. Sans nier que le lait stérilisé ne puisse provoquer chez certains enfants débiles des troubles digestifs, si l'allaitement est mal réglé, mal pratiqué, si l'on emploie du lait de mauvaise qualité, insuffisamment stérilisé, sans nier que dans plusieurs des observations relatées le mode d'allaitement semble avoir eu une influence manifeste, nous croyons avec Comby que ce danger est bien minime, à peu près négligeable, comparé aux services que rend ce produit alimentaire toutes les fois que l'allaitement maternel est impossible. « Si l'on met en regard les centaines de mille d'enfants élevés grâce à son emploi avec les quelques cas très rares (une quinzaine au plus) publiés depuis 4 ans, cela n'est pas fait pour diminuer notre confiance dans ce procédé d'alimentation ».

5° *Laits concentrés. Laits condensés. Farine lactée.* — On sait qu'il suffit de dessécher complètement une matière organique, de la priver de sa partie liquide, pour assurer sa conservation presque indéfinie. C'est sur ce principe que sont basés les procédés industriels avec lesquels on fabrique diverses préparations, *lait concentré, lait condensé, farine lactée*, etc., etc., qui ont la prétention de contenir toutes les substances alibiles du lait.

La méthode généralement employée consiste à évaporer dans le vide le lait jusqu'à réduction au quart ou au cinquième du volume primitif, puis à mélanger cet extrait avec une substance inerte et inaltérable : sucre de canne, pain grillé en poudre, etc., etc. Le produit est ensuite placé dans des boîtes de fer-blanc qui, une fois soudées, sont stérilisées à l'eau bouillante.

(1) *Soc. méd. des hôpitaux*, 7 mars 1902 et *Soc. de pédiatrie*, 21 octobre 1902.

Ces produits, dont la fabrication en Suisse, en Allemagne et en Angleterre a pris une énorme extension puisque l'exportation seule dans le premier de ces pays a atteint, en 1887, 111.312 quintaux métriques, présentent la composition suivante :

	Farine Nestlé	Lait de la Compagnie anglo-suisse (*d'après Heubner et Soxhlet*).
Eau	25.27	25.12
Matières grasses . .	10.44	8.83
Caséine.	9.34	8.90
Sucre	53.60	55.14
Sels	1.98	2.

La proportion de la caséine et des matières grasses est très faible, on le voit, comparée à celle des hydrates qui sont en excès et la composition diffère notablement de celle des laits naturels. De plus l'altération des conserves est loin d'être rare.

Produits dérivés du lait.— A. Crème. Le lait abandonné au repos dans un endroit frais se sépare au bout de quelques heures en deux couches. Les matières grasses, en vertu de leur densité, montent à la surface et forment une couche plus ou moins épaisse suivant la richesse du liquide, *la crème*, qui se distingue par sa coloration jaunâtre de la couche inférieure, le lait écrémé. Mais en s'élevant à la surface, ces matières entraînent avec elles d'autres éléments du lait ; voici comment se fait en moyenne dans un lait normal la répartition de ces éléments dans les deux couches :

	Lait entier	Lait écrémé	Crème
Eau	87.25	89.70	58.63
Matières grasses. . . .	3.50	0.77	35
Caséine	3.90	4.02	2.75
Lactose	4.60	4.74	3.12
Cendres	0.75	0.77	0.50
	100	100	100

La crème sert principalement à la fabrication du beurre, mais elle est aussi consommée en nature comme aliment de luxe, soit à l'état frais, *crème douce,* soit après une fermentation partielle de la lactose, *crème aigre*, *lait caillé*, *caillebotė.*

C'est un produit éminemment altérable et il se forme parfois dans le cours de ces altérations des substances toxiques, ainsi qu'en témoignent quelques faits d'empoisonnement plus ou moins graves provoqués par l'ingestion de cet aliment, principalement de crème glacée (1).

Le lait écrémé tout à fait insuffisant, nous l'avons vu, pour l'alimentation des nouveau-nés n'en constitue pas moins un précieux aliment pour les adultes. Sa teneur en substances protéiques est plus élevée que celle du lait normal et, comme il se vend notablement meilleur marché, c'est avec raison que Munk insiste sur la ressource qu'il offre aux classes populaires, comme source d'azote.

B. Beurre. — Quand on soumet la crème qui a été retirée du lait à des chocs multipliés et plus ou moins prolongés, les globules se soudent, s'agglutinent et constituent le beurre. Pour que cette agglutination se fasse convenablement, il faut une certaine température, ni trop basse, ni trop élevée, qu'une longue pratique apprend aux laitiers à déterminer d'une façon empirique pour chaque cas.

L'antique procédé du barattage tend aujourd'hui à être remplacé dans toutes les laiteries bien tenues et un peu importantes par la centrifugation qui permet de séparer la crème aussitôt après la traite et avant qu'aucune altération ne se soit produite. La séparation est en outre plus parfaite et le rendement plus élevé. On se sert en général d'appareils, dits essoreuses centrifuges, dont certains (*cen-*

(1) Vaughan et Perkins, *Arch. f. Hyg.*, 1896. Danfort Thomas, *Brit. med. Journal*, 1896. Lachtchinkow, *Wratch.*, 1901.

centrifugeur Lefeld) peuvent écrémer 2 à 300 litres de lait par heure.

Pour produire 1 kilog. de beurre, il faut 24 à 30 litres de lait.

La composition moyenne du beurre de première qualité est :

	p. 100
Substances grasses, oléine, stéarine, palmitine, butyrine, caproine, capryline.	90
Eau	8
Caséine, lactose, etc	2

(Munk)

La proportion des diverses matières grasses est normalement la suivante :

Stéarine et palmitine	62.8
Oléine	27.8
Capryline et caproïne.	6
Butyrine.	3.4
	100

Quant aux substances protéiques qui restent dans le beurre et sont la principale cause de son altération, leur teneur est très variable et dépend du plus ou moins de perfection des appareils de barattage. Avec les méthodes anciennes, cette teneur s'élevait parfois jusqu'à 14 p. 100.

Altérations du beurre. — Sous l'influence de l'air, et en dehors de toute action microbienne, il se produit à la longue une sorte de dédoublement des corps gras, particulièrement de la butyrine et de la caproïne, et il se développe des acides gras odorants, acide butyrique et caproïque. C'est à ce phénomène que l'on a donné le nom de rancissement du beurre (1).

(1) Le rancissement des corps gras semble pouvoir se faire sans l'intervention des micro-organismes et par la seule influence de l'air et de la lumière ; mais il est aussi souvent fonction des microbes. Il consiste en une sorte de saponification et d'oxydation pouvant

Ce processus ne se produit dans les beurres bien préparés et de bonne qualité que très lentement. Mais dans ceux dont la fabrication laisse à désirer et qui ont été incomplètement débarrassés de la caséine, principale cause de l'altération, il apparaît très rapidement et s'accompagne d'autres altérations plus profondes et plus graves, fermentation butyrique et autres qui rendent le beurre absolument impropre à la consommation.

Falsifications du beurre. — Le beurre, denrée relativement chère, est naturellement l'objet de nombreuses et diverses falsifications, dont presque toutes, hâtons-nous de le dire, sont inoffensives et ont surtout pour effet de tromper l'acheteur sur la qualité et la valeur de la marchandise, addition d'eau, de beurres et de graisses de qualité inférieure, de substances colorantes, rocou, curcuma, safran, etc., etc., destinées à donner meilleure apparence (1), de substances antiseptiques, borax, acide salicylique, pour assurer une plus longue conservation.

Actuellement la fraude la plus usitée, la plus fréquemment constatée, est la substitution au beurre naturel d'un beurre obtenu artificiellement au moyen d'un produit dont la fabrication d'après le procédé Mege Mouries a pris dans ces derniers temps une grande extension, *la margarine.*

Oléo-margarine. — L'oléo-margarine dont l'oléine forme la base s'extrait des graisses animales, principalement du suif de bœuf que l'on fait fondre et qu'on comprime ensuite à la presse hydraulique.

Ce produit, mélangé dans certaines proportions à du lait et à de l'huile végétale, constitue le *beurre artificiel* dont la composition serait, d'après Kœnig, la suivante :

aller jusqu'à l'acide formique et carbonique et rendant le milieu acide (Duclaux).

(1) On a constaté dans quelques rares cas une fraude beaucoup plus coupable, parce que infiniment dangereuse : l'addition de substances minérales toxiques, telles que le chromate de plomb.

Eau	10.57
Graisse	85.82
Matières azotées.	1.14
Cendres	2.47

La saveur de ce beurre est agréable et rappelle beaucoup, quoique avec moins de finesse, celle du beurre naturel dont il a l'aspect.

Tous les expérimentateurs s'accordent à lui dénier toute action nocive, et, contrairement aux reproches qu'on lui avait adressés tout d'abord, les expériences de Meyer, d'Hultgren et Landergren (1), de Jolles (2), de Bertarelli (3) établissent que sa digestibilité ne le cède guère à celle du produit naturel. Aussi beaucoup d'hygiénistes estiment-ils beaucoup trop rigoureuse la loi du 16 avril 1897 qui soumet les fabriques d'oléo-margarine à la déclaration préalable et à l'exercice et interdit la mise en vente, l'importation et l'exportation du produit sous le nom de beurre, *fût-il même suivi de l'épithète: artificiel*. Si l'on considère en effet que cette denrée coûte trois fois moins cher que le beurre provenant du lait de vache, tout en ayant à peu près la même valeur nutritive, il est certain que cette loi, inspirée bien plus par des préoccupations protectionnistes que par des préoccupations purement hygiéniques, est beaucoup trop draconienne et *anti-démocratique*, suivant l'énergique mais très justifiée expression d'Arnould, car elle prive les classes populaires d'une source précieuse d'aliments gras. On a objecté, il est vrai, que, sous le nom de beurre artificiel, on mettait en vente toutes sortes de produits fabriqués avec des suifs de mauvaise qualité, avariés, provenant d'animaux malades, qu'ils étaient mélangés avec des huiles végétales de qualité inférieure. Evidemment, de

(1) *Skandinave Arch. f. Physiol.*, 1891.
(2) *Congr. intern. d'hyg.* Buda Pest, 1894.
(3) *Rev. d'hyg.*, 1898.

pareilles fraudes exigent une répression ; mais, toutes les denrées alimentaires ne sont-elles pas l'objet de falsifications souvent beaucoup plus dangereuses et est-ce une raison pour en interdire l'usage parce qu'il y a abus ?

Essai des beurres. — L'expertise des beurres, le contrôle de leur pureté, consiste à doser les parties constituantes, matières grasses et eau, et à rechercher, au moyen de la détermination du point de fusion, de la solubilité dans divers liquides, de la viscosité, de l'indice de réfraction, le mélange de graisses étrangères, notamment de la margarine. Ces recherches très délicates et qui ne fournissent que des résultats d'une exactitude relative sont exclusivement du ressort du laboratoire du chimiste.

Conservation du beurre. — Le beurre se conservera d'autant mieux et d'autant plus longtemps que la séparation des substances protéiques et de la crème aura été plus parfaite et qu'il contiendra moins de caséine, de *babeurre*. D'où l'utilité d'un bon barattage. Pour prévenir son rancissement indépendant, nous l'avons vu, des germes, il faut le soustraire autant que possible à l'action de l'air et de la lumière.

Pour la conservation de longue durée, on a recours à la fusion et à la salaison.

Tout récemment enfin, on a appliqué à cette substance la pasteurisation préalable de la crème.

Le beurre comme agent de transmission des germes infectieux. — Le beurre peut contenir des germes pathogènes provenant du lait avec lequel il a été fabriqué *b. tuberculeux* ou d'eaux impures employées dans les manipulations, et les expériences de Laser ont montré que ces germes peuvent y vivre et y résister assez longtemps pour que cet aliment puisse servir de véhicule aux agents de certaines infections.

C'est surtout sur le *b. tuberculeux* dont la présence fréquente dans le beurre a été signalée de divers côtés, notamment en Allemagne, que l'attention des hygiénistes a été attirée dans ces derniers temps. Les résultats ont été, hâtons-nous de le dire, très variables et parfois contradictoires suivant les pays et les localités. Tandis qu'Obermuller (1) obtient 14 résultats positifs sur 14 inoculations de beurre à des cobayes, que Pietri (2) le trouve dans 32 p. 100 des échantillons recueillis sur le marché de Berlin et O. Korn, 4 fois sur 17 échantillons du marché de Fribourg, Me Lydia Rabinowitch (3) n'a obtenu que des résultats négatifs au point de vue de la tuberculose vraie avec 80 échantillons prélevés à Berlin et à Philadelphie. De même, pour Bonhoff, à Marburg.

Sans doute, cette divergence de résultats peut s'expliquer en partie, ainsi que le fait observer L. Rabnowitch, par la confusion qui a dû être souvent faite entre le *b. tuberculeux vrai* et, un groupe de bacilles récemment découverts qui s'en rapprochent par certains caractères, *b. pseudo-tuberculeux b. acidophiles,* et qui sont assez fréquents dans le beurre pour que cette dernière observatrice ait pu les isoler dans près de 30 p. 100 des échantillons examinés par elle (4). Il importe toutefois de faire observer que cet argu-

(1) *Hyg. Rundschau*, 1899.

(2) *Travaux de l'office sanitaire impérial allemand*, 1898.

(3) *Zeits. f. Hyg.*, 1897.

(4) Mme la Dsse L. Rabinowitch a isolé du beurre et du lait un bacille qui, par ses réactions colorantes, par les lésions macroscopiques et microscopiques qu'il détermine chez le cobaye, se rapproche beaucoup du bacille de Koch. Mœller a retrouvé des bacilles analogues sur des graminées, dans le fumier, les excrétions des herbivores, etc. etc. Ils diffèrent du *bacille tuberculeux vrai* par la rapidité de développement dans les cultures et par la température à laquelle ils croissent, par le peu de tendance à la généralisation que présentent les lésions qu'ils provoquent chez le cobaye et chez la souris. Il est difficile de dire actuellement quelles sont leurs relations de parenté avec le bacille tuberculeux vrai dont ils semblent séparés par des différences capitales. Toutefois Verhaeghen (*Rev. d'hyg.*, 1902) ne serait pas éloigné de penser que les deux bacilles ont des ancêtres communs et « ne sont que des espèces différentes d'une même famille ».

ment ne saurait valoir quand il s'agit de recherches comme celle de Pietri, qui a fait de ce groupe une étude particulière et en a même décrit plusieurs formes.

Quoi qu'il en soit de ces divergences, il est certain que dans la pratique il serait sage, pour se mettre à l'abri de toute cause d'infection, de procéder comme si le danger existait et de pratiquer, ainsi qu'on le fait en Danemark, la pasteurisation de la crème en la portant à 60-70° pendant 15 à 20 minutes. M. Hesse (1) a montré qu'un chauffage à cette température détruit sûrement le b. tuberculeux dans le lait, à la condition qu'on empêche par l'agitation la formation de la pellicule (*frangipane*).

C. Fromages. — Les fromages sont un produit de la fermentation de la caséine du lait.

On commence par coaguler le lait au moyen de présures diverses (caillette de veau, fleurs de chardon, d'artichaut sauvage, de grassette [*pinguicula vulgaris*]), puis on laisse le coagulum subir ce qu'on nomme en termes du métier *la maturation* et qui n'est autre qu'une fermentation dont la nature et les caractères varient suivant le fromage que l'on veut produire.

Nous ne nous arrêterons pas sur ce phénomène très complexe de la maturation dont l'étude scientifique et bactériologique n'est encore qu'ébauchée. Chaque pays, chaque espèce de fromage a des procédés de fabrication spéciaux dont un empirisme traditionnel a montré l'efficacité et si, grâce aux belles études de Duclaux, nous savons que certaines bactéries, les *thyrothrix* de cet auteur ou ferments de la caséine de Flugge, jouent un rôle important, si on est porté à croire que les différences de qualités et de goût entres les divers fromages correspondent à des différences spécifiques dans les ferments, on n'a pas encore réussi à isoler et à *éduquer* ceux-ci dans un but industriel.

(1) *Zeits. f. Hyg.*, t. XLII.

Les fabricants savent aussi que l'influence du local, de la température, du degré d'humidité, de la lumière est considérable et ils en tiennent grand compte.

Notons seulement que les produits de la fermentation ont une certaine analogie avec les produits de digestion et de désassimilation de l'organisme ; ce sont des peptones, de la leucine, de la tyrosine, des amines diverses, des corps amidés et, à une période plus avancée, des produits ammoniacaux.

On distingue les fromages, suivant le mode de fabrication, en fromages frais, fromages blancs, fromages à la crème etc., etc.; en fromage cuits : *Gruyère*, *Hollande*, *Chester ;* en fromages fermentés: *Brie*, *Camembert*, *Roquefort ;* en fromages pâte grasse et fromages pâte maigre suivant qu'ils sont faits avec du lait non écrémé ou du lait écrémé.

Voici, d'après les analyses assez récentes de Balland, la composition des divers fromages comparée à celle de la viande de bœuf :

	Eau	Matières azotées	Matières grasses	Extractif	Cendres
Brie	48.80	19.94	22.45	4.85	3.96
Cantal	28.30	28.38	34.10	4.56	4.56
Gruyère	31.70	36.06	26.95	1.79	3.50
Hollande.	37.90	27.32	25.90	4.08	4.30
Roquefort	28.90	25.16	38.30	3	4.64
Viande de bœuf .	74 à 80	18 à 22	1.5 à 2.30		1 à 2

On voit, d'après ce tableau, combien les fromages sont riches en éléments nutritifs de toutes sortes, substances protéiques, matières grasses, éléments minéraux, et combien ils sont même supérieurs à ce point de vue à la viande, l'aliment par excellence. Associé au pain ou, suivant la mode italienne, aux pâtes qui fournissent les hydrates de carbone, il constitue un aliment complet. Ce produit, dont l'usage est si répandu dans toutes les classes et qui joue un rôle si considérable dans l'alimentation des populations rurales ou ouvrières, est d'autant plus intéressant pour l'hygiéniste et l'économiste qu'il est un des aliments qui fournit l'élément cher au prix le plus bas (1).

Falsifications et altérations des fromages. — On a signalé en Angleterre la substitution au lait de l'oléo-margarine pour la fabrication des fromages. C'est une véritable falsification qui ne doit pas être tolérée.

On a signalé un certain nombre de cas où les fromages ont donné lieu à des accidents toxiques provoqués sans doute par des ptomaïnes qui se sont développées sous l'influence de micro-organismes. On ne connaît pas encore très bien les conditions dans lesquelles se forment ces produits. Il semble cependant que l'on doive se méfier tout particulièrement des fromages présentant une réaction acide (2).

Enfin l'attention des conseils d'hygiène a été appelée dans

(1) Si l'on prend pour unité le prix de l'azote contenu dans le lait, le prix de la même quantité d'azote serait dans :

Fromage du Cantal	0.66
» de Gruyère	0.75
» de Brie	2.
Viande de porc	2.20
» de mouton	2.50
» de bœuf	2.70
Œufs	3.80
Bouillon	5.

(Duclaux.)

(2) Vaughan (du Michigan) (*The Practionner*, 1887) a isolé d'un fromage ayant provoqué l'intoxication de 300 personnes un poison cristallisé dénommé par lui *tyrotoxicaïne*. En rendant compte de ces expériences, Vallin (*Rev. d'hyg.*, 1888) fait observer que les accidents toxique déterminés par des fromages trop avancés ne sont pas très rares, qu'il en a lui-même observé plusieurs exemples, mais, comme en général ces accidents sont peu graves, se dissipent rapidement, ils passent le plus souvent inaperçus. Il n'en est pas moins curieux de faire remarquer l'innocuité habituelle de cet aliment, siège cependant de processus actifs de décomposition de la molécule protéique, comparée aux méfaits qu'on attribue généralement aux produits de la putréfaction.

ces derniers temps sur les dangers que pouvaient faire courir, au point de vue de l'intoxication saturnine, les feuilles d'étain dont on enveloppe certains fromages et qui contiennent une forte proportion de plomb.

D. Boissons fermentées dérivées du lait. — Koumys. — Kefyr. — Le sucre du lait, sous l'influence de certains ferments, peut se transformer en alcool. C'est ainsi que les Tartares obtiennent avec du lait de jument le koumys, et les habitants du Caucase, le kéfyr avec du lait de vache.

La composition de ces deux liqueurs fermentées présente beaucoup d'analogie. La proportion de l'alcool seule varie :

	Koumys	Kéfyr	
Albuminoïdes	11.20	38	p. 1000
Matières grasses	12. »	20	—
Sucre de lait.	22. »	20	—
Acide lactique	11.50	4	—
Alcool	16.50	8	—
Acide carbonique.	7.80	»	—
Eau et sels.	926. »	904	—

Le koumys est plus riche en alcool, mais contient moins d'albuminoïde. Le kéfyr en revanche est plus nutritif, ce qui tient surtout à la différence de composition des laits qui ont servi à les fabriquer.

Ces boissons fermentées, à la fois alimentaires et stimulantes, ont été dans ces derniers temps utilisées par la thérapeutique dans les affections consomptives de poitrine et des voies digestives.

Oeufs. — Les œufs des animaux de basse-cour, ceux de poule surtout, entrent, on le sait, pour une large part dans l'alimentation et méritent par leur richesse en éléments nutritifs la place qu'ils occupent comme aliment de première nécessité (1).

(1) Il est entré aux Halles de Paris en 1899, 27.242.216 kilos d'œufs. D'après l'estimation adoptée, 1 k. = 20 œufs ; cela fait 545 millions

Ils présentent la composition suivante :

	Blanc d'œuf	Jaune	Mélange des deux
Eau.	86.	51.	74.
Albumine	12.7	16.2	12.6
Graisse	0.3	31.8	12.1
Extractif.	0.7	0.1	0.5
Sels.	0.6	1.1	1.1

Le blanc est, on le voit, une solution d'albumine presque pure.

La composition du jaune est beaucoup plus complexe. Il contient des proportions relativement élevées de ces protéines et graisses phosphorées, *lécithine*, *nucléine*, *acide glycéro-phosphorique*, dont nous avons signalé le rôle important dans la nutrition et l'accroissement de l'organisme et qui donnent à cet aliment de si facile digestion une haute valeur nutritive.

Voici quelle serait la proportion moyenne de ces divers éléments :

Eau.	51.8
Vitelline. . . . . Nuctéine	} 15.8
Palmitine-stéarine. . . . . Oléine.	} 20.3
Cholestérine.	0.4
Acide glycéro-phosphorique	1.2
Lécithine	7.2
Cérébrne.	0.3
Matière colorante	0.5
Sels minéraux.	1.0

Un œuf pesant 50 à 60 gr. représente à peu près la valeur nutritive de 150 gr. de lait de vache ou de 40 à 50 gr. de viande (Voit). En d'autres termes 20 œufs équivalent à

d'œufs environ consommés à Paris, soit 215 à 220 par habitant et par an.

1 k. de viande. Etant donné le prix des deux denrées,l'œuf serait un aliment un peu plus économique que la viande, tout au moins dans la saison où il est abondant.

Altération des œufs. — Les œufs en voie d'altération contiennent parfois des toxines, qui peuvent dans certaines conditions être très actives, si c'est à cette cause du moins qu'il faut rapporter, comme le pensent les médecins qui ont observé les faits, les accidents graves, mortels dans quelques cas et d'étiologie assez obscure, qui ont été observés récemment dans quelques villes, à la suite de l'ingestion de pâtisseries a la crème (Cas de Bordeaux, de Valence d'Agen, etc.).

Le commerce des œufs est du reste l'objet à Paris et dans les grande villes d'une surveillance sévère, et l'on constate aux Halles leur fraîcheur au moyen du procédé, dit procédé *de mirage*, qui consiste à vérifier leur transparence en les examinant au devant d'une bougie.

Conservation des œufs. — Les procédés de conservation des œufs sont assez nombreux, mais tous ont le même objectif, empêcher l'accès de l'air à travers la coquille : conservation dans l'eau de chaux, eau salée, enduit imperméable, etc., etc.

Les expériences faites de divers côtés ont montré que l'immersion dans l'eau de chaux et l'enduit au silicate de potasse étaient ceux qui donnaient les meilleurs résultats. La proportion des œufs conservés par ces procédés atteint 100 p.100, tandis quelle s'abaisserait à 40 0/0 pour l'enduit à la paraffine et à 0 pour l'eau salée.

B. — Viandes.

Les viandes ou chair musculaire des animaux, en prenant le mot dans la plus large acception, constituent avec les farines des céréales la base de la nourriture de l'homme.

On sait que la fibre musculaire peut se dissocier en une multitude de fibrilles très ténues constituées par une enveloppe, *sarcolemne*, dans laquelle se trouvent quelques éléments solides, *sarcoprismes* (1), et un élément liquide, *le plasma cellulaire*. Celui-ci se coagule après la mort du muscle (2) (rigidité cadavérique) et se transforme en *myosine* analogue à la fibrine du sang et appartenant au groupe des globulines. C'est cette myosine qui, sous l'influence d'une fermentation et d'une peptonisation partielle, s'attendrit et forme la partie alibile et savoureuse de la viande.

Voici la composition des viandes les plus usuelles :

	Eau	Albuminoïdes	Substances grasses	Extractif	Cendres
Bœuf . . .	74.50	21.67	1.37	1.39	0.07
Veau . . .	75.30	20.40	2.28	0.92	1.10
Mouton . .	72.20	17.86	6.53	2.36	1.05
Porc . . .	74.00	20.30	3.10	1.58	1.02
Cheval . .	73.10	21.96	2.95	1.44	0.56
Lapin. . .	72.00	23.49	3.14	0.47	0.90
Lièvre. . .	61.20	29.88	3.34	2.55	3.03
Poulet. . .	70.00	17.19	10.95	1.16	0.70
Dindon . .	66.00	25.00	8.		
Perdreau .	72.00	25.00	1.		
Oie grasse.	38.00	16.00	46.		
Canard . .	69.80	19.75	7.28	1.83	1.34

(Balland).

Les diverses substances protéiques qui constituent l'élément important de la viande entreraient, d'après A. Gautier, dans les proportions suivantes :

(1) Les éléments des sarcoprismes sont formés par une sorte de nucléine, *la myostroïne*.

(2) Les muscles contiennent en outre une certaine proportion de glycogène qui se transforme après la mort en acide lactique. Cet acide contribue pour une large part à l'attendrissement de la viande en gonflant et en dissociant le tissu conjonctif interstitiel.

	Mouton frais	Bœuf frais
Eau	74.92	74.75
Globuline	3.82	3.06
Peptones préexistantes	1.33	2.24
Myosine	8.31	10.96
Myostroïne	4.49	4.30
Parties non digestibles : élastine, kératine	0.86	0.24
Matières extractives : ferments, leucomaïnes	0.49	0.97
Glycogène	0.40	0.38
Graisses et cholestérine	5.23	1.97
Sels minéraux	0.65	0.44

Les cendres sont constituées, pour les deux tiers environ, par du phosphate de potasse, le reste par des phosphates de chaux, de magnésie, des sulfates et du chlorure de sodium. Une certaine proportion d'acide phosphorique serait combinée avec un acide organique, l'acide sarceux *acide phospho-sarceux* (1).

A. **Viandes de boucherie.** — 1° *Viande de bœuf.* — La viande de bœuf que l'on peut prendre pour type des viandes de boucherie contient en moyenne 75 parties d'eau et 25 parties solides dont les albuminoïdes représentent les 4/5 environ : myosine 10. 96 ; globuline 3.06 ; peptone 2.24, myostroïne, élastine, kératine 4.30.

Mais cette composition ne représente qu'une moyenne et elle varie dans d'assez larges limites suivant la race, l'âge, le sexe, l'alimentation, le degré d'engraissement de l'animal.

(1) Sur 100 parties de cendres on trouve :

Potasse	40.85
Soude	4.52
Magnésie	3.30
Chaux	3.21
Oxyde de fer	0.96
Acide phosphorique	45.04
Chlore	4.85
Acide sulfurique	2.01

Ces variations portent principalement sur la teneur en graisse et en eau qui semblent se faire équilibre, l'une diminuant quand l'autre augmente :

	Bœuf gras	Bœuf maigre.
Eau	30.0	59.7
Chair musculaire	45.6	30.8
Graisse.	22.0	8.1
Extractif	1.5	1.4

Le commerce de la boucherie distingue du reste, au point de vue de la valeur vénale, trois qualités de viande, suivant leur provenance : 1° viandes de 1re qualité, provenant d'animaux jeunes, engraissés, riches en graisses sous-cutanée et viscérale et dont les fibres musculaires sont entrelardées de graisse, *viande persillée ;* 2° viandes de 2e qualité, provenant d'animaux de travail sacrifiés à un certain âge quand ils ne peuvent plus rendre de services à la ferme et soumis avant leur amenée sur le marché à un engraissement toujours incomplet ; 3° viandes de 3e qualité, provenant d'animaux étiques, surmenés et n'ayant par suite qu'une très faible valeur nutritive.

La proportion des divers éléments constituants et la valeur marchande varient aussi, suivant les parties de l'animal d'où la viande est prélevée, suivant les morceaux. La boucherie classe à ce point de vue la viande en trois catégories : 1re *catégorie*, qui comprend les muscles de l'arrière-train, *aloyau*, *culotte*, *gîte à la noix, tranche*, etc., et qui représente 30 pour 100 environ du poids net ; 2e *catégorie*, qui comprend les muscles de l'épaule et de la région costale, *gîte*, *côtes*, *paleron*, *poitrine*, et qui représente 25 pour 100 de ce même poids net ; 3e *catégorie*, comprenant les muscles du cou, de la tête, les parties inférieures des membres, collier, plat de joues, gîtes de devant, bavette, flanchet, etc., etc., et représentant 40 p. 100.

2° *Viande de veau.* — La viande de veau, comme d'ailleurs la viande de tous les animaux jeunes non encore parvenus à leur entier développement, est caractérisée par sa forte teneur en substances collagènes et par sa facile altérabilité. La proportion de ces substances est d'autant plus élevée et la valeur alimentaire, d'autant moindre que l'animal est plus jeune. Aussi n'autorise-t-on, dans la plupart des villes, l'abatage des veaux qu'à un certain âge, 40 à 60 jours.

Les veaux sont sujets à certaines maladies infectieuses, *pyosepticémies*, *diarrhée infectieuse*, etc., etc., qui rendent leurs viandes malsaines et jouent un rôle important dans les intoxications carnées.

Le rendement moyen d'un veau est évalué sur le marché de Paris de la façon suivante :

Poids net.	70 kilos
Viande de 1re catégorie	25 —
— de 2e —	30 —
— de 3e —	15 —

3° *Viande de mouton et d'agneau.* — La viande de mouton a une composition et une valeur nutritives très analogues à celles de la viande de bœuf dont elle se distingue, on le sait, par un certain fumet sensible surtout dans les viandes trop grasses. Elle a d'habitude une teinte rouge foncé et n'est jamais persillée, comme celle du bœuf.

La viande d'agneau par ses caractères et sa valeur nutritive se rapproche de celle du veau.

Le mouton jouit d'une immunité presque complète vis-à-vis de la tuberculose spontanée.

4° *Viande de porc.* — La viande de porc qui tient une si grande place, sous forme de viande fraîche ou de viande conservée, dans l'alimentation des classes rurales de tous les pays, se distingue si on la compare à la viande de bœuf, par sa teneur très élevée en graisse et sa teneur relativement faible en eau et en albuminoïdes, ce qui la rend d'une digestion parfois difficile pour certains estomacs.

Le porc est très sujet à la tuberculose ainsi qu'à plusieurs maladies parasitaires ; et c'est l'usage de la viande de cet animal et de celle de veau qui a le plus souvent, et même presque exclusivement, donné lieu aux accidents d'intoxications carnées sur lesquels nous aurons à revenir tout à l'heure.

5° *Viande de cheval.* — L'usage de la viande de cheval se répand de plus en plus et sa consommation augmente chaque année. Il en a été vendu à Paris en 1898 3.772.250 k. provenant de l'abattage de 15.194 bêtes (*Ann. statist. de la ville de Paris*) et il existe des boucheries vendant exclusivement cette viande dans la plupart des villes de province.

Cette viande est un peu plus foncée, plus pauvre en graisse, l'animal se prêtant peu à l'engraissement, moins tendre, plus ferme que celle du bœuf de bonne qualité ; mais quand elle provient d'un animal qui n'est pas trop âgé, ni trop surmené, elle fournit un bon rôti et donne d'excellent bouillon. Comme son prix est très inférieur à celui des autres viandes de boucherie, c'est une précieuse ressource pour l'alimentation des classes laborieuses dont le régime habituel est d'une façon générale trop pauvre en viande.

6° *Abats, Issues.* — *Abats* ou *issues* sont les termes usités en boucherie pour désigner les viscères employés dans l'alimentation que l'on distingue, suivant leur couleur, en *abats rouges*, foie, poumons, cœur, rognons et en *abats blancs*, cervelles, ris, tripes, pieds, etc., etc.

Les *abats rouges* se rapprochent beaucoup comme composition et valeur nutritive de la chair musculaire.

Les *abats blancs* ont un pouvoir nutritif plus faible et sont riches en substances collagènes.

Les cervelles constituent un groupe à part par suite de

leur richesse en lécithines et en graisses phosphorées (49.6 d'acide phosphorique pour 100 de cendres) (1).

7° *Volaille. Gibier.* — Les viandes provenant d'oiseaux ou de gibier se distinguent, au point de vue de leur aspect et de leur composition, en *viandes blanches* (poulet, dindon, perdreau, etc., etc.) très riches en matières azotées, presque aussi riches que la viande de bœuf, assez pauvres en graisse, ce qui, joint à la tendreté de leur fibre, explique leur digestibilité, et en *viandes noires* (canards, oies et autres aquatiques) très chargées de graisse et nécessairement assez indigestes, malgré leur haut pouvoir nutritif (*V. tableau*, p. 605).

DES DIVERS MODES DE PRÉPARATION ET DE CUISSON DE LA VIANDE. — 1° *Viandes rôties.* — A part quelques rares exceptions, la viande subit avant d'être consommée divers modes de préparation et de cuisson qui ont pour but de la rendre plus savoureuse. Le mode le plus simple qui donne un des mets à la fois les plus sains et les plus agréables au goût consiste à exposer la viande à feu nu à l'action d'un foyer ardent (grillage, rôtissage).

Sous l'influence de la haute température, l'albumine des couches périphériques se coagule. Celles-ci durcissent et prennent la coloration brune plus ou moins foncée bien connue des gourmets et la croûte ainsi formée retient dans les couches profondes, où la température ne dépasse guère 70°, le suc dont elles sont imprégnées (2).

(1) Composition des divers viscères.

	Foie de veau	Foie gras	Rognons	Cervelles	Ris de veau
Eau.	72.33	22.70	78.20	80.20	70
Albuminoïdes et collagènes. . . .	20.10	13.23	17.25	10.74	23 6
Graisses.	5.58	54.57	2.12	7.71	0.4
Sels.	1.54	2.58	1.10	1.62	1.6

(KOENIG.)

(2) Dans les expériences de Wolfhügel et Hueppe (*Travaux de*

Cette faible élévation de la température dans les parties centrales de la viande mérite d'être signalée au point de vue de la destruction des germes pathogènes que cet aliment peut recéler. Nous y reviendrons plus loin.

Les modifications que ce mode de cuisson fait subir à la viande consistent surtout en une perte en poids due à l'évaporation de l'eau de composition qu'on peut évaluer à 20-25 p. 100 environ, en la coagulation de l'albumine des couches périphériques et en un développement de produits volatils odorants, qui relèvent notablement la saveur de la viande et la rendent plus appétissante.

Composition comparée de la viande de bœuf crue et cuite.

	Bœuf cru	Bœuf rôti
Eau	74.1	69.9
Substances protéiques (musculine, serine, collagènes)	16.5	22.95
Albuminoses et peptones	2.5	
Extractif	1.5	1.04
Graisse	1.9 à 6	5.10
Sels minéraux	1.0	1.05

(A. GAUTIER.)

La digestibilité des viandes rôties ou grillées est très

l'*Office sanitaire impérial allemand*, t. I), qui ont porté sur des pièces de diverses grosseurs et de diverses provenances, la température des parties centrales n'a atteint après 3 h. 1/2 et 4 heures de cuisson que 71° à 78°.

De son côté Vallin (*Rev. d'hyg.*, 1881) a poursuivi des expériences sur le même sujet et il a constaté les températures suivantes :

Bœuf rôti, incomplètement cuit au centre	51°-55°
— cuit à point	56°-60°
Mouton insuffisamment cuit	48°-51°
— cuit à point	52°-56°
Porc cuit à point	62°-68°

La température plus élevée atteinte au centre par la viande de porc s'explique par la grande teneur de cette viande en graisse, bon conducteur du calorique.

grande, et il ne reste dans les fèces que 3 p. 100 environ de résidu non absorbé, dans lequel on trouve à peine des traces d'albumidoïdes (Munk). Le coefficient d'utilisation, un peu moindre que celui du lait, est néanmoins très élevé, on le voit.

D'après Uffelmann (1), la digestibilité de la viande rôtie serait même plus grande, contrairement à l'opinion qui a généralement cours, que celle de la viande crue.

Les viandes cuites à l'étuvée, c'est-à-dire à la vapeur, dans un récipient hermétiquement clos, se rapprochent beaucoup par leurs qualités des viandes rôties et ont la même valeur nutritive et la même digestibilité.

2° *Bouillon. Viandes bouillies.* — Un autre mode de préparation fort usité, en France surtout, consiste à faire bouillir la viande pendant un certain temps dans une certaine quantité d'eau. On obtient ainsi le bouillon sur la valeur nutritive duquel on a beaucoup discuté. Si on s'en rapporte à sa composition, on doit reconnaître qu'il contient assez peu de principes alimentaires.

1 kilog. de bœuf donne à peu près 2 lit. 500 de très bon bouillon contenant seulement 10-25 grammes d'extrait sec par litre dont la composition est la suivante :

Matières albuminoïdes		7.50
Bases créatiniques		0.90
Xanthines et bases du même groupe		0.25
Acide inosique		0.04
Taurine		0.12
Inosite et glycogène		1.40
Acide lactique		0.20
Matières colorantes et extractives		4.60
Sels minéraux ou solubles		3.76
— insolubles	0.38	4.14

(A. Gautier.)

7 gr. 50 de substances protéiques pour 1 litre, c'est peu

(1) *Deutsche Archiv. f. klin. Medic.*, t. XX.

assurément ; mais elles sont constituées en partie par des corps éminemment assimilables, n'imposant qu'un très faible travail aux organes digestifs (5 gr. 30 de peptone sur 7 gr. 50). En outre, le bouillon contient une assez grande quantité d'éléments minéraux parmi lesquels prédominent les phosphates (3 gr. environ sur 4 gr. 19 par litre) et, en proportions notables, des bases xanthiques qui semblent avoir la même action stimulante que celles du groupe chimique voisin (caféine, théine).

De plus, il a, d'après Schiff, une action peptogène manifeste.

La valeur nutritive du bouillon n'est donc pas tout à fait négligeable et son emploi traditionnel chez les malades et les convalescents dans le but de remédier à l'inanition minérale et de soutenir les forces est amplement justifié par sa composition. Qui, d'ailleurs, n'a pas eu l'occasion de constater sur lui-même sa vertu restaurante, un peu passagère, il est vrai (1).

La viande qui a servi à la préparation du bouillon, le *bouilli*, a une valeur alimentaire bien plus considérable. L'action prolongée de l'eau bouillante a pour effet de coa-

(1) La formule de préparation adoptée par les hôpitaux de Paris, après de nombreuses expériences, et qui mérite de servir de type est la suivante :

Pour 100 litres de bouillon.

Eau	100	litres	
Viande avec os	41	k.	660
Légumes	8	»	330
Sel	1	»	660
Oignons brûlés	0	»	600

En Angleterre où l'usage du pot-au-feu est bien moins répandu on prépare souvent pour les malades un bouillon par infusion, auquel on donne le nom de *beef-tea*, en versant sur 1 k. de bœuf haché la même quantité d'eau ; on fait bouillir quelques minutes et on ajoute ensuite le sel et les condiments. Ce bouillon a l'avantage de pouvoir être fait très rapidement, mais il est toujours un peu fade.

guler l'albumine et de transformer en gélatine le tissu conjonctif interstitiel, de dissoudre et de faire passer dans le liquide tous les éléments minéraux solubles. La viande perd donc une partie de son poids, 43 p. 100 environ ; mais la majeure partie des albuminoïdes, les 9/10, demeure dans le bouilli.

La digestibilité, quoique moins parfaite que celle des viandes rôties, est cependant considérable et la majeure partie des substances alibiles sont absorbées par le tube digestif.

C. **Poissons.** — La chair de poisson présente en général, comme composition, une assez grande analogie avec les viandes blanches, celle de poulet en particulier ; mais elle est moins riche en principes azotés. Cette composition varie du reste assez sensiblement suivant les espèces. On peut distinguer à ce point de vue les poissons à chair blanche, sole, merlan, turbot, qui conviennent par leur facile digestibilité aux estomacs délicats, les poissons à chair jaune, tels que le saumon, un peu moins digestibles, et enfin les poissons à chair grasse, comme l'anguille, de digestion beaucoup plus laborieuse.

Le tableau suivant donne du reste une idée de la composition des principaux types de ces trois groupes, et la raison de leur plus ou moins grande digestibilité :

	Eau	Matières azotées	Matières grasses	Extractif	Cendres
Solé.	79.20	17.26	0.81	1.11	1.62
Saumon.	61.40	17.65	20.00	0.08	0.87
Anguille.	59.80	13.05	25.69	0.70	0.76
Morue salée. . . .	45.00	37.25	1.02	2.59	14.14
Morue dessalée . .	77.10	18.79	0.86	0.87	2.38
Sardines fraîches.	73.10	22.12	2.83	0.57	1.88
Sardines salées . .	63.10	23.60	2.62	1.93	8.67
Harengs fumés . .	58.30	51.62	14.97	0.71	4.40

(BALLAND.)

Le poisson s'altère très rapidement, surtout si la température est élevée, et ces altérations donnent lieu parfois à des produits toxiques susceptibles de déterminer des accidents.

L'école dermatologique de Saint-Louis attribue à l'usage du poisson une action nuisible sur les affections cutanées dont il favoriserait l'apparition et les poussées.

Les prétendus effets du régime icthyophage sur la fécondité des populations maritimes ne reposent sur aucun fondement sérieux. La natalité de certains départements littoraux tient à de tout autres causes, en particuliers aux habitudes et au genre de vie que mènent les pêcheurs et les marins (1).

D. **Crustacés, mollusques.** — Les principaux crustacés utilisés dans l'alimentation sont les homards et langoutes, les écrevisses, les crevettes. Mets de luxe, ils n'entrent que pour une part assez limitée, au moins à l'état frais, dans l'alimentation publique. Ils sont très nutritifs, puisque les œufs de homard en particulier contiennent près de 22 parties de matière azotée et 8 parties de substances grasses, mais ils sont aussi passablement indigestes.

L'huître au contraire est d'une digestion facile, mais elle n'est pas bien riche en matière nutritive. Une douzaine d'huîtres ne représente guère plus de 2 grammes d'azote. La moule, plus indigeste, contient encore moins d'azote ;

(1) Le poisson forme la base de l'alimentation d'un grand nombre de peuples, particulièrement des populations littorales, et le prix relativement peu élevé auquel les espèces communes peuvent fournir l'azote en fait une ressource des plus précieuses au point de vue économique et social. Nous citerons le hareng qui est le poisson dont la consommation est la plus grande dans les classes populaires et qui contient à l'état frais 17.5 p. 100 d'albumine et 5 p.100 de graisse et la morue salée, non moins répandue, dont la teneur en matières azotées est de 37, mais qui est par contre relativement pauvre en graisse.

son usage expose de plus à des dangers d'intoxication sur lesquels nous aurons à revenir tout à l'heure.

Parmi les mollusques, il faut encore signaler l'escargot de vignes qui joue un certain rôle dans l'alimentation des populations rurales de certaines régions.

Voici, d'après Balland, la composition de ces divers mollusques qui permettrait de juger de leur valeur nutritive :

	Eau	Matières azotées	Matières grasses	Extractif	Cendres
Crevettes cuites. . .	67.30	24.62	1.65	2.01	4.42
Ecrevisses.	82.30	13.59	0.57	2.89	0.65
Huîtres	80.50	8.70	4.43	7.33	2.04
Moules	82.20	11.25	1.21	4.04	1.34
Escargots.	79.30	16.10	1.08	1.91	1.55
Homard.	72.74	13.63	0.36	0.21	2.02

Viandes malsaines. Intoxications alimentaires d'origine animale. — Tous les produits d'origine animale sont susceptibles, dans certaines conditions, de déterminer par leur ingestion des accidents plus ou moins graves d'intoxication ou d'infection. Lorsque ces aliments ont été consommés par un groupe d'individus, ils se présentent sous forme de pseudo-épidémies pouvant en imposer parfois pour des épidémies de nature spécifique (fièvre typhoïde, choléra, etc., etc.).

Il importe donc, si l'on veut ne pas méconnaître leur origine et si l'on veut formuler une prophylaxie efficace, de déterminer d'une façon aussi précise que le comportent nos connaissances actuelles, malheureusement encore bien incomplètes, les conditions dans lesquelles se sont produits les accidents et d'essayer de débrouiller leur étiologie parfois fort obscure.

Ces conditions, cela va sans dire, varient suivant la nature et la provenance de l'aliment.

Il faut tout d'abord mettre à part les viandes provenant de certains animaux, qui seraient toxiques à l'état normal.

C'est surtout dans la classe des poissons qu'on rencontre ces *espèces toxicophores* qui appartiennent pour la plupart à la faune des pays chauds (1). Bornons-nous à signaler la réputation de nocuité qu'ont les œufs et les viscères de quelques espèces de nos pays, le brochet, le barbeau. Et encore est-il bon d'observer que ces viandes et ces viscères ne sont toxiques qu'à certaines époques de l'année et sous certaines influences.

D'origine très différente seraient les accidents parfois graves et dramatiques que provoque sous certaines influences l'ingestion de mollusques, de moules en particulier. Brieger à la suite d'une épidémie observée à Wilhemshaven (1885) réussit à isoler du corps de ces animaux une toxine très active, la *mytilotoxine*. Il semble établi aujourd'hui que la production de cette toxine est sous la dépendance d'une septicémie encore mal connue frappant ces animaux, notamment ceux qui vivent dans l'eau de mer souillée par les eaux d'égout (2).Des accidents analogues et liés aux mêmes

(1) Smolensky a fait une intéressante étude des poissons toxiques (*Rev. d'hyg.*, 1898). Pour le savant russe, il y a lieu de distinguer les poissons à venin qui ne sont dangereux que par leurs piqûres et dont la chair n'est pas toxique (*vive, chobaisseau murène, sarpène, etc., etc.*) et les poissons vénéneux proprement dits qui pendant la vie et dans des conditions absolument physiologiques élaborent une substance toxique dans certains organes et dans certaines saisons (foie, tête, organes génitaux et frai). Le poison,qui résiste à l'ébullition,est très actif et peut amener en quelques minutes la mort des animaux et de l'homme. Mosso a isolé du sérum sanguin, sous le nom d'*ichthyotoxine*, un des principes qui serait détruit par le suc gastrique.

Les principales espèces toxicophores vraies, qui habitent surtout les régions tropicales appartiennent aux familles les plus variées, *Tétradon*, *Schizolhorax*, *Thons*, *Harengs*, *Anchois*, *Dorades*, *Maquereaux*, *Murénides*, *Lamproies*, *etc.*, *etc.*

(2) Lustig (*Arch. per les Scienze medische*, 1888 et *Rev. scientif.*, 1889) a isolé du foie de moules toxiques un vibrion très prochement apparenté au v. de Finkler-Prior et qui était très pathogène pour les animaux, cobayes et lapins, auxquels on le faisait ingérer.

facteurs auraient été observés à la suite d'ingestion d'huîtres et ont été du reste l'objet d'une intéressante étude de la part de Mosny (1).

Mais ce sont là des *intoxications* relativement rares, étant donné la part restreinte que ces produits prennent à l'alimentation des masses, et beaucoup plus importants sont les accidents survenant à la suite de la consommation de viandes de boucherie fraîches ou en conserve.

Les épidémies observées à la suite d'ingestion de viandes fraîches ne sont pas très rares et quelques-unes sont restées célèbres, soit par suite du nombre de personnes atteintes, soit par suite des recherches auxquelles elles ont donné lieu, telles les épidémies de *Wurzen* (1877), de *Chemnitz* (Saxe) (1879), d'*Audelfingen* et de *Kloten* (Suisse) (1878), de *Breslau*, de *Frankenhausen* (1888), de *Morseele* (Hainaut) (1893), d'*Ellezelles* (Belgique) (1896), de *Sirault* (Hainaut) (1898), etc., etc. (2).

Quelles sont les causes de ces épidémies ? Quel est ou quels sont les agents de l'intoxication ? — Observons tout d'abord que toutes ou presque toutes ces épidémies ont un point commun, savoir que c'est à la suite de l'ingestion de viandes de veau ou de porc que sont survenus les accidents.

Ces viandes étant très facilement altérables, on a naturellement pensé à des altérations *post mortem* et on a incriminé les microbes banaux de la putréfaction. Il est possible que dans certains cas ceux-ci aient joué un rôle, et Wesemberg a pu isoler dans une de ces épidémies, un *pro-*

(1) *Rev. d'hyg.*, 1899-1900.

(2) Nous croyons devoir faire remarquer que la grande majorité des épidémies d'intoxication par viandes fraîches se sont produites à l'étranger, notamment en Allemagne, et que la France est restée à peu près indemne. Cela tient-il à nos habitudes culinaires dans lesquelles la viande crue entre pour une faible proportion, ou à une surveillance plus rigoureuse des viandes livrées à la consommation

teus pathogène. Mais l'on sait que la viande en voie d'altération prend très vite un aspect, une odeur, un goût qui la dénoncent suffisamment au consommateur et dans la plupart des épidémies on a insisté au contraire sur le caractère normal de la viande, l'absence de toute odeur et de tout mauvais goût.

Aussi s'accorde-t-on aujourd'hui à admettre que dans la majorité des cas la nocuité de la viande reconnaît pour cause l'état de maladie de l'animal avant l'abatage et qu'il s'agit d'une véritable septicémie.

Mais quel est, quels sont les agents de ces septicémies ?

Les microbes le plus souvent isolés dans la viande et dans les selles des individus atteints appartiennent au groupe *coli* et c'est le bacille étudié par Gartner sous le nom de *B. enteriditis*, très proche parent du coli-bacille type, notamment qui paraît jouer un rôle prépondérant (1).

Mais à côté de ces intoxications caractérisées surtout par les symptômes d'une gastro-entérite cholériforme et dont l'agent appartiendrait au groupe du *B. enteriditis de Gartner*, il est une affection décrite par Van Ermengen, à la suite d'une épidémie observée par lui à Ellezelles (Belgique), très distincte de celles-ci, presque spécifique et à laquelle ce bactériologiste réserverait le nom de *botulisme* appliqué auparavant à toutes les intoxications carnées.

(1) C'est la conclusion à laquelle arrivent les bactériologistes qui dans les divers pays ont eu l'occasion d'étudier les épidémies de ce genre. En somme, les bacilles isolés dans la plupart de ces épidémies ne diffèrent entre eux que par des caractères secondaires et ils présentent d'autre part de grandes affinités avec le b. du *hog choléra* des porcs. Or Van Ermengen fait observer qu'il y a de grandes analogies entre cette affection de la race porcine et la *pneumo-entérite* des veaux. Les résultats obtenus par Herman (*Arch. de méd. expér.*, 1899) dans l'épidémie de Sirault sur la séro-réaction semblent témoigner d'ailleurs en faveur de la spécificité de l'agent infectieux. On s'expliquerait d'autre part ainsi pourquoi ces épidémies ont été presque exclusivement observées à la suite de l'ingestion de viandes de veau ou de porc.

Cette affection aurait pour agent spécifique un microbe, le *Botulinus*, strictement anaérobie, et qui agirait à la façon du b. tétanique et du b. diphtérique par les toxines qu'il sécrète.

Quelle est son origine ? Existe-t-il dans l'organisme de l'animal encore vivant ou est-il un des agents de l'altération de la viande *post mortem* ? Autant de questions qu'il faut laisser aux recherches futures le soin d'élucider (1).

Le botulisme ne se distinguerait pas moins par ses symptômes que par son agent des autres intoxications et serait caractérisé, d'après Van Ermengen, par des accidents des centres nerveux. Le poison botulique porterait surtout son action sur les nerfs craniens (mydriase, ptosis, diplopie, paralysie de l'accommodation, etc., etc.).

En résumé, les intoxications par les aliments d'origine animale sont loin d'avoir une cause univoque. Tantôt ce sont des poisons sécrétés normalement par la cellule vivante (poisons vénéneux) ; tantôt, mais assez rarement, ce sont des produits de la putréfaction des substances alimentaires, ptomaïnes ou autres ; tantôt enfin, et, c'est de beaucoup le cas le plus fréquent, ce sont de véritables infections spécifiques dont les germes sont transmis de l'animal à l'homme (*B. enteriditis* de Gartner, *Pneumobacillus septicus*, b. de la pneumo-entérite du veau, *B. botulinus* de Van Ermengen).

Viandes agents de transmission de maladies parasitaires ou infectieuses. — Les viandes peuvent être aussi des agents de transmission de zoonoses, maladies parasitaires ou infectieuses communes à l'homme et aux animaux.

(1) Le *B. botulinus* serait un hôte habituel de l'intestin des porcs, mais ne se trouverait pas dans la flore intestinale humaine (Metchnikoff).

A. — AFFECTIONS PARASITAIRES, HELMINTHES. — Les animaux donnent asile à de nombreux helminthes dont les uns vivent en simples commensaux, sans amener aucun trouble apparent de la santé, ascarides, oxyures, et dont les autres causent des maladies plus ou moins graves.

La plupart ne semblent pas être transmissibles à l'homme et nous ne voyons guère que la ladrerie du porc et du bœuf et la trichinose qui soient dans ce cas.

a) *Ladrerie du porc.* — La *ladrerie* du porc est caracté-

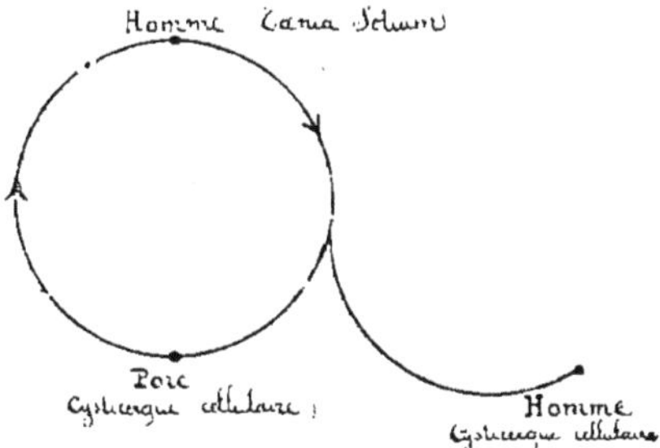

FIG. 108. — Evolution cyclique du Tœnia solium (d'après FLUGGE) (Ladrerie du porc).

risée par la présence en certains points du tissu cellulaire, en particulier dans le cœur et à la face inférieure de la langue, de petits kystes ovalaires contenant un cysticerque, le *cysticercus cellulosus*, qui n'est autre que la larve du *Tœnia solium*. Quand l'homme ingère une viande qui contient ces germes, la paroi du kyste se dissout dans l'estomac, la larve est mise en liberté et se transforme dans l'intestin en *Tœnia solium* ou ver solitaire.

Les articles ou cucurbitains pleins d'œufs sont incessamment rejetés avec les matières fécales dans le milieu extérieur où ils sont de nouveau ingérés par le porc dans l'intestin duquel les œufs éclosent, se transforment en embryons qui traversent les parois intestinales et vont ensuite s'enkyster dans le tissu cellulaire de l'animal. Tel est le cycle évolutif du *Tœnia solium*.

Le procédé le plus habituellement pratiqué sur les marchés pour constater la maladie chez le porc consiste à examiner la face inférieure de la langue de l'animal ; mais il ne donne pas de garantie absolue et ce n'est que par l'examen de la viande après abatage que l'on peut se prononcer d'une façon certaine sur l'absence de cysticerques. Il est du reste facile de se mettre à l'abri des chances d'infection en ne mangeant la viande qu'après cuisson, opération qui tue sûrement le parasite.

Toutes les races de porc ne sont pas également atteintes et, tandis que les races du Limousin et de l'Auvergne sont

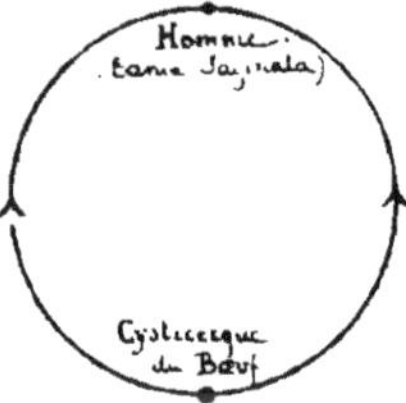

Fig. 109. — Evolution cyclique du Tœnia saginata (d'après Flugge) (Ladrerie du bœuf).

très sujettes à la maladie, celles du N.-E. et de la Bretagne sont presque indemnes.

Hâtons-nous d'ajouter que la maladie, grâce à la surveillance exercée sur les marchés et aux progrès des habitudes de propreté, tend à devenir bien moins fréquente qu'autrefois.

b) *Ladrerie du bœuf.* — La viande de bœuf peut aussi donner asile à des cysticerques qui en passant dans le corps de l'homme se transforment en un tœnia d'une espèce différente de celui provenant du porc, c'est le tœnia inerme ou *Tœnia saginata* (Goze).

Cette affection parasitaire du bœuf est assez difficile à reconnaître et passe souvent inaperçue. Elle ne doit pas être cependant très rare, si l'on en juge par la fréquence du tœnia inerme, depuis que l'usage de la viande crue ou de beefsteaks saignants a pris un si grand développement.

Il paraît que l'affection serait assez fréquente chez les bœufs algériens (Ch. Morot).

La difficulté de constater la maladie chez le bœuf rend la préservation beaucoup plus incertaine et plus difficile (1).

Le *Tœnia echinococcus* est assez commun chez le mouton, le veau, le porc, mais ce n'est pas d'habitude par la viande de ces animaux qu'il se transmet. L'intermédiaire est le plus

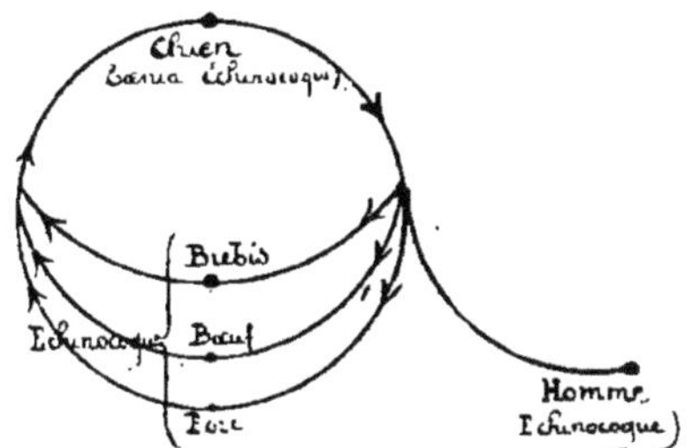

Fig. 110. — Evolution cyclique du Tœnia échinocoque (d'après Flugge).

souvent le chien, très sujet à la maladie et avec lequel certaines personnes ont, au point de vue des ustensiles culinaires en particulier, des habitudes de promiscuité qui n'expliquent que trop la contamination.

La *strongylose pulmonaire*, qui est chez les moutons l'agent de la bronchite vermineuse, ne se transmet pas à l'homme. Aussi les viandes d'animaux atteints de cette affection ne sont-elles pas saisies.

c) *Trichinose.* — La trichinose est une affection qui sévit principalement sur les porcs et qui est caractérisée par la présence dans les muscles d'un ver nématode de 1 mil-

(1) Depuis que l'attention des vétérinaires a été appelée sur la ladrerie du bœuf et qu'on a appris à mieux la rechercher, on constate que l'affection est plus fréquente qu'on ne le croyait d'abord. En Allemagne la proportion des bêtes atteintes varierait de 20 à 29 pour 1000.

limètre de long, enroulé une ou deux fois sur lui-même et enfermé dans un kyste calcaire (1).

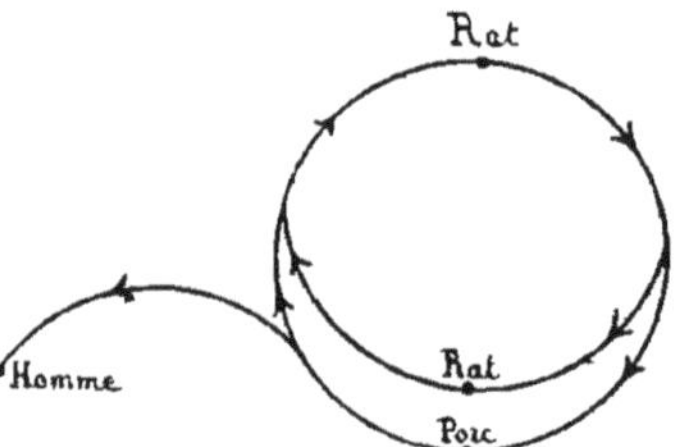

Fig. 111. — Evolution cyclique de la trichine (d'après Flugge).

L'origine et l'habitat primitif du parasite se trouvent chez le rat où il peut accomplir son évolution complète et c'est

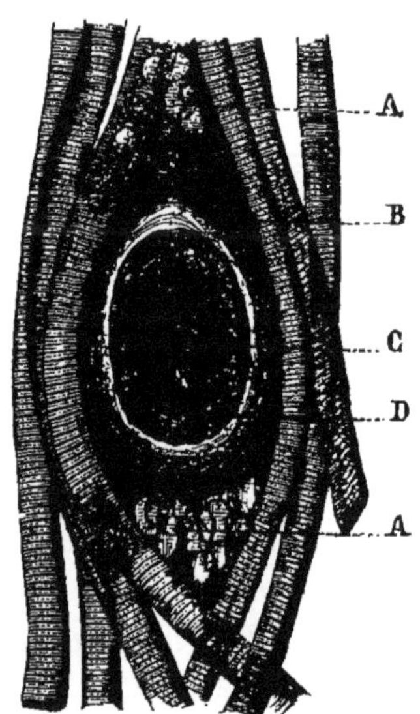

Fig. 112. — Trichinose.

A. Kystes placés entre les fibres musculaires. — B. Kystes ouverts. — C. Trichine enroulée dans le kyste. — D. Matière albumineuse.

en dévorant ces animaux que le porc prend sans doute la maladie.

(1) Signalée pour la première fois en 1832 par Hilton et dénommée par Owen en 1835, la maladie a été surtout étudiée par Zenker

En Allemagne où l'on consomme beaucoup de viande de porc crue, soit à l'état de saucisses, soit à l'état de jambon, l'ingestion de cette viande a donné lieu à de graves épidémies dans lesquelles une partie des malades ont succombé (1 mort sur 3 malades à Hedersleben, 1865 ; 1 sur 7 à Linden, 1874). Les symptômes observés et qui sont la conséquence de l'introduction des trichines dans les voies digestives, et, à une période plus avancée, de l'envahissement des masses musculaires par ces parasites consistent en des troubles gastro-intestinaux, des douleurs musculaires affectant le caractère rhumatismal et en des phénomènes typhoïdes amenant le plus souvent la mort.

En France, où les habitudes culinaires sont autres et où l'on ne mange ordinairement la viande de porc qu'après sa cuisson dans l'eau, les populations, bien qu'ayant très probablement fait plus d'une fois usage de viande trichinée provenant d'Amérique ou d'Allemagne, ont été épargnées, et on ne connaît guère que la petite épidémie de Crépy-en-Valois observée par Jolivet et Laboulbène. Le péril est donc bien moins grand que dans les pays d'outre-Rhin et la plupart des médecins et des hygiénistes ont protesté contre la sévérité des mesures de prohibition prises en France en 1881 par le gouvernement à l'égard des viandes de provenance américaine.

Il est utile cependant de prendre des précautions contre cette redoutable affection ; car la larve est très résistante et, quand elle est enkystée, elle résiste au salage, au fumage, au froid et peut rester *vivante 24 ans* ? Elle n'est sûrement tuée que par une température de 60 à 70° et nous avons vu que les parties centrales des viandes rôties n'atteignaient pas toujours cette température.

qui reconnut le premier (1860) qu'elle était la cause d'épidémies graves, jusque-là inexpliquées.

La présence de la trichine dans la viande de porc se reconnaît facilement par l'examen microscopique, à un faible grossissement, des masses musculaires. On a même inventé un petit harpon permettant de recueillir pour cet examen quelques petites parcelles de muscles sur l'animal vivant. C'est au niveau des points d'attache des tendons que le parasite est en général le plus abondant.

B. — Maladies infectieuses. — Depuis que les découverte modernes ont démontré qu'un grand nombre de maladies étaient communes aux hommes et aux animaux et susceptibles de se transmettre des uns aux autres, la question de l'infection par l'usage alimentaire des viandes ou autres produits animaux a pris une importance considérable en hygiène. D'un côté on ne saurait prendre trop de précautions pour se mettre à l'abri de ce danger ; d'un autre côté, il faut éviter par une sévérité exagérée de se priver sans nécessité absolue d'une ressource d'autant plus précieuse pour l'alimentation publique que la production n'en est point surabondante. Le difficile est de trouver une solution qui ne porte pas trop d'atteinte aux intérêts très respectables en jeu, tout en sauvegardant l'intérêt supérieur de la santé publique.

Les principales zoonoses transmissibles à l'homme sont le charbon, la morve, la rage, et surtout la tuberculose. Ces infections peuvent-elles se transmettre par l'usage des viandes provenant d'animaux infectés ?

C'est ce qu'il importe d'examiner.

a) Viandes charbonneuses. — Les nombreux accidents observés chaque année chez les personnes appelées par leur profession à manier des produits d'animaux charbonneux témoignent du danger de ces manipulations. Dans ces cas l'infection se produit par inoculation directe à la suite de piqûres, d'érosions accidentelles de l'épiderme.

L'ingestion des viandes charbonneuses expose-t-elle au

même danger ? Dans la Beauce, où le charbon est épidémique, le personnel des fermes, les équarrisseurs mangent impunément ces viandes (Bouley, Nocard, Arnould). D'autre part les expériences de Pasteur et de Toussaint communiquant la pustule maligne aux animaux, en ajoutant aux fourrages arrosés de bactéries des corps piquants, tels que des chardons, susceptibles de déterminer des érosions de la muqueuse digestive, prouvent combien il faut être réservé au sujet de l'innocuité de la chair des animaux charbonneux. On a cité du reste des cas de charbon à la suite d'ingestion de pareilles viandes, et Bollinger admet l'infection par cette voie, bien que la considérant comme très rare. Il ne faut donc pas hésiter à proscrire la viande des animaux qui ont succombé à cette maladie et à la détruire, non en l'enfouissant, mais par le feu.

b) *Viandes d'animaux morveux, enragés.* — Les mêmes réflexions s'appliquent aux viandes provenant d'animaux morveux, enragés ou atteints de péripneumonie contagieuse. Bien qu'il existe quelques exemples où ces viandes ont pu être impunément consommées, il y a lieu d'en interdire formellement l'usage dans l'alimentation (1).

c) *Viandes d'animaux atteints d'affections septicémiques,* — Nous nous sommes assez étendu, à propos des intoxications carnées, sur la part qu'y prennent les viandes d'animaux atteints d'affections septicémiques, notamment la *pneumo-entérite* des veaux et le *hog choléra* des porcs, et sur les dangers que présente la consommation de pareilles viandes pour qu'il y ait lieu d'y revenir.

d) *Viandes d'animaux tuberculeux.* — Nous avons déjà examiné, à propos du lait, la question de la transmission de la tuberculose par les produits provenant d'animaux

(1) CADÉAC (*Lyon médical*, 1894) n'a jamais pu réussir à transmettre la morve par la voie digestive. Toutes ses tentatives ont donné des résultats négatifs.

atteints de cette affection et discuté les problèmes délicats qu'elle soulève.

La maladie est, avons-nous dit, particulièrement fréquente dans l'espèce bovine et l'espèce porcine, et elle est souvent méconnue jusqu'au moment de l'abatage ; car les symptômes en sont peu accusés pendant la vie et l'animal peut conserver jusqu'à une période avancée son embonpoint. Il est même susceptible d'engraissement ; il y a de nombreux exemples de granulations tuberculeuses trouvées dans les viscères de bœufs primés aux concours.

Les viandes d'animaux atteints de pommelière doivent donc paraître souvent sur les marchés. A l'abattoir de la Villette la proportion est de 3,80 p. 1000. A Berlin la proportion serait plus élevée et atteindrait 3,89 p. 1000 pour les vaches et les bœufs et 7, 4 p. 1000 pour les porcs (Villarey). Ce n'est donc pas sans raison qu'on a pu dire qu'en déduisant les animaux saisis pour tuberculose généralisée et en ne tenant compte que de celle qui est livrée à la consommation, chaque habitant de cette ville consomme au moins par an 1 kilogramme de viande provenant d'une bête tuberculeuse (1).

(1) L'enquête faite dans les abattoirs du royaume de Saxe en 1890 a donné les résultats suivants :

Animaux reconnus tuberculeux :

	Animaux abattus p. 100
Ensemble du gros bétail	15.7
Veaux.	0.03
Porcs	0.84
Moutons.	0.02

(JOHNE.)

La maladie est beaucoup plus rare en France et Arloing n'a trouvé pour les animaux amenés aux abattoirs p. 1000 que :

Bœufs.	3.88
Porcs.	0.112
Veaux.	0.024

D'après Nocard, la proportion des bovidés tuberculeux peut être

Il y aurait donc là un grand danger pour la santé publique, s'il était démontré que l'ingestion des viandes de cette provenance est susceptible de déterminer l'infection tuberculeuse.

Si nous faisons abstraction pour le moment des nouvelles doctrines de R. Koch sur la dualité de la tuberculose bovine et de la tuberculose humaine, dont nous avons déjà parlé, mais qui sont encore trop discutées et trop discutables pour qu'il y ait lieu d'en tenir compte dans la pratique, tout le monde est d'accord, après les expériences si probantes de Chauveau, de Gerlach, de Cadéac (1) et autres observateurs, pour rejeter de l'alimentation toutes les portions de tissus, viscères ou autres présentant des granulations tuberculeuses. Mais faut-il en même temps interdire l'usage des autres portions de l'animal, de la chair musculaire, en particulier, lorsqu'elle a été trouvée absolument saine et que la tuberculose est limitée à quelques viscères ? C'est sur ce point particulier, que s'accusent les divergences d'opinions entre hygiénistes.

Nocard n'a jamais pu déterminer la tuberculose chez des cobayes en leur injectant du suc musculaire d'animaux tuberculeux et ne croit pas par suite à la transmission par cette voie. D'autres expérimentateurs, Arloing en particulier, se sont montrés moins affirmatifs et le Congrès de la tuberculose de 1885, dans lequel cette question a été soulevée, leur a donné raison en se prononçant pour l'interdiction absolue et la saisie totale de tout animal portant des tubercules, quelle que soit l'étendue des lésions.

Nous pensons que la plupart de ceux qui se sont pronon-

évaluée à 50 p. 1000 en moyenne.

A Liverpool la proportion serait de 14 p. 1000 et à Manchester de 3 seulement, comme en France (Shirley-Murphy).

(1) Sur 41 cobayes auxquels Cadéac a fait ingérer des organes tuberculeux, 39 ont succombé à la maladie.

cés à cette époque en faveur de ces mesures draconiennes se montreraient aujourd'hui moins intransigeants.

Il ne faut pas oublier en effet qu'étant donné la fréquence de la tuberculose bovine, l'application de ces mesures aurait pour résultat d'enlever de la consommation une portion considérable d'un aliment déjà trop rare, sans compter les charges considérables qu'imposerait aux finances publiques le principe de l'indemnité qui est le corollaire nécessaire de la saisie.

En définitive, la santé publique paraît très suffisamment sauvegardée si, comme l'ont proposé Bouley et Nocard, on réserve la saisie totale au cas où la tuberculose est généralisée et si l'on se borne à pratiquer la saisie partielle des viscères infectés dans ceux où elle est localisée.

C'est la solution qui a été adoptée par le nouveau règlement sur la police sanitaire des animaux édicté en août 1888.

Les règlements de police sanitaire actuellement en vigueur prescrivent : 1° La séquestration et l'isolement des animaux chez lesquels la tuberculose a été constatée.

2° La saisie des viandes provenant de ces animaux quand la tuberculose est généralisée et quand, sans être généralisée, les lésions ont envahi une grande partie des viscères.

En Allemagne, les règlements sont moins rigoureux et ne prescrivent la saisie que quand il existe des tubercules dans les muscles ou, en dehors de ce cas, lorsque l'animal est amaigri, en mauvais état de chair.

Huîtres et fièvre typhoïde. — Signalons enfin, pour terminer ce qui a trait aux dangers de transmission des germes infectieux, les cas dans lesquels les huîtres ont servi de véhicule au b. d'Eberth. Depuis que l'attention a été appelée de ce côté, on a recueilli dans divers pays (1), en Angleterre notamment, la relation d' un certain nombre

(1) Chantemesse, Les huîtres et la fièvre typhoïde, *Bull. Ac. de méd.*, 2 juin 1896.

d'épidémies dues à cette origine et dans presque toutes, sinon dans toutes, il a été reconnu que ce qu'il fallait incriminer, c'était moins l'animal lui-même que les défectuosités de l'installation et de l'emplacement des parcs où avaient été élevés ces mollusques. Situés, en général, non loin de débouchés d'égouts, rien n'a été fait pour empêcher la souillure des eaux alimentant ces parcs. C'est du reste à la pollution de ces eaux que Mosny (1) et Chatin (2) s'accordent à attribuer, nous l'avons vu, non seulement les infections spécifiques, telles que la fièvre typhoïde, mais tous les accidents en général observés à la suite de l'ingestion des mollusques.

Prophylaxie des intoxications et des infections causées par les produits d'origine animale. Inspection sanitaire des animaux de boucherie et de la viande. — La prophylaxie des accidents provoqués par les aliments d'origine animale repose tout entière sur une rigoureuse surveillance, sur un sévère contrôle de ces aliments avant leur mise en vente.

La plupart des villes, pour parer à ces dangers, ont institué une inspection sanitaire des animaux et des viandes qui sortent des abattoirs municipaux pour être livrées à la consommation. La viande reconnue saine par l'inspecteur de l'abattoir et pourvue d'une estampille officielle peut seule être mise en vente.

Malheureusement cette inspection ne se pratique que dans les centres de quelque importance et dans les villages et les campagnes la mise en vente de la viande de boucherie n'est soumise à aucune surveillance. Ce qui aggrave encore le danger, c'est que la viande des animaux tués dans les campagnes, loin de tout contrôle (viandes foraines),

(1) *Rev. d'hyg.*, 1899 et 1900.
(2) *Bull. Acad. de méd.*, 1896.

est introduite toute dépecée et préparée pour l'étal dans les villes et est vendue à la criée. Ce commerce de viande tout au moins suspecte se fait sur une grande échelle (20 millions de kilogrammes à Paris). On comprend, d'après ces faits, combien il importerait de rendre obligatoire pour toute la France, villes et campagnes, l'inspection avant et après abatage des animaux destinés à la boucherie.

C'est d'ailleurs le vœu qui a été expressément formulé par l'Académie de médecine en 1895 sur la proposition de Nocard, et que le Congrès d'hygiène de 1900, par l'organe autorisé de son rapporteur, le professeur Barrié, a cru devoir renouveler « en appelant l'attention des Gouvernements sur la nécessité de rendre par la loi l'inspection des viandes *générale, obligatoire et uniforme dans chaque Etat*, de l'étendre à toutes les localités, à tous les animaux de boucherie et à toutes les viandes, sans distinction de provenance et de destination, comme à tous les établissements qui les préparent et qui les mettent en vente », d'imposer la construction d'un abattoir public à toutes les communes ou groupes de communes, de soumettre enfin l'ouverture et l'exploitation des établissements qui préparent ou vendent les viandes alimentaires à l'autorisation légale.

Prévoyant qu'une inspection sérieuse aurait pour effet de soustraire à la consommation une quantité relativement importante d'un aliment déjà rare et cher, le Congrès a exprimé en même temps le vœu de la création d'un marché spécial *Freebank* « où les viandes de qualité inférieure, mais reconnues inoffensives,soit d'emblée, soit après préparation spéciale, seraient vendues à prix réduit sous déclaration et sous la surveillance de l'autorité ».

Expertise des viandes fraîches. — L'expertise des viandes de boucherie comporte à la fois l'examen de l'animal avant l'abatage et l'examen des morceaux isolés.

L'examen de l'*animal vivant* doit porter sur l'âge, sur

l'état de santé qui se révèle par la vivacité de l'allure et du regard, le port de la tête, le brillant du poil, l'absence de jetage et d'ulcération des naseaux, la température, etc., etc., sur l'état de la nutrition, le degré d'engraissement, la saillie de l'épine dorsale et des côtes, des masses musculaires, etc., etc.

Pour l'examen des *morceaux isolés*, on doit tenir compte de la couleur, variable suivant l'espèce animale, mais qui pour une même espèce est assez constante, de la présence de dépôts de graisse dans les espaces interfibrillaires, de l'odeur qui renseignera sur le plus ou moins de fraîcheur du produit et aussi sur l'origine de la viande, chaque espèce ayant pour ainsi dire une odeur spécifique, de la consistance qui doit être plutôt ferme, élastique, sèche, les viandes malsaines étant ordinairement molles, peu résistantes à la pression et humides, sur la réaction qui est acide dans les viandes fraîches et qui devient alcaline dès que la viande commence à s'altérer.

On doit se méfier des viandes qui laissent sourdre à la pression des gouttes de sang (*viandes saigneuses*), de celles qui ont une coloration jaunâtre (*viandes ictériques*), de celles dont la fibre musculaire est comme ratatinée et atrophiée et remplacée en partie par du tissu fibreux (*viandes d'animaux vieux*, *surmenés*, *étiques*), enfin des viandes de teinte pâle, anémique (*viandes hydroémiques*).

Mais la partie la plus importante de l'enquête est, d'après ce que nous avons vu du danger de transmission des germes infectieux, de s'assurer que l'animal est indemme des affections parasitaires ou microbiennes que nous avons passées en revue. L'examen de l'animal vivant, l'autopsie soigneusement faite après l'abatage, au besoin l'examen microscopique des viscères et de la chair musculaire, permettent dans l'immense majorité des cas de résoudre le problème.

La plupart desépidémies étant dues à l'usage des viandes crues ou incomplètement cuites (saucisson, jambons, pâtés de veau, etc., etc.), la cuisson sera toujours, en cas de suspicion, une bonne mesure préventive bien qu'il ne faille pas compter d'une façon absolue sur elle pour détruire les toxines.

Procédés de conservation et de stérilisation des produits d'origine animale, viandes, poissons, etc., etc. — La conservation de la chair des animaux si facilement et si rapidement altérable a une importance hygiénique et économique considérable. Elle permet en effet de consommer cette précieuse substance alimentaire au fur et à mesure des besoins, d'éviter le gaspillage, de la transporter des pays de production où la denrée est surabondante et à vil prix dans les pays de consommation où le plus souvent il y a pénurie. Quel intérêt philanthropique n'y aurait-il pas, par exemple, à posséder un procédé économique permettant de faire profiter les classes ouvrières et rurales de l'Europe de cette énorme quantité de viande fournie par les troupeaux de bœufs des pampas de l'Amérique du Sud, les moutons d'Australie, dont la plus grande partie se perd faute de débouchés ? Les tentatives faites dans ce sens depuis quelque temps permettent d'espérer que la solution pratique de ce grave problème est en partie résolue.

Il existe de nombreux procédés de conservation des substances alimentaires, mais, quelle que soit leur diversité, ils ont tous le même objectif, entraver l'action des micro-organismes, causes uniques de l'altération de ces substances, et ils peuvent se ranger sous deux chefs : ceux basés sur la destruction complète des germes et ceux par lesquels on se borne à entraver leur développement, en plaçant la denrée alimentaire dans des conditions défavorables à ce développement.

Destruction des germes	par la chaleur, stérilisation	Procédé Appert modifié par Fastier et Martin de Lignac.
	par antiseptiques.	Borax et acide borique. Aldéhyde formique. Acide sulfureux et bisulfites. Fluorure de sodium. Saccharine. Acide salicylique. Abrastol (sulfo-naphtolate).
Arrêt de développement des germes	par soustraction de la substance à l'air. Enrobage.	Corps gras. Gélatine. Substances diverses.
	par soustraction de l'eau de composition.	Dessiccation. Concentration. Salaison et fumage.
	par abaissement de température.	Congélation.

Parmi tous ces procédés, les seuls qui aient une importance économique et industrielle sont la salaison, la stérilisation et depuis quelque temps la congélation.

Salaison. — La salaison est un procédé fort ancien et qui a joué de tout temps un grand rôle dans l'alimentation des classes populaires.

Elle est principalement appliquée à la conservation de la viande de porc et de certains poissons dont la pêche se fait par grandes masses, à des saisons déterminées, morues, harengs, sardines, etc., etc. L'opération consiste à recouvrir la substance de sel ou à la placer dans une solution très concentrée, la saumure.

La salaison enlève à la viande une partie de son eau de constitution et augmente par suite la teneur en éléments solides, ainsi que le montre le tableau ci-dessous :

	Eau	Matière sèche	Abumi-noïdes	Graisse	Cendre
Bœuf d'Amérique salé .	49.1	50.9	28.9	0.2	21.0
Jambon de Westphalie.	28.0	72.0	24.0	36.5	10.1
» ordinaire. .	59.7	40.3	25.1	8.1	7.1
Lard salé	9.1	90.9	9.7	75.7	5.4
Harengs salés	46.2	53.8	18.9	16.9	16.4
Stock fish.	16.2	83.8	78.9	0.8	16

Ces produits de salaison sont, on le voit, des aliments très riches en substances protéiques et en graisse, mais par suite de la modification que l'opération a fait subir à la fibre musculaire leur digestibilité et leur coefficient d'assimilation sont probablement inférieurs à ceux de l'aliment frais.

Voit a fait en outre remarquer que certains principes organiques et minéraux solubles ont disparu, notamment le phosphore et la potasse. La diminution atteindrait pour les substances organiques 21 p.100 et pour l'acide phosphorique 8.5.

Tous les expérimentateurs qui ont fait des recherches sur l'action conservatrice du sel et de la saumure s'accordent à reconnaître que cette action est surtout d'ordre chimique,que c'est à la soustraction d'eau qu'est principalement dû l'arrêt des processus d'altération et de putréfaction (1), qu'en revanche le sel est un très médiocre antiseptique. A l'état de concentration usité dans la saumure, il respecte les microbes pathogènes que peut recéler la viande, le *b. tuberculeux* en particulier qu'on a retrouvé vivant après

(1) Dans un travail récent, Petterson (*Arch. f. Hyg.*, 1900) a repris les études sur le mécanisme d'action de la salaison. Il a vu que les divers saprophytes et agents de la putréfaction étaient très inégalement sensibles à l'action du sel, que les plus sensibles étaient ceux qui décomposaient l'albumine et produisaient de l'hydrogène sulfuré et de l'indol. En revanche, la formation d'ammoniaque, d'acide butyrique et de peptone est beaucoup moins entravée.

trois mois d'immersion dans la saumure (1). Stadler (2) a récemment constaté d'autre part que le procédé n'est pas moins impuissant à l'égard des agents habituels de l'intoxication carnée appartenant au groupe *coli et proteus*.

Ce mode de conservation n'offre donc guère de garantie au point de vue de la salubrité de l'aliment et on ne s'étonnera pas que les accidents observés à la suite de l'usage de viandes ou de poissons salés soient relativement fréquents.

Le *fumage* ou *boucanage* qui consiste à exposer la viande, après l'avoir saupoudrée de sel, à la fumée d'un feu de bois peu ardent, le plus souvent fait avec des copeaux de hêtre et des branches de genèvrier, agit en desséchant la viande d'abord, puis en l'imprégnant de produits empyreumatiques dont certains ont une action antiseptique manifeste, ainsi qu'il résulte des expériences de Serafini et d'Ungaro (3). Toutefois cette action paraît assez superficielle et laisserait intacts les germes situés dans les profondeurs de la viande.

Stérilisation par la chaleur. — La stérilisation par la chaleur qui porte aussi le nom de *méthode Appert*, du nom du chimiste qui l'a imaginée il y a près d'un siècle, est un procédé qui, depuis que nous connaissons les causes et les conditions d'altération des matières alimentaires et les moyens de les empêcher, a pris un immense développement et constitue une branche des plus importantes des industries se rattachant à l'alimentation (4).

(1) C. Arnould, Viandes salées et viandes fumées. *Rev. d'hyg.*, 1895.

(2) *Arch. f. Hyg.*, t. XXXV, 1899.

(3) *Ann. del. Inst. d'Ig. sperim. di Roma*, 1890.

(4) L'industrie des conserves alimentaires, dont la France a eu longtemps le monopole, mais dont la production y a sensiblement diminué depuis l'établissement du régime protectionniste, n'en occupe pas moins dans notre pays une place des plus importantes. On y compte 254 usines occupant 5.000 ouvriers et fabriquant annuellement 120 millions de boîtes, dont 80 millions environ de sardines ou autres poissons, 18 millions de fruits ou légumes et

Le procédé de fabrication des conserves de viandes est des plus simples. La viande, découpée en morceaux, bien dégraissée et débarrassée de ses tendons, est soumise à une cuisson à 100° pendant 1 heure environ, puis égouttée et mise en boîte. Le bouillon résultant de cette cuisson est réduit jusqu'à consistance suffisante pour former gelée après refroidissement et ajouté à la viande. On soude ensuite rapidement le couvercle à l'étain fin et, après qu'on s'est assuré de l'étanchéité, on soumet la conserve à une stérilisation à l'autoclave à 115-120° pendant 1 h. 1/2.

Les boîtes destinées à l'armée contiennent 800 gr. de viande et 200 gr. de gelée, représentant 4 rations de guerre de 250 gr. Le contenu présente la composition moyenne suivante :

Eau	61
Matières azotées	29
» grasses	8 à 11
Extrait	0.35
Cendres	1.32

(BALLAND.)

La viande conservée garde en général sa consistance, son odeur et sa saveur. Elle a une valeur nutritive sensiblement supérieure sous le même volume à celle de la viande fraîche. La gelée se conserve moins bien et prend un aspect trouble, peu appétissant. Ce qui est certain, c'est que les soldats se lassent vite de cet aliment, si on en prolonge un peu l'usage, et qu'ils en gaspillent beaucoup.

Accidents causés par les viandes de conserves. — Les conserves de viande en boîtes tenant une large place

20 à 22 millions de conserves de viandes proprement dites (ROCQUES, Etat actuel de l'industrie des conserves alimentaires en France, *Rev. génér. des Sciences*, 1901). On sait le rôle important que jouent ces dernières dans l'approvisionnement des troupes en campagne.

dans l'alimentation des troupes, c'est surtout dans l'armée que ces accidents s'observent et c'est aux études et aux recherches des médecins militaires que nous devons presque exclusivement ce que nous savons sur la pathogénie et la symptomatologie de ces accidents (1).

On trouve dans les recueils de médecine militaire d'assez nombreuses relations d'épidémies dues à cette cause, mais si l'on considère, ainsi que le fait observer Vaillard, qu'il se consomme annuellement dans l'armée 3 millions de boîtes environ contenant chacune la ration journalière de cinq hommes et que le nombre des cas observés, ayant eu d'ailleurs presque tous une terminaison bénigne, ne s'élèvent guère à plus de 200 par an, on peut dire que les accidents causés par les conserves de viandes sont plutôt rares.

En général, ces accidents consistent en troubles gastro-intestinaux, vomissements, diarrhée parfois cholériforme, accompagnés de fièvre plus ou moins forte et dans certains cas de symptômes nerveux et cardiaques, somnolence, crampes musculaires, mydriase, faiblesse du pouls, collapsus, etc., etc. Ils surviennent tantôt presque aussitôt après l'ingestion de l'aliment, tantôt après une période d'incubation d'un ou deux jours. En somme, la symptomatologie ne diffère guère de celle que produit l'ingestion de viande fraîche malsaine et il semble bien que l'une et l'autre reconnaissent des causes analogues. On a voulu incriminer la formation de toxines ou de ptomaïnes dans les vieilles conserves restées trop longtemps en magasin, mais pas plus que dans les viandes fraîches on n'a pu en déceler la présence. En revanche, l'analyse rigoureuse des faits semble démontrer d'une façon péremptoire que le principal facteur de la nocuité de ces viandes est, comme pour les viandes fraîches, l'état de maladie des animaux d'où provient la viande. Outre cette

(1) Vaillard, *Rapp. au Congr. intern. d'hyg.*, 1900.

cause, on peut aussi incriminer, dans certains cas, les viandes ayant subi un commencement d'altération avant la mise en boîte, soit par suite de la malpropreté et du peu de soin apportés aux manipulations, soit par suite du retard de la stérilisation et de l'insuffisance de cette stérilisation (Vaillard) (1).

Il faut signaler enfin la possibilité d'accidents saturnins à la suite de l'usage d'aliments conservés dans des boîtes métalliques. A. Gautier a constaté la présence du plomb provenant des soudures des boîtes dans le contenu des conserves. La proportion en est parfois assez élevée, notamment dans les conserves de poissons à l'huile, pour être susceptible de provoquer des phénomènes d'intoxication. Les conserves de viandes, et surtout celles de légumes, y exposent beaucoup moins (2).

La prophylaxie de ces accidents se déduit des causes mêmes que nous venons d'énumérer. Elle consiste, ainsi que l'ont demontré Vaillard et Barrié : 1° à soumettre l'ouverture et l'exploitation des fabriques de conserves à l'autorisation légale ; à y exercer, au point de vue de la qualité et de la

(1) Cassedebat (*Rev. d'hyg.*, 1890) et Vaillard (*loc. cit.*) ont constaté la présence de microbes revivifiables dans 70 à 80 p.100 des boîtes, au moment de leur ouverture. Il semble donc que certains industriels n'apportent pas assez de soin à cette partie de l'opération, n'élèvent pas la température à un degré suffisant ou ne prolongent pas assez longtemps le chauffage. Vaillard a démontré en effet qu'il fallait, pour obtenir une température de 116° au centre de la conserve, maintenir la température de l'autoclave à 120° pendant 1 h. 1/2.

Une pratique déplorable est celle dite de la *représervation* qui consiste, quand une boîte présente des fuites ou un bombement, à donner une issue au gaz, à obturer le pertuis au moyen d'une soudure et à stériliser de nouveau.

(2) L'administration de la Marine a dû rejeter à diverses reprises une assez grande quantité des conserves préparées pour les arsenaux maritimes et dans lesquelles on avait constaté la présence de l'étain, du plomb et du cuivre.

provenance de la viande utilisée, quand ces produits sont destinés à un service public, comme celui de l'armée, une surveillance rigoureuse ; 2° à exiger une stérilisation suffisamment prolongée, 1 h. 1/2 au moins, à la température de 120° ; 3° à rejeter toute boîte présentant la moindre trace de bombement ; 4° à interdire formellement la pratique de la *représervation ;* 5° à inscrire sur chaque boîte, avec le nom du fabricant, la date de la fabrication ; 6° à opérer la soudure des boîtes avec de l'étain fin contenant 97 p. 100 d'étain et moins de 0 gr. 5 de plomb et de 0 gr. 01 d'arsenic.

Dessiccation. Concentration. Extraits. — Le *Tasajo* fort en usage dans une partie de l'Amérique du Sud n'est autre que de la viande découpée en lanières et desséchée au soleil. C'est ce procédé tout primitif et dont se servent beaucoup de tribus sauvages pour conserver les produits de leur chasse qu'on essaie depuis quelque temps de perfectionner. La viande est desséchée dans une étuve à basse température (50 ou 55°) de façon à lui enlever son eau de constitution sans altérer sa structure et sa composition, puis est réduite en poudre. Grâce aux progrès faits dans ces derniers temps dans le mode de préparation et de manipulation, le commerce est aujourd'hui à même de livrer des poudres de viande n'ayant aucune odeur ni aucun goût désagréable et qui rendent de grands services dans la suralimentation des malades.

Utilisé presque exclusivement jusqu'ici par la pharmacie par suite du prix de revient fort élevé de ces produits, ce procédé est peut-être appelé à prendre dans l'avenir un grand développement si, comme semblent l'espérer quelques-uns, il peut fournir la solution pratique du grave et difficile problème de l'alimention des troupes en campagne : *fournir aux hommes dans des conditions économiques un aliment sain, d'un goût agréable, renfermant les divers principes alimentaires en proportion convenable et possédant sous un volume aussi réduit que possible un pouvoir nutritif considérable*. On sait que, pendant la guerre de 1870-71, chaque soldat allemand portait dans son sac, à titre de provisions de réserve, une sorte de saucisse composée d'un mélange fortement comprimé de viande de porc, de lard et de farines de légumineuses (1). Des essais ont été entrepris depuis de divers côtés pour perfectionner la préparation de conserves de ce genre et paraissent avoir donné des résultats encourageants (2).

(1) Le saucisson aux pois de l'armée allemande, *Erbwurst*, présente la composition suivante :

Matières albuminoïdes	15.73
Amidon	12.26
Graisse	29.70
Sels minéraux	12.17
Chlorure de sodium	6.54

(2) L'administration militaire ne cesse de poursuivre des essais et des expériences en vue de doter les troupes en campagne d'un aliment sain, agréable au goût, d'une longue conservation et offrant sous un petit volume et un faible poids une grande valeur nutritive. Voici quelques-unes des formules qui ont été proposées et essayées ainsi que leur composition, d'après Balland.

Potage aux haricots, contenant 60 parties de farine de haricots, 30 p. de graisse, 10 p. d'assaisonnement. Sa composition est la suivante :

Eau	4 à 9
Matières azotées	13.50 » 15
» grasses	22.65 » 25
» amylacées	42 » 44
Cellulose	1.40 » 2.40
Cendres	9 » 12

Ce potage est conservé dans des boîtes soudées contenant 6 rations de 40 grammes,

Conserve pour potage ou *potage national*. Ce produit contient :

Viande de bœuf	30 p. 100
Farine de légumineuses, haricots, lentilles	40 —
Légumes verts, carottes, navets, poireaux	7 —
Graisse	23 —

et après cuisson et stérilisation à l'autoclave renferme 20 p. 100 de matières azotées, 24 de matières grasses et 30 de substances amylacées.

On pourrait multiplier à l'infini ces formules qui reposent toutes sur la richesse en substances protéiques de certaines légumineuses. Malheureusement ces produits artificiels pèchent tous plus ou moins

A ce groupe il faut rattacher les produits obtenus par concentration, les extraits de viande dont la vogue est aujourd'hui si grande et dont la valeur alimentaire a été l'objet d'appréciations si contradictoires.

Le tableau ci-dessous donne la composition de quelques-uns de ces produits :

	Extrait Liebig	Extrait Cibils	Peptone Kemmerich
Eau	15.26	9.90	27.83
Albumine coagulable	0.05	1.01	0.04
Gélatine	8.49		10.38
Albumoses	2.32	8.08	9.70
Peptones vraies	22 à 26.07	6.10	25.10
Bases créatiniques	8.30	3.59	7.30
Bases xanthiques	0.89	11.59	7.30
Inosite et glycogène	4.35	10.18	1.50
Matières extractives	11.98		9.20
Sels	22.39	31.48	9.12

(A. Gautier.)

La proportion des substances protéiques n'est pas, on le voit, très élevée pour un extrait, mais elle est loin d'être négligeable et si ces extraits ne peuvent remplacer la viande fraîche et se substituer à elle, ils n'en constituent pas moins, employés à titre de condiment, comme le propose Voit, un précieux appoint dans bien des circonstances.

On leur a adressé un plus grave reproche et, se basant sur les expériences de Müller faites sur les chiens, on les a accusés de provoquer des intoxications, dues à la dose élevée de potasse qu'ils contiennent. Ces reproches, d'après A. Gautier qui a répété ces expériences, ne paraissent pas mérités et, à la condition que la dose d'albuminoïdes empruntés à cette source ne dépasse pas le sixième de la dose journalière totale, les animaux soumis à ce régime se développent d'une façon normale (1).

par la succulence, la saveur, amènent rapidement le dégoût et ne peuvent être considérés que comme des aliments de nécessité, des aliments occasionnels.

(1) A. Gautier, *Leçons de chimie biologique*, 2e édit.

Antiseptiques. — On a essayé aussi dans ces derniers temps de conserver les substances alimentaires au moyen des antiseptiques. Le commerce n'a même pas attendu l'avis de la science pour entrer dans cette voie et les pouvoirs publics, à la suite des réclamations des corps savants, ont dû interdire certaines opérations qui, en ajoutant aux aliments des substances plus ou moins dangereuses, pouvaient porter une grave atteinte à la santé publique.

Si nous laissons de côté les substances qui ne sont guère usitées que pour la conservation des liquides fermentés, les antiseptiques les plus communément employés pour les aliments solides, pour la viande en particulier, et désignés sous les noms les plus divers, car c'est sur ce point que s'exerce surtout l'ingéniosité des industriels, sont: l'aldéhyde formique (*formol*, *formaline*), la saccharine, l'acide borique et le borax (*sel de conserve, biborax*), le fluorure de sodium (*crysoléine*), l'acide salicylique.

Les expériences entreprises sur le degré de toxicité de ces diverses substances ont donné des résultats assez peu concordants. L'acide borique et le borax qui sont d'ailleurs de médiocres antiseptiques, ont longtemps passé pour des substances à peu près inoffensives. Or, il semble résulter des expériences de Kisler (1), de Rost (2) et autres, qu'à doses journellement répétées, ces substances provoquent des troubles digestifs et nutritifs, de la gastralgie, de la diarrhée, de l'amaigrissement.

Mêmes résultats contradictoires sur les effets du formol (Trillat (3), Aronson (4), Kotowok (5), etc., etc.), du fluorure de sodium, des bisulfites (6).

(1) *Zeits. f. Hyg.*, 1901, t. XXXVII.

(2) *Arb. a. d. k. Gesundheitsamt* (*Travaux de l'office sanitaire impérial allemand*), 1902.

(3) *Rev. d'hyg.*, 1895.

(4) *Zeits. f. Hyg.*, t. XXV, 1897.

(5) Th. de Saint-Pétersbourg, 1901.

(6) L'acide sulfureux et le bisulfite de soude, réservés en géné-

Evidemment on peut conclure de ces divergences que la toxicité de ces antiseptiques n'est pas très élevée et varie suivant le plus ou moins de susceptibilité de l'organisme, mais il est certain aussi, comme le fait observer Bordas (1), que l'absorption d'une substance qui a pour effet d'arrêter les fermentations est par cela même susceptible d'entraver les processus digestifs et doit en conséquence être considérée comme nuisible à la santé. Elle sera même, si on l'envisage à ce point de vue, d'autant plus dangereuse que son pouvoir antiseptique sera plus élevé.

Une autre considération qui n'a pas moins de valeur, c'est que l'emploi de ces substances permet de conserver et de livrer à la consommation des aliments ayant déjà subi un commencement d'altération et dont la composition, la teneur en éléments nutritifs est modifiée.

Aussi le rapporteur au Congrès d'hygiène de 1900 a-t-il formulé les conclusions suivantes qui, malgré quelques réserves de la part de certains membres de la section d'hygiène alimentaire, de Löffler et de Gartner en particulier, préoccupés surtout des difficultés pratiques de l'application de la mesure et du préjudice qu'elle causerait à certains intérêts respectables, ont été adoptées à une grosse majorité :

Il y a lieu d'interdire d'une façon absolue l'emploi des antiseptiques quels qu'ils soient, nocifs ou non, dans toutes les denrées alimentaires.

Froid. Congélation. — De tous temps on a connu l'action retardante du froid sur l'altération des substances alimen-

ral en France pour la conservation des boissons fermentées, sont d'un emploi courant en Allemagne pour la conservation des viandes, notamment des viandes hachées auxquelles ils conserveraient leur coloration rose. Ces corps seraient, d'après les recherches de Pfeiffer, de Kiouka, des poisons du sang énergiques (V. Mayer, Emploi du sulfite de soude comme conservation des viandes, *Hyg. Rundschau*, 1901).

(1) *Rapp. au Congr. intern. d'hyg*, Paris, 1900.

taires et depuis longtemps on en a fait des applications. L'emploi de la glace pour conserver temporairement pendant la saison chaude les denrées facilement altérables est d'usage courant et c'est grâce à ce procédé, que l'on peut recevoir à Paris et dans les villes éloignées du littoral de la marée fraîche en tout temps.

Mais ce n'est que depuis que l'on dispose de puissantes machines permettant de fabriquer de la glace à un prix de revient des plus minimes et en grandes quantités et de produire des froids intenses dans des enceintes closes que le procédé de conservation par le froid des denrées alimentaires, des viandes en particulier, est entré dans la voie pratique et a pu être appliqué industriellement.

La première tentative de transport des viandes dans un navire *ad hoc*, *Le Frigorifique*, tentative qui ne réussit pas, du reste, fut faite en 1877 par Tellier. Depuis, les essais ont été repris avec plus de succès par la marine anglaise et actuellement ce transport est devenu une branche importante du commerce à Londres (1).

On se sert pour produire le froid, soit de machines à gaz liquéfié : éther (*machine Carré*), acide sulfureux (*machine Raoul Pictet*), ammoniaque (*machine Fixary*), etc., etc., soit de machines à air comprimé (*machine Girard*), soit enfin de machines dites *à absorption*, dans lesquelles la pression destinée à liquéfier le gaz est empruntée au gaz lui-même, et qui réalisent une sérieuse économie de force motrice (*machine Rouart*). Les plus usitées sont les machines à ammoniaque.

Quelle que soit la machine employée, l'appareil se compose de chambres frigorifiques, compartiments à triple cloison de bois séparés par un espace vide, dont on

(1) L'importation des moutons congelés d'Australie et de la Plata, qui n'était en 1882 que de 1.710 tonnes, avait atteint en 1886 27.350 tonnes et 88 navires sont actuellement employés à ce transport.

abaisse la température soit directement par une circulation continue d'air qui va du réfrigérateur aux chambres où sont déposées les viandes et *vice versa*, soit par le rayonnement d'un liquide incongelable qui circule dans des tuyaux en jeux d'orgues installés le long des parois, véritables *surfaces réfrigérantes*, tout à fait analogues aux *surfaces chauffantes* que nous avons vu employer dans le chauffage à l'eau et à la vapeur.

On estime qu'on produit en moyenne 20 à 22 kilogrammes de glace par kilogramme de charbon brûlé et qu'il faut 50 tonnes de glace pour conserver 60 tonnes de viande.

Le prix *de revient* du mètre cube d'air froid varie suivant l'importance des installations depuis 100 fr. dans les petites à 16 fr. dans les grandes.

La quantité de froid à produire varie d'ailleurs suivant le but qu'on se propose. Quand on ne veut assurer la conservation de la viande que pour quelques jours (8 à 10 jours), il suffit de la refroidir à 0°. Si, au contraire, on se propose de la conserver pendant une période beaucoup plus longue il faut la congeler complètement, la *geler à cœur*, suivant l'expression consacrée, et par suite abaisser la température à — 6° au maximum et l'y maintenir jusqu'au moment de la vente.

Une condition essentielle de réussite est que l'air des chambres frigorifiques soit bien sec, complètement dépouillé de son humidité.

La durée de la conservation est pour ainsi dire indéfinie, tant que la viande est congelée, surtout si elle a été gelée *à cœur*. Toutefois, à partir du 6e mois elle perd sa couleur et une partie de sa valeur marchande. Mais, même après dégel, son altération est assez lente, contrairement à ce qui a lieu pour les viandes stérilisées par la chaleur (1).

(1) A propos de cette lenteur d'altération, on cite l'exemple de poulets, sortis du dépôt frigorifique du Havre et restés par mé-

La viande une fois dégelée présente une apparence et une coloration normales et, examinée au microscope, a conservé sa structure intacte. Les expériences de Rideal montrent en outre que sa digestibilité et son coefficient d'utilisation ne diffèrent en rien de ceux de la viande fraîche (1).

Cet aliment a du reste été promptement accepté, une fois les premières préventions vaincues, par les populations qui ont pu en essayer, à en juger par les rapides progrès qu'a faits sa consommation en Angleterre. En 1873-75, elle représentait seulement 12. 5 p. 100 de la consommation totale de viande, et en 1891-92, 20 p. 100. Le bon marché, il est vrai, n'a pas nui au développement qu'a pris l'usage de ces viandes. La viande de mouton d'Australie revient, rendue sur le marché de Londres, à 0 fr. 20 la livre anglaise de 453 grammes et est vendue 0 fr. 25 et 0 fr. 30 et la viande de bœuf 0 fr. 35.

En France et dans toute l'Europe continentale, l'importation et la consommation de ces produits sont insignifiantes et presque tout entières limitées au port d'arrivée, le Havre. Ils sont à peu près inconnus sur le marché de Paris. Cela est fort regrettable, car il y aurait là une précieuse ressource pour les classes ouvrières des grandes villes qui sont loin de consommer la ration de viande qui serait nécessaire à des travailleurs (2).

La question technique de la conservation des denrées alimentaires les plus facilement altérables est, on le voit définitivement résolue actuellement et l'industrie dispose de plusieurs procédés n'enlevant aux viandes et autres ali-

garde plusieurs jours dans des wagons exposés à une température caniculaire et qui sont arrivés cependant en parfait état (?) aux halles de Paris.

(1) Talayrac, *Arch. de méd. et pharm. milit.*, 1899 et Viry, la viande congelée dans l'alimentation du soldat (*Ann. d'hyg. pub. et de méd. lég.*, 1895).

(2) La viande pourrait être livrée sur le marché de Paris, douane et octroi compris, de 1 fr. à 1 fr. 20 le kilogamme.

ments du même genre aucune de leurs qualités alibiles et succulentes. La question économique, en revanche, ne semble pas jusqu'ici. à part les procédés de salage sur lesquels l'hygiène est obligée de faire de sérieuses réserves et ceux de congélation qui ont malheureusement quelque peine à entrer dans nos habitudes (1), avoir reçu une solution absolument satisfaisante.

Le problème a cependant une importance capitale, car il est essentiel de développer, d'accroître le plus possible l'usage de cet aliment dans les classes populaires. Si son usage n'est pas, comme semblent le penser certains physiologistes, la cause exclusive de la vigueur physique et intellectuelle d'une nation, elle en donne d'une façon assez exacte la mesure. Ce sont les pays qui marchent à la tête de la civilisation qui consomment le plus de viande.

En Angleterre, où la production du bétail est, il est vrai, très développée et dont le peuple est par ses habitudes grand mangeur de viande, la consommation atteint le chiffre de 82 kilogrammes par habitant et par an, ou 225 grammes par jour. En France, elle n'est que de 34 kilogrammes, ou 95 grammes par jour. Cette infériorité tient en partie au régime alimentaire des campagnes, dans lequel la viande de boucherie n'entre que pour une faible part. Les populations rurales ne mangent guère, en effet, plus de 19 kilogrammes de viande par an, tandis que la consommation à Paris est de 84 kg. 78 (Arnould) et dans les autres villes de 77 environ (Rochard) (2).

(1) Il n'existait naguère à Paris qu'une seule installation de chambres frigorifiques pour la conservation des viandes, aux abattoirs de la Villette, et encore cette installation, créée surtout en vue d'un siège, était à peu près inutilisée. On vient d'en installer tout récemment à la Bourse de commerce de Paris. Ces chambres ont une capacité de 4.000 mc. et on espère que le commerce parisien de l'alimentation en usera largement.

(2) La consommation de la viande a considérablement progressé

III. — Aliments d'origine végétale.

Les aliments d'origine végétale contiennent les mêmes principes que les aliments d'origine animale ; mais la proportion et la répartition de ces principes ne sont pas tout à fait les mêmes. Les hydrates de carbone qui sont à peine représentés dans les viandes (glycogène, inosite) sont ici l'élément prédominant. Par contre, les substances protéiques sont habituellement en plus faibles proportions et certains aliments végétaux en sont presque complètement dépourvus (légumes herbacés, fruits). En outre, les végétaux contiennent certaines substances, parmi ces hydrates, qui sont réfractaires aux sucs digestifs (ligneux et certaines matières cellulosiques), de sorte que le résidu non absorbé et rejeté avec les fèces est plus considérable avec l'alimentation végétale qu'avec l'alimentation animale et que la première nécessite l'ingestion de doses plus élevées pour une même valeur nutritive.

Les *substances protéiques* n'existent en quantités notables que dans les graines, graines de céréales et de légu-

dans le cours du XIXe siècle. D'après Rochard elle était :

en 1812.	de 19 kg. par habitant et par an
1840.	de 20 kg.
1875.	de 23 kg.
1887.	de 34 kg.

Mais depuis un certain temps, depuis une vingtaine d'années environ, non seulement la progression s'est arrêtée, au moins dans les villes, mais elle a fait place à une décroissance sensible : à Paris, de 6 kg., par habitant ; à Lyon, de 8 kg.; à Bordeaux, de 6 kg., à Marseille, de 11 kg.

Certains hygiénistes, préoccupés de cette diminution exclusivement limitée aux villes, se demandent s'il n'y aurait pas quelques relations entre la décroissance de la consommation carnée urbaine et les progrès de la consommation de l'alcool dans ces mêmes villes.

mineuses en particulier, où elles servent à la nourriture de l'embryon. Presque toutes les variétés de ce groupe y sont représentées et ont sensiblement la même composition et les mêmes propriétés chimiques que les albumines animales.

On trouve, en effet : 1° des albumines végétales ; 2° des caséines dont la plus importante est la *légumine*, principe azoté des légumineuses, très riche en azote (14-17 p. 100) et qui donne aux graines de cette famille leur haut pouvoir nutritif (1) ; 3° des fibrines végétales répandues surtout dans les céréales et formant la majeure partie du *gluten*, cette substance qui donne aux farines mélangées à l'eau leur élasticité, leur consistance pâteuse et permet au pain de lever.

On trouve de plus dans les végétaux, en fait de composés azotés, de nombreux alcaloïdes, dont beaucoup sont, on le sait, de violents poisons, mais dont quelques-uns sont utilisés dans l'alimentation comme stimulants et dynamophores (caféine, théine, théobromine).

Les *hydrates de carbone* se présentent dans les aliments végétaux sous forme de cellulose, d'amidon, de dextrine, de sucres. Ils ont tous pour formule générale $C^n(H^2O)^p$ et sont constitués par un nombre pair d'atomes de carbone unis aux éléments de l'eau (2). Ils abondent dans tous les tissus dont ils forment la trame ou dans lesquels ils s'accumulent comme matériaux de réserve (3).

Les *substances grasses* entrent aussi pour une part plus ou moins grande dans la composition des végétaux.

Elles se rencontrent principalement dans les graines, les

(1) La légumine contient en outre une proportion relativement élevée de soufre, 0.40 à 0.70 p. 100.

(2) Glucoses $C^6(H^2O)^6$ saccharoses $C^{12}(H^2O)^{12}$, amyloses $C^6(H^2O)^5$.

(3) La teneur en hydrates de carbone des végétaux alimentaires varie de 113 p. 1000 (pommes de terre) à 834 (riz).

cotylédons, où elles servent comme les autres principes à la nutrition de l'embryon. Certaines graines, qui sont du reste utilisées comme productrices d'huile, en contiennent d'énormes proportions (noisettes, noix, amandes, 50 p. 100).

On trouve en outre dans un grand nombre de végétaux, les fruits en particulier, une forte proportion d'acides organiques combinés aux bases alcalines, surtout à la potasse, acides tartrique, malique, citrique, etc., etc.

1° **Céréales.** — De toutes les substances alimentaires, ce sont les céréales qui entrent de beaucoup pour la plus large part dans l'alimentation publique. Tous les peuples font de celles-ci la base de leur nourriture sous une forme ou sous une autre et quelques-uns, au moins dans les classes pauvres, n'usent guère d'autres aliments.

Le riz est la nourriture presque exclusive d'une partie des habitants de l'Asie, le maïs et le sorgho celle des peuplades de l'Afrique et de l'Amérique. Le seigle a joué longtemps le principal rôle dans l'alimentation des populations rurales d'une partie de l'Europe.

En France, grâce aux progrès de l'aisance et du bien-être, grâce aux facilités de communication et de transport, le blé a remplacé à peu près partout les céréales de qualité inférieure pour la fabrication du pain (1). L'hygiène a d'autant plus de raisons de s'en réjouir que nous sommes en France de grands mangeurs de pain et que celui-ci constitue, dans les campagnes surtout, le fond du régime. La moyenne de la consommation serait de 820 grammes par tête et par jour et, si l'on considère que les classes riches, les citadins, disposant d'une nourriture beaucoup plus variée,

(1) La production totale du blé dans le monde entier est en moyenne de 825 millions d'hectolitres, dont 476 fournis par l'Europe et 349 par les autres pays. La production en France est de 108 millions, année moyenne, et la consommation de 110.

en mangent beaucoup moins (1), on voit quelle est la consommation en pain des populations rurales (2). L'influence de la cherté du blé sur les mouvements de population a du reste été depuis longtemps constatée.

Le tableau ci-après donne la composition des céréales les plus utilisées dans l'alimentation.

COMPOSITION MOYENNE DES CÉRÉALES.

	Subst. azotées	Amidon	Dextrine et glucose	Matières grasses	Cellulose	Sels
Blé dur . . .	19.50	65.07	7.60	2.12	3.00	2.71
Blé tendre . .	12.65	76.51	6.05	1.87	2.80	2.12
Seigle	11.50	67.65	11.90	2.25	3.10	2.60
Avoine . . .	14.39	60.59	9.25	5.50	7.06	3.25
Orge.	12.90	65.43	10.00	2.76	4.75	3.10
Maïs.	9.80	67.55	4.00	8.80	5.90	1.23
Riz	7.05	89.15	»	0 80	1.70	0.90
Sarrazin. . .	6.84	44.70	»	1.51	0.20	1.75

Les sels consistent presque exclusivement en phosphates de potasse, de chaux, de magnésie et de fer et se trouvent surtout dans l'enveloppe, dans le son, qui en contient 0 gr. 0530, tandis que la farine de gruau n'en renferme que 0,0068.

Les principes azotés sont représentés dans les céréales par le *gluten*, substance molle, élastique, grisâtre, dont la composition, d'après Ritthausen, serait assez complexe (3).

(1) Le pain fournit en moyenne à l'homme la moitié des principes alimentaires qui lui sont nécessaires. La consommation varie du reste suivant les peuples et l'état social. Tandis que le Parisien ne consomme que 550 grammes de pain, la ration moyenne du paysan français est de 1300 grammes.

(2) Dans les campagnes du sud-ouest, les salaires sont encore donnés en partie en nature et la part annuelle de céréales s'évalue à raison de 480 kilogrammes de blé par homme et de 320 kilogrammes par femme, ce qui représente par jour environ 1500 à 1600 grammes de pain pour le premier et 1000 grammes pour la seconde.

(3) On peut, d'après Ritthausen, isoler du gluten 4 principes diffé-

C'est l'avoine dont Bouchardat a fait ressortir l'analogie de composition avec le lait de femme et le blé dur qui en contient la plus forte proportion. Le maïs est surtout riche en matières grasses. Notons enfin la pauvreté en principes azotés du riz, cette céréale qui forme la base de la nourriture de près de la moitié des habitants du globe. La proportion d'amidon est en général en raison inverse de celle des principes azotés.

En somme, les céréales, bien que contenant tous les principes alimentaires, ne sont pas à proprement parler un aliment complet. Elles sont trop peu riches en principes azotés, surtout après la décortication et la mouture, et ce n'est qu'en absorbant une grande quantité de substance alimentaire et en imposant un travail exagéré à l'appareil digestif que les populations qui en font presque exclusivement usage parviennent à réparer les pertes de l'organisme. Encore cette réparation est-elle le plus souvent insuffisante. C'est ce qui explique le peu de vigueur, le peu de résistance vitale de ces populations, la faible quantité de travail qu'elles peuvent produire, comparées aux populations qui ont une alimentation plus riche.

Farines. — La plupart des grains de céréales pourvus d'une enveloppe épaisse, ligneuse, que n'attaquent pas les sucs digestifs doivent être concassés et broyés pour être propres à servir d'aliments. D'où la nécessité de la mouture. Autrefois c'était exclusivement de meules en pierre dont on se servait pour cette opération. Aujourd'hui on tend à substituer de plus en plus la mouture aux cylindres à la

rents : *gluten caséine*, *gluten fibrine*, représentant 78 à 80 p. 100 des substances protéiques et la gliadine et la mucédine n'entrent que pour 20 p. 100 environ dans l'ensemble. C'est à la gliadine plus abondante dans le blé dur que dans le blé tendre que le gluten doit sa viscosité et son élasticité qui jouent un si grand rôle dans la panification.

mouture aux meules, parce qu'elle donne une farine plus blanche, plus fine, plus *pure*.

Les produits de la mouture sont ensuite passés dans des tamis à mailles de plus en plus serrées (*blutage*), de façon à séparer la partie destinée à la panification, les *farines*, d'avec les déchets ou issues, les *sons*. Dans les manutentions militaires, on emploie des farines blutées à 12 p. 100 d'issues pour les blés durs, à 20 p. 100 pour les blés tendres. La

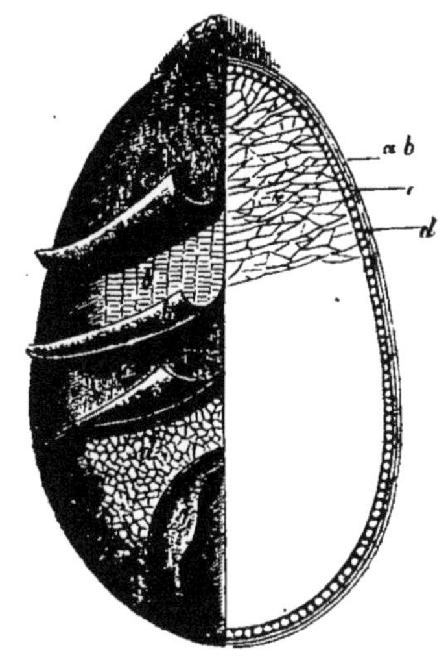

FIG. 113.— Grain de blé (enveloppes et albumen).

a, Epiderme.
b, Mésoderme.
c, Spermoderme.
d, Cellules à gluten.
e, Cellules amylifères.
f, Poils.
k, Germe.

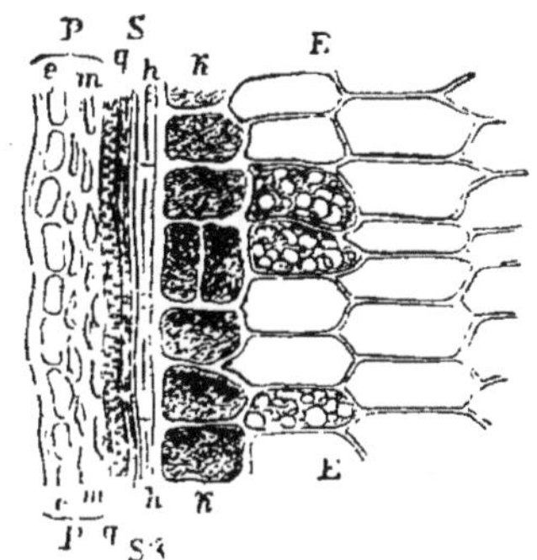

FIG. 114. — Coupe d'un grain de blé.

P, Enveloppe externe formée de deux couches : *q*, épisperme ; *m*, mésoderme.

S, Enveloppe interne ou spermoderme.

K, Cellules à gluten.

E, Cellules à amidon.

boulangerie se sert habituellement de farines plus épurées et blutées à 25 et 30 p. 100.

Cette tendance, accusée surtout dans les grandes villes, à rechercher des farines donnant du pain de plus en plus blanc a provoqué de vives protestations de la part de certains médecins et physiologistes. Ils ont fait observer avec juste raison que cette soi-disant pureté des farines et du pain était obtenue aux dépens de sa valeur nutritive.

Si l'on examine en effet au microscope une coupe de grain de blé, on voit que la substance protéique, les cellules à gluten forment une couche réticulée appliquée contre la face interne du périsperme et très adhérente à cette enveloppe, puis, à mesure que l'on s'avance de l'extérieur vers l'intérieur, prédominent les grains d'amidon qui constituent à peu près exclusivement la partie centrale. Par un blutage exagéré on élimine donc de plus en plus les substances albuminoïdes pour ne conserver dans la farine que les hydrates de carbone. En outre, les sels minéraux, les phosphates en particulier qui ont un rôle si important dans l'édification des tissus, se trouvent en bien plus grande abondance dans les parties rejetées.

C'est ce que met bien en évidence le tableau suivant :

	Son	Farine
Amidon	50	70
Gluten	14.9	12
Matières grasses	3.6	1.5
Sels	5.7	2.5
Ligneux	9.7	3.

Mentionnons enfin la présence dans le grain, autour de l'embryon, d'une diastase particulière, la *céréaline*, qui a la propriété de *solubiliser* et de transformer en dextrine l'amidon et qui est par suite nuisible à la conservation du pain. C'est ce qui explique pourquoi on cherche à s'en débarrasser le plus possible daus les farines pures, et pourquoi le pain de ménage, fabriqué avec des farines incomplètement blutées, s'altère plus rapidement que le pain blanc. En revanche, cette diastase contribue à lui donner sa coloration et sa saveur particulière recherchée par certains (1).

(1) La composition des diverses parties du grain de blé est la

Les farines des autres céréales dont nous donnons ci-dessous la composition ne sont employées, à part le seigle, le maïs et le riz, qu'en quantités relativement faibles pour l'alimentation humaine.

COMPOSITION DES DIVERSES FARINES.

	Albumine	Graisses	Hydrates de carbone	Cendres
Farine de froment fine. .	10.2	0.9	74.8	0.5
— grossière .	11.8	1.4	72.2	1.0
— de seigle .	11.5	2.1	69.7	1.4
Gruau d'orge	10.9	1.5	71.7	0.6
— d'avoine	14.7	5.9	64.7	2.2
Farine de maïs.	14.0	6.8	70.5	0.9
— riz	7.5	0.7	82.2	0.5

Signalons la forte teneur en albuminoïdes et en graisses des farines d'avoine et de maïs et la faible proportion de ces substances dans le riz.

La teneur élevée de la farine d'avoine en sels minéraux justifie son emploi assez répandu en Angleterre pour l'alimentation des jeunes enfants.

Altérations et falsifications des farines. — Les farines peuvent être altérées par la présence de parasites animaux, acares, larves d'insectes, ou de parasites végétaux de la classe des champignons, existant déjà dans le grain, carie, ergot, etc., ou se développant spontanément dans les farines. La présence de ces parasites est en général l'indice d'un commencement d'altération du gluten et l'usage de ces farines peut donner lieu à des troubles intestinaux (1).

suivante :

	Enveloppes	Amande	Germe
Matières azotées.	18.75	11.90	4.25
— grasses.	5.60	5.60	12.5
— minérales	4.68	8.80	5.3

(1) Même conservée dans les meilleures conditions, la farine s'altère notablement au bout de un à deux ans, les matières grasses ran-

Les falsifications dont sont l'objet les farines de blé consistent surtout dans leur mélange avec des farines d'autres provenances moins chères, ou destinées à augmenter le poids du pain, farines de seigle, d'orge, de haricots, de fèves, etc., etc.

On a parfois ajouté aussi aux farines, dans le but de les rendre plus lourdes, des poudres minérales, plâtre, carbonate de chaux et même sulfate de baryte, et dans le but de blanchir et de faciliter la panification de celles qui sont avariées, de donner plus belle apparence au pain, de petites doses d'alun, de sulfate de zinc et de sulfate de cuivre. Inutile d'ajouter que de pareilles falsifications doivent être poursuivies avec la plus grande rigueur.

Essai des farines. — L'essai et l'expertise des farines comprennent : 1° l'examen physique, couleur, odeur, saveur, réaction (1), consistance, fraîcheur, etc., etc.; 2° le dosage (2)

cissent, le gluten perd son élasticité et les substances protéiques peuvent par leur dédoublement donner lieu à des alcaloïdes toxiques (Balland).

(1) La réaction d'une farine de bonne qualité mélangée à l'eau doit être neutre ou légèrement acide. Toute réaction acide ou alcaline un peu accusée est l'indice d'un commencement d'altération.

(2) Balland conseille pour doser le gluten d'employer le procédé suivant : on fait, avec 33 gr. 33 de farine et 15 à 18 cc. d'eau, une pâte qu'on place dans un nouet de mousseline et qu'on pétrit sous un mince filet d'eau de façon à séparer, suivant le procédé classique, l'amidon de gluten qui reste dans le nouet. Après expression, l'on pèse et en multipliant par 3 on obtient avec une approximation suffisante la quantité en poids du gluten humide contenue dans 100 grammes de farine. Cette quantité doit être de 26 p. 100 au moins dans les farines de blé tendre, de 29 p. 100 dans les blés mitadins et de 35 p. 100 dans les blés durs.

Pour déterminer le pouvoir de dilatation du gluten, on se sert de l'*aleuromètre Boland*. Cet instrument se compose d'un cylindre en cuivre dans lequel joue un piston à tige graduée. On met dans le cylindre une certaine quantité de gluten humide préparée comme ci-dessus et on plonge l'instrument dans un bain d'huile à 150°. La hauteur à laquelle s'élève la tige sous l'influence de la dilatation du gluten fournira des indications sur les qualités de celui-ci, indications d'ailleurs peu sûres, d'après Balland.

du gluten et l'appréciation de ses propriétés hygroscopiques et fermentescibles ; 3° la recherche des falsifications dont elles ont pu être l'objet (1).

Panification.—La panification a pour objet de développer dans la farine additionnée d'eau une fermentation spéciale qui transforme une partie de l'amidon en dextrine, glucose et produits de fermentation plus avancée avec dégagement d'acide carbonique. Ce sont les bulles de ce gaz qui, emprisonnées par le durcissement de la partie périphérique, donnent lieu aux cavités appelées *yeux*. Ces yeux seront d'autant plus abondants et la digestibilité du pain, d'autant plus grande, que la fermentation aura été plus régulière (2).

On se servait autrefois, et on se sert encore aujoud'hui dans les campagnes et dans les villages, comme agent unique de fermentation, d'une pâte qui a déjà fermenté, le

(1) Les falsifications dont les farines sont l'objet se reconnaissent : 1° par le mélange avec des farines de qualité inférieure ou farines de seigle, de maïs, de légumineuses, fèves, pois, haricots, etc., etc., par l'examen microscopique, les grains de fécule de diverses provenances ayant chacun leur forme et leurs caractères propres ; 2° l'addition de substances minérales, par les réactions chimiques caractéristiques.

(2) Malgré les nombreux travaux dont la panification a été l'objet, le mécanisme et la marche des processus auxquels on donne le nom de fermentation panaire sont loin d'être complètement élucidés. Ces processus sont multiples et complexes, comme on devait s'y attendre, étant donné la complexité de la composition des farines. La petite quantité de sucre contenue normalement dans la pâte subit certainement la fermentation alcoolique, bien qu'on ne puisse déceler à l'analyse la présence d'alcool, et c'est à cette fermentation dont les agents paraissent être des levures (Boutroux) qu'est dû le dégagement d'acide carbonique et la formation des yeux du pain. Mais à côté de cette fermentation il s'en produit d'autres portant sur le gluten et les autres hydrates de carbone sous l'influence des nombreuses bactéries contenues dans la pâte (*b. levans et autres*), donnant lieu à des produits acides (acides lactique, acétique, butyrique) qui donnent au pain son acidité.

levain. Mais ce levain donne souvent lieu à une fermentation irrégulière ; il se forme de l'acide lactique et de l'acide butyrique qui donnent au pain bis une saveur aigre. Dans la plupart des villes on emploie la levure de bière avec laquelle le processus marche avec plus de régularité (1). Le pain est ensuite porté au four chauffé à 260° environ ; la croûte exige pour sa formation une température de 210°, tandis que les parties centrales, qui constituent la mie, ne s'élèvent guère au-dessus de 100°.

100 kilogrammes de farine donnent environ 130 kilogrammes de bon pain, mais les boulangers obtiennent le plus souvent un rendement plus élevé (150 kg. en moyenne) en augmentant la proportion d'eau et en surchauffant le four au moment de l'enfournement, de façon à saisir la surface et à empêcher l'évaporation de cette eau (A. Gautier).

Les différentes parties du pain n'ont pas la même valeur nutritive.

La croûte complètement privée d'eau par la dessiccation est naturellement bien plus riche en principes alibiles que la mie, ainsi qu'en témoigne le tableau suivant :

	Croûte	Mie
Eau	17.15	44.45
Matières azotées insolubles (gluten)	7.30	5.92
Matières azotées solubles (albumines)	5.70	0.75
Matières non azotées solubles (dextrine, sucre)	4.88	3.79
Amidon	62.58	43.55
Matières grasses	1.18	0.70
Matières minérales	1.21	0.84

(Barral.)

(1) La levure a aussi, par suite de son activité, quelques inconvénients. Quand son action n'est pas surveillée de près, elle est souvent trop rapide, désorganise le gluten, lui enlève sa viscosité et donne un pain se desséchant trop vite. Aussi Balland conseille t-il d'associer les deux agents, levain et levure, pour obtenir une bonne panification.

La forte proportion de principes protéiques solubles a certainement une grande part dans la facile digestion de la croûte.

La composition du pain varie d'ailleurs, cela va sans dire, suivant les farines employées à sa confection.

	Pain de fantaisie de Paris	Pain commun de Paris	Pain de la campagne	Pain de troupe ou de munition
	Farine blutée à 60 0/0	Farine blutée à 72 0/0	Farine blutée à 72 0/0	Farine blutée à 80 0/0
Eau	31.60	34.90	32.60	38.50
Matières azotées	5.99	6.21	7.25	7.98
— grasses	0.24	0.14	0.49	0.15
— sucrées et amylacées .	61.59	57.89	59.04	52.12
Cellulose . . .	0.14	0.13	0.14	0.28
Cendres	0.44	0.73	0.57	0.97

Les pains fabriqués avec des farines dont le blutage est moins parfait, pain de munition, pain bis, ont, si l'on considère leur composition, une valeur nutritive plus considérable que le pain blanc consommé dans les grandes villes. Aussi quelques médecins, nous l'avons dit, en sont-ils venus à se demander si ce perfectionnement dans les opérations du blutage, si cette épuration de plus en plus grande des farines constituait un réel progrès et quelques-uns d'entre eux, Galippe et Barré (1) en particulier, ont entrepris une ardente campagne en faveur de ce qu'on nomme le *pain complet*, c'est-à-dire le pain dans la composition duquel on fait entrer une partie des issues et sons rejetés aujourd'hui par la boulangerie. En faveur de leur thèse, ils font valoir que ce pain non seulement est notablement plus riche en aliments plastiques, mais que de

(1) Le pain, *Encycl. des aide-mémoire Léauté.*

plus il contient d'assez fortes proportions de phosphates (1) sous une forme essentiellement assimilable.

A ces arguments on objecte, en se basant sur les expériences de Meyer, de Rubner, d'Aimé Girard, que les éléments du pain complet sont moins digestibles, moins assimilables que ceux du pain blanc, qu'ils laissent plus de résidus non utilisés dans les fèces et que, par suite, en dépit de sa teneur plus élevée en principes azotés, il n'aurait pas en réalité une valeur nutritive sensiblement plus grande.

On objecte aussi les difficultés techniques qui s'opposent à une bonne panification quand on emploie des farines incomplètement blutées. A partir de 61 à 65 p. 100 de rendement, le pain deviendrait compact, gras, serait peu appétissant.

En résumé cette question du *pain complet*, ou pour mieux dire du pain additionné d'une partie des issues actuellement rejetées, si elle est de minime importance pour les classes aisées dont la ration azotée et minérale est largement suffisante et souvent surabondante, en a une très grande pour les classes pauvres dans le régime desquelles la proportion de ces deux éléments, qui sont les éléments chers de l'alimentation, est souvent trop basse. Aimé Girard a dit, il est vrai, qu'il valait mieux employer les déchets du blutage à faire de la viande en les faisant manger aux animaux de boucherie. Mais, en donnant ce conseil, cet éminent savant n'oubliait-il pas que toute transformation de substance et d'énergie, même accomplie par les seules forces de la nature, est coûteuse, donne un déchet sensible au point de vue de l'utilisation, et que, par suite, cette transformation de l'azote du son en azote de viande ne profite guère qu'à certaines

	Matières minérales
(1) 1 kilogramme de blé contient	10 grammes
1 kilogramme de farine blutée contient .	6 —

classes et que les ouvriers, ceux qui dépensent beaucoup de force, ont pour base principale et quelquefois exclusive de leur alimentation un aliment trop pauvre en principes plastiques ? Comme le fait observer Balland, la substitution du pain complet au pain de troupe enrichirait de 3 grammes de substances protéiques la ration journalière du soldat et des travailleurs manuels. Cette addition est loin d'être à dédaigner, comme nous le verrons quand nous nous occuperons des rations alimentaires.

Il est donc bon d'étudier avec la rigueur et la précision d'une expérience scientifique cette grave question sous toutes ses faces et les hygiénistes aussi bien que les philanthropes ne peuvent qu'être reconnaissants à ceux qui l'ont soulevée et qui poursuivent avec persévérance la réhabilitation du pain si bien nommé *pain de ménage*.

Altérations du pain. Falsifications. — Quand le milieu dans lequel on conserve le pain est humide et chaud, celui-ci ne tarde pas à se couvrir de moisissures dont les plus communes sont le *Mucor mucedo* à sporanges de couleur brune, puis noire, le *Penicillium glaucum* et l'*Aspergillus glaucus*, l'*Ascophora nigricans*, l'*Oïdium aurantiacum* dont les noms disent assez la coloration. Ce dernier infeste parfois les manutentions militaires dont il envahit en quelques jours les approvisionnements.

Ce serait à ces derniers parasites, à l'*ascophora nigricans* en particulier qu'il faudrait rapporter les accidents d'intoxication quelquefois graves (épidémie de Dublin de 1879, 2 décès sur 18 personnes atteintes) chez les personnes ayant fait usage du pain altéré.

Le pain peut aussi, dans certaines circonstances, ainsi que le fait observer le Dr Maljean, et comme du reste tous les autres aliments placés dans les mêmes conditions, servir de véhicule à des agents spécifiques (pain conservé dans les chambrées de caserne, sur la planche dite à pain) (1).

Quant aux falsifications du pain, elles consistent surtout à mélanger, comme nous l'avons vu, à la farine de froment des farines plus lourdes et moins chères et à élever d'une façon anormale la quantité d'eau pendant le pétrissage. Il est généralement admis que 100 kilogrammes de farine doivent donner 120 à 130 kilogrammes de pain. Nous avons signalé le tour de main pratiqué par beaucoup de boulangers qui augmentent la proportion d'eau retenue par le pain au moyen du surchauffage au moment de l'enfournement et arrivent ainsi à obtenir 140 à 145 kilogrammes.

Biscuit, pain de guerre.— Le biscuit à peu près exclusivement employé pour l'alimentation des équipages de navires ou des troupes en campagne est un pain fabriqué avec une très petite quantité d'eau et dans lequel on prévient la formation des yeux pendant la cuisson en ménageant des trous à la croûte. Ce genre de pain est d'une longue conservation ; mais il exige une lente mastication. On le fait d'habitude préalablement tremper avant de s'en servir.

Il n'en constitue pas moins un aliment passablement indigeste dont les hommes se fatiguent vite et qui provoque même parfois des troubles intestinaux.

Aussi ne cesse-t-on de faire dans les armées de toutes les nations des expériences dans le but de remplacer ce produit par un pain de bonne conservation, mais plus

(1) Les nombreux micro-organismes qui se trouvent dans la pâte périssent presque tous pendant la panification sous l'influence de l'acidité du milieu et de la température qui s'élèverait, d'après Girard, Balland et Masson, dans la mie à 100-102° et on ne retrouve dans l'intérieur des pains cuits que quelques rares spores du *B. subtilis.*

Mais le pain une fois cuit, abandonné à lui-même, se recouvre de poussières souvent bactérifères et les expériences de Hesse, d'Uffelmann, de Maljean, etc.,etc., prouvent qu'il est un bon terrain de culture dans lequel les germes pathogènes peuvent vivre et proliférer.

savoureux et plus digestible. Depuis 1894, l'Intendance fournit à l'armée française un pain dit *pain de guerre* fabriqué avec de la farine de blé tendre, blutée à 30 p. 100 et additionnée, ce qui faisait défaut à l'ancien biscuit, d'une certaine quantité de sel et de levure (1).

Pâtes. — On utilise aussi, on le sait, les farines, principalement les farines des blés durs, à la fabrication de pâtes alimentaires dites aussi *pâtes d'Italie*, parce que dans ce dernier pays elles constituent la base de l'alimentation populaire.

Ce sont, comme le montre leur composition, des aliments riches en azote, plus riches même que le pain quand ils sont à l'état sec.

	Eau	Azote	Matières grasses	Amidon	Cendres
Macaroni	13.07	9.02	0.28	76.79	0.84
Nouilles	14.01	8.69	0.32	76.49	0.46
Semoule.	9.48	7.64	14.47	55.78	11.49
Tapioca.	13.30	0.63		87.95	0.12
Pain blanc	30.38	7.65	0.28	50.21	1.48

(KONIG.)

Ce sont donc des aliments d'une grande valeur nutritive et on a fait observer qu'en additionnant ces pâtes de fro-

(1) La composition du pain de guerre, adopté pour les armées des diverses nations, serait la suivante :

	Ancien biscuit de l'armée française	Nouveau pain de guerre Paris 1895	Pain de guerre Allemagne 1900	Pain de guerre Italie 1899	Pain de guerre Suisse 1899
Eau	11.30	12.	10.20	13.	11.40
Matières azotées .	13.20	10.76	11.84	13.60	11.66
— grasses .	0.42	0.70	0.65	0.53	0.15
— sucrées et amylacées. . . .	73.75	75.10	74.36	70.70	75.29
Cellulose	0.44	0.36	1.35	0.75	0.40
Cendres	0.89	1.08	1.60	1.40	1.10

(BALLAND.)

mage dont la teneur en substances protéiques est très élevée, ainsi que cela se pratique dans plusieurs régions d'Italie, on avait un *aliment complet* fournissant l'azote à un prix relativement peu élevé.

2° **Légumes**. — Les légumes, nom sous lequel on désigne dans le langage usuel des substances alimentaires végétales de provenance et de composition très diverses, fruits, feuilles, racines, peuvent se diviser en légumes farineux et légumes herbacés.

Légumes farineux ou féculents. — Les légumes farineux qui appartiennent à la famille des légumineuses, pois, haricots, fèves, lentilles, sont caractérisés par la proportion relativement élevée de leurs principes azotés représentés par la *légumine ou caséine végétale* qui offre beaucoup d'analogie avec la caséine du lait.

Cette richesse en azote leur donne un rôle important dans l'alimentation des classes pauvres, des paysans en particulier, qui en font une grande consommation et qui les associent avec avantage aux céréales pour suppléer dans une certaine mesure à l'insuffisance des principes protéiques dans ces dernières.

Voici quelle est la proportion des divers principes dans les diverses graines :

	Haricots blancs	Pois	Lentilles	Fèves
Légumine.	26.9	23.9	25.	24.4
Amidon et dextrine. . .	48.8	59.6	55.7	51.5
Substances grasses . . .	3.	2.	2.5	1.5
Ligneux et cellulose . .	2.8	3.6	2.	13.
Sels	3.5	2.	2.2	3.6
Eau	15.0	8.9	12.5	16.0 (1)

Leur enveloppe formée surtout de cellulose est réfractaire aux sucs digestifs. Aussi certains estomacs se trouvent

(1) Balland, dans ses récentes analyses, arrive à des résultats un

mal de leur usage, si on ne prend soin de l'enlever dans la préparation culinaire.

Les sels consistent principalement, comme dans les céréales, en phosphates alcalins et terreux. Les légumineuses sont de plus très riches en fer, surtout la lentille qui en contient deux fois plus que la viande.

La pomme de terre qui forme la base de l'alimentation des classes populaires de certaines contrées est beaucoup moins riche en matériaux nutritifs. Sa composition est la suivante :

Eau.	74.00
Fécule.	20.00
Sucre.	1.09
Matières protéiques.	1.60
Matières grasses	0.11
Cellulose	1.64
Sels.	1.56

On voit quelle énorme masse il est nécessaire d'en ingérer pour satisfaire aux besoins de l'économie, lorsqu'elle constitue, comme c'est le cas dans quelques pays, le régime presque exclusif de l'habitant.

La proportion relativement faible de fécule que contient la pomme de terre, comparée aux autres légumes farineux,

peu différents :

	Haricots		Lentilles		Pois	
	Maximum	Minimum	Maximum	Minimum	Maximum	Minimum
Eau.	20.40	10.10	13.50	11.70	14.20	10.60
Matières azotées.	25.16	13.81	24.24	20.42	22.48	18.88
— grasses.	2.46	0.98	1.45	0 58	1.40	1,22
— sucrées et amylacées.	60.98	52.94	62.45	56.07	61.10	56.21
Cellulose. . . .	4.62	2.46	3.56	2.96	5.52	2.90
Cendres. . . .	4.20	2.38	2.66	1.99	3.50	2.26
Poids moyen. de 100 grains. . .	gr. 134.60	gr. 20.	gr. 6.56	gr. 2.49	gr. 50.	gr. 15.46

a fait recommander son usage pour remplacer le pain dans le diabète (Dujardin-Beaumetz, Mossé) (1).

Les pommes de terre fabriquent dans certaines circonstances un alcaloïde végétal toxique, la *solanine* dont il n'existe que des traces dans le tubercule mûr, mais dont la proportion augmente sensiblement au moment où ceux ci commencent à bourgeonner. C'est dans les bourgeons que l'alcaloïde se dépose de préférence.

	Quantité de solanine contenue dans 500 grammes de pommes de terre	
	germées	jeunes
Tubercules entiers.	0.21	0.10
Partie comestible	0.16	0.12
Pelure rejetée.	0.24	0.18

Les intoxications par l'usage de cet aliment sont relativement rares, parce que l'on rejette habituellement de l'alimentation les portions les plus riches ; pas aussi rares cependant qu'on l'admet généralement, surtout dans l'armée où, d'après Vallin, on observe assez fréquemment des cas en juin, à l'époque où la provision de tubercules de l'année précédente touche à sa fin (2). D'après M. Weil (3),

(1) La composition moyenne des diverses variétés de pommes de terre consommées en France serait la suivante :

	Maximum	Minimum
Eau.	80.60	66.10
Matières azotées.	2.81	1.43
— grasses.	0.14	0.04
— amylacées et sucrées. . .	29.85	15.58
Cellulose	0.68	0.37
Cendres	1.18	0.44

(Balland.)

(2) Pfuhl (*Therap. Monatsh.*, 1900) a relaté une épidémie de caserne dans laquelle se produisirent des accidents graves, mais aucun mortel. L'analyse démontra une proportion de 0.38 p. 100 de solanine dans les tubercules. Chaque soldat avait absorbé en moyenne 3 milligrammes d'alcaloïde.

(3) *Arch. f. Hyg.*, 1900.

a formation de la solanine ne serait pas due à une action physiologique, mais à une action bactérienne.

Légumes herbacés. — Cette dénomination un peu vague s'applique à des végétaux ou portions de végétaux d'origine et de composition passablement variées.

On peut les diviser, à l'exemple de A. Gautier, en trois groupes : les légumes riches en albumine végétale, les légumes mucilagineux et salins et les légumes acides.

Le premier groupe comprend les choux, les asperges, les champignons, les truffes. Tout ces végétaux contiennent une assez forte proportion d'azote et se rapprochent par leur valeur nutritive, les champignons surtout, des substances alimentaires d'origine animale.

	Principes azotés
Choux d'hiver	5.11 p. 100
Choux-fleurs.	2.89 —
Choux de Bruxelles	4.12 —
Champignons de couche	3.90 —
Truffe noire	8.78 —

Ils constituent donc un précieux appoint au régime peu carnivore des populations rurales ; mais ils ont l'inconvénient de n'être pas toujours d'une digestion très facile.

Un reproche plus grave et qui est spécial aux champignons, c'est la possibilité de confusion entre les espèces comestibles et vénéneuses. Chaque année nous apporte de nombreux et terribles exemples de la facilité et des dangers de cette confusion. Aucun caractère, contrairement aux assertions du vulgaire, ne permet de distinguer d'une façon sûre et certaine les espèces vénéneuses de celles qui sont inoffensives et le seul moyen de prévenir les accidents est de ne consommer que des espèces bien connues et depuis longtemps utilisées dans le pays comme espèces comestibles. A Paris où on n'autorise la mise en vente que de 4 ou 5 espèces de champignons, champignon de couche, cèpe ou bolet comestible, morille, truffe, les empoisonnements par champignons sont à peu près inconnus. Outre ces espèces, on mange encore dans les diverses régions de la France l'oronge vraie, la chanterelle ou *gyrolle*, *gyrelle*, le mousseron et une foule d'autres dont l'expérience locale, qu'il serait peut-être dangereux de généraliser, a démontré l'innocuité.

Le deuxième groupe comprend la plupart des végétaux dont on mange surtout les feuilles ou les fruits en vert, épinards, laitue, chicorée, artichauts, céleri, haricots verts, petits pois, potiron, etc., etc. Tous ces aliments se distinguent par la faible quantité de matières nutritives et par la forte proportion d'eau et de sels de potasse qu'ils contiennent.

La richesse de ces végétaux en potasse combinée avec des acides organiques, acides malique, oxalique, est remarquable.

Choux.	2gr6	par kilogramme
Chicorée.	1,7	—
Navets.	3,7	—
Betteraves.	6,8	—
Carottes.	2,5	—
Pommes de terre.	3,2	—
Epinards.	4,5	—

C'est à cette forte proportion de sels alcalins qu'ils paraissent devoir en partie le rôle utile qu'ils jouent dans le régime alimentaire, quand ils sont associés à des aliments plus complets. Les acides organiques sont brûlés dans le sang et transformés en bicarbonate de potasse qui contribue à l'alcalinisation du sang et de la bile et diminue l'acidité des humeurs. Quoi qu'il en soit, il est admis que la privation longtemps prolongée de légumes frais est un des principaux facteurs du développement du scorbut.

Le troisième groupe comprend les légumes riches en acides, surtout en acide oxalique, tels que les tomates, l'oseille. Leur usage alimentaire chez les personnes prédisposées peut déterminer la gravelle oxalique. Ce groupe du reste se confond un peu avec le précédent à ce point de vue. Ainsi les épinards, les betteraves, la chicorée classés parmi les légumes mucilagineux contiendraient, d'après les analyses d'Esbach, plus d'acide oxalique que les tomates. Les premiers, en particulier, en renfermeraient presque autant que l'oseille.

3° **Fruits.** — Les divers fruits diffèrent surtout entre eux par la quantité de sucre qu'ils contiennent et par la nature de leur acide, acide malique dans les abricots, les poires, les pêches, les cerises, les prunes, les pommes, acide tartrique dans les raisins, acide citrique dans les oranges et les citrons. Ces acides sont combinés avec la chaux et la potasse et, en se brûlant dans l'économie, en se transformant en carbonates alcalins, ils contribuent comme les légumes herbacés à maintenir l'alcalinité du sang. Par leur sucre, ils fournissent à l'économie une certaine quantité de matériaux combustibles. Enfin, autre point de ressemblance avec ces mêmes légumes, ingérés dans le tube digestif, ils laissent une certaine quantité de résidu, cellulose et ligneux, qui favorise la régularité des évacuations. D'où l'usage habituel que font de ces deux ordres d'aliments les gens prédisposés à la constipation. Pris en trop grande abondance ou à l'état de maturité imparfaite, ils peuvent déterminer des troubles gastro-intestinaux.

Cure de raisins. — Les cures de raisins, très en faveur en Suisse et en Allemagne, moins pratiquées en France, semblent se rapprocher beaucoup par leurs indications et leurs effets des cures d'eaux alcalines.

Compositions de divers fruits.

	Pommes.	Pêches.	Cerises.	Prunes.	Poires.	Raisins.
Albumine et mat.azotées	0,20	0,93	0,57	0,28	0,21	0,80
Pectose. Ligneux. . . .	3	1,21	1,12	1,11	2,19	0,09
Matières grasses	»	»	»	»	»	2,06
Sucre	11,001	1,61	18,12	24,81	11,52	13,08
Gomme,dextrine,amidon	2,10	4,85	3,23	2,06	2,07	0,05
Acide organique	0,50	1,10	2,01	0,56	0,08	1,01
Chaux	»	0,06	0,10	traces	0,04	0,48
Eau	83,20	80,24	74,85	71,10	83,88	79,08

Ces chiffres ne doivent être considérés que comme des moyennes très générales, car la composition des fruits, leur teneur en sucre, en acide, varient dans de larges limites suivant les variétés, le degré de maturité, l'année, la provenance, etc., etc.

Maladies alimentaires d'origine végétale. — Depuis longtemps on a rattaché à l'usage d'aliments végétaux altérés, particulièrement à l'usage de certaines céréales, diverses affections épidémiques ou endémiques dont les plus connues sont l'ergotisme et la pellagre.

a) *Ergotisme.* — L'ergotisme, appelé aussi *raphanie*, *convulsio cerealis*, *necrosis ustilaginea*, *gangrène des Solognots*, etc., etc., a donné lieu au moyen-âge, aux XIe et XIIe siècles principalement, à l'époque des croisades, sous le nom de *feu de Saint-Antoine*, *feu sacré*, à de terribles épidémies dont de nombreux chroniqueurs nous ont laissé le dramatique récit. « L'effet de cette maladie de langueur, dit le chroniqueur Hugues de Fleury, est tel que, sous une peau livide, elle consume les chairs en les séparant des os et que, prenant plus de force avec le temps, elle cause une augmentation de douleurs et d'ardeur qui font pour ainsi dire mourir le malade à chaque instant. Mais cette mort n'arrive que lorque le feu, ayant d'abord ravagé les extrémités, attaque les organes essentiels à la vie. »

Un autre chroniqueur décrit « une peste sévissant en Lorraine, par laquelle de nombreuses personnes furent tordues dans d'atroces supplices causés par des contractions nerveuses, tandis que d'autres périssaient dans une mort misérable, les membres noircis comme du charbon et rougis par le feu sacré ».

Nous retrouvons dans ces vieux écrits très clairement retracés, les caractères typiques des deux formes de l'ergotisme, la forme gangreneuse et la forme convulsive.

Dans les temps modernes, grâce aux progrès lents, mais continus, du bien-être et à l'amélioration de l'alimentation, les épidémies sont devenues plus rares et la maladie s'est cantonnée peu à peu dans certaines régions bien connues par les conditions misérables des populations et la façon défectueuse dont elles se nourrissaient (Epidémie de 1709-1710 dans la Sologne, le Gâtinais, l'Orléanais).

Aujourd'hui que l'usage de la farine de seigle se restreint de plus en plus et que l'on apporte plus de soin au choix des farines, l'affection a pour ainsi dire disparu de l'Europe occidentale et ne s'observe plus guère, à l'état endémique du moins, qu'en Russie, en Pologne, en Silésie, etc., etc.(1).

Le lien qui rattache cette affection à l'usage de la farine de seigle altérée par l'ergot, est établi depuis longtemps et n'est contesté par personne. C'est un véritable empoisonnement par le principe actif de ce champignon.

Ehlers (2) croit devoir rapporter à l'ergotisme la petite épidémie observée par Rayer en 1828, à Paris, sur diverses collectivités et décrite par lui sous le nom *d'acrodynie*, la *maladie de Raynaud* et la singulière affection étudiée par

(1) On a observé il y a quelques années à l'asile de Nanterre une petite épidémie qui semble bien se rapprocher par ses caractères de l'ergotisme convulsif. Toutefois il a été impossible de déceler dans les farines employées aucune trace de mélange de farines de seigle ou d'ergot.

(2) L'Ergotisme, 1 vol. de l'*Encyclopédie scientifique Léauté*.

Weir Mitchell et désignée par le clinicien anglais sous le nom *d'érythromélalgie.*

b) *Pellagre.* — La pellagre est une affection qui sévit à l'état d'endémo-épidémie parmi certaines populations rurales dont le maïs constitue la principale alimentation. Elle sévit en Espagne, dans les principautés danubiennes, dans l'Italie du Nord, partout en un mot où le maïs forme la base de l'alimentation. C'est en Lombardie qu'elle est surtout fréquente (1). On l'observe aussi à l'état sporadique en France dans quelques départements, en particulier dans les Landes où elle est du reste en voie de disparition. Elle est caractérisée par des éruptions cutanées siégeant de préférence à la face dorsale des mains et des pieds, par la desquamation et l'altération profonde de la peau de ces régions et, à une période plus avancée, par des troubles de la sensibilité, du mouvement et de l'intelligence associés à un profond marasme.

Cette affection, dont sont indemnes les pays où le maïs est bien desséché avant d'être consommé, est due, ainsi que l'ont démontré les recherehes de Balardini et de Roussel, à l'usage de farines de cette céréale altérées par des moisissures diverses. L'ergot de maïs a été tout particulièrement incriminé. Il n'est pas certain toutefois que d'autres mucédinées (*Penicillum glaucum* ou autres) ne puissent produire les mêmes effets. Lombroso a trouvé et pu isoler dans ces farines un alcaloïde, la *pellagrozéine*, qui serait, suivant lui, analogue à l'ergotine et serait la cause de l'intoxication.

(1) La pellagre cause de 3 à 4.000 décès par an en Italie et dans certaines provinces de la Lombardie, la mortalité atteint 5,80 à 6,60 p. 10.000 habitants. La maladie est toutefois en décroissance marquée dans l'Italie du Nord. En revanche, elle se développe et progresse depuis quelque temps dans les Marches, l'Ombrie, les Abbruzes, la Campanie, les Pouilles, et ces progrès seraient dus, selon Pagliani (*Riv. d'igiene et sanita publica*, 1902), à l'importation du maïs de mauvaise qualité ou avarié venant de l'Argentine et des Etats-Unis.

Quel que soit l'agent de la maladie, tous les médecins de ces régions s'accordent à penser qu'il serait relativement facile de faire disparaître la maladie, en substituant au pain de maïs, dont les paysans font exclusivement usage, du pain de froment qui ne coûterait pas plus cher, qui serait même plus économique suivant eux. Malheureusement leurs conseils viennent se buter à des habitudes routinières qu'ils n'ont pu encore déraciner.

c) *Scorbut.* — Ce n'est pas ici le lieu d'examiner si le scorbut doit être rangé, comme le veut Villemin, parmi les maladies infectieuses. Ce qu'il y a de certain, c'est que la privation d'aliments et surtout de végétaux frais, si elle n'est pas la cause exclusive de la maladie, joue un grand rôle dans son développement. Suivant Bouchardat toutefois, le facteur dominant serait l'action du froid continu, particulièrement du froid humide, sur l'organe cutané associée à de mauvaises conditions hygiéniques.

Quoi qu'il en soit, l'emploi à titre prophylactique et même curatif des végétaux frais a des effets incontestables et, de l'avis de tous les médecins de marine, l'usage réglementaire du jus de citron (*lime juice*), pour les équipages des navires appelés à tenir la mer un certain temps, a exercé la plus salutaire influence. Grâce à ce moyen, plusieurs expéditions au pôle Nord sont parvenues, malgré toutes les misères et les fatigues qu'elles ont endurées, à se préserver du scorbut.

d) *Béribéri.* — Ejkmann ayant observé chez les poules nourries avec du riz émondé une affection rappelant par beaucoup de caractères la maladie qu'on observe chez l'homme sous le nom de béribéri, le gouvernement néerlandais prescrivit une enquête sur la population des prisons de Java. Cette enquête faite avec beaucoup de soin et de conscience par Vordermann établit qu'il existe des relations incontestables entre l'apparition de la maladie et la qualité du riz consommé (1).

e) *Lathyrisme.* — On observe parfois chez les populations Kabyles de l'Algérie des épidémies d'origine alimentaire qui surviennent à la suite de l'usage d'une espèce de gesse nommée par eux *Djelbens*, qu'ils substituent au blé ou à l'orge dans leur alimentation les années de disette. Ces accidents décrits par Proust, qui en a fait l'objet d'un rapport présenté à l'Académie de médecine, sous le nom de lathyrisme,sont-ils dus à un principe toxique sécrété à l'état normal par la plante ou à des graines avariées envahies par des champignons parasites ? Cette dernière hypothèse est la plus probable.

Le mélange aux farines de céréales, de farines de graines de certaines plantes parasites ou autres ayant crû en même temps que les céréales et récoltées avec elles, la nielle (*Lychnis githago*), l'ivraie (*Lolium perenne*), peut occasionner certains accidents d'intoxication presque toujours sporadiques et qui deviennent, d'ailleurs, de plus en plus rares par suite des progrès réalisés par la meunerie et la minoterie, au point de vue de l'épuration des grains.

IV. — Condiments.

On donne le nom de condiments aux substances employées d'habitude en petites quantités pour rehausser la saveur des mets.

a) *Chlorure de sodium.* — Le chlorure de sodium est bien plus un aliment qu'un condiment. Il existe en effet en quantité notable dans les liquides de l'organisme.Le sang en

(1) Rapport sur l'influence qu'exerce la qualité du riz consommé sur le nombre de cas de béribéri observés dans les prisons de Java, anal. in *Sem. médic.*, 1898.

contient 0, 42 p. 100, soit environ 50 à 60 p. 100 des cendres. Le lait, la salive, la sueur en renferment aussi une certaine proportion. Il est donc essentiel de restituer à l'organisme les pertes qu'il fait. Mais ce n'est pas dans ce seul but que nous ajoutons du sel à la plupart des aliments. Ceux-ci, notamment les substances d'origine animale, en contiennent suffisamment pour réparer les pertes. Le chlorure de sodium a une action manifeste sur la nutrition. Tous les éleveurs savent qu'en ajoutant 10 grammes de sel environ à la ration journalière des animaux on augmente leur appétit et on favorise leur engraissement.

L'appétence que l'homme a pour le sel, les souffrances que lui fait endurer la privation de cette substance prouvent que cette addition ne nous est pas moins utile.

De quelle nature est cette action ? Les expériences de Voit et de Rabuteau ont prouvé que le chlorure de sodium augmentait les combustions et élevait le taux de l'urée. Est-ce en stimulant les fonctions digestives, en rendant le suc gastrique plus acide ?

b) *Condiments sucrés. — Sucre. — Miel. — Saccharine.* — Les condiments sucrés, miel, sucre de raisin, sucre de canne, sont de tous les condiments ceux dont on fait le plus large emploi (1), si toutefois on peut ranger dans ce groupe

(1) D'après les statistiques officielles, la consommation du sucre en 1900-1901 par habitant aurait été :

Allemagne	13.87
Autriche	8.11
France	16.64
Russie	6.53
Belgique	10.73
Italie	2.80
Espagne	4.55
Angleterre	44.52
Suisse	24.29
Etats-Unis	30.29

Ce tableau est intéressant en ce qu'il est l'expression assez fidèle du bien-être et de l'aisance des divers peuples.

ces produits qui, à tous les points de vue, sont de véritables aliments et même des aliments de haute valeur. Le sucre, sous forme de glycogène, est en effet l'aboutissant final des transformations des hydrates de carbone et probablement, d'après Chauveau, des graisses. C'est sous forme de sucre que les aliments ternaires sont brûlés et fournissent de l'énergie pour le travail musculaire. D'autre part, le sucre absorbé en nature n'impose aux fonctions digestives qu'un effort minimum et l'énergie vive qu'il contient arrive presque intégralement et rapidement au muscle. Ces particularités expliquent en partie les propriétés dynamogènes de cet aliment que les curieuses expériences d'Harley (1), de Mosso, de Schumburg, confirmant les observations empiriques de cyclistes et d'alpinistes, ont si bien mis en lumière. 50 à 60 grammes de sucre augmenteraient sensiblement le travail utile du muscle et lui restitueraient, quand il est fatigué et épuisé, sa vigueur première.

Bien que contestés par Stokvis, ces résultats ont paru assez concluants pour qu'on ait tenté, aux manœuvres allemandes de 1897 et 1898 des essais sur un certain nombre d'hommes de troupes. La dose administrée chaque jour, 50 à 80 grammes dissous dans une certaine quantité d'eau, a paru calmer la faim et la soif et ranimer rapidement les défaillances que produisent dans les manœuvres et les marches forcées les privations, la fatigue, la chaleur. Elle remplacerait avantageusement dans ces cas-là la ration d'eau-de-vie administrée en supplément (2).

La chimie a retiré récemment des goudrons de la houille une substance, produit d'oxydation de *l'amido-sulfo-toluène*, à laquelle elle a donné le nom de *saccharine* et qui possède

(1) D'après Harley, l'addition du sucre à la ration ordinaire peut accroître le pouvoir musculaire de 9 à 24 p. 0/0 et le travail total avec retard de la fatigue, de 6 à 39 p. 0/0.

(2) DRONINEAU, Le sucre, sa valeur alimentaire (*Gaz. des hôp.*, 9 septembre 1899).

un pouvoir sucrant 200 à 300 fois plus considérable que le sucre ordinaire.

Ce produit, d'après les travaux d'Aducio et Mosso, de Stutzer et Salkowski, de Lehmann et Jessen, de Riegler, etc., etc., ne paraît pas avoir, aux doses modérées auxquelles on l'emploie, d'action nocive bien manifeste ; mais, il ne saurait remplacer le sucre, comme aliment, car il n'est pas transformé dans l'économie et il est éliminé tel quel. Cette absence de toute valeur nutritive d'une part et le tort que son introduction pourrait porter à l'industrie sucrière d'une si grande importance économique dans la plupart des pays, ont fait prohiber son introduction dans les substances alimentaires et son emploi pour tous usages autres que la thérapeutique (1).

Il y a toutefois un singulier désaccord, ainsi que le fait remarquer Arnould, entre la sévérité dont on use à l'égard d'un produit à peu près inoffensif et dont l'usage est en somme très restreint et l'indulgence que l'on témoigne à ces terribles poisons qu'on appelle l'alcool et les apéritifs, et l'on se demande si l'hygiène n'est pas parfois un prétexte à couvrir des intérêts fiscaux ou protectionnistes.

Les condiments autres que le sel et le sucre sont très nombreux et peuvent se diviser en condiments acides, condiments âcres, aromatiques et sulfurés. Quelle que soit leur nature, tous ces condiments ont pour effet de déterminer par leur action locale irritante une hyperémie passagère de la muqueuse et une sécrétion plus abondante des sucs digestifs. Employés à doses modérées, ils augmentent l'appétit, favorisent la digestion. De plus, appartenant tous à la classe des agents anti-zymotiques, ils entravent l'action des ferments figurés, cause fréquente de fermentations anormales. L'abus de ces stimulants entraîne l'irritation persis-

(1) *Rec. des travaux du Comité consult. d'hyg. de France*, 1900, t. XXX.

tante, la phlegmasie chronique de la muqueuse digestive et consécutivement l'atonie de cette muqueuse.

e) *Condiments acides.* — Le type de ces condiments est le vinaigre qui résulte, comme on le sait, de la fermentation acétique du vin.

L'abus du vinaigre, en acidifiant les humeurs, porte atteinte à la nutrition et entraîne l'amaigrissement et l'anémie. Ces effets sont bien connns des jeunes filles qui redoutent de trop engraisser.

Depuis que le vin a atteint des prix élevés, on remplac souvent dans le commerce le vinaigre de cette provenance par le vinaigre provenant de la distillation du bois en vase clos, vinaigre de bois. Ce vinaigre de bois, qui n'est autre que de l'acide acétique cristallisable étendu de 8 à 10 fois son poids d'eau, est inférieur, au point de vue de l'alimentation, au vinaigre de vin, mais ne paraît pas avoir d'effets nuisibles.

Il n'en est pas de même de la substitution ou de la simple addition au vinaigre des acides minéraux, acide chlorhydrique, sulfurique, nitrique. Ces falsifications sont éminemment dangereuses et doivent être sévèrement proscrites.

d) *Condiments âcres.* — Les principaux condiments âcres aromatiques ou sulfurés sont les épices, poivre, muscade, girofle, cannelle, piment, vanille etc., etc., l'ail, la moutarde. Ils doivent leurs propriétés à des huiles essentielles dont quelques-unes contiennent du soufre. Toutes ces essences ont une action antizymotique. L'essence de moutarde arrête, d'après Koch, le développement du bacille du choléra. Les essences de cannelle et de girofle sont, d'après les recherches de Chamberland, des antiseptiques puissants. En revanche, ils n'ont pas d'action, semble-t-il, sur les ferments solubles. La dyspepsie et la gastrite chronique sont cependant souvent la conséquence de leur abus, [ainsi que cela s'observe trop souvent chez les Européens habitant les pays chauds

La plupart des épices, en raison de leur prix élevé, le poivre surtout, sont l'objet de nombreuses falsifications. On s'est ingénié à fabriquer du poivre avec toutes sortes de substances, poudre de moutarde, de colza, farine, croûte de pain pulvérisée, grignons d'olives, etc., etc., voire même avec de la poussière et de la terre. De même pour les autres aromates sur lesquels la fraude s'exerce sur une grande échelle. C'est par l'examen microscopique que l'on pourra reconnaître ces diverses sophistications.

V. — Boissons alcooliques.

A. — Boissons fermentées.

De tous temps et dans tous les pays on a fait usage de boissons fermentées et l'énumération des substances auxquelles on a eu recours serait trop longue. D'une façon générale on peut dire que toutes les substances féculentes ou sucrées susceptibles de donner de l'alcool par leur fermentation ont été utilisées.

Les plus usuelles, celles dont la consommation est la plus considérable, en Europe du moins, sont le vin, le cidre, la bière.

Vin. — Le vin est le produit de la fermentation du raisin. — C'est un produit fort complexe, ainsi qu'en témoigne sa composition:

COMPOSITION MOYENNE DU VIN ROUGE :

Eau	869
Alcool	100
Alcools divers, aldéhyde, éthers et parfums	Traces
Glycérine	6.50
Acide succinique	1.50

Matières albuminoïdes, grasses, sucrées, gommeuses et colorantes	16
Tartrate acide de potasse et acide tartrique libre	4
Acide acétique, propionique	1.50
Chlorures, bromures, iodures, fluorures, phosphates de potasse, de soude, de chaux, de magnésie, oxyde de fer, albumine, ammoniaque	1.50

Les éléments les plus importants, ceux qui donnent au vin ses qualités et assurent sa conservation, sont l'alcool, l'acide tartrique combiné habituellement avec la potasse à l'état de tartrate acide, le tanin et la glycérine.

L'ensemble des principes non volatils constituent l'extrait sec.

Ces divers principes continuent, une fois la fermentation tumultueuse et la transformation totale du sucre en alcool terminées, à agir les uns sur les autres et il en résulte une succession de réactions chimiques, d'oxydations lentes donnant lieu par l'action des acides sur l'alcool à la formation d'éthers volatils, *le bouquet des vins*. Ce sont ces processus qui constituent ce qu'on nomme le *vieillissement des vins* et c'est avec juste raison qu'on a dit que ce produit était un véritable organisme vivant, soumis par suite aux lois de tout ce qui a vie, phases d'évolution, altérations et maladies.

La proportion des divers éléments varie considérablement, avons-nous besoin de le dire, suivant la provenance du vin et pour un vin de même origine, suivant l'âge de la vigne, les conditions météorologiques de l'année de la récolte, etc., etc.

Tandis que les vins de Sicile, d'Espagne ou de Portugal, Marsala, Porto, Malaga titrent jusqu'à 17 et 20° d'alcool, les vins légers du centre de la France n'ont guère que 7°.

Il importe toutefois de faire observer que la proportion d'alcool dans les vins naturels ne dépasse jamais, même dans les climats les plus chauds et dans les années les plus favorables, 16 à 17° et que tout vin dont le titre est au-dessus de 15° est à peu près certainement alcoolisé, ce qui ne veut pas dire que ceux qui pèsent moins ne le sont pas.

Le tableau suivant emprunté à A. Gautier donne du reste un aperçu de la composition moyenne des vins habituellement consommés en France.

	Alcool	Extrait sec à 100	Glycérine	Acidité totale exprimée en SO^2	Cendres
Vins de Bourgogne ordinaires.	10.8	20.5	4.5 à 7	4.7	2.1
Vins de Mâcon.	10.1	19.3	»	5.5	1.9
Vins de Bordeaux ordinaires.	9.8	22.5	5 à 7.5	4.1	2.2
Vins de Narbonne plâtrés.	11.7	21.8	»	4.5	4.5
Vins d'Italie importés en France	13.7	33.7	»	»	3.9
Vins d'Espagne importés en France.	13.1	18.5	»	4.6	3.8

ACTION PHYSIOLOGIQUE DU VIN. — LE VIN AU POINT DE VUE HYGIÉNIQUE. — Le vin de bonne qualité a longtemps passé pour une boisson essentiellement hygiènique et nul ne contestait naguère son utilité pour les travailleurs des villes et des campagnes, quand il était pris à doses modérées et qu'il était pur de toute sophistication. Sans remonter plus haut, c'était l'avis de l'éminent hygièniste Bouchardat et de bien d'autres. Depuis quelque temps cette manière de voir fait place à une appréciation beaucoup moins optimiste et il se manifeste chez plusieurs médecins dont l'autorité est considérable une tendance à condamner en bloc comme plus ou moins malfaisantes toutes les boissons qui, sous une forme quelconque, contiennent de l'alcool, à n'établir d'autre différence entre elles au point de vue de leurs effets que celle de la proportion dans laquelle entre le principe nocif. Certains vont même plus loin et reprochent au vin des méfaits qui lui seraient propres (1).

Il y a, croyons-nous, dans cette façon d'envisager les choses si en désaccord avec ce que nous a appris l'observation traditionnelle, tout au moins une exagération manifeste qui tient probablement au milieu très spécial dans lequel les observations ont été faites.

Que l'abus du vin soit nuisible, que l'ivrognerie habituelle ait de funestes conséquences, cela a été dit de tous temps et de bien des façons par moralistes et médecins et nul n'y contredira. Mais les progrès menaçants de l'alcoolisme ne coïncident-ils pas justement avec l'époque où, par suite de la destruction du vignoble français par le phylloxera, le vin est devenu une boisson de luxe et a été remplacé dans les classes populaires par les alcools à bon marché ? Est-ce que chez tous les marchands de vin à Paris, comme le fait observer Laborde, on ne consomme pas à peu près exclusivement des spiritueux au détriment des produits de la vigne ?

D'autre part aucun des médecins exerçant dans les régions viticoles où les travailleurs des campagnes font, depuis que, grâce à la reconstitution du vignoble, le vin est à des prix plus abordables, un large usage du jus de la treille, parfois même un trop large usage, ne reconnaîtra certainement pas dans ce qu'il voit autour de lui le sombre tableau tracé par ses confrères de Normandie et de Bretagne, de ces régions où l'eau-de-vie sert de boisson habituelle à la famille. Ce n'est pas dans les pays où le vin est boisson usuelle qu'on

(1) Lancereaux, qui poursuit avec tant de persévérance ses intéressantes recherches sur les lésions de l'alcoolisme, pense que la cirrhose des buveurs est la conséquence des excès de vins, des vins plâtrés particulièrement plutôt que des excès d'alcool. Le sulfate de potasse qui se trouve en assez fortes proportions dans ces vins jouerait le principal rôle dans la pathogénie de cette affection.

pourrait constater sur une grosse partie de la population, tant chez les femmes et les enfants que chez les hommes, les stigmates et les tares de l'alcoolisme, comme cela se fait couramment dans les hôpitaux de Paris (1).

Nous ne nions pas les progrès de l'alcoolisme sur tous les points de la France, mais ils sont certainement beaucoup plus lents dans les *pays à vin* et, s'ils s'y manifestent, cela tient justement à ce que l'usage des liqueurs, des apéritifs surtout, tend à se substituer peu à peu dans les habitudes des jeunes générations à l'usage du vin.

Envelopper le vin et les alcools de toute provenance dans une même et commune réprobation, sous le prétexte que dans les expériences sur les animaux, ils se montrent, injectés dans les veines, toutes choses égales d'ailleurs, aussi

(1) Il est certain qu'il existe une assez grande divergence d'appréciations, entre certains médecins de la capitale dont l'autorité est incontestable et dont on ne saurait nier le sens profond d'observation et les médecins qui exercent dans les régions viticoles, au sujet de la valeur hygiénique du vin et de ses effets pathogènes. Cette divergence ne tiendrait-elle pas en partie à la qualité du vin qu'on boit dans les classes populaires parisiennes et dans la composition duquel intervient beaucoup trop souvent, sans parler de la suralcoolisation avec des alcools plus ou moins impurs, l'habile chimie des fabricants ? Mairet, qui dirige un des asiles les plus importants en plein centre de la production viticole, affirme que les buveurs de vin devenus alcooliques y sont relativement rares et sont tous des hommes arrivés à un âge avancé. Les buveurs de liqueurs fortes et surtout d'apéritifs y sont au contraire très nombreux, y entrent jeunes, souvent avant 30 ans (*Confér. sur l'alcoolisme chronique*). N'y a-t-il pas manifeste exagération, après cette constatation venant d'un aliéniste particulièrement autorisé et que confirment d'ailleurs tous les directeurs d'asile des régions viticoles, de soutenir, en comparant l'action des boissons fermentées et des spiritueux, « qu'il y a là une équivoque détestable qui ne doit pas subsister. L'alcool est aussi toxique, aussi désorganisant *sous la forme dite de vin, qu'il l'est sous la forme même d'alcool plus ou moins coupé* ? ». H. Labbé, *Presse méd.*, 31 mars 1903. Cons. à ce sujet, Mauriac, *Le vin au point de vue hygiénique* ; Arnozan, *Congr. des Soc. savantes à Bordeaux*, avril 1903. *Cinq conférences sur l'alcoolisme faites sous les auspices de la Société antialcoolique de l'Hérault*, par MM. Roos, Hedon, Mairet, Quesnel, Benner, Montpellier, 1900.

toxiques les uns que les autres, serait donc, nous semble-t-il, sortir de la réalité des faits et des applications pratiques et compromettre par une intransigeance peu justifiée l'autorité de l'hygiène. Nous sommes convaincus au contraire, avec Duclaux, qu'il n'y a aucun argument sérieux contre le vin pas plus que contre la bière quand leur usage est modéré et que le produit est de bonne qualité.

Maladies des vins. — Conservation des vins. — Le vin a été comparé, nous l'avons dit, à un être vivant qui traverse diverses phases d'existence et qui subit d'incessantes transformations modifiant sa composition intime, ses qualités, son goût.

Cette propriété qu'il a de se modifier, de s'améliorer le plus souvent en vieillissant, il la doit aux ferments qu'il contient ; mais ces ferments sont aussi une menace perpétuelle pour sa conservation, une cause d'altération, de véritables maladies. Les principales de ces maladies sont la fermentation acétique causée par le *mycoderma aceti*, la pousse, l'amertume, la graisse, etc., dont chacune correspond à des ferments particuliers.

On comprend combien il importe au commerce de prévenir ces altérations et d'assurer la conservation des vins. C'est dans ce but qu'il use de certaines pratiques dont l'hygiène a le devoir de se préoccuper au point de vue de la santé publique, bien qu'elles ne constituent pas de véritables falsifications.

Le sucrage qui consiste à ajouter à la cuve une certaine quantité de sucre pour relever le titre alcoolique d'un moût pauvre en glycose, le collage qui a pour but de précipiter les matières solides et les ferments en suspension et de rendre le vin limpide, le chauffage recommandé par Pasteur et qui tue les ferments ne soulèvent pas d'objection sérieuse.

Il n'en est pas de même du vinage et du plâtrage.

Vinage. — Le vinage consiste, on le sait, à ajouter une certaine quantité d'alcool pur (trois-six) aux vins qui, par suite de leur faible degré alcoolique, ne pourraient se conserver ni supporter le transport.

Beaucoup d'hygiénistes pensent, non sans raison, que l'alcool ainsi ajouté ne s'incorpore pas au vin, reste un élément étranger et que cette addition lui fait perdre une partie de ses qualités hygiéniques. C'est dans cette pensée que la Commission de l'Académie de médecine proposait de n'autoriser que le vinage à la cuve, au moment de la fermentation, de manière à ce que l'alcool surajouté pût s'unir plus intimement à celui contenu dans le moût.

Bien que l'Académie de médecine, dans le désir de ne pas porter une trop grave atteinte à la liberté d'un commerce aussi important, n'ait pas cru devoir aller jusqu'à prononcer une condamnation absolue du vinage, il est difficile, en se plaçant exclusivement au point de vue de la santé publique, d'approuver une opération qui a le plus souvent pour résultat d'introduire dans une boisson éminemment hygiénique des alcools de qualité inférieure, alcools de grains, de pommes de terre, tous plus ou moins toxiques.

Plâtrage. — Dans le but d'aviver la couleur du vin, de lui donner plus de brillant et de limpidité, tout en assurant en même temps sa conservation, on ajoute du plâtre en proportion plus ou moins grande au vin, soit à la cuve, soit dans les barriques. Cette opération est surtout pratiquée dans le Midi pour les gros vins de l'Hérault et de l'Aude.

A la suite de cette addition, il se forme, par la décomposition du tartrate acide de potasse contenu dans le moût, du tartrate de chaux insoluble qui se dépose et du sulfate de potasse qui reste dissous dans le vin.

Le Comité consultatif d'hygiène s'est prononcé à diverses reprises contre cette pratique qui introduit dans le vin un sel purgatif dont l'usage prolongé peut n'être pas sans inconvénients pour la santé, ainsi que l'a démontré l'observation prise sur lui-même que Marty a lue à l'Académie de médecine. Sur l'avis de ce corps savant, le ministre du commerce a fixé à 2 grammes par litre la limite de tolérance du plâtre dans le vin (1).

Le phosphatage et le tartrage des vins, c'est-à-dire l'addition de phosphate de chaux ou d'acide tartrique qui auraient, d'après les expériences poursuivies actuellement dans le Midi par plusieurs viticulteurs, les mêmes avantages au point de vue de la conservation des vins que le plâtrage, n'en auraient pas, suivant A. Gautier, les inconvénients et seraient tout à fait inoffensifs.

Pasteurisation. — Un procédé auquel l'hygiéniste le plus rigoureux ne saurait adresser aucun reproche est la pasteurisation dont l'usage tend à se répandre de plus en plus dans le commerce des vins.

L'ébullition altère sensiblement le bouquet du vin et lui donne *un goût de cuit* qui n'est poin agréable. Mais Pasteur avait déjà noté qu'une température de 60 à 70°, prolongée quelques minutes, suffisait amplement à tuer dans le liquide tous les ferments morbides et assurait la conservation indéfinie, si le liquide était soustrait au contact de l'air. Les expériences faites par lui étaient tout à fait concluantes. Néanmoins la méthode n'est entrée réellement dans la pratique que ces dernières années. A la suite d'une série de récoltes dont la conservation menaçait d'être compromise par les intempéries saisonnières et par les maladies cryptogamiques de la vigne, les propriétaires et le commerce ont

(1) La jurisprudence de l'Académie de médecine a quelque peu varié au sujet du plâtrage. En 1856, Bussy, dans son rapport approuvé par l'Académie, déclarait le plâtrage complètement inoffensif et ne jugeait pas qu'il dût être interdit. Même réponse en 1858 et en 1868 à l'avis demandé par le ministre de la guerre. En 1880, au contraire, Marty, après une enquête approfondie, donne des conclusions tout à fait défavorables à l'emploi du plâtre.

avec succès eu recours à ce moyen. Un concours de pasteurisateurs a même été ouvert à Bordeaux l'an dernier, et aujourd'hui l'industrie viticole dispose d'appareils permettant de stériliser rapidement, sûrement et sans aucun danger pour la qualité du produit de grandes quantités de vin.

FALSIFICATIONS DES VINS. — Il y a peu de substances sur lesquelles l'ingéniosité des fraudeurs se soit davantage exercée dans ces derniers temps que sur le vin. Il serait trop long de les énumérer toutes et nous nous bornerons à signaler les principales, celles qui intéressent le plus la santé : le *mouillage*, la *coloration artificielle*, l'*addition de bouquets artificiels*, falsifications qui sont du reste la conséquence les unes des autres et qui s'associent presque toujours.

Mouillage. — Voici en effet comment procède le commerce peu scrupuleux. Il reçoit un vin du Midi ou de l'étranger, le plus souvent suralcoolisé, et, une fois les droits acquittés, il le dédouble en y ajoutant une égale quantité d'eau. A supposer que le vin titre 16°, une barrique pourra se dédoubler et fournir deux barriques de vin à 8°, titre bien suffisant pour la consommation courante. Mais comme la couleur s'est beaucoup affaiblie par cette addition d'eau, que le vin a perdu sa saveur et son montant, est devenu *plat*, il s'agit de lui rendre sa coloration et son bouquet au moyen de colorants et d'essences.

Le mouillage par lui-même, bien qu'il ait pour conséquence de faire perdre au vin ses qualités toniques et réconfortantes, n'a pas d'effets nuisibles sur la santé ; mais les opérations complémentaires que nous allons décrire sont loin d'être aussi inoffensives.

Les expériences de Laborde et Magnan ont démontré la grande toxicité des bouquets artificiels, dits huiles de vin, employés par le commerce, et ils doivent être sérieusement prohibés.

Coloration artificielle. — Quant à la coloration artificielle des vins, comme la valeur marchande des vins, en particulier des vins communs employés pour coupage, est en raison de l'intensité de la couleur, cette opération se pratique sur une grande échelle et menaçait même, il y a quelques années, de devenir d'usage courant, si des mesures répressives n'avaient été prises pour arrêter ces falsifications qui se faisaient publiquement.

Les substances employées pour la coloration artificielle des vins sont très nombreuses. Nous nous bornerons à les énumérer en mentionnant en même temps leur plus ou moins de nocuité, et nous dirons seulement quelques mots de la fuchsine. C'est en effet celle qui a été le plus employée il y a quelques années et qui s'est acquis par le retentissement des poursuites auxquelles son emploi a donné lieu une sorte de célébrité. Les physiologistes ne sont pas d'accord sur l'action de la fuchsine pure, les uns la considérant comme inoffensive, les autres comme étant susceptible de déterminer des troubles plus ou moins graves de la santé. Cette discussion du reste n'a guère qu'un intérêt théorique ; car presque toujours la fuchsine du commerce contient une assez forte proportion d'arsenic et cette considération seule doit suffire à faire interdire son emploi.

LISTE DES MATIÈRES COLORANTES LES PLUS COMMUNÉMENT EMPLOYÉES POUR LA COLORATION ARTIFICIELLE DES VINS

1. — Suc d'althea rosea, mauve noire.	Inoffensif.	
2. — Baies de sureau.	id.	Est employé pour colorer le vin de Porto et donner son arome particulier. Associé comme cela se pratique assez souvent, en particulier dans le produit désigné sous le nom de teinte de Fisme.
3. — Baies de phytolacca	Purge fortement.	
4. — Cochenille ammoniacale.	Très usité autrefois, paraît inoffensif.	
5. — Baies d'hièble et de troène.		Peu usité en France.
6. — Bois de campêche.		Employé surtout à Paris pour donner au vin jeune la coloration du vin vieux.
7. — Carmin d'indigo.		Assez usité dans le Midi.
8. — Fuchsine et ses dérivés.	....	Par suite du retentissement qu'a eu cette substance dans le public, et de la facilité avec laquelle elle se décèle, elle est beaucoup moins en faveur aujourd'hui. Cependant elle entre souvent pour une partie dans la plupart des préparations vendues au commerce sous des noms plus ou moins rassurants.

Addition d'antiseptiques. — Les vins mouillés, ainsi que les petits vins achetés à vil prix par le commerce, ont une tendance à s'altérer rapidement. Aussi pour assurer leur conservation, les négociants peu scrupuleux y ajoutent des antiseptiques divers : acide salicylique, acide borique, sulfites, fluorures, fluoborates, etc., etc. L'addition d'acide salicylique qui se pratique surtout sur la bière, a été à plusieurs reprises constatée sur le vin. Inutile d'ajouter que le salicylage des boissons aussi bien que des substances alimentaires solides a été prohibé en France, sur l'avis de l'Académie de médecine qui a estimé, avec juste raison, qu'il y aurait de graves inconvénients à autoriser l'addition aux boissons d'usage courant d'une substance dont l'innocuité, même à faibles doses, était loin d'être démontrée et qui pouvait être particulièrement dangereuse pour les personnes dont les reins fonctionnaient mal (1).

Le *boratage*, le *sulfatage* ont probablement une action moins nocive. Cette pratique n'en a pas moins pour effet de jeter dans la consommation des produits de qualité très inférieure, souvent malsains, et doit à ce titre être prohibée.

Enfin, dans le but de rehausser la couleur et de communiquer aussi une saveur plus chaude et plus corsée au vin, on y ajoute de faibles doses d'acides divers. L'addition au moût d'acide tartrique, un des éléments constituants du vin, paraît être sans inconvénients et favoriser dans certains cas la vinification. Il n'en est pas de même de l'addition d'acides minéraux : acides sulfurique, chlorhydrique, azotique, qui serait parfois pratiquée sur les vins d'Espagne et d'Italie (2).

(1) Brouardel, administrant à des personnes bien portantes, mai d'âge différent, de faibles doses d'acide salicylique mélangées au vin, a constaté que l'élimination de la substance par les reins se faisait assez rapidement chez les individus jeunes, mais très lentement et incomplètement chez ceux d'un certain âge.

(2) Roos et Coreil, *Ann. d'hyg. pub. et de méd. lég.*, 1890.

Essai des vins. — L'essai des vins comporte :

1° Le dosage de l'alcool, soit au moyen de l'alambic Salleron, soit au moyen de l'ébullioscope, instrument basé sur le degré différent auquel entrent en ébullition les mélanges d'eau et d'alcool suivant la proportion de ce dernier.

2° Le dosage de l'extrait sec : *a*) à 100° au bain-marie ; *b*) dans le vide ; *c*) par la densité (*Œnobaromètre Houdart*).

3° Dosage de l'acidité totale, au moyen des liqueurs titrées, des acides volatils, de la glycérine, des cendres, etc., etc.

Quant à la recherche des falsifications, elles nécessitent souvent des opérations délicates qui sont presque exclusivement du domaine des laboratoires de chimie et encore les analyses ne donnent-elles pas toujours des résultats auxquels on puisse attribuer une valeur absolue. C'est ainsi que le mouillage ne peut guère être affirmé que par comparaison avec un vin naturel de même provenance et de même année.

Cidre. — Le cidre est la boisson résultant de la fermentation du jus de pommes.

La composition d'un bon cidre est, suivant Girard :

Alcool	5 à 6	p. 100
Extrait à 100°	30	—
Cendres	2	—

Les cidres doux contiennent bien moins d'alcool, 1 à 2 p. 100.

Il est inférieur, comme boisson hygiénique, au vin et à la bière, et n'a ni les propriétés toniques et réconfortantes de l'un, ni les propriétés nutritives de l'autre. Par suite de son acidité, il provoque parfois de la gastralgie et des troubles gastro-intestinaux et, bien que dans les pays à cidre on admette le contraire, son usage habituel prédisposerait à la goutte (Charcot).

On possède un certain nombre d'exemples d'intoxication

saturnine, à la suite d'ingestion de cidre conservé dans des récipients d'étain impur ou traité par la litharge pour remédier à l'amertume.

Bière. — La bière est le produit de fermentation de l'orge germé auquel on ajoute une certaine quantité de houblon pour lui donner la saveur et l'arome qui lui sont propres.

La bière est connue de toute antiquité sous le nom de vin d'orge, de cervoise (*cervisia*), mais ce n'est qu'assez récemment que sa consommation a pris, en France du moins, le développement que l'on sait.

La fabrication de la bière est assez compliquée et se compose de plusieurs opérations successives.

La première, le *maltage*, qui consiste à faire germer les grains d'orge légèrement mouillés, de façon à y développer la diastase qui doit transformer en glucose l'amidon, se fait actuellement le plus souvent dans des usines spéciales, *malteries*, qui livrent le produit, le *malt*, tout prêt aux brasseries.

La deuxième opération, le *brassage*, qui a pour but de transformer l'amidon en dextrine et en maltose sous l'influence de la diastase du malt, se fait à chaud dans des cuves, soit par infusion (fermentation haute), soit par décoction (fermentation basse).

Dans le premier procédé on épuise le malt par de l'eau portée à 60, puis à 90°. On agite fortement le mélange et on sépare après repos la partie liquide, le *moût*, des parties solides qui se sont déposées au fond de la cuve, *drèches*.

Dans le deuxième procédé on fait digérer le malt dans de l'eau tiède. On enlève une partie du moût, le tiers environ, qu'on porte à l'ébullition et qu'on ajoute ensuite aux deux autres pour les réchauffer. La manœuvre est répétée plusieurs fois. On soutire ensuite et, après addition du houblon, on fait bouillir quelques heures.

Refroidi le plus rapidement possible, le liquide est conduit dans les cuves où doit se faire, sous l'influence de la levure qu'on ajoute au moût, la fermentation dont l'équation, en laissant de côté les fermentations concomitantes, peut se formuler ainsi :

$$\underset{\text{Glucose}}{C^6H^{12}O^6} = \underset{\text{Alcool}}{2C^2H^6O} + 2CO^2.$$

Suivant la température et l'espèce de levure employée, on obtient des fermentations de caractères différents.

Dans la fermentation, dite *fermentation haute*, le moût fermente dans des cuves ouvertes portées à une température de 20°. La fermentation tumultueuse ne tarde pas à se produire et à former une mousse abondante. Dès qu'elle apparaît, on soutire le liquide dans des petits tonneaux où on laisse la fermentation se continuer quelques jours. Une fois terminée, la bière est livrée à la consommation.

C'est par ce procédé, en usage en Angleterre, que l'on fabrique la bière dite *ale, pale ale, stout*. Ces bières sont très altérables et ne peuvent se conserver que si on les additionne d'alcool.

Cet ancien procédé a été presque complètement abandonné sur le continent et c'est à la fermentation, *dite basse*, parce qu'elle a lieu à une basse température, 6° à 8° au maximum, qu'on a recours. A cette température la fermentation dure beaucoup plus longtemps, 15 à 20 jours, et la levure, au lieu de remonter à la surface, reste au fond des cuves.

La bière ainsi fabriquée est moins altérable que la bière haute ; mais elle exige, pour être conservée, d'être maintenue à une basse température.

La composition de la bière est assez variable et dépend de sa provenance et de son mode de fabrication. La proportion d'alcool oscille entre 3 et 7 p. 100. Elle contient en outre

3 à 7 p. 100 de matières solides, d'extrait dans lequel les principes azotés entrent pour une assez large part, jusqu'à 5 gr. 20 par litre. Le restant est constitué par des substances hydro-carbonées, glucose, dextrine, et par des sels, principalement du phosphate de potasse (1).

Le tableau suivant donne la composition de quelques bières :

	Densité	Alcool	Extrait
Bière de Munich (Hofbrau).	1.011	4.4	3.9
» » (Augustiner). . . .	1.018	3.9	5.9
» » (Salvator).	1.034	4.6	9.5
» d'Ecosse (Scotch ale)	1.030	8.5	10.9
» de Lille.	1.020	4.5	3.5 (2).

Cette composition fait de la bière un véritable aliment. Elle doit de plus à son alcool et à ses principes amers et aromatiques une action tonique et stimulante manifeste sur les organes digestifs et sur la nutrition. Son usage semble favoriser la production de la graisse et pousser à l'embonpoint. Enfin elle a des propriétés diurétiques que tous les buveurs de cette boisson ont souvent constatées sur eux-mêmes et qui sont peut-être dues en partie aux doses considérables qu'ils ingèrent (3).

Son abus peut favoriser le développement des dilatations

(1) Composition comparée du vin et de la bière :

	Vin	Bière
Alcool.	7 à 16 0/0	1,1 à 8,5 0/0
Extrait à 100°	1,3 à 3,3	3,9 à 14
Cendres	0,17 à 0,45	0,17 à 0,32
Matières azotées.	» »	0,30 à 0,60
Glycérine	0,65	0,60

(2) Il y a lieu de distinguer les bières de consommation courante, consommées en général sur place, qui contiennent de très faibles proportions d'alcool, ne dépassant guère 4 p.100 (bières de Munich), et les bières de conserve et d'exportation plus ou moins alcoolisées afin d'assurer leur conservation (ale, porter).

(3) Nous consommons relativement peu de bière en France si on compare notre consommation à celle des autres pays, bien qu'elle

d'estomac et des néphrites chroniques et l'alcoolisme n'est pas inconnu chez les buveurs de bière.

ALTÉRATIONS DE LA BIÈRE. — La bière est, nous l'avons vu, un produit essentiellement altérable et sujet à une foule de maladies, fermentation acétique, visqueuse, etc., etc. Aussi est-ce surtout pour cette boisson qu'on a eu recours, afin de prévenir ou arrêter ces fermentations, à l'addition d'acide salicylique et autres antiseptiques dont nous avons dit plus haut les dangers (1).

FALSIFICATIONS. — La substitution de farines à celle de l'orge ne constitue pas une véritable falsification et répond à certaines nécessités de fabrication. Il n'en est pas de même du remplacement du houblon, matière toujours chère, par d'autres substances d'un prix inférieur, destinées à donner à la bière l'amertume et l'arome qui la caractérisent.

Le nombre des substances employées dans ce but est con-

se soit notablement accrue depuis une trentaine d'années.

	Par an et par habitant
Bavière	219 litres
Belgique	182 —
Wurtemberg	154 —
Angleterre	139 —
Allemagne	115 —
États-Unis	56 —
France (1897)	24 —

La consommation varie du reste beaucoup suivant les départements et est en raison inverse de celle du vin. Tandis que les habitants du département du Nord consomment 252 litres de bière par an et 11 litres de vin seulement, ceux de la Vendée n'en consomment que 1 litre et 52 litres de vin. Quoi qu'il en soit, on est loin de la consommation de l'habitant de Munich, qui, d'après Œrtel, boirait annuellement 432 litres.

(1) Grâce aux progrès acccomplis dans ces derniers temps sous l'impulsion des découvertes pastoriennes, on est parvenu à sélectionner les levures, à éliminer celles qui sont nuisibles et à déterminer avec une grande précision les conditions d'une bonne fermentation. Aussi dans les brasseries rationnellement conduites est-on parvenu à se mettre presque sûrement à l'abri des maladies qui y exerçaient naguère tant de ravages.

sidérable : buis, gentiane, quassia, écorce de saule, etc., etc. Quelques-unes de ces falsifications méritent d'être tout particulièrement signalées, en raison des dangers qu'elles peuvent faire courir à la santé publique. Ce sont l'addition de noix vomique, d'acide picrique, de picro-toxine, principe tiré de la coque du Levant, et même de strychnine. Inutile d'ajouter que de pareilles substitutions doivent être sévèrement réprimées.

Enfin il faut noter les dangers que présentent les tuyaux de plomb employés dans certains établissements pour faire monter la bière de la cave dans les salles de consommation. La bière, grâce à l'acide carbonique dont elle est chargée, dissout une certaine quantité de métal et son passage peut donner lieu à des accidents saturnins.

Essai des bières. — L'essai des bières comprend :

1° La *détermination du degré alcoolique* qui s'effectue, comme pour le vin, par la distillation et l'alcoomètre, après expulsion de l'acide carbonique.

2° Le *dosage de l'extrait*, au moyen de la densité prise directement par la méthode du flacon et de tables construites à cet effet. L'extrait se compose de maltose (de 1.5 à 3 p.100), de dextrine, de substances protéiques, de glycérine et d'éléments minéraux (0. 3 p. 100), acide phosphorique, chaux, soude, potasse, fer, etc., etc.

3° Le *dosage de l'acidité*, au moyen de la liqueur acidimétrique titrée.

La recherche des falsifications doit porter surtout sur les substances employées comme succédanées du houblon, brucine, strychnine, colocynthine, acide picrique, etc., etc., et sur les antiseptiques, acide salicylique, bisulfite de chaux, etc., etc.

B. — Boissons distillées.

Alcools. Eaux-de-vie. Liqueurs. — Tout liquide fermenté soumis à la distillation fournit une certaine quantité d'alcool éthylique C^2H^6O, plus ou moins pur. C'est à ce procédé introduit en Europe par les Arabes, au moyen âge, que nous devons cette foule innombrable de produits consommés sous le nom d'*eau-de-vie*, *cognac*, *armagnac*, *brandy*, *gin*, *liqueurs de table*, *apéritifs*, etc., etc. et qui semblent exercer sur les masses une attraction d'autant plus grande qu'ils sont plus nocifs.

ALCOOLS PROPREMENT DITS. — *Préparation. Distillation.* — Avant le phylloxéra, on consommait presque exclusivement de l'alcool retiré par distillation du vin et cette distillation se faisait et se fait encore aujourd'hui dans les pays de vignobles à eau-de-vie (Charentes, Armagnac), à la propriété même et au moyen d'appareils primitifs (*bouilleurs de cru*). Mais depuis quelques années la fabrication des alcools de grains ou de betteraves a pris une énorme extension et ce sont aujourd'hui eux qui fournissent la majeure partie des alcools consommés sous diverses formes et sous diverses dénominations (1).

Toutes les matières premières contenant des principes hydro-carbonés à l'état d'amidon ou de sucre sont susceptibles de donner de l'alcool. Aussi les usines utilisent-elles indifféremment les betteraves et leur jus, les pommes de terre, les diverses céréales, et se guident exclusivement dans

(1) D'après les statistiques officielles la production des alcools de diverses origines en France a été en 1900 :

Grains et pommes de terre. . . .	565.000	hectolitres
Mélasses	196.000	—
Betteraves.	973.000	—
Vins, cidres.	118.000	—
Total.	2.452.000	hectolitres

Auxquels il faut ajouter :

Bouilleurs de cru (évaluation approximative)	204.000	hectolitres

leur choix de la matière première sur les cours et le rendement de chacune (1).

Les jus et mélasses provenant des betteraves sont mis directement en fermentation par l'addition de levures. Les grains et les pommes de terre doivent préalablement être saccharifiés, soit au moyen du malt, soit en faisant agir sur l'amidon l'acide sulfurique à chaud.

Une fois la fermentation tumultueuse terminée, on ajoute du lait de chaux pour saturer les acides libres et prévenir les fermentations secondaires et on distille la liqueur ainsi obtenue.

La distillation dans les grandes usines du Nord se fait au moyen d'appareils très perfectionnés, dits appareils à plateaux (*Systèmes Deroy, Egrot, Savalle*, etc., etc.), dont la marche est pour ainsi dire continue et qui peuvent donner de grandes quantités d'alcool.

Quels que soient les systèmes, ils reposent tous sur le même principe.

Les vapeurs du liquide porté à l'ébullition circulent de bas en haut à travers une série de plateaux superposés, tandis que le liquide froid qui se rend à la chaudière circule en sens inverse et dans des serpentins accolés à ces plateaux. Au contact de ce liquide de plus en plus froid, les vapeurs se refroidissent peu à peu et arrivent à la température de condensation, et comme la température de chacun de ces plateaux est différente, les inférieurs étant beaucoup plus chauds que ceux placés à la partie supérieure, les divers produits entraînés par les vapeurs se condensent suivant leur volatilité, sur des points différents. Les uns, ceux dont la condensation se fait à la température la plus haute, re-

(1) 100 k. de riz. . . donnent 36 litres d'alcool pur.
— de froment . . . . . 32 —
— de seigle. . . . . . 28 —
— de maïs. . . . . . 25 —
— d'orge . . . . 25 —
— d'avoine . . . . . . 22 —

viennent à la chaudière pour être distillés de nouveau, les autres arrivent jusqu'au serpentin réfrigérant d'où ils ressortent sous forme d'alcool plus ou moins pur.

Composition des alcools. — Impuretés. — Rectification. — Quel que soit le procédé employé, quelle que soit la provenance, les produits qui sortent de l'appareil ne sont point de l'alcool éthylique pur. Ils sont un mélange de cet alcool en proportions plus ou moins élevées avec des liquides plus volatils, *aldéhydes* et *éthers variés*, et des liquides moins volatils, *alcools* dits *supérieurs* à cause de la température plus élevée à laquelle ils entrent en ébullition, *alcool propylique* (temp. d'ébull. 85°), *butylique* (112°), *amylique* (120°), en outre certains acides de la série grasse, acide acétique, propionique, butyrique, etc., etc.

Ces divers produits ne passent pas en même temps et les fabricants distinguent à ce point de vue plusieurs phases dans la distillation, Dans la première phase, ce sont les produits en général les plus volatils auxquels on donne le nom de produits *mauvais goût de tête*. Puis la proportion d'alcool éthylique augmente, *alcools moyen goût*, et il passe enfin presque pur (*alcool de cœur*, *neutre*, *extra-fin*). A mesure que l'opération avance, la température s'élève, les produits moins volatils commencent à se condenser et l'on recueille les alcools *mauvais goût de queue* (1).

Ceux-ci et les alcools *mauvais goût de tête* qui ont une odeur et une saveur repoussantes ne sont pas d'habitude livrés à la consommation et sont employés à la fabrication des vernis et autres industries. On prétend cependant que des industriels peu scrupuleux s'en servent parfois pour la

(1) Les produits de tête consistent surtout en aldéhyde acétique, en éther acétique et autres éthers. Les produits de queue contiennent principalement des alcools supérieurs : alcool propylique, butylique, amylique, des bases, telles que le furfurol, et des acides divers de la série grasse.

fabrication de certaines liqueurs dont le bouquet très relevé masque le goût (absinthe tout particulièrement). Les autres portions sont mélangées et constituent, rectifiées ou non, les alcools dits de consommation.

Cette nécessité d'éliminer une partie des produits de la distillation par suite de leur impureté et de leur mauvais goût diminue notablement le rendement. Ainsi on estime que 100 litres de liquide distillé contiennent :

Alcools mauvais goût	17.50
— dit au cours	22.50
— extra-fin	23
— de cœur	37
	100

Or il faut noter que, malgré ces dénominations, un peu trompeuses, ce n'est que le dernier, l'alcool de cœur, qui soit de l'alcool éthylique à peu près pur.

Cette faiblesse du rendement qui constitue une perte sèche pour l'industrie de la distillation fait rechercher depuis longtemps des procédés de purification, d'épuration, dont l'hygiène ne pourrait que bénéficier. On a proposé successivement l'emploi de substances oxydantes, charbon, permanganate, hypochlorites, etc., etc., la rectification basée sur la différence du point d'ébullition des divers produits, etc., etc., sans qu'aucun des procédés ait donné des résultats pratiques absolument satisfaisants. Actuellement on essaie dans diverses usines le *procédé Bang et Rufin* basé sur la différence de solubilité des divers alcools dans les hydrocarbures. Ces essais auraient donné des résultats très avantageux.

Expertise des alcools. — Recherche des impuretés. — L'expertise des alcools comprend :

1° Détermination du degré alcoolique, au moyen de l'alcoomètre centésimal de Gay-Lussac ;

2° Recherche des impuretés : aldéhydes, furfurol, alcools supérieurs ;

3° Dosage de l'ensemble des impuretés (1) ;

4° Dégustation, qui lorsqu'elle est faite par des dégustateurs compétents, fournit des indications qu'aucun autre procédé ne saurait remplacer et qui, en tous cas, doit toujours compléter l'analyse physico-chimique (X. Rocques).

Liqueurs de table. Apéritifs. — Les liqueurs dites de table et les apéritifs dont le nombre s'accroît tous les jours sont fabriqués avec des alcools plus ou moins purs, l'arome et le haut goût de ces liqueurs permettant aux fabricants peu scrupuleux d'utiliser des produits à bon marché et de mauvaise qualité auxquels on ajoute des essences diverses d'autant plus nombreuses et variées que, grâce aux progrès de la chimie, on substitue de plus en plus aux essences naturelles des essences artificielles, produits de laboratoire.

(1) D'après Windish, le chlorhydrate de métaphénylène diamine en solution aqueuse ajouté à l'alcool donne une coloration jaune si celui-ci contient 1/200.000e d'*aldéhyde*. En chauffant, on obtient une fluorescence verte caractéristique.

Le *furfurol* se décèle en ajoutant à 10 cc. d'alcool quelques gouttes d'aniline et 1 cc. d'acide acétique. Il se produit dans ce cas une belle coloration rouge.

Pour reconnaître les alcools supérieurs, on se sert en général du procédé Savalle, perfectionné par Girard et Rocques et qui consiste, après s'être débarrassé des aldéhydes au moyen du chlorhydrate de métaphénylène diamine qui les fixe et d'une redistillation, à mélanger, à parties égales, l'alcool et de l'acide sulfurique monohydraté. En chauffant le mélange, il reste incolore, si l'alcool est pur, et prend une teinte brune d'autant plus foncée que l'alcool contient plus d'impuretés.

Le procédé Rose, au moyen duquel on dose l'ensemble des impuretés, consiste à mélanger une certaine quantité de l'alcool à essayer (100 cc.) avec du chloroforme et à agiter le mélange maintenu à une température constante dans un flacon gradué de forme spéciale. La différence de volume occupé par le chloroforme avant et après l'agitation donnera la proportion des impuretés d'après des tables construites à cet effet et basées sur le principe que le chloroforme dissoudra d'autant plus d'alcool que ce dernier contient plus d'impuretés.

L'absinthe, par exemple, est un produit des plus complexes dans lequel entrent, outre l'essence d'absinthe, de l'essence de fenouil, d'hysope, d'anis, de badiane, d'angélique, de mélisse, d'origan, etc., etc. (Cadéac et Meunier).

La chartreuse, dont la composition exacte est mal connue, contient diverses essences importées des Indes et de Java, aussi bien que des essences de plantes alpines (Arnould).

Les vermouths et les bitters doivent leur arome à l'aldéhyde salicylique et au salicylate de méthyle (Laborde).

Ajoutons que la plupart des cognacs, rhums, kirsch mis dans le commerce sont également fabriqués de toutes pièces avec de l'alcool de vin ou de grains, suivant les qualités, auquel on ajoute des essences artificielles, essence de rhum, de cognac, de gin, de genièvre, etc., etc., fabriquées de toutes pièces dans les laboratoires de chimie.

Voici d'ailleurs, d'après le directeur du laboratoire municipal, Ch. Girard (1), les essences qui entrent dans les liqueurs les plus usuelles :

Absinthe. — Anis vert, fenouil, coriandre, angélique, grande et petite absinthe, hysope, mélisse, génépi, camomille.

Bitter. — Gentiane, galanga, iris, angélique, santal, orange, absinthe, quinquina, cardamone, angusture.

Vermouth. — Grande absinthe, gentiane, angélique, calamus, aunée, petite centaurée, cannelle, muscade, orange, reine-des-prés, angusture.

Chartreuse. — Mélisse, menthe, génépi, thym, angélique, arnica, cannelle, macis, coriandre, aloès, girofle.

Les principes actifs de ces essences qui appartiennent aux groupes les plus divers de la chimie organique, série aromatique, glucosides, alcaloïdes, etc., etc., sont tous, comme nous le verrons, des poisons plus ou moins violents.

(1) *Ann. d'hyg. publ. et de méd. lég.*, 1899.

ACTION PHYSIOLOGIQUE DE L'ALCOOL. — Quelle est l'action physiologique de l'alcool ? Quelles transformations subit-il dans l'organisme ? Quelle est sa valeur comme aliment et comme producteur d'énergie, de travail musculaire ? Quel est son degré de toxicité ? Tout autant de questions qui ont donné lieu et qui donnent lieu tous les jours à des discussions ardentes et passionnées, et à la solution desquelles on n'a peut-être pas toujours apporté de part et d'autre toute la sérénité, toute l'impartialité qu'exigent les questions scientifiques. En présence du danger très réel que les progrès de l'alcoolisme faisaient courir à la société, des hommes bien intentionnés assurément et à l'œuvre desquels on doit rendre pleinement justice, ont peut-être un peu perdu de vue les données exactes du problème et, dans les conclusions pratiques qu'ils ont tirées des expériences de laboratoire, n'ont pas tenu assez de compte des doses et pas assez rigoureusement distingué les effets dus à l'usage et les effets dus à l'abus. Hâtons-nous de dire, comme nous le verrons plus bas, que cette distinction est loin d'être facile et qu'on passe facilement et insensiblement de l'un à l'autre.

Ingéré à faibles doses et très dilué, l'alcool stimule les contractions des fibres musculaires de l'estomac et la sécrétion des glandes gastriques ; mais dès que ses proportions dans le suc gastrique atteignent 2 p. 100, il ralentit l'action de la pepsine et l'arrête complètement à la dose de 15 p. 100. Son absorption est très rapide, d'autant plus rapide que l'estomac est à l'état de vacuité, ce qui explique en partie les effets des soi-disant apéritifs, et une fois entraîné dans la circulation générale, il va exercer ses effets sur les éléments anatomiques pour lesquels il a une affinité élective, ceux des centres nerveux notamment. Conformément à la loi générale qui régit l'action des substances qui impressionnent le système nerveux, il est, à faibles doses et au début, stimulant, et paralysant à doses plus élevées, avec phase intermédiaire d'excitation désordonnée (ébriété).

Ces actions sont si connues qu'il est inutile d'insister. Autrement discutée est la question du sort de l'alcool dans l'organisme et des transformations qu'il y subit.

Liebig classait l'alcool parmi les aliments respiratoires et ce classement était généralement admis quand les expériences de Perrin, Lallemand et Duroy, en 1860, vinrent jeter un doute sur cette façon de comprendre le rôle de l'alcool. Ces expériences semblaient prouver, en effet, que l'alcool ingéré traverse l'économie sans se décomposer et est éliminé en nature. Malheureusement ces expériences, dont les conclusions avaient été acceptées par beaucoup de médecins et d'abstinents heureux d'avoir pareil argument à invoquer contre l'usage des spiritueux, ne tenaient compte ni des doses ingérées, ni des quantités éliminées en nature. Des recherches plus précises, celles d'Hédon en particulier, ont établi que la proportion éliminée en nature est très faible et ne représente que 2 à 6 p. 100 de la quantité ingérée. La plus grande partie, 94 à 95 p. 100 en moyenne, est complètement brûlée.

Mais il ne suffit pas d'établir qu'une partie de l'alcool est brûlé dans l'organisme pour démontrer sa valeur alimentaire. Il s'agit de savoir si l'énergie libérée par cette combustion, énergie qui est presque le double, à poids égal, de celle des hydrates de carbone, est utilisée pour le travail musculaire, si en un mot le rendement utile d'un tel combustible est aussi élevé que celui d'autres aliments. Les expériences de Destrée (1), et surtout celles de Chauveau (2), avaient montré que la substitution à une certaine quantité d'hydrates ou de graisse d'une quantité isodyname d'alcool avait des résultats défavorables, qu'elle avait pour effet une

(1) *Journal méd. de Bruxelles*, 1897.
(2) *C. R. Acad. des Sc.*, 1901.

liminution du pouvoir musculaire et une élévation de la lépense énergétique par rapport à la valeur du travail accompli.

En d'autres termes on gaspillait beaucoup de combustible pour un faible travail, le rendement était mauvais.

Seulement, ainsi que l'a fait observer avec juste raison Hédon (1), Chauveau ne plaçait pas ses sujets dans des conditions tout à fait normales, car il leur faisait ingérer des doses qu'on peut considérer déjà comme toxiques, 2 gr. 50 par kilogramme du poids du corps.

Ce sont ces causes d'erreur qu'Atwater et Bénédict (2) se sont efforcés d'éviter dans de récentes expériences qui ont eu un immense retentissement, en raison des problèmes théoriques et pratiques qu'elles soulevaient et des arguments qu'elles fournissaient aux partisans et aux adversaires de l'alcool.

Ces expériences conduites avec une rigueur et une méthode qui ne laissent guère place à la critique (3) ont dé-

(1) *Confér. sur l'alcoolisme au point de vue physiologique*, Montpellier, 1902.

(2) Expér. concernant la valeur nutritive de l'alcool. *Mém. de l'Ac. nat. des sciences*, Washington, 1902.

(3) Atwater et Bénédict ont soumis dans des chambres disposées à cet effet trois personnes en bonne santé, dont deux abstinents habituels, à un régime méthodique, mais varié, dans lequel entrait tour à tour une certaine quantité d'hydrates de carbone et une quantité isodyname d'alcool sous forme de vin ; tous les ingesta et excreta étaient rigoureusement pesés et analysés pendant la durée de l'expérience, ainsi que le travail accompli sur une bicyclette (8 heures environ de cet exercice). Or la substitution n'a en rien influé sur le travail musculaire et le rendement utile a été aussi bon pendant les deux périodes. Evidemment, les expériences n'ont pas été poursuivies assez longtemps pour en tirer des conclusions sur les effets de l'usage prolongé de l'alcool et les doses ingérées ont été relativement faibles. En tout cas, ces expériences démontrent que l'argument, si souvent invoqué par les anti-alcooliques, que *l'alcool, sous quelque forme que ce soit et à quelque dose qu'il soit donné, ne nourrit ni ne réchauffe*, est peu fondé. Mais elles ne prouvent pas non plus qu'à doses plus élevées, à

montré d'une façon, semble-t-il, irréfutable que chez l'homme à l'état normal, en bonne santé, l'alcool à doses modérées, 1 gramme par kilogramme de poids et par 24 heures en dilution étendue, soit environ l'alcool contenu dans un litre de vin à 7 ou 8°, est, aussi bien que les hydrates de carbone et que les graisses, un véritable aliment et un producteur d'énergie, qu'il peut remplacer avantageusement, au point de vue du rendement en travail musculaire, des quantités isodynames d'aliments ternaires.

Reste le côté économique qu'invoquent, non sans raison, les adversaires du produit. Pour obtenir 100 calories, fait observer Roger, la dépense sera de 2 centimes avec du riz, de 4 centimes avec des pommes de terre, de 6 à 7 centimes avec de l'eau-de-vie, de 7 à 8 centimes avec du lait, de 12 avec du vin à 0 fr. 60 le litre (1). Reste à savoir si, après avoir absorbé ces 100 calories sous forme de riz ou de pommes de terre, l'individu soumis à ce régime n'éprouvera pas le besoin de se stimuler, de se réconforter, comme il le dit, en avalant un verre de vin ou un petit verre d'eau-de-vie. Je doute fort pour ma part que quelques efforts que fassent les apôtres de l'abstinence, bien intentionnés assurément mais peu pratiques, ils réussissent à convaincre l'ouvrier des villes et encore plus l'ouvrier des champs que quelques pommes de terre arrosées d'un verre de lait leur donneront autant de force, de courage et d'entrain au travail qu'un verre de bon vin.

TOXICITÉ DE L'ALCOOL. — ACTION PATHOGÉNIQUE. — Les ex-

doses toxiques, la proportion d'alcool brûlé et utilisé reste la même.

(1) L'alcool contenu dans un litre de vin à 8°5 peut dégager 500 calories. Or pour avoir la même chaleur, c'est-à-dire la valeur isodyname, il faut :

Sucre	120 gr.
Riz	140 »
Pommes de terre	500 »
Lait	750 »

périences d'Atwater et Bénédict ont établi sans conteste que l'alcool à faibles doses était un aliment, mais il est aussi un toxique, et la frontière qui sépare son action physiologique de son action toxique est si indécise, varie tellement suivant les susceptibilités individuelles, la forme sous laquelle il est ingéré, les climats, l'abus est si près de l'usage, qu'on comprend que bien des médecins, bien des hygiénistes, ne voyant que les ravages que fait l'alcoolisme, ne veuillent voir dans ce produit que le poison, et l'on ne serait pas éloigné de partager leur manière de voir, s'il n'y avait les droits imprescriptibles de la science, de la vérité, à respecter, à sauvegarder avant tout.

Duclaux, qui n'est pas suspect d'hostilité à l'égard des boissons alcooliques et qui a défendu récemment si chaleureusement sa valeur comme aliment, reconnaît lui aussi que la plupart des autres aliments, le sucre, les corps gras fournissent le calorique à meilleur compte que le vin. En estimant à 40 centimes le litre de vin, on pourra obtenir l'énergie calorifique contenue dans ce litre avec 10 à 15 centimes de sucre, 25 centimes de beurre, 5 centimes d'huile (1).

L'alcool, et par alcool nous entendons l'alcool éthylique pur, est, à doses suffisantes, un poison cellulaire, un poison pour toute matière vivante (2). Pas d'éléments organisés qui ne soient détruits par lui quand il est suffisamment concentré. Mais quelle est la dose toxique? On comprend

(1) Duclaux, *L'alcool et l'impôt*, *publications du Siècle*, 1903.

(2) Cela n'est absolument exact que quand l'alcool est dans un état de concentration suffisante ; car Duclaux fait observer qu'il y a des micro-organismes qui s'en nourrissent à peu près exclusivement, qui le préfèrent à tout autre aliment, qui savent l'utiliser mieux que tout autre, qui ont avec lui une vie plus active, une prolifération plus intense (*mycoderma vini*, *bactéries acétifiantes* et autres), mais à la condition qu'il soit suffisamment dilué. On sait que la fleur de vin (*mycoderma vini*) ne se développe que dans les vins peu riches en alcool.

qu'il est difficile de répondre à la question par des chiffres précis, une foule d'influences la faisant varier dans de larges proportions. Toutefois, Joffroy et Serveaux (1), en tenant compte dans la mesure du possible de tous les éléments, ont cru pouvoir fixer l'équivalent toxique de l'alcool éthylique à 6 gr. 9 par kilo de poids vivant pour le chien, à 6 gr. 5 pour le lapin. On admet en général que la dose de 1 gr. par kilo du poids du corps et par 24 heures, diluée dans une suffisante quantité d'eau, est sans aucune action nocive et peut être avantageuse, d'après ce que nous avons dit, pour un homme à vie active et se livrant à un travail musculaire, ce qui représente environ 1 litre de vin de 7 à 8 degrés (Hédon).

A doses plus élevées, et surtout à doses quotidiennement répétées, les effets toxiques ne tardent pas à se manifester par un ensemble de troubles morbides très variés dont on a trop souvent aujourd'hui l'occasion d'observer les formes multiples.

L'alcool a une action irritante d'abord, dégénérative ensuite, sur tous les éléments anatomiques avec lesquels il se trouve en contact, cellules à pepsine, tissus hépatique, rénal, membrane des artères ; mais il a surtout, on le sait, une affinité élective pour les cellules des centres nerveux sur lesquels il se fixe, dont il abolit les fonctions et amène la dégénérescence (méningo-encéphalite chronique). Les processus sclérogène et stéatogène qu'il provoque sont très analogues à ceux qu'on observe dans la vieillesse. Il substitue aux *éléments nobles*, élevés en organisation des tissus, des éléments inférieurs, plus simples, moins vivants. En somme, l'alcool à doses toxiques est un agent de vieillissement par excellence.

En outre, en frappant tous les organes, en diminuant

(1) *Arch. de méd. expér.*, 1896.

(2) Le cerveau des animaux intoxiqués par l'alcool contient deux fois plus de ce poison que le foie et quatre fois plus que le sang.

leurs réactions vitales, il les rend beaucoup plus vulnérables aux agressions des agents morbides. Il exerce sur les phagocytes, ces troupes mobiles de la défense de l'organisme, une action inhibitoire. Les alcooliques ont une réceptivité toute spéciale pour les maladies infectieuses. Tout médecin sait par une triste expérience combien est vrai l'adage si souvent cité que « l'alcoolisme fait le lit de la tuberculose » (1).

En outre, si à faibles doses et pris accidentellement il dégage du calorique, s'il est un agent de calorification conformément à sa réputation traditionnelle et vulgaire, à doses plus élevées il paralyse les vaso-moteurs, amène par suite une dilatation des capillaires périphériques, cause active de refroidissement. Les oxydations intra-organiques étant en même temps diminuées, on s'explique l'impressionnabilité au refroidissement des individus en état d'ivresse, et la gravité bien connue de la pneumonie et de toutes les maladies en général chez les alcooliques.

Mais l'alcool de consommation, l'*alcool de bouche*, n'est jamais de l'alcool éthylique pur, produit fade, sans arome, ni saveur. Il contient ce qu'on appelle *des impuretés*, c'est-à-dire des aldéhydes et des éthers, abondants surtout en raison de leur volatilité dans les *produits de tête*, et des alcools supérieurs, du furfurol, qui se rencontrent surtout dans les *produits de queue*. Or toutes ces substances sont très toxiques, bien plus toxiques que l'alcool éthylique.

D'après Dujardin-Beaumetz et Audiguié, le coefficient toxique des divers alcools dilués serait par kilogramme d'animal :

Alcool éthylique	7 gr. 75
» propylique	3 » 75
» butylique.	1 » 85
» amylique.	1 » 50

(1) Sur 2.192 cas de tuberculose relevés par lui, Lancereaux a constaté que 1.229, soit 55 p. 100, doivent être rapportés à l'alcoolisme, 824, soit 35 p. 100, à la misère, aux logements insalubres, 136 seulement, soit 10 p. 100, à l'hérédité et à la contagion.

Joffroy et Serveaux qui ont injecté ces produits dans les veines ont trouvé pour ce même coefficient :

Alcool méthylique	22.25
» éthylique	11.70
» propylique	2.40
» isobutylique	1.45
» amylique	0.69
Aldéhyde (dans alcool de tête)	1.14
Furfurol (dans alcool de queue)	0.24

Si on représente la toxicité de l'alcool éthylique par 1, celle de l'alcool butylique serait de 3 et celle de l'alcool amylique de 10.

Il ne faudrait pas s'exagérer toutefois la part que prennent aux effets nocifs des spiritueux ces impuretés. Elles y sont à doses si minimes que leur rôle est à peu près négligeable. Joffroy a constaté que l'équivalent toxique d'un rhum de la Martinique de bonne qualité est de 7.60 et celui d'un alcool impur de 7.30. L'équivalent toxique de l'alcool d'industrie ne diffère pas sensiblement, qu'on prenne de l'*alcool de cœur*, c'est-à-dire de l'alcool éthylique presque pur, ou des produits *mauvais goût de tête et de queue*.

La toxicité des impuretés n'entre dans le cognac que pour 1,5 p. 100 et dans les marcs de Bourgogne les plus riches en impuretés que pour 5 à 6 p. 100. L'augmentation de toxicité est en moyenne avec les eaux-de-vie usuelles du commerce de 2 à 3 p. 100 (1).

On ne saurait en dire autant des essences qui entrent dans la composition des liqueurs de table, des apéritifs en particulier, et qui y sont en proportions assez fortes pour

(1) L'équivalent toxique des eaux-de-vie de consommation courante serait, d'après Joffroy et Serveaux :

Cognac jeune 1894	11.41
Armagnac vieux	11.10
Eau-de-vie de cidre	18.57
Eau-de-vie de marcs de Bourgogne	9.84
Kirsch des Vosges	8.41

que leurs effets s'ajoutent à ceux de l'alcool et jouent un rôle important, peut-être prépondérant, dans l'intoxication de l'organisme.

Ces essences, corps très stables, peu oxydables, ne se détruisant pas dans l'économie, sont pour la plupart de violents poisons. Les travaux de Cadéac et Meunier (1), du regretté Laborde (2), cet apôtre qui n'a cessé de combattre le bon combat dans la lutte contre l'alcoolisme et à la mémoire duquel nous tenons à rendre hommage, ont montré que parmi ces essences il y en avait de convulsivantes, d'épileptisantes. Le type de ce groupe est l'essence d'absinthe, mais beaucoup de principes qui entrent dans la composition d'autres apéritifs, *bitter*, *vermouth*, ont une action analogue (aldéhyde salicylique, salicylate de méthyle, etc., etc.). D'autres ont une action soporifique, anesthésique, qui se rapprocherait de celle de l'alcool (3). Comme les liqueurs sont, ainsi que le montrent les formules données plus haut, un mélange de solutions alcooliques d'un nombre plus

(1) *C. R. Ac. des Sc.*, 10 septembre 1889 et *Rev. d'hyg.*, 1889.

(2) Toxicité des alcools supérieurs et des bouquets artificiels. *Soc. de méd. publique*, 1887 et 1890 et *Bull. Ac. de méd.*, 1902 et 1903.

(3) Laborde, dans son dernier rapport présenté à l'Académie de médecine au nom de la Commission de l'alcoolisme (27 janvier 1903), classe les essences entrant dans la composition des liqueurs en deux catégories :

1re *catégorie*. Essences présentant un caractère particulièrement, toxique et pouvant être l'objet d'une proscription absolue : les essences d'absinthe grande et petite, de génépi, d'hysope, de badiane, d'angusture, de reine-des-prés, de wintergreen gaultheria, de noyaux et d'amandes amères (aldéhyde benzoïque, acide prussique), de rue.

2e *catégorie*. Essences ayant un degré inférieur de toxicité dont l'abus peut être dangereux et pouvant être l'objet d'une réglementation spéciale : essences de menthe, de sauge, de mélisse, de thym, d'origan, de fenouil, d'anis, de coriandre, de cumin, de baies de genièvre, de muscade, de laurier, d'aloès, de girofle, de balsamite, de calamus, de colombo, d'arnica, de santal, de cardamone de macis, ainsi que les déchets extractifs et alcaloïdiques des quinquinas.

ou moins grand de ces essences, c'est suivant la recette propre à chaque fabricant, tantôt l'effet soporifique, tantôt l'effet épileptisant qui domine. Mais c'est en somme toujours un effet manifestement toxique, dû pour une large part à l'addition d'essences. Il est de notion courante par exemple, que l'intoxication par la liqueur d'absinthe, *l'absinthisme*, présente des symptômes particuliers, les crises épileptiformes notamment, qu'on n'observe guère dans l'intoxication alcoolique et qui seraient dus exclusivement à l'essence d'absinthe (Magnan).

Meunier (1) affirme même, ce qui aurait une énorme importance au point de vue étiologique, qu'on peut avec ces diverses essences reproduire sans intervention de l'alcool et du vin toutes les modalités de l'alcoolisme.

Conséquences sociales de l'alcoolisme. — Ce n'est pas seulement sur l'individu dont il entraîne la déchéance physique, intellectuelle et morale que l'abus des boissons alcooliques fait sentir ses effets désastreux, c'est sur la descendance, c'est sur le corps social tout entier.

Influence sur la descendance. — L'alcoolisme ne diminue pas la natalité, comme on l'a prétendu à tort. L'alcoolique serait plutôt prolifique. Il est tout au moins de la classe des imprévoyants et ce n'est pas parmi les buveurs que se recrutent les disciples inconscients de Malthus, les pères de famille prudents qui, dans un intérêt égoïste, restreignent volontairement le nombre de leurs descendants. Mais cela est indirectement vrai en ce sens que l'alcoolique procrée trop souvent, comme nous l'avons dit, *des non-valeurs*, *des mort-nés*, *des dégénérés*, que beaucoup d'entre eux meurent en bas âge sans créer de familles à leur tour (2). C'est une sélec-

(1) *Bull. Ac. de méd.*, 7 avril 1903.

(2) La proportion des décès infantiles serait de 50 p. 100 dans les familles d'alcooliques, tandis qu'elle n'est que de 25 p. 100 dans les familles de tempérants. Cf. Pinard, *Leçon clinique*, novembre 1898.

tion à rebours qui se fait trop souvent et sur trop de points à la fois dans notre patrie : d'un côté, les soi-disant sages limitant de propos délibéré le recrutement de la partie saine de la population ; de l'autre, les alcooliques contribuant à accroître par leur prolificité le nombre des non-valeurs au point de vue national et social (1).

L'héréditaire alcoolique présente en effet très souvent, quand il ne meurt pas en bas-âge, outre une moindre résistance organique, des tares, de nombreux stigmates qui révèlent son origine : prédisposition à toutes les affections nerveuses, convulsions, épilepsie, méningite, arrêts de développement, atrophies, anomalies faciales et craniennes, sans parler des dégénérescences intellectuelles et morales si fréquentes qu'elles sont presque pathognomoniques. Mairet ne trouve, en relevant ses statistiques personnelles, qu'un seul enfant ayant échappé à toute tare sur 10 enfants provenant de parents alcooliques.

La statistique de Bourneville n'est pas moins instructive à cet égard.

Sur 1000 enfants du service des épileptiques et idiots de Bicêtre, on a relevé :

Père alcoolique.	471	enfants
Mère »	84	»
Les deux ascendants alcooliques	63	»
Absence d'alcoolisme chez les parents .	209	»
Absence de renseignements	173	»
Total.	1000	»

Une enquête faite en Amérique a donné les résultats suivants :

(1) Le nombre des réformés ou ajournés pour vice de constitution a triplé dans le Calvados, un des départements où l'alcoolisme fait le plus de ravages depuis quinze ans (Barthès, *Rev. d'hyg.*, 1898).

	Alcooliques	Tempérants
Nombre d'enfants	57	60
Morts en bas âge	25	6
Idiots	5	0
Mal conformés.	5	0
Epileptiques.	5	0
Faiblesse de constitution	5	0
Ivrognes héréditaires.	2	0

(*Quarterly Journal of Inebriety.*)

Influence sur les progrès de l'aliénation mentale. — D'après ce que nous avons dit de l'influence de l'alcool sur les centres nerveux, il est évident que les progrès de l'alcoolisme doivent retentir fortement sur le nombre des aliénés. En 1861, la proportion des aliénés alcooliques dans les asiles de la Seine était de 10.41 p. 100; en 1885, elle était de 16.63 p. 100 et la proportion s'est certainement beaucoup élevée depuis. Mairet compte dans l'asile du département de l'Hérault, département qui est loin de marcher en tête au point de vue de l'alcoolisme, 24 p. 100 d'aliénés dont la maladie est due exclusivement à l'alcool. Et dans ces statistiques on ne tient pas compte des folies dans lesquelles l'alcool peut revendiquer une forte part, des dégénérés, des idiots, des épileptiques, descendants d'alcooliques (1).

Influence sur la criminalité, les suicides.— Ici l'influence directe de l'alcoolisme, bien que considérable sans doute, est moins facile à déterminer. Trop de causes, dans notre civilisation tant soit peu faisandée qui surexcite tous les appétits, influent sur ce phénomène social pour qu'il soit possible de faire la part de chacune d'elles. En tout cas, Garnier a bien montré l'influence des antécédents alcooliques sur l'effrayant accroissement de la criminalité précoce.

L'influence de l'alcoolisme sur le chiffre des suicides

(1) Dans la récente discussion qui a eu lieu à l'Académie de médecine, Magnan a estimé à 50 p. 100 le chiffre des alcooliques parmi les entrants à l'Asile Sainte-Anne.

provoque les mêmes réflexions. Tant de circonstances augmentent les difficultés de la vie et amènent le découragement chez les âmes faibles qu'il ne faut pas charger une seule du rôle de bouc émissaire. Ce serait très commode, mais ce serait antiscientifique.

Ce qu'on peut dire de l'alcoolisme par exemple et ce que trop de faits prouvent chaque jour, c'est qu'il est peut-être la cause la plus active de ruine, de désorganisation de la famille, de la gêne, de la misère, de tous les désordres sociaux et finalement de la décadence d'une nation. Même chez ceux qu'il n'a pas entraînés dans une déchéance profonde et irrémédiable qui n'a d'autre issue que l'asile d'aliénés ou le *delirium tremens* final, chez ceux qui ne sont pour le public, et même pour leur entourage, que des gens qui font peut-être un peu trop abus du petit verre et de l'apéritif, mais qui pour le médecin sont des alcooliques latents, des alcooliques en puissance, les ressorts de l'intelligence et de la volonté sont brisés, l'énergie, l'initiative sont éteintes, le goût de l'action est perdu et ce n'est pas avec de pareils éléments qu'on fait une nation forte et grande, une collectivité puissante.

On n'en finirait pas si l'on voulait énumérer toutes les funestes conséquences économiques et sociales qu'entraîne après lui l'alcoolisme devenu mal social, multiplication des hôpitaux, des asiles, des prisons, des œuvres d'assistance, accroissement incessant, non seulement des non-valeurs, des improductifs, mais encore plus des individus qui tombent à la charge de la collectivité et qui sont pour elle une cause de difficultés budgétaires toujours croissantes, etc., etc. Mais ce serait sortir du cadre de cet ouvrage que d'insister davantage sur ce côté de la question.

Facteurs des progrès de l'alcoolisme. — De tous temps il y a eu des ivrognes, des gens qui ont fait abus de boissons alcooliques. Les citations de la magistrale leçon de Debove nous montrent que dans l'antiquité aussi bien que dans les siècles précédents, les grands excès de boissons, les *débauches* comme l'on disait alors, étaient loin d'être rares même dans les meilleures sociétés, et les mémoires du temps nous en disent long sur les habitudes de sobriété des habitants de l'Europe septentrionale et orientale, des Russes et des Polonais notamment. Mais jusqu'à ces derniers temps c'était plutôt du côté plaisant qu'on envisageait les choses. La littérature se gaudissait des mésaventures des adorateurs trop fervents du dieu Bacchus ; les poètes chantaient volontiers les charmes du vin et de l'ivresse et les philosophes souriaient avec indulgence à ce qu'ils considéraient comme une manifestation à peu près inoffensive de la faiblesse humaine.

D'où vient que dans l'espace de quelque 40 ou 50 ans le point de vue ait complètement changé et que des faits envisagés jusque-là sous leur côté comique soient actuellement pris, et avec trop de raison, au tragique, et non plus seulement par de sévères moralistes, mais par tous ceux que préoccupe l'avenir de leur race, de leur patrie et pour qui les mots humanité et solidarité ne sont point de vains mots.

Quels sont en un mot les causes et les facteurs des progrès et de la gravité de l'alcoolisme de nos jours ?

Les facteurs qui tendent à transformer un vice individuel en un péril social sont évidemment multiples et il n'est pas toujours facile de faire la part de chacun d'eux, tant tout est complexe, enchevêtré, *interdépendant*, dans les phénomènes sociaux.

Ce qui nous semble certain, c'est qu'il y a quelque chose de nouveau, que l'alcoolisme, *maladie sociale*, n'existait pas autrefois ou devait être bien rare, car cet ensemble de symptômes et lésions si bien décrits par Magnus Huss et si caractéristiques n'eussent pas échappé à l'observation si perspicace, si éveillée des générations médicales qui nous ont précédés.

Le développement du fléau en France ayant coïncidé à peu près avec l'époque où la crise phylloxérique a amené la substitution des alcools d'industrie aux alcools de vin jusque-là à peu près exclusivement employés, il était naturel qu'on incriminât les impuretés des premiers et c'est ce que les intéressés n'ont pas manqué de faire. Le remède dans ce cas était si facile à trouver et si propre à satisfaire les préjugés du public, tout en sauvegardant les intérêts menacés ! Ce que nous avons dit de la part insignifiante que prennent à la toxicité globale des alcools de bouche ces impuretés qui constituent d'ailleurs leurs attraits suffit à montrer le peu de fondement de cette manière de voir.

Autrement important au point de vue de l'étiologie est le degré de concentration de l'alcool, la forme sous laquelle il est ingéré et le moment où il est absorbé. Quoi qu'en disent les partisans outranciers de l'abstinence absolue, autre chose est d'ingérer 100 grammes d'alcool sous forme de vin à doses fractionnées, pendant le repas ou de l'ingérer en une seule fois sous forme de trois-six, et surtout sous forme d'apéritifs, au moment où l'estomac est vide. Nos aïeux étaient de bien plus grands buveurs que nous et cependant ils ne connaissaient guère l'alcoolisme, au moins sous la forme dégradante sous laquelle nous l'observons. Dans les régions viticoles, le paysan use largement de vin et nul ne niera que l'alcoolisme n'y soit infiniment plus rare qu'en Bretagne et qu'en Normandie, où l'on ne fait que peu d'usage des produits de la vigne.

Selon nous, le facteur capital de l'alcoolisme, le grand coupable, c'est l'*apéritif*, c'est lui qui doit revendiquer la plus large part dans l'extension du fléau. Comme si ce n'était pas assez de s'empoisonner avec des alcools plus ou moins impurs, l'homme soi-disant civilisé s'est efforcé d'augmenter leur nocivité, leurs dangers,en les additionnant de produits infiniment plus toxiques et, pour comble d'extravagance, il a jugé bon de les prendre à jeun, l'estomac vide, c'est-à-dire au moment où l'absorption est particulièrement intense et rapide.

C'est le principal coupable, mais il n'est pas le seul et il faut reconnaître, avec la plupart des médecins, avec Debove notamment, que la quantité d'alcool consommé joue aussi un rôle important.

Depuis 1830, la production et la consommation des alcools *dits de bouche* n'ont cessé de s'élever dans tous les pays de l'Europe. La production annuelle qui était en France dans la période de 1830-1840 de 645.000 hect. a été en 1900 de 2.656.000. En Allemagne elle a passé de 2.727.000 (1889) à 3.637.000 en 1900. En Russie, elle s'élève en trois ans de 4.990.000 (1898) à 5.724.000 en 1900. De même pour la consommation qui passe en dix ans de 2.195.000 hect. à 2.440.000 hect. (1). Mais nulle part, nous devons le dire, la progression n'a été aussi rapide que dans notre pays. En 1891, cette consommation était de 1 million d'hectolitres ; en 1900, elle est de 1.782.000 sans que la population ait sensiblement augmenté, et encore ne tient-on compte que très approximativement de l'alcool provenant des bouilleurs de cru qui a jusqu'ici échappé aux droits et à la statistique.

Voici, d'après la statistique dressée par Sandberg, actuaire du bureau central de statistique de Suède, quel serait le nombre absolu de litres d'alcool absolu consommés annuellement par habitant dans les divers pays de l'Europe sous forme d'eau-de-vie, de vin, de bière, etc., etc. dans la période 1891-1895.

Suède	4.43
Norwège	2.66
Danemark	10.87
Iles Britanniques	8.17
Pays-Bas	6.30

(1) QUESNEL, directeur de l'école supérieure de commerce de Montpellier.

Belgique	12.58
Allemagne	9.25
Autriche-Hongrie	7.99
Suisse	10.73
FRANCE	**15.85**
Italie	10.30
Espagne	12.05
Russie	10.10
Etats-Unis	5.81
Moyenne Europe occidentale	10.30
— orientale	6.29
— entière	8.83

Ainsi donc, d'après ce tableau, la France aurait le privilège peu enviable de marcher à la tête des nations au point de vue de la quantité de l'alcool consommé. Mais ce qui enlève un peu de sa signification à cette statistique, c'est qu'immédiatement après elle, ainsi que l'a fait observer Bertillon (1), viennent les pays justement réputés pour leur sobriété, l'Italie et l'Espagne.

Le tableau suivant qui distingue les diverses formes sous lesquelles l'alcool est consommé nous fournit des indications plus justes sur la situation, beaucoup plus conformes à ce que nous apprend l'observation courante.

Nombre de litres d'eau-de-vie (*à* 50°), *de bière et de vin absorbés en un an par un habitant* (1891-95) :

	Eau-de-vie	Bière	Vin
Suède	6.86	20.0	0.6
Norvège	3.54	20.1	0.9
Danemark	14.40	87.7	1.6
Iles Britanniques	5.20	135.0	1.7
Pays-Bas	9.40	34.6	2.2
Belgique	9.70	183.6	3.9
Allemagne	8.80	106 9	5.7
Autriche-Hongrie	9.00	32.9	22.1
Suisse	6.12	40.0	60.7
France	8.54	22.5	107.0

(1) *Congr. intern. d'hyg.*, 1900.

Italie.	1.25	0.6	96.5
Espagne	1.00	1.3	115.0
Russie	9.40	4.6	3.3
Etats-Unis.	5.95	64.6	1.5
Moyenne Europe occidentale . . .	6.16	61.9	48.3
— orientale . . .	9.23	9.3	13.0
— entière	7.33	41.9	34.9

La France, dans ce tableau, ne figure plus à la tête des nations et occupe un rang intermédiaire au point de vue de la consommation des spiritueux vrais. Il faut observer en outre, suivant la juste remarque de Bertillon, que ce n'est pas sur la population tout entière que devrait porter la moyenne, mais sur la partie de celle-ci qui consomme à peu près exclusivement les liqueurs fortes, les eaux-de-vie, c'est-à-dire sur les adultes mâles au-dessus de 15 ans, ce qui modifie encore notablement la situation et le rang qu'occupent les divers pays. C'est ainsi que chaque adulte mâle consommerait comme moyenne d'eau-de-vie, en Suède 20.8, en France 23.3 et dans les Pays-Bas 31.35.

La situation, même après ces atténuations, n'en reste pas moins mauvaise, inquiétante pour notre pays. D'abord, de buveur à peu près exclusif de vin qu'il était autrefois, il devient buveur de liqueurs fortes et d'apéritifs, et sa consommation en arrive à dépasser celle des pays du Nord où le vin est à peu près inconnu. Il est ensuite le seul, ou à peu près, où cette consommation ne cesse de progresser (1) et

(1) Nombre de litres d'eau-de-vie (à 50°) consommés en un an par habitant :

	1871-1880	1881-1890	1891-1895
Suède	10.90	7.50	6.67
Norvège	5.28	3.23	3.54
Danemark	18.60	15.70	11.40
Iles Britanniques.	6.10	5.12	5.20
Pays-Bas.	9.30	9.40	9.40
Belgique	8.50	9.40	9.70
Allemagne	8.90	8.40	8.80
Autriche-Hongrie	7.40	7.30	9.00
Suisse			6.12

cette progression porte surtout sur la forme la plus dangereuse, la plus funeste, sur les apéritifs, sur l'absinthe en particulier, dont la consommation a augmenté dans l'espace de 27 ans dans des proportions véritablement effrayantes et a passé de 6.713 hectolitres en 1873 à 238.000 en 1900 (1).

Quelle est la raison de cette progression de la consommation de l'alcool sous ses formes les plus nocives? Comment se fait-il qu'un peuple qui se vantait avec juste raison de sa sobriété, qui jugeait si sévèrement l'intempérance des populations de l'Europe septentrionale et orientale, soit devenu dans l'espace de quelques décades un des peuples qui absorbent le plus de spiritueux et chez lequel l'intoxication alcoolique se développe le plus rapidement?

Il y a ici des facteurs sociologiques sur lesquels il serait trop long de s'étendre. Ce serait sortir d'ailleurs du cadre de cet ouvrage et aborder des questions au sujet desquelles nous déclinons toute compétence. Bornons-nous à signaler, parmi les causes invoquées, l'accroissement vraiment incroyable du nombre des débits et des cabarets depuis la

France	5.67	7.83	8.54
Italie	0.95	1.65	1.25
Russie	8.40	8.40	9.40
États-Unis	5.40	5.80	5.95

(1) La consommation de l'absinthe aurait été d'après les statistiques officielles :

en 1873	6.713
1880	12.670
1881	25.000
1884	50.000
1890	105.000
1895	180.000
1900	238.000

(Quesnel, *loc. cit.*)

Et encore il ne faut pas oublier que l'alcool est ici compté à 100°, tandis que l'absinthe du commerce ne titre que 50°, ce qui représente donc en réalité 50 millions de litres livrés à la consommation en 1900, sans compter ce que la fraude a pu livrer en plus, 1 litre 1/2 environ par habitant.

loi de 1880 abolissant l'autorisation préalable (1), la substitution au vin — boisson nationale, boisson presque exclusive jusque-là des classes populaires que la destruction du vignoble par le phylloxera avait rendue inabordable aux bourses modestes — des alcools d'industrie dont le prix s'était notablement abaissé (2), le surmenage physique des classes ouvrières desquelles on exige un effort disproportionné avec les ressources que leur fournit leur salaire et qui croient trouver dans l'alcool ce stimulant, ce supplément d'énergie que ne leur fournit pas une alimentation suffisante (3), l'insalubrité, la malpropreté, l'encombrement, l'incommodité du logement formant un contraste si complet avec le faux luxe, l'apparent confort du débit. « Le taudis fait le cabaret », a dit il y a longtemps J. Simon, et tous ceux qui ont étudié cette navrante question du logement insalubre ont confirmé cette vue.

Mais tout cela ne s'applique guère qu'à l'alcoolisme ou-

(1) Progression du nombre des débits de boisson en France :

Année	
Année 1880	350.000
1881	367.000
1891	416.000
1898	432.000

Soit un débit pour 80 habitants (femmes et enfants compris).

(2) Cette modification dans les habitudes populaires nous paraît avoir joué un rôle important. Il est d'observation courante que les individus qui font un usage journalier et abusif des spiritueux perdent le goût du vin, ne trouvant plus dans son ingestion la somme d'excitation et de jouissances que leur procure leur liqueur habituelle. Les tenanciers de débits de boissons sont unanimes à constater que l'usage du vin est de plus en plus délaissé par leurs clients pour celui des spiritueux et ce n'est qu'en le suralcoolisant qu'ils parviennent à le leur faire accepter.

(3) Le Dr Grotjehn a montré que la tendance à boire de l'alcool est d'autant plus forte que la ration alimentaire est plus insuffisante quantitativement et qualitativement. Van der Velde, un des chefs du socialisme belge, fait observer cependant que les ouvriers ne boivent jamais plus que pendant les périodes de prospérité et que ce ne sont pas les ouvriers les plus mal payés, les plus mal nourris, qui consomment le plus d'alcool.

vrier, et le développement de l'alcoolisme en France, aussi bien que dans les autres pays, est un phénomène qui s'observe plus ou moins dans toutes les classes, dans toutes les professions, un phénomène général lié par suite à une cause générale, et cette cause générale, qui nous semble dominer toute l'éliologie de l'alcoolisme, c'est le genre de vie si artificiel, si épuisant, si antihygiénique, auquel nous astreignent les exigences du milieu social actuel.

Nous demandons trop à la machine humaine. Même quand nous n'y sommes pas obligés, nous voulons mener une vie de plus en plus intense, plus compliquée, plus agitée, et, pour subvenir à cet effort incessant, à cette tension exagérée de tous les ressorts de l'économie, nous faisons appel à ces excitants, à ces soi-disant dynamophores qui donneront à l'organisme fourbu, à bout de forces, ce coup de fouet dont il a besoin.

C'est à cette cause première, nous en sommes convaincus, qu'il faut remonter si l'on veut bien comprendre les progrès de l'alcoolisme, aussi bien que l'accroissement de la criminalité, de l'aliénation mentale, des suicides, de toutes les manifestations en un mot de la déséquilibration du système nerveux, et chacun de ces facteurs réagissant les uns sur les autres, le surmenage nerveux augmentant l'impressionnabilité de l'économie au poison alcoolique et celui-ci aggravant ce surmenage, on s'explique en partie l'accroissement de fréquence et de gravité des diverses formes de l'alcoolisme (1).

(1) « Jusqu'au milieu du siècle dernier, chacun vivait chez soi, vaquant paisiblement aux occupations de son état. On fatiguait peu son cerveau, davantage ses muscles, on mangeait bien, on buvait de même sans beaucoup de raffinement, on menait en somme une vie simple, compatible avec une santé parfaite.

« A l'heure actuelle, un besoin perpétuel d'agitation et de changement s'est emparé des gens de toute condition. Mais cette vie compliquée est devenue plus chère ; il faut donc faire effort et travailler plus pour gagner davantage. Si les jours ne suffisent

Il y a enfin un élément dont il faut tenir compte, c'est la *race* et le *climat*. Il est certain que les diverses races, et que la même race, suivant les climats, ont une tolérance très différente pour l'alcool, que la race anglo-saxonne, la race slave ont une susceptibilité, une réceptivité beaucoup moins grandes pour les effets toxiques de l'alcool que les races latines. En outre, la nocivité des spiritueux dans les climats chauds est de notion courante. « Je ne suis pas un fanatique de la tempérance, a dit G. Kolb, mais cela ne m'empêche pas de dire que, si l'alcool n'est pas utile en Europe, il doit être considéré comme un poison en Afrique. »

C'est peut-être à cette double cause d'intolérance de l'organisme pour l'alcool plus qu'à leurs vertus et leur force de volonté que les populations de l'Europe méridionale doivent leur sobriété. La population française de race latine, vivant dans un climat tempéré, semble avoir oublié cette inaptitude et elle paye chèrement cet oubli. Il n'est que temps de le lui rappeler.

PROPHYLAXIE DE L'ALCOOLISME. LUTTE ANTIALCOOLIQUE. — En présence de l'extension et des ravages tous les jours plus manifestes de l'alcoolisme, médecins, hygiénistes, pouvoirs publics, moralistes, et avec eux prêts à combattre le bon combat, tous ceux qui ont le sentiment, la conscience de la solidarité humaine, se sont émus et se sont ingéniés à trouver les moyens d'enrayer le mal dans sa marche envahissante. Il n'y a pas de corps savant, de congrès de médecine, d'hygiène, qui n'ait eu à s'occuper de la question, dans lesquels elle n'ait donné lieu à des discussions appro-

pas pour tant d'occupations diverses, on rogne sur le temps réservé au sommeil et si les forces paraissent fléchir, on se soutient par des excitants. »

Ces quelques lignes, si vécues, empruntées à la préface que l'éminent médecin de Necker, le Dr Barth, a écrites pour l'ouvrage du Dr Raffray, *Les déséquilibrés du système nerveux*, n'en disent-elles pas long sur le facteur étiologique le plus important, selon nous, de l'alcoolisme actuel ?

fondies. Malheureusement il est plus facile de signaler un mal, d'en décrire les symptômes, que d'en indiquer les remèdes, surtout quand ce mal, comme c'est le cas ici, est un mal social qui frappe plus ou moins la collectivité tout entière et qui est sous la dépendance de mœurs, d'habitudes, de conditions d'existence qu'il faudrait réformer.

Les mesures proposées ou essayées peuvent se ranger sous deux chefs. Les unes font appel à l'intervention de l'État et consistent surtout en une législation restrictive, une législation de prohibition. Les autres s'adressent de préférence à l'initiative individuelle, aux groupements, aux ligues et demandent leurs moyens d'action à la propagande, aux œuvres d'éducation.

Les moyens employés jusqu'ici par les pouvoirs publics sont : *la prohibition absolue des liqueurs alcooliques*, *la surtaxation*, *le monopole*, *la limitation des débits*, *l'interdiction* ou du moins *la réglementation sévère des produits ajoutés aux spiritueux*, produits qui en augmentent dans une si forte proportion l'action nocive.

La *prohibition* absolue de la vente d'alcool, qui serait d'ailleurs impossible en France, n'est guère appliquée que dans quelques rares Etats de l'Union américaine et n'a eu d'autres résultats, autant qu'on en peut juger par les récits des voyageurs, que de développer la consommation clandestine (1).

La *surtaxation*, *l'élévation des droits* sur l'alcool a été pratiquée par la plupart des Etats, plus, il est vrai, dans un but fiscal que dans un but hygiénique. En France, les droits qui étaient, en 1840, de 37 fr. 40, ont été successivement portés à 60 fr. en 1855, à 90 fr. en 1860, à 150 et 156 après la guerre et sont actuellement de 220 fr. Cela n'a entravé en

(1) Le célèbre prédicateur américain, Sheldon, a pu acheter un soir à Topeka (Kansas) à la vente des spiritueux est formellement interdite, 20 bouteilles de wiskey dans autant de débits clandestins, et, ayant voulu dénoncer les délinquants, ceux-ci ont incendié une de ses propriétés.

rien l'accroissement de la consommation, sans compter que toute surtaxe est une prime à la fraude qui s'exerce, on le sait, sur une très grande échelle en fait d'alcools.

Le *monopole de la rectification et de la vente* de l'alcool a été adopté en 1886 en Suisse et en Russie. En Allemagne et dans les Etats scandinaves, il existe une sorte de monopole déguisé. La mesure aurait amené dans le premier de ces pays, d'après la statistique officielle, une diminution assez notable de la consommation qui serait descendue de 6 lit. 39 par habitant et par an (1893) à 5 lit. 19 (1897). Mais l'on reproche en général à cette statistique, comme à toutes les statistiques officielles, du reste, de ne pas être tout à fait l'expression de la situation vraie et de ne pas tenir compte de la fraude qui se pratiquerait sur une vaste échelle. « L'Etat y perd et la morale publique n'y gagne guère » (QUESNEL, *loc. cit*). La pureté des produits n'y gagne pas davantage, le gouvernement fédéral ayant dû renoncer à une rectification trop complète qui enlevait aux eaux-de-vie leurs qualités les plus appréciées.

Il en serait de même en Russie où, malgré l'optimisme officiel, le mal aurait plutôt empiré. Les témoignages abondent sur ce point (1).

La *limitation du nombre des débits de boisson*, dont l'accroissement, nous l'avons vu, est vraiment inquiétant, a été réclamée par presque tous les corps savants et tous les congrès qui ont eu à s'occuper de la prophylaxie de l'alcoolisme. L'Académie de médecine vient tout récemment d'en renouveler le vœu (2). Il semble bien difficile d'abroger la loi de 1880 et de fermer d'office les débits existants, mais on peut arriver par des voies détournées à en diminuer le nombre, en élevant par exemple le taux des licences,

(1) V. SIKORSKY, *Presse médicale*, 1898 ; FUSTER, *id.*, *id.*, 1902 ; VALLAT, *Rev. génér. des Sc. pures et appliquées*, 15 septembre 1902.

(2) *Bull. Acad. de méd.*, 10 mars 1903.

système qui paraît avoir donné de bons résultats aux Etats-Unis et en Belgique (1), soumettre les débits existants à une réglementation sévère : interdiction de vente à crédit, de vente aux mineurs, aux gens ivres, sous peine de fermeture, vérification fréquente de la qualité des alcools vendus. Le projet de loi présenté par MM. Siegfried et Béranger paraît répondre à ces desiderata. Malheureusement, il dort dans les cartons du Sénat et ne paraît pas près d'en sortir.

En attendant, certains maires usent des pouvoirs limités que leur donne la loi pour faire cesser certains scandales intolérables. C'est ainsi que le maire de Lyon a interdit l'ouverture de tout débit dans un périmètre de 250 mètres autour des écoles, des églises, des cimetières et autres lieux publics, et le maire de Bordeaux a pris, si nous ne nous trompons, des mesures analogues.

Il ne faudrait pas, toutefois, se faire trop d'illusions sur l'efficacité de ces mesures. D'abord il y a des questions d'intérêt électoral qui empêcheront d'en rendre l'application jamais bien rigoureuse,et puis,même à supposer qu'elles soient sévèrement appliquées, il est à craindre qu'elles ne donnent pas les résultats espérés. Voici en effet comment s'expriment les rapporteurs dans l'enquête très consciencieuse faite par le Bureau fédéral suisse de statistique : « Dans le cours de notre enquête nous n'avons rencontré que *peu de données confirmant l'exactitude de cette hypothèse presque érigée en dogme que la réduction du nombre des cabarets a pour effet de restreindre la consommation*. Nous avons pu au contraire constater souvent que les conséquences fâcheuses de l'alcoolisme se manifestent particulièrement *là où il existe moins de cabarets*, circonstance qui s'explique par la raison que la consommation s'est rendue indépendante du cabaret et s'est établie à domicile d'une façon tout

(1) En Belgique, le nombre des débits, depuis qu'ils payent une licence de 200 fr., a diminué de 14.000.

spécialement pernicieuse. » Les voyageurs qui ont pu étudier de près les habitudes où la prohibition est absolue ont fait du reste des observations analogues. Mentionnons toutefois les bons résultats donnés par le système dit de Gottenburg en Norvège (1).

Laborde, convaincu comme nous que le danger est surtout dans les progrès de la consommation des apéritifs, dans un rapport dont il n'a pu voir voter les conclusions avant sa mort, avait demandé que les boissons spiritueuses et les liqueurs dites *apéritifs*, absinthe, bitter, vermouth, et les essences qui servent à les fabriquer soient assimilées aux substances vénéneuses et soumises aux mêmes prescriptions légales en ce qui concerne la fabrication, la vente, la circulation.

L'Académie, mue par des scrupules excusables, mais peut-être un peu exagérés, n'a pas cru devoir le suivre jusque-là et a voté de simples déclarations de principes qui ne modifieront pas grand'chose, nous le craignons, à la situation (2).

(1) C'est en Norvège où le fléau sévissait naguère avec le plus d'intensité qu'on a agi avec le plus d'énergie et où aussi la campagne a été la plus féconde.

Les mesures prises dans ce pays ont principalement consisté à limiter au strict nécessaire le nombre des cabarets, à exiger pour en ouvrir un nouveau une autorisation qui n'est accordée qu'après un sévère examen par les municipalités des garanties morales offertes par le requérant, à donner le droit à ces dernières d'exproprier les débits déjà existants partout où leur nombre paraît trop considérable, à confier exclusivement la gestion de ces débits à des individus faisant partie des Sociétés de tempérance (*Système de Gottenburg*).

Les chiffres sont là pour montrer que ces mesures ont porté leurs fruits ; la consommation, qui était en 1843 de 8 litres par habitant, s'est abaissée à 1 lit. 70.

(2) L'Académie de médecine a, dans sa séance du 10 mars 1903, voté les conclusions suivantes présentées par Jeoffroy, remplaçant le regretté Laborde, au nom de la commission de l'alcoolisme :

1° L'Académie déclare que toutes les essences naturelles ou artificielles sans exception, ainsi que les substances extraites ajou-

En résumé, cet examen sommaire des diverses mesures proposées ou essayées nous montre qu'il ne faut pas trop compter, pour enrayer le fléau, sur l'intervention de l'État et des pouvoirs publics. Excellentes, très séduisantes, du moins en théorie, elles viennent se heurter dans la pratique à des difficultés d'application presque insurmontables, et n'aboutissent le plus souvent qu'à de lamentables échecs.

Peut-on espérer de l'initiative individuelle et collective de meilleurs résultats ? Quelles sont les œuvres qu'elle a créées et quels résultats ont-elles donnés ? C'est ce qui nous reste à examiner.

L'initiative privée entend lutter contre le fléau en faisant appel à l'opinion publique, en faisant l'éducation hygiénique des masses, des jeunes générations en particulier, au moyen d'une active propagande, en groupant toutes les bonnes volontés dans une action commune pour la création d'œuvres anti-alcooliques.

Les *sociétés d'abstinents*, dont le principe est l'abstention totale d'alcool, sous quelque forme que ce soit, y compris les boissons fermentées, vin, bière, ont pris un assez grand développement à l'étranger, surtout dans les pays anglo-saxons, et y exercent, paraît-il, une sérieuse influence. Elles ont beaucoup plus de peine à s'acclimater en France et ne comptent que des groupements peu nombreux, à caractères

tées à l'alcool ou au vin, constituent des boissons dangereuses et nuisibles.

2° L'Académie déclare que le danger de ces boissons résultant tout à la fois des essences et de l'alcool qu'elles contiennent, elles mériteraient, quelles que soient leurs bases, d'être proscrites et que tout au moins il y a lieu de les surtaxer de telle manière que la surtaxe devienne en quelque sorte prohibitive.

3° L'Académie signale en particulier les dangers *des apéritifs*, c'est-à-dire des boissons à essences et à alcool prises à jeun. Le fait que ces boissons sont prises avant le repas rend leur absorption plus rapide et leur toxicité plus active.

4° L'Académie émet le vœu qu'il soit pris des mesures efficaces pour diminuer le nombre des débits de boisson.

confessionnels en général : Société de la Croix blanche, de la Croix bleue, etc., etc. (1).

Beaucoup plus importantes sont *les sociétés de tempérance* qui admettent l'usage modéré des boissons alcooliques, notamment des boissons fermentées, et qui ne demandent à leurs membres que l'engagement de s'abstenir de tout excès de boissons et de l'usage des apéritifs. Ne se bornant pas à faire une active propagande en faveur de la tempérance, elles ont créé dans plusieurs villes des œuvres facilitant aux classes populaires l'exercice de la sobriété : restaurants, cafés, débits de tempérance (2). La situation de la plupart de ces sociétés semble prospère, et c'est le devoir de tout médecin de leur prêter le concours le plus actif.

A ces sociétés peuvent se rattacher les ligues créées dans les écoles primaires, sous le nom de *ligues cadettes*, qui ont

(1) Parmi les nombreuses sociétés de tempérance anglaises, on peut citer la société des *teatol lers* qui pratique l'abstinence absolue de toute boisson alcoolique et dont ferait partie un tiers de l'armée anglaise des Indes, l'*United Kingdom Band of Hope* (Armée de l'espérance du Royaume-Uni), qui n'admet que des jeunes gens et qui compte actuellement 23.000 sections avec 3 millions d'adhérents.

Ajoutons toutefois qu'à l'action de ces sociétés se joignent des mesures fiscales très rigoureuses, droit de 477 francs l'hectolitre d'alcool, tandis qu'il n'est que de 220 francs en France, licences des débitants fixées à un taux très élevé, faculté pour les magistrats de prohiber le trafic des spiritueux, etc., etc.

(2) Sous les auspices du Dr Legrain et du Dr Laborde, dont on connaît l'infatigable dévouement à la cause de l'antialcoolisme, il vient de se créer à Paris, rue Saint-Bernard un restaurant de ce genre, *Restaurant de l'étoile bleue*, où les ouvriers peuvent, pour une somme minime, prendre un excellent repas avec un 1/4 de litre de vin de très bonne qualité (dose maximum). En revanche, on ne sert de spiritueux d'aucune nature. Si comme on l'espère cette tentative réussit, la ligue anti-alcoolique se propose de l'étendre aux divers quartiers de Paris.

Des restaurants établis sur les mêmes principes ont été fondés à Rouen, au Havre, à Roubaix, à Lyon, à Bordeaux, à Nîmes, à Montpellier, et arrivent en général à couvrir largement leurs frais.

pris dans certains départements, sous l'impulsion des instituteurs et des inspecteurs primaires, une assez grande extension.

L'*enseignement antialcoolique* fait depuis quelques années partie du programme officiel des écoles primaires. Une tentative analogue a été faite dans l'armée. Seulement, certains reprochent, avec Duclaux, à cet enseignement d'être trop formel, de faire appel presque exclusivement à la mémoire, pas assez au sentiment et à la volonté, d'être embarrassé d'une foule de notions qu'élèves, et peut-être même maîtres, ne sont pas à même de comprendre et d'ailleurs absolument inutiles au but poursuivi.

L'alcoolisme étant avant tout, comme presque toutes les autres tares sociales d'ailleurs, une maladie de la volonté, reconnaissant pour cause un affaiblissement de cette faculté, c'est à la restaurer, à la fortifier que doit s'attacher l'enseignement antialcoolique. Cela est d'une autre importance que d'apprendre aux enfants les noms, un peu barbares pour eux, des alcools supérieurs, des aldéhydes et des bases qui constituent les impuretés de l'alcool.

Il est indéniable, et c'est là le côté consolant de la situation, qu'il est fait dans notre pays un grand effort, qu'une vigoureuse campagne est menée contre le fléau de l'alcoolisme et, sans nous faire trop d'illusions sur les résultats immédiats, car on ne transforme que lentement les mœurs et les habitudes, nous ne doutons pas que tous ces efforts, tout ce concours de tant de bonnes volontés ne réussissent à faire reculer le mal.

Mais il faut plus et mieux. Tous ces efforts seraient impuissants si nous ne savions remonter aux causes premières de l'alcoolisme, *mal social* dont nous avons parlé plus haut. C'est par des réformes sociales et hygiéniques, assainissement des logements ouvriers, réglementation et limitation du travail, œuvres d'assurance et d'assistance sociales, que nous pourrons atteindre le mal dans sa racine.

VI. — Boissons stimulantes.

Café. — Le café est une boisson obtenue par décoction ou par infusion avec la graine, préalablement torréfiée, du caféier, arbuste de la famille des rubiacées.

Composition du café.

	Café vert	Café torréfié
Eau	11.23	1.15
Matière azotée.	12.07	13.98
Caféine	1.21	1.24
Matière grasse.	12.27	14.48
Matière sucrée	8.85	0.66
Autres matières non azotées.	32.58	45.09
Cellulose	18.17	19.89
Cendres.	3.92 (Koenig)	4.75 (Girard) (1).

Dans nos pays, nous préparons habituellement le café par infusion. En Orient, au contraire, on fait bouillir la poudre du café avec l'eau, et c'est cette décoction poudre et liquide, que l'on boit. Ce mode de préparation enlèverait, paraît-il au café ses propriétés excitantes.

Le café doit en partie ses propriétés à la caféine, alcaloïde utilisé depuis quelque temps dans la thérapeutique et qui a une action manifeste sur le cœur, la circulation et les reins. A petites doses, telles que celles qu'on ingère dans une tasse de café (une tasse de café faite avec 16 grammes de poudre représente environ 10 à 12 centigrammes de caféine, elle stimule le système nerveux, les fonctions cérébrales en particulier, accélère la circulation, rend les battements du cœur plus forts, facilite le travail intellectuel, atténue la sensation de fatigue et de faim (2).

(1) L'arome du café est dû à une essence aromatique, *le caféol*, qui se développe au cours de la torréfaction aux dépens des matières grasses et peut-être du tanin.

(2) Malgré les nombreux travaux dont il a été l'objet, le mé-

A doses plus élevées, le café détermine des palpitations, parfois même de l'arythmie, des vertiges et des troubles de la vue, des tremblements. C'est à ces accidents que l'on a donné le nom de *caféisme* ou intoxication caféique, accidents assez rares d'ailleurs et qui ne s'observent guère que chez des individus nerveux et ayant fait grand abus de cette boisson. En revanche, un des effets les plus constants, celui qui oblige bien des personnes à s'abstenir de café, c'est l'insomnie qu'il provoque, chez les individus surtout qui n'ont pas l'accoutumance.

Bien que la quantité de matière azotée qu'il contient, 0 gr. 25 pour 16 grammes de café, représentant une tasse d'infusion de café ordinaire, ne puisse guère le faire considérer comme un aliment, il n'en est pas moins une précieuse ressource pour tous les individus appelés à développer une certaine somme de force, à produire un certain travail, à supporter de grandes fatigues et il a rendu de grands services aux troupes en campagne.

Une infusion légère de café est la meilleure, la plus saine des boissons, celle qui convient le mieux quand il s'agit de désaltérer en dehors des repas pendant la saison chaude, les ouvriers des champs, les soldats en marche, etc., etc.

Altérations et falsifications du café. — L'altération la

canisme d'action de ce groupe de substances auquel appartiennent le café, le thé, la kola, la coca est loin d'être complètement élucidé. Il est certain que ces substances n'ont qu'une très faible valeur nutritive et qu'elles ne sont pas, contrairement à une opinion assez courante, des agents dynamophores, c'est-à-dire susceptibles de fournir par euxmêmes l'énergie à l'économie. Toutefois certains auteurs (SOULIER, *Congrès de médecine de Toulouse*, 1902) les considèrent comme des agents d'épargne, en ce que, tout en activant les processus d'oxydation, ils donneraient à l'organisme la faculté de mieux utiliser ses réserves alimentaires. Pour la même somme d'énergie produite, le travail utile serait plus considérable, le rendement serait meilleur.

plus fréquemment observée est l'avarie des grains de café par l'eau de mer pendant leur transport, Les grains avariés étaient autrefois détruits, mais aujourd'hui ils sont le plus souvent reversés dans le commerce, après avoir été plus ou moins rétablis par une série de manipulations qui leur rendent leur apparence extérieure primitive et sont, ensuite mélangés à des sortes de qualité supérieure. Ce mélange n'est pas très facile, paraît-il, à reconnaître sur les cafés crus, et c'est surtout l'odeur de moisi *sui generis* dégagée pendant la torréfaction qui révèle la fraude.

Par suite du prix élevé de la denrée et du développement qu'a pris sa consommation dans toutes les classes, elle est l'objet de nombreuses falsifications.

La plus commune est la substitution de la poudre de chicorée. En Allemagne, d'après Thiel, on consomme 150 à 200 millions de chicorée, ce qui prouve l'importance qu'a dans l'alimentation cette substance prise sous son vrai nom, ou, ce qui est probablement plus fréquent, sous le nom de café.

La chicorée n'a ni les qualités de goût, d'arome, ni les propriétés stimulantes et toniques du café. Elle est, de plus, d'une digestion parfois difficile. La substitution ne saurait donc s'expliquer que par le prix inférieur de cette denrée qui la met à la portée de toutes les bourses. En tout cas on a le droit d'exiger que ce produit soit vendu sous son vrai nom et que le consommateur soit bien et dûment prévenu de ce qu'il achète.

Les autres falsifications consistent surtout à mélanger à la poudre de café des farines diverses que l'on pourra reconnaître par l'examen microscopique. On fabrique enfin de toutes pièces avec les substances les plus diverses, marc de café ayant déjà servi, farines de blé, de glands grillés, argile même, des grains de café ayant à l'œil nu tous les caractères du vrai grain torréfié. Quelque grossière que soit la fraude, quelque facile à reconnaître qu'elle soit, elle doit avoir pris un assez grand développement, puisqu'il existe des usines spéciales pour la fabrication des moules à grain (1).

Siocciante a eu à examiner un café avarié par l'eau de mer auquel on avait essayé de rendre l'apparence normale au moyen du chromate de plomb et des sels de fer.

Thé. — Le thé qui constitue la boisson nationale de l'immense empire chinois et dont l'usage s'est si fort répandu dans ce siècle en Europe, surtout parmi les populations anglo-saxonnes, n'est autre que la feuille desséchée d'un arbuste originaire de la Chine, *Thea viridis* ou *chinensis*, de la famille des Caméliacées.

On prépare cette boisson en faisant infuser une certaine quantité de ces feuilles dans l'eau bouillante.

Le thé est, comme le café, un stimulant du système nerveux et son action se rapproche beaucoup de celle de ce dernier, sans être cependant identique. Il doit ses propriétés à la théine, alcaloïde dont la formule est identique à celle de la caféine, ce qui explique cette similitude d'action. Une tasse de thé préparée avec 5 à 6 grammes de feuilles, contient environ 10 à 12 centigrammes de théine.

Son abus, et même son usage chez certaines personnes prédisposées, donnent lieu à de la gastralgie, de l'excitation nerveuse et de l'insomnie. Ces effets se produisent surtout avec le thé vert qui a la même provenance que le thé noir

(1) Cette fraude, encore peu répandue en France, puisque Ch. Girard, le Directeur du laboratoire municipal de la préfecture de police, ne l'avait, il y a quelques années, jamais observée, a été signalée dans plusieurs pays étrangers. Ces grains artificiels sont fabriqués, au moyen de moules, avec de la farine d'orge et de la dextrine. Ils sont ensuite torréfiés et glacés avec de la graisse et du sucre.

Pour reconnaître la fraude, il suffit de jeter les grains dans de l'alcool à 40°. Les grains artificiels gagnent le fond du vase, tandis que les vrais surnagent.

et qui ne diffère de celui-ci que par le mode de dessiccation des feuilles. Il doit probablement cette activité plus grande à la proportion plus considérable d'huile essentielle qu'il contient (1).

Composition du thé.

	Thé vert	Thé noir
Huile essentielle	0.79	0.60
Chlorophylle	2.22	1.85
Cire et résine	2.50	3.64
Gomme	8.56	7.28
Tanin	17.80	12.80
Théine (dosage trop faible)	0.43	0.46
Matières extractives	22.80	21.36
Matières colorantes	22.60	19.19
Albumine	3	2.80
Cellulose	17.08	28.32
Matières minérales	5.56	5.24

(MULDER)

Falsifications du thé. — Les principales falsifications du thé, les plus communes consistent à mélanger aux thés de bonne qualité, des thés de qualité inférieure ou des thés ayant déjà servi.

On a constaté enfin assez souvent une fraude encore plus grossière, celle de l'addition de feuilles de végétaux les plus divers n'ayant aucun rapport avec le thé, feuilles de fraisier, de prunellier, de frêne, de sureau, de saule, d'épilobe (*Epilobium hirsutum et angustifolium*).

D'après Bukowski (2) la sophistication du thé avec cette plante serait si répandue en Russie qu'il n'a pu trouver

(1) Le thé noir et le thé vert sont fabriqués avec les mêmes feuilles, mais on fait subir préalablement à celles qui doivent servir à fabriquer le premier une fermentation ou oxydation qui leur donne une couleur noire et leur enlève le principe excitant qui caractérise le thé vert.

(2) *Rev. d'hyg.*, 1888.

un seul échantillon de thé à 2 roubles la livre sur 100 qui en fût complètement exempt.

Cacao et chocolat. — Le cacao est la graine du cacaotier (*Theobroma cacao*, de la famille des Sterculiacées). Cet arbre est originaire de l'Amérique méridionale et du Mexique.

Sa composition est la suivante :

Matières azotées	20 p. 100
Théobromine	2 »
Matières grasses (beurre de cacao)	52 »
Amidon	10 »
Cellulose	2 »
Sels minéraux, principe	3 »
Phosphate de potasse	3 »
Eau	10 »

(PAYEN).

La théobromine est un alcaloïde qui se rapproche beaucoup par sa composition de la caféine.

En mélangeant ces graines préalablement torréfiées et broyées avec du sucre et des aromates divers, on a le chocolat.

Le chocolat constitue donc, comme on peut s'en assurer en jetant un coup d'œil sur la composition du cacao, un aliment complet très riche et très substantiel. Seulement la forte proportion de matières grasses qu'il contient le rend pour bien des personnes d'une digestion un peu difficile (1).

Falsifications du cacao et du chocolat. — Le cacao est l'objet de nombreuses falsifications et d'additions de matières étrangères.

Une des fraudes les plus communes consiste à enlever la

(1) D'après Schumburg, le chocolat serait, en raison de sa composition, la forme à la fois la plus commode, la moins encombrante, la plus agréable, le type *de l'aliment dynamogène*, susceptible de fournir, sous le moindre volume, la plus grande somme d'énergie pour le travail musculaire.

matière grasse, beurre de cacao, dont le prix est élevé, pour le remplacer par des matières grasses de valeur moindre (huiles végétales, graisses animales).

Quant au chocolat, les falsifications ont surtout pour objet de faire entrer dans sa composition des cacaos de qualité inférieure ou avariés, d'augmenter la proportion des fécules, d'employer des fécules bon marché, etc., etc.

VII. — Ustensiles culinaires. — Vases destinés à contenir les substances alimentaires.

Les ustensiles destinés à la préparation, à la cuisson et à la conservation des substances alimentaires intéressent l'hygiène en ce qu'ils sont susceptibles par les matériaux qui entrent dans leur composition de céder des produits toxiques aux aliments qu'ils contiennent.

Les vases *en verre*, *en porcelaine*, *en faïence* sont, on le sait, complètement inoffensifs ; mais il n'en est pas de même de certaines *poteries communes vernissées* dont la couverte plombifère aurait occasionné des intoxications saturnines plus ou moins graves (1), accidents qu'il est facile d'éviter en substituant aux enduits plombifères, ainsi que l'a recommandé Constantin un enduit au silicate de soude plus économique et aussi résistant.

Mêmes reproches peuvent être adressés aux *ustensiles en fonte et en tôle émaillée* dont l'usage est actuellement si répandu. L'émail de ces ustensiles est constitué par du silicate de soude opacifié par de l'acide stannique ou par des phosphates de chaux, auquel on ajoute du borax et de l'oxyde de plomb. Cuit à une température suffisamment élevée, il ne cède pas du plomb aux acides étendus ; mais

(1) PILLAUD, *Différents cas d'intoxication saturnine causés par le vernis des poteries communes*, Th. Paris, 1893.

dans les articles à bon marché, où la fabrication est moins soignée, il est loin d'en être toujours ainsi, et le laboratoire municipal de Paris a souvent constaté la présence du plomb dans les liqueurs d'épreuve.

On sait la place que tient l'étamage dans la fabrication et l'entretien des ustensiles culinaires et des récipients destinés à contenir des liquides, des boissons, etc., etc. ; or l'étamage se fait au moyen d'un alliage d'étain et de plomb dans lequel le plomb ne doit pas entrer, d'après l'ordonnance du 31 décembre 1890, dans une proportion supérieure à 10 p. 100 et l'arsenic pour moins de 0,01 cent.

Cette ordonnance est malheureusement loin d'être toujours exécutée et on emploie en fraude des alliages à titre beaucoup plus élevé à 20, 35, 40 p. 100 de plomb.

En définitive, le danger du saturnisme nous menace sous les formes les plus diverses et les plus insidieuses et il y aurait intérêt majeur à proscrire complètement l'emploi du plomb et à lui substituer, dans les alliages destinés à l'étamage, l'antimoine à la dose de 2 à 5 p. 100 qui présente au point de vue de la dureté les mêmes avantages que le plomb et est, sous cette forme, absolument inoffensif (Riche) (1).

Les *ustensiles en cuivre* ont eu et ont encore auprès du public une assez mauvaise réputation et c'est à eux qu'on attribuait volontiers tous les accidents d'intoxication alimentaires et autres qui se produisaient de temps à autre. Les sels de cuivre avaient bon dos et cela dispensait de chercher autre part. Les travaux de Galippe (2), d'A. Gautier (3), l'enquête faite par l'Académie royale de Belgique (1886) ont eu le mérite de détruire en partie cette légende et de

(1) *Congrès intern. d'hyg.*, Paris, 1900.

(2) *Rev. d hyg.*, 1879 et 1881.

(3) *Le cuivre et le plomb dans l'alimentation et l'industrie.* Paris, 1883, 1 vol. in-12.

montrer que les composés cupriques sont beaucoup moins dangereux qu'on ne l'admettait autrefois, que leur présence, même à doses non toxiques, se révèle d'ailleurs dans les aliments par une saveur désagréable et nauséeuse qui fait rejeter ces derniers par le consommateur et qu'ils sont par suite, bien moins souvent que le plomb dont les composés sont absolument insipides, la cause d'accidents. Nous aurons du reste occasion de revenir sur ce point à propos de l'hygiène professionnelle.

Depuis quelque temps on préconise l'emploi d'ustensiles culinaires en *nickel* et en *aluminium* et la fabrication de ces ustensiles a pris un certain développement.

Le *nickel* et ses sels sont inoffensifs, mais le prix de ce métal est encore élevé et il prend en s'oxydant au contact des liquides acides une teinte verdâtre qui répugne souvent au consommateur.

L'*aluminium* se recommande par sa légèreté, son innocuité. Malheureusement il présente, paraît-il, des difficultés de fabrication qui en restreignent les applications. On a essayé, pendant la campagne de Madagascar, l'emploi d'ustensiles en aluminium pour le matériel de cuisine du soldat, le transport des boissons, le service des ambulances, et les rapports des chefs de corps se sont montrés en général très favorables à ces essais.

VIII. – Régime alimentaire.

Maintenant que nous connaissons les divers aliments, leur composition, la proportion des principes nutritifs qu'ils contiennent, il nous reste à étudier de quelle façon on peut les associer pour constituer un régime complet, c'est-à-dire le régime le plus favorable au maintien de la santé, à poser en un mot les règles générales de l'alimentation.

Le problème n'a pas seulement un intérêt théorique, il en a un très grand au point de vue pratique ; car c'est en s'appuyant sur ces données qu'on parvient à établir d'une façon rationnelle et scientifique, le régime auquel doivent être soumis les groupes humains, soldats, ouvriers, pour obtenir d'eux le meilleur rendement en force et en travail.

Ration alimentaire. — Ration d'entretien. — Ration de travail. — On peut définir la ration alimentaire la quantité de principes alimentaires nécessaire pour maintenir l'équilibre entre la recette et la dépense de l'organisme.

Les physiologistes ont eu recours à diverses méthodes pour déterminer ce qu'on peut appeler la ration moyenne ou ration type.

La méthode la plus rationnelle, semble-t-il, consiste à calculer et à analyser pendant un certain nombre de jours les recettes et les dépenses de l'économie, les aliments qu'ingère et les pertes que fait par les divers émonctoires un individu en bonne santé et dont le poids pendant toute la durée de l'expérience reste constant.

En usant de ce procédé, Voit (1) a trouvé que la dépense quotidienne d'un ouvrier se livrant à un travail musculaire modéré s'élevait à :

Albumine	120
Graisses	56
Hydrates de carbone	500

Mais cette méthode prête à certaines critiques. Les chiffres ainsi obtenus varient, en effet, dans de très larges limites, suivant la nature et l'abondance des aliments, l'état de santé, l'appétit des individus en expérience, etc., etc. Grâce à la faculté d'adaptation dont est doué l'organisme, celui-ci peut, comme le fait observer Munk, réaliser l'équilibre nutritif avec des rations très différentes. C'est ainsi

(1) *Untersuchungen der Kost in einigen offentl. amtalten*, Munich, 1877 et *Zeits. f. Biol.*, 1896.

que Lapicque et Morette ont obtenu un équilibre azoté parfait avec 57 grammes d'albuminoïdes, c'est-à-dire une quantité inférieure à la moitié des chiffres fixés par Voit.

Pour éviter cette cause normale d'erreur résultant des variations individuelles, plusieurs observateurs, Richet et Lapicque (1), A. Gautier (2) entre autres, ont préféré calculer la ration normale en se basant sur la quantité d'aliments consommés annuellement par un groupe, une collectivité plus ou moins importante, la population d'une grande ville par exemple, telle que Paris (3).

Voici les résultats obtenus de cette façon :

	Ch. Richet	A. Gautier
Albumine	124	115
Graisses.	80	48
Hydrates de carbone	494	333

On peut enfin prendre pour base de la ration la quantité de calories que l'économie doit emmagasiner chaque jour, sous forme d'aliments, pour fournir l'énergie nécessaire au fonctionnement des organes (4).

(1) *Dictionn. de physiologie*, art. Aliments.

(2) *Traité de chimie biologique.*

(3) Cette méthode qui a l'avantage d'annihiler les variations individuelles est malheureusement obligée d'emprunter ses données aux statistiques officielles, toujours un peu sujettes à caution, et ne peut donner par suite que des résultats très approximatifs, témoin la différence assez notable des chiffres obtenus par Ch. Richet et par A. Gautier.

(4) Au lieu de prendre comme ration type celle d'un individu adulte de poids moyen, on peut rapporter cette ration à l'unité de poids du corps, au kilogramme. Ce mode d'évaluation a l'avantage de faciliter les comparaisons, comme nous le verrons plus loin.

En se basant sur les chiffres donnés plus haut, on obtient par kilogr. de poids du corps :

Albumine	1. 80
Substances ternaires représentées en hydrates de carbone. .	8. 10
Rapport entre les deux principes	1 : 4,5

Rappelons que la combustion de :

	Calories
1 gr. d'albumine fournit, en se transformant en urée	4.368
1 gr. d'amidon	4.200
1 gr. de graisse	9.069

D'autre part, les besoins de l'organisme d'après les recherches de Rubner (1), sont de 30 à 35 calories par kilogramme de poids du corps, soit 2.100 à 2.450 calories pour un homme du poids moyen de 70 kilogrammes.

Il est facile, avec ces données, d'établir la valeur énergétique des diverses rations et juger dans quelle mesure elles satisfont aux exigences de l'organisme.

Les divers principes alimentaires peuvent, au point de vue énergétique, se substituer dans une certaine mesure les uns aux autres et Rubner a calculé les équivalents isodynames de chacun deux.

En prenant pour unité les calories contenues dans 100 grammes de graisse, les équivalents des autres principes sont :

Albumine	211 gr.
Amidon	232 »
Sucre de canne	234 »
Sucre de raisin	256 »

Mais, comme nous l'avons montré plus haut (p. 556), les substances protéiques ne sont pas exclusivement des aliments susceptibles de dégager une certaine force vive en brûlant, elles ont un rôle plus élevé et plus important, celui de servir à la réparation et à la reconstitution des tissus, et aucun autre principe ne saurait les remplacer dans ce rôle. Il est donc indispensable de les faire entrer pour une certaine proportion dans toute ration. Lapicque estime que la quantité d'albumine ne devrait jamais descendre au-

(1) Calorimetrische Untersuchungen, *Zeits. f. Biol.*, 1885.

dessous de 1 gramme par kilogramme du poids du corps. Smolensky fixe ce minimum à 1 gr. 25 pour la ration d'entretien d'un homme au repos ou accomplissant un travail facile, ce qui représente 85 gr. 50 pour un homme de poids moyen. Comme ration moyenne d'un homme adulte, Voit adopte le chiffre de 120 grammes, Munk (1) et Atwater (2) jugent suffisants 100 grammes. Il semble donc que 100 à 120 grammes de principes protéiques représentent un régime normal dans les conditions habituelles de la vie.

Le rapport entre les substances azotées et les substances ternaires est dans la ration type de Voit de 1 à 4, 5, mais l'azote, surtout l'azote d'origine carnée, étant l'élément cher des denrées alimentaires, ce rapport varie dans de larges limites suivant le degré d'aisance et de bien-être des populations et aussi, ainsi que nous allons le voir, suivant le travail musculaire fourni.

Quant au rapport entre les hydrates et les graisses, on a cru pendant longtemps qu'ils pouvaient se substituer à peu près indifféremment les uns aux autres au point de vue de leur valeur énergétique, en tenant compte seulement de leurs équivalents isodynames, 100 grammes de graisse devant être remplacés par 240 grammes de féculents. Chauveau a prouvé, dans de récentes recherches (3), que cela n'était pas tout à fait exact. Les graisses, en effet, devant, selon lui, se transformer préalablement en glycogène, forme sous laquelle elles sont brûlées, il y a, au point de vue de l'utilisation en travail, une perte de l'énergie potentielle de ces substances. L'équivalent isotrophique des fécules, au lieu d'être 2.37, comme l'indique la théorie, n'est que 1.52. Donc pour remplacer 100 grammes de grais-

(1) *Loc. cit.*

(2) *Methods and Results of Investigation on the Chemistry and Economy of Food*, Washington, 1895.

(3) *C. R. Ac. des Sc.*, 20 décembre 1897.

ses, il suffirait de 132 grammes d'hydrates, sucre ou amidon.

Variations de la ration. — Ration de travail. — Les formules que nous avons données représentent la ration d'entretien et s'appliquent à un homme adulte, en bonne santé, de poids moyen et au repos, ou du moins ne se livrant qu'à un léger travail. Il est à peine besoin de dire que cette ration doit se modifier d'après les dépenses faites, dépenses qui varient naturellement avec le travail musculaire à accomplir, le sexe, l'âge, le climat, le genre d'occupations.

Les exigences de l'organisme par exemple sont tout autres quand il s'agit de fournir quotidiennement un travail extérieur pénible et prolongé, comme c'est le cas pour les travailleurs manuels. Il est, en effet, indispensable que ceux-ci trouvent dans leurs aliments, sous peine d'être obligés de l'emprunter aux matériaux constituants de l'organisme et de vivre ainsi sur leur propre substance, l'énergie potentielle qui leur est nécessaire.

D'après Ritter, on peut évaluer le travail produit par les ouvriers de quelques professions de la façon suivante :

	Kilogrammètres	Calories correspondantes
Terrassiers	100.000	235
Mineurs	141.000	331
Manouvriers au treuil.	125.000	294
Hâleurs de bateau	110.000	258
Débardeurs sur rampe.	157.000	370

(1) Les récentes expériences d'Atwater qui ont eu un si grand retentissement et dont nous avons déjà dit un mot à propos de l'action physiologique de l'alcool, sont celles qui nous fournissent, par la rigueur avec laquelle elles ont été conduites, les données les plus exactes et les plus complètes que nous possédions sur les dépenses de l'organisme. Les sujets en expérience ont en moyenne absorbé pendant qu'ils étaient au repos 2190 calories sous forme

Mais ce ne sont là que des chiffres théoriques qu'il faut notablement majorer dans la pratique, par suite de la déperdition de calories qui se fait sous forme de chaleur. Quelque supérieur que soit le rendement de la machine animale comparée à nos moteurs les plus perfectionnés, ce rendement ne dépasse guère 35 p. 100 chez les individus les mieux entraînés.

En se basant sur ces données, on peut, si on adopte pour la ration d'entretien 30 à 35 calories pour un homme au repos, évaluer approximativement les besoins de l'organisme à 35 à 40 pour un travail facile, 40 à 45 pour un travail moyen, 45 à 55 pour un travail pénible, 55 à 100 calories brutes pour un travail très pénible, exceptionnel, par kilogramme de poids du corps.

Les substances protéiques ne jouent et ne doivent jouer, nous en avons dit les raisons, qu'un rôle assez secondaire comme source d'énergie. L'élimination de l'urée s'élève légèrement, il est vrai, quand on accomplit un travail considérable, mais cette élévation est à peine marquée quand les substances ternaires sont données en quantités suffisantes. C'est du moins ce qui résulte des expériences de Voit :

	Albumine détruite	Substances ternaires détruites	Urée éliminée
Repos	137	215	36.3
Travail.	137	323	36.3

Ces principes ne fournissent donc qu'une bien faible partie de l'énergie potentielle : 1/5 environ chez les personnes consommant largement des produits d'origine animale, d'a-

d'aliments et en ont dépensé 2220. Pendant un travail musculaire correspondant à 90.000 kilogrammètres ils ont absorbé 3671 calories et dépensé 3670 dont 3451 calories pour le fonctionnement de l'organisme et 220 pour le travail musculaire.

près Rubner, 1/10 à peine chez les classes pauvres dans l'alimentation desquelles prédominent les végétaux.

Ce sont les substances ternaires, graisses, et surtout les hydrates de carbone qui fournissent à meilleur compte l'énergie, ce sont eux qui constituent les agents dynamogènes par excellence, ce sont eux auxquels on doit demander de préférence l'appoint nécessaire au travail extérieur.

Les recherches de Rubner montrent que, sur 100 calories les hydrates de carbone en fournissent en moyenne la moitié ou les deux tiers et les graisses un peu moins d'un tiers. Il importe surtout de remarquer que ces principes constituent à l'égard de l'albumine de véritables aliments d'épargne. Si leur proportion est insuffisante, c'est en effet aux substances protéiques de réserve, aux albuminoïdes de constitution que l'économie ira demander l'énergie nécessaire au travail qu'elle a à accomplir.

Ration suivant le sexe. — La femme ayant en général un poids inférieur à celui de l'homme, ayant un mouvement de désassimilation moins intense, consommant moins d'oxygène, a des exigences nutritives moins grandes et sa ration peut être évaluée aux 4/5 de celle de l'homme adulte, 85 à 90 grammes d'albumine, 40 grammes de graisses, 320-350 d'hydrates représentant 2000 à 2300 calories.

Atwater, prenant pour unité la ration alimentaire d'un adulte accomplissant un travail modéré, fixe, d'après ses récherches, à 0.7 la ration d'une femme accomplissant un travail musculaire peu pénible (1).

Ration suivant l'âge. — L'âge modifie profondément les besoins nutritifs et la nécessité de subvenir au développe-

(1) Une américaine accomplissant un travail léger consomme 90 grammes d'albumine et 2400 calories ; avec un travail moyen, la consommation s'élève à 100 grammes d'albumine et 2700 calories (Atwater). Ces chiffres se rapprochent beaucoup de ceux de Voit pour les ouvrières allemandes : albumine 96, graisses 44, hydrates de carbone 400, calories 2443.

ment des tissus impose certaines conditions particulières. L'organisme en voie de croissance exige, en effet, une plus grande proportion de principes alimentaires proportionnellement au poids.

Ainsi, pour 1 kilogramme de poids du corps, il faut :

	Albumines	Graisses	Hydrates de carbone
Enfant de 0 à 1 an	3 gr.	3 gr.	6 gr.
» 2 à 6 ans	3 » 7	3 »	10 »
» 7 à 15 ans	2 » 9	2 »	11. » 5

(Forster et Uffelmann)

Ce qui donne comme moyenne :

Pour les enfants de 6 à 10 ans :

Albumines	69 gr.
Graisses	21 »
Hydrates de carbone	210 »

Pour ceux de 12 à 15 ans :

Albumines	79 gr.
Graisses	35 »
Hydrates de carbone	251 » (1)

Par contre les vieillards réclament une ration plus faible que celle des adultes, les échanges nutritifs étant beaucoup moins actifs. Forster la fixe ainsi :

	Homme	Femme
Albumines	92	80
Graisses	45	49
Hydrates de carbone	332	266

Ration suivant la saison, le climat, la race. L'activité

(1) Lichtenfeld (*Centralb. f. Gesundheitspflege*, 1898) adopte comme unité de ration alimentaire la quantité d'aliments nécessaire à un enfant à sa naissance et il formule les exigences alimentaires des divers âges de la façon suivante :

Naissance		1
10 ans		2
20 ans et au-dessus	Homme	3 à 3.5
	Femme	3

de la calorification se modifiant considérablement avec la température, la saison, le climat, ces facteurs doivent influer dans une certaine mesure sur la détermination de la ration. Chacun a pu sur lui-même se rendre compte de ces influences. On connaît la sobriété légendaire des populations du Midi et on sait les quantités énormes de substances grasses que sont obligés d'ingérer les Lapons, les Esquimaux et les explorateurs des régions polaires, pour lutter contre les froids extrêmes de ces régions. D'autre part, Ch. Richet a vu des Arabes faisant 60 kilomètres par jour et ne s'alimentant qu'avec un peu de pain et des dattes.

Tandis que l'Européen produit en moyenne de 1420 à 1520 calories (Rubner) par mètre carré de surface du corps, les Abyssins et les Malais étudiés par Lapicque n'en produisent que 1160 à 1200, soit une différence de 240 à 300 calories par 24 heures.

L'influence de la race est aussi à considérer. Il est certain que les Européens sont, de tous les peuples, ceux qui ont par une accoutumance progressive de l'organisme, conséquence des progrès incessants du bien-être, les exigences nutritives les plus grandes et ces exigences semblent, au moins pour ce qui a trait aux substances protéiques, croître avec le degré de civilisation.

	Albumine
Ouvrier étudié par Voit et Pettenkofer	118
Soldat japonais (d'après Mori)	60
Etudiant japonais (d'après Tsuboi)	52
Abyssin (d'après Lapicque)	50
Malais	60

Toutefois, si l'on rapporte au kilogramme de poids du corps, ces chiffres, la différence est bien moins sensible qu'elle ne le paraît au premier abord.

	Albumine par kilogr.
Ouvrier de Voit et Pettenkofer	1.69
Soldat japonais	1.01

Étudiant japonais	1.19
Abyssin	0.96
Malais	1.15

On voit donc que ces derniers facteurs, chaleur, saison, races, n'ont pas l'influence considérable qu'on serait disposé à leur accorder tout d'abord. Même dans les régions tropicales, les dépenses de l'organisme ne sont pas sensiblement diminuées, surtout en substances protéiques, et l'équilibre ne se réalise qu'avec des quantités de principes à peu près égales à celles des régions tempérées (1).

La réduction porte tout au plus sur les graisses que le tube digestif tolère mal dans les climats chauds et qu'il y a avantage à remplacer par des hydrates de carbone.

Ration suivant le genre d'occupation. — Le régime doit varier, cela va sans dire, suivant le genre d'occupation. Le régime de l'homme de cabinet ne doit pas être le même que celui d'un manouvrier.

D'après Byasson, le travail intellectuel augmenterait notablement la désassimilation des substances protéiques et par conséquent l'élimination de l'urée qui, à la suite d'efforts cérébraux un peu intenses, s'élèverait de 20 gr. 46 à 23 gr. 88. Il en serait de même des phosphates dont l'élimination serait très activée.

La ration des intellectuels doit donc être relativement riche en albuminoïdes et surtout en albuminoïdes phosphorées.

Dans le régime des travailleurs manuels par contre doivent prédominer, nous l'avons dit, les substances ternaires, hydrates de carbone et graisses, tout en maintenant au-

(1) Von Eykmann (*loc. cit.*) a constaté que l'activité des échanges organiques et la consommation des divers principes immédiats étaient chez les indigènes et les Européens résidant à Batavia à peu près les mêmes que dans nos régions tempérées.

dessus de la normale (100 à 115) la dose d'albumine, si le travail est pénible et prolongé.

Utilité de l'association des divers aliments. — Régime mixte. — Pour satisfaire aux exigences nutritives diverses que nous venons de passer en revue, on pourrait à la rigueur, comme le font certains peuples, et comme le pratiquent volontairement les végétariens, constituer la ration exclusivement en végétaux dont certains contiennent, comme nous l'avons dit, les trois principes alimentaires. Seulement la dose d'albuminoïdes y est en général assez faible et il faut, par suite, ingérer de grandes quantités d'aliments pour combler les pertes de l'économie (1).

D'autre part, un régime exclusivement carnivore où fait défaut en partie ce précieux aliment de force, les hydrates de carbone, convient mal à l'homme essentiellement omnivore et ne tarde pas, par suite des doses exagérées de viande qu'il faut ingérer, à amener la satiété et le dégoût. Les expériences de Voit démontrent d'ailleurs que les animaux soumis au régime exclusif de la viande ont une nutrition défectueuse et ne tardent pas à maigrir.

La théorie, non moins que les expériences physiologiques, justifient donc pleinement les habitudes alimentaires de l'immense majorité des peuples qui associent les aliments végétaux et les aliments animaux et ont adopté le régime mixte.

Moleschott veut que les rapports entre les divers principes soient constants. En prenant la quantité de principes azotés

(1) Quantité nécessaire d'aliments frais pour fournir 100 grammes de matières azotées.

Lait de vache	3.000	grammes.
Riz	1.250	—
Maïs	1.000	—
Froment	800	—
Pois	430	—

comme unité, la proportion des substances hydrocarbonées serait de 3,47 et celle des corps gras 0,45.

Il arrive à formuler ainsi le régime :

	Poids	Mat. azot.	Amidon	Graisse
Pain blanc. .	819 gr.	61 gr. 83	435 gr.	4 gr. 82
Viande . . .	259 »	62 » 17		5 » 02
		124 » 08	435 »	9 » 84

auxquels il faut ajouter environ 46 grammes de corps gras en nature pour la préparation des aliments.

A. Gautier établit de la manière suivante la ration du travailleur :

	Pain	Viande	Graisse	Représentant Carbone	Représentant Azote
Ration ordinaire.	820 gr.	230 gr.	60 gr.	280 gr.	20 gr.
Ration de travail.	361	176	33	170	8.84
Ration totale . .	1.190	414	93	450	28.74

D'après Ch. Richet et Lapicque (1), la consommation journalière de l'habitant de Paris serait en moyenne ainsi constituée :

		Albumines	Hydrates de carbone	Graisses
550	grammes pain	38.5	297.	2.
280	— viande	50.4		22.4
125	— lait.	4.25	6.25	5
35	— œufs	5.25		5.5
600	— fruits ou légumes. .	6	54	1
30	— légumes secs	7	17	0.5
100	— féculents	6	77	
45	— sucre.		43	
26	— fromage	6.25		6.50
40	— beurre et huile . . .			37
	Total	124	494	80.5

Hervé-Mangon estime la ration moyenne par jour et par kilogramme du poids du corps :

(1) *Loc. cit.*

	Carbone	Azote
Pour la France entière.	5.179	0.280
Pour Paris.	5.675	0.320
Pour la campagne.	5.808	0.275

La Compagnie du chemin de fer de l'Ouest a obtenu un rendement maximum de travail en fournissant à ses ouvriers la nourriture suivante :

Viande.	600 grammes
Pain blanc	550 —
Pommes de terre.	1.000 —
Bière.	1.000 —

Laumonier (1) qui s'est beaucoup occupé de la question, si capitale, au point de vue économique et social, de l'alimentation des classes ouvrières, formule les deux types de rations qui lui paraissent le mieux répondre aux besoins des travailleurs manuels :

A. Portion d'*ordinaire* composée de soupe grasse, bœuf et légumes ayant servi à faire cette soupe, 500 grammes. Portion de fromage, 50 grammes. Pain, 250 à 300 grammes.

B. Portion de viande rôtie ou à l'étuvée, 120 grammes, portion de légumes, 250 grammes. Portion de fromage, 50 grammes ; pain, 250 à 300 grammes.

Ces rations sont celles du repas de midi seulement, celui que les ouvriers prennent habituellement au restaurant à proximité de leur chantier ou de leurs ateliers.

D'autre part, la ration du soldat français qu'on peut prendre comme type de l'alimentation des troupes, se compose d'une partie fixe ainsi composée :

	Poids	Albuminoïdes	Graisses	Hydrates de carbone
Pain	750 gr.	51	525	392
Viande	300 »	52.5	216	
Sucre.	8 »	»	»	8
		103.5	741	400

(1) *Bull. génér. de thérapeutique*, t. CXLI, 1901.

à laquelle on ajoute une partie variable achetée sur les fonds de l'ordinaire et qui fournit en moyenne :

Albuminoïdes.	34 gr. 4	
Graisse.	2 »	
Hydrates de carbone . .	166 »	
soit pour la ration totale :		
Albumine	138 » 5	
Graisse.	59 »	représente 3.400 calories
Hydrates de carbone . .	554 »	

Cette ration,en somme largement suffisante comme quantité, laisse souvent à désirer comme qualité et variété.

Alimentation insuffisante. — Une alimentation qui fournit à l'adulte moins de 11 grammes d'azote,soit 71 grammes de substances protéiques, c'est-à-dire moins de 1 gramme par kilogramme de poids du corps et de 200 à 230 grammes de carbone doit être regardée comme insuffisante.

La conséquence de l'alimentation insuffisante longtemps prolongée est l'état que Bouchardat a si bien décrit sous le nom de *misère physiologique :* affaiblissement général, anémie, diminution de résistance vitale qui rend l'organisme vulnérable aux moindres causes d'agression et l'expose à toutes les infections.

Quand cette alimentation insuffisante en arrive à la privation presque complète d'aliments, comme cela se produit dans les famines résultant des disettes alimentaires, on voit se dérouler chez les populations qui y sont soumises les accidents signalés dans l'inanition expérimentale ; perte de poids du corps, ralentissement de la respiration et du pouls, diminution de l'exhalation d'acide carbonique et abaissement lent de la température, troubles gastro-intestinaux.

Mais la famine prépare surtout merveilleusement le terrain pour l'éclosion de certaines maladies épidémiques, du typhus exanthématique et du typhus à rechute, en particulier. Ces deux maladies ont si régulièrement accompagné dans les temps passés les grandes famines qu'elles ont gardé les noms de *Famine fever*, *Hunger typhus*, *typhus famélique*.

Grâce au progrès des moyens de communication et à la suppression des entraves à la circulation et à la vente des denrées alimentaires, les grandes famines comme celles qui ont sévi dans les siècles passés, dans diverses contrées, à la suite des guerres, des troubles intérieurs, des intempéries ne sont plus en Europe qu'à l'état de souvenir et leur retour devient heureusement de plus en plus improbable. La dernière menace que nous ayons eue dans nos pays remonte à 1847, mais depuis que de progrès économiques et matériels accomplis !

Toutes les parties du monde sont toutefois loin d'être, même de nos jours, à l'abri de pareils fléaux, et les disettes, avec toutes leurs conséquences, frappent encore presque périodiquement les populations indigènes de l'Inde, de la Perse, de la Turquie d'Asie, et même de notre colonie d'Algérie, les populations en un mot dont l'état social et politique est encore à demi barbare.

Digestibilité des aliments. — Coefficient d'utilisation. — Valeur marchande réelle des divers aliments. — Il y a aussi deux autres éléments dont il importe de tenir compte quand il s'agit de fixer la composition d'une ration : 1° le degré de digestibilité ou plutôt le degré ou coefficient d'utilisation de l'aliment.

2° La valeur réelle marchande des aliments calculée d'après la proportion des différents principes qui en font partie.

L'absorption, l'assimilation, et, par suite, l'utilisation des principes alimentaires varient notablement dans les divers aliments. Pour certains, l'utilisation est presque complète, la lactose du lait par exemple qui est complètement absorbée. Pour d'autres, une proportion plus ou moins forte est rejetée avec les fèces et, par suite, reste inutilisée pour la répartition des pertes de l'organisme.

En moyenne, la proportion d'aliments non utilisés et se retrouvant dans les fèces peut s'évaluer à 10 pour 100 pour les produits d'origine animale, à 15 poor 100 pour les aliments végétaux (1).

DEGRÉ D'ABSORPTION DES ALIMENTS LES PLUS USUELS POUR 100 PARTIES INGÉRÉES.

	Albumine	Graisses	Hydrates	Cendres
Viande cuite.	97	95		82
Œufs	97	95		82
Lait.	89-99	96-97	100	63
Pain blanc	79		99	93
Pain noir	68-78		89	64
Purée de pois	68		92	68
Pommes de terre	68		93	62
— — en purée.	80	»	96	

Ces coefficients n'ont évidemment qu'une valeur contingente et sont subordonnés au fonctionnement du tube digestif, essentiellement variable suivant les individus. Ce tableau montre bien toutefois que les albumines végétales sont bien inférieures au point de vue de l'utilisation aux albumines animales et ne sauraient à doses égales les remplacer.

La valeur réelle marchande des aliments, calculée d'après leur teneur en principes immédiats, est aussi fort intéressante à connaître quand il s'agit en particulier de fixer la ration de collectivités, armées, hospices, internats, etc., etc., et

(1) D'après Atwater, l'assimilabilité des albuminoïdes des produits d'origine animale serait :

Albumines	98 0/0
Graisses	97
Hydrates de carbone	100

Celle des produits végétaux :

Albumines des céréales.	85
— des légumes et fruits.	80
Graisses	90
Hydrates de carbone des céréales	98
— des légumes et fruits	95

qu'il faut concilier deux intérêts trop souvent antagonistes, l'intérêt de la santé et l'économie.

Cette valeur est du reste assez facile à établir quand on connaît la composition et le prix d'une denrée. Il s'agit d'un simple calcul de proportion.

Ce sont les substances azotées, les substance protéiques qui représentent dans l'aliment l'élément cher, c'est donc celui dont il importe le plus de connaître le prix dans les divers aliments (1).

TABLEAU RÉCAPITULATIF

Teneur en azote et en carbone des aliments les plus usuels.

	Azote 0/0	Carbone 0/0
Bœuf rôti	3.54	17.76
Mouton rôti	2.61	15.25
Veau rôti	2.52	15.17
Poulet rôti	2.76	16.19
Morue salée	5.02	15.00
Harengs salés	3.11	23.00
Harengs frais	1.83	21.00
Œufs	1.90	13.50
Fromage de gruyère	5.00	38.00
Chocolat	1.52	58.00
Lait de vache	0.66	8.00
Pain blanc	1.08	29.50
Pommes de terre	0.33	11.00
Haricots secs	3.92	43.00
Lentilles	3.87	43.00
Lard	1.28	74.11
Beurre	0.53	83.00

(1) 1 kilogramme de viande de bœuf contient de 180 à 200 grammes de substances protéiques, soit 30 grammes d'azote en moyenne. En évaluant à 2 francs le prix du kilogramme de viande, cela met le prix du gramme d'azote à 0 fr. 066. Rien de plus facile que de faire le même calcul pour toutes les denrées alimentaires dont on connaît le prix et la composition.

CHAPITRE VIII

HYGIÈNE SCOLAIRE.

I. — Bâtiments scolaires.

Emplacement. — Dans les villes, l'emplacement de l'école est le plus souvent imposé par des exigences locales étrangères à l'hygiène.

Mais lorsque l'on est maître de choisir l'emplacement, comme c'est souvent le cas pour les écoles rurales, on s'inspirera pour la situation, l'exposition, la perméabilité du

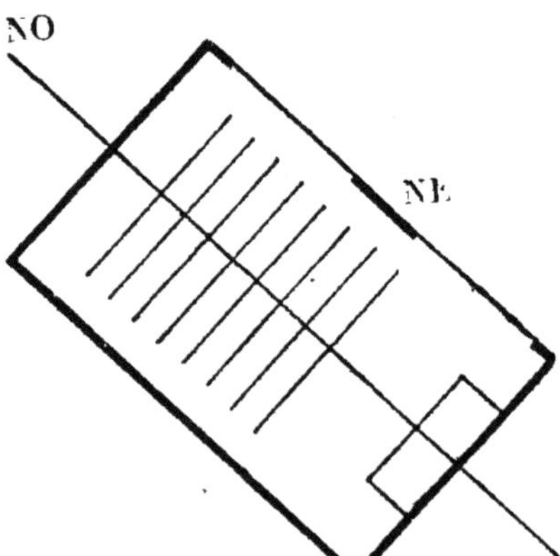

FIG. 115. — Orientation N-E de l'école. (D'après FUCHS, *Prévention de la cécité.*)

sol, la profondeur de la nappe d'eau souterraine, des principes que nous avons formulés à propos de l'habitation en général.

Orientation. — L'orientation doit être subordonnée aux dispositions des baies d'éclairage. Quand il existe des

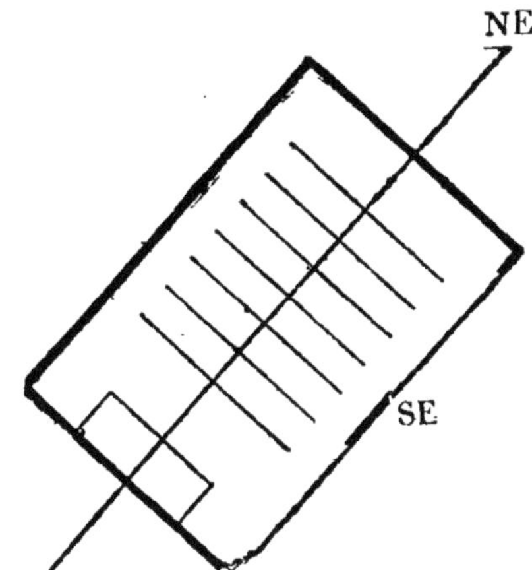

Fig. 116. — Orientation S-E de l'école.

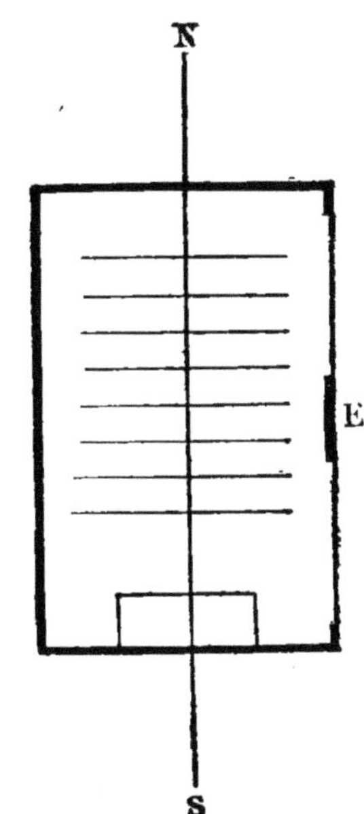

Fig. 117. — Orientation méridienne de l'école.

croisées se faisant face, que l'éclairage est bilatéral, la meilleure orientation est N.O.-S.E. S'il n'y a des baies que d'un seul côté, si l'éclairage est unilatéral, il faudra éviter l'exposition N, beaucoup trop froide et trop sombre.

D'après Eulemberg (1), la meilleure exposition serait le S-E. Viendraient ensuite le N-E et le N-O.

Dans les villes, où la même latitude n'existe pas pour le choix de l'emplacement, la seule recommandation est d'adopter les dispositions qui donneront le plus large accès à l'air et à la lumière dans les locaux scolaires.

Plan de l'école. — Le plan de l'école doit varier nécessairement suivant sa destination, le nombre d'élèves qu'elle est appelée à recevoir, le développement probable qu'elle doit prendre. La Commission d'hygiène scolaire instituée par le Ministre de l'Instruction publique, en 1884 (2), s'est refusée à formuler des règles trop absolues à ce sujet et s'est bornée à condamner expressément les errements dans lesquels ont est trop souvent tombé dans ces derniers temps et qui consistent à vouloir élever, à propos de la moindre école, un édifice luxueux et coûteux, *un monument*. Les considérations d'hygiène, d'aération, de commodité et d'économie sont les seules que l'on doive avoir en vue quand il s'agit de construire une école ou un lycée. Bien des idées en matière d'enseignement et d'hygiène acceptées aujourd'hui devant très probablement se modifier avec le temps, bien des points étant encore à l'étude, il est inutile d'engager des dépenses trop grandes dans des bâtiments appelés certainement à s'améliorer et à se transformer (Rapports de la Commission d'hygiène scolaire.)

Voici, du reste, les principales règles formulées par cette Commission.

Classes. — *Cubage d'air.* — Les classes ne doivent pas recevoir un trop grand nombre d'élèves, 50 à 60, 70 au

(1) *Traité d'hygiène scolaire*, Berlin, 1896.

(2) *Rapport de la Commission d'hygiène scolaire instituée par M. le Ministre de l'Instruction publique*, Imp. nat., 1885.

maximum. La superficie doit être calculée à raison de 1 m. 50 par élève, au minimum de 1 mètre.

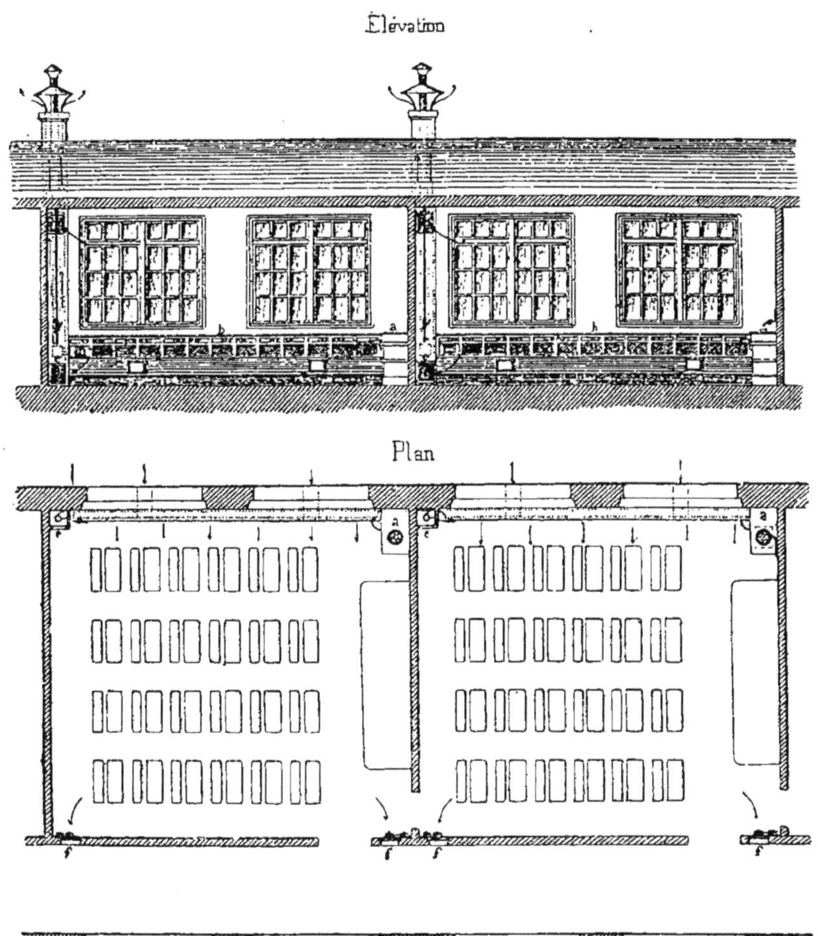

Fig. 118. — Ecoles communales de la Ville de Paris. Chauffage et ventilation (système Geneste-Herscher).
a, Poêle céramique. *c*, Surface de chauffe.
b, Banquette de chauffe. *e*, Entrée d'air frais.
f, Evacuation d'air vicié.

Les dimensions les plus généralement adoptées son 9 mètres de long sur 7 m. 50 de large avec une hauteur de plafond de 3 m. 80.

L'instruction ministérielle de 1882 prescrit un cubage minimum de 4 $m.^3$ par élève. En Angleterre (1), le *Board of Education* exige 24 $m.^3$ (?) tandis qu'en Allemagne on se contente de 2 m^3. 25. La marge est large comme on le voit. Mais nous avons vu que le cubage d'air n'avait qu'une importance secondaire à la condition de pratiquer une énergique ventilation.

Ventilation. — Les croisées doivent être grandement ouvertes aussitôt après la sortie des élèves, et rester ainsi pendant les récréations, quelle que soit la saison. Il sera bon, en outre, pour assurer la ventilation dans la saison froide, pendant la durée des classes, d'établir à la partie supérieure du local des gaines d'évacuation pour l'air vicié. Il ne faut pas oublier que les enfants consomment proportionnellement à leur poids plus d'O et éliminent plus de CO^2 que les adultes, et un renouvellement de 15 mètres cubes d'air par élève et par heure n'est pas exagéré.

Toujours, d'après la même instruction, les planchers doivent être posés sur lit de bitume et imperméabilisés au moyen d'un enduit à l'huile de lin ou de coaltar. Nous préférerions, pour notre part, à ces planchers d'un difficile entretien et d'une imperméabilité toujours douteuse, des carreaux de grès cérame ou pour les écoles rurales un simple revêtement de ciment, bien plus faciles à maintenir propres et qui ne sont pas aussi froids aux pieds qu'on se plaît à le dire, dans nos climats tempérés surtout.

Les parements intérieurs des murs seront lisses et peints à l'huile. On évitera les lambrissages en bois dont les moulures sont des réceptacles à poussières. Pour les écoles rurales, un badigeonnage au lait de chaux répété au moins une fois l'an est très suffisant et offre de plus sûres garanties qu'une peinture souvent mal faite et trop rarement renouvelée.

(1) Oliver, *Brit. med. Journ.*, 23 mars 1901.

La même instruction ministérielle proscrit le balayage à sec et recommande de le pratiquer avec un torchon mouillé. Mais ces prescriptions sont-elles exécutées partout ? Nous en doutons un peu, en songeant qu'aucun crédit n'est prévu habituellement pour l'entretien de la classe et que c'est à l'instituteur, déjà passablement surmené, et aux élèves qu'en incombe la tâche.

Chauffage. — Pour les écoles de campagne et de petites villes, le chauffage au poêle *à combustion vive* est le plus économique et satisfait très suffisamment aux exigences de l'hygiène, à la condition de prendre les précautions recommandées par Coulier et indiquées plus haut, suppression des clefs des tuyaux, installation d'une bassine pleine d'eau sur l'orifice supérieur, défense de porter le poêle au rouge, établissement de gaines de ventilation pour l'air vicié.

Pour les écoles plus importantes, on pourra adopter le calorifère en usage dans les écoles de la ville de Paris ou modèles analogues qui ont l'avantage d'associer la ventilation au chauffage et d'assurer ainsi le renouvellement de l'air.

Dans les grands établissements scolaires, lycées, écoles normales, on aura recours de préférence au système de chauffage par la vapeur.

On peut citer comme exemple d'installation modèle, au point de vue du chauffage et de la ventilation, les écoles communales de la ville de Paris (fig. 118).

La température devra être maintenue autant que possible en hiver entre 15 et 17 degrés, et le degré hygrométrique, entre 50 et 65 pour 100.

Éclairage. — Un bon éclairage de la classe est un des points les plus importants de l'hygiène scolaire, un de ceux qui a le plus souvent sollicité l'attention des hygiènistes, car établi que la myopie est, comme nous le verrons plus loin, presque toujours, sinon toujours, une infirmité acquise et qu'elle est la conséquence d'un éclairage défectueux des salles où travaillent les enfants.

L'instruction de 1882 recommande de calculer les dimensions des croisées de façon que la lumière éclaire du plafond toutes les tables, de les élever à 20 centimètres, de réduire le plus possible la largeur des trumeaux.

La Commission d'hygiène scolaire, tout en ne dissimulant pas ses préférences pour l'éclairage bilatéral et en le réclamant toutes les fois qu'il est possible pour les écoles primaires et les écoles maternelles, accepte l'éclairage unilatéral venant de gauche, pourvu qu'il soit suffisamment intense et pose comme critérium de cette intensité la règle suivante : *l'œil placé au niveau de la table, à la place la moins favorisée, doit voir directement le ciel dans une étendue de 30 centimètres au moins, comptés à partir de la partie supérieure de la fenêtre.*

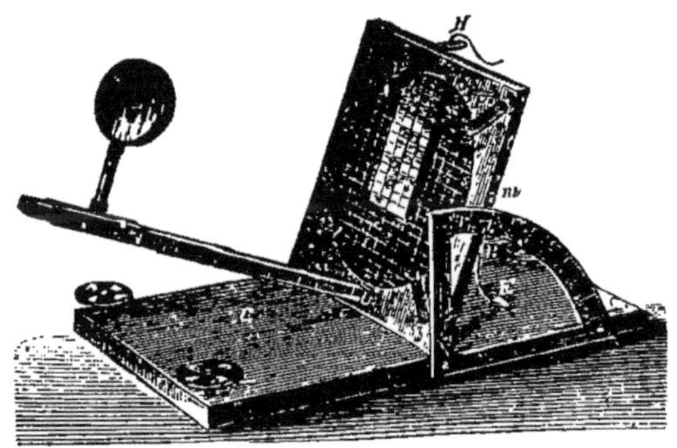

Fig. 119. — Stéréogoniomètre de Weber.

Aujourd'hui la majorité des hygiénistes s'accordent à recommander avec Trélat, et contrairement à l'opinion de Javal et de Gariel, ce dernier mode d'éclairage qui donne une impression plus exacte de la forme et du relief des objets.

Inutile d'ajouter que les règles formulées à propos de éclairage de l'habitation s'appliquent encore plus particu-èrement aux bâtiments scolaires.

On peut aussi se servir, pour mesurer le degré d'éclaire-ient, outre les photomètres classiques décrits plus haut, e divers instruments, dont l'un deux, le *stéréogoniomètre e Weber*, destiné surtout à calculer l'angle que forme la artie de la voûte céleste perçue de chaque place, est em-loyé dans plusieurs écoles d'Allemagne.

Pour ce qui concerne l'éclairage artificiel, nous ne pou-ons que renvoyer aux principes exposés dans le même cha-

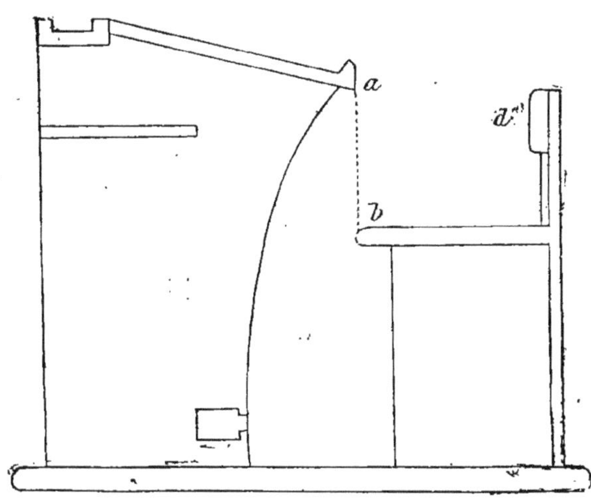

FIG. 120. — Banc de Farhrner,
(d'après UFFELMAN, *Hygiène de l'enfance*).

tre. Nous nous bornerons à rappeler que l'éclairage des asses et des salles d'étude n'est jamais trop intense, qu'il che presque toujours par insuffisance. La Commission clame un bec de gaz pour six élèves au minimum, placé 1 m. 80 au moins au-dessus du sol, pour éviter l'action de chaleur rayonnante émise par le foyer lumineux sur les ganes de la vue des élèves.

Mobilier scolaire. — La forme et les dispositions donner aux tables et aux bancs des écoles, afin d'éviter au écoliers les attitudes vicieuses et les troubles de la visio qui sont si souvent la conséquence d'un mobilier défec tueux, irrationnel, ont été aussi l'objet de sérieuses étude des hygiénistes de tous les pays.

Les remarquables recherches notamment de Guillaum et Farnher, en Suisse, ont montré les conditions que deva remplir le mobilier, pour permettre à l'enfant de conserve dans les divers exercices que comportent ses études un position normale dans laquelle la partie supérieure du corp est droite, la colonne vertébrale reste rectiligne et les rein ne présentent pas d'ensellure.

La Commission d'hygiène scolaire, s'inspirant de c recherches, a cru devoir, sans se prononcer pour un mo dèle plutôt que pour un autre, indiquer les principal dispositions qui lui paraissaient le mieux répondre à c objet.

La hauteur des bancs et des tables doit être propo tionnée à l'âge et à la taille des écoliers, d'où la nécessi d'avoir des modèles différents.

Le mobilier à une ou deux places avec siège ou tablet mobile est préférable toutes les fois que cela est possibl

Les bancs doivent être munis d'un dossier assez vois de la table et assez droit pour que l'écolier y puisse prend un point d'appui quand il écrit.

Tous les mobiliers, dits à distance positive, c'est-à-di dans lesquels il existe un écartement entre la table et siège qui ont le grave inconvénient d'obliger l'enfant à courber sur son livre ou son cahier, doivent être réform et remplacés par un mobilier à distance négative ou null

Les modèles qui prétendent satisfaire à ces desidera sont très nombreux. En France, le modèle le plus répanc est le modèle L. Nisius (Maison Delagrave). En Suisse,

ont les modèles Fahrner, Moss (fig. 120) qui ont été adop-
ès de préférence. En Allemagne, les modèles sont innom-
rables et les figures 121, 122, 123, en donnent quelques
ypes. La table-banc Rettig, à dossier droit et à distance
ulle paraît être celui qui a actuellement la préférence des
ygiénistes (1).

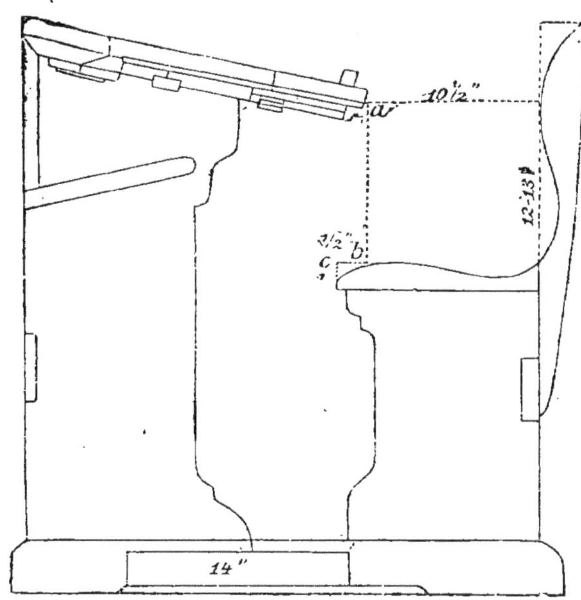

Fig. 121. — Banc de Kunze (d'après Uffelmann, *loc. cit.*).

Dans ce modèle la partie antérieure glisse au moyen de cou-
sses de façon à pouvoir allonger ou rétrécir à volonté le pupitre.

Annexes de la classe. — Outre la classe, l'école doit com-

(1) Gorini, envoyé en mission pour étudier le mobilier scolaire
e l'Europe septentrionale, a vu que les modèles les plus en
sage étaient, à Berlin, un mobilier à bancs fixes et à distance
ositive, malgré la condamnation dont ce type a été l'objet de
part des hygiénistes allemands; à Hambourg, les bancs sont
 général à plusieurs places, à distance négative et le tiers pos-
rieur de la table est mobile. A Copenhague, on a adopté le banc
2 places et à parties fixes. Quant aux modèles compliqués dont
s diverses parties sont plus ou moins mobiles, l'hygiéniste italien
constaté que leur prix élevé et leur facilité à se déranger les
aient fait presque tous reléguer dans les musées (*Giornale di
oc. ital. d'Igiene*, 1897).

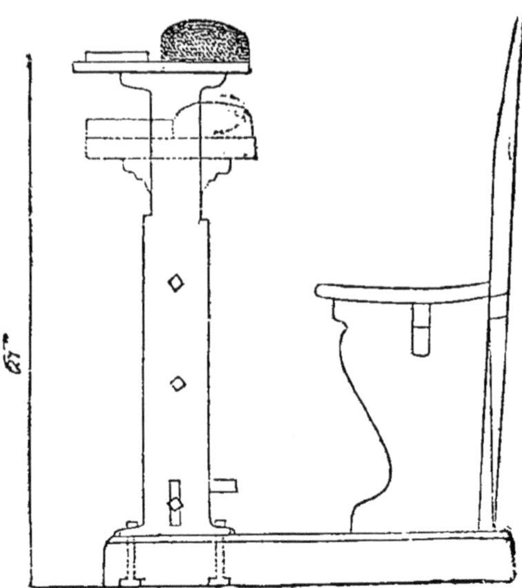

Fig. 122. — Banc de travail pour filles, de Fray (d'après Uffelmann, *loc. cit.*).

Le siège est légèrement évidé, le dossier monte très haut, la table de travail peut s'élever et s'abaisser à volonté.

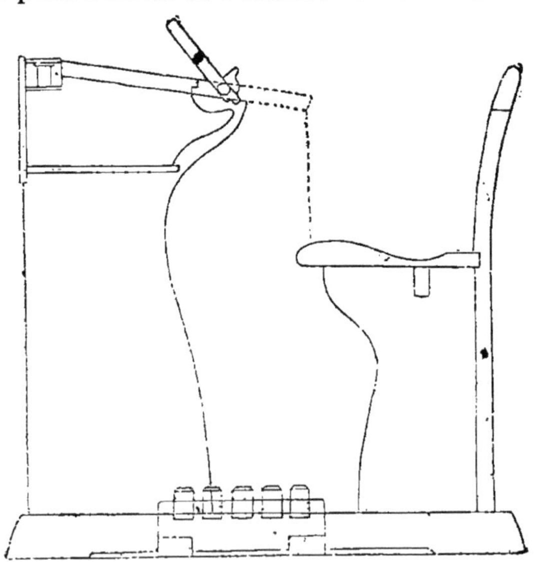

Fig. 123. — Banc de Wolf et de Zurner (d'après Uffelmann, *loc. cit.*).

La partie antérieure est mobile de façon à pouvoir s'élever et se transformer en pupitre à lecture.

rendre certaines dépendances indispensables : le vestiaire ù l'enfant dépose en arrivant ses vêtements supplémen-aires et son panier de provisions et où il est utile d'instal-er des lavabos pour les soins de propreté et les ablutions ; es préaux couverts et découverts qui sont d'une impor-ance majeure, au point de vue de l'hygiène et dont la su-erficie doit être calculée à raison de 4 mètres par élève au ninimum.

Toute école doit être largement pourvue d'eau pouvant ervir à la fois à la boisson et aux soins de propreté. C'est ire que cette eau doit être, au point de vue de la pureté, rréprochable. Dans les écoles de campagne ou de petites illes, où l'on ne dispose que d'eau de source, ou plus sou-ent d'eau de puits, il est indispensable de s'assurer de ses ualités avant d'en permettre l'usage. Une précaution même ui ne serait pas superflue, à en juger par les nombreuses pidémies de fièvre typhoïde des lycées ou des écoles nor-nales qui sont dues à l'usage d'une eau contaminée, serait e pratiquer de temps en temps, à intervalles plus ou moins approchés, l'analyse chimique et bactériologique de l'eau mployée dans ces établissements.

Cabinets d'aisances.— La question des cabinets d'aisan-es des écoles est particulièrement importante. Outre l'in-uence qu'exerce la bonne tenue des latrines sur la salu-rité de l'école, c'est chez les enfants, les adolescents, qu'il st surtout nécessaire d'inculquer des habitudes de propreté u'ils conserveront plus tard et propageront autour d'eux. L'état immonde de cette partie de l'habitation dans la plu-part des maisons habitées par les classes ouvrières et même par les classes plus élevées, ne montre que trop que notre éducation, en France particulièrement, est tout entière à aire sous ce rapport. Il y a là toute une révolution à accom-plir dans nos habitudes et nos mœurs, et ce sont les soldats revenant du service, les jeunes gens sortant des écoles qui peuvent en être les promoteurs.

Dans la plupart des villes où l'on dispose de l'eau à volonté, la bonne tenue des cabinets est relativement facile à obtenir. En y installant des appareils à effet d'eau, un des modèles par exemple que nous avons signalés à propos des casernes, on aura assurément, avec un peu de surveillance de la part du maître, d'aussi bons résultats que dans celles-ci. Les écoles rurales ou de village ne se prêtent malheureusement pas à une pareille installation qui exige de l'eau, et beaucoup d'eau. Peut-être le système des *earth-closets* que nous avons décrit plus haut donnerait-il la solution de ce difficile problème : *avoir des closets propres sans eau.*

Quel que soit le système adopté, du reste, si l'on veut obtenir quelques résultats, une vigilance incessante du maître nous ne saurions trop le répéter, est nécessaire. Il faut imposer comme un devoir à l'enfant de ne jamais souiller, ni les abords, ni aucun point du cabinet, et celui qui commet une infraction à cette règle doit être obligé, comme punition, de réparer lui-même sur le champ son méfait.

La commission scolaire a condamné avec juste raison cette déplorable habitude de monter sur le siège qui est certainement le plus grand obstacle à la bonne tenue des latrines et elle recommande, pour empêcher cette pratique l'emploi de sièges étroits en bois verni ou ciré, formant un simple anneau de 5 à 6 centimètres de large, comme cela se fait à l'école Monge. Cette mesure, si elle est appliquée aidera beaucoup à maintenir la propreté des cabinets.

Il n'est pas besoin d'ajouter que les cabinets d'aisance doivent être bien éclairés, largement ventilés, que les murs présenteront le moins d'angles possible et seront revêtu de plaques de faïence ou d'un crépi passé à la chaux une fois par an. On fera bien, dans l'intérêt de la propreté des cabinets, d'établir des urinoirs distincts.

. — Hygiène physique et intellectuelle des écoliers.

S'il importe d'avoir des bâtiments scolaires salubres, il importe pas moins d'établir, en s'appuyant sur les don- es que nous fournit la physiologie, les principes qui doi- nt servir de règles à la vie des écoliers.

Un régime de vie défectueux ou mal entendu peut avoir des nséquences graves à cet âge de développement physique et tellectuel, et peut devenir désastreux quand il s'agit de ute une génération. Mode de répartition du travail, de xercice physique et des jeux, moyens d'éviter le surmenage tellectuel que l'extension toujours croissante des program- es et des concours tend à produire, adaptation du régime imentaire aux exigences de cette période de croissance, oubles morbides causés par les conditions de vie, de travail, sédentarité particulières à l'écolier, dangers de transmis- on des maladies contagieuses résultant de la vie en commun, la promiscuité de certains objets, sont autant de questions ue soulève l'éducation des jeunes générations et qui ont été ins ces derniers temps l'objet des préoccupations et des tra- ux d'éminents hygiénistes et pédagogues dont nous ne fe- ns guère que résumer les idées.

Propreté. — Si la propreté n'est pas toute l'hygiène, le en constitue du moins la partie essentielle ; aussi est- inutile d'insister sur l'importance qu'il y a à inculquer les abitudes de propreté aux enfants dès leur entrée à l'école à faire de ces habitudes un besoin impérieux pour eux. 'est une éducation à faire, non moins utile que l'éducation hysique et intellectuelle, et qui, poursuivie avec persévé- ance, aura certainement pour conséquence d'améliorer la anté publique. La propreté de la figure, des mains, du ou, des oreilles, du cuir chevelu, des vêtements doit être l'objet d'une surveillance incessante de la part des maîtres et maîtresses. Des lavabos où les enfants se laveront mains et figure à l'entrée de la classe et après chaque récréation seront installés dans le vestiaire. Il faut éviter pour ces ablutions d'employer des éponges communes à plusieurs enfants, ces objets pouvant aisément servir de véhicules à des germes contagieux.

Actuellement la plupart des lycées sont pourvus de bains douches et les internes y sont réglementairement conduits sauf opposition de la famille, plusieurs fois par mois Il serait bien à désirer que cette pratique fût généralisée à tous les établissements d'instruction primaire et secondaire et que les écoles primaires de grandes villes d'abord, puis des petites et enfin les écoles rurales suivissent l'exemple qui leur a été donné par Bordeaux où des bains par aspersion ont été installés dans plusieurs écoles municipales « Les bains douches, ainsi que e dit si bien Letulle, ont ce avantage inestimable d'être d'une manœuvre très facile prompte et de ne coûter à peu près rien (1). »

Une habitude qu'il importe aussi de donner aux enfants c'est celle de nettoyer leurs dents avec une brosse douce C'est le meilleur, le plus sûr moyen d'éviter les caries dentaires précoces. La toilette de la tête et du cuir chevelu n'est pas moins nécessaire. Des cheveux coupés court sont la meilleure garantie contre les affections parasitaires

(1) « Tout le monde y gagnerait, dit humoristiquement le savant médecin de l'hôpital Boucicaut : l'hygiène sociale en démontrant à nos futurs électeurs combien la propreté corporelle est une qualité supérieure de l'homme vraiment libre ; l'administration en faisant fonctionner souvent ses appareils, qui se détériorent à ne rien faire ; le médecin du lycée en surveillant de plus près la peau de ses internes et au besoin même des demi-pensionnaires et des externes, et enfin le commerce national en faisant consommer plus largement le savon, cet ennemi héréditaire des microbes pathogènes incrustés à la surface du corps » (*Presse médicale*, 22 juillet 1903).

Malheureusement on se bute trop souvent dans certaines classes, quand il s'agit de la propreté du cuir chevelu, à certains préjugés populaires, les eczémas, les impétigos, les poux même étant considérés dans les campagnes comme un mal nécessaire, un bénéfice de la nature qu'il faut respecter. C'est aux médecins qu'il appartient de combattre et de faire disparaître des préjugés aussi stupides et aussi fâcheux pour la santé des enfants.

Pour que cette éducation de propreté soit féconde et porte ses fruits, il est indispensable de prêcher d'exemple. C'est par la pratique bien plus que par les leçons et les remontrances que l'hygiène s'apprend. L'école, par sa bonne tenue, par la scrupuleuse propreté qui règne dans toutes ses parties, doit être pour les populations rurales et les classes populaires des grandes villes ce qu'ont été les navires de l'Etat pour les populations du littoral, c'est-à-dire servir de modèle et d'exemple aux enfants et aux parents.

La façade et les abords doivent être tenus en parfait état ; les classes doivent être balayées tous les jours, toutes croisées ouvertes, le parquet et le vitrage fréquemment lavés, les murs intérieurs lessivés, repeints ou blanchis à la chaux une fois l'an (1).

Le maître devra veiller au bon entretien et à la propreté des livres et autres objets scolaires. Telles sont les sages recommandations de la Commission d'hygiène scolaire qu'il est à souhaiter de voir appliquer partout, dans les petites écoles de hameau comme dans les somptueux édifices consacrés dans les grandes villes à l'instruction primaire.

Parmi ces habitudes, il en est deux surtout qu'on ne

(1) Ces recommandations sont excellentes ; mais si l'on veut qu'elles soient régulièrement appliquées, il faudrait que dans les dépenses obligatoires imposées aux communes figurât un crédit pour payer un individu chargé de l'entretien et du balayage et ne pas abandonner ce soin aux maîtres et aux élèves.

saurait trop inculquer à l'enfant, et cela dans l'intérêt supérieur de la santé publique : l'habitude de ne pas cracher à terre, celle de ne pas salir pendant la miction ou la défécation les cabinets d'aisances qui doivent être toujours tenus dans un état de propreté parfaite. L'enseignement et la surveillance s'exerçant d'une façon incessante sur ces points peuvent avoir les résultats les plus féconds au point de vue de la prophylaxie de redoutables maladies infectieuses, de la tuberculose tout particulièrement.

Régime alimentaire des écoles et des internats. – Dans les écoles primaires et maternelles, l'enfant ne fait à l'école qu'un repas, celui de midi, dont il apporte de chez lui les éléments. Toutefois, comme ces écoles reçoivent un grand nombre d'enfants de familles pauvres, dans plusieurs villes on a jugé nécessaire de remédier dans une certaine mesure par l'établissement de cantines scolaires à l'insuffisance ou à la mauvaise qualité de l'alimentation de ces enfants. Dans les écoles maternelles, la Commission d'hygiène recommande expressément l'usage d'aliments chauds, soupe et plat de viande ou de légumes. Une très légère cotisation quotidienne ou hebdomadaire demandée à chaque enfant, comme cela se fait dans plusieurs villes, fournit les ressources nécessaires pour l'achat et la préparation des aliments. A ce premier âge, il vaut mieux ne pas permettre l'usage de boissons fermentées. L'eau est la meilleure boisson, à la condition toutefois qu'elle soit irréprochable.

Pendant les grandes chaleurs de l'été, il sera préférable cependant d'interdire l'usage de l'eau pure en dehors des repas et de mettre à la disposition des élèves des décoctions de houblon, gentiane, réglisse, coques de cacao, préparations qui ont l'avantage d'exiger l'ébullition préalable du liquide et de détruire les germes nocifs qui pourraient s'y trouver.

La question de l'alimentation dans les internats, écoles nor-ıales, lycées, est plus importante, puisqu'il s'agit de déter-ıiner d'une façon générale la ration, le nombre et la nature es repas qui conviennent le mieux à cet âge.

Munk (1) exige que la ration alimentaire des écoliers con-enne les principes immédiats suivants :

	de 9 à 15 ans.	de 15 à 18 ans.
Albumine.	75 à 85 gr.	100 gr.
Graisse.	40 à 45 gr.	50 gr.
Hydrates de carbone . . .	250 gr.	400 gr.

: propose de la composer de la façon suivante : 250 gram-ıes de lait pour tous les âges, 150 grammes de viande et 75 grammes de pain pour les enfants de 9 à 15 ans, 00 grammes de viande et 450 grammes de pain pour les ›unes gens de 15 à 18 ans.

En France, dans les lycées et les autres établissements niversitaires, la ration de viande qui figure tous les jours e la semaine, sauf le vendredi, aux deux repas est seule xée par les règlements et consiste en 70 gr. de viande ıite sans déchets pour les grands, 60 gr. pour les moyens,) pour les petits, plus une ration supplémentaire portant : proportion à 80 gr. pour les candidats aux écoles.

En revanche, le pain, les légumes sont donnés, on peut le ıre, à discrétion, peut-être à tort suivant certains hygiénis-›s qui pensent que l'ingestion d'une trop grande quantité : féculents, conséquence inévitable du robuste appétit de ›t âge, peut avoir, avec la vie sédentaire des écoliers, des ıconvénients et être l'origine de troubles gastro-intestinaux.

Il est certain que, malgré les grands progrès qui ont été ıits dans ces derniers temps, malgré l'amélioration consi-érable du régime alimentaire des établissements universi-ıires qui laissait autrefois si fort à désirer par sa monoto-ie et la mauvaise préparation des aliments, les dyspepsies,

(1) *Loc. cit.*

ainsi que l'a démontré Le Gendre (1), sont loin d'être rares chez les collégiens.

Pour ce qui concerne la répartition et les heures des repas, la Commission d'hygiène conseille la distribution suivante :

1er déjeuner avant 8 heures du matin. — 2e repas léger vers 11 heures ; — Dîner vers 2 heures. — Souper immédiatement avant le coucher.

La durée des principaux repas ne doit jamais être inférieure à 25 minutes, et ces repas doivent être suivis, sauf celui du soir, d'une récréation d'une demi-heure au moins.

Le Gendre juge avec raison la durée de 30 minutes adoptée par les règlements des lycées insuffisante et voudrait la voir portée à 45 minutes.

Nous n'insisterons pas sur l'importance de la propreté et de l'aération du réfectoire ; sa superficie doit être de 1 mètre par élève au minimum. Les croisées devront être largement ouvertes aussitôt après la sortie des élèves, quelle que soit la saison, et rester ainsi la plus grande partie de la journée.

Hygiène intellectuelle. — Concilier les exigences des études avec les intérêts de la santé de l'enfant, obtenir de lui la plus grande somme de travail intellectuel sans nuire à son développement corporel, tel est le problème que l'hygiène doit s'efforcer de résoudre quand il s'agit de déterminer la répartition des heures de travail et de repos dans la journée. En Amérique, on a adopté comme règle la division des 24 heures en trois parties égales : 8 heures de sommeil, 8 heures de travail, 8 heures de repos ou de récréation. C'est à cette division de temps que s'est arrêtée la Commission d'hygiène scolaire, tout en considérant comme un maximum le temps consacré au travail intellectuel. Elle a en même temps, se faisant l'interprète des réclamations unanimes des hygiénistes, insisté sur la nécessité d'établir une pondéra-

(1) *Congrès de pédiatrie*, 1898.

on convenable entre les exercices de l'esprit et ceux du orps, en rendant obligatoire dans tous les internats la gymastique sous toutes ses formes.

Travail et repos. — Les règles concernant la répartition ı travail et du repos dans la journée, doivent se baser sur s indications fournies par la physiologie et la psychologie ı jeune âge.

Un des traits caractéristiques de l'enfance, celui dont il ne ut pas négliger de tenir compte en la matière, c'est le faie pouvoir d'attention dont l'enfant dispose, l'impossibilité our lui de s'appliquer un long temps à une même chose. Ce ouvoir est d'autant plus limité que l'écolier est moins ancé en âge. Pour obtenir le maximum de travail utile, il st donc essentiel de varier fréquemment les matières des udes et de couper celles-ci par des intervalles de repos autant plus nombreux que l'enfant sera plus jeune. Il ut que chaque séance soit proportionnée à l'attention dont lui-ci est susceptible.

La Commission d'hygiène scolaire a fixé à un maximum 3 heures par jour la durée des classes pour les élèves s écoles maternelles et de la première année de l'école imaire, c'est-à-dire pour les enfants jusqu'à 8 ans, de heures pour ceux de la seconde année, et de 6 heures our les élèves des cours moyens et supérieurs. Elle a, de lus, expressément stipulé que les séances d'études ne dé- sseraient pas comme durée une heure, au plus une ure et demie, et seraient suivies d'un intervalle de repos de récréation ; que, pendant ces interruptions de travail, s enfants devaient sortir de la classe et jouer en liberté ns le préau.

Et encore est-il bon de fractionner par de fréquents et urts repos la durée de la classe. Le grand hygiéniste glais E. Chadwick estime que le temps maximum pendant lequel les enfants sont capables de fixer leur attention et de profiter par suite de la leçon du maître serait :

Pour les enfants	de	6 ans.	15 minutes
—	—	de 7 à 10 ans.	20 —
—	—	de 10 à 12 ans.	25 —
—	—	de 12 à 16 ans.	30 —

Dans les établissements d'instruction secondaire, la multiplicité des matières, l'étendue des programmes, exigent une plus longue durée de classes et d'études, et d'ailleurs, l'enfant et l'adolescent, après avoir passé par l'école primaire, sont déjà notablement entraînés.

Dans les lycées de Paris, la durée du travail quotidien a été fixée :

Pour les enfants	de	7 à 10 ans	6 heures
—	—	de 11 à 13 ans	7 —
—	—	de 14 à 15 ans	8 —
—	—	de 16 et au-dessus	9 —

Et pour la durée de chaque classe :

Pour les enfants	de	7 à 10 ans	1 heure
—	—	au-dessus.	1 h. 1/2
—	—	rhétorique	2 heures

Les études sont de 3 heures, coupées par un repos de 15 minutes.

Les pédagogues s'accordent à reconnaître que le travail intellectuel du matin est en général supérieur à celui de l'après midi, donne un meilleur rendement, et que c'est au début de la classe, au moment où l'attention de l'écolier n'a pas été fatiguée qu'on doit s'occuper des matières exigeant l'effort le plus grand de cette faculté, telles que les mathématiques,

Sommeil. — L'enfance et l'adolescence sont les âges où le sommeil est le plus nécessaire et où sa privation retentit le plus profondément sur la santé. Il est donc indispensable ue les écoliers dorment suffisamment et se couchent de onne heure.

La Commission d'hygiène scolaire admet la nécessité d'un ommeil de 9 heures pour les enfants de moins de 12 ans, t de 8 pour ceux au-dessus. Rochard trouve cette durée inuffisante et voudrait qu'on la portât à 9 heures pour tous s établissement scolaires.

Il n'y a aucun inconvénient à ce que la température des ortoirs s'abaisse sensiblement pendant la nuit. Cependant faudrait éviter qu'elle ne descendît au-dessous de 4 degrés. n'est pas besoin d'ajouter que ces locaux doivent être ien ventilés.

Exercices physiques. — L'éducation des jeunes généations ne doit pas avoir uniquement pour but de développer l'intelligence et de munir l'individu d'un bagage plus u moins lourd de connaissances. Elle doit aussi s'appliquer faire des organismes sains et robustes. *Mens sana in corore sano.* C'est ce qu'avaient admirablement compris les recs et qu'avait peut-être un peu trop oublié la pédagogie raditionnelle.

Elle est heureusement depuis quelques années venue à ésipiscence et on sait quelle place tiennent actuellement es exercices physiques, gymnastique, jeux, sports, dans les réoccupations des éducateurs.

Peut-être même, si l'on en croit certains médecins des lus autorisés, la réaction aurait-elle parfois un peu déassé la mesure et dans certains établissements on aurait ubstitué le surmenage physique au surmenage intellectuel quand on n'a pas plus simplement ajouté l'un à l'autre.

Nous n'avons pas ici à nous étendre longuement sur le mécanisme d'action de l'exercice dont l'étude est du ressort de la physiologie. Bornons-nous à rappeler les faits les plus saillants.

Localement, la contraction musculaire a pour effet de provoquer une irrigation et une nutrition plus actives du muscle et consécutivement l'hypertrophie de l'organe, conformément à la loi de physiologie bien connue. On sait le considérable développement que prennent les masses musculaires du mollet chez les grands marcheurs, les danseurs, et les muscles pectoraux chez les boulangers et les portefaix.

Quand l'exercice met en jeu un groupe suffisamment considérable de muscles, il exerce une influence sur toutes les fonctions de l'économie : accroissement de la ventilation pulmonaire et de la capacité thoracique, élévation du taux de l'oxygène consommé et de l'acide carbonique exhalé, suractivité de la circulation périphérique et des échanges nutritifs interstitiels (1).

L'influence d'un exercice modéré, proportionné aux forces de l'organisme, retentit aussi sur le système nerveux

(1) Edw. Smith, en représentant par 1 la quantité d'air qui traverse par heure le poumon chez un individu couché, trouve pour les divers exercices :

Debout	1.33
Marche modérée	1.90
Marche rapide	4.76
A cheval, au galop	3.16
A cheval, au trot	4.50
Natation	4.31
Course rapide	7.00

La quantité d'acide carbonique exhalé et d'oxygène absorbé s'élève naturellement dans les mêmes proportions.

Les chiffres obtenus par Pettenkofer et Voit sont des plus significatifs :

	CO^2 exhalé		O absorbé	
	jour	nuit	jour	nuit
Repos	573 gr.	396 gr.	375 gr.	453 gr.
Travail	859 gr.	364 gr.	546 gr.	536 gr.

Les expériences plus récentes de Ch. Richet et Rondeau ont confirmé pleinement ces résultats et ont montré de la façon la plus nette que la ventilation pulmonaire croît avec le travail et proportionnellement à son intensité.

ır lequel il exerce une action sédative et régulatrice, en ıaintenant l'équilibre entre les fonctions du cerveau et de moelle. Chacun connaît, par expérience personnelle, détente qu'amène une promenade au grand air après un avail intellectuel un peu intense et les éducateurs de la jeuesse savent que c'est le plus sûr moyen de combattre la fague cérébrale et de prévenir le surmenage intellectuel.

On voit donc quels heureux effets on peut attendre aussi ien pour le développement corporel des écoliers que pour maintien de l'équilibre mental, d'une éducation physique ıéthodiquement dirigée. On peut affirmer que, grâce aux onnaissances que nous possédons actuellement sur le méanisme d'action du travail des muscles, il y a là des resources inappréciables. Seulement il ne faudrait pas oublier ue l'abus est à côté et proche voisin de l'usage.

Si un exercice modéré est bienfaisant, quand il est exaéré, c'est-à-dire hors de proportion avec les forces de l'inividu, il devient dangereux et peut être l'occasion des lus graves accidents.

L'organisme a heureusement la précieuse faculté de trauire par des symptômes divers la limite qui sépare l'usage ienfaisant de l'abus dangereux, d'indiquer le moment où a dose de travail n'est plus en rapport avec les ressources ctuellement disponibles. Ces signes sont *la fatigue* et la ourbature pour ce qui concerne les muscles, *l'essoufflement* our ce qui concerne la respiration et la circulation.

La *fatigue* serait, suivant certains physiologistes, la conséquence de l'imprégnation de la fibre musculaire par l'acide actique, produit de combustion du glycogène énergétique qui ne s'élimine pas assez rapidement au fur et à mesure de sa production et tiendrait plutôt, selon d'autres (Lagrange, Richet), à des lésions locales légères, tiraillements, déchirures fibrillaires.

L'essoufflement, qui est en rapport direct avec l'intensité de l'effort et le nombre des muscles qui se contractent, reconnaît pour cause l'accumulation dans le sang de l'acide carbonique produit en excès, accumulation qui provoque un commencement d'asphyxie. Il faut aussi dans les troubles complexes qui constituent le phénomène faire la part de l'épuisement du muscle cardiaque.

En somme, *l'essoufflement* est pour les organes respiratoires ce que *la fatigue* est pour le muscle. Il est l'indice de la limite de tolérance de l'économie pour un travail, un effort musculaire donné, et peut ainsi servir de mesure au degré de résistance de l'individu. C'est donc un signe d'importance majeure dont doivent tenir grandement compte ceux qui ont la direction de l'éducation hygiénique de la jeunesse.

Surmenage physique. — Si l'individu ne veut pas ou ne peut pas tenir compte de ces avertissements, s'il continue à se livrer à un travail qui n'est pas en rapport avec ses forces, avec les moyens de réparation dont il dispose, il ne tarde pas à se produire des troubles plus graves qui constituent le *surmenage physique.*

La forme aiguë du surmenage bien étudiée par Dufour (1), se présente, tantôt avec des symptômes asphyxiques et a été souvent confondue, suivant cet auteur, avec l'insolation ou coup de chaleur (troupes en marche, voyageurs dans les pays chauds), tantôt sous forme typhoïde (*auto-typhisation* de Peter) qu'il n'est pas toujours facile de distinguer du typhus abdominal, tantôt enfin se localise sur le cœur dont elle trouble profondément les fonctions (cœur forcé, cœur surmené).

Ces accidents reconnaîtraient pour cause directe, immédiate, d'après les théories généralement admises aujourd'hui,

(1) *Contribution à l'étude des auto-intoxications des manifestations morbides du surmenage physique*, th. Paris, 1889.

ne véritable intoxication par accumulation dans le sang s déchets de la désassimilation (1).

Beaucoup plus fréquent, beaucoup plus commun et trop ouvent méconnu est le surmenage chronique qui a pour fet de déterminer un état chronique de dépression de organisme, une diminution de la résistance vitale qui crée *mminence morbide* et qui prépare le terrain pour la genèse le développement des maladies infectieuses, de la fièvre phoïde et de la tuberculose notamment. C'est, l'expérience a démontré trop souvent, la cause la plus active des épiémies qui déciment les armées en campagne, et Charrin Roger (2), en soumettant des animaux à un travail fatiant et continu, ont donné la démonstration expérimentale u rôle de ce facteur dont les épidémiologistes, les hygiéistes et surtout les chefs militaires qui ont la responsalité de la santé des soldats, ne sauraient tenir trop de ompte (3).

Entraînement. — Tous ces troubles qui indiquent la mite de résistance de l'organisme se produisent à une poque d'autant plus précoce, d'autant plus rapidement ue l'individu est plus neuf, moins exercé. Uune éducaon physique méthodiquement réglée, une adaptation rogressive de l'organisme aux conditions de l'exercice peut culer de beaucoup cette limite et amener une accoutu-

(1) Lagrange attribue une grande importance au trouble des rines après un exercice comme signe précurseur de l'imminence u surmenage. Pour cet hygiéniste, qui a une grande expérience s choses du sport, l'inspection journalière des urines est un des oyens les plus pratiques et les plus sûrs de reconnaître l'état de sistance de l'individu à un travail musculaire donné et le degré entraînement auquel il est arrivé.

(2) *Arch. de Physiologie*, 1890.

(3) Sans vouloir entrer dans des discussions doctrinales, on peut lmettre comme établi, avec tous les médecins militaires, le rôle pital du surmenage dans les épidémies de fièvre typhoïde qui évissent régulièrement sur les troupes, au retour des grandes maœuvres.

mance qui se traduit par une plus grande souplesse de muscles, une plus grande résistance à laf atigue, une disparition de l'essoufflement, une meilleure utilisation des contractions musculaires et des efforts. C'est à cette adaptation à cette accoutumance qui s'observe d'ailleurs dans toutes les professions, qu'on donne le nom *d'entraînement.*

Toutes les pratiques de l'entraînement ont pour objectif un double but : 1° développer l'énergie musculaire du sujet 2° augmenter sa résistance à la fatigue et ces deux résultats sont atteints à l'aide de moyens les uns rationnels, les autres empiriques, mais dont l'expérience a démontré les bons effets (1).

Modes de l'exercice. — Des différents exercices du corps au point de vue de leur action physiologique. — « L'exercice appliqué sans mesure et sans règle amène la fatigue sous toutes ses formes et à tous ses degrés et expose la machine humaine aux avaries que nous venons d'étudier. Le travail musculaire,au contraire, exécuté en quantité plus grande et suivant les règles de l'entraînement gradué,amène progressivement l'adaptation de l'organisme à un exercice de plus en plus violent. Il perfectionne le moteur humain en donnant à tous ses rouages une résistance plus grande, un fonctionnement plus facile » (Lagrange). Il importe donc de l'appliquer méthodiquement en se basant sur les effets physiologiques qu'on veut obtenir.

Lagrange, se plaçant à ce point de vue et tout en reconnaissant ce qu'a d'arbitraire cette distinction,divise les exercices en exercices de force, exercices de vitesse, exercices de fond.

(1) L'entraînement, d'après Lagrange, est la préparation préalable, soit à l'exercice en général, soit à un exercice déterminé, et cette préparation comporte un ensemble de pratiques qui sont les méthodes d'entraînement. Mais on peut aussi donner ce nom au résultat de cette pratique, c'est-à-dire à l'adaptation de l'organisme à tel ou tel travail.

I. — *Les exercices de force* sont ceux dans lesquels aaque mouvement représente une somme considérable e travail et met en jeu la puissance contractile d'un grand ombre de muscles. Presque toutes les professions ma- uelles pénibles rentrent dans cette classe. Le type de ces xercices est la lutte.

Par l'effort qu'ils nécessitent et qui est un des traits ca- .ctéristiques de ce genre d'exercices, ils ont pour effet agrandir notablement la cavité thoracique. En même temps, ous l'influence d'une irrigation plus abondante et d'échan- es nutritifs plus actifs, les masses musculaires prennent n développement considérable. On connaît la musculature uissante des lutteùrs.

En revanche, ils exigent chez ceux qui s'y livrent des rganes respiratoires et circulatoires parfaitement sains, apables de résister à l'excès de travail qui leur est imposé, ne nourriture abondante et riche qui répare les pertes con- dérables faites par l'économie, un entraînement progres- f. Si ces conditions font défaut, ils provoquent le surme- age et l'épuisement et peuvent être cause d'accidents graves u côté du cœur ou des poumons (1).

II. — Les *exercices de vitesse* consistent en la répéti- on fréquente et rapide des mouvements musculaires, en ne série d'efforts peu considérables, mais souvent répétés. e type de ces exercices est la course. Comme le travail usculaire à produire dans un temps donné est relative- ent peu considérable, ils sont plus à la portée des indivi- us à faible musculature que les exercices de force dont ils nt à peu près les effets physiologiques et les avantages. insi que le fait observer Lagrange, un enfant consomme lus d'oxygène en courant dans ses jeux qu'en soulevant un altère. Ce sont les exercices qui développent le mieux la

(1) La tuberculose est loin d'être rare chez les athlètes, les lut- urs, les boxeurs, les gymnasiarques.

cavité thoracique. Aussi conviennent-ils merveilleusement aux enfants.

Toutefois il faut observer que ces contractions rapides et répétées des diverses masses musculaires, qui sont la condition même de ces exercices, entraînent une assez grande dépense d'influx nerveux pour ranimer et tenir en haleine les muscles fatigués. Aussi déterminent-ils souvent, chez les individus non entraînés particulièrement, un peu d'excitabilité nerveuse, d'insomnie. On sait que les enfants qui se livrent avec trop d'animation et de feu à leurs jeux ont souvent un sommeil agité et peu réparateur. Il ne faut donc user qu'avec modération et réserve de ces exercices chez les enfants nerveux.

III. — Les *exercices de fond* sont ceux dont le travail exige une dépense de force modérée, mais ce travail doit être continué longtemps. Les courses à pied, les excursions pédestres de montagnes, sont un des meilleurs types de ce genre d'exercices.

La distinction entre ces exercices et ceux que nous avons étudiés précédemment est nécessairement un peu arbitraire et dépend du degré de résistance des individus. Tel travail musculaire sera un exercice de force pour l'un, qui ne sera pour un autre mieux entraîné qu'un exercice de fond.

Ces réserves faites, il est certain que les exercices de fond, en raison du fractionnement du travail, ne produisent pas l'essoufflement, ne troublent pas le jeu des organes ; ils accélèrent notamment fort peu la circulation et la respiration. Ils conviennent donc tout particulièrement aux individus plutôt débiles, à ceux dont les organes respiratoires et circulatoires sont suspects, aux gens âgés, à la condition de maintenir les doses dans de justes limites. Mais il faut reconnaître, par contre, qu'ils agissent bien moins profondément sur la nutrition que les exercices de force et de vitesse, qu'ils n'augmentent guère la production l'acide carbonique, qu'ils n'ont que peu d'influence sur le développement de la cavité thoracique.

Notons aussi que les jeunes sujets supportent bien moins es exercices de fond que les exercices de vitesse. On doit n user à cet âge avec grande modération et ne permettre qu'à bon escient les longues marches, les excursions pédes-res un peu prolongées, si salutaires, si bienfaisantes plus ard.

Une autre distinction importante au point de vue des vantages hygiéniques qu'on peut retirer des exercices du orps et de leurs indications est celle que fait Lagrange en xercices faciles, automatiques, qui s'exécutent pour ainsi ire machinalement et qui, par suite, n'imposent aucun tra-ail au cerveau et les exercices difficiles qui exigent une ontention de l'esprit et de l'attention et qui font travailler out autant et même plus le système nerveux que les mus-les.

Parmi ces derniers nous citerons l'exercice de l'équita-ion, l'escrime, la gymnastique dite des *agrès*, trapèzes, arres fixes, etc., etc., qui nécessitent une attention soute-ue, un effort cérébral incessant de la part surtout de ceux ui les apprennent. Aussi Lagrange estime-t-il avec raison ue de pareils exercices, qui ont le grand avantage de ren-re adroit, agile, souple, de faire disparaître la gaucherie t la lourdeur, sont en revanche fort peu appropriés aux esoins des écoliers quand il s'agit surtout de combattre et e prévenir le surmenage scolaire. C'est une fatigue intel-ectuelle ajoutée aux autres ; rien de plus. Ce qu'il faut aux nfants et aux adolescents, ce sont les exercices faciles, utomatiques, s'exécutant sans l'intervention du cerveau, es jeux, la course, le saut, etc., etc. On sait les tentatives ui sont faites actuellement de divers côtés pour remettre n honneur auprès des collégiens les exercices et les jeux e cette nature.

Il faut tenir compte aussi, quand il s'agit d'apprécier la valeur hygiénique d'un exercice, des déformations qu'entraînent ceux d'entre eux qui ne mettent en action qu'un groupe restreint de muscles. Ainsi les exercices de gymnastique, de trapèze en particulier, ont le grave inconvénient de développer les masses musculaires de la partie supérieure du tronc aux dépens des membres inférieurs qui restent grêles. L'escrime produit chez les tireurs une scoliose de la colonne vertébrale à concavité tournée du côté du membre qui tient le fleuret ainsi qu'un abaissement de l'épaule du même côté. L'équitation amène une courbure à concavité interne des membres inférieurs par suite de la pression continue que ceux-ci exercent sur les flancs du cheval. On sait combien les cavaliers de profession qui passent une partie de leur vie à cheval ont une démarche peu aisée quand ils sont à terre.

Il est donc préférable, quand il n'y a pas d'indication spéciale, d'avoir recours aux exercices qui exigent le concours simultané ou successif de tous les groupes musculaires, et qui, par suite, n'amènent aucune déformation. De ce nombre sont les exercices gymnastiques, dits d'assouplissement, la natation, le canotage, la boxe française ou *chausson*, etc., etc.

Gymnastique. — La gymnastique, prise dans l'acception la plus générale du mot, n'est autre chose que la pratique méthodique et rationnelle des divers exercices du corps. Proust la définit l'éducation, la culture des fonctions de locomotion et de la vie animale. Les développements dans lesquels nous avons cru devoir entrer sur les effets physiologiques des exercices nous permettront d'être plus brefs ici.

Quelle valeur hygiénique et éducative a la gymnastique ainsi définie ? La gymnastique a été beaucoup prônée jusqu'à ces derniers temps ; son enseignement fait partie des programmes scolaires des deux degrés et a été rendu obligatoire, au moins dans les établissements d'instruction secondaire. Aujourd'hui on ne semble plus aussi convaincu des mérites qu'on lui attribuait naguère. Ce que lui reprochent surtout quelques hygiénistes et quelques éducateurs de la jeunesse, c'est d'être ennuyeuse, de ne pas intéresser les enfants qui la considèrent comme un supplément de leçon et de travail et qui s'y livrent sans goût et sans ardeur. Herbert Spencer a dit du reste, il y a longtemps, dans un de ses ouvrages, « que la gymnastique vaille mieux que rien, nous l'admettons, mais que ce soit un équivalent du jeu, nous le nions formellement ».

Ces appréciations de la valeur éducative de la gymnastique nous semblent bien sévères et, tout en admettant qu'elle ne saurait suppléer les jeux, nous pensons que les méthodes dans lesquelles dominent les exercices d'assouplissement et les exercices naturels et dans lesquelles les appareils et les exercices d'acrobatie tiennent aussi peu de place que possible, ont pour effet de donner aux enfants et aux adolescents l'adresse et la souplesse que les simples jeux ne sauraient leur donner d'une façon aussi parfaite.

Exercices physiques suivant les âges. — Lagrange a insisté avec juste raison sur la nécessité, si l'on veut obtenir des excercices physiques les effets qu'on est en droit d'en attendre, de les approprier à l'âge.

Suivant ce médecin, les exercices chez l'enfant et chez l'adolescent doivent remplir tout d'abord deux conditions : la première, d'être faciles à exécuter, de n'exiger aucune tension d'esprit ou d'attention, d'être de véritables délassements ; la seconde de laisser à l'enfant la liberté de ses mouvements. *Le développement du corps doit se faire conformément aux lois physiologiques dans toute sa plénitude, et non dans le but de favoriser tel organe aux dépens des autres*, comme c'est le cas quand il s'agit d'entraînement spécial. Il doit être avant tout harmonique.

Chez les enfants au-dessous de 15 *ans*, dans la période de croissance, tous les exercices qui activent la ventilation pulmonaire et le mouvement d'assimilation sont salutaires. En revanche, il faut éviter la fatigue qui amène des déperditions inutiles et qui peut même, poussée à un certain degré, avoir un retentissement grave sur des tissus en voie d'évolution (inflammations des os et des articulations, épuisement du cœur). Rien ne vaut à ce point de vue les jeux libres qui obligent les enfants à courir et qui sont surtout des exercices de vitesse.

Chez les adolescents de 15 *à* 18 *ans*, les indications ne sont pas tout à fait les mêmes. L'activité de la croissance en hauteur s'est beaucoup ralentie. Par contre, les masses musculaires tendent à se développer. Les exercices de force, la gymnastique proprement dite avec appareils, l'*athlétisme* sous toutes ses formes sont on ne peut mieux appropriés à cet âge. Lagrange dont l'opinion est, nous l'avons dit, particulièrement autorisée, donne ses préférences à la lutte, à la course et aux jeux de sport qui s'y rattachent et qui, d'après lui, satisfont admirablement bien à toutes les indications physiologiques que présente cette période de la vie.

On sait la vigoureuse campagne qui a été menée tout récemment en faveur des jeux et des exercices sportifs dans les établissements d'instruction et le développement qu'ils y ont pris grâce aux encouragements officiels dont ils ont été l'objet. Pour leur donner plus d'attrait, on a même cru devoir faire appel à l'émulation des jeunes gens et établir, soit entre les élèves d'un même lycée, soit entre les divers lycées, des concours, des *matchs*, *des lendits*. Or, c'est contre ces pratiques que plusieurs médecins, parmi lesquels Bouchard, ont cru devoir élever quelques protestations, à la suite d'une intéressante communication du D[r] Le Gendre sur les accidents de surmenage, fièvre, troubles digestifs, cardiopathies, qu'il avait eu occasion d'observer dans le lycée dont il était le médecin (1). Il est certain que les luttes et leur préparation développent, à un âge où le système nerveux est particulièrement impressionnable, une excitation, une fatigue qui, s'ajoutant à la fatigue cérébrale, peut être très préjudiciable à la santé et à l'évolution normale de l'organisme et qui, en tout cas, va à l'encontre de l'un des buts qu'on poursuit: celui de remédier au surmenage intellectuel.

Ces réserves faites, il n'en est pas moins certain que la pratique régulière de l'exercice, qu'il soit pris sous forme de jeu, sous forme de sport, sous forme de gymnastique, est éminemment favorable aux enfants et aux jeunes gens tant au point de vue moral qu'au point de vue physique, qu'elle développe chez eux l'énergie et la volonté, qu'elle accroît leur résistance vitale et qu'en constituant une sorte d'entraînement, de préparation au service militaire par lequel tous doivent passer, elle est un des plus sûrs préservatifs contre les agents infectieux si nombreux et si multiples qui guettent le jeune homme à son entrée à la caserne.

Valeur hygiénique de la bicyclette. — L'essor tout à fait extraordinaire qu'a pris le cyclisme, la faveur croissante dont jouit auprès de toutes les classes ce genre de sport auquel se livre la grande majorité des jeunes générations nous engagent à dire quelques mots des effets physiologiques et pathogéniques de la bicyclette à laquelle certains médecins ont adressé les plus graves reproches et dont d'autres ont peut-être un peu trop exalté les mérites hygiéniques. La vérité est, d'après nous, entre les deux (2).

(1) Sur les dangers que peuvent offrir pour les enfants les exercices du sport (*Assoc. franç. pour l'avancement des sciences*, Congrès de Caen, 1894).

(2) J. Lucas-Championnière, « La bicyclette » (*Assoc. franç. pour l'avancement des sciences*, Congrès de Caen, 1894).

Les avantages et les inconvénients de cet exercice ne lui sont en rien spéciaux. Comme tous les exercices de vitesse, l'exercice vélocipédique active notablement la ventilation pulmonaire, développe la capacité respiratoire, fait travailler les muscles des jambes (1) ; mais en accélérant considérablement les mouvements respiratoires et la circulation, il peut amener, et plus rapidement peut-être que les autres, la fatigue et l'épuisement du cœur (2). Tout dépend évidemment de la dose à laquelle on prend cet exercice.

A doses modérées, c'est un puissant modificateur de la nutrition que l'hygiène ne peut qu'approuver, surtout pour les jeunes gens. Il favorise en outre la vie au grand air, endurcit le corps, développe les muscles et est par suite un excellent facteur d'entraînement.

Seulement ce qu'il a d'un peu spécial et ce qui lui a valu les accusations dont il a été l'objet, c'est qu'entre l'usage et l'abus, il n'y a pas de limites bien tranchées, c'est que, en raison de cette sorte d'ivresse que cause la rapidité de la course, on ne ressent que trop tard la fatigue, ce signe précurseur de l'intolérance de l'organisme et qu'on arrive au surmenage, surmenage général et surtout surmenage du cœur, presque sans s'en douter. C'est la cause la plus fréquente des accidents et même des morts subites qu'on a eu quelquefois l'occasion d'observer (3).

(1) Mendelsohn (*Soc. de méd. int. de Berlin*, 16 décembre 1896) a fait observer que, tandis que dans la marche à pied le travail musculaire est fourni par les fléchisseurs, le cycliste fait travailler au contraire les extenseurs des membres inférieurs et les fléchisseurs du tronc et des membres supérieurs.

(2) Le même médecin a constaté, chez un cycliste pendant les montées, 250 pulsations à la minute.

(3) La limite entre l'usage hygiénique et l'abus n'est pas facile à établir. Petit fixe à 18 kilomètres à l'heure et à 50 kilomètres par jour la dose qui ne doit pas être dépassée. Mais ces chiffres ne peuvent être considérés que comme une moyenne et doivent varier suivant les conditions de résistance individuelle, d'entraînement, etc., etc.

Maladies scolaires. — L'écolier est exposé, cela va sans dire, à toutes les maladies qui frappent cet âge. Mais il est un certain nombre de troubles de la santé observés chez lui qui sont plus particulièrement sous la dépendance directe de la vie scolaire et de ses exigences, de l'obligation pour l'enfant de passer de longues heures assis dans l'immobilité, de fixer plus ou moins longtemps son attention sur un sujet donné, alors que la caractéristique de cet âge est l'inattention et la mobilité, d'être exposé pendant son travail à des attitudes vicieuses, d'écrire ou de lire dans des salles insuffisamment éclairées, etc., etc.

C'est à cette catégorie de troubles et de désordres, surmenage intellectuel, myopie, attitudes vicieuses et déformations, qu'on a plus particulièrement réservé le nom d'*affections scolaires*.

Surmenage intellectuel. — Le merveilleux développement qu'ont pris, dans notre siècle, les sciences, l'obligation où l'on s'est trouvé de leur faire une place de plus en plus large dans les études ont eu pour conséquence la surcharge des programmes. Pour trouver le temps de passer en revue les matières sans cesse croissantes de l'enseignement, on a été fatalement amené à augmenter le nombre d'heures d'études et à empiéter de plus en plus sur les heures de repos ou de récréation. Le Dr Javal, rapporteur de la Commission d'hygiène scolaire, a montré qu'avec les programmes actuels des écoles normales primaires il ne restait presque plus un instant pour les jeux dans les six heures accordées chaque jour par le règlement aux soins de propreté, repas, récréations, exercices physiques, etc., etc. Le Dr Dubrizay a cité des écoles normales où certains élèves travaillent pendant plusieurs mois 15, 16 heures sur 24. Rochard a calculé que les internes des lycées avaient 4 heures de classes, et de 8 à 9 heures d'études suivant les saisons (1). Il y a là un abus

(1) Nous venons de voir que la durée des classes et des études a

qui peut avoir des conséquences éminemment fâcheuses pour la santé des jeunes enfants ou des adolescents dont les facultés intellectuelles sont encore en voie d'évolution et n'ont pas encore atteint toute leur force de résistance.

Heureusement que la merveilleuse *faculté d'inattention* (Javal), la paresse naturelle d'esprit de cet âge atténuent dans une large mesure ces inconvénients et corrigent pour la plupart des écoliers les effets de la surchage des programmes. C'est bien plutôt la sédentarité, le séjour dans l'intérieur des villes, les conditions particulières de la vie d'internat qu'il faut accuser de cet étiolement, de ce défaut de vigueur remarqués chez tant d'adolescents soumis au régime de l'internat.

Le vrai surmenage intellectuel, dont on a peut-être exagéré la fréquence, ne s'observe guère en somme que chez les jeunes gens qui s'engagent dans cette lutte âpre et acharnée qu'est la voie des concours ou qui se préparent aux écoles spéciales. La tension prématurée ou trop prolongée des facultés de l'esprit jointe aux angoisses du concours amènent alors une série de troubles, indices révélateurs de la fatigue et de l'épuisement du système nerveux, céphalalgie, épistaxis, anémie, troubles de la croissance, surtout nervosisme et neurasthénie.

La consciencieuse enquête faite par la Commission scolaire suédoise (1) portant sur 18.000 enfants a montré les relations étroites qui existent entre ces divers accidents et la vie scolaire, en constatant que leur fréquence croît avec le degré de la classe et le degré de scolarité. Wirenius a trouvé

été, à la suite des plaintes unanimes des médecins et des maîtres, notablement diminuée. 9 heures d'études et de contention intellectuelle, si elles ne pèsent guère aux paresseux, sont encore bien longues pour les travailleurs consciencieux.

(1) Axel Key, Recherches d'hygiène scolaire (en suédois), an. in *Rev. d'hyg.*, 1889.

des signes de neurasthénie chez 27,5 pour 100 des enfants des écoles russes (1).

Cette énorme proportion est assurément bien supérieure à celle qu'on constate dans nos écoles et nos établissements d'instruction secondaire en France. Il n'en est pas moins certain que les troubles de santé dus au régime scolaire sont loin d'y être rares et que cet effort cérébral prématuré, cette sorte *d'essoufflement intellectuel* a de funestes conséquences, qu'il agit sur la vigueur physique aussi bien que sur la vigueur morale des individus qui y sont soumis. Comme l'a si bien dit un maître éminent dont la vie tout entière a été consacrée à l'éducation de la jeunesse et à la mémoire duquel tous ceux qui ont à cœur ces graves questions rendent un pieux hommage, « en tendant trop tôt et trop longtemps « les ressorts délicats des jeunes esprits, on appauvrit la « sève originelle, on étouffe l'énergie intellectuelle et morale, « c'est-à-dire la force d'invention et la force de décision ; « on ne fait pas *des hommes*, en un mot » (Pécaut).

Quels sont les moyens de remédier à cet état de choses ? Tous les hygiénistes, tous les pédagogues s'accordent à demander certaines réformes dont l'urgence s'impose.

1° Tout d'abord reviser les programmes, et dans cette revision se bien pénétrer de l'idée que la première éducation, celle qu'on reçoit dans les écoles et les lycées, ne consiste pas à entasser des connaissances encyclopédiques, mais à donner une bonne méthode pour s'instruire plus tard. Elle doit être la préparation du sol. Si cette prépara-

(1) Dans l'enquête qu'il a faite dans les écoles de Bradford, Kerr a trouvé sur 1000 écoliers examinés, 3 p. 100 atteints de phtisie : 4 p. 100 de tuberculose locale, 3 p. 100 de bronchite chronique, 6 p. 100, d'affections rhumatismales, 3 p. 100 de kératite, 4 p. 100 d'otorrhée chronique, 7 p. 100 de végétations adénoïdes. En résumé, il n'a constaté une santé normale que chez 40 p. 100 des enfants fréquentant les écoles.

tion est bonne, il sera temps plus tard d'y jeter la semence. Elle lèvera bien et vite.

2° Reculer la limite d'âge pour l'admission aux diverses écoles. C'est cette préparation fiévreuse, hâtive aux concours et aux examens qui est la cause la plus puissante du surmenage, c'est elle qui est la grande coupable.

3° Renoncer à tous ces moyens d'émulation trop excitants qui entretiennent chez les élèves une sorte de fièvre aussi nuisible au développement normal du caractère qu'à celui des forces physiques.

4° Donner enfin une beaucoup plus large place qu'on ne l'a fait jusqu'ici à l'éducation corporelle. C'est par une juste et rationnelle répartition des études, des exercices gymnastiques, des jeux, par une pondération bien entendue entre les facultés physiques et intellectuelles qu'on peut assurer le développement complet et harmonique de l'être humain.

Ces principes furent ceux de l'antiquité, de la Grèce principalement, et on sait à quel merveilleux épanouissement de toutes les facultés est arrivée cette nation privilégiée. Ils sont en honneur dans la race anglo-saxonne, cette forte race qui dissémine ses florissantes colonies dans toutes les parties du monde, appliqués dans une juste mesure et avec discernement, les exercices physiques ne peuvent qu'atténuer les inconvénients inhérents à la vie sédentaire qu'imposent les études. Il ne faut pas oublier seulement qu'ils doivent avoir pour effet d'amener la détente cérébrale et non un surmenage qui pour être d'un autre genre n'a pas moins d'inconvénients que le surmenage intellectuel.

Si tous les hygiénistes sont à peu près d'accord sur les réformes nécessaires, ils ne le sont pas moins à reconnaître les difficultés qu'il y a à les réaliser et les obstacles contre lesquels on viendra se buter et dont les principaux sont la routine, les traditions universitaires, le zèle des professeurs, l'émulation des élèves, les exigences de la lutte pour la vie, et enfin l'amour-propre peu éclairé des parents qui s'imaginent volontiers que les premières places dans les concours, l'obtention prématurée des diplômes sont l'unique but et l'unique critérium d'une bonne instruction. Puissent les uns et les autres se pénétrer des paroles par lesquelles le maître regretté que nous avons déjà cité termine son rapport : « N'ayons garde d'oublier que l'avantage dans les compétitions nationales, comme dans les compétitions privées, n'appartient pas exclusivement, ni peut-être principalement à la supériorité du savoir ; il tient surtout à l'ample provision naturelle ou acquise d'énergie et de bon sens qui seule permet de mettre ce savoir en pleine valeur » (Pécaut).

Myopie. — La myopie a fait depuis quelque temps des progrès alarmants parmi les écoliers.

Les statistiques de Cohn portant sur plus de 10.000 écoliers en Allemagne donnent :

	Proportion des myopes p. 100
Ecoles de village	1.4
Ecoles élémentaires	6.7
» supérieures de filles	7.7
» moyennes	10.5
» professionnelles	19.7
Gymnases (correspondant aux lycées français)	26.2

La totalité des myopes sur les 10.000 enfants examinés est de 9,9.

Dans les écoles de Suède, la proportion est de 3,3 pour 100 à la fin de la première année et de 6,9 pour 100, à la fin de la quatrième.

En France, l'accroissement du nombre des myopes a été constaté aussi à diverses reprises.

A quelle cause attribuer les progrès de cette infirmité ?

On regardait autrefois la myopie comme une anomalie héréditaire et congénitale. Il est prouvé aujourd'hui qu'elle est acquise et qu'elle est, dans la grande majorité des cas, la conséquence des mauvaises attitudes imposées aux enfants par leur travail, de la disposition défectueuse du mobilier scolaire, des méthodes d'écriture en usage et d'un éclairage insuffisant, facteurs qui tous peuvent être facilement corrigés.

Nous avons parlé plus haut des modifications qui ont été apportées à la disposition des bancs et des tables, et nous avons décrit le nouveau modèle adopté. Il est non moins essentiel de réformer les méthodes d'écriture, de renoncer

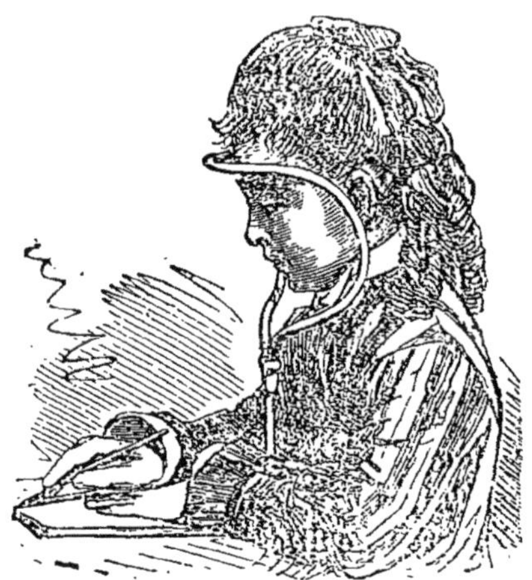

Fig. 124.— Appareil de Kallman (de Breslau) d'après Fuchs, (*Prévention de la cécité*).

à l'écriture anglaise et d'adopter la formule : *Ecriture droite sur papier droit, corps droit en écrivant.* Il faut de même exclure des écoles les livres qui sont en caractères trop fins et n'admettre que ceux qui, *tenus verticalement et éclairés par une bougie placée à distance de 1 mètre, restent parfaitement lisibles à la distance d'au moins 80 centimètres.* Il en est de même pour les cartes murales dont les indications doivent être lues à 4 mètres environ de distance. L'usage de pareilles cartes est même un excellent moyen pratique de distinguer les enfants dont la vue est affaiblie et de signaler leur infirmité à qui de droit.

Le maître doit veiller enfin à ce que les enfants ne lisent, ni n'écrivent jamais à une distance moindre de 25 centimètres dans les écoles maternelles, de 33 centimètres dans les écoles primaires.

Enfin pour ceux qui continueraient à se courber sur les livres et dont la mauvaise attitude persisterait, on pourrait avoir recours à l'appareil imaginé par Kallmann, de Breslau, (fig. 124) qui se compose d'une sorte de cadre en fer fixé sur la table et qui maintient le front à la distance voulue.

Déformations scolaires. — Les déformations scolaires

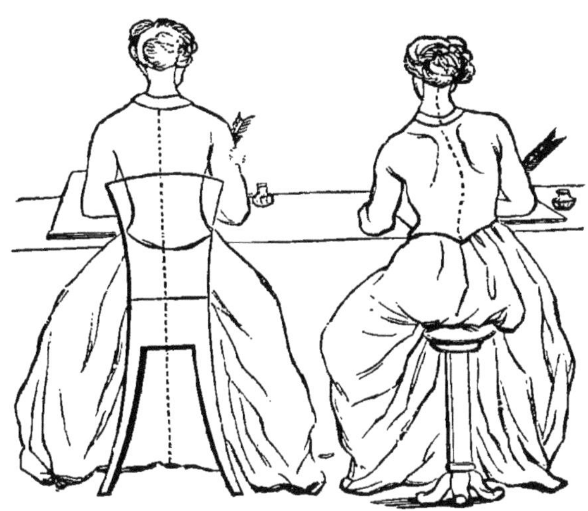

Fig. 125. — Attitude avec l'écriture droite et l'écriture penchée.

sont la conséquence, comme la myopie, des attitudes vicieuses imposées aux enfants par les travaux auxquels ils sont soumis.

La déformation la plus habituelle est une scoliose à courbure unique, à convexité tantôt droite, tantôt gauche, compliquée d'une élévation de l'épaule correspondante et d'une inclinaison du bassin (fig. 125 et 126).

Elle se rencontre fréquemment chez les filles, moins souvent chez les garçons. Suivant Rochard, elle s'observerait environ sur 30 p. 100 des enfants fréquentant les écoles.

Les moyens d'y remédier sont les mêmes que pour la myopie : modification de la disposition des tables et des sièges et réforme des méthodes d'écriture.

Troubles de croissance. — Les troubles de la croissance, arrêts ou déviations de développement, sont d'observation fréquente chez les écoliers.

Nous connaissons encore incomplètement les lois qui pré-

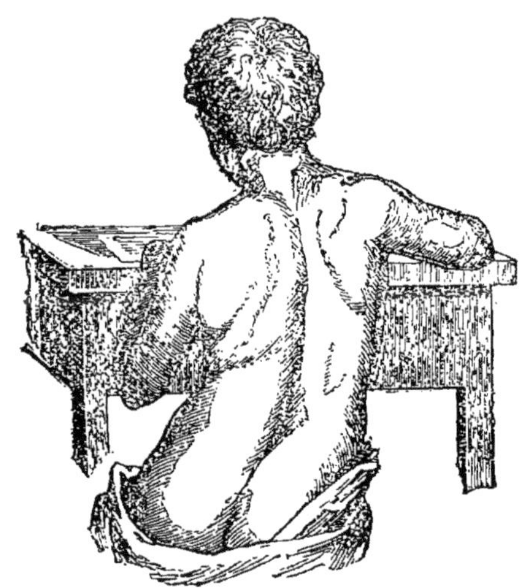

Fig. 126. — Attitude vicieuse d'un enfant écrivant à une table trop élevée (d'après Uffelmann, *Hygiène de l'enfance*).

sident au développement normal de l'organisme pendant l'adolescence. La commission scolaire suédoise dont les recherches, nous l'avons vu, ont porté sur un très grand nombre d'enfants et dont les chiffres ont par suite une grande valeur, a constaté que, chez les garçons, après une augmentation de poids et de taille, l'activité de la croissance se ralentit sensiblement de 9 à 13 ans, puis se réveille de 14 à 17 ans, à l'époque de la puberté, mais l'accroissement de taille l'emporte dans cette période, particulièrement dans les deux dernières années, sur l'accroissement en poids.

Chez les filles, le ralentissement de croissance se manifeste dès la huitième année et dure plusieurs années. Le poids notamment augmente très lentement. Le maximum de croissance de taille se produit autour de la 12e année.

Il est à souhaiter que de pareilles études soient poursuivies de plusieurs côtés et dans les divers pays et nous fournissent des données précises qui, outre leur intérêt théorique, trouveront de nombreuses applications pratiques. Aussi ne peut-on qu'applaudir à la récente initiative du Ministre de l'Instruction publique prescrivant la création d'un dossier sanitaire individuel pour les internes des établissements d'instruction secondaire dépendant de l'Etat et souhaiter voir la mesure s'étendre aux autres ordres de l'Enseignement (1).

Signalons enfin, parmi les troubles assez fréquemment observés chez les écoliers, les palpitations qui semblent dépendre d'une croissance rapide, exagérée et qui ont été si bien étudiées par Potain.

Maladies contagieuses. — Parmi les maladies transmissibles qui trouvent dans l'école une occasion et un terrain favorable pour se développer, il faut distinguer :

1° Les maladies infectieuses dont les plus fréquentes sont: les *fièvres éruptives*, la *diphtérie*, la *coqueluche*.

(1) Le Ministère de l'Instruction publique a prescrit de faire établir pour chaque interne des établissements d'instruction secondaire de l'Etat par les soins du médecin de l'établissement un dossier sanitaire sur lequel seraient inscrits la taille, le poids, le périmètre thoracique, l'état du cœur et des poumons, de la dentition, de la vision et de l'audition. Ce carnet sanitaire doit être tenu à jour tous les trois mois, de façon à ce que le développement et la croissance de l'élève soient surveillés et que tout arrêt, tout trouble de la nutrition et de la santé générale puissent être décelés et traités dès leur apparition. Inutile d'insister sur l'importance et l'efficacité que peut avoir au point de vue prophylactique, cet examen périodique.

2° Les affections parasitaires de la peau et du cuir chevelu, principalement la *gale* et la *teigne*.

3° Les maladies contagieuses par imitation : *épilepsie, hystérie, chorée*.

I. — Maladies infectieuses. — Nous aurons occasion plus tard de revenir sur la prophylaxie de ces maladies et nous nous bornerons à reproduire les prescriptions formulées par l'Académie de médecine à leur sujet :

1° *Les élèves atteints de la varicelle, de la variole, de la scarlatine, de la rougeole, des oreillons ou de la diphtérie, seront strictement isolés de leurs camarades ;*

2° *La durée de l'isolement devra être de 40 jours pour la variole, la rougeole, la scarlatine et la diphtérie, de 25, pour la varicelle et les oreillons ;*

3° *L'isolement ne cessera que lorsque le convalescent aura été baigné ;*

4° *Les vêtements que l'élève portait au moment où il est tombé malade devront être passés dans une étuve à plus de 99 degrés ou soumis à des fumigations sulfureuses, puis bien nettoyés ;*

5° *Les objets de literie, les rideaux de lit et de la chambre d'isolement, les meubles et les parois mêmes de la chambre devront être largement désinfectés, lavés, puis aérés ;*

6° *L'élève qui aura été atteint, en dehors d'un établissement d'instruction publique, de l'une des maladies énumérées dans ce rapport ne pourra être réintégré que muni d'un certificat de médecin attestant qu'il a satisfait aux prescriptions ci-dessus énumérées.*

Quand il s'agit des écoles primaires ou des externats, le premier soin du médecin, ou à son défaut du maître, doit être, dès qu'il se produit quelques symptômes suspects, un mouvement fébrile quel qu'il soit, de renvoyer l'enfant dans sa famille et de ne l'admettre de nouveau qu'après certificat du médecin.

Pour les internats, il est indispensable d'organiser une infirmerie suffisamment écartée des locaux ordinaires, pourvue de tout ce qui est nécessaire au traitement des maladies et d'y adjoindre des chambres d'isolement.

Le *licenciement* de l'école, parfois un peu prématurément prescrit, est une mesure exceptionnelle qui doit être réservée pour les épidémies dans lesquelles les autres moyens prophylactiques, les évictions successives, en particulier des contaminés et des suspects, semblent devoir être impuissants.

La fermeture de l'école présente, en effet, de graves inconvénients. Outre qu'elle nuit aux études, elle jette dans la rue et expose à tous les dangers de celle-ci une partie des enfants des classes ouvrières, quand il s'agit des écoles primaires ; elle peut être enfin un agent de dissémination de la maladie dans l'entourage, et avec une surveillance journalière des écoliers, et le renvoi immédiat dans leur famille de tous les suspects, elle peut être, dans la majorité des cas, évitée.

Courmont (1) a très bien exposé du reste les termes du problème et les indications de la mesure. Dans les épidémies graves de rougeole pour lesquelles elle est le plus souvent prescrite, elle n'est efficace que si elle est hâtive et effectuée dans les quatre ou cinq jours qui suivent les premiers cas. Il ne reste guère que les épidémies de diphtérie, de scarlatine, de fièvre typhoïde, dans lesquelles elle peut parfois être opportune et encore a-t-on aujourd'hui des moyens plus efficaces de lutter contre elles.

Quelle conduite tenir avec les écoliers ou lycéens atteints de tuberculose ?

Dans les écoles primaires ne recevant que des enfants

(1) Courmont, *Association française pour l'avancement des sciences*. Congrès de Saint-Etienne, 1897.

au-dessous de 15 ans, il n'y a pas lieu de beaucoup se préoccuper du danger de contamination. La tuberculose pulmonaire est assez rare à cet âge et les enfants d'ailleurs crachent peu ou ne crachent pas.

Il n'en est pas de même dans les établissements d'instruction secondaire où la maladie est assez fréquente et à *forme ouverte*. Il y a là pour les autres jeunes gens vivant avec le tuberculeux un danger incessant d'infection et, quelque pénible que soit pour le malheureux atteint et pour les parents la mesure, il ne faut pas hésiter dans l'intérêt supérieur de la collectivité à adopter comme règle absolue et ne souffrant aucune restriction le renvoi immédiat dans la famille, dès que la maladie est constatée et qu'on a affaire à une *tuberculose ouverte* (1).

II. — AFFECTIONS CUTANÉES PARASITAIRES. — *Gale.* — Grâce aux progrès qu'ont faits les habitudes de propreté, la gale devient de moins en moins fréquente. Tout enfant présentant des démangeaisons suspectes sera exclu de l'école et la famille devra être avertie de la nature de la maladie ainsi que de la facilité et de la rapidité de son traitement.

Teignes. — Les affections cutanées dont la contagion est le plus à redouter et celles sur lesquelles doit s'exercer tout particulièrement la vigilance des directeurs et des directrices des écoles et celle des médecins-inspecteurs sont les teignes. L'extrême contagiosité de ces affections, la difficulté de leur guérison radicale rendent nécessaires les plus grandes précautions pour empêcher l'introduction du germe dans les écoles. Il serait utile d'examiner à ce point de vue la tête de tout enfant se présentant pour la première fois à une école (2).

(1) GRANCHER, Rapport sur la prophylaxie de la tuberculose, *Bull. Ac. de méd.*, 1898.

(2) Tout enfant atteint de favus, de teigne tonsurante ou de pelade doit être exclu de l'école et dans sa famille il doit être com-

Il faut interdire sévèrement en tous cas l'échange des coiffures entre enfants, consacrer à chacun une brosse et un peigne et exclure de l'école tout enfant atteint de teigne. A Paris et dans quelques grandes villes on a installé dans plusieurs hôpitaux des services-écoles de teigneux où l'enfant, tout en suivant un traitement, peut continuer ses études. Il serait bon d'étendre cette mesure à tous les départements. De plus, il faut demander avec Bergeron la suppression de l'exemption du service militaire accordé aux teigneux. C'est une véritable prime donnée à l'incurie, à la malpropreté, et qui n'a d'autre résultat que de perpétuer la maladie dans les campagnes.

III. — Maladies contagieuses par imitation. — Il n'est pas besoin de dire que les enfants atteints de ces maladies, hystérie, chorée, etc., etc., doivent être pour toutes sortes de raisons exclus de l'école jusqu'à guérison complète. Outre la tendance à l'imitation que développent chez les natures prédisposées les rapports avec ces malades, le spectacle des crises auxquelles ils sont sujets peut produire chez les autres enfants une impression morale des plus fâcheuses.

Onanisme. — Le vice solitaire est un des grands fléaux des internats. C'est surtout dans la promiscuité des dortoirs que se prennent les mauvaises habitudes, et tous les directeurs des lycées, des pensionnats de jeunes gens ou de jeunes filles pourraient faire à cet égard de navrantes révélations. C'est un des plus graves arguments à invoquer contre le système des internats, une des raisons qui doivent le faire condamner par les hygiénistes.

Les moyens dont on dispose pour prévenir, ou du moins

plètement séparé de ses frères et sœurs.

Il ne pourra rentrer à l'école que sur la présentation d'un certificat de guérison donné par le médecin-inspecteur, après examen répété.

arrêter à ses débuts l'habitude de la masturbation sont malheureusement bien insuffisants et se bornent à exercer une surveillance active sur ceux surtout qui cherchent à s'isoler, soit seul, soit à deux, à ne pas prolonger outre mesure le séjour au lit, etc., etc. N'oublions pas enfin que les exercices physiques poussés jusqu'à la fatigue sont le meilleur préservatif des pratiques solitaires.

Inspection médicale des écoles. — Pour veiller à la salubrité de l'école, pour empêcher qu'elle ne devienne une occasion de contagion, il paraît rationnel de charger un médecin d'inspecter à intervalles réguliers et assez fréquents, locaux et personnel. Cette inspection n'est réglementaire que pour les écoles maternelles. Pour les écoles primaires, elle est abandonnée à la bonne volonté des municipalités. D'ailleurs, en dehors de Paris et de quelques grandes villes où le service est organisé régulièrement, le rôle du médecin et ses prérogatives n'étant pas bien définis, son indemnité étant plus que modeste, l'inspection médicale n'existe trop souvent que pour la forme. En revanche dans les internats, lycées et écoles normales, le service médical est bien organisé et ne laisse en général rien à désirer.

Il y aurait cependant un bien grand intérêt à établir comme dans la plupart des autres pays, dans certains Etats des Etats-Unis, entre autres, une inspection sérieuse des locaux scolaires et un examen individuel périodique des écoliers. Alors qu'on réclame de tous côtés des réformes sérieuses et profondes dans les systèmes d'éducation, les faits relevés au moyen de cette inspection fourniraient de précieux éléments pour la solution d'une foule de problèmes posés et permettraient de se rendre compte, mieux que ne le font de simples impressions toujours plus ou moins sujettes à caution, de la valeur hygiénique et éducatrice des diverses méthodes pédagogiques qu'on est en train d'expérimenter. Quand il s'agit d'un sujet aussi grave que celui de la santé et du développement intellectuel des générations futures, on ne peut rester indéfiniment dans la période des tâtonnements.

Colonies scolaires de vacances. — Les colonies scolaires de vacances qui ont pour but de soustraire l'enfant du peuple, pendant que les écoles sont fermées, aux dangers matériels et moraux de la rue, de l'envoyer faire une cure d'air pur à la montagne ou sur les bords de la mer ou même seulement à la campagne, sont une de ces œuvres que notre siècle, dont il est de mode de médire, aura eu le grand honneur de voir naître et se développer en même temps que tant d'autres œuvres de solidarité.

Inaugurées par le pasteur Bion (de Zurich), elles se sont rapidement acclimatées dans les pays les plus divers, et prennent chaque année une extension plus considérable. L'Allemagne avait, en 1901, 171 colonies scolaires en pleine prospérité et Copenhague envoie actuellement plus de dix mille enfants à la campagne. En Suisse où le voisinage de la haute montagne facilite singulièrement les choses, il n'est pas de villes qui ne possèdent une ou plusieurs œuvres de cette nature. La France, quoique plus lentement peut-être, n'a pas tardé à entrer dans cette voie et compte actuellement environ cinquante œuvres de vacances dues, les unes à l'initiative privée, les autres, à celle des municipalités. Quelques-unes d'entre elles ont pris un développement considérable, telle l'œuvre des Enfants à la montagne, créée à Saint-Etienne par le pasteur Comte.

Nous ne possédons guère, en fait de données précises et scientifiques sur les effets de ce séjour sur la croissance et le développement des enfants des villes ainsi transplantés quelques semaines dans un milieu salubre et vivifiant, que les chiffres enregistrés par Vuillermaz dans la thèse qu'il a consacrée aux colonies scolaires de la ville de Lyon et des recherches encore inédites et non encore terminées de Mirabail et Toujan poursuivies dans le laboratoire de physiologie de la Faculté de Toulouse sur les modifications de la composition du sang et de la richesse globulaire des petits toulousains envoyés à la montagne (1). Il serait à désirer que de pareilles recherches fussent méthodiquement poursuivies.

Elles nous montrent en tout cas que les enfants retirent des bénéfices réels et notables de ce séjour et l'hygiène ne saurait trop encourager de pareilles œuvres que le travail de Landouzy et Sersiron sur l'*armement anti-tuberculeux en France* considère avec juste raison comme une des armes prophylactiques les plus efficaces contre le terrible fléau et qui ont le grand mérite de ne pas imposer de bien lourdes charges pécuniaires à ceux qui en prennent l'initiative (2).

(1) D'après Vuillermaz, le gain réel pour les enfants envoyés dans les colonies de vacances c'est-à-dire la différence entre l'accroissement normal et l'accroissement effectif aurait été en moyenne de plus de 1400 gr. Mirabail et Toujan ont trouvé pour la richesse globulaire moyenne au départ : 3.880.000, au retour, 4.467.000. Gain : 587.000.

(2) La moyenne des dépenses par tête peut être évaluée de 30 à 40 francs, voyage compris, pour un mois de séjour, quand on confie comme c'est le cas à Saint-Etienne et à Toulouse, l'enfant aux familles indigènes présentant des garanties suffisantes de moralité et dont le logement offre des conditions de salubrité satisfaisantes.

CHAPITRE IX

HYGIÈNE MILITAIRE

Casernes. — *Considérations générales.* — La caserne est une habitation collective dont l'encombrement constant, sauf pendant les manœuvres, entretient un état d'insalubrité forcé.

Le casernement actuel n'a pas été construit de façon à réduire au minimum les inconvénients du surpeuplement. Trop volontiers on a sacrifié à l'aspect monumental sans tenir compte des défectuosités signalées par les médecins militaires. Tout a été dit par eux sur l'insalubrité des casernements, due à des causes générales exposées déjà au chapitre de l'habitation ; il est évident que ce qui est nécessaire dans la maison, l'est encore davantage dans les casernes occupées sans interruption.

L'état sanitaire de l'armée française n'étant pas satisfaisant, recherchons par une étude détaillée, les causes de morbidité de nos effectifs (1).

(1) Au mois de mars 1903, à la tribune du Sénat, M. Gotteron a fait une déclaration sensationnelle sur la mortalité comparée des armées française et allemande.

L'émotion provoquée fut très grande, comme s'il s'agissait d'un fait nouveau ; cette situation cependant, les médecins militaires n'ont pas manqué de la signaler depuis très longtemps, soit dans leurs rapports officiels, soit dans leurs intéressantes monographies : ainsi nous lisons (*Archives de méd. mil.*, p. 58, t. XVIII, 1884), sous la signature de Renard. « N'oublions pas que les Allemands perdent beaucoup moins d'hommes que nous par maladies infectieuses ; qu'il nous suffise de dire qu'ils n'ont annuellement que 200 décès par fièvre typhoïde, tandis que nous en avons de

Déclarons, sans hésiter, qu'on a commis une faute irréparable, en édifiant sur tout le territoire, des constructions massives, rendant toute amélioration sérieuse impossible. La sagesse commandait de profiter des leçons de l'expérience pour corriger les plans primitifs. Avec des constructions légères, à durée limitée, il aurait été facile de faire les améliorations reconnues nécessaires ; mais les casernes monumentales s'opposent fatalement à tout progrès par objection budgétaire.

14 à 1600.... Les Allemands font de l'hygiène une question capitale et ils vont résolument de l'avant. » L'origine hydrique de la fièvre typhoïde n'est pas non plus chose nouvelle, car dans ce même mémoire, à la page 52, nous lisons encore : « Les Allemands accordent la plus grande attention à la question de l'eau potable et lui font jouer un rôle capital dans l'étiologie de la fièvre typhoïde... »

En France « lorsqu'une découverte de ce genre (une épidémie) est faite, l'autorité s'émeut ; ... on nettoie, on vide, on cure, on désinfecte ; mais il est un peu tard, l'infection est produite, la contagion s'en mêle et l'épidémie suit son cours ».

Il suffirait de reproduire les faits exposés au Sénat à l'occasion des récentes épidémies de Vitré et de Rouen pour montrer le bien fondé de ces réclamations déjà anciennes et le peu de compte qu'en a tenu l'Administration supérieure ; nous y renvoyons nos lecteurs sous les yeux desquels nous mettons quelques passages empruntés au discours de M. L. Labbé prononcé le 14 mars 1903 (*Journal officiel*). « L'insalubrité des casernes joue, dit-il, un rôle très grand dans la morbidité de l'armée..., dans plusieurs, l'encombrement dépasse les limites du possible..., dans des casernes où il n'était accordé que douze mètres cubes par chaque homme, on a été souvent obligé de prendre sur l'ensemble du casernement pour créer des réfectoires, des magasins et de fait, le cube d'air affecté à chaque homme a encore été diminué et est tombé dans mainte chambrée à 10 mètres et même au-dessous..., il faut que les lits puissent être suffisamment espacés, la condition contraire favorisant la contagion directe,... que les planchers soient des aires imperméables.... N'y a-t-il pas lieu de mettre en regard des dépenses à faire, la valeur du capital homme et d'examiner ce qui cause le plus de déficit réel, des frais d'installation d'un bon casernement ou de l'exagération de la morbidité du soldat.... En Allemagne, le Commandement ne croit pas diminuer son autorité, ni perdre de sa dignité, en prenant incessamment conseil du service de santé sur toutes les questions... »

Notre étude sur le casernement ne sera guère qu'une redite, nos devanciers ayant formulé à ce sujet toutes les critiques nécessaires ; mais leurs efforts étant restés stériles et la mortalité de l'armée française continuant à dépasser très notablement celle des armées allemande ou anglaise, il nous faut reconnaître que dans les sphères officielles en France l'hygiène est trop souvent restée lettre morte, et que dans les garnisons, le médecin militaire a été paralysé par les résistances administratives.

Types principaux de casernes. — Nous laisserons de côté les anciens couvents, châteaux, églises, etc., qui ont été plus ou moins bien aménagés pour le logement des troupes ; ces casernements incommodes ont aussi l'inconvénient d'exiger un entretien coûteux. Bien que la morbidité n'y soit pas en général plus forte que dans les bâtiments neufs, l'hygiéniste doit se montrer impitoyable et demander partout la suppression de ces casernements de fortune qui ont fait plus que leur temps.

Nous ne décrirons pas le type quadrangulaire dû à Vauban et nous laisserons également de côté le type linéaire à couloir central, toujours obscur. Notre étude ne portera que sur le modèle 1874 ayant servi à l'édification des casernes nouvelles construites sur le territoire. Malgré quelques variantes, c'est toujours le même dispositif et les critiques formulées par les hygiénistes et par les corps occupants, sont restées sans effet.

Le système Tollet, ne nous arrêtera pas, l'expérience faite à Bourges n'ayant pas été continuée.

Type 1874. — L'idée première a été d'édifier un bâtiment pouvant contenir une unité, soit un bataillon d'infanterie, soit un régiment de cavalerie, ouun nombre équivalent de batteries d'artillerie ; par suite la caserne contient de 1 à 3 bâtiments disposés de façon à laisser entre chacun un large espace pour la ventilation de la cour et des locaux, sur le quatrième côté, correspondant à l'entrée principale, on n'a édifié que des locaux accessoires ayant peu d'élévation.

Chaque bâtiment comprend un rez-de-chaussée, deux étages, quelquefois trois, surmontés de combles mansardés.

Au rez-de-chaussée, coupé par un corridor central assez sombre, se trouvent les magasins, salles d'escrime, lavabos, écoles, ateliers, salles d'honneur, salle des rapports, etc.

Cinq escaliers conduisent aux étages ; au centre existent un certain nombre de chambres pour 12 hommes ; elles sont placées de chaque côté d'un corridor étroit conduisant aux grandes chambres de 24 ou 28 hommes, selon leur position dans la bâtisse ; les chambres de sous-officiers sont sur les paliers en face des escaliers latéraux. Les chambres de 24 hommes jouissent d'une ventilation bilatérale et ont quatre fenêtres, mais elles se commandent et servent beaucoup trop de passage ; les chambres de douze hommes, et celles des sous-officiers, n'ont de fenêtres que d'un seul côté, et la ventilation bilatérale ne s'y obtient qu'en plaçant des impostes mobiles au-dessus des portes.

Les combles, froids l'hiver et chauds l'été, ne doivent servir que de casernement éventuel à l'époque des appels de réservistes et de territoriaux ; trop souvent ils servent de logement permanent. En arrière des bâtiments principaux et cachés le plus souvent par eux, sont disposées les cuisines, latrines, écuries et remises ; au loin s'il s'agit d'artillerie ou de cavalerie, les abreuvoirs et les aires de fumiers, etc., etc. Actuellement, dans presque toutes les casernes, l'infirmerie est construite à part, dans de bonnes conditions hygiéniques ; il reste encore cependant un certain nombre d'infirmeries placées à l'angle gauche du bâtiment central. L'isolement de ces infirmeries est fictif et partout où elles existent, on demande leur abandon.

Si la disposition du casernement, modèle 1874, offre de grands avantages pour la facilité du service, elle présente de grands défauts qu'un hygiéniste a le devoir de faire ressortir. Et d'abord la réunion sous un même toit d'effectifs considérables expose à tous les dangers de la contamination. L'homme, même sain, contamine les locaux qu'il souille peu à peu ; et si une maladie infectieuse se produit, rien ne peut s'opposer à la dissémination de ses germes dans cette population remuante. Les vastes agglomérations sont pour les hygiénistes, des milieux forcément insalubres et dangereux pour les habitants et pour le voisinage.

Les casernes monumentales nous étant imposées, nous devons nous en accommoder le mieux possible en indiquant les améliorations indispensables à faire.

Nous nous bornerons dans ce manuel, à indiquer rapidement les points faibles du casernement, qui ont leur part dans la navrante morbidité et dans l'excessive mortalité de l'armée française.

Supposons une visite régulière du casernement.

La grille d'entrée franchie, à droite généralement, se trouve *le poste de police ;* il est mal éclairé, mal ventilé, et un lit de camp encombre la plus grande partie de la pièce. Dans ce local toujours surpeuplé, l'inamovibilité du lit de camp ayant de grands inconvénients, on s'est préoccupé, dans ces dernières années, de rendre mobile l'ensemble des planches qui le composent, ce qui permettra, si les chefs de corps y tiennent la main, de pouvoir balayer intégralement la surface du sol, d'enlever les malpropretés accumulées dans les rainures des planches à la tête et aux pieds, et de donner une chasse utile aux nombreux insectes, dont l'action nocive ne se borne pas à troubler le sommeil des hommes de garde.

Donc le lit de camp doit toujours être mobile ; il devrait pendant la journée pouvoir être relevé et fixé contre le mur.

Le chauffage des postes est défectueux comme celui de tout le casernement ; l'expression de feu de corps de garde, évoque l'idée d'une surface métallique rougie et suintant de l'oxyde de carbone ; en endossant au sortir de ce milieu asphyxiant le manteau omnibus, le factionnaire est exposé à toutes les contaminations et à tous les refroidissements.

Les *locaux disciplinaires* s'ouvrant sur un préau humide comprennent les salles de police, la prison, les cellules individuelles ; le lit de camp attire ici les mêmes critiques qu'au poste ; mais c'est surtout la mauvaise aération, assurée seulement par un petit nombre de baies étroites, situées très haut, qu'il faut incriminer ; il y a toujours des coins morts où l'humidité est constante ; ajoutons que dans un angle, un cabinet souvent non ventilé contient le baquet, *dit de propreté ?* qui résume dans son cylindre les défectuosités les plus antihygiéniques. Ce baquet est déposé directement sur un sol mal nivelé, à la surface duquel l'usure produit des excavations, où les eaux de lavage et autres restent stagnantes ; aucune barre d'appui pour aider à la défécation, dans un tonneau dont les bords salis sont toujours trop haut ; de nuit ce réduit étant mal éclairé, le visiteur ne sait comment éviter les souillures immondes. Ce tonneau tend à être remplacé par un seau métallique de forme ovale muni d'un couvercle plongeant dans une gorge étroite, qui n'est guère remplie d'eau que les jours d'inspection ; le tout est placé sur rails, dans une excavation pratiquée au pied du mur et fermée au dehors et au dedans par de petites portes en fer. A chaque besoin, l'habitant fait pénétrer le seau dans la chambre et le repousse ensuite dans son logement, qui n'a malheureusement pas été pourvu d'une gaine pour l'évacuation des gaz.

En contournant le quartier on arrive aux *lavoirs :* l'ancien modèle trop répandu encore consiste en un bassin rectangulaire de 4 mètres de long par bataillon, renfermant de l'eau sale et stagnante dont le changement n'a lieu qu'à des heures réglementaires, quel que soit son degré de saleté ; autour du bassin, sur la margelle disposée *ad hoc*, se fait le savonnage ; mais comme aucune séparation n'a été prévue, les voisins s'éclaboussent et mettent en commun toutes les impuretés de leur linge. Outre cette promiscuité dangereuse, trop souvent l'eau savonneuse croupit sous les pieds par le fait du mauvais état du pavage. Signalons encore l'absence fâcheuse de séchoir couvert ; l'homme ne sait où étendre son linge, lorsque le temps est froid ou pluvieux. Combattons le préjugé trop en faveur, qu'on peut sortir du linge propre d'une cuve d'eau sale, et réclamons un modèle à place individuelle, avec adduction d'eau propre distribuée par un robinet à pression.

Dans quelques casernes, les eaux du lavoir sont évacuées à ciel ouvert dans des caniveaux non étanches ; il importe que ces eaux, dont l'impureté et la toxicité sont encore méconnues, soient évacuées directement à l'égout.

Une bonne hygiène commande la surveillance attentive des lavoirs, la manipulation de linges contaminés pouvant devenir le point de départ d'épidémies graves.

Les cuisines établies à bonne distance des chambres, sont installées dans d'assez bonnes conditions générales ; divers modes de fourneaux sont employés, mais leur énumération ne saurait ici trouver place, puisqu'au point de vue hygiénique, ils sont également satisfaisants.

Les cuisines sont vastes, bien éclairées, pourvues d'eau en abondance, et ventilées puissamment par un lanterneau situé au centre de la toiture. Le sol laisse souvent à désirer ; il doit être imperméable et avoir une déclivité suffisante pour conduire les liquides de lavage ou autres à une rigole centrale facile à nettoyer.

Les magasins de provisions et autres annexes sont suffisants, mais les vases métalliques destinés à recevoir les eaux grasses, entretiennent au voisinage immédiat des cuisines, sur le sol à la surface duquel ils sont placés, une insalubrité dangereuse par le fait de la fermentation des liquides répandus à terre. Il importe d'élever ces récipients sur des consoles en fer à 25 centimètres de hauteur afin de pouvoir laver et balayer quotidiennement le terrain sali pendant le remplissage des tonneaux.

Dans l'intérieur des cuisines certains ustensiles doivent être l'objet de soins de propreté totalement négligés ; ainsi les billots servant à trancher la viande fraîche ou sortant de la marmite, sont dans un état de rugosité qui ne permet aucun nettoyage ; les liquides organiques en s'y infiltrant trouvent dans ces aspérités un milieu favorable aux cultures microbiennes et à la production de toxines putrides dont l'innocuité n'est pas démontrée.

Latrines. — La fosse fixe est destinée à disparaître ; elle ne se rencontre plus que dans quelques casernes vieilles et mal tenues ; il est donc inutile d'en parler. Une indécente promiscuité y régnait et le faible diamètre des orifices à la turque en rendaient l'obstruction trop facile.

Le modèle adopté dans les casernes neuves, ou appliqué à la réfection des nouvelles latrines dans les anciens casernements, est celui de la tinette à poudre absorbante. Pour l'application du système Goux, on construit un édicule indépendant surélevé de 9 à 10 marches au-dessus du sol ; l'escalier donne accès, sur une terrasse couverte, à huit ou dix cabinets, clôturés en avant par une demi-porte et sur les côtés par des cloisons de séparation montant jusqu'au toit.

La tinette métallique garnie d'une épaisse couche de paille ou de poudre absorbante et antiseptique, est placée au-dessous de l'orifice de chaque compartiment et reçoit directement les matières solides ; les urines sont conduites habituellement dans un réservoir spécial. Tous les jours les tonneaux doivent être échangés par l'entrepreneur qui n'a pas à entrer dans le quartier, les latrines étant placées systématiquement près du mur d'enceinte.

Au point de vue hygiénique, ce système est excellent ; mais comme l'engrais produit est médiocre, l'entrepreneur doit être très surveillé afin que la vidange soit quotidienne ; sans cela les tinettes seraient plus dangereuses que les latrines à fosse fixe.

Urinoirs. — Ils sont généralement défectueux. Dans leur construction, il faut éviter l'emploi de matières sujettes à s'imbiber, à se fendre, à se desceller ; il faut n'user que de matériaux lisses, étanches et faciles à nettoyer.

On trouve dans les casernes tous les systèmes : soit l'auge placée trop haut ou trop bas, sans effet d'eau, ou sans effet suffisant ; soit la plaque à revêtement de marbre ou de verre ; ces dernières bien fixées paraissent irréprochables, mais sous l'action du froid, elles ont l'inconvénient de se crevasser. Dans la pratique habituelle, on enduit la plaque d'une couche d'huile lourde de houille, et on conduit l'urine dans une fosse fixe qu'il faut toujours ventiler ; cette précaution est trop souvent oubliée.

Ateliers. — Les locaux et l'aménagement des divers ateliers doivent attirer l'attention la plus scrupuleuse des hygiénistes.

Où qu'ils soient situés, tous sont plus ou moins insalubres, par suite d'encombrement, de mauvais entretien, de ventilation et d'éclairage insuffisants.

Dans les ateliers de tailleurs, ce sont des accumulations de débris d'étoffes, de poussières voltigeant dans l'air trop rarement renouvelé, des dégagements d'oxyde de carbone par les poêles où chauffent les fers, en général mal ajustés et à tirage insuffisant. Dans les ateliers de cordonniers et de selliers, amas de rognures de cuirs et d'immondices de toute nature sur un sol rarement imperméabilisé, toutes conditions en un mot qui préparent le terrain pour le bacille de Koch. Aussi ne faut-il pas s'étonner du tribut relativement élevé que ces corps, qui échappent cependant aux fatigues et au surmenage de la vie militaire, paient à la tuberculose.

Écuries, Fumiers. — Dans toutes les casernes existent des écuries plus ou moins vastes, autour desquelles il faut obtenir la création d'aires imperméables, de largeur convenable, faciles à laver et conduisant directement à l'égout, par des rigoles lisses ayant une bonne pente, tous les liquides organiques dont la stagnation et la fermentation à l'air libre sont cause de méphitisme.

Quant aux fumiers, il ne faut jamais les déposer directement sur le sol ; bien qu'ils ne soient pas conservés longtemps dans les casernes, l'aire sur laquelle ils reposent doit être imperméable et, par une pente calculée, conduire les liquides jusque dans une fosse étanche.

Lavabos. — Leur création ne remonte pas à trente ans (Circ. minist. du 22 janvier 1874) et cependant ils ne sauraient donner satisfaction à l'hygiéniste. C'est avec une trop minutieuse parcimonie qu'on y distribue l'eau, et au réveil, pendant le temps accordé pour la toilette, il est impossible au dixième de l'effectif de se laver les mains et la figure avant le départ pour l'exercice ; comme l'accès des lavabos n'est pas libre pendant toute la journée, les soins de propreté sont insuffisants.

Le lavabo est constitué soit par une auge longeant les parois, soit par deux auges adossées dans l'axe de la salle ; à bonne hauteur sont placés des robinets espacés de 1 mètre environ ; contre les murs sont aménagés des portemanteaux et dans la partie déclive les eaux s'évacuent en passant par une bonde siphoïde. C'est simple et ce serait suffisant si le nombre des robinets était triple et si à toute heure il était possible d'en faire usage. Le mauvais fonctionnement des lavabos tient à ce que la quantité d'eau allouée par les villes est insuffisante. Malgré les réclamations faites, les municipalités peu soucieuses en général d'observer les règles de l'hygiène ne font pas les adductions d'eau nécessaires, du moment qu'elles possèdent les garnisons dont elles ont sollicité la venue.

Les *salles d'escrime* ne sont pas aérées ; les exercices qui s'y pratiquent seraient beaucoup plus salubres si le renouvellement de l'air y était largement assuré.

Chambrées. — Les locaux destinés au logement des troupes s'étendent du premier étage aux combles. On y accède par des escaliers ayant tous le défaut commun de ne pouvoir être aérés par les fenêtres ankylosées par le palier ou par la rampe de l'escalier ; pour y remédier on a dû créer au faîte un lanterneau à jalousies ; celles-ci n'étant accessibles qu'aux araignées, ne peuvent être nettoyées et se couvrent d'une abondante poussière noire, dont l'étude bactériologique n'a pas encore tenté la curiosité indiscrète des médecins.

Les chambres, dans le casernement modèle 1874, servent, suivant leur cubage, à douze, vingt-quatre ou vingt-huit hommes ; celles de douze hommes n'ont que deux fenêtres et s'ouvrent par une porte sur un couloir intérieur ; elles sont mal ventilées ; dans les grandes chambres la ventilation est meilleure, car on peut établir de très puissants courants d'air par les fenêtres opposées deux à deux ; dans toutes les chambrées les lits sont trop serrés, et comme l'espace manque, quelques-uns sont soumis à l'influence directe de l'air extérieur tombant des fenêtres. Ces chambres toujours occupées servent à la fois de dortoir, de réfectoire, et, pour le plus grand dommage des habitants, tous les travaux d'astiquage, de cirage et de nettoyage doivent s'y exécuter.

Si l'on songe à ce que les chaussures peuvent apporter quotidiennement de nuisances, venant de la rue ou de la place d'exercice, qui, dans beaucoup de garnisons, sert hebdomadairement de champ de foire, on se rendra compte de l'infection permanente des planchers et des entrevoux et du danger qu'il y a à déposer dans le milieu de la chambre, sur une planche suspendue au plafond, le pain destiné à l'alimentation.

Le type officiellement adopté impose partout le surpeuplement ; les lits sont trop rapprochés et l'intervalle réglementaire est rarement observé. Le voisinage trop immédiat des lits doit être un des principaux facteurs des contagions intérieures.

Pour parer aux dangers de l'encombrement, on a établi au voisinage des cheminées, à 1 mètre au-dessous du plafond, des gaines ventilatrices du modèle Renard, l'on a encore muni les fenêtres de vitres Castaing ; mais comme les fenêtres ne sont pas ouvrantes jusqu'au plafond, et que l'appareil Renard est généralement trop bas, il reste une couche épaisse d'air chaud et stagnant à la partie supérieure de la chambre. Pendant la nuit cette couche se sature des impuretés accumulées dans ce milieu surpeuplé, où l'air entrant en fraude par les fenêtres closes est impuissant à empêcher le méphitisme.

La ventilation nocturne ne se faisant pas, les chambres s'infectent, et leur insalubrité est d'autant plus grande que l'espace superficiel accordé à chaque homme est plus restreint.

Nous ne dirons rien du mobilier des chambres, sinon qu'à certaines époques, les fournitures auxiliaires, c'est-à-dire de mauvaises paillasses mises à terre, viennent encore augmenter le surpeuplement et l'insalubrité. L'hygiéniste doit donc exiger qu'on enlève au moins quatre lits dans les chambres de 24 ou 28 hommes, deux dans les chambres de 12, afin de diminuer l'encombrement et de mettre entre chaque homme un écartement convenable.

Les planchers en bois de sapin sont le plus souvent mal ajustés; leur usure est rapide, et leur surface devient rugueuse. L'assemblage étant défectueux, il se fait dans les rainures, sous les lames écailleuses et dans les entrevous, des dépôts de poussières qui, ainsi que nous l'avons vu, deviennent souvent le réceptacle de germes plus ou moins dangereux et semblent avoir été dans certains cas le point de départ d'épidémies de casernes. Dans ces dernières années, l'imperméabilisation des planchers a été reprise; mais les coaltarisations n'ayant été faites que partiellement, on ne saurait apprécier les résultats obtenus.

Nous connaissons trop bien les inconvénients des planchers de sapin, pour ne pas demander leur remplacement par des revêtements imperméables, séparant entre eux les étages d'une façon absolue.

Ces améliorations ne sont pas encore suffisantes; il faut avant tout créer des locaux pour le jour, afin que les dortoirs, systématiquement fermés après le lever, soient soumis par l'ouverture permanente des fenêtres opposées, au seul mode de ventilation convenant aux habitations collectives.

C'est pour n'avoir pas bâti des casernes hygiéniques, avec locaux de jour, que l'état sanitaire des troupes est resté mauvais; malgré ce qu'a de paradoxal cette constatation, dans les vieux couvents transformés, il n'y a ni plus ni moins de malades que dans les casernes neuves, dont certaines ont été édifiées sur un sol défectueux dont personne n'aurait voulu pour bâtir.

Cette insalubrité tenant à l'inobservation des règles de l'hygiène, peut être atténuée dans une certaine mesure.

Infirmeries. — Elles sont généralement construites à la périphérie de la carserne au milieu d'un jardin d'agrément.

Elles sont conçues sur un bon plan, mais, au rez-de-chaussée, la répartition des locaux comporterait la création de salles d'attente pour éviter le stationnement des malades dans les couloirs, et l'aménagement d'un cabinet de consultation pour chaque médecin afin que la visite et les examens spéciaux ne se fassent plus en public.

Bains par aspersion. — Aux infirmeries sont en général annexés les bains par aspersion, auxquels on accède par une porte spéciale. Le matériel des bains étant acheté avec les fonds particuliers des corps n'est pas identique partout ; il serait à souhaiter que tout homme pût en faire usage à son gré et que, d'obligation, tout le régiment y fût conduit au moins une fois par semaine.

Désinfection. — Depuis quelques années, toutes les infirmeries de détachements importants ont reçu l'étuve Vaillard et Besson. Pour tout cas suspect, la désinfection de la literie et des vêtements est immédiate. Quant aux locaux contaminés, ils sont, s'il y a lieu, rapidement évacués et soumis à la sulfuration, aux pulvérisations de sublimé ou au reblanchiment au lait de chaux.

La désinfection, mesure prophylactique de premier ordre, fait en quelque sorte partie du tableau de service journalier ; son application dans les corps a lieu dès l'apparition des premiers cas, même douteux, d'une maladie infecto-contagieuse. Il est à désirer que l'outillage actuel soit perfectionné afin que toutes les fournitures d'une chambre puissent être désinfectées en peu de temps.

Camps. — Nous ne pouvons comme nous le voudrions traiter ici la question des camps. Pour leur emplacement et leur exposition il faut savoir appliquer les règles de l'hygiène générale ; il faut tenir compte de la constitution du sol, de son humidité, de l'état sanitaire de la population, etc.

S'agit-il d'un camp permanent sous baraques, il faut avant tout analyser les eaux qui serviront à l'alimentation, faire les drainages nécessaires, déboiser et ensemencer, s'il y a lieu des plantes fourragères pour assainir le terrain ; éviter l'encombrement et préserver le sol de l'infection par les excreta humains ou animaux.

Cette simple énumération prouve que l'assiette d'un camp doit être établie après entente entre le service du génie et le service de santé.

Les camps temporaires sous tente sont souvent employés en temps d'épidémie, et l'expérience prouve que, lorsque les conditions générales de ce camp sont bonnes, que son aménagement a été fait avec discernement, l'état de santé des hommes s'y améliore rapidement, par le fait de la vie au grand air, à moins que par un surmenage imprudent on ne paralyse ses salutaires effets.

En temps d'épidémie typhoïde, le principe de faire camper les troupes est excellent car en peu de temps on constate généralement qu'en dehors des malades en incubation, aucun nouveau cas ne se manifeste.

Influences de la vie militaire sur les états diathésiques des jeunes soldats. — L'homme envoyé sous les drapeaux, choisi dans la collectivité âgée de vingt ans doit refléter les qualités et les défauts de sa race.

De ses qualités morales nous n'avons rien à dire, mais de ses défauts physiques nous ne pouvons nous désintéresser ; les diathèses ancestrales ont marqué le plus grand nombre de leur sceau, et si les médecins militaires voulaient n'admettre au service que des hommes robustes et bien constitués, il deviendrait impossible de recruter l'effectif regardé comme nécessaire et qui dépasse actuellement les forces de la nation. Depuis vingt ans la valeur du contingent ne cesse de baisser ; les jeunes campagnards sont marqués d'infantilisme, les artisans des villes sont étiolés par l'hérédité et par les vices personnels, à peine si le cinquième reconnu bon au service présente les caractères de robusticité nécessaires. Notre natalité, volontairement limitée, s'oppose à toute sélection rigoureuse ; et tandis qu'en Allemagne on n'incorpore que le cinquième des inscrits, en France nous devons prendre les trois cinquièmes (1).

Les conseils de revision, dont la composition devrait être modifiée, se contentent de peu. Par suite du nombre de recrues à examiner dans une même séance, l'examen est nécessairement superficiel ; aussi les non-valeurs de notre armée font une clientèle nombreuse aux hôpitaux et aux infirmeries.

Les hommes malingres et douteux, soumis au même entraînement collectif que les hommes robustes, doivent souvent dans les six premiers mois de service être réformés, à moins, ce qui est plus grave, qu'une maladie infectieuse ne les ait envoyés grossir les tables de la mortalité militaire.

Si le recrutement est mauvais, c'est que la matière recrutable est détestable, entachée de tuberculose, d'alcoolisme et de syphilis. Même en modifiant la composition des conseils de revision, on n'arrivera pas à changer la constitution de nos conscrits issus d'une graine avariée.

Dans l'intérêt général on devrait modifier la date de l'appel sous les drapeaux ainsi que le demandent depuis longtemps les médecins militaires et les hommes politiques que la mortalité de l'armée ne laisse pas indifférents. Cette réforme est urgente, car il n'y a rien de plus pénible que de

(1) L'Allemagne dispose d'un contingent annuel de 1.270.000 hommes sur lequel elle ne prend que 220 à 230.000, soit un peu moins d'un cinquième. La France, pour maintenir ses effectifs au niveau de ceux de l'Allemagne, prend le même chiffre de recrues. Seulement le contingent annuel n'est plus que de 400.000. Inutile d'insister sur les conséquences qu'a, en nous plaçant exclusivement au point de vue hygiénique et médical, un effort si disproportionné avec nos ressources en hommes.

voir au début de la mauvaise saison ces grands enfants encombrer les promenades, où ils sont seuls à se geler et à absorber à pleins poumons les brouillards qui les enveloppent, et qui par leur action réfrigérante reproduisent tous les jours l'expérience faite par Pasteur sur la poule pour la rendre réceptive.

Les premiers exercices d'assouplissement provoquent une fatigue qui, chez les individus de faible résistance, devient un véritable surmenage. Entendons-nous sur la valeur de ce mot généralement fort mal compris.

Ce qui pour un homme entraîné n'occasionne qu'une fatigue salutaire cédant à quelques heures de repos, provoque chez certains jeunes soldats une courbature plus ou moins intense, pouvant aller jusqu'à des états typhoïdes par auto-infection. Sous l'effet de la fatigue, il y a exagération dans la fabrication des produits de désassimilation, dont la toxicité est variable, et dont l'élimination ne peut être assurée par les reins et le foie. Cette accumulation de produits toxiques diminue la résistance vitale, ralentit la phagocytose et favorise le rajeunissement et la virulence des germes restés à l'état latent dans un recoin de l'organisme.

Il y a non seulement le surmenage provoqué par les exercices physiques accomplis pendant une saison rigoureuse, mais il y a encore le surmenage moral, entretenu par la crainte des gradés. Même lorsqu'on commande repos, il y a fatigue pour l'homme dans la position qu'il doit conserver.

Au bout de six mois, quand l'instruction est achevée, la maladie, la réforme et la mort, ont opéré parmi les malingres la sélection qu'il eût mieux valu faire au moment de l'appel. Ces avariés prédestinés, qu'il ne faudrait jamais admettre, sont bien présentés aux commissions de réforme, mais les officiers qui en font partie, ne voyant pas la lésion cachée que le médecin seul peut reconnaître, commettent trop souvent la faute d'ordonner le maintien qui équivaut pour beaucoup à un arrêt de mort.

Alimentation. — Elle est identique pour tous, fantassins, ou cavaliers, Nous en avons donné déjà la composition. La quantité d'aliments est plus que suffisante, mais la qualité, surtout celle de la viande, laisse trop souvent à désirer et les chefs de corps et les médecins ne sauraient trop porter leur sollicitude sur ce point (1).

Il faut ici appeler l'attention sur l'emploi de la *viande congelée* préparée aseptiquement avec des animaux sains; elle a la même valeur nutritive que celle qui vient de l'abattoir et est appelée à jouer un rôle important dans le ravitaillement des places fortes, dans les rassemblements d'armées, et dans les transports par voie ferrée. Il est à désirer que les viandes frigorifiées, remplacent les troupeaux de bêtes surmenées, fournissant une viande désagréable et trop souvent malsaine.

(1) Nous ne nous arrêterons ici que sur quelques points spéciaux à l'armée, renvoyant aux généralités exposées plus haut. Récemment, au Sénat, M. Gacon s'est plaint qu'on écoulait pour la nourriture de la troupe des viandes malsaines et M. Clémenceau a cité des expériences établissant qu'après cuisson, la ration du soldat ne correspond qu'à 40 ou 45 grammes de viande désossée par repas.

Pour admettre ce taux invraisemblable de 40 à 45 grammes par ration, il faut qu'une partie de la viande n'ait pas suivi la route voulue, ce qui, les annales judiciaires des conseils de guerre sont là pour en témoigner, se produit trop souvent.

Il est malheureusement exact que des fournisseurs plus roués qu'honnêtes parviennent à écouler dans l'armée des viandes malsaines, altérées après la mort ou infestées avant abatage par une maladie infectieuse répandant ses germes pathogènes dans le sang et les tissus. L'alimentation du soldat pourrait être excellente, si les fournisseurs étaient honnêtes ; mais pour eux, le soldat n'est fait que pour absorber les bas morceaux. Flétrissons et surveillons sans relâche ces industriels ; nous pourrons ainsi faire bénéficier l'armée, du grand progrès accompli sous l'initiative de Schindler, qui enseigna à préparer des repas variés favorables à l'entretien des forces et de l'appétit.

Les viandes de conserve, dont la préparation en France est l'objet de la plus vigilante attention, ne sont pas encore appréciées par le soldat qui les confond toujours avec les conserves d'origine exotique de qualité médiocre et parfois toxiques. Toutes les précautions sont prises pendant la fabrication, et au moment de l'ouverture des boîtes, qui a lieu peu de temps avant le repas, le contenu de chacune est examiné, et au moindre doute, le rejet immédiat est ordonné. Cette surveillance continue met à l'abri des accidents de botulisme dont il y a quelques années plusieurs manifestations furent imputées à l'usage des viandes de conserve putréfiées, contenant des ptomaïnes toxiques.

L'alimentation des grandes masses exclut toute idée de cuisine délicate, mais les repas sont variés et la ration individuelle est théoriquement suffisante. Au moment de l'incorporation surtout, il serait désirable de mettre le pain en commun, et mieux encore de le donner à discrétion.

En soumettant à une étude rigoureuse l'alimentation de l'armée, on reconnaît qu'il n'y a pas lieu de lui imputer un rôle important dans la morbidité des jeunes soldats ; elle a son coefficient d'effet, mais elle n'est pas coupable de notre mauvais état sanitaire. Nous avons vu en effet que les intoxications alimentaires sont relativement rares et presque toujours sans gravité.

Boissons. — La meilleure est l'eau de bonne qualité. Depuis quinze ans l'eau des distributions urbaines est passée au filtre Chamberland. La surveillance de ces filtres est constante et leur bon fonctionnement est assuré par un nettoyage régulier et méthodique.

Le vin doit-il entrer dans l'alimentation ?

Donné quotidiennement, on n'y peut songer. Quant aux allocations de vin de loin en loin, le tempérant le plus rigide ne saurait y faire d'objection. Nous aimerions mieux toutefois voir transformer en viande, le vin pour lequel on a voté des fonds insuffisants.

Cuisiniers. — Dans l'intérêt même de l'hygiène, le service des cuisines devrait être confié à des professionnels ; l'Angleterre a créé des écoles de cuisiniers donnant d'excellents résultats.

Vêtements. — Leur forme et leur couleur ne semblent pas devoir être modifiés en vertu d'un principe d'hygiène, mais nous devons nous demander si la tenue de guerre répond aux multiples besoins du soldat.

Le képi est une déplorable coiffure, laissant la nuque exposée à la pluie que rien n'arrête, et qui trempe tous les vêtements intérieurs jusqu'à la ceinture ; il ne protège guère davantage du soleil et il est presque aussi peu pratique que la minuscule calotte des Anglais ; le béret des Alpins lui est bien supérieur. Nous ne dirons rien des casques, leur antiquité leur donne des titres les mettant au-dessus ou mieux en dehors de toute critique.

L'étoffe de nos vêtements de laine est d'excellente qualité, elle serait parfaite si elle était rendue imperméable.

Rien n'est lamentable comme l'aspect d'une troupe mouillée pendant plusieurs heures ; s'agit-il de fantassins, ils plient sous le poids ; de cavaliers, ils ont la figure livide sous l'effet du froid.

On sait par expérience qu'une capote soumise à la pluie emmagasine environ dans sa trame serrée 3 kilogrammes d'eau ; cette interposition d'eau s'oppose à la perméabilité gazeuse du drap et, pendant l'effort prolongé de la marche sur un terrain boueux, il y a production exagérée de chaleur et de sueur ; la respiration et la circulation s'accélèrent, mais le muscle cardiaque devenant insuffisant se dilate passivement, et pour longtemps son fonctionnement peut rester troublé.

La congestion viscérale accompagnant la rupture d'équilibre dans les fonctions cardio-pulmonaires entrave la fonction des organes épurateurs et provoque des accidents d'auto-infection. Il y a plus, l'eau interposée dans la trame du tissu emprunte de la chaleur au corps sous-jacent qui subit de ce fait un refroidissement favorable au développement d'un état morbide. On ne saurait trop insister sur la nécessité absolue de rendre imperméables à l'eau, sans nuire à leur perméabilité gazeuse, tous les vêtements de la troupe. Il y aurait bien d'autres critiques à formuler ; on pourrait indiquer ici les inconvénients résultant de l'ajustement trop rigoureux, mais une monographie spéciale ne serait pas de trop pour épuiser cet intéressant sujet.

Chaussures. — Il y aurait lieu aussi de consacrer un chapitre à cette partie de l'équipement qui intéresse autant le commandement que l'hygiène ; car tant vaut la chaussure, tant vaut l'infanterie, qui gagne surtout les batailles avec ses jambes. Bornons-nous à indiquer que l'emploi du cirage altère les qualités du cuir, le rend dur et perméable à l'eau ; mieux vaudrait adopter l'usage du cuir fauve, entretenu avec un corps gras, la suintine de préférence.

Par l'emploi des corps gras, le cuir reste souple et imperméable ; il protège ainsi du froid et n'expose pas les pieds aux ulcérations plus ou moins profondes, transformant en éclopés et invalides des hommes robustes, dont le maintien dans le rang aurait été assuré si on leur avait fourni le moyen d'oindre leurs pieds et leurs chaussures, avec un corps gras, aseptique et non fermentescible.

Chargement. — Quels que soient la taille et le poids de l'homme, le chargement est le même pour tous. En principe on n'impose aux animaux qu'un chargement équivalent au tiers de leur poids; mais pour le fantassin, qui ne pèse souvent pas 50 kilogrammes la charge normale est de 28 kilogrammes, et lorsqu'il pleut abondamment, il peut en résulter une surcharge d'environ 4 à 5 kilogrammes.

On impose donc aux fantassins un travail excessif en disproportion avec leurs facultés, et ce n'est pas une figure de dire que nos troupes sont écrasées sous le poids de leur sac. Cette surcharge ne doit pas empêcher de fournir de longues marches, de franchir parfois au pas de course des terrains labourés, de faire en un mot une dépense de force considérable, qui se solde par des combustions organiques laissant d'abondants déchets dans les organes ; de là auto-intoxication et peut-être auto-typhisation. Ce chargement de portefaix impose à l'homme une attitude pénible, gêne la respiration et la circulation, en sorte que l'acide carbonique ne s'éliminant pas s'accumule dans le sang, et oblige l'homme à accélérer sa respiration. Supposons la chaleur ambiante élevée et l'atmosphère lourde, la température du corps augmente, sans trouver dans le rayonnement le moyen de se rafraîchir ; la fatigue survient et la marche, au lieu d'être un réflexe médullaire, force la volonté à intervenir. Si cet effort cérébral est trop long, l'homme tombe, vaincu sous le poids de son chargement. Aux manœuvres on observe de ce fait quelques décès, mais il y a surtout des éclopés qu'il faut évacuer ; en guerre ce sont autant d'unités perdues. « La fatigue dans l'infanterie, disait le général Morand, fait plus de victimes que les balles. »

Ce n'est pas tout d'avoir des effectifs nombreux, il faut les conduire au feu, dans les meilleures conditions possible ; l'expérience prouve qu'au combat une troupe surchargée est fatalement vaincue par celle qui, ayant les mouvements libres, peut à point nommé fournir un effort violent, irrésistible par son impétuosité.

Etat sanitaire. — Ce qui précède permet de comprendre les conséquences exercées sur l'organisme par la vie en commun dans des locaux encombrés, mal ventilés, dont les planchers disjoints conservent les germes apportés du ehors ou répandus dans l'atmosphère pendant l'astiquage. Les conditions peu hygiéniques dans lesquelles commence l'instruction, les inconvénients de l'entraînement collectif, les défauts de l'équipement et l'excès du chargement sont les causes de beaucoup les plus fréquentes des maladies du soldat. — Nous avons montré que la sélection est imparfaite et que le conscrit est trop souvent un avarié. Dans ces conditions, les soldats anciens ou nouveaux payent à la maladie un tribut proportionné à la somme d'usure qui leur est imposée par le tableau de service journalier élaboré par le Commandement.

Nous n'invoquerons pas les statistiques, puisqu'on a déclaré qu'on leur faisait dire ce qu'on voulait, mais nous affirmons que, grâce aux précautions hygiéniques prises aujourd'hui par les médecins, la morbidité a diminué dans les corps de troupe, et, grâce à une meilleure hygiène hospitalière, la mortalité clinique a été pendant ces dernières années en notable décroissance.

Laissons de côté les discussions de tout ordre et interprétons les résultats publiés dans les derniers volumes de la statistique médicale de l'armée, la seule statistique faite rigoureusement en France.

Nous y lisons notamment que les réformes immédiates avant l'incorporation sont tous les ans plus largement prononcées, que les réformes temporaires, ou n° 2, acquièrent des proportions considérables et que la mortalité clinique est à un taux tout à fait rassurant.

Ceci ne veut pas dire que notre état sanitaire soit bon ; en réalité, nous l'avons déjà dit, il n'est pas satisfaisant, et la nature et le mode d'évolution des maladies du soldat indiquent dans quel sens il faut améliorer les conditions d'existence de la troupe (1).

(1) Si nous comparons la mortalité de l'armée française à celle des autres armées, la comparaison, sauf avec l'armée allemande,

C'est dans le cadre des maladies infectieuses qu'évolue presque toute la pathologie militaire : or depuis quelques années, sous *l'influence peut-être de la grippe*, toutes les maladies infectieuses sont en augmentation, sauf la fièvre typhoïde, dont le chiffre reste stationnaire depuis l'adoption des filtres ! (1)

Après une baisse régulière, le taux actuel de cette dernière maladie ne paraît pas devoir se modifier, car

est loin de nous être défavorable. Voici en effet le taux des diverses armées :

	pour 1.000 h. effectif
Armée française	4.58
Allemagne	2.32
Italie	4.87
Autriche-Hongrie	5.06
Russie	5.32

Le Caducée (17 janvier 1903).

Malheureusement, ces chiffres où l'on ne tient compte ni des réformes ni des renvois dans les foyers ne peuvent être l'expression vraie, adéquate de la situation sanitaire. Tandis qu'en effet le taux de la mortalité a baissé depuis 1870 de 40 p. 100 (1893-1900) au lieu de 9.04 (1863-69), le taux des réformés s'est élevé de 2.50 p. 100, de 7.02 (1863-69) à 24.4 (1893-1900).

(1) Ce qu'il y a de vraiment inquiétant, c'est que sauf la fièvre typhoïde qui est en diminution sensible au moins dans la métropole (1888-1890) 1.56, (1898-1900) 0.98 pour 1.000 hommes effectif, et la variole qui ne compte plus que quelques cas, grâce à la pratique de la revaccination, la plupart des autres maladies infectieuses, notamment les fièvres éruptives, ont augmenté considérablement de fréquence.

	1866-1880	1896-1900
Rougeole :		
Moyenne annuelle	1.535 cas	5.565 cas
Scarlatine id.	1.331 cas	9.486 cas

Quant à la tuberculose, si le chiffre des décès a diminué par la raison qu'on renvoie dans ses foyers tout soldat atteint, le chiffre des réformés s'est élevé dans des proportions considérables :

	Décès pour 1.000 h.	Réformés effectif
1862-1869	1.53	0.79
1892-1900	0.95	6.86

on ne peut éviter les contaminations auxquelles s'exposent les hommes en dehors des casernes.

En mettant à part les petites épidémies survenant à la suite des manœuvres ou des marches pour se rendre aux écoles à feu, on n'observe dans les garnisons de fièvres typhoïdes, que chez les officiers, les sous-officiers mariés, les ordonnances ou autres isolés mangeant en dehors du quartier. Les intoxications typhoïdes témoignent de l'insalubrité des villes et leur nombre restera stationnaire, tant que la loi d'hygiène promulguée le 19 février 1902 ne sera pas strictement observée par les municipalités. Même dans les villes malsaines, lorsque de rigoureuses précautions hygiéniques sont prises dans les corps, on arrive à maintenir la morbidité typhoïdique à zéro ou à un niveau insignifiant, tandis que la population civile est décimée, ce que l'on a soin de dissimuler sous de faux dagnostics de décès. Il faut sans hésiter flétrir cette coupable dissimulation des pires ennemis de l'hygiène, toujours disposés à rejeter sur d'autres les méfaits de leur inertie.

L'insalubrité des villes ne doit pas faire excuser ou nier les défectuosités du casernement, dont l'encombrement permanent et les défectueuses conditions hygiéniques sont autant de facteurs de maladies microbiennes auxquels viennent s'ajouter ceux dont les fatigues militaires provoquent le développement. Nous nous sommes assez étendus plus haut sur l'influence du surmenage au point de vue de la réceptivité aux infections pour qu'il soit utile d'y revenir.

D'après la statistique de l'armée pour l'année 1900 on peut ranger par ordre d'importance numérique les maladies infectieuses du soldat de la manière suivante :

La morbidité hôpital donnant. . . . . 502 p. 1000 sur lesquels cas.

La grippe fournit.	68	cas
La diarrhée et la dysenterie	43,60	»
Les oreillons.	33,15	»

Les rhumatismes	31,60 cas
La rougeole	21,73 »
La fièvre typhoïde	18,42 »
La pleurésie	14,49 »
Les affections broncho-pulmonaires	14,00 »
La tuberculose	13,99 »
La scarlatine	10,78 »
L'érysipèle	6,04 »
La diphtérie	1,87 »

Soit sur 502 hospitalisés, 277,67 cas de maladies imputables à une infection microbienne. Aujourd'hui la grippe ne cesse de sévir, la rougeole fait des ravages et ses suites sont redoutables ; la scarlatine, exceptionnelle il y a trente ans, augmente dans des proportions d'autant plus inquiétantes qu'elle laisse trop souvent des traces indélébiles sur les reins ; les oreillons, malgré leur bénignité, augmentent beaucoup la morbidité militaire ; le rhumatisme, avec ses complications cardiaques incurables, devient tous les ans plus fréquent ; il en est de même de la bronchite, de la pneumonie et de la pleurésie en hiver, de la diarrhée et des troubles dysentériques en été.

Toutes ces affections préparent le lit de la tuberculose, dont beaucoup d'entre nous recèlent quelques germes latents qui manifestent leur présence à la suite de surmenage ou d'infection.

Depuis dix ans, la grippe paraît être l'agent provocateur habituel de bien des tuberculoses se développant, dans le temps nécessaire à l'évolution du B. de Koch.

Dans cette même statistique de 1900, la mortalité de l'armée a été de 5.07 sur 1000 par suite de maladie.

Sur mille décès généraux,

La fièvre typhoïde compte	236 décès
La tuberculose	155 »
La grippe	82 »

La pneumonie	60	décès
La broncho-pneumonie.	39	»
Le paludisme.	30	»
La diarrhée, la dysenterie	29	»
La rougeole.	23	»
La scarlatine	22	»
La pleurésie	18	»
La néphrite	15	»
Les maladies du cœur	13	»
La diphtérie	7	»
L'érysipèle.	5	»
Le rhumatisme	5	»
La bronchite	4	»

Soit, sur 1000 décès généraux, 775 occasionnés par les maladies microbiennes (1).

Cette mortalité est le résultat des infections, dont l'évolution est préparée par le régime militaire. Ainsi que nous l'avons dit, la fatigue journalière, le chaud, le froid, la pluie, l'encombrement,etc.,etc., mettent l'homme en état de réceptivité ; qu'une infection se produise, outre ses effets immédiats, elle exercera encore par association microbienne des effets secondaires, qui pourront se manifester plus tard,

(1) Nous avons pris les chiffres ci-dessus parce qu'ils ont servi de base à la discussion de la Société de Médecine publique dans les séances du 24 décembre 1902 et suivantes ; nous engageons les lecteurs à s'y reporter.

Dans un travail tout récemment paru (*Rev. génér. des sciences pures et appliquées*, 30 sept. 1903), le Dr Lowenthal, dont la communication avait été le point de départ de cette discussion, s'appuyant sur les statistiques médicales des diverses armées, conclut que l'armée française a le triste privilège d'occuper le premier rang, tant au point de vue de la morbidité que de la mortalité, pour presque toutes les maladies infectieuses, y compris la tuberculose qui ne cesse de progresser, tandis qu'elle est en diminution dans les autres armées.

Sans doute, ainsi que nous le faisions observer plus haut, on doit faire quelques réserves sur l'exactitude absolue des chiffres fournis par des statistiques dont les éléments ne sont pas toujours comparables, mais on ne peut nier que dans l'ensemble, cette comparaison soit loin d'être à notre avantage.

lorsque l'incubation aura été suffisante, et que les éléments microbiens auront pu, en se fixant, déterminer une lésion organique durable. La tuberculose est de toutes ces affections secondaires, celle qui a le plus attiré l'attention, mais les maladies du cœur, du foie, des reins, qui se rattachent aussi aux infections, ne deviennent souvent manifestes qu'après un certain temps et à l'occasion d'une cause banale qui ne doit pas faire perdre de vue leur point de départ véritable.

Malgré l'intérêt qui s'attache à ces questions, on ne peut ici discuter tous les éléments de ce problème ; et nous serions heureux si par ce qui précède nous étions parvenu à démontrer que la morbidité et la mortalité de l'armée tiennent à des causes multiples contre lesquelles nous pouvons nous défendre. Pour faire baisser comme en Allemagne le taux de la morbidité et de la mortalité, il faut que les pouvoirs publics entreprennent résolument les réformes suivantes :

1° *Dans le recrutement :* n'appeler que des hommes robustes et faire l'incorporation du 1er au 5 octobre.

2° *Dans le casernement :* le désencombrer à tout prix ; ventiler les dortoirs, mettre les lits à bonne distance, bâtir des réfectoires; tripler les lavabos, doubler au moins les bains par aspersion, assainir les ateliers.

3° *Dans l'équipement :* modifier la coiffure, imperméabiliser les vêtements, adopter l'usage de chaussures de couleur naturelle.

4° *Dans le chargement :* le réduire ; les soldats étant faits pour se battre et non pour transporter les fardeaux.

5° Donner au service de santé l'action, l'autorité, la responsabilité et l'autonomie absolue dont il a besoin.

6° Donner à l'enseignement de l'hygiène dans les facultés de médecine et dans les écoles du service de santé tout le développement qu'il doit avoir.

CHAPITRE X

HYGIÈNE PROFESSIONNELLE ET INDUSTRIELLE

Considérations générales. — Ramazzini, l'auteur du premier livre qui ait été écrit sur les affections professionnelles, sous le titre de *Maladies des artisans* (1701), disait dans sa préface : « Il faut convenir que les métiers deviennent une source de maux pour ceux qui les exercent et que les malheureux artisans, trouvant les maladies les plus graves là où ils espéraient puiser le soutien de leur vie et celle de leur famille, meurent en maudissant leur ingrate profession. »

Ce jugement porté sur la salubrité des professions manuelles au commencement du XVIIIe siècle par l'illustre médecin italien est encore applicable à l'ouvrier de nos jours, malgré les louables efforts faits en tous pays pour l'amélioration des conditions de vie et de travail des classes ouvrières. Il est peut-être même d'une actualité plus poignante. Depuis, en effet, que la grande industrie se substitue de plus en plus aux petits métiers des siècles précédents, que chaque jour voit naître de nouveaux procédés, mettre en œuvre de nouveaux produits, la liste des maladies dites *professionnelles* ne cesse de s'allonger.

D'une façon générale, on peut poser en principe, avec de Freycinet, que toutes les industries sont insalubres et constituent pour ceux qui s'y livrent des facteurs d'accidents et de troubles locaux ou généraux de la santé dus à la nature ou à l'excès du travail imposé, au milieu dans lequel celui-ci s'exécute, aux matières manipulées (1).

(1) E. Vaillant (*Congr. intern. d'hyg.*, Paris 1900), s'appuyant

Mais si les dangers professionnels s'accroissent et s'étendent à mesure que l'industrie progresse, l'hygiène ne reste ni indifférente ni inactive et, grâce au concours que lui prêtent les diverses sciences, elle ne cesse de rechercher les moyens de remédier à ces dangers, tout au moins de les atténuer dans une large mesure. Ses efforts n'ont pas été stériles, comme nous allons le voir.

La question sociale, a dit je ne sais plus quel homme d'État, est avant tout et surtout une question d'hygiène. Il y a peut-être là quelque exagération et quelque optimisme. Il n'en est pas moins vrai que les principales revendications formulées par les congrès ouvriers, celles qui semblent, avec juste raison d'ailleurs, tenir le plus à cœur aux travailleurs manuels, se rattachent à l'amélioration des conditions sanitaires de leur travail. En outre, les points sur lesquels elles portent sont à peu près les mêmes que ceux signalés par les divers congrès ou sociétés d'hygiène qui ont eu à discuter ces questions. Ce sera un grand honneur pour notre temps dont nous aimons à médire, mais qui, jugé à distance, vaudra peut-être mieux que la réputation que nous nous plaisons à lui faire, d'avoir posé nettement le problème de la protection due aux humbles et aux faibles, de n'avoir pas reculé devant la difficulté de concilier deux intérêts en apparence inconciliables : les exigences de l'industrie dont le développement est si intimement lié à la prospérité nationale, et la santé, la sécurité des travailleurs, et d'en avoir cherché sincèrement, consciencieusement la solution.

Tous les pays civilisés possèdent aujourd'hui une législation sur l'hygiène et la sécurité des travailleurs dans les ateliers industriels. En France : ce sont les lois du 2 novembre 1892 et du 12 juin 1893, avec les règlements d'admi-

sur les statistiques du recrutement militaire de tous les pays, a montré que l'introduction du régime industriel moderne, amène une régression, une dégénérescence rapide de l'état physique de la population.

nistration qui les complètent et les commentent, qui régissent actuellement la matière et constituent ce que l'on pourrait appeler le *Code sanitaire du travail industriel.*

Nous en donnerons plus loin les principales dispositions; mais nous devons auparavant entrer dans quelques détails sur les conditions sanitaires dans lesquels vivent les ouvriers de la grande industrie, conditions sanitaires concernant les unes le *travail,* durée de la journée de travail, travail des femmes et des enfants, protection contre les accidents, les autres concernant le *milieu*, salubrité de l'atelier, évacuation des gaz et des poussières, protection contre les matières toxiques, etc., etc., et indiquer les principaux desiderata formulés par l'hygiène sur ces divers points.

Causes principales d'insalubrité du milieu professionnel.

A. Insalubrité résultant des conditions hygiéniques générales.		Insalubrité des ateliers. — des logements ouvriers. Insuffisance de l'alimentation. Surmenage physique par excès ou trop longue durée du travail.
B. Insalubrité résultant des conditions spéciales à chaque industrie.	a. *Conditions sanitaires concernant le travail.*	Accidents et traumatismes. Lésions et troubles fonctionnels résultant de la nature du travail.
	b. *Conditions sanitaires concernant le milieu.*	Température. Humidité. Pression barométrique. Dégagement de gaz et de vapeurs.
	c. *Conditions sanitaires concernant les matières manipulées.*	Dégagement de poussières. 1° Matières toxiques : plomb, mercure, arsenic, phosphore, sulfure de carbone, etc., etc. 2° Matières infectieuses, matières organiques d'origine animale ou végétale.

Conditions sanitaires concernant le travail. — DURÉE DU TRAVAIL. — Un travail trop pénible ou trop prolongé amène inévitablement, on le sait, le surmenage physique, avec toutes ses funestes conséquences.

Travail de l'adulte. — La journée de travail de l'ouvrier adulte est actuellement en moyenne de 10 à 11 heures par jour, sauf à certaines époques, au moment de la presse, où il doit fournir, moyennant salaire, cela va sans dire, un travail supplémentaire de une heure à deux. Cette durée est considérée en général par les intéressés comme exagérée, et parmi les revendications ouvrières figure au premier rang la journée de huit heures, les 3/8, suivant l'expression consacrée qui nous vient d'Amérique. L'hygiène n'aurait pas de sérieuses objections à faire pour sa part à cette réduction.

Il est certain que d'une façon générale, l'ouvrier de la grande industrie, dont le travail est lié à celui des machines et régi par celle-ci, dépasse habituellement les bornes qui séparent la fatigue physiologique et salutaire de la fatigue qui a pour conséquence l'épuisement de l'organisme, qu'on exige trop de lui et que trop souvent le travail professionnel provoque le surmenage. Les expériences de Pettenkofer et Voit ont montré, en effet, qu'un ouvrier travaillant 9 heures à une besogne pénible, dépensait plus qu'il ne recevait et qu'il en résultait à la fin de la journée un déficit de près de 20 p. 100, déficit que l'organisme devait prendre sur sa propre substance. La question de la fatigue dans les diverses professions a été soumise au Congrès international d'hygiène tenu cette année à Bruxelles et les rapporteurs (1), se plaçant exclusivement au point de vue physiologique et

(1) Les rapporteurs étaient Demoor, professeur à l'Université de Bruxelles, Trèves, professeur à l'Université de Turin, Imbert, professeur à l'Université de Montpellier.

médical, se sont tous prononcés en faveur d'une réduction de la journée de travail (1).

D'autre part, les enquêtes faites de divers côtés semblent

(1) Parmi les questions que le comité d'organisation du Congrès de Bruxelles avait mises à l'ordre du jour en figurait une conçue en ces termes : *Dans quelle mesure peut-on par des méthodes physiologiques étudier la fatigue, ses modalités et ses degrés dans les diverses professions? Quels sont les arguments que les sciences physiologiques et médicales peuvent ou pourraient faire valoir en faveur de tel ou tel mode d'organisation du travail?* Inutile d'insister sur l'intérêt que présenterait, en effet, au point de vue économique et social, la détermination, au moyen de procédés scientifiques rigoureux, de la quantité maxima de travail que peut fournir un individu bien portant, tout en restant en deça de la fatigue musculaire et psychique qui entraîne l'épuisement, en d'autres termes la limite physiologique de la durée et de l'intensité du travail au delà de laquelle l'organisme est réduit à ne plus travailler de la façon la plus économique.

Cette limite, tous les rapporteurs sont d'accord là-dessus, est impossible à fixer par une formule générale, car elle varie considérablement suivant la nature du travail, suivant les individus, le degré d'entraînement, suivant les races, les peuples. C'est ainsi que tous les économistes sont d'accord pour reconnaître la supériorité, au point de vue du rendement, de l'ouvrier américain qui, quoique ayant des salaires beaucoup plus élevés, produit à meilleur marché. Tandis que d'après H. Denis, l'ouvrier belge ne dépense annuellement en travail utile, que 2.100.000 calories environ en 1855, [illegible].000.000, en 1886, le travail de l'ouvrier de Massachusets serait, en moyenne et en chiffres ronds de 4.800.000.

Pour évaluer la somme de travail utile que peut fournir un ouvrier normal, pour doser la fatigue et les effets nocifs produits par telle ou telle occupation d'une certaine durée, on a essayé de la méthode mathématique, de la méthode physiologique et psychologique, de la méthode économique et statistique, et aucune, tout en apportant d'intéressantes données à la théorie, ne permet jusqu'ici de formuler des lois générales susceptibles de recevoir des applications pratiques.

« Le problème social de la fatigue doit être étudié et discuté par le physiologiste, mais il est et reste entendu que la science n'est pas actuellement en état de donner des réponses *a priori* à toutes les questions compliquées que le sociologue pourrait lui poser, ni résoudre par l'exploration rapide de quelque caractère la question médicale ardue : l'homme soumis à tel ou tel travail est-il surmené ou non ? (Demoor, *Congr. intern., de Bruxelles*, 1903).

démontrer : 1° que la diminution de la durée du travail n'entraîne pas nécessairement une diminution de la production ; 2° que le rendement n'est pas inférieur, pris, soit en masse soit individuellement, à celui que donnait l'horaire antérieur.

En somme, il ressort d'une façon évidente, semble-t-il, de tous ces faits, que les revendications des travailleurs au sujet de la durée de la journée de travail trouvent un sérieux appui dans les données de la physiologie et de l'économie sociale, et que l'hygiène ne peut que s'y associer.

Ainsi que le dit Z. Trèves : « Tandis que le médecin et le physiologiste conseillent toute réduction possible des heures de travail, tant pour assurer un parfait équilibre fonctionnel que pour permettre à l'ouvrier de s'occuper davantage de son éducation physique et morale, l'expérience industrielle nous prouve d'autre part que dans une grande partie du monde civilisé il reste encore une marge assez grande pour la diminution des horaires et que cette diminution deviendra possible dans une mesure d'autant plus grande que la classe ouvrière sera mieux douée des qualités physiques, intellectuelles et morales indispensables au succès d'une entreprise industrielle » (1).

Il importe toutefois de signaler, avec cet hygiéniste, un écueil qui pourrait bien compromettre les bons effets de la réduction des heures du travail. Les chefs d'industrie ne chercheront-ils pas à compenser cette diminution de la du-

(1) Dans une usine de Veenandel employant 800 ouvriers, la production a augmenté de 10 p. 100, après une diminution des heures de travail de 72 à 62 par semaine, sans qu'aucune machine ou aucun procédé nouveau ait été introduit (*Royal Commission on Labour*, *Foreign Reports*, vol. III). D'autre part, le président de la corporation des mineurs d'Allemagne témoigne que, lorsqu'en automne, par suite des commandes plus considérables, on augmente les heures de travail, la production augmente pendant les trois ou quatre premières semaines, mais elle redescend ensuite au niveau de la production normale, malgré les heures supplémentaires (Z. Trèves, *Rapp. au Congr. intern. de Bruxelles*, 1903).

du travail en augmentant l'intensité du travail, soit en ıfiant à l'ouvrier un plus grand nombre de métiers, de eaux, soit en augmentant la rapidité des machines. Dans cas le bénéfice serait mince et c'est à l'hygiène à protes- contre de pareils abus.

Jne organisation rationnelle de la durée du travail, est ıc éminemment désirable et doit figurer au premier ıg des desiderata de l'hygiène industrielle. Malheureuse- nt une réglementation, quand on veut la faire passer ıs la pratique, se heurte à de grandes, sinon à d'insur- ntables difficultés.

Outre qu'elle est une atteinte grave portée à la liberté indi- uelle, la mesure ne peut être générale, car il y a une foule professions, celle du travailleur des champs par exem- , où le travail est régi par les conditions atmosphéri- es et est par suite essentiellement irrégulier. Il y a aussi nombreux métiers où à de longues *mortes saisons* suc- lent des *coups de feu* obligeant ceux qui s'y livrent à un vail supplémentaire, d'habitude assez grassement rétri- é. La loi peut-elle enlever ce supplément de salaire qui ive souvent si à propos dans beaucoup de familles ? ıilleurs, la réglementation de la journée de travail né- ssiterait une entente internationale pour ne pas mettre e nation dans un état d'infériorité manifeste vis-à-vis de s rivales et dans l'état actuel des choses une pareille en- ıte n'est guère à espérer.

Nous pensons donc, avec Napias, que si la limitation de journée de travail à 8 ou 9 heures au maximum est dé- able dans l'intérêt de la santé de l'ouvrier, et même dans ntérêt bien entendu des chefs d'industrie, ce n'est pas à législation qu'il faut la demander, mais à un accord ré- proque des deux parties (1).

(1) La loi du 30 mars 1900 a donné en partie satisfaction aux vailleurs, en limitant la durée de la journée du travail à dix

Travail des enfants. — S'il y a divergence d'opinions au sujet de la limitation du travail de l'adulte, les hygiénistes sont d'accord pour admettre la légitimité de l'intervention de la loi quand il s'agit de protéger les enfants employés dans les manufactures.

Les recherches de Maggiora, confirmant d'ailleurs l'observation journalière, nous apprennent avec quelle rapidité et quelle facilité se produit, à l'âge de la puberté, à la suite d'un travail prématuré et disproportionné aux forces de l'organisme, le surmenage avec toutes ses conséquences, trop souvent irrémédiables, arrêt ou déviation de développement du corps, réceptivité exagérée aux infections, à la tuberculose notamment, combien fréquent est dans le milieu ouvrier cet état que Bouchardat a si justement nommé la *misère physiologique*.

Travail des femmes. — La réglementation du travail des femmes dans les manufactures a donné lieu à plus de discussions. Et cependant les faits prouvent que la femme, même soumise à une besogne en rapport avec ses forces, a une résistance à la fatigue bien moindre que celle de l'homme, que l'épuisement arrive plus vite et a les plus fâcheux effets sur sa santé générale. Les statistiques de secours mutuels montrent que l'ouvrière paie un plus fort tribut à la maladie.

Mais il y a un argument décisif à invoquer en faveur de la protection légale du travail de la femme. Ce n'est pas seulement, en effet, son intérêt qui est en jeu, c'est celui des générations futures. Tous les hygiénistes, tous les gynécologistes ont insisté sur la nécessité de l'éloigner de l'atelier un certain temps avant et après les couches (1), en atten-

heures et demi, durée qui sera réduite dans deux ans à dix heures pour les hommes adultes travaillant dans les mêmes locaux que le personnel protégé.

(1) Un travail du Dr Bachimont (*Documents pour servir à l'histoire de la puériculture intra-utérine*. G. Steinheil, 1898), inspiré par

ant que les progrès de nos mœurs et qu'une organisation du avail mieux entendue lui permettent de rester au foyer et e remplir son vrai rôle, de mère et de ménagère.

Nous verrons tout à l'heure les mesures que le législateur cru devoir prendre pour protéger l'enfant et la femme nployés dans l'industrie. Quelque incomplètes, quelque isuffisantes qu'elles soient, elles n'en constituent pas ioins un progrès sur l'état de choses antérieur et remédie ans une certaine mesure à l'exploitation indigne dont le exe faible et le jeune âge ont été trop longtemps l'objet.

Repos hebdomadaire. — L'entente est plus facile, et elle été déjà faite en principe, au sujet du repos hebdomadaire. n dehors de toute préoccupation religieuse ou confession-elle et en n'envisageant que le côté purement physiolo-que de la question, la nécessité d'un repos périodique est econnue par tous les hygiénistes. Nous avons vu par les ex-ériences de Voit et Pettenkofer citées plus haut qu'une ournée de travail un peu pénible se soldait par un excé-ent de dépense de l'organisme sur la recette. Ce jour de epos est donc indispensable pour combler le déficit de la emaine.

Le repos hebdomadaire est d'ailleurs entré dans les habi-ides de la majorité des ouvriers en France, et l'enquête e l'Office du travail sur la grande industrie du département e la Seine a montré, que 71 p. 100 des établissements chô-

professeur PINARD et portant sur plus de 4.000 observations, rouve que le poids de l'enfant d'une femme qui s'est reposée deux trois mois est supérieur d'au moins 300 grammes à celui d'une emme qui a travaillé debout jusqu'à l'accouchement.

Le professeur PINARD en présentant ce travail à la Société de mé-ecine publique, conclut avec l'auteur : *qu'au point de vue de l'hu-anité, au point de vue de l'augmentation de la population et de évolution de la race française, il est urgent que les pouvoirs pu-lics interviennent pour protéger la femme enceinte pendant sa rossesse et le fœtus pendant les trois derniers mois de sa vie in-a-utérine.*

ment le dimanche complet ; 9 p. 100 seulement travaillent la journée entière ou plus de la moitié de celle-ci.

C'est surtout pour les employés de magasins, de chemins de fer et de transports publics que de vives réclamations, auxquelles on a fait droit dans une certaine mesure, se sont élevées dans ces dernières années. Cette campagne en faveur du repos hebdomadaire est trop légitime pour que l'hygiène ne l'encourage pas.

Accidents dus aux instruments, aux machines et à l'objet du travail. Attitudes vicieuses et déformations professionnelles. Troubles des organes des sens. — Depuis que les machines tendent de plus en plus à remplacer le travail manuel dans l'industrie, les risques d'accidents, de traumatismes ont naturellement beaucoup augmenté.

Ces risques varient considérablement du reste suivant le genre d'industries, les mécanismes auxquels elles ont recours, les matières mises en œuvre. La loi autrichienne relative à l'assurance obligatoire a classé les industries, d'après les dangers qu'elles présentent, en douze classes basées sur les statistiques des accidents constatés dans chacune d'elles. Dans les classes supérieures, celles dont les risques sont les plus grands, sont rangées toutes les industries se rattachant aux substances explosibles ou inflammables (poudre, dynamite, allumettes, cellulose), ainsi que celles qui emploient les scies circulaires et à rubans. Après elles viennent les métiers obligeant les ouvriers à travailler sur les toits, couvreurs, plombiers, ferblantiers, etc., etc., et dans la classe au-dessous, les carriers et, fait assez imprévu, semble-t-il, les terrassiers. En revanche les métiers dans lesquels le travail se fait à domicile, qui n'emploient pas de machines et ne réclament que de l'adresse de mains sont ceux, comme on pouvait s'y attendre, dans lesquels on observe le plus rarement des accidents.

Quant à la nature des traumatismes, ce sont les écraseıents des doigts ou de la main pris dans les engrenages qui ɔnt les plus fréquents.

Les courroies de transmission sont moins souvent la ıuse de lésions ; mais en revanche celles-ci sont en généıl bien plus graves, et c'est dans ces cas qu'on observe les laies par arrachement, les broiements complets de tout n membre, ou même du corps tout entier.

La cause de ces accidents réside en partie dans l'entasseıent de machines dans un espace trop étroit, ne laissant ıs aux ouvriers la place nécessaire pour circuler ; mais ils ont dus souvent aussi à l'insouciance, à l'imprudence de ouvrier. Les moyens de prévenir ces accidents consistent entourer de grillages et de clôtures les organes les plus ıngereux des machines.

Les machines à vapeur occasionnent aussi des brûlures ovoquées par les fuites de vapeur et des explosions qui ıtraînent souvent la mort de plusieurs ouvriers. Les meıres de sûreté à prendre pour prévenir les dangers résulnt de l'emploi des machines ont été l'objet de lois, de écrets et de règlements d'administration publique (1).

En dehors des traumatismes provoqués par l'usage des achines, les lésions externes, déformations et attitudes cieuses, éruptions cutanées, troubles de l'appareil locomour, muscles ou articulations, etc., etc., qui sont le fait de exercice des professions, sont des plus nombreuses et des us variées et sont même, pour quelques-unes d'entre les, presque spécifiques.

L'uniformité de l'attitude ou du mouvement dans certais professions détermine l'inégal développement des memes, des déviations du rachis, des callosités et des bourses reuses accidentelles aux points sur lesquels s'exerce ha-

1) On sait que presque tous les États possèdent aujourd'hui une sur les accidents du travail accordant en principe et sous cernes conditions une indemnité aux victimes de ces accidents.

bituellement la pression des instruments, des rétractions des aponévroses, des hypertrophies musculaires locales, l'inflammation des gaines tendineuses, des paralysies musculaires. Telles sont les déformations du thorax chez les cordonniers et les tailleurs, les bourses séreuses accidentelles constatées sur certains points du corps chez ceux-ci, l'*ay* constaté dans les gaines tendineuses des membres supérieurs chez les manouvriers et des membres inférieurs, chez les facteurs ruraux, la *crampe des écrivains*, la rétraction de l'aponévrose palmaire des cochers et des maîtres d'arme, etc., etc.

Le maniement, le contact prolongé des matières irritantes caustiques, ou même simplement humides, l'exposition habituelle à un foyer ardent provoquent des lésions cutanées de tout ordre, éruptions, gerçures, crevasses, ulcères, etc., etc. C'est à cette cause qu'il faut rattacher le mal dit *de la grenouille*, des débardeurs, les gerçures des mains des blanchisseuses, les lésions épidermiques que présentent les mains des brunisseuses, des ouvrières employées aux filatures de laine et de soie, l'érythème des cuisiniers, la gale des épiciers et le psoriasis des boulangers, etc., etc.

Enfin l'obligation de fixer longtemps la vue sur de petits objets avec un éclairage insuffisant entraîne des troubles de la vision et une asthénopie d'origine professionnelle.

La plupart des troubles morbides et des lésions que nous venons d'énumérer constituent de vrais stigmates professionnels. La constance de certaines d'entre elles pour une même profession leur donne même une assez grande importance en médecine légale, quand il s'agit d'établir l'identité d'un individu.

C'est dans la modification des procédés de fabrication ou des instruments de travail, qu'il faut chercher les moyens de prévenir ce genre d'accidents professionnels qui du reste ont d'ordinaire peu de gravité.

onditions sanitaires du milieu professionnel. — ainissement des ateliers. — ENCOMBREMENT. — Un nd nombre d'ateliers et de manufactures présentent des ditions sanitaires déplorables. Emplacement trop exigu ubage d'air insuffisant attribués à chaque travailleur, l froid, souvent humide, presque toujours mal aéré, ombrement, tous les facteurs banals d'insalubrité qui nnent s'ajouter à ceux qui sont propres à chaque indus- et en aggraver la nocivité. Il n'est pas besoin d'insister les effets désastreux qu'un pareil séjour peut avoir sur organisme trop souvent épuisé par un travail pénible, mauvaise nourriture, une habitation dans des logements lsains auxquels se joint trop souvent l'alcoolisme. Si- lons notamment la facilité que trouve à se propager ıs ce milieu le bacille de Koch et le terrain favorable ces organismes offrent à sa prolifération.

l n'est qu'un moyen de remédier à ce déplorable état de ses, c'est l'assainissement de l'atelier, l'application ri- ıreuse à ce milieu des règles formulées plus haut à pro- s des habitations collectives (1).

TEMPÉRATURE. — Les procédés de fabrication dans les- els le calorique joue un grand rôle ont pour conséquence ıs beaucoup d'industries d'élever la température du milieu ns lequel l'ouvrier travaille et séjourne à un degré souvent isible à la santé de celui-ci. Nous citerons en particulier chauffeurs de machines à vapeur, les forgerons, les fon- urs, les verriers, etc. Ce séjour habituel dans une atmos- ère surchauffée à 35, 40, et même à 50 et 60 degrés dans chaufferies de certains paquebots voyageant dans les nes torrides, a pour effet d'amener un affaiblissement ıs ou moins rapide de l'organisme épuisé par des sueurs

1) La loi sur la protection du travail impose aux ateliers certai- s conditions de salubrité dont la vérification est confiée aux ins- cteurs du travail des ateliers et manufactures.

profuses et continues. Nous avons du reste étudié plus haut l'influence nuisible des hautes températures. Les effets sont encore plus fâcheux quand cette atmosphère surchauffée est saturée de vapeur d'eau, comme cela arrive dans les filatures de lin, les teintureries, etc., etc.

Autres conséquences non moins fâcheuses de ce séjour dans de tels milieux, ce sont les habitudes d'intempérance et d'ivrognerie auxquelles il dispose les ouvriers. Les abondantes sudations provoquent une soif ardente qu'il faut étancher à tout prix et c'est au vin, ou plus habituellement à l'alcool que les travailleurs demandent le soulagement de leurs souffrances.

Il y a là une cause grave d'insalubrité qu'il est à peu près impossible, on le comprend, d'éviter complètement et le seul moyen pratique efficace d'y remédier est une large et active ventilation des locaux. C'est ce qui se pratique dans les paquebots qui ont adopté le système de ventilation Geneste-Herscher, figuré plus haut. Un dispositif analogue peut être installé dans les ateliers où se produisent ces températures extrêmes et les règlements législatifs concernant la protection du travail devraient le rendre obligatoire.

Dans d'autres ateliers, au contraire, les ouvriers ont à souffrir du froid par suite de la parcimonie avec laquelle on use du chauffage. Il est cependant facile dans la plupart des industries de réaliser un chauffage économique et suffisant en utilisant, soit la vapeur des machines après sa sortie des cylindres, soit le calorique qui se perd sans profit pour personne par la cheminée. Il suffit pour cela d'un peu de bonne volonté des chefs d'industries et, à défaut, de règlements coercitifs.

Dégagement de gaz et de vapeurs. — Dans la plupart des industries dites *chimiques* et dans un certain nombre d'autres, il se produit pendant la fabrication des dégagements de gaz ou vapeurs, qui, soit qu'elles soient simpleent irritantes par leur acidité ou leur alcalinité, soit qu'elles ient toxiques, ont une influence profonde sur la santé de ux qui y sont exposés.

Les émanations les plus fréquentes, celles qu'on observe ns le plus grand nombre d'industries, sont les vapeurs *acide chlorhydrique*, de *chlore*, d'*acide sulfureux*, les *peurs nitreuses* et *ammoniacales*.

Vapeurs chlorhydriques et chlorées. — La base de l'*indus-ie des produits chimiques* est la préparation de l'acide chlo-ydrique par la réaction de l'acide sulfurique sur le sel arin. Aussi le nombre d'ouvriers exposés à subir ces éma-ations est-il grand.

Ces vapeurs sont, on le sait, très irritantes pour les mu-ueuses, notamment la muqueuse respiratoire dont elles ovoquent l'inflammation. Nous verrons plus loin qu'elles nt aussi une influence funeste sur la végétation des alen-urs. D'autre part, le chlore qui a une action encore plus nergique et dont l'inspiration provoque une toux violente, e la suffocation, parfois même des hémoptysies, est em-loyé dans la *fabrication du papier, de la soude artificielle*, *blanchiment des fils et des tissus*, etc., etc. Il paraît ce-endant que la muqueuse des personnes respirant habi-ellement ces vapeurs arrive assez vite à la tolérance. En vanche, on observe assez souvent des troubles de la nutri-on générale chez les ouvriers vivant dans ces atmosphères.

Vapeurs sulfureuses. — Le dégagement d'acide sulfureux 'est guère moins fréquent dans l'industrie.

Ce gaz est utilisé, en effet, pour le blanchiment d'une foule e matières (*chapeaux de paille, soies, laines*), *pour la pré-aration de boyaux et des baudruches, la vulcanisation du outchouc*, etc., etc.

En outre, un grand nombre de houilles, les *houilles pyri-uses*, donnent par leur combustion de l'acide sulfureux.

Les vapeurs sulfureuses ont une action analogue aux précédentes sur les muqueuses des premières voies et peuvent même parfois déterminer de vraies pneumonies. Mais les ouvriers arrivent aussi assez vite à la tolérance.

Vapeurs nitreuses. — L'acide nitrique est, avec l'acide chlorhydrique et l'acide sulfurique, un des produits dont l'usage est le plus général dans l'industrie.

Nous citerons son emploi pour le décapage des métaux (joailliers, orfèvres, dorure au trempé), la fabrication des acides sulfurique, oxalique, picrique, de la nitro-benzine, les raffineries de sucre, la fabrication du celluloïd, etc., etc.

Ces vapeurs qui sont un mélange de bioxyde d'azote et d'acide hypoazotique, outre une action irritante sur la muqueuse respiratoire comme les précédentes, ont une action toxique manifeste et les exemples d'intoxication chez l'homme ne sont pas très rares.Ces vapeurs agiraient principalement sur l'hémoglobine du sang dans laquelle elles se substitueraient à l'oxygène. Elles se rapprocheraient donc par leur action de l'oxyde de carbone.

Signalons encore, parmi les émanations dangereuses auxquelles sont exposées certaines catégories d'ouvriers, les vapeurs ammoniacales, dans les industries où on emploie ce corps (fabrication de l'ammoniaque, appareil Carré pour la production de la glace, etc., etc.), l'hydrogène sulfuré qui se produit dans les manipulations des matières de vidanges (*plomb des vidangeurs*), le traitement des eaux du gaz d'éclairage, la préparation de l'oxychlorure de plomb. Quant aux vapeurs arsenicales et plombiques dont l'action est si délétère et si toxique, nous y reviendrons plus loin.

Poussières. — Les industries donnant lieu pendant la fabrication ou la manipulation des produits à des dégagements de poussières sont, il est à peine besoin de le dire, innombrables et il serait trop long de les énumérer.

On peut toutefois les grouper suivant la nature et la composition des poussières, composition influant beaucoup sur leur action, et distinguer les industries à poussières minérales, à poussières végétales, et à poussières animales.

Dans les industries à poussières minérales qui sont les plus dangereuses nous trouvons :

1° Les industries où l'on travaille les pierres et les terres, tailleurs de pierre, de silex, casseurs de cailloux, ouvriers faïenciers ou porcelainiers, etc., etc. (*chalicose*).

2° Les industries donnant lieu à des dégagements de poussières métalliques, aiguiseurs et rémouleurs, tailleurs de limes, appointeurs d'aiguilles, ponceurs et décapeurs de tôles, pour le fer (*sidérose*) ; les industries de cuivre, de plomb, d'arsenic, etc., etc. On peut joindre à ces industries les mines de houille dont les poussières, quoique d'origine végétale, ont une action ressemblant beaucoup aux précédentes (*anthracose*).

Les principales industries provoquant un dégagement de poussières ou de filaments végétaux sont les manufactures de coton, les meuneries, minoteries, amidonneries, etc., etc. (*byssinose*).

Enfin les poussières d'origine animale s'observent surtout dans les industries où l'on travaille la laine, la soie, les poils, les crins, les plumes, etc., etc.

L'action de ces diverses poussières est, avons-nous dit, loin d'être la même.

Les unes agissent simplement comme véhicules de germes infectieux et c'est le cas de certaines poussières animales sur lesquelles nous reviendrons plus loin. D'autres sont de véritables poisons (plomb, arsenic), dont la voie d'introduction est dans ce cas la muqueuse respiratoire, particularité qui n'apporte d'ailleurs aucune modification à leur action et dont l'étude est reportée par suite au chapitre spécial consacré aux poisons industriels.

Le troisième groupe enfin est constitué par les poussières inertes, c'est-à-dire sans action toxique ni infectieuse, et qui n'agissent qu'à titre de corps étrangers, et en vertu de leur conformation, de leur dureté, de leurs aspérités, du traumatisme en un mot qu'elles exercent sur les tissus avec lesquels elles se trouvent en contact. Malgré leur inertie, elles n'en provoquent pas moins chez ceux qui les inhalent des troubles et des lésions plus ou moins graves, des affections chroniques, les *pneumoconioses* longtemps confondues avec la phtisie bacillaire et sur lesquelles il importe de nous arrêter un instant en raison de leur fréquence et de l'importance qu'elles ont dans la pathologie professionnelle.

Pneumoconioses. Pathogénie, symptômes et lésions.— Les poussières en suspension dans l'atmosphère des ateliers et inhalées par les ouvriers pénètrent dans les voies respiratoires et atteignent rapidement les vésicules pulmonaires. Puis, si leur conformation le permet, elles franchissent la barrière épithéliale, s'insinuent dans le tissu conjonctif et, charriées par les lymphatiques, une partie arrive jusqu'aux ganglions. C'est ce qui donne aux poumons et aux ganglions bronchiques quand ces poussières sont colorées (poussières de charbon) cet aspect marbré si caractéristique auquel on a donné le nom de *mélanose des houilleurs, poumons anthracosiques.*

Mais il y a plus qu'un simple dépôt et une modification de coloration. Pour peu surtout que les poussières soient dures et présentent des aspérités, elles déterminent autour d'elles une irritation chronique qui aboutit tantôt à la sclérose, tantôt à l'ulcération avec formation de véritables cavernes.

Les symptômes sont ceux d'une affection chronique des voies respiratoires, toux, dyspnée, expectoration catarrhale abondante, crachats contenant habituellement des particules de matières inhalées (*charbon, fer*), à l'auscultation, signes d'emphysème et parfois de cavernes, etc., etc.

En général, l'évolution de la maladie est lente. L'état général reste très longtemps intact et il n'y a pas de fièvre. La cachexie ne se montre que tout à fait à la dernière période.

Les relations des *pneumoconioses* avec la tuberculose pulmonaire ont été longtemps mal définies et la lumière n'est pas encore complètement faite sur bien des points. Le nom lui-même de phtisie donné dans les pays houillers ou dans les industries à poussières à ces affections professionnelles (*phtisie des mineurs*, *phtisie des rémouleurs*, etc., etc.), a contribué encore à augmenter la confusion.

Si l'on consulte l'anatomie pathologique, on constate que dans un grand nombre de cas, on n'a trouvé aucune trace de bacilles de Koch et de granulations tuberculeuses vraies (1). D'autres fois, et le fait est loin d'être rare, les deux affections sont associées. Y a-t-il simple coïncidence ? Y a-t-il, au contraire, relation causale entre les deux, et dans ce cas, est-ce la pneumoconiose qui, en provoquant des dilacérations de la muqueuse, ouvre la porte au bacille de Koch, comme l'admettent un grand nombre de médecins, ou au contraire est-ce la tuberculose préexistante qui favorise le dépôt des poussières dans le tissu pulmonaire, comme paraît le croire Chauveau ? Faut-il admettre, avec Cornil (2), que chacune agit à l'égard de l'autre comme cause prédisposante. Les expériences de Claisse et Josué (3) sur des animaux auxquels ils faisaient inhaler des particules de charbon (fumée d'essence de térébenthine) ont montré la rapide absorption dans les vésicules pulmonaires et la prompte apparition dans les ganglions bronchiques de ces parti-

(1) Le Maitre, Contribution à l'étude de la sclérose du poumon observée chez les ouvriers en porcelaine de Limoges. *Assoc. franç. pour l'avancement des sciences*. Congrès de Limoges, 1890.

(2) *Bull. Acad. de méd.*, 21 novembre 1896.

(3) *Arch. de médecine expérimentale*, mars 1897.

cules. Mais leur présence n'a provoqué chez ces animaux ni réaction congestive, ni diapédèse, ni trouble d'aucune sorte. L'évolution de la tuberculose inoculée à certains d'entre eux n'a paru nullement influencée par l'anthracose. Ces poussières très fines, à peu près impalpables, n'avaient, il est vrai, qu'une analogie assez éloignée, avec les particules inhalées par les ouvriers de la plupart des industries à poussières et il serait téméraire de conclure de l'un à l'autre.

La nocuité des poussières varie du reste considérablement, nous l'avons déjà dit, avec leur nature et c'est peut-être ce qui explique la divergence d'opinions des auteurs sur le pronostic des *pneumoconioses*. Les plus dangereuses de beaucoup sont les poussières de fer et de silex dont la forme angulaire et la dureté causent des dilacérations des tissus.

Sommerfield qui a étudié la *phtisie des tailleurs de pierre* a constaté que, dans les régions où se pratique cette industrie, la mortalité par phtisie (phtisie prise ici dans son acception primitive d'affection chronique des voies respiratoires) s'élève au moins à 50 p.100, et parfois à 100 p.100. Dans le petit hameau de Porcherioux (Loir-et-Cher) dont l'industrie est la taille du silex pour pierres à fusil, la population est décimée par la phtisie et la vie moyenne est très inférieure à ce qu'elle est dans le reste du pays.

Par contre l'anthracose due aux poussières de charbon est beaucoup plus bénigne et certains médecins des houillères ont signalé, comme nous le verrons plus loin, la rareté de la tuberculose chez les mineurs.

Les poussières végétales de consistance beaucoup plus molle ne franchissent guère les épithéliums et se bornen à déterminer une irritation superficielle de la muqueuse, du catarrhe chronique (*phtisie cotonneuse de Coelsen*, *byssinose*, *bronchite des meuniers*, etc., etc.).

Le tableau suivant montre bien la nocuité relative des diverses poussières industrielles.

PROPORTION DE PHTISIQUES SUR 100 MALADES

Poussières métalliques.	
Aiguiseurs d'aiguilles	69.6
Tailleurs de limes	52.9
Horlogers	36.5
Couteliers	12.2
Poussières minérales.	
Tailleurs de silex	80
Tailleurs de meules	40
Tailleurs de pierre	36.4
Plâtriers	19
Ouvriers en porcelaine	16
Poussières végétales.	
Ouvriers en cigares	36.9
Tisserands	25
Cordiers	18.9
Menuisiers	14.6
Pâtissiers, meuniers	11 à 12
Poussières animales.	
Brossiers	49.1
Coiffeurs	31.1
Tapissiers	25.9
Pelletiers	23.2
Chapeliers	15.5

Dermatoconioses et entéroconioses. — Les poussières de substances irritantes peuvent aussi, déposées sur la peau ou ingérées dans le tube digestif, provoquer des irritations chroniques de ces organes (*érythème des tailleurs de pierre, des potiers, lichen des bluteurs de soufre, des émailleurs, des satineurs de papiers peints, eczéma des plâtriers, des corroyeurs, dermatites ulcéro-pustuleuses des ouvriers de pa-*

piers peints, des peaussiers, des fleuristes, anthracose intestinale des houilleurs).

Signalons enfin les infections qui peuvent résulter de l'inhalation de poussières d'origine animale, véhicules de germes spécifiques, *poussières bactérifères* (*maladie des trieurs de laine, charbon broncho-pulmonaire ; infection des batteurs de tapis*).

L'inhalation de spores de mucédinées peut être aussi parfois la cause d'affections spécifiques (*maladie des canissiers et vanniers, aspergillose pulmonaire et intestinale*) (Renon), affections encore imparfaitement connues.

Mesures prophylactiques contre les gaz, vapeurs et poussières. — Les moyens de prévenir les accidents causés par l'inhalation des gaz ou des poussières mélangés à l'atmosphère des ateliers sont de deux ordres. Les uns sont des moyens de protection individuelle et ont pour but d'empêcher la pénétration de ces substances gazeuses ou solides dans les voies respiratoires. Ce sont les masques ou *respirateurs* que les ouvriers s'appliquent sur le visage. Les autres sont des moyens généraux applicables au milieu lui-même, aux ateliers, aux machines, aux procédés de fabrication et ont pour objet de prévenir la viciation de l'air par les émanations nuisibles.

Protection individuelle. — Les masques ou respirateurs destinés à protéger les voies respiratoires de l'ouvrier présentent des dispositions variées suivant le but qu'on se propose. Quand il s'agit de poussières, il suffit de filtrer l'air avant sa pénétration dans les bronches au moyen de toiles métalliques à mailles fines, de coton, de charbon de bois, d'une simple gaze ou d'une mousseline, etc., etc., qui arrêtent au passage toutes les particules solides. Les modèles de ce genre sont fort nombreux. Nous citerons en particulier ceux imaginés par Stenhouse, Tyndall, Layet, etc., etc.

Quand on a affaire à des émanations gazeuses simplement irritantes, on associe la neutralisation du produit volatil à la filtration de l'air (modèle Roberts) (1).

Dans certains cas, l'homme est obligé de pénétrer et de séjourner plus ou moins longtemps dans une atmosphère où se dégagent des gaz très délétères et toxiques. On a recours alors à des appareils qui vont puiser l'air au dehors. C'est à ce type qu'appartiennent la plupart des types d'appareils de sauvetage utilisés dans les incendies, appareils Fayol, Denayrouse, du colonel Paulin, etc., etc.

PROTECTION DU MILIEU. — Les masques et les respirateurs, quel que soit le modèle, ont un grave inconvénient. Ils sont plus ou moins lourds, incommodes, gênent l'ouvrier dans son travail et il est très difficile d'obtenir de lui qu'il en fasse un usage habituel, alors même qu'il connaît les dangers auxquels il s'expose par l'inhalation de vapeurs ou de poussières. Il y a donc grand avantage à s'adresser à la cause même de ces dangers, à supprimer les dégagements nuisibles ou à les noyer dans un grand volume d'air de façon à les rendre inoffensifs.

Appareils clos. — Un des meilleurs procédés, un des plus efficaces, consiste en l'emploi, toutes les fois que cela est possible, d'appareils complètement clos dans lesquels se fait le dégagement des gaz ou des poussières. Ces appareils

(1) L'usage des masques respirateurs trouve les plus grandes difficultés à s'introduire dans les ateliers, même quand il s'agit des produits les plus dangereux, l'ouvrier se refuse le plus souvent à adopter cet appareil qui, quelle que soit l'ingéniosité des inventeurs, est, on doit le reconnaître, assez incommode et très gênant. La solution est plutôt, peut-être, dans des dispositions de l'outil telles qu'un ventilateur enlève et rejette au dehors toutes les poussières ou matières nuisibles. L'ouvrier conserve ainsi la libre disposition de ses yeux. Nous pouvons citer à cet égard comme modèle les ateliers de polissage de la Société française de construction mécanique (Anciens établissements Cail) à Denain.

sont surtout employés dans les industries à poussières toxiques (*fabriques de céruse, de verre mousseline, trempage des allumettes*).

Humectation des substances. — Un autre procédé dont l'usage tend de plus en plus à se répandre dans les industries dangereuses est l'humectation préalable avec de l'eau ou de l'huile des matières qui doivent être manipulées (*fabriques de céruse à l'huile, broyage à l'eau de la silice, aiguisage des instruments d'acier par la voie humide*).

Ventilation. — La ventilation générale des locaux, excellente en principe, est tout à fait insuffisante quand il s'agit de se débarrasser des gaz ou des poussières nocives et ne réussit qu'à les diluer. La seule ventilation réellement efficace est la ventilation locale qui prend les émanations gazeuses ou les poussières au fur et à mesure qu'elles se forment et les entraîne aussitôt au dehors).

Poisons industriels. — Il y a bien peu d'industries qui, dans le cours des opérations qu'elles nécessitent n'aient à employer ou à manipuler des substances toxiques. Vouloir énumérer toutes celles qui peuvent exposer accidentellement à des empoisonnements serait vouloir passer en revue l'industrie tout entière. Nous nous bornerons donc à signaler et à étudier brièvement les poisons industriels les plus importants, ceux qui par la fréquence, la gravité des accidents auxquels ils donnent lieu sont de véritables et incessants dangers pour les ouvriers qui se trouvent exposés à leurs atteintes.

Ces poisons qu'on pourrait, appeler les grands poisons industriels, sont groupés dans le tableau ci-dessous, conformément à la classification adopté par l'Office du travail (1) :

(1) *Les poisons industriels, Publications de l'Office du travail.* Imprimerie nationale, 1901.

POISONS INDUSTRIELS

	MATIÈRES toxiques	VOIES d'absorption	INDUSTRIES qui exposent l'ouvrier à l'absorption du poison
Saturnisme Empoisonnement par le plomb.	Poussières de plomb métallique et de ses composés, de la céruse notamment.	Muqueuse digestive et respiratoire. Peau.	1 — Métallurgie du plomb. Extraction et traitement des minerais, fonte, laminage, etc., etc. 2 — Industries employant le plomb : plombiers, étameurs, ferblantiers, typographes, etc., etc. 3 — Industries employant les composés du plomb : fabricants de céruse, de minium, peintres en bâtiments, chauffeurs, mécaniciens, chaudronniers, vitriers ; fabricants de papiers peints, de cartons et crayons coloriés, fabriçants de poteries et de fonte émaillées, cristalleries, fabricants d'accumulateurs, électriciens, boulangers et pâtissiers, fabricants de braise chimique, de fleurs artificielles, etc., etc.
Cuprisme Empoisonnement par le cuivre. La réalité d'une intoxication professionnelle spé(cifique est aujourd'hui généralement constetée.	Poussières de cuivre métallique et de ses composés.	Muqueuse des 1res voies.	Métallurgie du cuivre, fondeurs, chaudronniers, ciseleurs, tourneurs, polisseurs, fabricants de verdet (acétate de cuivre), fondeurs de bronze et laiton, etc., etc.

	MATIÈRES toxiques	VOIES d'absorption	INDUSTRIES qui exposent l'ouvrier à l'absorption du poison
Zincisme Empoisonnement par le zinc. (Mêmes observations que pour le cuivre)			Métallurgie du zinc, embrouillage du blanc de zinc.
Hydrargyrisme. Empoisonnement par le mercure.	Mercure métallique et ses composés, vapeurs ou poussières.	Peau, muqueuses digestive et respiratoire.	Extraction et métallurgie du mercure, étamage des glaces, dorure et argenture au mercure, fabricants de lampes à incandescence, fabricants de baromètres et thermomètres, couperies de poils de lapin et fabricants de chapeaux, bronzage des canons de fusils, etc., etc.
Arsenicisme Empoisonnement par l'arsenic.	Composés arsenicaux. Acide arsénieux. Arsenites (vert de Scheele, vert de Schweinfurt). Arséniates (vert de Vienne, vert impérial), hydrogène arsénié. Arsenic. Vapeurs ou poussières.	Voies respiratoires. Peau.	Extraction des minerais, fabrication d'acide arsénieux et de couleurs arsénicales (Vert de Scheele et de Schweinfurt), de couleurs d'aniline, peintres en bâtiments, fabrication de fleurs artificielles, traitement de certains minerais arsénicaux (zinc, plomb, cobalt).
Phosphorisme. Empoisonnement par le phosphore.	Phosphore blanc. Vapeurs et poussières.	Dents cariées.	Fabriques de phosphore, fabrication des allumettes chimiques.

SATURNISME	MATIÈRES toxiques	VOIES d'absorption	INDUSTRIES qui exposent l'ouvrier à l'absorption du poison
Hydrocarburisme. Empoisonnement par les hydrocarbures	1 Benzine. 2 Nitro-benzine. 3 Aniline 4 Pétrole. 5 Goudron. 6 Essence de térébenthine. 7 Esprit de bois. 8 Essences pour parfums. 9 Vanille. 10 Thé.	Toutes ces substances agissent par leurs vapeurs qui sont absorbées par les voies respiratoires.	Extraction de la benzine, fabrication de la nitro-benzine, de l'aniline, teinturiers, extraction, distillation, raffinage du pétrole, fabrication de la paraffine, de l'acide phénique, de l'essence de térébenthine, peintres en bâtiment, magasinage de la vanille, dégustateurs de thé, fabrication et manipulation de parfums, etc., etc.
Nicotinisme Empoisonnement par le tabac. (L'existence d'une intoxication professionnelle par le tabac est plus que douteuse).	Nicotine.	Absorption de vapeurs de nicotine ou de poussières de tabac par les voies respiratoires.	Manufactures de tabac.
Sulfhydrisme. Empoisonnement par l'hydrogène sulfuré.	Hydrogène sulfuré.	Voies respiratoires.	Bronzage des métaux, nettoyage des chaudières et des hauts fourneaux, savonneries, tanneries, préparation du bleu de Prusse, raffineries. vidangeurs et égoutiers, etc., etc.
Oxycarburisme. Empoisonnement par les oxydes de carbone.	Oxyde de carbone et acide carbonique.	Voies respiratoires.	Cuisiniers, boulangers, pâtissiers, repasseuses, tailleurs, teinturiers, étameurs, ferblantiers, toutes les professions en un mot où l'on use de réchauds à charbon de bois, usines à gaz.

SATURNISME	MATIÈRES toxiques	VOIES d'absorption	INDUSTRIES qui exposent l'ouvrier à l'absorption du poison
Sulfocarbonisme. Empoisonnement par le sulfure de carbone.	Vapeurs de sulfure de carbone.	Voies respiratoires.	Vulcanisation du caoutchouc, extraction des huiles de tourteaux, dégraissage des laines, cuirs, épuration de la paraffine, dissolution des parfums.

Saturnisme professionnel. — Empoisonnement par le plomb. — S'il y avait un classement à établir, un rang à donner au point de vue des méfaits causés par les substances toxiques dont use l'humanité pour ses besoins, le plomb et ses composés occuperaient sans conteste, et de très haut, la première place tant par le nombre des victimes qu'ils font que pour la gravité des accidents auxquels ils donnent lieu. Il n'est pas, en effet, de substance qui soit d'un usage plus courant, dont la manipulation soit pratiquée par un plus grand nombre d'industries, dont les effets nocifs puissent se produire dans des circonstances plus multiples et plus diverses.

Le plomb ne jouit pas dans l'opinion vulgaire d'une aussi mauvaise réputation que le mercure, que le phosphore, et même que le cuivre, et cependant il fait à lui seul bien plus de victimes que toutes ces substances réunies.

Ce qui augmente encore l''intérêt de cette étude, c'est que l'empoisonnement présente, au début surtout, des caractères insidieux qui peuvent souvent le faire méconnaître. L'attention du médecin doit être sans cesse éveillée de ce côté et elle ne peut l'être que s'il connaît bien les diverses et nombreuses causes qui peuvent donner lieu aux accidents.

Matières toxiques. — Le plomb à l'état métallique est toxique et les particules qui se détachent par le frottement des objets où entre du plomb donnent souvent lieu à des accidents saturnins (fonte et laminage du plomb, caractères typographiques, etc., etc.), mais il l'est moins que ses composés, surtout que le carbonate de plomb, *la céruse*, qui cause à elle seule bien plus d'intoxications que tous les autres composés réunis et qui, d'après Layet, donnerait lieu aux formes les plus graves. Ce serait ce produit qui entraînerait le plus rapidement la déchéance de l'organisme.

Voies d'absorption. — L'absorption du poison peut se faire par la peau (Manouvriez), par les voies respiratoires, par le tube digestif ; mais c'est ce dernier qui est de beaucoup la voie la plus habituelle. Les poussières pénètrent par le nez et la bouche et sont dégluties avec la salive. Les intoxications que l'on pourrait appeler intoxications *familiales* ou *domestiques*, et qui sont, nous en avons déjà parlé à propos des conduits d'eau potable et des ustensiles culinaires, beaucoup plus fréquentes qu'on ne le croit, se font surtout par le mélange du plomb avec les boissons ou les aliments.

Lésions et symptômes de l'intoxication saturnine professionnelle. — Le plomb absorbé par la muqueuse digestive est arrêté en partie dans le foie et se fixe sur la cellule hépatique sous forme d'albuminates ou de sels biliaires insalubres. Une autre portion ne fait que le traverser et est charriée par le sang dans tous les tissus, muscles, artères, système nerveux, reins, dont les éléments anatomiques subissent sous l'influence du poison une dégénérescence plus ou moins rapide. C'est, avec l'alcool, la substance toxique qui a l'action la plus nocive sur les tissus de tout ordre, celle qui s'y fixe avec le plus de ténacité, qui imprègne le plus profondément l'économie.

Le symptôme par lequel se manifeste l'intoxication, le

plus connu, parce qu'il est le plus bruyant, est la *colique de plomb*, mais avant que cet accident ne se produise, l'imprégnation de l'organisme se révèle habituellement par des signes qui ne doivent pas échapper au médecin. Ce sont notamment la coloration terreuse jaune sale des téguments, le liséré bleu des gencives, l'anémie, la faiblesse musculaire, l'arthralgie (Layet).

A une période plus avancée surviennent des symptômes plus graves, paralysies des extenseurs des membres supérieurs, troubles nerveux (encéphalopathies saturnines, dégénérescence des reins et des artères, etc., etc.).

Outre ces lésions, effets directs du poison sur les éléments anatomiques, l'intoxication saturnine favorise toutes les infections, y compris la tuberculose (1). D'après les observations de Constantin Paul (2), Balland (3), Roques, le saturnisme aurait aussi une influence des plus funestes sur l'appareil génital de la femme. Le trouble des fonctions menstruelles, les avortements successifs, les accouchements prématurés seraient le triste apanage des ouvrières intoxiquées. Sur 236 grossesses relevées chez celles-ci par Balland, 32 pour 100 seulement sont arrivées à terme, et sur les enfants nés vivants et viables, 27 pour 100 seulement ont vécu. Rennert, de son côté, a constaté que cette influence nocive se fait sentir sur le produit dans la proportion de 94 pour 100 quand les deux parents sont intoxiqués, de 92 pour 100 quand la mère seule l'est, et de 63 pour 100 quand c'est le père seul.

Observons toutefois que l'enquête à laquelle s'est livré

(1) D'après la statistique dressée par Hirt, la proportion des tuberculeux serait chez les ouvriers travaillant le plomb de 21 p. 100 et chez les ouvriers travaillant le cuivre de 12 p. 100 seulement.
(2) *Mouvement médical*, 1872.
(3) *Gaz. hebd.*, 1896.

Thisquen, médecin-inspecteur du travail à Liège (1), fournit des résultats moins concluants au sujet de la fréquence des fausses couches et des morts-nés, quand il ne s'agit que de l'intoxication du géniteur.

La prédisposition au saturnisme varie naturellement suivant les individus, mais tous les médecins s'accordent à signaler l'impressionnabilité au poison des jeunes gens et des femmes chez lesquelles non seulement les accidents se produisent plus rapidement, mais affectent aussi une forme plus grave (2). Il en est de même chez les alcooliques, les débiles, les surmenés.

Industries exposant l'ouvrier au saturnisme. — Les industries qui exposent les ouvriers à l'empoisonnement par le plomb sont des plus nombreuses. Layet qui a fait du saturnisme son étude de prédilection et dont nous avons à citer à tous instants le nom dans ce paragraphe a relevé 126 industries rentrant dans cette catégorie, sans avoir la prétention de n'en omettre aucune.

Ces industries peuvent se ranger en trois groupes : — 1° *Métallurgie du plomb :* extraction et traitement du minerai, fonte, laminage, etc., etc. ; — 2° *Industries employant le plomb à l'état métallique :* plomberie, typographie, taille de pierres précieuses, fabrication d'instruments de musique, fabrication de plombs de chasse, etc., etc. ; — 3° *Industries employant les composés de plomb* (litharge, massicot, minium, chromate de plomb, céruse, etc., etc.) ; cérusiers, fabricants de minium, broyeurs de couleurs, peintres, fabricants de papiers peints glacés, de cartes porcelaine, fabricants de poterie, émaillage sur faïence et métaux, fabricants de cristaux,

(1) *Congr. intern. d'hyg. de Bruxelles*, 1903.

(2) Dans les fabriques de faïence et de porcelaine du district de North-Stafford, Oliver a relevé en 1898 une proportion de saturnins de 4,9 p. 100 dans le sexe masculin et de 12,4 p. 100 dans le sexe féminin.

d'accumulateurs électriques, électriciens, filateurs de coton, apprêteurs d'étoffes, de poils et chapeaux, etc., etc.

Parmi tous ces métiers ce sont ceux qui ont à manipuler la céruse qui paient de beaucoup le plus lourd tribut au saturnisme, d'abord parce que c'est, nous l'avons dit, le composé le plus toxique, ensuite parce qu'il est employé par des corps de métier comptant un grand nombre d'ouvriers, broyeurs de couleurs, peintres en bâtiments, etc., etc. C'est ce que démontre d'une façon péremptoire le chiffre des entrées pour saturnisme dans les hôpitaux de Paris, d'après les professions.

Voici le nombre des saturnins de chaque profession admis dans les hôpitaux de Paris (période 1894-98) :

	Moyenne par an
Peintres, broyeurs de couleurs, badigeonneurs	223
Plombiers	22
Etameurs et chaudronniers	9
Fondeurs	9
Vernisseurs	7
Cérusiers	4
Typographes	3.2
Coupeurs de poils	2.6
Verriers	2.6
Polisseurs	2.4
Serruriers	2
Chapeliers	0.2
Divers	23

Prophylaxie. — « Si la céruse disparaissait de la circulation industrielle, a dit Layet au Congrès de Bruxelles, le saturnisme professionnel perdrait singulièrement de sa fréquence et de sa gravité. » La statistique que nous venons de citer le prouve surabondamment. Or, il est un moyen radical, souverain de faire disparaître cette cause de saturnisme c'est de substituer à ce produit si dangereux un produit inoffensif, *le blanc de zinc.*

Il y a beau temps déjà que cette substitution a été réclamée par l'hygiène, puisqu'elle a été proposée il y a près d'un siècle par Guyton de Morveau, et cependant on continue et on continuera sans doute longtemps à se servir de la céruse pour le plus grand dommage des nombreux corps de métiers qui l'emploient et malgré les réclamations unanimes des médecins et des hygiénistes. Il n'y a pas de meilleur exemple de la puissance de la routine, surtout quand cette routine favorise des intérêts particuliers. Il n'y a pas d'objections qu'on ait fait et qu'on fait encore aujourd'hui valoir contre cette substitution. La peinture au blanc de zinc coûterait plus cher, elle *couvrirait* moins, elle sécherait moins vite, elle serait moins solide, moins durable que la peinture à la céruse, surtout pour les travaux extérieurs. Or, l'enquête officielle prescrite par le ministre des travaux publics, non moins que les expériences poursuivies par une commission nommée par la Société de médecine publique, ont montré le peu de fondement de ces reproches et ont établi que la peinture au blanc de zinc avait tout au moins une valeur égale à celle de la céruse. Il ne reste donc, semble-t-il, aucune raison valable à faire valoir en faveur de cette dernière (1).

(1) Une circulaire récente du ministre des travaux publics interdit l'emploi du blanc de plomb dans les travaux ressortissant de l'Etat, des départements et des communes. Malgré les résultats de l'enquête officielle, les défenseurs de la céruse ne se sont pas tenus pour battus et semblent vouloir continuer leur campagne d'obstruction. C'est ce qui paraît résulter du moins de la longue discussion qui a suivi, à la Société de médecine publique, la communication de Vaillant sur *la salubrité du métier de peintre* (1) et de la résistance que les techniciens ont opposée au vote des conclusions de la commission dont nous venons de parler, conclusions ainsi conçues :

1° Les teintes et les enduits préparés judicieusement au blanc de zinc se travaillent et s'emploient aussi bien que ceux faits au blanc de céruse ;

2° Ils ont un pouvoir couvrant et une siccativité sensiblement

Quant aux autres industries nombreuses encore dans lesquelles on manipule le plomb et où on ne peut le remplacer par un succédané moins dangereux, la prophylaxie doit consister à empêcher l'entrée des poussières toxiques dans les premières voies, ventilation énergique des ateliers, manipulation des produits en vases clos et à l'état d'humectation, masques individuels.

A ces mesures générales concernant la salubrité des ateliers, l'ouvrier doit joindre des précautions spéciales de propreté personnelle, nombreux rinçages de la bouche et de l'arrière-gorge pendant le travail et avant les repas, lavage de la figure, des mains et des ongles après chaque cessation de travail, usage de vêtements de travail qu'il doit quitter dans une pièce spéciale avant de sortir de l'usine, bain par aspersion fréquent, au moins une fois par semaine, si possible tous les jours.

On doit exclure des travaux où ils peuvent être en contact avec le plomb les femmes, les jeunes gens au-dessous de 18 ans, les chétifs, les valétudinaires, les alcooliques et on écartera, au moins temporairement, des ateliers, les individus présentant les premiers signes de l'intoxication.

L'usage de la limonade sulfurique conseillée autrefois est plutôt nuisible ; en revanche l'emploi intermittent de l'iodure de potassium et des bains sulfureux peut rendre quelques services au point de vue préventif.

Cuprisme professionnel. — Empoisonnement par le cuivre. — Le cuivre doit-il être rangé parmi les grands poisons industriels? C'est une question qu'il eût paru naguère oiseux de poser. On sait de quelle mauvaise réputation jouissent dans le public et auprès des ménagères les sels de cuivre, le vert-de-gris en particulier, qui se déposent sur les usten-

égaux. *Rev. d'hyg.*, 1902. — V. aussi Vallin, *La lutte du blanc de zinc et de la céruse* (*Revue d'hygiène*, 1901) ; Ogier, *Rapp. au Comité consult. d'hyg. de France* (*Bull. off. du travail*, avril 1901).

siles mal tenus. Aujourd'hui une étude plus approfondie de l'action physiologique des composés cupriques remet sérieusement en question la réalité des méfaits qu'on attribue depuis si longtemps aux composés de ce métal.

Nul ne nie que les sels de cuivre à haute dose ne soient toxiques. Ils ont, cela est certain, une action locale manifeste, irritante et émétique sur le tube digestif, et après leur absorption dans le torrent circulatoire, une action déprimante et paralysante sur les centres nerveux. Il existe dans la science un certain nombre de cas d'empoisonnements volontaires ou accidentels par les sels de cuivre, et dans ces cas, ainsi que dans les expériences sur les animaux, la mort paraît avoir été déterminée par la paralysie du muscle cardiaque.

Mais, absorbé à doses minimes, souvent répétées, comme c'est le cas dans l'imprégnation professionnelle, ou comme cela peut avoir lieu accidentellement dans l'économie domestique, le cuivre a-t-il une action nocive ? Les expériences de Toussaint, de Ritter et Feltz, de Nancy, sur les animaux, de Galippe, de Bourneville sur l'homme, semblent répondre par la négative. Galippe a pu, pendant près d'une année, faire usage, lui et sa famille, sans éprouver le moindre trouble de la santé, d'aliments préparés dans des vases de cuivre, en se plaçant volontairement dans les conditions réputées les plus propres à amener la dissolution ou le mélange de cuivre à ceux-ci (1).

Ce même expérimentateur, qui s'est attaché à la réhabilitation du cuivre, fait remarquer que, bien avant d'atteindre les doses vraiment toxiques, la présence des sels de cuivre dans les substances alimentaires se révèle par un goût métallique nauséeux intolérable, qui oblige les moins difficiles à rejeter l'aliment.

(1) *Étude toxicologique sur le cuivre et ses composés*. Th. Paris, 1875 (*Ann. d'hyg. publ.*, 1878 et *Soc. de méd. publ.*, 1882).

D'autre part, des enquêtes faites de divers côtés sur l'état sanitaire des professions à cuivre ont démontré qu'elles n'exerçaient aucune influence nuisible sur la santé des ouvriers. Un des exemples les plus topiques de l'innocuité de ces professions est fourni par les résultats de l'étude faite par Pécholier et Saint-Pierre sur les ouvriers et les ouvrières employés aux environs de Montpellier dans les fabriques de verdet (vert-de-gris) (1). Ces ouvriers vivent au milieu des poussières de ce produit réputé si toxique et en absorbent incessamment par la peau et les voies respiratoires. Néanmoins leur santé ne semble rien laisser à désirer après une courte période d'acclimatement. Les ouvriers octogénaires, ayant travaillé toute leur vie dans ces usines, ne sont pas rares. La profession est souvent héréditaire dans les familles sans que rien dénote la moindre dégénérescence de la race. Bien plus, le séjour au milieu de ces poussières semblerait avoir une action favorable sur la chlorose.

Les enquêtes faites par Pietra Santa sur les ouvriers en cuivre de la prison des Madelonnettes, et par Houlès, sur les chaudronniers de Durfort, arrivent aux mêmes conclusions et semblent démontrer la complète innocuité des poussières de cuivre. En tout cas, ces enquêtes ont établi l'extrême rareté de la colique de cuivre dont l'existence et la réalité sont même mises en doute par plusieurs auteurs.

En résumé, presque tous les hygiénistes sont d'accord actuellement pour considérer comme une légende la grande toxicité du cuivre et de ses composés et pour reconnaître qu'il n'y a pas de *cuprisme professionnel*, d'intoxication professionnelle proprement dite par le cuivre. Son action se borne à produire une teinte anormale des voies par lesquelles il s'élimine : cheveux, poils de la barbe, urines, etc., etc., et à une imprégnation du tartre dentaire qu'il est facile de prévenir par quelques soins de propreté.

(1) *Montpellier médical*, t. XII, 1861.

Quant aux accidents, rares d'ailleurs, coliques, entéralgie, gastralgie parfois observés chez les ouvriers travaillant le cuivre, ils doivent être attribués, soit aux impuretés du métal, soit aux circonstances dans lesquelles se fait le travail (température, sécheresse, surmenage, action mécanique des poussières, etc. (1).

Zincisme professionnel. — Empoisonnement par le zinc. — On a décrit chez les ouvriers employés à la métallurgie du zinc ou à l'embarillage du blanc de zinc une intoxication due à ce métal.

Aujourd'hui, la réalité de cette intoxication et la spécificité des accidents observés sont, comme pour le cuivre, généralement contestées. Lehmann a pu impunément administrer des sels de zinc à des chiens pendant plusieurs mois, et plus récemment Laborde a fait absorber à des animaux des poussières de blanc de zinc sans qu'il en résulte aucune incommodité pour eux, alors que des poussières de céruse administrées comparativement amenaient rapidement l'intoxication.

Ces expériences sur les animaux ont du reste été confirmées par les observations des médecins qui ont eu l'occasion de donner leurs soins aux ouvriers attachés aux usines où l'on traite le minerai. La question a été portée cette année devant le Congrès de Bruxelles et les rapporteurs choisis dans les diverses nationalités ayant pris part au Congrès se sont accordés à reconnaître qu'il n'y avait pas de *zincisme professionnel*, et que les accidents observés, devaient parfois être rapportés au saturnisme et attribués aux minerais presque toujours plus ou moins plombifères (2).

(1) De Pulligny, *Rapp. au Congr. intern. d'hyg. Paris*, 1900.

(2) De Pulligny, délégué de l'Office du travail, rapporteur au Congrès d'hygiène de Paris, 1900, avait déjà émis des conclusions identiques sur l'intoxication professionnelle par le cuivre et le zinc dont il a aussi nié l'existence.

Opermann, le rapporteur allemand, conclut ainsi : « Le zinc mé-

Inutile d'insister sur l'importance de l'unanimité de ces constatations au moment où la lutte entre le blanc de zinc et le blanc de plomb est engagée, nous l'avons vu, avec tant d'âpreté.

MERCURE. — HYDRARGYRISME. — Le mercure joue un rôle beaucoup moins important dans l'industrie que les métaux précédents et n'est pas employé dans l'économie domestique. Toutefois, si les professions qui exposent à l'intoxication mercurielle sont peu nombreuses, quelques-unes occupent un grand nombre d'ouvriers. De ce nombre sont l'exploitation des mines de mercure, l'étamage des glaces, la dorure au mercure, à laquelle la dorure par les procédés galvaniques tend de plus en plus à se substituer, et la fabrication des chapeaux de feutre.

Tout le monde connaît la façon dont on emploie le mercure dans l'étamage des glaces et la dorure. Dans la première opération, l'ouvrier étend sur la glace avec un tampon un amalgame d'étain, et dans la seconde, un amalgame d'or sur les objets à dorer. Dans l'une et dans l'autre on expulse le mercure par l'évaporation. Dans la chapellerie, l'opération qui expose aux émanations mercurielles et qu'en termes professionnels on nomme *sécrétage*, consiste à frotter les peaux

tallique pur n'est pas nocif ; la préparation et la manipulation de ce métal n'est nuisible qu'en raison des impuretés qui y sont contenues, parmi lesquelles le plomb joue le rôle le plus important.

De leur côté, Firket et Thisquen, les rapporteurs belges, disent : la manipulation du zinc et de son oxyde ne constitue pas un danger pour les ouvriers ; nous avons examiné une population nombreuse de travailleurs occupés à la fabrication, au lavage, à l'embarillage du blanc de zinc, et aucun n'a été trouvé porteur d'affection spéciale attribuable à ces travaux ou atteint dans sa santé générale (Thisquen).

Le zinc et son oxyde n'ont aucune action nuisible sur l'homme ; mais quand on traite des minerais de zinc plus ou moins plombifères, ce qui est la règle générale, on doit prendre les plus grandes précautions pour éviter l'absorption de poussières ou de fumées causes de saturnisme (Firket).

avec une brosse trempée dans une solution de nitrate de mercure, dans le but de préparer les poils pour le feutrage.

Symptômes de l'hydrargyrisme professionnel. — Les principaux symptômes par lesquels se manifeste l'intoxication mercurielle dans les industries que nous venons d'énumérer sont bien connus et consistent en stomatite, ébranlement, déchaussement et chute des dents, anémie, cachexie, tremblements, affaiblissement musculaire débutant par les membres supérieurs et, à une période plus avancée, en des convulsions, des paralysies, des troubles de l'intelligence (1). Presque toujours ces symptômes sont précédés de prodromes : troubles digestifs, parfois simple inappétence, secousses convulsives des muscles de la face qui ne doivent pas passer inaperçus ; car ils révèlent le début de l'intoxication et le moment où la médecine et l'hygiène peuvent avantageusement intervenir.

Prophylaxie de l'intoxication mercurielle. — Quelle que soit la profession où l'on emploie le mercure, la cause première, directe de l'intoxication est l'absorption par les voies respiratoires des vapeurs mercurielles qui se produisent même à la température ordinaire. La prophylaxie doit donc avoir pour objectif de soustraire autant que possible l'ouvrier à ces émanations dangereuses. L'installation d'appareils d'aspiration d'air au-dessous des tables où l'on étend l'amalgame sur les glaces semblait très rationnelle par suite de la densité des vapeurs mercurielles. Ces appareils n'ont pas donné cependant les résultats qu'on en espérait. L'aspersion du sol des ateliers avec de l'ammoniaque liquide

(1) D'après certains médecins (Charcot, Letulle, Richardière), les troubles nerveux, surtout les troubles vésaniques, seraient dns bien moins à l'action directe du poison qu'au réveil, sous l'influence de ce dernier, de prédispositions hystériques latentes. La même thèse a du reste été soutenue pour le plomb et nous le verrons plus loin, pour le sulfure de carbone, et pour bien d'autres poisons.

destinée à neutraliser les vapeurs a mieux réussi, et cette pratique a été adoptée à Saint-Gobain. Il faut en outre écarter des professions où l'on manie le mercure tout individu nerveux héréditairement prédisposé.

Mais ce que doit poursuivre l'hygiène, c'est la substitution des substances inoffensives au mercure, toutes les fois que cela est possible. Aussi doit-elle encourager les tentatives faites pour remplacer l'étamage par l'argenture. Il en est de même du procédé proposé par Hillairet et Bergeron pour le feutrage des chapeaux et dans lequel la mélasse est substituée au nitrate de mercure.

Arsenic. — Arsenicisme. — L'arsenic est employé dans plusieurs industries. Mentionnons d'abord les ouvriers employés à l'extraction du minerai et à la fabrication des divers produits arsenicaux : puis viennent les industries qui font usage des verts arsenicaux, vert de Scheele (arsenite de cuivre) et vert de Schweinfurt (sel double d'arsenite et d'acétate de cuivre) et dont les principales sont la fabrication des papiers peints en vert, la fabrication des tissus verts pour fleurs artificielles et l'apprêtage des étoffes de vêtements.

Symptômes de l'intoxication arsenicale. — Les symptômes de l'intoxication arsenicale sont, les uns locaux et résultent de l'action irritante des sels arsenicaux sur la peau, les autres, généraux et sont la conséquence de l'absorption du métal par l'économie. Les premiers consistent surtout en éruptions de nature variée, vésicules, pustules, ulcérations siégeant surtout aux doigts et aux orteils, souvent aux bourses et à la verge.

L'intoxication générale, beaucoup plus rare, se révèle par des troubles digestifs, anorexie, nausées, vomissements, diarrhée, de l'épistaxis, des douleurs musculaires et articulaires, de l'affaiblissement pouvant aller quelquefois jusqu'à la parésie, quelquefois de la fièvre (1). Suivant Lolliot et Rathery, certaines formes d'éruptions, l'érythème et l'eczéma en particulier, seraient aussi des manifestations de l'imprégnation de l'économie.

Prophylaxie. — La vraie prophylaxie de l'arsenicisme consisterait à substituer des couleurs inoffensives aux couleurs arsenicales. Le problème présente malheureusement d'assez grandes difficultés. Les couleurs d'aniline n'offrent guère plus de garantie de salubrité, puisqu'on se sert d'arsenic pour leur préparation, et pour une foule d'usages aucune substance ne peut remplacer complètement jusqu'ici les verts arsenicaux. La solution du problème à la fois hygiénique et industriel se trouvera peut-être dans les tentatives faites depuis quelque temps pour extraire la chlorophylle des feuilles et fixer sa belle couleur verte.

PHOSPHORE. — PHOSPHORISME. — Le phosphore, violent poison, substance éminemment inflammable et par suite très dangereuse à manier, n'est guère utilisé dans l'industrie que pour la fabrication des allumettes et le nombre d'ouvriers exposés à son action est relativement restreint. Mais en raison du danger que présente son maniement, des graves accidents qu'il provoque, il a depuis longtemps attiré l'attention des hygiénistes et les Comités d'hygiène, l'Académie de médecine ont eu souvent l'occasion de s'occuper de lui et de rechercher les moyens de prévenir ses méfaits.

La fabrication des allumettes comprend trois opérations particulièrement suspectes :

1° La préparation de la pâte phosphorée, mélange assez variable, mais dont la base est du phosphore ordinaire

(1) Dans les intoxications professionnelles on n'observe guère que les éruptions cutanées et les troubles digestifs, les ouvriers cessant en général le travail dès qu'apparaissent les premiers symptômes d'intoxication (G. BROUARDEL, *Etude sur l'arsenicisme*, Paris, 1897, G. Steinheil, éditeur).

fondu et délayé dans une solution de gomme à laquelle on ajoute un corps susceptible de fournir l'oxygène nécessaire à la combustion (corps comburant), minium, azotate de potasse, chlorate de potasse pour les allumettes de cire, soufre, minium pour les allumettes de bois;

2° Le trempage qui consiste à tremper la tige de bois ou de cire dans ce mélange préalablement fondu ;

3° Le séchage qui se fait dans des locaux plus ou moins aérés.

Pendant ces diverses opérations, les ouvriers inhalent des vapeurs de phosphore et sont par suite exposés à l'intoxication phosphorée.

Symptômes du phosphorisme. — Nécrose du maxillaire. — L'imprégnation de l'organisme par le phosphore détermine une intoxication générale à laquelle on a donné le nom de phosphorisme et qui est caractérisée par des troubles gastriques et intestinaux, gastralgie, coliques, de l'irritation bronchique et surtout des phénomènes de dépression nerveuse (1).

Cette intoxication générale est aujourd'hui relativement rare. Mais en revanche en observe souvent chez les allumettiers une lésion locale, la nécrose du maxillaire, ou *mal chimique*, qui est pour ainsi dire la lésion professionnelle spécifique.

Le phosphore, d'après Th. Roussel et Magitot, dont l'autorité est grande en la matière, ne serait pas ici le seul cou-

(1) Selon Courtois-Suffit, chargé du service médical des usines de Pantin-Aubervilliers, les accidents attribuables à la seule action du phosphore, en dehors de la nécrose phosphorée, auraient été très exagérés et leur nombre est en définitive assez restreint. Au phosphorisme, d'après ce médecin particulièrement autorisé, appartiendraient seulement en propre l'odeur alliacée particulière de l'haleine et des urines, l'anémie peu grave, mais assez fréquente, surtout chez les femmes, l'albuminurie *peut-être*, mais avec cette restriction qu'elle ne s'accompagne pour ainsi dire jamais des autres symptômes du mal de Bright (*Congr. intern. d'hyg.*, Paris, 1900).

pable. A lui seul, il serait inapte à produire l'altération osseuse et celle-ci serait toujours précédée d'une carie dentaire, œuvre d'agents microbiens, qui ouvrirait la porte au poison et préparerait le terrain. On comprend l'importance de ce fait au point de vue pratique, car il suffit dans ce cas de traiter la lésion dentaire, dès son apparition, pour prévenir la nécrose (1).

Prophylaxie. — Si pour des raisons sur lesquelles nous n'avons pas à nous étendre on a peut-être un peu exagéré les dangers du phosphore, la fabrication des allumettes n'en reste pas moins une industrie malsaine et dangereuse au premier chef et ce n'est que par des mesures prophylactiques rigoureuses et bien entendues qu'on peut en atténuer la nocivité.

Ces mesures qui ont fait l'objet d'un remarquable rapport et d'une intéressante discussion à l'Académie de médecine (2) consistent en :

1° Emploi de machines automatiques closes ne laissant pas échapper des vapeurs phosphorées pour toutes les opérations auxquelles elles peuvent s'appliquer. C'est ce qui a été déjà fait pour la préparation de la pâte, grâce à l'ingénieux appareil imaginé par Germot.

2° Ventilation énergique des ateliers où se font les opérations non susceptibles de se faire en vase clos (séchage, piquage). Travail de courte durée et alternance des ouvriers pour ces opérations.

3° Sélection initiale des ouvriers et inspection médicale périodique, particulièrement examen de la bouche et des

(1) La fréquence de la nécrose phosphorée semblent avoir été un peu exagérée. Kocher (de Berne) évalue à 2 à 3 p. 100 la proportion des nécroses chez les ouvriers employés à la fabrication des allumettes, et Vallin estime que cette proportion est à peu près celle des manufactures de l'État en France.

(2) *Bull. Acad. de méd.*, 9 février 1897 et suivants.

dents, avec élimination temporaire ou définitive de tous ceux qui présentent quelques lésions de ce côté.

4° Propreté scrupuleuse, interdiction des repas dans les ateliers, obligation de changer de vêtements à l'entrée et à la sortie ;

5° Une mesure plus radicale, mais qui a rencontré à l'Académie une assez vive opposition est la suppression du phosphore blanc dans les allumettes et la substitution à ce phosphore du phosphore rouge, état allotropique du phosphore qui est dénué de toxicité.

Les opposants parmi lesquels se trouvaient d'éminents chimistes, tels que Berthelot et Riche, ont fait observer que cette interdiction présente dans la pratique de sérieuses difficultés. Les allumettes au phosphore rouge ou au phosphore amorphe (allumettes suédoises) ne peuvent s'enflammer, en effet, que par le frottement sur une surface préparée à cet effet, de sorte que boîte et allumettes deviennent inséparables, ce qui constitue pour celles-ci une infériorité manifeste (1).

En outre, la fabrication de la pâte qui doit se transformer sous l'influence de la chaleur en phosphore rouge est loin d'être sans danger pour les ouvriers (2).

Ces objections n'ont pas convaincu l'Académie qui a voté le vœu de la suppression complète du phosphore blanc

(1) Le bouton de l'*allumette suédoise* ou *allumette de sûreté* ne contient que du chlorate de potasse rendu adhérent par de la colle. C'est sur le frottoir de la boîte que se trouve le phosphore rouge. De cette façon on se met à l'abri de tout danger d'incendie, mais en revanche l'allumette est un objet absolument inutile quand elle est séparée de sa boîte.

(2) Le phosphore rouge s'obtient industriellement en chauffant à 270-280° le phosphore ordinaire en vase clos et à l'abri de l'air. Mais dans le cours des manipulations il n'est pas toujours facile d'éviter le dégagement de vapeurs et l'inflammation spontanée du mélange.

dans la fabrication des allumettes, suppression qui a été réalisée déjà dans plusieurs pays.

Des expériences poursuivies avec persévérance dans ces dernières années dans les manufactures de l'Etat, en ouvrant une voie nouvelle, semblent du reste avoir rendu vain le débat sur les avantages et les inconvénients des deux phosphores et avoir résolu définitivement le problème.

Depuis quelque temps l'administration a mis en vente de nouvelles allumettes portant la marque S. C. initiales des inventeurs Sévène et Cahen dans lesquelles n'entrent ni phosphore blanc, ni phosphore rouge. Elles sont fabriquées avec du sesquisulfure de phosphore, corps qui n'émet pas de vapeur aux températures ordinaires, son point d'ébullition étant de 380°, qui n'est pour ainsi dire pas toxique et ne présente aucun des dangers du phosphore blanc (1).

HYDROCARBURISME PROFESSIONNEL. — EMPOISONNEMENT PAR LES CARBURES D'HYDROGÈNE. — Nous rangeons dans ce

(1) La formule de la pâte des nouvelles allumettes est :

Sesquisulfure de phosphore	6
Chlorate de potasse	24
Blanc de zinc	6
Ocre rouge	6
Poudre de verre.	6
Colle	18
Eau.	54

Depuis l'emploi de cette pâte on n'a eu à constater dans les manufactures aucun cas d'intoxication (COURTOIS-SUFFIT, *Bull. Acad. de méd.*, 27 déc. 1898). Ajoutons toutefois que ces allumettes sont spontanément inflammables et ne mettent pas, comme les allumettes de sûreté, à l'abri de tout danger d'incendie.

Courtois-Suffit annonçait, en outre, dans son rapport datant déjà de 3 ans, qu'on poursuivait dans les manufactures de l'Etat l'étude de la transformation de ses procédés de fabrication et qu'on était à la veille de généraliser l'emploi d'une machine à fabrication continue qui réduirait considérablement le rôle des ouvriers. Ceux-ci n'auraient plus à intervenir que pour alimenter la machine de tiges d'allumettes et à les recueillir à leur sortie. Nous ignorons quels ont été les résultats de ces essais.

groupe, avec Layet, les accidents causés par l'inhalation des vapeurs des divers hydrocarbures fabriqués ou employés industriellement, benzine et dérivés, pétrole, produits de distillation de la houille, nitro-benzine et aniline, essence de térébenthine et autres essences, etc., etc.

Tous ces produits ont un caractère commun, celui de provoquer un ensemble de troubles nerveux plus ou moins graves résultant de leur action directe sur les centres nerveux et une anémie plus ou moins profonde due à leur action sur les globules du sang.

A ces caractères généraux viennent s'ajouter pour chacune de ces substances des caractères spéciaux dus ordinairement aux éléments étrangers qui sont mélangés aux hydrocarbures et qui donnent aux troubles causés par elles une physionomie propre.

Ce serait sortir de notre cadre que d'étudier à part ces diverses formes et nous ne pouvons que renvoyer aux traités spéciaux. Nous nous bornerons à énumérer les principales industries dans lesquelles on les observe : *fabrication de la benzine, de la nitro-benzine et de l'aniline, exploitation, distillation, raffinage du pétrole, fabrication de la paraffine, de l'acide phénique, de l'esprit de bois et d'une façon plus générale extraction des produits de la houille, fabrication de l'essence de térébenthine et autres essences.*

Vanillisme. — Fabrication de parfums. — Théisme. — Nous dirons seulement quelques mots du vanillisme ou empoisonnement par la vanille, et de ceux causés par la manipulation des essences employées par la parfumerie que Layet a rangés dans ce groupe.

L'éminent professeur d'hygiène de la Faculté de Bordeaux a le premier signalé et décrit les troubles observés chez les ouvrières employées au triage, au brossage, et au réempaquetage de la vanille dont Bordeaux est le principal port de débarquement.

Ces troubles consistent surtout en céphalalgie, vertiges, courbature, quelquefois accompagnés d'une excitation des organes génito-urinaires, vives démangeaisons localisées de préférence aux parties atteintes par les poussières, face et mains, avec éruption papuleuse.

Des symptômes analogues ont été souvent signalés chez les ouvrières travaillant dans les fabriques de parfums; douleurs de tête, névralgies, nausées, dyspepsie, excitation nerveuse. Si l'on veut bien observer que ces essences à parfum sont très voisines, au point de vue chimique, des essences employées pour la fabrication des liqueurs, et si l'on se rappelle la toxicité de ces dernières, on ne s'étonnera pas que la santé des individus sans cesse exposés à inhaler ces produits, soit influencée d'une façon fâcheuse.

Signalons enfin, pour les rapprocher des intoxications que nous venons d'étudier, les accidents que provoque le thé chez les dégustateurs chargés d'apprécier à Londres les qualités de divers thés et qui s'observent aussi chez les gens qui font abus de cette boisson, le *théisme*, caractérisé par la dyspepsie, la gastralgie, les tremblements nerveux et autres troubles assez graves pour obliger les personnes qui exercent cette profession à y renoncer au bout de 7 à 8 ans (Proust).

Prophylaxie. — La prophylaxie de l'hydrocarburisme se déduit de la nature des substances toxiques et de la forme sous laquelle elles sont absorbées. Les mesures que nous avons indiquées contre les gaz et les vapeurs sont ici particulièrement applicables et doivent consister en une large ventilation des ateliers, et en l'installation de hottes de dégagement.

NICOTINISME PROFESSIONNEL. — EMPOISONNEMENT PAR LE TABAC. — La question qui s'est posée à propos du cuprisme et du zincisme peut se poser aussi à propos du *nicotinisme professionnel*. Il est certain que la nicotine est un violent poison et que les tabacs en contiennent une proportion assez élevée, 2 à 8 p. 100. Mais la nicotine n'émet pas de vapeurs à la température habituelle des ateliers et les dangers de ce chef sont très atténués.

En tout cas, grâce aux améliorations apportées en France à la salubrité des ateliers des manufactures de l'Etat, les accidents, les troubles de la santé qu'on observait autrefois chez les ouvrières, surtout au début de leur carrière, céphalalgie, inappétence, dyspepsie, insomnie, troubles nerveux divers, angoisse précordiale, ont, de l'aveu de tous les médecins de ces manufactures, à peu près complètement disparu, si bien que A. Fontaine (1) conclut nettement à l'inexistence d'un nicotinisme professionnel, au moins dans les manufactures françaises, sauf peut-être chez les ouvriers employés à la fermentation du tabac en cases, ouvriers d'ailleurs qui ne constituent qu'une infime minorité, 25 hommes en tout sur une population de près de 17.000 ouvriers.

Un grave reproche a été fait à la profession, et a donné lieu en 1880 à une vive discussion à la Société de médecine publique ; le reproche de provoquer fréquemment chez les ouvrières employées dans les manufactures l'avortement. De nombreux témoignages ont été apportés à l'appui de cette opinion. Les enquêtes étendues, les statistiques précises faites par les médecins attachés aux manufactures n'ont point confirmé cette accusation et ont montré que les avortements n'étaient guère en définitive plus fréquents (2) que dans les autres professions ouvrières.

Sulphydrisme professionnel. — Empoisonnement par l'hydrogène sulfuré. — L'hydrogène sulfuré est, on le sait,

(1) *Loc. cit.*

(2) Poincaré, *Traité d'hyg. industrielle* ; Ygonen, *Lyon médical*, 1880 ; Piasecki (du Havre), *Rev. d'hyg.*, 1881 ; Roire (de Lille), *Ann. d'hyg.pub.*, 3e sér., t. VII ; Poisson (de Nantes), *id.*, 3e sér., t. VI.

un violent poison mortel à la dose de 0. 12 p. 100 et son dégagement se produit dans une foule de circonstances naturelles ou industrielles. Nous avons déjà eu occasion de signaler ses méfaits en parlant de la vidange des fosses d'aisances et du curage des égouts.

Les accidents auxquels il donne lieu peuvént être aigus et presque foudroyants. L'individu est frappé brusquement, tombe sidéré et ne tarde pas à succomber si on ne lui porte rapidement secours. C'est le *plomb* dont nous avons parlé plus haut. D'autres fois ils affectent une marche chronique et n'ont alors rien de spécifique, c'est de l'inappétence, des coliques, de la diarrhée, du malaise, un affaiblissement et un amaigrissement progressif qui finit par mener à la cachexie.

Les industries dans lesquelles les ouvriers sont exposés à la formation et au dégagement d'hydrogène sulfuré sont fort nombreuses; nous citerons notamment, outre les professions d'*égoutiers* et de *vidangeurs*, qui sont de beaucoup le plus souvent frappées, les industries où l'on emploie des sulfures, ou des matières en contenant, *bronzage en noir des métaux*, *fabrication du bleu de Prusse*, *savonneries*, *tanneries ;* celles où le gaz se produit par suite de réactions chimiques diverses ou par la décomposition des matières organiques, *nettoyage des chaudières à vapeur*, *des hauts fourneaux*, *certaines opérations dans les usines métallurgiques*, etc., etc.

Prophylaxie. — Nous avons indiqué les précautions à prendre dans l'opération de la vidange des fossés et du curage des égouts.

Dans les usines où les opérations industrielles donnent lieu à des dégagements de H^2S, on aura recours aux procédés indiqués contre les gaz et vapeurs.

OXYCARBURISME PROFESSIONNEL. — EMPOISONNEMENT PAR LES OXYDES DE CARBONE. — On peut ranger sous cette rubrique les empoisonnements par l'oxyde de carbone et par l'acide carbonique. Bien que les symptômes diffèrent sensiblement, que l'un soit beaucoup moins grave que l'autre, dans la pratique ils s'associent presque toujours, la vapeur de charbon étant un mélange des deux oxydes.

Nous nous sommes assez étendus sur la toxicité de ces gaz et sur les conditions dans lesquelles se produit habituellement l'intoxication pour qu'il y ait à y revenir. Nous nous bornerons à signaler les principales industries qui exposent les ouvriers à ce danger. De ce nombre sont les *cuisiniers*, *pâtissiers*, *boulangers*, les *repasseuses* et, d'une façon plus générale, toutes les professions qui font usage de réchauds au charbon de bois, *étameurs*, *ferblantiers*, *fondeurs de caractères*, *tailleurs*, *teinturiers*.

Le *nettoyage des hauts fourneaux* expose tout particulièrement à l'oxy-carburisme, et Stœrmer constate que les cas d'empoisonnement deviennent de plus en plus fréquents dans les fonderies de la Haute-Silésie. Dans les *usines à gaz* et *chez les gaziers* les accidents sont loin d'être rares et se produisent de préférence au moment de l'ouverture des cornues, ce qui s'explique facilement par la teneur du gaz d'éclairage en CO.

Prophylaxie. — La mesure prophylactique la plus rationnelle, celle qui est tout indiquée est une active ventilation des ateliers où peut se dégager de l'oxyde de carbone.

L'usage des réchauds au charbon de bois, dépourvus de tuyau pour le dégagement des produits de combustion, des fers creux pour les repasseuses, doit être rigoureusement rejeté.

Quant aux usines à gaz, il est possible, et même facile aux compagnies, ainsi que le recommande Poincaré, de prendre des mesures pour éviter les accidents.

Les intoxications par l'acide carbonique seul s'observent

chez les *fossoyeurs*, chez les *puisatiers*, dans les *industries de fermentation* (fabrication de la bière, du vin).

Les mesures prophylactiques sont les mêmes que celles recommandées contre le sulfhydrisme.

SULFO-CARBONISME. — EMPOISONNEMENT PAR LE SULFURE DE CARBONE. — Le sulfure de carbone est un liquide incolore, d'une odeur désagréable, dont l'usage prend depuis quelque temps, par suite de son action sulfurante énergique et de ses propriétés dissolvantes à l'égard de certaines substances, les corps gras, le caoutchouc et le phosphore en particulier, une extension considérable dans l'industrie. Il est employé dans la *préparation du phosphore amorphe* pour éliminer les traces de phosphore blanc, dans le *traitement des grès bitumeux*, dans le *dégraissage des étoffes de laine*. Une de ses applications les plus importantes est la *sulfuration ou vulcanisation du caoutchouc*. Il est aussi employé en grandes quantités dans les *huileries* pour retirer des tourteaux d'olives les corps gras qui sont restés après leur pressurage. D'après Dujardin-Beaumetz, cette seule industrie occupe plus de deux mille ouvriers en France ou à l'étranger. Mentionnons enfin son emploi dans le *traitement des vignes phylloxérées*. Aussi la consommation de cette substance devient-elle chaque année plus considérable.

Symptômes de l'intoxication par le sulfure de carbone. — Les vapeurs de sulfure de carbone sont éminemment toxiques et tuent rapidement les animaux qui les respirent dans un espace clos.

Delpech, qui a fait, un des premiers une étude très complète des accidents observés chez les ouvriers employés dans les diverses industries dans lesquelles l'on se sert de sulfure de carbone, a signalé l'action profonde que ces vapeurs exercent sur le système nerveux. Suivant cet hygiéniste, l'intoxication comprendrait deux périodes :

1° Une période d'excitation caractérisée par de la céphalalgie, des vertiges, de l'hyperesthésie cutanée et musculaire; une irritabilité et une mobilité extrême de l'humeur allant parfois jusqu'à l'aliénation mentale.

2° Une période de dépression dans laquelle se produisent l'affaiblissement des facultés intellectuelles, des troubles de la vue, de la surdité, de l'impuissance, de la parésie, de l'amnésie, de l'anesthésie généralisée ou localisée.

Poincaré, dans ses expériences sur les animaux, a constaté la dégénérescence graisseuse et le ramollissement de la substance grise des centres nerveux, des obstructions des capillaires cérébraux par des gouttelettes huileuses, etc., etc.

Rosenblatt et Hertel (1) ont expérimenté sur eux-mêmes, en s'enfermant quelques heures chaque jour pendant un certain temps dans une chambre où se dégageaient des vapeurs de sulfure de carbone, et ils ont éprouvé la plupart des troubles signalés chez les ouvriers intoxiqués, céphalée, incertitude de la marche, troubles de la sensibilité, inaptitude au travail, douleurs dans les membres.

Un signe caractéristique serait, d'après Laboulbène, des taches noirâtres irrégulièrement disséminées sur les diverses parties du corps et causées par des accumulations de pigment provenant de la destruction des globules.

La prédisposition individuelle joue un rôle prédominant dans la rapidité d'apparition des symptômes et dans leur gravité, au point que certains auteurs, ont cru n'y voir que le réveil, sous l'influence du poison, d'une diathèse hystérique ou vésânique latente (Marie).

La thèse ainsi présentée n'est guère soutenable ; l'intoxication sulfocarbonée possède, ainsi que le démontrent les expériences citées plus haut, des symptômes en propre et

(1) *Rev. d'hyg.*, 1894.

Marandon et Montyel (1) reconnaissent qu'elle est susceptible par elle-même de provoquer, chez les ouvriers qui y sont exposés, l'ivresse et la démence. Mais on ne peut nier que les mauvaises conditions hygiéniques des ateliers et les antécédents des ouvriers n'entrent pour une large part dans la production des accidents.

Ce sont les mêmes conclusions auxquelles était arrivé Dujardin-Beaumetz à la suite de l'enquête à laquelle il s'était livré.

Prophylaxie. — Poincaré avait conseillé, vu les dangers de ce produit, de le remplacer pour la vulcanisation du caoutchouc par une autre formule qui donnerait d'aussi bons résultats.

Nous avons vu, en parlant de la céruse, autrement dangereuse. quelle difficulté, quelle mauvaise volonté trouve l'hygiène de la part des industriels, quand il s'agit d'obtenir une réforme tant soit peu radicale, même quand cette réforme ne présente que des avantages.

On doit donc pour le moment se borner à recommander les mesures de prophylaxie générale qui s'appliquent à toutes les industries dangereuses, large ventilation et aération des ateliers, grande propreté de l'ouvrier.

Une mesure non moins indispensable consiste à éloigner de cette profession tous les ouviers présentant des antécédents (2) ou des prédispositions nerveuses.

Milieu souterrain. Conditions hygiéniques du travail dans les houillères. — Le milieu souterrain dans lequel vit une population nombreuse est un milieu à part, présen-

(1) *Ann. d'hyg. et de méd. lég.*, 1895.

(2) Conditions posées par arrêté du préfet de police à l'ouverture d'une usine de sulfure de carbone sur la proposition du Conseil d'hygiène et de salubrité de la Seine (*Rec. des trav. du Comité d'hyg. de la Seine*).

tant des conditions sanitaires tout à fait spéciales et où se trouvent réunis tous les facteurs que nous avons énumérés plus haut comme susceptibles d'influencer l'organisme : absence de lumière, augmentation de pression atmosphérique, modifications de composition de l'air, saturation aqueuse de l'atmosphère, haute température, dégagement de gaz toxiques et de poussières, etc., etc.

Examinons l'influence de ces divers éléments sur la santé des mineurs.

Absence de lumière. — L'absence de lumière, contrairement à ce qu'on aurait pu supposer, ne paraît avoir d'autre effet que de déterminer une pâleur particulière, une teinte blafarde des téguments qui se retrouvent du reste chez tous ceux qui vivent habituellement dans l'obscurité.

Augmentation de la pression barométrique. — L'augmentation de pression, contestée d'ailleurs par certains auteurs, est en tout cas trop peu considérable pour influencer l'organisme d'une façon manifeste.

Humidité. — Le degré hygrométrique est toujours très élevé dans les galeries. Il oscille entre 80 et 90° et il n'est pas rare de le voir arriver au point de saturation. Quand cette humidité excessive s'associe avec une haute température, comme c'est souvent le cas, 35 à 40° (1), le travail du mineur devient très pénible et les sueurs profuses auxquelles il est en proie sont une cause puissante d'affaiblissement et d'épuisement. D'après Fabre (de Commentry), les affections rhumatismales en revanche ne sont pas plus fré-

(1) Grâce aux puissants appareils de ventilation dont on dispose actuellement, la température des galeries se maintient habituellement entre 15 et 25°, mais en certains points, dans les boyaux étroits, dans les culs-de-sac, elle dépasse souvent 30°. Dans ce cas le mineur appelé à travailler dans ce milieu souffre et sa puissance de travail est sensiblement diminuée (OBERTHUR, *Études médicales sur les ouvriers des houillères*, th. Paris, 1897).

quentes qu'ailleurs, ce qui est dû sans doute à la température élevée du milieu (1).

Gaz nuisibles. — 1° Il se dégage très souvent dans les mines, dans celles de houilles notamment, des gaz irrespirables ou toxiques, de l'acide carbonique, de l'oxyde de carbone, de l'hydrogène sulfuré, des carbures d'hydrogène. Ces gaz peuvent s'accumuler dans les galeries et être la cause d'accidents graves, aujourd'hui relativement rares dans les mines bien aménagées, grâce à leur bonne ventilation.

Poussières. Anthracose. — Les poussières charbonneuses que le houilleur inhale pendant son travail vont se fixer suivant le mécanisme décrit plus haut dans le tissu conjonctif sous-alvéolaire et y déterminent la lésion si caractéristique à laquelle on a donné le nom d'*anthracose.*

Ces poussières sont parmi les moins offensives et il n'est pas rare de constater des cas dans lesquels elles ne donnent lieu à aucune réaction, comme cela s'est produit dans les expériences de Claisse et Josué sur les animaux. Aussi certains médecins seraient-ils portés à nier l'existence d'une affection professionnelle particulière. Si l'on considère toutefois que la bronchite chronique avec emphysème est une des maladies les plus fréquentes chez les vieux mineurs, que peu y échappent à un certain âge, il est bien difficile de nier que ces poussières n'entrent pour une part et ne jouent un rôle important dans la pathogénie de ces inflammations chroniques et de ces dégénérescences fibreuses.

(1) Fabre, médecin de la Société des mines de Commentry, a profité de cette situation pour étudier avec grand soin toutes les questions d'hygiène qui concernent la vie du mineur. — On consultera avec fruit ses diverses publications à ce sujet : *De l'anémie et spécialement de l'anémie chez les mineurs*, 1 vol. Paris, 1878 : — *De l'influence du travail souterrain sur la santé des mineurs*, Paris, 1878 ; — *Les mineurs et l'anémie*, communication à la *Société de l'Industrie minérale*, Paris, 1884. La Pathologie des houillères, *Bull. Ac. de méd.*, Paris, 1890.

En revanche, tous les médecins des régions houillères s'accordent à constater la rareté de la phtisie bacillaire chez les mineurs. En France, en Allemagne, en Angleterre, en Amérique, partout on a signalé l'immunité relative dont jouit cette profession à l'égard de la tuberculose (1).

A quelle cause est due cette immunité ? Aucune des explications, des hypothèses proposées ne paraissent complètement satisfaisantes, et le plus sage est pour le moment de se borner à la constatation du fait.

Signalons, parmi les risques professionnels, les explosions de *grisou* qui sont trop fréquemment la cause de terribles catastrophes où de nombreux ouvriers trouvent la mort. Le *grisou* est un mélange assez complexe de divers gaz dans lequel entre principalement de l'hydrogène protocarboné, *méthane*, CH^4, qui se dégage dans les galeries sous des influences encore mal connues et qui s'enflamme et détone au contact d'un corps en ignition.

On sait que le moyen de préserver le mineur de ces explosions est la lampe de sûreté imaginée par Davy et plus ou moins modifiée depuis. Malheureusement les ouvriers, soit par négligence, soit pour avoir une lumière plus vive ne la ferment pas toujours et rendent par suite son action protectrice inutile.

(1) A Anzin la proportion des décès tuberculeux serait, d'après le Dr Manouvriez, de 2.5 pour 1000 ouvriers. A Denain, où la population est très agglomérée, le chiffre s'élèverait à 3.88. Par contre, à Vieux-Condé, Fresne, Abscon où elle est beaucoup plus disséminée, le coefficient descendrait à 0.56.

Sur 7.000 mineurs occupés par la Compagnie d'Anzin, il n'y aurait eu en 1895, d'après les renseignements fournis par l'Administration, que 4 décès phtisiques. A Lens, de 1885 à 1888, on n'en aurait compté que 7 et à Seraing, sur 5.000 ouvriers, que 4 (Kuborn).

Rappelons comme terme de comparaison que la mortalité phtisique a été, en 1885, de 4.23 pour 1000 à Paris et de 2.68 pour l'ensemble des villes au-dessus de 5.000 habitants.

On a aussi proposé des appareils destinés à avertir de la présence du grisou dans les mines, mais eux aussi sont trop souvent infidèles.

En résumé et en faisant abstraction des risques professionnels qui ne dépassent pas d'ailleurs la moyenne, les conditions sanitaires du milieu souterrain, malgré les circonstances en apparence les plus défavorables, sont loin, on le voit, d'être mauvaises. Elles sont en tout cas bien supérieures à celles d'une foule d'autres professions. La longévité des mineurs constatée par toutes les statistiques (1), les aptitudes au service militaire dont le chiffre est au-dessus de la normale, la rareté de la tuberculose sont là pour en témoigner,

Prophylaxie. — Il ne faudrait pas oublier toutefois que si les conditions du travail des houillères sont aujourd'hui relativement satisfaisantes, c'est aux améliorations qu'on n'a cessé d'apporter dans l'aménagement de ces dernières. Ramazzini et, à une époque beaucoup plus récente, Hallé ont fait un tableau navrant et malheureusement trop vrai de la situation des mineurs au siècle dernier et au commencement de celui-ci. La phtisie décimait, sous le nom de *phtisie noire, black phtisis*, les ouvriers du pays de Galles où a commencé l'exploitation de la houille.

L'amélioration capitale, celle qui a profondément transformé les conditions de ce milieu, a été la ventilation des galeries au moyen de puissantes machines. Certaines galeries peuvent être facilement aérées par l'établissement de deux puits dont les orifices ne sont pas au même niveau. En vertu du principe de Watzon (p. 319), il s'établit dans ce cas un courant d'air continu, dirigé, en hiver de l'orifice le plus bas à l'orifice le plus élevé, et en été dirigé en sens contraire. Mais dans la majorité des cas il faut avoir recours à

(1) Sur 12.284 ouvriers que comptent les mines d'Anzin il y a 867 pensionnés au-dessus de 60 ans.

la ventilation mécanique et ce sont les divers appareils dont nous avons déjà parlé qui sont tout particulièrement appropriés à cet usage.

Les ouvriers qui remontent de la mine où ils ont été soumis à des températures très élevées, s'exposent à des refroidissements, causes de bronchites, de rhumatismes et autres affections *a frigore* quand ils reviennent à l'air extérieur. Ils sont en outre recouverts d'une couche de poussière noire. Aussi serait-il à souhaiter de voir généraliser la mesure adoptée par certaines compagnies houillères et qui consiste à aménager un local chauffé à une température convenable et pourvu d'un système de bains douches, *chambres chaudes*, où l'ouvrier, au sortir de la mine peut se débarrasser par un lavage rapide des saletés accumulées sur sa peau et revêtir ses vêtements de ville.

Ankylostomasie. — Anémie des mineurs. — Anémie d'Anzin. — Phtisie des mineurs. — En 1802 Hallé fut appelé à étudier une épidémie sévissant dans le bassin d'Anzin caractérisée surtout par des symptômes d'anémie, et attribua cette maladie désignée désormais sous le nom *d'anémie d'Anzin* au milieu si spécial dans lequel vit le mineur, absence de lumière, insuffisance d'air respirable, humidité, etc., etc. (1). Depuis, les médecins des régions minières, dont l'attention avait été éveillée par la relation de Hallé, signalèrent de ci de là à l'état sporadique des cas analogues, et continuèrent

(1) La maladie était loin d'être inconnue dans les mines de Hongrie où elle est depuis longtemps endémique, puisque, d'après Toth (*a*), les rapports médicaux de 1740 en font mention ; mais comme en France, ils rapportaient la maladie à l'atmosphère chaude et humide des mines et à l'absence de lumière. Rappelons, d'autre part, que l'ankylostomasie est une affection originaire des pays chauds et qu'elle est très répandue chez les nègres du Soudan, de l'Egypte et qu'aux Antilles et au Brésil et dans l'Amérique tropicale elle n'épargne aucune race.

(*a*) *Rapp. au Congr. intern. de Bruxelles*, 1903.

à considérer la maladie comme une affection professionnelle liée au milieu, à l'inhalation de gaz délétères. Fabre (de Commercy); Manouvriez (de Lille); Rembault (de Saint-Etienne).

C'est en 1882 seulement que Perroncito, ayant eu l'occasion d'observer une grave épidémie qui frappa les ouvriers employés au percement du tunnel du St-Gothard, reconnut la nature parasitaire de l'affection. Depuis, les recherches qui se sont multipliées ont élucidé à peu près complètement la biologie du parasite et ont permis d'établir la prophylaxie sur des bases rationnelles.

Biologie du parasite. — La maladie reconnaît pour cause la présence dans le duodénum et la partie supérieure de l'intestin grêle d'un petit ver appartenant à la famille des nématodes, l'*Ankylostoma* ou *Dochmia intestinalis* (V. fig.). Ce ver, à l'état adulte, vit exclusivement dans l'intestin humain, et toutes les tentatives faites pour infecter les animaux, chiens et rats, ont échoué. La femelle pond des multitudes d'œufs qui ne peuvent éclore dans l'intestin dont la température est trop élevée, mais qui, évacués avec les selles dans le milieu extérieur, vont s'y développer et s'y transformer en larves si elles y trouvent des conditions favorables. Ces conditions sont une température de 20 à 30 degrés, une humidité suffisante, un terrain de culture propice, ni trop liquide, ni trop sec, de préférence un milieu de consistance pâteuse. Or, c'est justement les conditions que réalise le sol des galeries habituellement souillé par les déjections des ouvriers.

Dans le milieu extérieur, l'évolution ne peut dépasser l'état larvaire et, pour que le parasite passe à l'état parfait et devienne susceptible de se reproduire, il faut qu'il pénètre de nouveau dans le tube digestif humain, ce qui se produit d'ordinaire quand le mineur porte à sa bouche ses mains, ses vêtements, sa pipe ou autres objets souillés par la boue de la galerie.

Les rayons du soleil, la sécheresse sont funestes aux larves dont ils arrêtent le développement et amènent rapidement la mort. Aussi les ouvriers de surface, et même les familles des ankylostomisés, jouissent-ils d'une immunité à peu près absolue.

Symptômes et lésions. — La maladie, sous sa forme grave, se manifeste par un état de profonde anémie, de faiblesse, d'incapacité de travail qui conduit au bout d'un temps plus ou moins long à la cachexie et quelquefois à la mort.

Hâtons-nous de dire que cette forme grave est rare et les cas de mort exceptionnels (1) ; que la proportion des individus dont l'état de santé est sérieusement altéré, les ankylostomasiés vrais, les *Wurmkrank*, suivant l'expression usitée en Allemagne, est assez faible par rapport aux simples porteurs de vers, *Wurmtrager*, ou ankylostomasiés, chez lesquels la présence du purante ne se révèle par aucun symptôme.

Dans les pays chauds, c'est cette dernière forme qui prédomine et les habitants de ces régions hébergent très souvent paraît-il, le parasite sans en éprouver aucune souffrance, aucun trouble de la santé.

Dans nos régions tempérées et septentrionales les formes graves sont plus fréquentes; mais la gravité de l'affection, le degré d'anémie qu'elle entraîne paraît surtout influencé, comme pour toutes les autres affections professionnelles, par les conditions hygiéniques dans lesquelles vit l'ouvrier, logement insalubre, alimentation insuffisante et

(1) Si les formes graves mortelles sont exceptionnelles, les incapacités de travail nécessitant un chômage plus ou moins long sont très fréquentes. C'est ainsi que le conseil provincial de Liège, qui a voté un crédit pour distribuer aux malades qui chôment plus d'un mois pour cause d'ankylostomasie, a dépensé en trois ans plus de 62.000 fr. pour 42.677 journées de chômage, distribués à 739 ouvriers.

par son état de santé antérieur, alcoolisme, tuberculose, misère physiologique.

On connaît assez mal encore le mode d'action du parasite. Il faut rejeter l'idée d'une action purement mécanique, telle que la succion du sang par le ver. Il est probable qu'il s'agit ici d'une véritable intoxication par des substances hémolytiques (Lichtenstein), et ce qui donne créance à cette hypothèse c'est que le taux de l'hémoglobine descend en moyenne chez les ankylostomasiques à 36, 38 p. 100 du taux normal, qu'il se produit une éosinophilie et une leucocytose intenses (Boycott et J. Haldam). Les tentatives faites par Breton (1) pour isoler ces toxines ont toutefois échoué jusqu'ici.

Répartition géographique de l'ankylostomasie. — Situation actuelle des bassins houillers au point de vue de la maladie. — Si l'affection, sous la dénomination *d'anémie des mineurs*, a été signalée depuis longtemps, nous l'avons vu, à l'état sporadique ou à l'état endémique dans beaucoup de charbonnages, il est certain qu'elle a pris en ces derniers temps dans certains bassins houillers une extension considérable et qu'elle y a été importée assez récemment par des ouvriers venant soit d'autres mines infectées, soit du tunnel du St-Gothard où le mal sévissait avec une grande intensité. Actuellement les bassins les plus atteints dans l'Europe occidentale sont les mines de Westphalie en Allemagne et les mines de la province de Liège en Belgique.

Dans ce dernier bassin, sur 72 sièges d'exploitation minière, 49 seraient infectés, d'après l'enquête officielle et, sur une population minière de 22.000 ouvriers, 6.500 à 7.000 ouvriers de fond seraient porteurs de vers, soit une proportion de 30 p. 100. Dans certains charbonnages, la proportion s'élèverait de 75 à 92 p. 100.

L'ankylostomasie semble être moins répandue en France,

(1) *Congr. intern. d'hygiène*, Bruxelles, 1903.

autant qu'on en peut juger par l'enquête officieuse,et nécessairement un peu incomplète, à laquelle s'est livré Breton. Les bassins du Gard et de l'Hérault (Bessège, Alais, Rochebelle, Graissessac), ceux de l'Allier, de l'Aveyron (1), du Tarn, seraient à peu près indemnes jusqu'ici. Dans les bassins du Nord et du Pas-de-Calais, la maladie serait, d'après les administrateurs,à peu près inconnue. Mais cet optimisme officiel n'est pas partagé par Breton, qui estime la proportion des ankylostomasiés à 2 p. 100 environ, sur une population de 80.000 mineurs.

Ce serait surtout dans le bassin de la Loire, à Rive-de-Gier, à Grand-Croix, la Péronnière, que se trouveraient les foyers, les centres d'infection les plus intenses. De l'aveu même de l'Administration, le nombre des mineurs atteints dépasserait 5 p. 100.

On voit donc que bien que jusqu'ici la France soit relativement épargnée, elle aurait grand tort de s'endormir dans une trompeuse sécurité. A voir la marche rapide que le fléau a suivie dans un pays aussi voisin que la Belgique, il n'est que temps pour les administrateurs de charbonnage de prendre des mesures sérieuses de préservation.

Prophylaxie. — Il semble facile, avec les données que nous possédons actuellement sur la biologie et les mœurs du parasite,son mode de transmission, d'établir sur des bases scientifiques une prophylaxie rationnelle et sûre.Malheureusement dans la pratique la plupart des mesures les plus simples, viennent trop souvent, ici, comme pour toutes les autres industries, se heurter, à la mauvaise volonté des patrons et à l'insouciance des ouvriers.

Quoi qu'il en soit, ces mesures peuvent se formuler en quelques règles précises dont l'hygiène doit réclamer avec persévérance l'application :

(1) On a signalé toutefois quelques cas sporadiques graves dans le bassin de l'Aveyron.

1° Interdiction absolue aux ouvriers de déposer les déjections sur le sol de la mine. Pour prévenir dans la mesure du possible les infractions à cette interdiction, la compagnie minière doit faire établir à la surface, près des puits de descente, des water-closets propres, bien entretenus, où l'ouvrier s'exonérera avant de descendre dans la mine, et faire disposer en même temps, au fond de la mine, des tinettes mobiles (1).

2° Aucun ouvrier ne sera admis au travail de fond avant que l'examen de ses déjections n'ait prouvé l'absence des œufs du parasite. La mesure sera évidemment très efficace dans les charbonnages indemnes ; mais elle ne peut avoir qu'une médiocre portée dans ceux déjà infectés.

3° Tout cas d'ankylostomasie constaté dans un charbonnage indemne devra être déclaré et l'ouvrier traité dans un dispensaire spécial.

4° Il sera établi des dispensaires spéciaux dans tous les foyers un peu intenses, dispensaires où l'ouvrier sera traité sous la surveillance du médecin, comme celui qui a été créé à Liège (2).

(1) L'installation de tinettes au fond des mines, très rationnelle en principe, n'est pas, ainsi que le font observer Herman et Duclaux, sans rencontrer dans la pratique de grandes difficultés d'application. Le mineur ne consentira que difficilement à s'éloigner du point de taille, souvent en rampant des centaines de mètres, pour aller se délester dans une tinette sale, mal entretenue, dont l'odeur est repoussante, alors qu'il lui est si facile de le faire dans la poussière de charbon désodorisante et asséchante qu'il a auprès de lui, à sa portée.

(2) Dans le dispensaire dirigé par le Dr Malvoz de Liège on reçoit les ouvriers qui se présentent et qui sont reconnus porteurs de vers et on les garde tout le temps nécessaire à la cure qui consiste en l'administration de vermifuges (thymol, suc laiteux de *Ficus dolaria*, écorce d'*Acacia anthelmintica*, etc., etc.). Quand la santé est sérieusement altérée, on y joint un traitement reconstituant.

Au dispensaire d'Erin, en Westphalie, la cure dure en moyenne une huitaine de jours.

5° Amélioration des conditions physiques de la mine, asséchement, propreté générale, désinfection et *installation à la surface de bains-douches, vestiaires, lavoirs* (1).

Il est certain que l'application de pareilles mesures, si elle se faisait avec un peu de conscience et de méthode serait une sorte de *traitement par extinction* qui ne tarderait pas à donner les meilleurs résultats, puisque c'est exclusivement par les déjections que se transmet la maladie, et que les larves ne trouvent que dans le milieu souterrain chaud, humide et boueux les conditions de leur développement. Mais pour cela, comme pour toute prophylaxie efficace, il faut le concours, la bonne volonté des intéressés, chefs d'industrie et ouvriers, et, si par une surveillance et un contrôle rigoureux des règlements d'administration, on peut obliger les premiers à se conformer aux prescriptions concernant l'hygiène et la sécurité des travailleurs, ce n'est que par l'éducation hygiénique de ceux-ci, en faisant auprès d'eux une incessante et active propagande, qu'on pourra triompher de leur insouciance et de leur incurie.

Nous terminerons ce chapitre par un exposé sommaire des principales dispositions de la législation qui régit actuellement en France l'hygiène et la sécurité des travailleurs,

(1) Nous avons vu que parmi les diverses mesures prophylactiques recommandées pour protéger les ouvriers contre l'insalubrité de leur profession, contre les divers poisons qu'ils ont à manipuler, il n'en est pas qui soit réclamée avec plus d'insistance et après plus d'unanimité par les hygiénistes, que l'installation de bains douches ou bains par aspersion. Cette installation si simple et si peu coûteuse, si elle devenait en somme générale, aurait en effet une portée considérable et réaliserait assurément un immense progrès, non seulement au point de vue de l'hygiène industrielle, mais au point de vue plus général de l'hygiène sociale. Outre que l'usage quotidien ou du moins plusieurs fois par semaine de ces bains, débarrasseront la peau de l'ouvrier si exposée aux contaminations de toutes sortes des poussières toxiques ou infectieuses, avec lesquelles il se trouve en contact, ce serait une *propagande en action*, une *leçon de choses* pour lui inculquer des habitudes de propreté.

la *législation ouvrière* à laquelle nous avons souvent fait allusion dans les pages qui précèdent.

Loi du 2 novembre 1892 concernant le travail des enfants, des filles mineures et des femmes.

Décrets rendus pour son application.

La loi admet en principe qu'elle doit protéger l'hygiène, la moralité et la sécurité des enfants des deux sexes jusqu'à 18 ans, des filles mineures de 18 à 21 ans et des femmes de tout âge dans tous les établissements industriels, quels qu'ils soient, publics ou privés, laïques ou religieux, même ceux qui ont un but d'instruction ou de bienfaisance, à l'exception toutefois des petits ateliers de famille dirigés par les père, mère, ou tuteurs.

L'âge d'admission dans les établissements est fixé à 13 ans révolus et à 12 ans pour les enfants munis du certificat d'études primaires.

La durée du travail effectif ne doit pas dépasser 10 heures pour les enfants de moins de 16 ans, 11 pour les adolescents des deux sexes de 16 à 18 ans, pour les filles mineures de 18 à 21 ans et pour les femmes de tout âge.

Un ou plusieurs repos d'une durée totale d'une heure au moins doivent couper les heures du travail effectif. Un jour de repos complet par semaine doit leur être accordé.

Tout travail de nuit (de 9 heures du soir à 5 heures du matin) est interdit en principe à toute cette catégorie de travailleurs,mais il peut être accordé à ce point de vue par les inspecteurs du travail certaines tolérances visées par la loi (1).

(1) L'interdiction du travail de nuit peut être levée temporairement pour un mois au plus par les inspecteurs du travail en cas de chômage résultant d'une interruption accidentelle ou de force majeure.

D'autre part, les exigences de certaines industries ont nécessité des tolérances plus ou moins fréquentes, que ne saurait d'ailleurs approuver l'hygiène, par exemple la surproduction qu'amènent à certaines époques de l'année les exigences de la mode ou de la saison, le danger de détérioration d'un produit,les procédés exigeant une production continue, etc., etc.

Le décret du 13 mai 1893 donne en outre dans des tableaux annexes la nomenclature des industries dans lesquelles il est interdit d'employer des garçons au-dessous de 18 ans, des filles mineures et des femmes.

Les enfants ne peuvent être employés dans les représentations de théâtre et cafés-concerts sédentaires avant l'âge de 12 ans révolus, sauf exceptions nominatives et temporaires relatives à la représentation d'une pièce déterminée.

Certains travaux énumérés dans les règlements d'administration, travaux souterrains, travaux excédant les forces des protégés ou exigeant une attention ou une adresse particulière, travaux s'accompagnant d'un dégagement de vapeurs, d'émanations, de poussières dangereuses ou présentant des dangers d'incendie ou d'explosion, etc., etc., sont interdits à tous ou à de certaines catégories de protégés.

La loi du 2 novembre 1892 ne s'occupait que de la protection des enfants et des femmes; elle a été complétée depuis par la loi du 12 juin 1893, qui étend le bénéfice des mesures de salubrité et d'hygiène, aux ouvriers de toutes catégories visés dans l'article 1er ainsi conçu :

Art. 1er. — Sont soumis aux dispositions de la présente loi les manufactures, fabriques, usines, chantiers, ateliers de tout genre et leurs dépendances.

Sont seuls exceptés les établissements où ne sont employés que les membres de la famille sous l'autorité du père ou du tuteur.

Néanmoins, si le travail s'y fait à l'aide de chaudières à vapeur ou de moteurs mécaniques ou si l'industrie exercée est classée au nombre des établissements dangereux ou insalubres, l'inspecteur aura le droit de prescrire les mesures de sécurité ou de salubrité à prendre, conformément aux dispositions de la présente loi.

. . . .

Les règlements d'administration publique prévus par l'article 3 de cette loi et ayant pour objet de déterminer les mesures de protection et de salubrité applicables soit à tous es établissements industriels, soit à certaines catégories ou à certains modes de travail sont édictés dans le décret du 10 mars 1894, dont nous donnons ci-après les principales dispositions :

Décret du 10 mars 1894. Application de l'article 3 de la loi du 12 juin 1893.

Art. 1er. — Les emplacements affectés au travail dans les manufactures, fabriques, usines, chantiers, ateliers de tout genre e leurs dépendances seront tenus en état constant de propreté. Le sol sera nettoyé à fond au moins une fois par jour avant l'ouverture ou après la clôture du travail, mais jamais pendant le travail. Ce nettoyage sera fait soit par un lavage, soit à l'aide de brosses ou de linges humides ; si les conditions de l'industrie s'opposent au lavage : les murs et les plafonds seront l'objet de fréquents nettoyages, les enduits seront refaits toutes les fois qu'il sera nécessaire.

Art. 2. — Dans les locaux où l'on travaille des matières organiques altérables, le sol sera rendu imperméable et toujours bien nivelé, les murs seront recouverts d'un enduit permettant un lavage efficace

En outre, le sol et les murs seront lavés aussi souvent qu'il sera nécessaire avec une solution désinfectante. Un lessivage à fond avec la même solution sera fait au moins une fois par an.

Les résidus putrescibles ne devront jamais séjourner dans les locaux affectés au travail et seront enlevés au fur et à mesure.

Art. 3. — L'atmosphère des ateliers et de tous les autres locaux affectés au travail sera tenue constamment à l'abri de toute émanation provenant d'égouts, fossés, puisards, fosses d'aisances ou de toute autre source d'infection.

Dans les établissements qui déverseront les eaux résiduaires ou de lavage dans un égout public ou privé, toute communication entre l'égout et l'établissement sera munie d'un interrupteur hydraulique fréquemment nettoyé et abondamment lavé au moins une fois par jour.

Les travaux dans les puits, conduites de gaz, canaux de fumée, fosses d'aisances, cuves ou appareils quelconques pouvant contenir des gaz délétères ne seront entrepris qu'après que l'atmosphère aura été assainie par une ventilation efficace. Les ouvriers appelés à travailler dans ces conditions seront attachés par une ceinture de sûreté.

Art. 4. — Les cabinets d'aisances ne devront pas communiquer directement avec les locaux fermés où seront employés les ouvriers. Ils seront éclairés, abondamment pourvus d'eau, munis de cuvettes avec inflexion siphoïde du tuyau de chute. Le sol, les parois seront en matériaux imperméables, les peintures seront d'un ton clair.

Il y aura au moins un cabinet pour cinquante personnes et des urinoirs en nombre suffisant.

Aucun puits absorbant, aucune disposition analogue ne pourra être établie qu'avec l'autorisation de l'administration supérieure et dans les conditions qu'elle aura prescrites.

Art. 5. — Les locaux fermés affectés au travail ne seront jamais encombrés ; *le cube d'air par ouvrier ne pourra être inférieur à 6 mètres cubes.*

Ils seront largement aérés. Ces locaux ainsi que leurs dépendances, passages et escaliers, seront convenablement éclairés.

Art. 6. — Les poussières, ainsi que les gaz incommodes, insalubres ou toxiques seront évacués directement au dehors de l'atelier au fur et à mesure de leur production.

Pour les buées, vapeurs, gaz, poussières légères, il sera installé des hottes avec cheminées d'appel ou tout autre appareil d'élimination efficace.

Pour les poussières déterminées par les meules, les batteurs, les broyeurs et tous autres appareils mécaniques, il sera installé autour des appareils des tambours en communication avec une ventilation aspirante énergique.

Pour les gaz lourds, tels que vapeurs de mercure, de sulfure de carbone, la ventilation aura lieu *per discensum,* les tables ou appareils de travail seront mis en communication directe avec le ventilateur.

La pulvérisation des matières irritantes ou toxiques ou autres opérations telles que le tamisage et l'embarillage de ces matières se feront mécaniquement en appareils clos.

L'air des ateliers sera renouvelé de façon à rester dans l'état de pureté nécessaire à la santé des ouvriers.

Art. 7. — Pour les industries désignées par arrêté ministériel, après avis du Comité consultatif des arts et manufactures, les vapeurs, les gaz incommodes ou insalubres, et les poussières seront condensés ou détruits.

Art. 8. — *Les ouvriers ne devront pas prendre leurs repas dans les ateliers ni dans aucun local affecté au travail.*

Les patrons mettront à la disposition de leur personnel les moyens d'assurer la propreté individuelle, vestiaire, avec lavabos ainsi que l'eau de bonne qualité pour la boisson.

Art. 9. — Pendant les interruptions de travail pour les repas, les ateliers seront évacués et l'air en sera entièrement renouvelé.

Les articles suivants 10 à 15 concernent la prévention des accidents causés par machine, *les articles 16* et *17* indiquant les précautions contre les dangers d'incendie, et les mesures à prendre dans les usines où l'on emploie l'électricité comme moteur. Il nous paraît inutile de reproduire ces prescriptions qui sont plutôt du domaine de l'ingénieur que de l'hygiéniste.

L'exécution et l'application des lois dont nous venons de donner les principales dispositions sont confiées à un corps de fonctionnaires spéciaux, *les inspecteurs régionaux du travail*, sous la surveillance desquels sont placés à ce point de vue tous les établissements industriels de la région.

Rapports de voisinage des établissements industriels.

Rien ne montre mieux l'évolution qu'est en train de subir l'hygiène, son changement d'orientation, que la différence des points de vue auxquels se plaçait naguère et auxquels se place aujourd'hui dans tous les Etats la législation concernant les incommodités et les dangers des établissements industriels.

Au début du XIXe siècle et pendant la plus grande partie de son cours, les règlements administratifs ne se sont guère préoccupés que des rapports de ces établissements avec les voisins, et avaient à peu près exclusivement pour but de protéger ces derniers.

Aujourd'hui ces considérations semblent devoir passer au second plan et laisser au premier, comme c'est justice d'ailleurs, les mesures qui concernent la protection de la santé et de la sécurité du personnel employé.

Les rapports des établissements industriels avec le voisinage n'en ont pas moins une grande importance au point de vue de la salubrité des agglomérations urbaines, au milieu ou à proximité desquelles se trouve la grande majorité, et c'est avec juste raison que tous ceux qui sont susceptibles d'être incommodes ou dangereux pour le voisinage sont soumis à l'obligation de l'autorisation préalable.

A ce point de vue, le décret de 1810 divise les établissements qui doivent être placés sous la surveillance administrative en trois classes et répartit entre elles ceux qui doivent être isolés des habitations, ceux qui peuvent être tolérés dans leur voisinage, mais qui sont soumis à l'autorisation préalable, et ceux enfin qui n'exigent qu'une simple surveillance. La nomenclature des industries à comprendre dans ces trois catégories a fait l'objet de décrets successifs et est résumée dans le décret du 3 mai 1886, actuellement en vigueur, sauf quelques modifications faites depuis. Cette nomenclature, malgré les changements qui y ont été faits, se ressent beaucoup de sa date ; elle aurait besoin d'être profondément remaniée et mise en meilleur accord avec les progrès de l'industrie.

Les principales causes d'incommodité et d'insalubrité des établissements industriels pour le voisinage et les collectivités sont: 1° les émanations nocives ou incommodes; 2° les bruits qui peuvent troubler le repos des voisins ; 3° les dangers d'incendie ou d'explosion ; 4° la pollution des cours d'eaux par les résidus industriels solides ou liquides.

Émanations nocives ou incommodes. — Les moyens de préserver le voisinage des émanations dangereuses ou incommodes sont l'isolement de l'usine, la combustion des gaz dans les foyers ou leur condensation dans l'eau.

Isolement. — Les émanations gazeuses dégagées par les usines n'exercent leur action qu'à une certaine distance, et l'éloignement des établissements à 1000 ou 2000 mètres au plus des habitations paraît à de Freycinet (1) plus que suffisant pour faire disparaître tous les inconvénients résultant de cette cause. La direction des vents régnant habituellement dans la localité a une grande importance, car on peut se montrer bien plus tolérant, au sujet de la distance des agglomérations habitées, lorsqu'elles ne sont point sous le vent de l'usine.

(1) *Traité d'assainissement industriel*. Paris, 1870.

Les usines auxquelles on impose l'isolement sont principalement celles où l'on manipule des matières très inflammables ou explosives, celles dans lesquelles se produisent des émanations gazeuses nocives et auxquelles les procédés exposés ci-dessous ne sont pas applicables.

Combustion dans les foyers. — Condensation dans l'eau. — L'isolement des établissements industriels ne peut être réalisé que dans des circonstances exceptionnelles par suite des exigences d'approvisionnement et de débouchés qui obligent ces établissements à ne pas trop s'éloigner des centres. Aussi a-t-on bien plus souvent recours à la combustion des gaz inflammables dans les foyers et à la condensation dans l'eau de ceux qui ne sont point susceptibles d'être brûlés. Quand ces deux moyens ne sont pas applicables, on cherche à atténuer dans la mesure du possible les inconvénients des émanations, en les amenant au moyen de hautes cheminées dans les parties supérieures de l'atmosphère où elles se diffusent plus facilement.

Pollution des cours d'eau par les résidus industriels solides ou liquides. — Nous avons assez parlé des inconvénients et des dangers de la pollution des cours d'eaux par les immondices et les déchets organiques provenant des agglomérations urbaines pour n'avoir pas à y revenir.

Lorsque la ville est en même temps un centre industriel de quelque importance, cette pollution peut prendre des proportions incroyables. Certaines villes manufacturières du Nord-Est, Roubaix, Reims, etc., etc., peuvent être citées comme exemple du degré de souillure que peuvent atteindre les cours d'eaux où l'on envoie de grandes masses de résidus industriels. Les hygiénistes, d'accord avec les riverains, ne cessent de réclamer des mesures législatives destinées à assurer la protection des rivières. C'est pour répondre à ces vœux unanimes que le Parlement anglais a voté en 1876 la loi intitulée *Rivers pollution Act*. En France, diverses ordonnances et arrêtés, nous l'avons déjà mentionné, interdisent de jeter dans les rivières les liquides ou autres substances susceptibles de rendre les eaux insalubres. Malheureusement ces lois pour la plupart ne peuvent être appliquées rigoureusement par suite de la difficulté de trouver des moyens pratiques et économiques de se débarrasser des résidus, lorsque les quantités deviennent tant soit peu considérables.

Ces résidus sont les uns minéraux, et les autres organiques, et les mêmes moyens ne sont pas applicables aux uns et aux autres.

Pour les résidus organiques, l'utilisation agricole est presque toujours la meilleure solution, et les essais tentés dans les diverses villes ont donné des résultats très encourageants (1). Quand il s'agit de résidus minéraux dont la plupart ont une action délétère sur la végétation, on n'a guère d'autres ressources que l'épuration chimique des eaux, la neutralisation des acides par la chaux ou le charbon. Nous avons vu, à propos des eaux d'égouts, combien cette épuration était à la fois incomplète et coûteuse. C'est dans les progrès de l'industrie qu'on doit chercher surtout la solution du problème. Les résidus inutilisables tendent à diminuer de plus en plus. Grâce aux perfectionnements de la science et de l'outillage, on parvient à retirer de la plupart des déchets autrefois rejetés des produits dont la valeur paye largement le traitement des matières. On ne saurait citer de meilleur exemple que le goudron de la houille dont on ne savait comment se débarrasser autrefois et qui fournit aujourd'hui de si précieuses matières colorantes.

(1) Calmette a fait tout récemment (*Rev. d'hyg.*, avril 1903) un certain nombre d'expériences sur l'application du *procédé biologique* à l'épuration des eaux résiduaires des sucreries qui paraissent avoir donné des résultats encourageants.

CHAPITRE XI

PROPHYLAXIE DES MALADIES TRANSMISSIBLES

Il n'y a pas bien longtemps encore, les maladies épidémiques étaient considérées, et à juste titre d'ailleurs, comme le plus redoutable fléau qui pût frapper l'humanité.

Et de fait, sans remonter au moyen âge, à l'époque de la *peste noire* qui enleva, disent les chroniqueurs, plus de la moitié de la population de l'Europe (1), les maladies épidémiques régnèrent pour ainsi dire en permanence pendant les siècles derniers. Le XVIe et le XVIIe siècles comptèrent plus de 150 épidémies de peste sans parler des épidémies de suette, de typhus, de variole qui régnèrent presque en permanence (2).

On sait les ravages qu'exerça la variole au XVIIIe siècle, et dans le siècle qui vient de finir est-il besoin de rappeler les épidémies successives de choléra, celle de 1832 notamment qui jeta la terreur dans toute l'Europe et y fit d'innombrables victimes, sans parler de la perturbation qu'apportaient dans toutes les relations commerciales de peuple à peuple, de province à province, de ville à ville de pareils

(1) Froissart dit que le fléau enleva un tiers de la population du globe : Gui de Chauliac se prononce pour les trois quarts. Guillaume de Nangis estime qu'en plusieurs endroits il périt plus de dix-huit habitants sur vingt. A Paris, ajoute-t-il, il mourut pendant longtemps cinq cents personnes chaque jour et, d'après un rapport présenté au pape Clément VI, l'épidémie y fit quatre-vingt mille victimes (A Franklin, *La vie privée d'autrefois*, *l'hygiène*).

(2) *Dict. encycl. des Sc. médic.*, art. Peste.

fléaux et des ruines qu'ils accumulaient sur leur passage. Peste, guerre, famine, si souvent associées, d'ailleurs, n'étaient-elles pas l'image même du mal dans toute sa hideur, tel que se le représentaient nos aïeux ?

Ce n'est pas que de tout temps, sauf peut-être aux périodes les plus sombres du moyen âge où ces fléaux étaient considérés comme des châtiments de Dieu auxquels on n'avait à opposer que prières, mortifications, donations aux couvents et aux églises, on n'ait cherché à se défendre contre elles. Les tentatives de prophylaxie ne datent pas d'hier. Elles remontent aux âges les plus reculés de l'humanité, sont peut-être même plus anciennes que la médecine; car la plupart des prescriptions rituelles édictées par les fondateurs de religions ou de nationalité, Moïse, Zoroastre, Lycurgue, sont en majeure partie des prescriptions hygiéniques, sanitaires, prophylactiques. Le code mosaïque et le Zend-Avesta en sont de frappants exemples et, hâtons-nous d'ajouter, un témoignage aussi de la sagacité, de l'esprit d'observation dont était déjà douée l'humanité à ces âges reculés (1).

Le père de la médecine, Hippocrate, a précisé de son côté, il y a plus de deux mille ans, les termes du problème lorsqu'il écrivait ces lignes: « Pour se préserver des maladies, il importe avant tout de savoir comment elles naissent, quelles sont leurs causes. »

Mais poser la question ne suffisait pas à la résoudre et il a fallu de longs siècles et le génie d'un Pasteur pour démontrer que ces mystérieux virus, ces subtils contages n'étaient autres que des êtres animés, des germes vivants, soumis par suite à toutes les lois de la vie, naissant, mourant, doués de la faculté de reproduction et de multiplication indéfinie.

Ce n'était plus ce principe insaisissable, immatériel, ré-

(1) N. Guéneau de Mussy, *Etude sur l'hygiène de Moïse et des anciens Israélites*. Paris, 1885.

sultant, comme on l'admettait il y a cinquante ans à peine, d'un concours de conditions météorologiques, cosmiques ou autres, cette *constitution*, ce *génie épidémique* sur lequel on a émis pendant des siècles tant de théories nuageuses, tant d'hypothèses mystiques, mais bien un être matériel que nous pouvons isoler, cultiver, avec lequel nous pouvons reproduire à volonté la maladie, dont il est loisible d'étudier la biologie, les modes de propagation, la façon de se comporter vis-à-vis les divers agents.

Et voilà que d'un coup ce fléau de Dieu,

> Ce mal qui répand la terreur,
> Mal que le ciel dans sa fureur,
> Inventa pour punir les crimes de la terre.

se transforme en *maladies essentiellement évitables* dont il est en notre pouvoir d'atténuer les ravages, et peut-être même d'obtenir, au moins pour certaines, l'extinction.

Sans doute il nous reste encore bien des choses à apprendre, bien des points obscurs à élucider. Nous sommes loin de connaître les agents de toutes les maladies transmissibles, les voies si diverses que chacun d'eux emprunte pour pénétrer dans l'organisme sain, les conditions qui conservent, exaltent ou atténuent leur virulence dans le milieu extérieur et dans le milieu intérieur ; mais les résultats déjà acquis donnent le droit de tout espérer et nous donnent en tout cas la certitude que, loin de dépendre des éléments météorologiques ou cosmiques, l'homme tient le plus souvent entre ses mains sa santé et sa vie et que leur conservation dépend de la somme d'énergie, d'effort, de volonté, de persévérance qu'il dépensera pour lutter contre la nature ennemie. Il s'est trop longtemps considéré comme l'esclave et la victime de celle-ci. La science lui permet de relever la tête et d'affronter résolument le combat contre les forces mauvaises liguées contre lui.

Des divers modes de contagion transmissible. — L'origine, le point de départ d'une maladie est dans la grande majorité des cas un organisme malade (organisme humain ou animal) qui, tantôt transmet le germe spécifique dont il est porteur par contact direct à un ou plusieurs individus sains (variole, maladies vénériennes, etc., etc.) : *contagion immédiate*, tantôt le dissémine dans le milieu extérieur, et c'est par l'intermédiaire de celui-ci que l'infection se fait : *contagion médiate* (fièvre typhoïde,choléra, peste, etc., etc.).

Cette transmission des germes morbides peut se faire suivant des modes très divers et nous avons déjà étudié la part qu'y prend chacun des éléments du milieu ambiant.

Nous nous bornerons à les résumer dans le tableau ci-dessous.

Principes généraux de la prophylaxie. — Les principes, les règles de la prophylaxie découlent tout naturellement des données que nous possédons sur l'étiologie des maladies infectieuses.

Le germe, nous l'avons vu, peut être transmis directement par le malade à son entourage qui peut à son tour le propager au dehors et infecter d'autres personnes. D'où la nécessité d'isoler, de séquestrer le malade et ceux qui le soignent dans les affections directement contagieuses (*isolement*).

Le malade peut aussi disséminer l'agent contagieux dans le milieu extérieur par ses excreta virulents, par les linges, effets, objets souillés par eux, par les locaux qu'il occupe, et une fois dans ce milieu, cet agent est transmis à l'homme sain par l'intermédiaire des poussières, de l'eau, du sol,des aliments, etc., etc.

D'où l'indication de détruire cet agent à son foyer d'origine, de neutraliser ces excreta, de stériliser les objets contaminés par eux (*désinfection*).

Isoler, désinfecter sont assurément de puissants moyens d'arrêter une épidémie, d'éteindre le foyer primitif, mais ce sont des moyens à proprement parler curatifs. Ils ne sont utilisables que quand le mal a éclaté, que l'incendie s'est allumé, et il est bien préférable d'empêcher cet incendie en employant des matériaux incombustibles, c'est-à-dire en immunisant le milieu. Les graines, pas plus celles des maladies infectieuses que les autres, ne se développent pas en tous terrains, et l'expérience nous a appris et nous apprend tous les jours, qu'il en est d'absolument réfractaires (1).

L'organisme, tant qu'il fonctionne régulièrement, tant qu'il reste normal, résiste en général bien à l'action des germes pathogènes qui y pénètrent. L'homme est peu hospitalier pour le microbe, a dit Bouchard. Il est doué d'une certaine immunité naturelle. Mais qu'une dépression pour une cause ou une autre se produise, cette immunité disparaît et fait place à une réceptivité plus ou moins grande.

D'autre part il ne faut pas oublier que nous abritons normalement à l'état de commensalisme dans les replis de nos muqueuses un certain nombre de germes habituellement inoffensifs, mais qui peuvent dans certaines conditions encore insuffisamment déterminées, mais surtout sous l'influence de cette dépression, de cet état si bien dénommé *misère physiologique* dont nous parlions tout à l'heure, acquérir une virulence plus ou moins grande, non seulement pour l'être qui l'héberge, mais encore pour tout l'entourage, pour la collectivité tout entière dans laquelle vit l'individu, pour peu que les conditions sanitaires de cette collectivité soient défectueuses.

(1) C'est ce qu'exprimait bien ce grand clinicien qu'on nomme Trousseau lorsqu'il disait, comme s'il avait eu le pressentiment des découvertes pasteuriennes : « Les maladies contagieuses se sèment comme les grains sur la terre : sur les roches, on n'obtient rien ; sur du fumier, on a une belle récolte. »

DES DIVERS MODES D'INFECTION

				Exemples.
Infection par le malade lui-même.	Directe	Rapports directs avec le malade.	Inoculation.	Charbon. Syphilis.
			Simple contact.	Variole. Scarlatine.
	Médiate	Excreta et objets contaminés par lui.	Déjections.	Fièvre typhoïde. Choléra.
			Crachats.	Tuberculose.
			Squames épidermiques.	Fièvres éruptives.
			Vêtements, linges et objets de literie.	Presque toutes les maladies infectieuses.
			Jouets.	Diphtérie.
			Local.	Diphtérie, variole, tuberculose.
			Tierces personnes.	Fièvres éruptives. Diphtérie.
Infection par l'air.			Air expiré par le malade.	Inoffensif, s'il n'est pas mélangé au moment de son passage dans les premières voies avec des poussières liquides provenant de salive ou de mucosités virulentes, ainsi que cela se produit pendant la toux, l'éternûment

Mode d'infection		Véhicule	Maladies
Infection par l'air (*suite*)			suspension.
		Atmosphère libre et vents.	La transmission par cette voie, admise autrefois, semble aujourd'hui plus que douteuse.
Infection par l'eau		Eau de boisson.	Fièvre typhoïde, choléra, dysenterie, etc., etc.
		Eau de lavage.	id. id.
Infection par le sol	Directe	Poussières.	Fièvre typhoïde.
		Boues.	Choléra, etc., etc.
	Indirecte	Infection de la nappe.	id. id.
Infection par les aliments		Lait.	Tuberculose. Fièvre aphteuse. Fièvre typhoïde.
		Viandes.	Tuberculose. Septicémies. Intoxications carnées, botalisme.
		Mollusques.	Fièvre typhoïde. Intoxications.
		Légumes.	Fièvre typhoïde. Choléra.
Infection par les insectes		Moustiques.	Malaria. Fièvre jaune.
		Mouches.	Charbon.
		Puces.	Peste ?
Infection par les animaux vivant à l'état de commensalité avec l'homme		Chien.	Rage.
		Cheval.	Morve.
		Perroquet.	Psittacose.
		Rat.	Peste.

Ce sont là des faits dont il importe de tenir grandement compte quand il s'agit de prophylaxie. Rendre le milieu extérieur et interne réfractaire aux germes pathogènes, réaliser leur immunisation, celle du premier au moyen de l'assainissement, celle du second, en protégeant ou en renforçant son immunité naturelle par une bonne hygiène, et pour certaines infections, par la vaccination, doivent jouer dans la prophylaxie un rôle au moins aussi considérable que l'isolement et la désinfection.

En résumé prévenir la contagion directe et la contamination du milieu extèrieur par l'isolement du foyer primitif, par la destruction des germes qu'il dissémine autour de lui, protéger en même temps l'individu sain contre l'introduction de ces germes en préservant de toute souillure l'air qu'il respire, les aliments et les boissons qu'il ingère, le sol qu'il foule,les habitations dans lesquelles il vit,rendre l'organisme réfractaire aux atteintes des agents infectieux, tels doivent être les objectifs de l'hygiène prophylactique.

Isolement. — Isoler le foyer du mal, l'entourer d'une barrière infranchissable de façon à ce que l'agent contage ne puisse essaimer au dehors, à ce que la maladie s'éteigne sur place faute d'aliments semble le moyen le plus rationnel de se défendre de la propagation des maladies transmissibles, celui qui doit être la base de toute prophylaxie. Aussi est-ce celui qu'on retrouve à l'origine de toutes les tentatives faites par les pouvoirs publics pour combattre l'extension des maladies épidémiques et contagieuses. Moïse prescrivait déjà l'isolement des lépreux, et le moyen âge les séquestrait dans ses léproseries. Les quarantaines, conservées jusqu'à nos jours et dont une législation draconienne encore en vigueur assurait l'exécution rigoureuse (1),

(1) La loi de 1822 *punissait de la peine de mort* toute violation des lois et règlements sanitaires ayant eu pour effet d'établir une

n'étaient en définitive que l'isolement des suspects. Malheureusement cette mesure si rationnelle en principe présente, comme nous allons le voir, dans son application de telles difficultés, est exposée dans la pratique à de tels accrocs que son utilité et son efficacité surtout sont fort contestées.

Maladies auxquelles on doit appliquer l'isolement. — Les maladies transmissibles peuvent se diviser, au point de vue de l'opportunité de l'isolement du malade, en trois groupes principaux.

Dans le premier nous rangerons les affections dans lesquelles l'isolement est indispensable et est efficace quand il est appliqué dans les conditions voulues. Ces affections sont : *la variole*, *la scarlatine*, *la diphtérie*, *la suette*, *le typhus exanthématique*, *la lèpre* et, parmi les maladies d'origine exotique, *le choléra*, *la peste*, *la fièvre jaune* (1).

Dans le deuxième groupe se placent les affections dans lesquelles l'isolement serait utile, mais est très difficile, sinon impossible à réaliser pour diverses raisons. Ces affections sont : 1° *la rougeole* qui est surtout contagieuse à une période où son diagnostic est encore incertain (période d'invasion), si bien que lorsque l'isolement peut être légitimement prescrit, l'agent contage s'est déjà disséminé dans l'entourage du tuberculeux et l'isolement de ce dernier devient

communication avec les pays contaminés et soumis au régime de la patente brute.

(1) La nécessité de l'isolement pour le choléra, la variole, la diphtérie est reconnue par tous et en tous pays ; mais l'accord cesse d'être unanime pour les autres maladies.

L'isolement pour la scarlatine et surtout pour la rougeole et la coqueluche n'est pratiqué que dans certains pays ; quelques-uns comprennent dans les malades à isoler la fièvre typhoïde, la dysenterie et même la tuberculose (Italie). Les lépreux sont isolés en Norvège. Pour Dubrizay et Napias, *Les Hôpitaux d'isolement en Europe* (*Rev. d'hyg.*, 1888) du rapport desquels nous tirons ces renseignements, les seules affections où l'isolement soit indispensable et est prescrit ou tout au moins recommandé en tous pays, sont : *la variole*, *la scarlatine*, *la rougeole*, *le typhus* et *le choléra*.

une précaution illusoire ; 2° *la coqueluche et la phtisie*, dont les germes, en se disséminant dans le milieu extérieur, constituent un danger public, ceux de la tuberculose surtout, mais aux malades desquelles l'isolement effectif est bien difficilement applicable en raison de la longue durée de la maladie.

Dans le troisième groupe enfin entrent les affections qui, en raison de leurs modes habituels de contagion, n'exigent pas l'isolement et réclament des mesures d'autre nature. Ce sont *la fièvre typhoïde, la dysenterie, la diarrhée*, *la fièvre puerpérale*, etc., etc.

Conditions que doit remplir l'isolement. — Il ne suffit pas au médecin de prescrire l'isolement ; il est indispensable de bien préciser les conditions dans lesquelles cet isolement pourra être efficace et donnera les résultats qu'on attend de lui, c'est-à-dire pourra prévenir l'extension de la maladie.

Pour cela, il faut : 1° qu'il soit *absolu*, *complet*, et s'étende à tout ce qui entoure le malade, personnes chargées de lui donner des soins, objets, locaux.

2° *qu'il commence au moment même où la maladie est contagieuse et dure aussi longtemps que le malade est susceptible de transmettre l'affection.* Tout isolement qui ne remplit pas ces conditions ne donne aucune garantie et peut être considéré comme illusoire.

On comprend quelles difficultés présente cet ensemble de conditions. S'il s'agit de l'appliquer au domicile même du malade, on ne peut compter, pour en assurer l'exécution, que sur la bonne volonté, la docilité plus ou moins grande de l'entourage aux prescriptions du médecin, et on se figure aisément tout ce que comportent d'aléa et d'incertitudes de telles obligations.

Dans les classes populaires, c'est bien pire encore. L'exiguïté, l'insuffisance du logement rendent presque toujours l'isolement du malade impossible. Aussi est-ce le plus souvent dans ces milieux que prennent naissance les épidémies. Les maladies contagieuses des enfants en particulier y trouvent toutes les facilités pour s'y développer et s'étendre.

Isolement a l'hôpital. — Hôpitaux d'isolement. — L'isolement des sujets atteints de maladies transmissibles est encore bien plus indispensable dans les hôpitaux en raison des conséquences résultant de leur présence dans ce milieu si propice à la contagion. Il y a longtemps que les médecins, les médecins d'hôpitaux d'enfants notamment, ont dénoncé les dangers de la promiscuité, dans une même salle, des affections contagieuses et des autres maladies ; il y a longtemps qu'ils ont signalé la fréquence et la gravité des épidémies nosocomiales (1).

L'isolement s'impose donc ici plus que partout ailleurs : isolement dans les salles d'attente et de consultation où se contractent tant de fièvres éruptives et de diphtéries, isolement des suspects, des douteux dans des chambres séparées à leur entrée jusqu'à confirmation du diagnostic, isolement des contagieux avérés dans des locaux spéciaux jusqu'à leur pleine et entière convalescence.

Nous nous sommes assez longuement étendus sur les conditions que doivent remplir les hôpitaux ou pavillons pour contagieux pour qu'il soit inutile d'y revenir. Nous nous bornerons à rappeler que dans les dispositions à prendre il ne faut pas perdre de vue la règle si bien formulée par A.-J. Martin : *Tout peut entrer en franchise ; rien ne doit sortir sans avoir été au préalable désinfecté.*

(1) Sur 31 cas de diphtérie, 8 ont été contractés dans le service (Maunoir).

Au Val-de-Grâce, sur 170 cas de variole observés en 1876-1877, il y a eu 70 cas intérieurs ; sur 44 cas de rougeole, 24 cas intérieurs (Vallin).

On sait aussi l'effroyable gravité de la rougeole à l'hôpital et la fréquence des complications, comparée à la bénignité ordinaire de la maladie en ville, gravité exclusivement due aux infections secondaires dont les germes sont toujours présents dans le milieu hospitalier.

Une condition non moins indispensable, c'est que chaque pavillon d'isolement ait un personnel et un matériel spéciaux n'ayant aucun rapport avec le reste du personnel hospitalier.

Dans ces derniers temps.on a construit à Paris et dans quelques autres villes de France des hôpitaux ou des pavillons pour contagieux conformes aux données les plus récentes de la science et remplissant les meilleures conditions pour un isolement effectif. Il suffit de citer l'aménagement des pavillons de l'hôpital Trousseau,des Enfants-Malades, de la Maternité et surtout l'hôpital Pasteur (1) pour juger des progrès réalisés depuis quelques années à ce point de vue dans la technique sanitaire.

Il est à souhaiter que tous les hôpitaux, même ceux d'importance secondaire,soient pourvus de pavillons ou de services d'isolement s'inspirant des principes adoptés par les établissements que nous venons de citer (2).Malheureusement quand on veut entrer dans cette voie,on se heurte à des difficultés budgétaires qu'il n'est pas toujours commode de résoudre. Comme le fait observer humoristiquement Grancher, un isolement ainsi conçu comporterait presque un médecin, une chambre, un infirmier pour chaque malade (3).

(1) L. Martin, Le fonctionnement de l'hôpital Pasteur (*Rev.d'hyg.*, mars 1903).

(2) Drouineau (*Rapp. au Congr. intern.d'hyg. Paris,* 1900) estime d'après l'enquête à laquelle il s'est livré, que pour assurer l'isolement des contagieux (fièvre typhoïde, rougeole, scarlatine, variole coqueluche) il faudrait une réserve de 20 à 30 lits sur 100 destinés à l'hospitalisation des maladies générales,soit le quart environ.

(3) L'éminent professeur de clinique infantile de Paris a essayé de tourner la difficulté en pratiquant ce qu'il nomme *l'isolement fictif*, dans les salles communes et qui consiste à entourer le lit du contagieux d'un paravant,en treillage métallique,de 1 m. 25 de hauteur, muni d'une porte pour le service. Une seule infirmière attachée exclusivement. dans la mesure où le comporte le service, aux lits de contagieux, revêt,pour s'approcher d'eux,une blouse par dessus ses vêtements et lave ses mains au savon puis au sublimé chaque fois

Valeur prophylactique de l'isolement. — Bien des médecins se montrent très sceptiques à l'égard de l'isolement comme moyen de prévenir la contagion. Le fait est que l'isolement à domicile est le plus souvent illusoire par la faute de l'entourage.

Il semble qu'il ne devrait pas en être de même à l'hôpital où il est possible d'exercer une surveillance plus assidue, et cependant naguère encore, la plupart des médecins qui l'avaient appliqué portaient des jugements bien sévères à son égard. Lucas-Championnière disait, il y a quelques années: «Jamais l'isolement n'a donné de résultats sérieux.» D'autre part, Grancher et Sevestre formulaient en 1889, devant la Société médicale des hôpitaux, les conclusions les plus décourageantes et avouaient que l'application du procédé dans leur service n'avait nullement diminué les cas intérieurs de rougeole et de diphtérie.

Aujourd'hui les appréciations se sont notablement modifiées et les résultats obtenus par Grancher, par Moizard, dans les hôpitaux d'enfants, par L. Martin à l'hôpital Pasteur, montrent de quelle utilité il peut être quand on l'associe, comme l'ont fait ces médecins, à une rigoureuse antisepsie. « Avec l'antisepsie, l'isolement même imparfait donne des résultats excellents ; sans l'antisepsie, l'isolement, fût-il individuel et cellulaire, n'arrêtera pas la contagion » (Grancher).

qu'elle a été en contact avec eux. Tous les objets et ustensiles à leur usage sont stérilisés à l'eau bouillante aussitôt après qu'ils ont servi. Le parquet de la salle paraffiné est lavé deux fois par jour à la serpillière imbibée d'une solution de sublimé.

Malgré les nombreuses occasions de contagion inévitable dans un service d'hôpital où passent de nombreux élèves et de plus nombreux visiteurs le jeudi et le dimanche, cette pratique a réduit de 34 à 11 par an le chiffre des contagions intérieures de rougeole et a supprimé complètement la contagion intérieure de la diphtérie (Grancher, Un service antiseptique de médecine, *Congr. de méd. de Paris*, 1900).

Désinfection. — La désinfection est l'opération par laquelle on se propose de détruire, ou du moins de rendre inoffensifs les germes pathogènes que le malade répand autour de lui et dissémine dans le milieu extérieur.

D'une application autrement générale que l'isolement qui n'est, nous l'avons vu, pratiquement réalisable que dans des cas limités, elle est assurément l'arme la plus puissante que possède l'hygiène contre les affections transmissibles. Sans elle toutes les autres mesures prophylactiques sont pour ainsi dire impuissantes ou tout au moins incertaines dans leurs effets ; employée seule, elle peut, quand elle est soigneusement faite, suffire à la rigueur à arrêter une épidémie et à éteindre un foyer naissant.

Conditions que doit remplir la désinfection. — La première condition que doit remplir la désinfection, à peine est-il besoin de le dire, est d'être efficace c'est-à-dire de *détruire sûrement le germe pathogène.* Nous verrons tout à l'heure, cependant, que les agents et les procédés de désinfection qui satisfont à cette condition primordiale, et sur lesquels on peut compter dans la pratique ne sont pas encore très nombreux.

Les autres conditions, moins essentielles peut-être, mais qui n'en ont pas moins une grande importance au point de vue de la généralisation de son emploi, c'est que la désinfection soit facile à appliquer, qu'elle soit inoffensive pour les objets et le mobilier qui y sont soumis, qu'elle n'altère ni leur composition, ni leur solidité, ni leurs couleurs, qu'elle ne soit pas enfin trop coûteuse.

Maladies dans lesquelles on doit pratiquer la désinfection. — Arnould (1), se basant sur le degré de gravité de la maladie son aptitude à être propagée par les divers objets à l'usage de l'homme et sur le plus ou moins de facilité avec laquelle

(1) *La désinfection publique*, Paris, 1893.

la désinfection est acceptée par le public, a divisé les maladies transmissibles en trois groupes au point de vue de l'opportunité et de la nécessité de l'opération :

1er groupe : *Maladies entraînant toujours et dans tous les cas la désinfection complète.* Variole, diphtérie, scarlatine, typhus exanthématique, fièvre typhoïde, choléra et autres maladies d'origine exotique.

2e groupe : *Maladies n'entraînant la désinfection générale que dans des circonstances particulières.* Tuberculose, dysenterie, coqueluche.

3e groupe : *Maladies n'exigeant pas la désinfection générale.* Rougeole, érysipèle, pneumonie, grippe.

Cette classification n'a évidemment, de l'aveu même de l'auteur, qu'une valeur relative. Mais même avec ces restrictions, nous ne pouvons accepter de voir la tuberculose, celle dont la dissémination du germe constitue actuellement le plus grand danger pour la santé publique, être rangée dans le second groupe et nous pensons que la désinfection doit lui être appliquée dans tous les cas et dans toutes les circonstances (1).

Agents de la désinfection. — La désinfection utilise pour la destruction des germes des agents physiques et des agents chimiques.

Parmi les agents physiques nous pouvons ranger l'aération, la dessiccation, l'insolation, dont nous avons étudié plus haut l'action sur les microbes. Ces divers agents ont assurément un rôle des plus utiles à remplir dans la pro-

(1) Grancher (*Rapport à l'Ac. de méd. sur la prophylaxie de la tuberculose*, 1898) fait observer que la désinfection dans la tuberculose arrive trop tard et trop rarement après la souillure qui est de tous les instants, qu'elle ne peut, par suite, être considérée que comme une arme accessoire, que le moyen prophylactique capital est d'empêcher la souillure du milieu ambiant au moyen du crachoir de poche.

phylaxie, mais ils sont à eux seuls impuissants pour amener une stérilisation prompte et sûre et ne sauraient être considérés que comme des moyens adjuvants. Il n'en est pas de même de la chaleur dont l'étude doit nous arrêter un instant.

Chaleur. — Le calorique est le désinfectant le plus sûr, le plus efficace, le seul à peu près qui donne, lorsqu'il est employé convenablement, des garanties absolues au point de vue de la destruction des micro-organismes. On y a recours journellement dans les laboratoires, et c'est sur les effets de la chaleur que sont fondés les procédés de stérilisation des instruments et des liquides de cultures usités dans les recherches bactériologiques. La seule difficulté du problème réside dans l'adaptation du calorique aux diverses exigences de la désinfection. Les conditions en effet auxquelles doivent satisfaire les appareils basés sur l'emploi de la chaleur sont doubles et quelque peu contradictoires : obtenir dans toutes les parties des objets à désinfecter une température suffisante pour tuer les germes nocifs, et pas assez élevée cependant pour détériorer les objets.

L'air chaud, ou *chaleur sèche*, est l'agent auquel on a eu recours tout d'abord, et c'est sur le modèle du four Pasteur utilisé journellement dans les laboratoires pour la stérilisation, le *flambage* des instruments et de la verrerie destinés aux cultures qu'ont été construites les premières étuves.

On n'a pas tardé à s'apercevoir que la chaleur sèche convenait beaucoup moins à la stérilisalion des objets soumis habituellement à la désinfection, effets, vêtements, matelas. L'air en effet, en raison de sa faible conductibilité, ne s'échauffe pas de proche en proche. Il n'agit guère, nous l'avons vu à propos de chauffage, que par convection, par transport et par substitution d'une molécule directement chauffée à une molécule froide. Or, l'air contenu dans les mailles des tissus y adhère fortement et ne se laisse que très difficilement déplacer. Il en résulte que le calorique ne se répartit pas uniformément et que même en portant la température du milieu à un degré élevé 130, 150° par exemple, degré auquel elle est susceptible d'altérer la partie superficielle des substances organiques, la température du centre des matelas n'atteint après plusieurs heures que 50-60° à peine. Pasteur recommandait déjà du reste de porter la température du four qui a gardé son nom à 160-200° et d'attendre qne les bouchons de ouate des tubes fussent légèrement roussis pour obtenir une stérilisation assurée. Aussi a-t-on aujourd'hui à peu près complètement renoncé aux étuves à air chaud, ainsi qu'aux étuves à vapeur surchauffée qui avaient les mêmes inconvénients que les premières.

La vapeur d'eau,ou *chaleur humide*, est un bien meilleur véhicule du calorique. Non seulement elle possède une capacité calorifique bien supérieure à celle de l'air, une capacité quatre fois plus considérable, mais, en se condensant elle détermine autour d'elle un vide qui oblige l'air emprisonné dans les mailles des tissus ou des matelas à se déplacer et à circuler. L'emploi de la vapeur d'eau présente donc de grands avantages et c'est à elle qu'on a aujourd'hui exclusivement recours.

On peut utiliser la vapeur d'eau de deux façons : 1° la vapeur sous pression, qui permet d'élever la température de l'enceinte au-dessous de 100°,*étuves à vapeur sous pression ;* 2° la vapeur à 100° sous forme de courant, *étuves à vapeur fluente*. Chacun de ces systèmes présente des avantages et des inconvénients qu'il est utile d'examiner.

Appareils à vapeur sous pression et à vapeur dormante. — Les appareils à vapeur sous pression, dont l'étuve Geneste-Herscher est le type le plus répandu, se composent d'un générateur de vapeur et d'une chambre de désinfection habituellement de forme cylindrique, pouvant être hermétiquement close au moment de l'opération et à parois assez résistantes pour supporter la pression à laquelle elles doivent être soumises. On sait qu'une température de 110 à 115°, correspondant à une pression de 0k500 à 0k750, tue en quelques minutes dans un milieu saturé les spores les plus résistantes et assure la stérilisation absolue. En outre, les expériences de Grancher, de Vinay, de Nocard, d'A.-J. Martin ont constaté que le calorique se répartissait très uniformément à cette pression dans toutes les parties du récipient et pénétrait rapidement jusqu'au centre des matelas et des paquets d'effets, surtout si l'on avait soin, en ouvrant à plusieurs reprises le robinet purgeur dont est

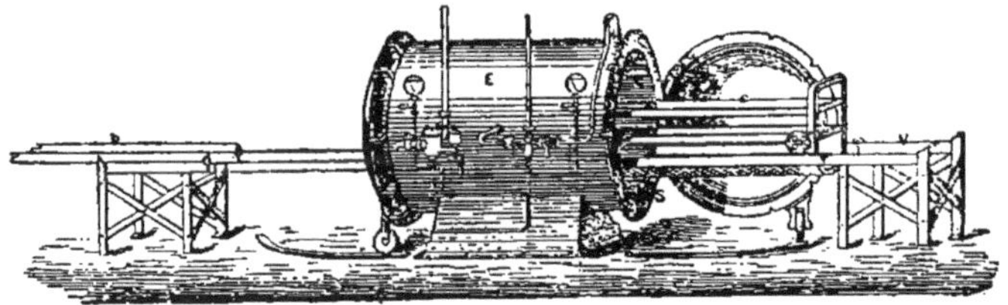

Fig. 127. — Étuve à désinfection sous pression (système Geneste-Herscher).

munie la chambre de désinfection, de faire alterner la compression et la dépression dans l'enceinte, *décompression intermittente* (1).

Ce sont donc d'excellents appareils donnant des garanties certaines d'efficacité et jusqu'à ces derniers temps, ce sont ces types qui ont été à peu près exclusivement employés en France. Malheureusement ils ont un grave défaut, celui d'être très coûteux et ce défaut nuit considérablement à la vulgarisation de la désinfection. Puis, comme tous les appareils où on emploie la vapeur sous pression, ils expo-

(1) Straus, De la stérilisation et de la désinfection par la chaleur (*Arch. de médecine expérimentale*, 1890).

sent à certains dangers d'explosion et exigent en tous cas le concours d'un mécanicien *ad hoc*. Aussi depuis quelque temps se manifeste-t-il un courant d'opinion en faveur des appareils à vapeur fluente depuis longtemps déjà employés en Allemagne.

Etuves à vapeur fluente, sans pression ou à faible pression. — Les étuves à vapeur fluente dont il existe de nom-

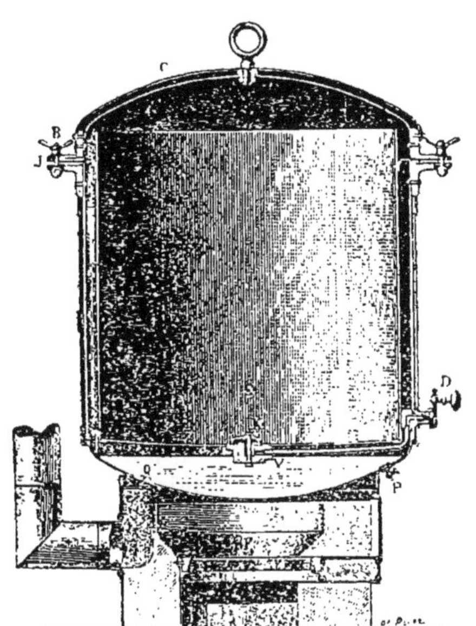

Fig. 128. — Etuve à vapeur fluente (système Vaillard et Besson). F, Foyer. Q, Chaudière. S, Chambre de désinfection dans laquelle la vapeur arrive par les nombreux orifices ménagés à la partie supérieure après avoir traversé le manchon extérieur. VD, Tuyau d'échappement de la vapeur. D, Clapet à contre-poids permettant de régler l'échappement de la vapeur.

breux types en Allemagne, étuves Henneberg, Budenberg, Thursfield, etc., etc., sont basées sur le pouvoir de pénétration que possède la vapeur à 100 degrés, sous forme de courant. D'après les expériences d'Esmarch (1), la pénétration dans

(1) *Zeits. f. Hyg.*, 1888.

un paquet ou dans un matelas serait trois fois plus rapide quand on imprime un mouvement à la vapeur que quand on la laisse agir par simple contact. Budde (1) aurait en outre constaté que dans l'intérieur des objets placés dans ce courant, la température peut monter jusqu'à 104-105 degrés, même quand la vapeur est à la pression normale.

La plupart de ces appareils sont du reste munis de dispositifs permettant d'élever légèrement la pression, ce qui contribue à assurer l'efficacité de la désinfection.

Le modèle imaginé par Vaillard et Besson (fig. 128) répond très bien à ces diverses indications.

L'étuve proprement dite,au-dessous de laquelle se trouve le foyer,comprend deux cylindres concentriques à couvercle fermant hermétiquement, dont l'intérieur constitue la chambre de désinfection où se placent les objets, et l'extérieur forme la chaudière. Ainsi qu'on le voit par la figure, la vapeur qui se dégage de l'eau contenue dans la cavité inférieure circule dans le manchon extérieur, pénètre par les orifices supérieurs dans la chambre de désinfection, la traverse de haut en bas (c'est le sens du courant qui paraît le plus avantageux pour la prompte pénétration dans les effets) et s'échappe par le tuyau. Ce tuyau est pourvu d'un clapet spécial dont l'ouverture est réglée par un levier à contrepoids de façon à obtenir à volonté une faible pression dans l'appareil (1/20e à 1/10e d'atmosphère) (2).

Ces étuves à vapeur fluente ne donnent peut-être pas une stérilisation aussi complète que les étuves à pression et

(1) *Id.*, 1889.

(2) La plupart des maisons françaises construisent aujourd'hui des étuves à vapeur fluente grands modèles, dont le dispositif et la forme sont très analogues à celles à vapeur sous pression. Citons notamment l'étuve horizontale à chaudière indépendante système Vaillard construite par la maison Flicoteaux, l'étuve Geneste et Herscher, le stériliso-vaporigène de F. Dehaître, l'étuve Jules Le Blanc, etc., etc.

quelques spores très résistantes de microbes saprophytes (*microbe de la terre de jardin*) peuvent échapper à la destruction. De plus l'opération demande un peu plus de temps. Mais nous savons que les germes pathogènes les plus dangereux pour l'homme, ceux dont il a à redouter les atteintes, sont sûrement tués, et ces étuves ont l'avantage inappréciable d'être peu coûteuses, d'être par leur prix abordable

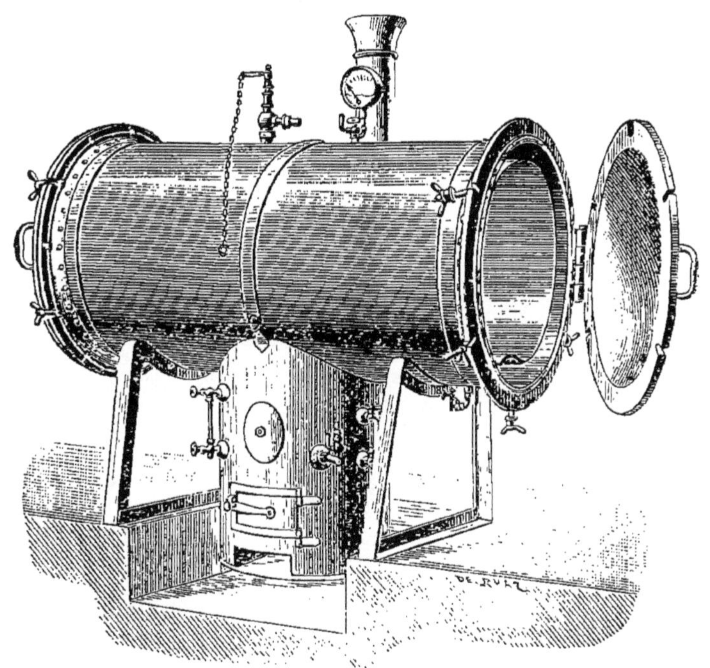

Fig. 129. — Etuve horizontale à vapeur fluente (système Vaillard).

aux collectivités et aux villes ne disposant que de modestes ressources, d'être absolument sans danger et de n'exiger aucun personnel spécial.

Les étuves à désinfection, quel que soit leur système, sont surtout applicables aux effets personnels, vêtements, couvertures, matelas, et autres tissus de laine. Les expériences très précises de Levison (de Copenhague) montrent que la résistance des tissus n'est pas sensiblement modifiée par leur passage à l'étuve et que les couleurs *bon teint* ne sont pas altérées. Le public reproche, cependant, et non sans raison, à l'étuve de déformer, de rétrécir les vêtements qui ont été soumis à son action.

Un reproche plus mérité est de fixer d'une façon indélébile sur les tissus les taches produites par les liquides organiques, sang, pus, déjections, que ni lavages, ni lessives

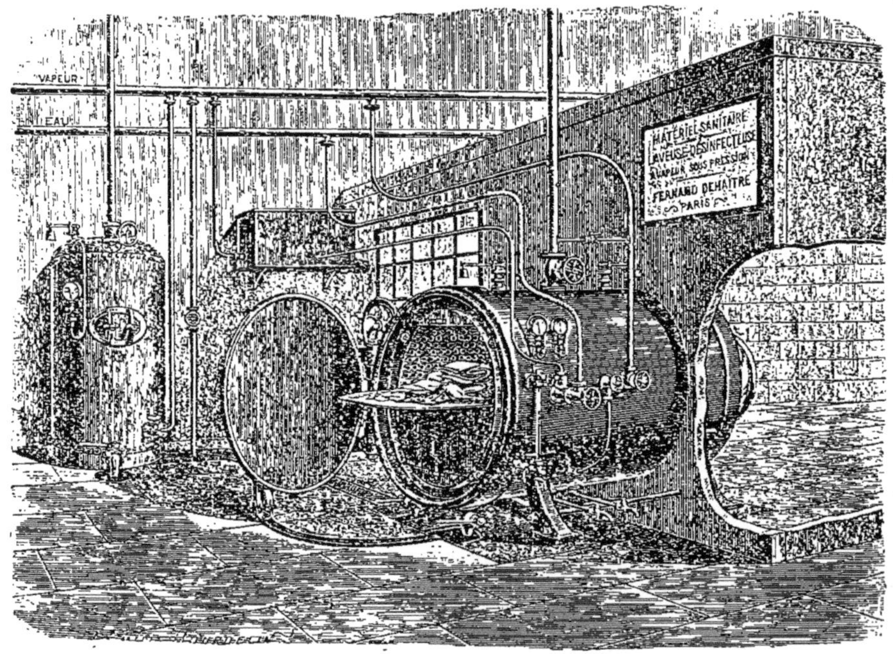

Fig. 130. — Laveuse-Désinfecteuse D. Dehaître.

ne peuvent plus enlever. On a recommandé, pour parer à cet inconvénient, d'enlever auparavant, au moyen de l'eau chaude, ces taches, mais l'opération est particulièrement dangereuse pour celui qui la pratique. Une immersion préalable dans un liquide antiseptique, *sublimé*, *chlorure de chaux*, *eau de javelle*, nous paraît le meilleur procédé et le plus inoffensif.

Signalons aussi l'appareil construit par la maison F. Dehaître, *étuve laveuse désinfecteuse* (fig. 130), dans lequel la stérilisation par la vapeur sous pression est précédée d'une opération d'essangeage, d'essorage et de lavage des linges tachés et souillés qui se fait automatiquement et sans danger par suite pour le personnel qui en est chargé.

Ces appareils qui remédient à un des plus grands inconvénients des étuves à vapeur mériteraient d'être plus répandus qu'ils ne le sont (1).

Contrôle des étuves à désinfection. — Il est important de posséder un moyen de contrôle, indiquant automatiquement le degré atteint pendant le cours de l'opération au centre des matelas ou des paquets d'étoffes. On se sert à cet effet dans les stations de désinfection de la Capitale d'un thermomètre enregistreur Richard dont le récipient est placé dans un manchon de ouate uniformément tassé et entouré de toile à matelas et dont le levier muni d'une plume vient enregistrer au dehors de l'étuve sur un papier *ad hoc* les températures atteintes (2). Cet appareil est malheureusement assez coûteux et peut dans bien des cas être remplacé par un alliage fusible à une température déterminée que l'on place au centre des ballots de linge ou des matelas.

(1) Cet ingénieux appareil réunit dans une seule et même machine un matériel de buanderie et une étuve de désinfection. Le linge y est essangé à l'eau froide, lessivé, puis rincé dans un récipient complètement clos et sans aucune manipulation de la part du personnel.

Quant aux eaux de lavage et de rinçage, elles sont stérilisées à 115° avant leur évacuation en passant dans un bouilleur spécial.

Le rinçage effectué, on opère la désinfection du linge par la vapeur sous pression et on fait circuler ensuite à travers l'appareil un fort courant d'air au moyen d'un souffleur.

Le linge sort de l'appareil, d'une blancheur parfaite, sans la moindre tache et complètement sec.

(2) A. J. Martin et Walkenaer, *Rev. d'hyg.*, 1898.

Agents chimiques. — Le nombre des substances capables d'arrêter la vie des micro-organismes ou tout au moins d'entraver leur pullulation est considérable et chaque jour voit s'accroître la liste déjà bien longue des antiseptiques. Il semble donc que nous péchions par excès de richesse. A y regarder de plus près, on s'aperçoit qu'il n'en est rien, que beaucoup sont loin d'avoir fait leurs preuves et que ceux mêmes estimés les plus puissants ont leurs défaillances, et, en tout cas, sont loin de répondre à toutes les indications.

Le pouvoir bactéricide est en effet une propriété essentiellement contingente, variant dans une large mesure, suivant l'espèce microbienne, le milieu, le mode d'application, la température, etc., etc.

D'une façon générale les bactéries non sporulées sont beaucoup plus sensibles à l'action des antiseptiques. Les spores, au contraire, présentent une grande résistance et peuvent survivre à une immersion très prolongée dans les plus puissants désinfectants (sublimé, acide phénique). La composition du milieu, l'état de dessiccation ont aussi une grande influence. Tel microbe qui sera facilement et rapidement tué par une substance dans les milieux de culture ordinaires résistera s'il est fixé et desséché contre une paroi. L'élévation de température, d'autre part, augmente notablement l'action bactéricide. Enfin les microbes acquièrent assez vite l'accoutumance aux antiseptiques et arrivent à vivre, et même à proliférer dans des solutions qui sont mortelles pour le microbe normal.

Ces faits expliquent la divergence que l'on constate dans les résultats obtenus par les divers expérimentateurs et les déceptions auxquelles ont donné lieu dans la pratique certains désinfectants dont la réputation semblait fermement établie par les expériences de laboratoire les plus rigoureuses.

Le mécanisme par lequel les antiseptiques agissent sur les micro-organismes est encore trop incomplètement connu pour qu'on puisse tenter aujourd'hui sur cette base une classification, et un classement qui groupe les désinfectants suivant leurs affinités chimiques, tel que l'a proposé Behring (1), est seul possible actuellement.

De la longue liste dressée par le bactériologiste allemand, nous ne retiendrons que les désinfectants d'un usage courant dans la désinfection externe et dont il importe par suite de bien connaître la valeur et le mode d'emploi.

DÉSINFECTANTS MINÉRAUX. — *Sublimé*. — Le sublimé jouit, à juste titre du reste, d'une ancienne réputation comme désinfectant. Miquel a montré qu'il suffisait de quelques milligrammes par litre pour empêcher la putréfaction du bouillon et les expériences poursuivies avec toute la précision scientifique voulue par R. Koch (2) ont constaté son haut pouvoir bactéricide sur les cultures des divers microbes pathogènes. A la dose de 1 pour 20.000, il tue le bacille d'Eberth et le vibrion virgule, à la dose de 1 pour 100.000. Il est naturellement moins actif sur les spores (3).

Les recherches de Laplace ont montré que son action était notablement exaltée par l'addition d'acides, acide chlorhydrique, acide tartrique ou de sel marin (4).

(1) *Zeits. f. Hyg.*, 1890.

(2) *Mitheilungen a. d. K. Gesundheitsamt* (Travaux de l'Office sanitaire de l'Empire d'Allemagne), 1881.

(3) D'après Borkhoff, la solution au 1000e, la plus habituellement employée, tuerait :

Spores du charbon, au bout de 6 jours.
Staphylocoque doré, au bout de 2 h. 1/2 à 5 heures.
B. d'Eberth, au bout de 50 minutes.
B. de Löffler, au bout de 70-80 minutes.

(4) Vincent et de Chavigny avaient mis en doute l'utilité de l'addition du chlorure de sodium ou d'un acide et Borkhoff (Th. de St-Pétersbourg, 1897), avait même soutenu que cette addition diminuait le pouvoir bactéricide du sublimé ; des expériences plus récentes de Tavernari (*Ann. d'igiene sperim.*, 1900), semblent donner raison à ces derniers, tout au moins pour le sel marin.

Il convient très bien à la désinfection des locaux pour lesquels il est journellement employé à la dose de 1 à 2 p. 1.000, et est fort économique en raison des petites quantités nécessaires.

On avait tout d'abord émis quelques craintes au sujet des dangers que pouvait présenter son emploi dans les pièces habitées. Une expérience déjà longue et pratiquée sur une large échelle a montré que ces craintes ne sont nullement justifiées.

Il y a grand avantage à faire précéder son application d'une humectation des surfaces et à chauffer légèrement la solution, deux conditions qui exaltent notablement son pouvoir bactéricide.

Cette même solution est aussi un excellent liquide pour le lavage des mains et des parties découvertes des personnes appelées à soigner des contagieux. Elle est d'un emploi courant pour cet objet dans les services de chirurgie.

Le sublimé est beaucoup moins efficace quand il s'agit de désinfecter les excreta virulents, par suite de la combinaison que ce sel forme avec les albuminoïdes et il doit ici céder la place à d'autres antiseptiques beaucoup mieux appropriés.

Les expériences de Geppert (1), de Bordoni Uffreduzi (2), de Laveran et Vaillard (3) ont dans ces derniers temps un peu porté atteinte à la réputation du sublimé comme antiseptique, réputation qui semblait si sûrement établie. Elles ont montré, en effet, qu'il ne possédait pas dans la pratique l'infaillibilité d'action qu'on se plaisait à lui attribuer autrefois. A la dose habituelle de 1 p. 1000, il laisse, même après une désinfection soigneusement faite, un certain nombre de germes vivants, et l'on devrait doubler et même tripler la dose au risque de le rendre offensif pour certains objets,

(1) *Berl. klin. Woch.*, 1889.
(2) *Archivio p. l. scienze mediche,* 1892.
(3) *Bull. Ac. de méd.*, 1894.

si l'on voulait arriver à un résultat efficace (Bordoni Uffreduzi). Nous verrons tout à l'heure qu'il n'est pas le seul des désinfectants qui soit discuté à l'heure actuelle.

Le *sulfate de cuivre* à la dose de 5 p. 100, le *chlorure de zinc liquide* à 45 degrés constituent aussi d'excellents désinfectants qui sont en même temps très économiques pour la stérilisation immédiate et sur place des excreta virulents.

Il en est de même de la *chaux* sous forme de lait de chaux épais (1 partie de chaux pour 4 d'eau), dont les expériences de Liborius (1), de Pfuhl (2), de Kitasato (3), de Richard et Chantemesse (4), ont démontré le pouvoir bactéricide sur les bacilles de la fièvre typhoïde et du choléra. Ce même lait de chaux peut être aussi appliqué en badigeonnages sur les murs infectés par des germes pathogènes dans les habitations des classes pauvres (5). Le bas prix, l'innocuité de ce produit, la facilité qu'on a à se le procurer partout le rendent précieux comme désinfectant usuel.

Le *chlorure de chaux* en solution au 10e, l'*hypochlorite de potasse et de soude* (eau de javel) diluée dans 5 à 10 fois son volume d'eau, deux anciens désinfectants un peu délaissés, jouissent d'après les expériences de Chamberland et Fernbach (6) d'une puissante action bactéricide et méritent d'après ces expérimentateurs, d'être tirés de l'abandon dont ils étaient l'objet en ces derniers temps (7).

(1) *Zeits. f. Hyg.*, t. II.
(2) *Id.*, t. VI.
(3) *Id.*, t. III.
(4) *Rev. d'hyg.*, 1889.
(5) De Giaxa. Sur l'action désinfectante du blanchiment des murs au lait de chaux. *Ann. de micrographie*, t. II.
(6) *Ann. Inst. Pasteur*, 1893.
(7) L'eau de javel diluée au titre où elle est habituellement employée par les ménagères est un puissant bactéricide qui stérilise la plupart des microbes pathogènes, y compris le b. tuberculeux après un contact de 3 h. (Bezançon, *Soc. de méd. pub.*, 27 nov. 1901, Malheureusement elle a le grave inconvénient d'altérer rapidement

Désinfectants d'origine organique. — *Groupe de la série aromatique. — Phénols. — Crésols, etc., etc.* — Il n'est pas en chimie de groupe plus riche en substances antiseptiques que le groupe si important qui dérive de la benzine, la *série aromatique*, et, grâce au nombre presque indéfini de composés qu'il peut fournir par simple substitution de molécules, il enrichit sans cesse de nouveaux corps la liste déjà si longue des désinfectants. Le pouvoir bactéricide paraît être en effet, une des propriétés caractéristiques du groupe.

Acide phénique. — Phénols C^5H^6OH. — Le plus connu du groupe, l'acide phénique, s'obtient par la distillation du goudron de houille entre 160° et 200°. Le produit de cette distillation constitue l'*acide phénique* brut du commerce, mélange assez complexe d'acide phénique pur (25 p. 100 environ) et d'homologues supérieurs, crésols et autres. On purifie ce produit par une nouvelle distillation et l'on a l'acide phénique cristallisé usité en médecine qui est à peu près pur, mais d'un prix beaucoup plus élevé et dont l'action bactéricide est notablement inférieure à celle de l'acide phénique brut.

L'acide phénique a longtemps passé avec le sublimé pour le type des antiseptiques. Les expériences de Behring (1), de Gartner (2) sur les cultures des divers microbes ont montré en effet qu'il tuait très rapidement, en quelques secondes, les bactéries pathogènes non sporulées. Les spores en revanche sont beaucoup moins sensibles à son action, et, immergées dans une solution à 5 p. 100, résistent plusieurs jours et

et de brûler le linge qu'on y laisse immergé un certain temps. On a dû y renoncer à l'hôpital Pasteur pour cet usage ; mais on s'en sert en solution à 1/50 pour le lavage de tout le mobilier, du sol et des parois, après la sortie des contagieux (Martin, *loc. cit.*).

(1) *Deuts. med. Woch.*, 1889.

(2) *Congrès de Soc. allem. de chirurgie*, 1885.

Tableau des principaux antiseptiques tirés de la série aromatique.

NOMENCLATURE	FORMULE	NOMS VULGAIRES des antiseptiques dérivés.
Phénols monovalents :		
Phénols.........	$C^6H^5—OH$	Aseptol ou acide sozolique. Sozocodol. Para-chlorophénol. Bromol. Phéno-salyl. Dicodosozol.
Crésols ou Crésylols...........	$C^6H^4<^{CH^3}_{OH}$	Créoline Pearson. Cresyl Jeyes. Lysol. Solvéol. Solutol. Cresalol. Losophone. Tricrésol.
Thymol.........	$C^6H^3 \begin{smallmatrix} CH^3 \\ C^3H^7 \\ OH \end{smallmatrix}$	Essence de thym.
Phénols bivalents:		
Résorcine.......	$C^6H^4<^{OH}_{OH}$	
Acide benzoïque..	$C^6H^5.CO—OH$	Benjoin. Baume du Pérou. Baume de tolu. Benzoate de naphtol.
Acide salicylique.	$C^6H^4<^{CO-OH}_{OH}$	Salacétol. Salol. Bétol. Salicylate de bismuth.
Naphtols.........	$C^{10}H^7OH$	Asaprol. Microcidine. Naphtolate de bismuth.
Phénol trivalent :		
Acide gallique...	$C^6H^2<^{CO^2H}_{(OH)}$	Tannens.
Camphols.		
Camphre de Bornéo............	$C^{10}H^{17}OH$	Essence d'eucalyptol. Essence de capeput, de cannelle, d'aspic, etc., etc.
Menthol.........	$C^{40}H^{19}OH$	Essence de menthe.
Camphre ordinaire.............	$C^{10}H^{15}OH$	Essence de lavande, sauge, romarin, etc., etc.

même plusieurs semaines (Nocht, Frænkel). Dans la pratique et à l'user, il a donné quelques déceptions auxquelles d'ailleurs il fallait s'attendre ; car ses propriétés bactéricides, pas plus que celles des autres antiseptiques n'ont rien d'absolu et varient suivant les conditions d'application.

Il n'en reste pas moins, à la dose de 5 p. 100, un de nos plus précieux désinfectants qui s'applique aussi bien à la désinfection des excreta qu'à celle des locaux et des objets mobiliers qu'il n'altère pas.

Ses principaux défauts sont : son odeur qui, suivant la pittoresque expression de Duclaux, « laisse longtemps à la pièce désinfectée un parfum de chambre mortuaire à laquelle le public s'habitue difficilement (3) », son prix relativement élevé (1) et sa toxicité à laquelle certaines personnes sont particulièrement sensibles.

Son association avec l'acide sulfurique, acide orthoxy-phénylsulfurique, *sulfocarbol*, ou *aseptol* (2) et avec l'acide salicylique, *phénol-salyl* (de Christmas) (3) donne des produits doués d'une haute valeur bactéricide qui peuvent

(1) L'assistance publique a essayé de faire distribuer gratuitement aux indigents tuberculeux soignés à domicile de l'acide phénique pour la désinfection de leurs crachats et des objets souillés. Elle a dû y renoncer, l'odeur que dégageait le désinfectant dénonçant ces malheureux que leurs voisins traitaient en pestiférés et auxquels leurs propriétaires ne tardaient pas à donner congé.

(2) Au cours actuel, un litre de solution phéniquée à 5 p. 100 revient à 0 fr. 25 si l'on se sert d'acide phénique cristallisé et à 0 fr. 06 si l'on se sert d'acide phénique brut, tandis que la solution de sublimé à 1 p. 1000 coûte un peu moins de 0 fr. 02.

(3) Le produit dit sulfo-phénolé se fait en mélangeant à froid p. e. d'acide phénique à 50 p. 100 et d'acide sulfurique concentré.

(4) La formule donnée par de Christmas (*Ann. Inst. Pasteur*, 1882) pour le phénol-salyl est :

Acide phénique	9 gr.
Acide salicylique	1 »
Acide lactique	2 »
Menthol	0 » 10

dans bien des cas être substitués avec avantage à l'acide phénique normal.

Crésols. Crésyls. Lysol. Solvéol. Solutol. — Les produits de la distillation des goudrons de houille sont, nous l'avons dit, des mélanges très complexes dans lesquels entrent, outre l'acide phénique, des substances appartenant au même groupe. Ils contiennent notamment des homologues supérieurs auxquels on a donné le nom de *crésols* et qui ont pour formule $C^6H^4\ CH^3\ OH$.

On distingue trois crésols isomères, ortho, para et méta-crésol. Ces corps sont à peu près insolubles dans l'eau, mais ils sont solubles dans les alcalis, les carbures et autres dissolvants.

Les expériences de Frænkel (1), d'Hans Hammerl (2), de Engler (3), de Rémouchamps et Sugg (4), etc., etc., ont montré qu'ils avaient un pouvoir bactéricide très élevé, qui serait même, d'après Max Gruber, cinq fois plus considérable que celui du phénol. Ils auraient en outre sur celui-ci l'avantage d'être moins toxiques (5).

Leur insolubilité dans l'eau oblige à avoir recours à des dissolvants permettant leur emploi dans la désinfection, et c'est ainsi que nous possédons plusieurs produits industriels qui, sous divers noms, ne sont que des émulsions ou des solutions de crésols.

(1) *Zeits. f. Hyg.*, 1889.
(2) *Arch. f. Hyg.*, 1891 et 1892.
(3) *Pharm. Centralblatt*, t. XI.
(4) *Mouvement hygiénique*, 1890.
(5) D'après Hammert (*Hyg. Rundschau*, 1899), les crésols, notamment le para et l'ortho-crésol, le méta-crésol étant presque complètement insolubles, tueraient en quelques minutes et même moins le *coli b.*, le *b. typhique*, le *staphylocoque doré*. Ils auraient en outre l'avantage sur l'acide phénique d'agir même en milieu albumineux, ce qui est d'une importance capitale pour la désinfection des excréta (Hammerl, Schurmayer).

La *créoline* ou *crésyl* (1) adoptée par le service de santé militaire et employée avec avantage pour la désinfection des marchés aux bestiaux de la Villette, est une solution de crésols impurs dans le carbonate de soude.

Le *lysol*, le *solvéol*, le *solutol* sont des solutions de ces mêmes crésols obtenues, le premier,au moyen du savon, *savonate alcalin de crésyl*, les seconds,au moyen du crésylate de soude.

Ces produits qui paraissent avoir sensiblement la même valeur bactéricide sont,à la dose de 1 à 5 p. 100,de bons désinfectants susceptibles de remplacer avec avantage l'acide phénique. Mais ils ont l'inconvénient, comme ce dernier, d'avoir une odeur désagréable et en outre leur prix relativement élevé en restreint notablement l'emploi.

L'huile lourde de houille, autre produit de la distillation des goudrons, a aussi des propriétés antiseptiques manifestes et peut être appliquée, grâce à son bas prix, à la désinfection des fosses d'aisances où elle agit à la fois comme bactéricide et désodorant.

Acides. Alcalis. Savons. — Tous les acides et les alcalis sont, à des degrés divers, des antiseptiques et leur activité est en raison de leur degré d'acidité ou d'alcalinité. On sait depuis longtemps dans tous les laboratoires de bactériologie qu'un milieu de culture trop acide ou trop alcalin ne convient pas à la culture des microbes. Mais l'action des acides et des alcalis un peu forts sur les substan-

(1) Von Ermengen, Rech. expérim. sur la créoline. *Bull. Acad. roy. de Belgique*, 1889.

La composition de la créoline serait, d'après Th. Weyl :

	Créoline allemande	Créoline anglaise
Carbures d'hydrogène inactifs. . . .	84.9	59.9.
Phénols et crésols	3.4	22.6.
Acides	1.5	0.4.
Sodium.	0.8	2.4.

ces, sur celles d'origine organique notamment, ainsi que sur beaucoup de récipient en restreint singulièrement l'emploi.

Il n'en est pas de même de la lessive des ménagères, et encore mieux des savons. Les expériences de Koch, de Behring, de Jollès (1), de Reithoffer (2), de Beyer (3), de Serafini (4), etc., ont montré qu'à doses suffisantes, les savons étaient d'excellents microbicides et que leur activité était en raison de leur alcalinité. Les solutions à 10 p. 100 tuent en quelques minutes le b. virgule, le b. typhique et l'action est d'autant plus rapide et d'autant plus sûre que la température de la solution (30 à 40°) est plus élevée.

D'après Tonzig (5), l'addition d'antiseptiques au savon n'augmente pas sensiblement leur pouvoir désinfectant.

L'on possède donc dans ces produits d'usage courant dans tous les ménages des ressources précieuses dont les médecins doivent savoir au besoin tirer parti dans bien des cas. On ne dispose guère dans les petites villes et les campagnes d'une étuve à désinfection et, pour tous les tissus souillés qui peuvent la supporter, la lessive bouillante peut à la rigueur suppléer à tout autre moyen de désinfection.

DÉSINFECTANTS GAZEUX. — Les désinfectants liquides exigent dans leur application des soins, une attention minutieuse pour répandre sur toutes les parties des surfaces l'antiseptique, n'en laisser aucune en dehors de son action. Le désinfectant gazeux, au contraire, en vertu du pouvoir de diffusion des gaz, se répand dans toute l'enceinte où il se dégage, pénétrer partout, s'insinuer dans les fissures, les fentes, les recoins qui sont les nids préférés des germes. *Il fait sa besogne lui-même* et l'on n'a pas à se

(1) *Zeits. f. Hyg.*, XIX, 1893.
(2) *Arch. f. Hyg.*, 1896.
(3) *Zeits. f. Hyg.*, t. XXII, 1896.
(4) *Ann. d'Igiene sperim.*, 1898.
(5) *Gaz. d'ospedale et de cliniche*, 1900.

préoccuper des négligences possibles du personnel chargé de l'opération.

La désinfection au moyen de gaz ou de vapeurs semble donc être théoriquement la désinfection la plus rationnelle, la plus sûre, la désinfection par excellence. Dans la pratique il n'en est malheureusement pas ainsi. La diffusibilité des gaz dans une enceinte close déjà occupée par un autre gaz est relativement limitée. Les gaz n'ont à la pression normale qu'un faible pouvoir de pénétration et c'est là certainement une des principales causes de l'insuffisance d'action qu'on constate chez la plupart des désinfectants gazeux.

Deux gaz sont employés depuis longtemps dans la désinfection : l'*acide sulfureux* et le *chlore*. Dans ces derniers temps est venu s'ajouter un autre produit, l'*aldéhyde formique ou formol*. Disons quelques mots du mode d'emploi et de la valeur de chacun d'eux.

Anhydride sulfureux, Acide sulfureux SO^2. — L'*anhydride sulfureux, vulgo acide sulfureux,* qui s'obtient par la combustion du soufre est un des désinfectants les plus anciennement employés. Il est resté longtemps le désinfectant traditionnel des locaux infectés. Son emploi est réglementaire dans les casernes et dans beaucoup de pays c'est encore l'agent auquel on a le plus souvent recours.

La confiance qu'on avait en lui a cependant été fortement ébranlée par les recherches entreprises sous la direction de R Koch (1) et confirmées par la plupart des bactériologistes. Son emploi est abandonné en Allemagne et au Congrès de Vienne, à la suite du rapport du Dr Richard (2), concluant à son insuffisance ; une seule voix, celle du Dr Janssen (de Bruxelles), s'est élevée pour le défendre.

EnFrance on s'est montré moins sévère à son égard et

(1) G. Wolffugel. Sur la valeur de l'ac. sulfureux comme désinfectant. *Mittheilungen a. d. k. Gesundheitsamt*, 1881.
(2) *Congrès intern. d'hygiène*, Vienne, 1897.

les expériences de Vallin (1), de Pasteur et Roux (2), de Dujardin-Beaumetz, de Sternberg (3), de Thoinot (4), ainsi que les bons résultats obtenus pour la désinfection des salles de casernes ou d'hôpitaux contaminés (Lucas Championnière, Ollivier, Legouest, Raoul) ont montré qu'en raison de son bon marché, de sa facilité d'application, il pouvait rendre de grands services dans les cas où des raisons budgétaires ou autres ne permettaient pas l'emploi des appareils perfectionnés, mais coûteux, dont dispose le génie sanitaire. Il ne faut pas oublier toutefois que son pouvoir bactéricide n'est pas très élevé et qu'il ne détruit, ainsi que l'établissent les récentes expériences de Calmelles et Rolants, que les microbes ayant une faible résistance : le *streptocoque*, le *b. typhique*, le *b. pesteux* et qu'il ne faut pas trop compter sur lui pour atteindre des bacilles plus résistants tels que le *b. diphtéritique*, le *b. tuberculeux*, les *b. sporulés* (5).

S'il n'est pas un antiseptique de premier ordre, le gaz sulfureux possède en revanche des propriétés qui le rendent

(1) *Traité des désinfectants.*
(2) *Bull. Acad. de méd.*, 9 septembre 1889.
(3) *Medical News*, Philadelphia, 1885.
(4) *Ann. d'hyg. et de méd. lég.*, 1891.
(5) Calmette et Rolants (*Rev. d'hyg.*, mai 1903) n'ont pu réussir à stériliser avec des doses de 60 grammes de soufre que les cultures de streptocoque et de b. typhique. Les cultures de b. diphtéritique et de bactéridie charbonneuse n'ont pas été tuées. Cette dernière, ainsi que le b. tuberculeux, ont résisté aussi au gaz Clayton. Toutes ces cultures, il est vrai, étaient placées au fond d'un tube de verre et protégées par une couche de ouate ou de sable que devait traverser le gaz pour les atteindre ; ce qui prouve moins l'insuffisance de son pouvoir bactéricide que l'insuffisance de son pouvoir de pénétration.

Dans des expériences antérieures le directeur de l'Institut Pasteur de Lille, en collaboration avec le Dr Hautefeuille (*Rev. d'hyg.*, oct. 1902), avait obtenu des résultats constamment positifs avec les cultures de b. pesteux, de vibrion cholérique et de b. typhique.

particulièrement précieux aujourd'hui que nous connaissons le rôle de certains animaux et de certains insectes dans la propagation de quelques maladies. Il est en effet doué d'une grande toxicité à l'égard des animaux supérieurs, des rats et des insectes en particulier et ce sont ces propriétés qui ont ramené sur cet agent un peu délaissé l'attention des hygiénistes.

La désinfection à l'acide sulfureux se pratique habituellement en faisant brûler du soufre dans un bocal à désinfecter dont les fissures, joints des portes et des croisées, ont

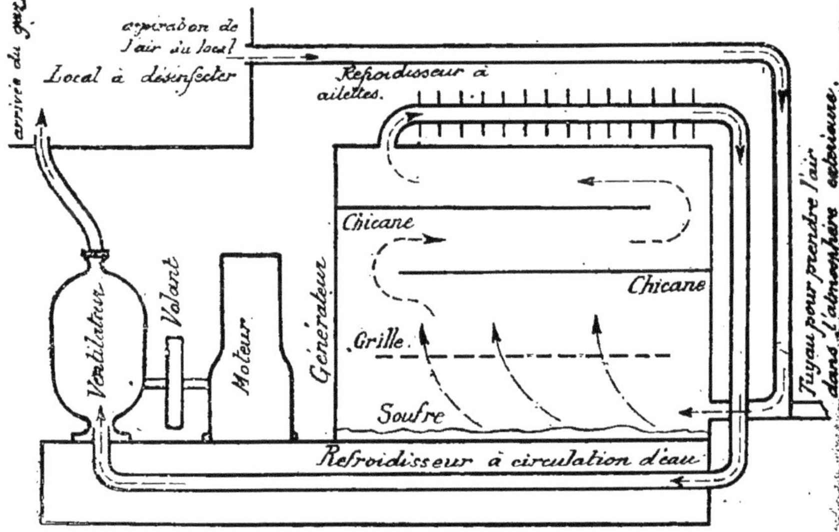

Fig. 131. — Appareil Clayton. — Schéma du fonctionnement.

été préalablement soigneusement calfeutrés. La dose employée est en général de 30 à 50 grammes de soufre par mètre cube, donnant de 20 à 35 litres de gaz, ce qui représente une dilution de 2 à 3,5 p. 100 dans l'air. Il est impossible du reste de dépasser la quantité de 60 grammes de soufre ; car le souffre refuse de brûler dans une atmosphère contenant plus de 4 p. 100 de gaz sulfureux et reste inutilisé. Or cette proportion, d'après les expériences de Calmette, est trop faible pour assurer la destruction de tous les germes dont beaucoup risquent d'échapper à la destruction, surtout s'ils sont emprisonnés dans les mailles des tissus, couvertures, étoffes, ou cachés dans les fissures des planchers et des murs.

Le *procédé Clayton* qui nous vient d'Amérique où il est appliqué depuis plusieurs années déjà à la désinfection des navires permet d'obtenir les dilutions bien plus concentrées.

L'appareil se compose essentiellement d'un four demi cylindrique dans lequel se produit la combustion du soufre. Le gaz ainsi produit passe dans un refroidisseur à circulation d'eau et est envoyé de là sous pression dans le local à désinfecter, au moyen d'un ventilateur actionné par un moteur à vapeur qui aspire en même temps l'air de ce local. Il se produit ainsi un double courant, l'un entrant chargé de vapeurs sulfureuses, l'autre sortant qui revient dans l'appareil où il se charge de nouveau de gaz.

Ce procédé permet de refouler dans l'enceinte soumise à la désinfection des quantités considérables de gaz, d'obtenir des concentrations à 12 p. 100. En outre le gaz arrive sec, refroidi et sous une pression que l'on peut régler à volonté. Ces conditions si différentes de celles dans lesquelles on produit d'habitude le gaz sulfureux expliquent en partie : 1° l'élévation sensible de sa force de pénétration et de son pouvoir antiseptique ; 2° son innocuité à l'égard des objets même délicats exposés à son action, étoffes, métaux, substances alimentaires, alors que l'un des plus graves reproches adressés à la désinfection au soufre est, on le sait, la détérioration qu'elle fait subir aux étoffes et aux métaux (1).

(1) L'anhydride sulfureux pur, tel que le gaz Pictet par exemple, ne posséderait que de très faibles propriétés insecticides et microbicides. Ce serait à son mélange avec l'anhydride sulfurique avec

L'expérience déjà longue que l'on a en Amérique, non moins que les essais tentés à Dunkerque sous le contrôle de Calmette et du Dr Dureau, directeur de la santé dans ce port, montrent que le procédé Clayton réalise un sérieux progrès dans l'emploi du gaz sulfureux et autorisent à croire que l'arsenal de la désinfection s'est enrichi d'une arme nouvelle qui pourra rendre d'inappréciables services pour l'assainissement des navires et de certains locaux et surtout pour la destruction de la vermine et des rats (1).

Chlore gazeux. — Le chlore qui est obtenu en faisant agir l'acide chlorhydrique sur le bioxyde de manganèse est par l'action qu'il exerce sur la matière organique un énergique désinfectant, mais il altère aussi profondément les objets soumis à son influence. Aussi n'est-il guère employé sous cette forme dans la désinfection, et c'est habituellement au dégagement lent et continu de chlore par certains chlorites alcalins, *chlorure de chaux*, *hypochlorite de potasse*, qu'on a recours.

Nous avons vu qu'à l'état de solution liquide, ces produits étaient d'excellents antiseptiques. Ils sont moins actifs sous forme de gaz.

lequel il se combinerait pour former un corps nouveau ayant pour formule SO^2 $2SO^3$ et qui se révèle pour la production de fumées blanches que le gaz Clayton devrait son action.

Quant à l'innocuité à l'égard des étoffes et des métaux, elle tiendrait à ce que le gaz est sec et à une basse température. L'acide sulfurique qui est le corps dangereux par excellence pour les objets ne se formerait qu'en présence de l'oxygène et de la vapeur d'eau.

Les principales substances sur lesquelles le gaz Clayton n'a eu aucune action nuisible dans les essais faits à Dunkerque seraient : *tissus de laine*, *de coton*, *de soie*, *caoutchouc*, *cuirs et peaux*, *viandes de boucherie*, *poissons*, *pain*, *légumes divers*, *fruits*, *sucre*, *thé*, *café*, *chocolat*, *céréales diverses*, *objets d'ameublements*, *fers peints*, *dorures*, *acier*, *cuivre*, *nickel*.

Il est bien entendu que toutes ces substances doivent être sèches. La moindre trace d'humidité change absolument les conditions.

(1) Wurtz, *Rapp. au Com. consult. d'hyg. publ. de France*, 11 mai 1903.

Toutefois, Miquel (1) a constaté que des poussières soumises aux émanations de chlore dégagé par l'eau de javel à la dose de 50 centimètres cubes par mètre cube étaient complètement stérilisées. L'action que le chlore exerce sur la couleur des tissus et sur les objets métalliques en restreint singulièrement l'emploi et doit le faire réserver pour certains locaux.

Aldéhyde formique. Formaline. Formol. — L'aldéhyde formique ou formol est le premier terme de la série des aldéhydes et elle se produit dans la combustion incomplète de l'alcool méthylique. C'est le premier degré d'oxydation de cet alcool dont l'acide formique constituerait le second.

Alcool méthylique $CH^3.OH$.

Aldéhyde formique $CH.CH$.

Acide formique $CHO.OH$.

Il est fabriqué industriellement par le procédé indiqué par Trillat et qui consiste à oxyder l'alcool méthylique en présence d'une grande quantité d'air.

La solution de formol ainsi obtenue, appelée *solution commerciale* de formol, contient environ 40 p.100 d'aldéhyde pur.

Lœw constata le premier en 1888, les propriétés bactéricides de cette substance, ce qui appela sur elle l'attention des bactériologistes. Aussi, les travaux, les recherches se multiplièrent rapidement, et, malgré la date récente de son apparition, il n'est probablement pas d'antiseptiques qui possèdent une littérature aussi riche que cet agent.

Les expériences faites en Allemagne par Aronson, par Pfuhl (2), par Walter (3), etc., etc.; en France par Cambier et Brochet (4), par Miquel (5), par Roux et Trillat (6), par

(1) *Ann. de micrographie*, 1894.
(2) *Rev. d'hyg.*, 1896 et 1897.
(3) *Zeits. f. hyg.*, 1896.
(4) *Rev. d'hyg.*, 1895.
(5) *Ann. de micrographie*, 1896.
(6) *Ann. de l'Inst. Pasteur*, 1894.

Bosc (1), par Vaillard et Lemoine (2), etc., furent des plus favorables à ce désinfectant. Bosc a obtenu la destruction au bout de 5 heures de tous les microbes sporulés, la destruction des poussières dansun local de 737 mètres cubes soumis à l'action des vapeurs de formol. Vaillard et Lemoine concluent de leurs expériences que ce désinfectant est très supérieur au sublimé, en ce sens qu'il agit non seulement sur les bactéries *à nu*, mais aussi sur celles incorporées aux substances albumineuses. Pfuhl a constaté l'efficacité de ces vapeurs à l'égard des crachats tuberculeux humides ou desséchés sur le plancher. Walter a obtenu la destruction de tous les micro-organismes soumis à leur action, à l'exception des spores charbonneuses, mais après un contact de 24 heures au moins.

On put croire un moment qu'on avait enfin mis la main sur cet antiseptique idéal, universel à la poursuite un peu chimérique selon nous, duquel tant de bactériologistes et d'hygiénistes se sont appliqués. Mais des notes discordantes ne tardèrent pas à se faire entendre, et de nombreux expérimentateurs annoncèrent des résultats bien moins brillants, OEhmichen (3) n'a pu réussir à stériliser des crachats tuberculeux étalés sur des étoffes sur lesquelles on pulvérisait pendant 15 minutes de la formaline, pas plus d'ailleurs que les germes contenus dans les poussières fixées sur la peau. Rubner (4), Hammerl et Kermauer (5) constatèrent que le gaz ne pénètre ni dans les fissures des planchers, ni sous les coussins et sous les étoffes et que des cultures placées dans la poche d'un vêtement sont restées intactes.

D'autre part le Comité consultatif d'hygiène publique de

(1) *Ann. Inst. Pasteur*, 1896.
(2) *Id.*, 1896.
(3) *Travaux de l'Office sanitaire impérial allemand*, t. XI.
(4) *Vierteljahrgericht in. off. sanit.*, 1898.
(5) *Münch. med. Woch.*, 1898.

France, sur le rapport de A. J. Martin (1), et le conseil d'hygiène publique de Belgique, sur le rapport de Von Ermengen (2), ont cru devoir faire l'un et l'autre de grandes réserves et conclure que, dans l'état actuel des choses, on ne peut ranger le formol dans la catégorie des désinfectants éprouvés par une longue pratique et qu'on est en droit de recommander sans arrière-pensée. Les rapports officiels de Zenoni et Coggi (3), d'Abba et de Rondelli formulaient des conclusions analogues.

Ces appréciations, en apparence si divergentes, ne sont peut-être pas, si on analyse de près les arguments invoqués de part et d'autre, aussi inconciliables qu'il le semble au premier abord.

L'aldéhyde formique est, nul ne le nie, quand on se place dans des conditions déterminées, telles qu'elles peuvent être réalisées dans les laboratoires, un des plus puissants bactéricides que nous possédions. Il agit sûrement, rapidement sur les germes qu'il peut atteindre, mais, comme tous les désinfectants gazeux d'ailleurs, il a un très faible pouvoir de diffusion et de pénétration. C'est un *désinfectant de surface*.

Il ne convient guère par suite à la désinfection des effets de literie, vêtements et autres, et doit être réservé à la désinfection des locaux. Encore ne peut-on compter beaucoup sur lui pour stériliser les couches tant soit peu épaisses des liquides virulents fixés sur les parois et sur le sol, à plus forte raison pour pénétrer dans les joints des planchers et dans les entrevoux, ces foyers de germes pathogènes dans certaines habitations collectives.

Malgré ces points faibles que reconnaissent d'ailleurs ses plus chauds partisans, le formol, à l'état gazeux, est d'un

(1) *Rev. d'hyg.*, 1899.
(2) *Bull. du service de santé et de l'hyg. publ. de Belgique*, 1899.
(3) *Giorn. D. R. Soc. ital. d'Eyrene*, 1890.

emploi si commode pour la désinfection des locaux il a de si réelles qualités, celle en particulier de laisser absolument intacts les objets soumis à son action, de n'altérer ni la consistance, ni la coloration des tissus les plus délicats de ne pas oxyder les métaux, qu'on doit souhaiter vivemen que les perfectionnements apportés aux procédés d'application rendent son action de plus en plus sûre, de plus en plus efficace.

Ajoutons que, contrairement à ce que l'on croyait d'abord le formol agit beaucoup mieux en milieu humide qu'en milieu sec; la polymérisation, tant redoutée au début, n'est pas à craindre quand on étend le formol d'une suffisante

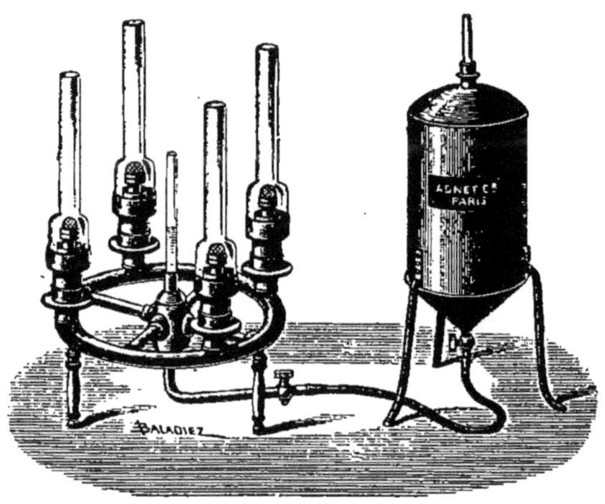

Fig. 132. — Lampe Cambier et Brochet pour la production de l'aldéhyde formique par la combustion incomplète de l'alcool méthylique.

quantité d'eau qu'on fait évaporer en même temps, et cette vapeur, en humectant les germes, favorise notablement leur destruction.

Procédés et appareils de désinfection au formol. — En dépit des objections, des réserves faites au sujet de son efficacité, le formol a eu une rapide et brillante fortune...

à laquelle n'a peut-être pas nui la réclame faite autour de lui... et les procédés et appareils pour son emploi se sont singulièrement multipliés dans ces derniers temps et se multiplient tous les jours.

Dans les premiers temps on se servait de lampes spéciales dans lesquelles on faisait brûler de l'alcool méthylique au contact de la mousse de platine. On n'obtenait ainsi que de faibles quantités de gaz qui se polymérisait rapidement

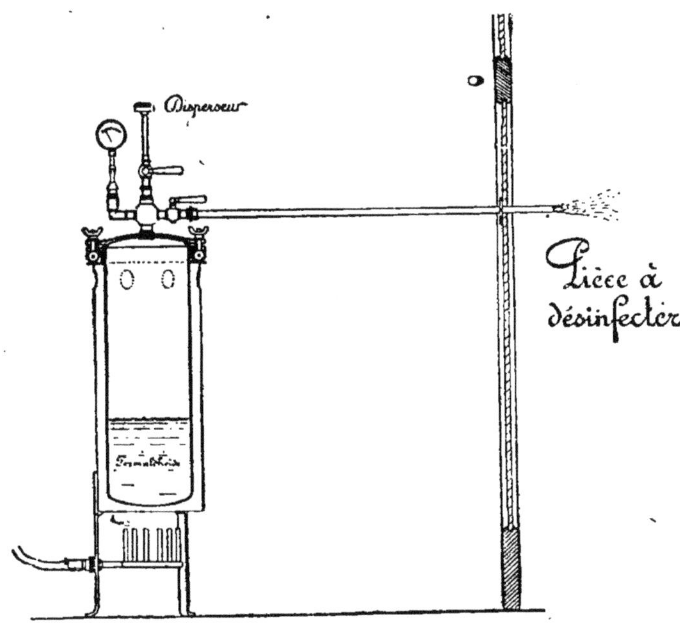

FIG. 133. — Autoclave formogène (système Trillat).

et on a à peu près complètement renoncé à ce mode d'emploi.

Actuellement tous les procédés ont recours à la solution commerciale de formol à 40 p. 100, soit pure, soit associée avec divers produits destinés, d'après les inventeurs, à assurer la stabilité de l'aldéhyde et à empêcher sa polymérisation *chloro-formol*, *formacétone*, *glyco-formol*, etc., etc.

Les méthodes et appareils les plus répandus sont :

L'*appareil Trillat* au formo-chlorol, un des premiers parus, consiste en un autoclave dans lequel on chauffe sous pression une solution de formol commercial en présence du chlorure de calcium. Un tube de dégagement permet de lancer le gaz aussi dégagé dans la pièce à désinfecter sans y pénétrer et en introduisant simplement l'embout par le

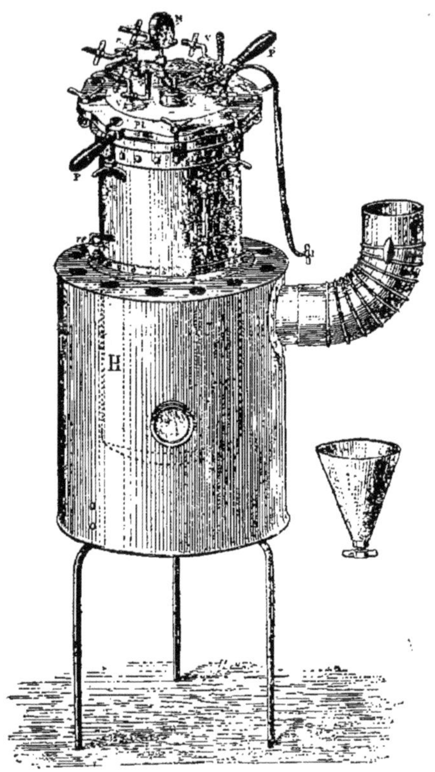

FIG. 134. — Appareil Fournier à la formacétone.

trou de la serrure. Il donne de bons résultats, mais il est coûteux et a le défaut de produire un gaz sec.

Les mêmes objections peuvent être faites à l'*appareil Fournier* qui utilise le formol mélangé à l'acétone, chauffé aussi sous pression jusqu'à production de vapeurs dans un autoclave. D'après son inventeur, l'addition d'acétone accroîtrait notablement le pouvoir bactéricide du formol et lui donnerait de plus des propriétés insecticides ?

La désinfection comprend deux projections d'eau acéto-

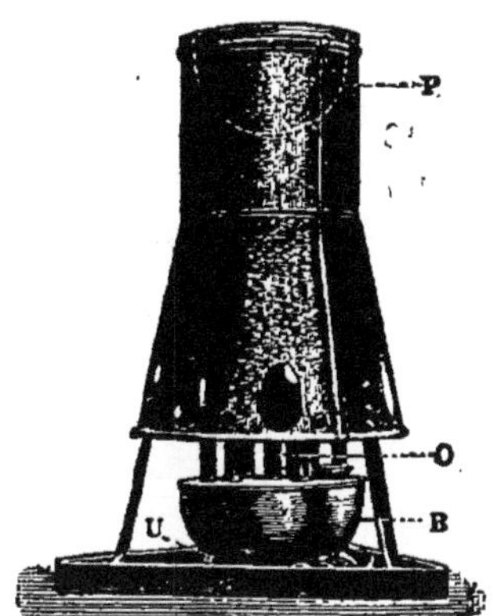

Fig. 135. — Formolateur Hélios, Système Schering.

née et de formacétone qu'on fait suivre d'une projection d'ammoniaque ayant pour but, comme dans l'appareil Flugge, de neutraliser l'aldéhyde en excès et de désodoriser la pièce.

La durée du contact doit être de 24 heures au moins à

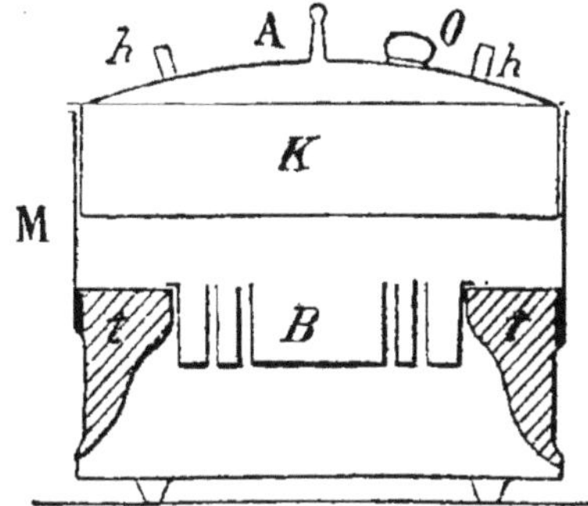

Fig. 136. — Appareil Flugge. — La solution de formol, diluée dans quatre fois son poids d'eau, est mise dans le récipient K, placé au-dessus du réchaud B. Une fois le liquide porté à l'ébullition, les vapeurs s'échappent par les tubulures *hh* du couvercle A.

la température ordinaire, mais un dispositif spécial permet, quand il s'agit d'effets mobiliers, de porter la température à 40° et même à 85, et alors la durée du contact n'est plus que de 1 heure à 6 heures suivant le degré atteint.

Les *formolateurs* fabriqués par la *Société Helios* qui exploite le procédé Schering sont de simples lampes à alcool au-dessus desquelles on met dans un récipient *ad hoc* ce qu'elle appelle des *pastilles paraformiques* et qui ne sont

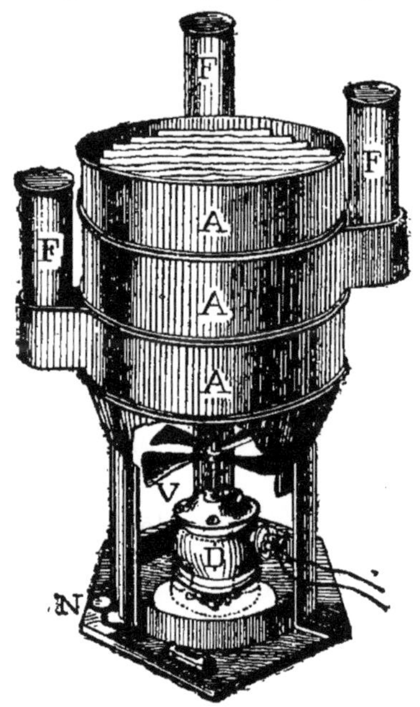

Fig. 137. — A, A, A, Disques superposables dont le fond en tôle perforée reçoit un tissu absorbant que les alimentateurs F imprègnent d'une solution de formol à 20 p. 100.
V, Ventilateur mû par le moteur électrique D.

autres que des comprimés de trioxyméthylène. Sous l'influence de la chaleur, ce trioxyméthylène se décompose en aldéhyde formique gazeux très reconnaissable à son odeur. Mais ici encore cette production de gaz se fait à sec et il est indispensable de faire dégager en même temps de la vapeur d'eau.

Le *procédé Flugge* ou procédé de *de Breslau*, qui jouit, à juste titre d'ailleurs, d'une grande vogue en Allemagne, échappe en partie aux reproches formulés à l'égard des appareils précédents. Il consiste, en effet, à faire bouillir dans un récipient dont le couvercle est muni d'une tubulure par laquelle s'échappe la vapeur, la solution commerciale de formol étendue de quatre fois son poids d'eau, de façon à produire en même temps un abondant dégagement de vapeur d'eau.

Le procédé est très économique, car, à défaut d'appareil spécial, on peut employer la première casserole venue qui rendra à peu près les mêmes services à la condition qu'on mette la quantité de solution antiseptique nécessaire pour le cube à désinfecter et que l'évaporation se fasse rapidement.

L'*appareil Hoton*, très usité en Belgique, n'est qu'un appareil Flugge chauffé par une lampe au pétrole à chalumeau, dite *lampe primus*, qui, par la chaleur qu'elle développe, active sensiblement l'évaporation et rend l'opération plus rapide.

Le plus grave défaut du formol, avons-nous vu, est son faible pouvoir de diffusion. L'*appareil Rechter* a essayé d'y remédier en opérant un brassage énergique de l'air de la pièce au moyen d'un ventilateur électrique et en faisant passer cet air sur des mèches inbibées d'une solution de formol du commerce étendue de deux fois son volume d'eau.

Les vapeurs d'aldéhyde sont dans ce procédé produites à froid, à la température ordinaire.

Des progrès sérieux et notables ont été, on le voit, réalisés et sont réalisés chaque jour au point de vue du mode d'emploi de ce précieux désinfectant. Tout permet d'espérer que l'on réussira à faire disparaître une partie des défauts qui lui sont reprochés, car, ainsi que le reconnaît A. J. Martin lui-même, « l'application de l'aldéhyde formique à la désinfection est tout à fait désirable, car elle présente de réels avantages sur les méthodes actuellement en usage (1).

Si nous voulions maintenant tirer une conclusion de l'examen rapide auquel nous venons de nous livrer, nous dirions qu'en résumé aucun agent de la désinfection, sauf peut-être la chaleur, et encore cela dépend-il de son mode d'application, n'atteint la perfection ; que tous, quels qu'ils soient, laissent toujours un certain nombre de germes intacts. Le meilleur est celui qui réunit *au maximum* les trois conditions essentielles : efficacité, facilité d'application, économie. Il n'en est pas un d'ailleurs qui puisse s'appliquer à tous les cas, à toutes les conditions, et il est bon, il est utile que nous ayons plusieurs armes à notre disposition pour lutter contre les affections contagieuses, sans nous attacher, comme on n'est que trop porté à le faire, à déprécier ou exalter les unes au profit ou au détriment des autres.

Procédés de désinfection. — L'étude que nous venons de faire de chaque agent nous dispense d'entrer dans de longs détails au sujet de la technique de la désinfection, et nous nous bornerons à indiquer brièvement le procédé le mieux approprié aux diverses désinfections.

(1) Le Dr Dopter (*Rev. d'hyg.*, 1er février 1902), suivant l'exemple donné par L. Mackensie qui se sert, depuis plusieurs années, avec avantage pour la désinfection des maisons de solution aqueuse de formaline en pulvérisations, a appliqué cette méthode à la désinfection annuelle des locaux de l'Ecole polytechnique. Il a employé à cet effet la solution suivante :

Solution commerciale de formol à 40 p. 100.	24 c. c.
Eau.	976 »

Les résultats obtenus ont été très satisfaisants. Certains microbes sporulés contenus dans les poussières, ont résisté, mais les excreta virulents préalablement desséchés, selles dysentériques, exsudats dyphtéritiques, *crachats tuberculeux*, placés comme témoins, ont été complètement stérilisés.

Désinfection du malade et des produits morbides virulents. — La désinfection doit tout d'abord s'adresser à la source même du contage, c'est-à-dire au malade lui-même et aux produits virulents qu'il rejette par les divers émonctoires. Dans la pratique de la désinfection c'est l'opération la plus importante, car c'est le plus sûr moyen de prévenir la dissémination des germes dans le milieu extérieur.

La propreté la plus minutieuse doit être observée à l'égard du corps du malade. L'anus, le siège et les organes génitaux seront lavés après chaque miction, après chaque selle, avec un liquide antiseptique.

La bouche, la langue, les dents, où se cachent tant d'agents d'infections secondaires, seront nettoyés plusieurs fois par jour.

Les médecins, les gardes-malades, les personnes chargées de donner leurs soins au malade auront soin, toutes les fois qu'ils auront touché celui-ci, de se tremper les mains dans un liquide antiseptique, solution de sublimé au millième par exemple, après les avoir soigneusement lavées avec le savon et la brosse. Toutes les personnes en contact avec le malade, surtout lorsqu'il s'agit d'une affection éminemment contagieuse, devront changer de vêtements en sortant d'auprès de lui (1).

(1) A l'hôpital Pasteur, dont on ne saurait trop donner la pratique en exemple, le malade, en arrivant dans son box préalablement désinfecté, et chauffé, est mis, à moins de contre-indication, dans un grand bain et on procède à sa toilette générale avec de l'eau tiède et du savon. Tant que l'isolement est reconnu nécessaire, tout ce qui sort de sa chambre est désinfecté, tout ce qui y pénètre est autant que possible stérilisé. Les personnes chargées de lui donner des soins revêtent par dessus leurs vêtements une blouse qui est désinfectée aussitôt après l'usage. Tous les ustensiles de ménage ou de toilette à son usage, pour la fabrication desquels on a employé des matières susceptibles de ne pas s'altérer par le chauffage, sont désinfectés au moyen de l'ébullition dans une solution de carbonate de soude.

Les linges contaminés sont immergés dans un seau plein d'eau et portés au moyen de poubelles dans de grandes cuves, conte-

La désinfection des sécrétions et digestions susceptibles de disséminer les germes morbides dans le milieu extérieur n'est pas moins importante.

Les *déjections*, *selles*, *urines*, *vomissements* seront immédiatement désinfectés en projetant dans la vase qui les contient une solution forte de sulfate de cuivre, de chlorure de zinc ou de chaux, d'huile lourde de houille, d'acide phénique, d'acide sulfurique au dixième, de lait de chaux, etc., etc. Le contenu sera jeté dans la fosse d'aisances et le vase et la cuvette des latrines lavés de nouveau avec la solution antiseptique (1).

Pour la *désinfection des latrines et des fosses* ayant reçu des déjections virulentes, on pourra remplacer avec grand avantage, surtout lorsqu'il s'agit de déjections typhiques ou cholériques, le sulfate de fer presque exclusivement employé jusqu'ici et dont nous avons dit l'insuffisance, par le lait de chaux, dans la proportion de 2 p.100 des matières con-

nant pour 1.000 litres d'eau, 2 kilog. de crésyline, 1 kilog. de savon noir et 500 grammes de carbonate de soude. La température du liquide est portée au moyen d'un jet de vapeur à 60°. Le linge ainsi désinfecté est ensuite porté à la buanderie. On désinfecte de la même façon les couvertures de laine, les bas, les tricots, les caleçons, les robes de chambre de malade.

Quant à la literie, elle est soumise à la désinfection dans l'étuve, système Vaillard.

Le mobilier de la chambre, le plancher, les murs, sont lavés à l'eau de javel au 50e.

(1) Les matières fécales sont particulièrement réfractaires à l'action des antiseptiques (V. Vincent, Rech. sur la désinfection des matières fécales, *Ann. de l'Inst. Pasteur*, 1895). A. Hill et J. Hill, qui ont fait de récentes recherches sur ce point (*Brit. med. journ.*, 1898), n'ont pu obtenir de stérilisation complète avec le *sublimé* à 1 p. 1000, le *chlorure de zinc* à 1 p. 10, le *sulfate de cuivre* à 1 p. 20, le *chlorure de chaux* à 1 p. 10. Ce sont le *formol* et l'*acide phénique* à 1 p. 20, la *créoline* à 1 p. 10, et surtout le *chinosol* à 1 pour 600 qui leur ont donné les meilleurs résultats. Quel que soit du reste le désinfectant employé, il est essentiel de le mélanger intimement avec les déjections ; sans cette précaution les portions centrales ne sont point atteintes.

tenues dans la fosse. Le seul inconvénient de ce procédé est l'abondant dégagement d'ammoniaque auquel donne lieu le mélange au début de l'opération (Richard et Chantemesse).

Les *crachats*, ces grands agents de la propagation de la tuberculose et des autres infections pulmonaires, doivent être recueillis, au moment de leur rejet, dans un récipient de porcelaine facile à nettoyer, contenant un liquide *anti-*

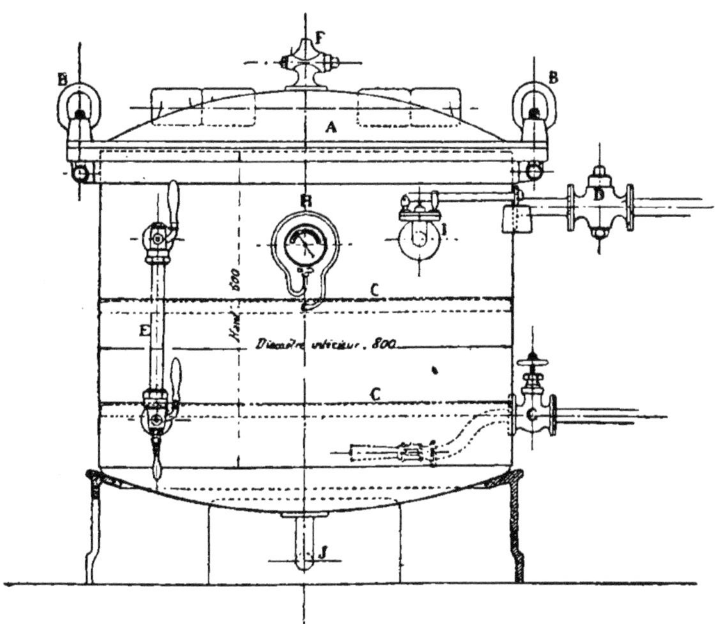

Fig. 138. — Appareil à stériliser les crachats et à nettoyer et désinfecter les crachoirs.

septique, solution phéniquée, solution de sublimé additionnée de sel de cuisine, solution de formol commercial à 5 p. 1000 qui sera vidé chaque soir dans la cuvette des cabinets et rincé ensuite à l'eau bouillante (1).

(1) D. Ottolenghi (*Zeits. f. Hyg.*, 1900) a recherché quels étaient parmi les désinfectants usuels, les plus efficaces pour stériliser les crachats desséchés, et il a constaté que la solution de sublimé à 5

La stérilisation complète des crachats par les agents chimiques présente quelques difficultés en raison de l'incorporation du bacille à des matières visqueuses, grasses, qui se laissent mal pénétrer par les désinfectants (Grancher). Aussi est-il préférable, dans les hôpitaux et les sanatoria, d'avoir recours à la chaleur, et, à cet effet, on a construit des appareils spéciaux dont un modèle est figuré ci-après (1).

Désinfection des locaux. — La prophylaxie dispose, nous l'avons vu, pour la désinfection des locaux d'agents et de procédés divers. On peut, suivant les circonstances et les conditions, avoir recours indifféremment, comme désinfectants liquides, aux solutions de sublimé, d'acide phénique, de crésols en lavages ou en pulvérisations, aux badigeonnages au lait de chaux, etc., etc., et, comme désinfectants gazeux, aux vapeurs de formol, et d'acide sulfureux. Nous avons exposé plus haut les avantages et les inconvénients de ces divers antiseptiques et nous n'y reviendrons pas.

p. 1000, pure ou additionnée de chlorure de sodium ou d'acide chlorhydrique, ainsi que la solution de lysol à 10 p.100 détruisaient d'une façon constante le b. de Koch dans les crachats, après une durée d'immersion de quatre à quatorze heures. Par contre la formaline, le chlorure et le lait de chaux se montraient insuffisants.

Dans un travail plus récent (*Rev.d'ig.e san. publica*, 1902), le même auteur dit avoir obtenu d'excellents résultats avec l'eau d'aniline à 4 p. 100.

(1) On sait la vigoureuse campagne menée actuellement par les médecins et les hygiénistes dans le but de prévenir la dissémination du bacille de Koch dans le milieu extérieur par les crachats, et l'active propagande faite en faveur de la vulgarisation des crachoirs de poche pour les malades et de l'installation de crachoirs fixes, d'un emploi commode dans tous les lieux publics et les habitations collectives. A en juger par le peu d'effet produit sur les habitudes du public par l'affichage des *recommandations du Comité consultatif d'hygiène au sujet des dangers des crachats*, il est à craindre que l'éducation des masses ne soit bien longue à faire à cet égard. C'est une raison de plus pour persévérer et ne pas se laisser décourager par les maigres résultats des premiers efforts.

Il n'y a guère, du reste, actuellement que deux méthodes qui soient d'usage courant et entre lesquelles on ait à faire choix : la désinfection au sublimé et la désinfection à l'aldéhyde formique. D'après le directeur du laboratoire de Mons, le Dr Hermann, chargé d'un des rapports au Congrès international de Bruxelles, 1903, chacun d'eux aurait ses indications spéciales. Le sublimé serait préférable dans les chambres de petites dimensions dépourvues de mobilier luxueux et ne présentant pas les conditions d'herméticité requises, comme c'est le cas pour la plupart des habitations ouvrières. Le procédé est plus économique et d'une exécution plus rapide. Le formaldéhyde a en outre l'inconvénient d'obliger les habitants des locaux à vider les lieux pendant toute une journée et à installer par suite des asiles de refuge. En revanche, le procédé convient très bien pour les locaux de grandes dimensions : salles de classes, hôpitaux, casernes, dans lesquels la diffusion des vapeurs se fait facilement (1).

Quand il s'agit de désinfectants liquides, on peut les appliquer sous forme de simples lavages ou, ce qui est le mode le plus habituel, sous forme de pulvérisations pour lesquelles on a construit des appareils spéciaux facilitant beaucoup la besogne. Signalons en particulier les *mélangeurs dosimétriques* Geneste-Herscher (fig. 139), qui permettent à un seul homme de désinfecter plusieurs mille mètres carrés par heure et qui sont, par suite, très appro-

(1) A Paris, le service municipal de désinfection use surtout du sublimé que l'on répand sur les parois au moyen des pulvérisateurs, modèles Geneste-Herscher.

En Allemagne, les instructions officielles prescrivent de nettoyer les murs au moyen de mie de pain jetée ensuite au feu (*procédé Esmarch*) et de laver le plancher avec une solution d'acide phénique. Le procédé Esmarch serait, paraîtrait-il, quand il est bien appliqué, très efficace, mais il exige un soin, une minutie qu'il sera toujours difficile d'obtenir d'agents subalternes.

priés à la désinfection des vastes locaux, casernes, écoles, halles, marchés, abattoirs, etc., etc.

Nous ajouterons seulement que quand on emploie les désinfectants liquides, quelle que soit la forme sous laquelle on en use, il faut les répandre largement de façon à atteindre toutes les surfaces, n'en laisser aucune partie en dehors de leur action. Les parois doivent ruisseler.

Quant aux désinfectants gazeux, nous nous sommes assez

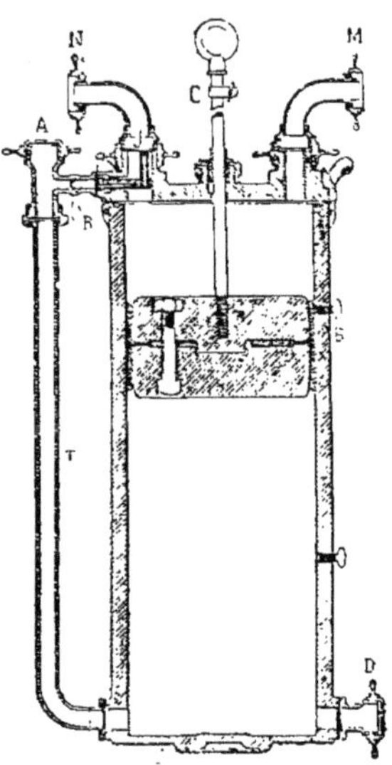

Fig. 139. — Mélangeur dosimétrique. Syst. Laurens (Geneste-Herscher).

étendu sur les conditions à remplir et sur les appareils qui les mettent en œuvre pour qu'il soit utile d'y revenir.

Signalons enfin comme se rattachant, au moins indirectement, à la désinfection des locaux, le procédé de nettoyage des appartements exploité par la Société Vacuum cleaner et qui consiste à aspirer au moyen d'un appareil spécial, dans lequel on fait le vide, les poussières de la pièce qui sont ensuite incinérées (1).

(1) L'appareil se compose essentiellement d'une pompe aspi-

Désinfection des objets de literie, matelas, couvertures, vêtements. — Le procédé d'élection pour tous les effets supportant une température humide de 100° et au-dessus, est-il besoin de le rappeler, est l'étuve à désinfection. Aucun autre procédé ne saurait (1) la remplacer actuellement.

Toutefois, comme ces étuves n'existent pas partout, on peut y suppléer dans une certaine mesure en immergeant pendant dix minutes, dans de l'eau bouillante qu'on additionnera de cristaux (carbonate de soude) pour accroître son action, les effets contaminés. Ce moyen n'est malheureusement guère applicable aux tissus de laine et aux matelas.

Pour les fourrures et objets en cuir qui sont altérés par le passage à l'étuve, on peut les laver avec un liquide antiseptique ou les soumettre aux vapeurs de formol.

Désinfection des livres. — On a signalé un certain nombre de cas d'infection, notamment d'infection tuberculeuse,

rante actionnée par un moteur électrique et reliée par des tuyaux flexibles à un cône métallique garni à sa partie inférieure de caoutchouc qui s'applique exactement sur la surface à nettoyer et qui joue le rôle de balai. Entre la pompe et ce cône est une caisse close dans laquelle viennent se condenser les poussières. Les expériences faites dans quelques théâtres, dans des wagons de chemin de fer et tout récemment dans le palais du Luxembourg semblent prouver que cet appareil constitue un puissant moyen de nettoyage, spécialement pour les habitations collectives et lieux de réunion (V. Hanriot, *Rapp. au Conseil d'hyg. de la Seine*, 6 février 1903).

(1) On ne peut nier que l'étuve à vapeur fluente ou sous pression n'ait, à coté de ses incontestables qualités, de sérieux inconvénients. Le linge conserve souvent à sa sortie des taches indélébiles provenant soit des liquides organiques dont ils étaient imprégnés, soit des pièces métalliques avec lesquelles il se trouve en contact et son passage fréquent dans l'appareil l'use rapidement. Les vêtements en sortent déformés et ceux teints aux couleurs d'aniline, décolorés. La plume résiste très mal aux étuvages répétés. Aussi étudie-t-on actuellement à l'hôpital Pasteur l'installation d'un appareil permettant de désinfecter habits, traversins, oreillers, fourrures, chapeaux et chaussures sans trop les détériorer (L. Martin, *loc. cit.*).

par des livres ou des papiers ayant été manipulés par des in-

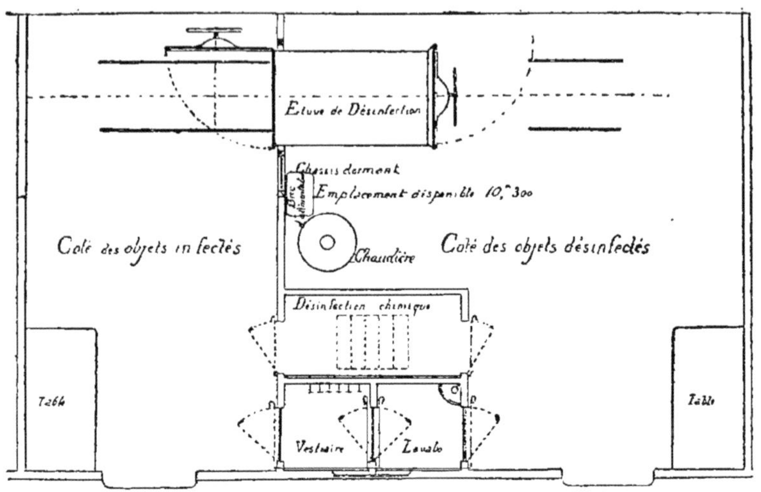

Fig. 140. — Installation d'une station de désinfection.

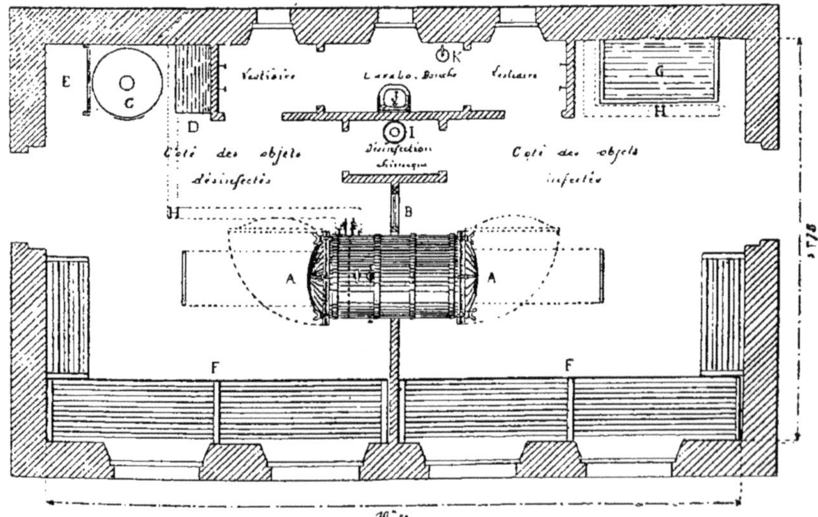

A, Etuve.
B, Carreau vitré.
C, Chauffage.
D, Bache d'alimentation.
E, Soute à charbon.
F, Place à linge.
G, Bassin de lavage.
H, Caniveau.
I, Pulvérisateur.
J, Lavabo.
K, Douche en pluie.

dividus atteints de phtisie (1) et tout récemment encore, un syndicat de libraires s'appuyant sur ces exemples, réclamait l'interdiction de mise en vente de livres d'occasion. Il y a donc intérêt à disposer d'un procédé permettant de les désinfecter sans les détériorer. Miquel (2) avait conseillé les vapeurs de formol. Krauss (3) a repris des expériences à ce sujet et estime que le meilleur procédé est encore la vapeur sous pression qui n'altère ni l'intérieur ni la couverture de ce livre, sauf quand celle-ci est en peau.

Les vapeurs de formol lui auraient donné aussi d'assez bons résultats, mais elles n'agissent qu'à la condition qu'on écarte bien les feuillets.

Désinfection des wagons de chemins de fer et des voitures ayant servi au transport des contagieux. — L'émotion causée par les expériences de Praussnitz (4) fournissant la preuve de la présence du b. tuberculeux dans les poussières des wagons de voyageurs, expériences auxquelles la presse tant médicale que politique donna un grand retentissement, décida le ministre des travaux publics de Prusse à charger l'office sanitaire impérial allemand d'entreprendre des recherches sur ce point et sur les mesures propres à conjurer le danger. Pètri (5), sous la direction duquel se sont faites les expériences, constata l'infection tuberculeuse chez 3 cobayes, sur 117 inoculés avec les poussières recueillies dans différents wagons (45 compartiments de 21 wagons). 45 autres animaux succombèrent à des septicémies diverses, péritonites, œdèmes malins, abcès, tétanos, et on put isoler des poussières presque tous les microbes pyogènes. Le danger d'infection par un séjour un peu prolongé dans un

(1) Du Cazal et Catrin, *Rev. d'hyg.* 1896. Knopp, *Presse médic.*, 1900.

(2) *Rev. d'hyg.* 1895.

(3) *Zeits. f. Hyg.*, 1901.

(4) V. *Rev. d'hyg.*, 1891 et 1895.

(5) *Travaux de l'office sanitaire impér. allemand*, 1894.

wagon ainsi souillé, pour peu que l'organisme présente une certaine réceptivité, est donc réel.

Quant aux moyens proposés pour y remédier, Petri conclut de ses recherches que le moyen le plus simple et le plus efficace de désinfection est, quand la nature du revêtement le permet, un lavage à l'eau de savon à 1 p. 100, suivi d'un rinçage abondant à l'eau pure et d'un séchage à l'air. Pour terminer, on essuie avec un linge bien propre. Le procédé convient très bien aux wagons de 3e classe (allemands).

Le nettoyage et la désinfection des wagons de 1re et de 2e classe, toujours rembourrés, à revêtement de drap souvent capitonné présente plus de difficultés et d'aléas ; et les divers procédés expérimentés, frottement à la mie de pain ou avec des substances pulvérulentes diverses, nettoyage humide, n'ont donné que des résultats insuffisants. Il y aurait de profondes réformes... en France comme en Allemagne du reste... dans la composition et la disposition intérieures des wagons dits *de luxe*... mais encore plus antihygiéniques que luxueux, pourrait-on ajouter.

Le Dr Redard, médecin en chef des chemins de fer de l'Etat français, dans un rapport très étudié présenté au Congrès de Bruxelles, déclare de son côté que l'aménagement intérieur actuel des compartiments de voitures à voyageur rend irréalisables le nettoyage et la désinfection et qu'il est absolument indispensable de le modifier, surtout de le simplifier en supprimant les capitons et les tapis et en imperméabilisant les planchers..

Ce sont les mêmes réformes qu'a réclamées la Société de médecine publique, à la suite du rapport que lui avait présenté Vallin. Celle-ci s'est aussi préoccupée du transport des malades atteints d'affections contagieuses et elle a demandé qu'il fût adjoint à certains trains, toutes les fois que la demande en est faite en temps opportun, d'un compartiment spécial pour ces malades et les personnes chargées de les soigner (1).

Malheureusement les compagnies ne montrent jusqu'ici guère de bonne volonté à satisfaire aux desiderata formulés par les hygiénistes et se bornent à opposer toutes sortes d'échappatoires aux invitations répétées qui leur ont été adressées à ce sujet par le Ministère des travaux publics (2).

Valeur prophylactique de la désinfection. — Il semble que l'accord devrait être unanime sur la valeur prophylactique de la désinfection, et cependant, de même que l'isolement, elle compte des adversaires, ou du moins des sceptiques qui allèguent qu'elle ne met pas sûrement à l'abri de la réinfection, témoins les cas relativement nombreux que l'on constate après une désinfection, même contrôlée, qu'en tous cas, elle est presque toujours mal faite, insuffisante et qu'elle donne par suite une fausse sécurité. On invoque aussi contre elle, en Allemagne du moins, la défaveur dont elle jouit auprès du public, qui se plaint que la plupart des objets et des locaux en sortent détériorés. Cette défaveur est assez grande, d'après Flugge (3), pour que beaucoup de familles s'abstiennent de la déclaration des maladies contagieuses pour échapper aux désinfecteurs, ou bien déménagent préalablement les objets et meubles de quelque valeur, susceptibles cependant d'être contaminés, de sorte que l'équipe ne trouve à son arrivée que les quatre murs.

Toutes ces critiques sont évidemment tout au moins exagérées. Quels que soient, les légers ennuis qu'entraîne une désinfection de locaux ou de mobilier, les chiffres fournis

(1) *Soc. de méd. publique*, 1899.

(2) V. Enquête du Dr Rechter sur les procédés employés par les principales compagnies de chemins de fer de l'ancien et nouveau continents pour la désinfection des wagons à voyageurs, à marchandises et à bestiaux (*Congr. intern. d'hyg.* Bruxelles, 1903.

(3) *Zeits. f. Hyg.*, 1898.

par le service de désinfection de la capitale montrent qu'à Paris, du moins, cette pratique entre de plus en plus dans les mœurs. En 1891, le chiffre des désinfections atteignait 4.139 ; il s'élève de 1894 à 1897 en moyenne à 36.000 par an, et dans la grande majorité des cas ce sont les intéressés qui la réclament eux-mêmes.

Il n'en est pas moins vrai que les hygiénistes et les techniciens doivent de plus en plus dans leurs recherches s'orienter vers les perfectionnements qui ont pour effet, moins de chercher l'absolu au point de vue de la stérilisation, absolu qui n'existe probablement pas, que de rendre la pratique de la désinfectîon plus simple, plus rapide, de diminuer son prix de revient, de porter au minimum les dérangements qu'elle occasionne et les détériorations qu'elle produit encore trop souvent. C'est encore le meilleur moyen de faire accepter cet inappréciable moyen de défense contre les maladies transmissibles par le grand public, et d'obtenir qu'il ne se dérobe à ce qu'il considére trop souvent comme une désagréable corvée.

Les médecins ne doivent pas oublier non plus, car c'est à eux qu'en incombe la responsabilité, qu'à côté de la *désinfection finale*, pratiquée lorsque la maladie est terminée d'une façon ou d'une autre, et qui est un service public, il y a là *désinfection continue* au lit du malade, bien plus importante, mais qui ne peut être réalisée d'une façon satisfaisante que si le médecin veut bien faire lui-même l'éducation de l'entourage du malade et surveiller l'exécution des précautions qu'il prescrit. Esmarch (1) recommande à cet effet la large distribution gratuite ou à prix réduits par l'administration des désinfectants et d'une instruction sur leur mode d'emploi (2).

(1) *Congr. intern. d'hyg. de Bruxelles*, 1903.

(2) Dans quelques villes manufacturières d'Angleterre, les autorités sanitaires ont fait pour ainsi dire de la *désinfection continue*,

Immunisation du milieu extérieur. Assainissement. — L'ancienne médecine faisait jouer un grand rôle dans la genèse des épidémies à ce qu'elle nommait le *milieu épidémique*, et par là elle entendait l'ensemble des conditions cosmiques, météoriques, locales et sociales qui préparent et rendent possible le développement d'une épidémie.

Les données que nous possédons actuellement sur la biologie des microbes ont montré que, si on la dépouille de son enveloppe quelque peu myotique, cette conception repose sur une observation très juste et très sagace des faits. Nous savons en effet que le micro-organisme pathogène ne se développe pas également bien partout, que, pour qu'il puisse proliférer et exalter sa virulence au degré nécessaire à la réalisation de l'état épidémique, il lui faut un terrain propice, un terrain approprié.

Seulement, tandis que dans la constitution de ce milieu les doctrines de jadis attribuaient une importance majeure aux agents cosmiques, aux phénomènes météorologiques, ces mêmes données nous ont appris que ce sont les facteurs locaux et sociaux, c'est-à-dire ceux qu'il est au pouvoir de l'homme de modifier, de transformer, qui jouent le rôle prépondérant.

Il n'est pas toujours possible d'empêcher l'importation ou la dissémination d'un germe spécifique ; mais une hygiène bien entendue peut rendre le terrain stérile, réfractaire au développement de ce germe, à sa multiplication, en prévenant l'encombrement, la souillure du milieu extérieur : air, sol, eau, ces puissants facteurs d'épidémie.

Les exemples où l'amenée d'une eau pure, l'établissement

lorsqu'il s'est agi d'un cas de fièvre typhoïde ou de choléra, un service municipal. Chaque matin, un agent désinfecteur apporte au domicile du malade un seau peint en rouge ou en vert, de façon à éviter toute confusion et muni d'une fermeture hermétique. Ce seau qui est destiné à recevoir les déjections du malade est repris chaque soir et le contenu en est incinéré.

d'une canalisation rationnelle pour l'éloignement des immondices ont déterminé une décroissance, et parfois même une disparition à peu près complète de la fièvre typhoïde ne se comptent plus. A Vienne (Autriche), la grande ville d'Europe qui possède peut-être la meilleure eau, la dothiénentérie est devenue si rare à l'hôpital que les chefs de service s'empressent d'appeler l'attention de leurs élèves sur les quelques cas qui entrent dans leurs salles.

Nous avons vu plus haut qu'à Paris, depuis les grands travaux d'assainissement poursuivis avec tant de persévérance par le Conseil municipal, la mortalité typhique a diminué des deux tiers. De l'enquête très minutieuse faite par Krebs lors de la dernière épidémie de choléra à Hambourg (1892), il résulte que la morbidité et la mortalité des divers quartiers ont été en rapports directs avec le degré d'infection du sol et avec l'état plus ou moins défectueux de son drainage.

On sait, d'autre part, les admirables résultats obtenus en Angleterre par la loi votée par le Parlement en 1875, *Public healt Act,* qui oblige les villes à faire les travaux d'assainissement reconnus nécessaires par l'administration centrale (*Local Government Board*) l'abaissement de la mortalité générale et de la mortalité par maladies infectieuses et les économies de vies humaines, plus de 400.000 par an, qui en ont été la conséquence.

Sous l'influence de cet assainissement des villes et des logements, la tuberculose, nous l'avons vu, ne cesse de décroître dans la Grande-Bretagne, au point que le Dr A. Hilier, secrétaire général de la *National Association for the Prevention of the Consumption,* ne craignait pas tout dernièrement d'affirmer que si la baisse de cette affection continuait à se produire dans les mêmes proportions, cette terrible maladie disparaîtrait du pays... comme jadis la lèpre... dans l'espace d'une génération.

Certaines maladies infectieuses, dont le mode habituel de transmission est la contagion directe, telles que les fièvres éruptives, sont naturellement en revanche beaucoup moins influencées par l'amélioration des conditions sanitaires.

On pourrait en quelque sorte résumer les indications générales de la prophylaxie dans les diverses affections par cette formule : *contre la fièvre typhoïde, le choléra, la dysenterie, etc., etc., protection de l'eau et du sol ; contre la tuberculose, protection de l'air ; contre les fièvres éruptives, la coqueluche, et, probablement aussi la diphtérie, protection contre l'individu malade.*

Immunisation de l'organisme. Vaccins. Sérums antitoxiques. — L'immunisation de l'organisme vivant rentre aussi dans la prophylaxie et est même une de ses armes les plus puissantes. Rendre les individus réfractaires à l'agent morbide est encore plus sûr, quand cela est possible, que d'agir sur le milieu ambiant.

Il n'y a encore qu'une maladie humaine contre laquelle nous possédions un vaccin ayant fait ses preuves : la variole. Il est inutile d'insister sur les bienfaits incalculables de la découverte de Jenner. La variole qui a été la terreur du siècle dernier, qui exigeait chez les personnes qui se dévouaient à soigner ceux qui en étaient atteints, un véritable courage, presque de l'héroïsme, car elles n'exposaient rien moins que leur vie, tend à devenir une affection de plus en plus rare et, quand, par hasard, elle se développe chez un vacciné elle est presque toujours une maladie bénigne.

Il y a encore cependant mieux à faire, et les magnifiques résultats obtenus dans les pays où la vaccination et la revaccination sont obligatoires et où la loi est rigoureusement appliquée (1) montrent que cette affection, naguère si jus-

(1) Rappelons que la variole qui en 1875-79 causait encore en Prusse 18 décès annuels par million d'habitants, n'en a plus causé

tement redoutée, appartient essentiellement à la catégorie des maladies évitables et qu'il dépend de nous de faire disparaître cette rubrique des statistiques mortuaires.

A côté du vaccin anti-varioleux, on peut presque mettre, au point de vue des services qu'on peut en attendre, le sérum antidiphtéritique de Behring et Roux. Outre son action curative qui a déjà sauvé tant d'existences, il possède une action prophylactique manifeste dont au récent Congrès de Bruxelles, les médecins de tous les pays sont venus rendre témoignage. Tous ont été unanimes sur l'utilité, la nécessité même des injections préventives chez tous les sujets réceptifs exposés à la contagion et sur leur innocuité.

La dose habituellement employée est de 5 cc. du sérum de l'Institut Pasteur.

La durée d'immunité créée par ces injections n'est malheureusement pas très longue et ne va guère au delà de 3 semaines (28 jours d'après Netter) (1).

L'efficacité et l'innocuité des injections préventives contre la peste, démontrées par les travaux de Roux et Yersin (2), de Calmette et Salimbeni (3), d'Haffkine (4) ne sont plus guère contestées par les médecins qui ont été à même d'en

que 2,5 dans la période 1890-94. Elle a pour ainsi dire disparu complètement de la morbidité de l'armée allemande.

(1) Le nombre des injections prophylactiques pratiquées en France est, d'après Netter, supérieur à 11.300 dont 4.120 dans les familles de diphtériques, 2,000 dans les salles de malades, les asiles. 5.300 enfants hospitalisés, dont 3.000 atteints de rougeole et plus de 1.000 de scarlatine ont été inoculés préventivement et par précaution, malgré la non-existence de cas de diphtérie.

Dans les cas rares où, malgré l'injection, la diphtérie a éclaté, elle a été très bénigne.

Les accidents dus au service se produisent quelquefois, mais ils sont habituellement sans aucune gravité (Netter, *Rapp. au Congr. intern. de Bruxelles*, 1903).

(2) *Ann. de l'Inst. Pasteur*, 1897.

(3) La peste d'Oporto, *Soc. de méd. publ.*, 25 octobre 1899.

(4) *The Lancet*, 1898.

observer les effets, et elles sont aujourd'hui pratiquées en grandes masses dans toutes les épidémies pesteuses (1).

Ces injections préventives sont faites, soit avec le *sérum antipesteux* préparé suivant la formule Roux et Yersin, formule très analogue à celle du sérum antidiphtéritique, soit avec le vaccin Haffkine, obtenu au moyen de cultures de bacilles de la peste tués par un chauffage d'une heure à 70 degrés.

Le *sérum antipesteux* offre l'avantage de conférer une immunité à peu près absolue et immédiate et d'être absolument inoffensif ; mais l'immunité qu'il donne est de courte durée, 12 à 14 jours au maximum.

L'immunisation obtenue par le *vaccin Haffkine* est d'une beaucoup plus longue durée, durée qui n'a pas encore été déterminée d'une façon précise, mais qui peut s'étendre à plusieurs semaines, et même à plusieurs mois. En revanche l'immunité est plus lente à s'établir et, pendant la période d'immunisation, l'organisme semble être plus réceptif au virus. En outre l'inoculation donne quelquefois lieu à des accidents locaux et parfois même à une réaction générale, de courte durée d'ailleurs, et habituellement bénigne.

Ces deux méthodes ne font pas du reste double emploi, et, ainsi que le spécifie Calmette, répondent à des indications différentes.

Le *sérum antipesteux* convient très bien à bord des navires infectés en cours de navigation pour empêcher la maladie de s'étendre parmi les passagers et l'équipage, au moment du débarquement et du déchargement pour préserver temporairement le personnel affecté à ces opérations ainsi que les personnes, équipage ou voyageurs, qui se sont trouvées momentanément en contact avec des malades.

(1) Au Congrès de Bruxelles 1903, où la question avait été portée à l'ordre du jour, tous les rapporteurs appartenant aux nationalités les plus diverses ont été d'accord pour affirmer la valeur prophylactique des injections préventives.

Le *procédé Haffkine* semble mieux adapté, en raison de la durée plus longue de l'immunisation, à la vaccination des gens obligés de résider dans les foyers endémiques ou épidémiques de la peste. « Il permet de limiter presque immédiatement l'extension d'une épidémie » (Calmette).

Ajoutons que le sérum antipesteux possède en outre une vertu curative incontestable et qu'il est un remède efficace, peut-être le seul efficace, contre la peste déclarée.

Nous ne rappellerons que pour mémoire les *vaccins contre la rage, contre le charbon et autres zoonoses*, dont l'étude nous mènerait trop loin et nous ferait sortir du cadre de cet ouvrage.

Certes la science a le droit d'être fière des résultats actuellement obtenus dans cette voie ; elle peut s'enorgueillir des vies humaines qu'elle a réussi à épargner. Mais que de conquêtes lui restent à faire, que de victoires à remporter encore sur la maladie et sur la mort ! Les tentatives de vaccination contre la fièvre typhoïde n'ont pas donné encore des résultats bien nets, et les recherches poursuivies avec tant d'ardeur de tous les côtés pour nous doter d'un sérum anti-tuberculeux n'ont jusqu'ici abouti qu'à des échecs lamentables. Ce n'est pas cependant une raison de se décourager ; l'*immunisation du milieu extérieur par l'assainissement* ; l'*immunisation du milieu extérieur par la vaccination, tels sont les deux objectifs, nous ne saurions trop le répéter, que doit avant tout poursuivre l'hygiène prophylactique*, certaine qu'elle est de trouver dans cette voie féconde et pleine de promesses d'amples et de surabondantes satisfactions.

CHAPITRE XII

ORGANISATION DE L'HYGIÈNE PUBLIQUE ET LÉGISLATION SANITAIRE

A. — Organisation et législation sanitaires en France.

L'organisation de l'hygiène publique ne date que d'hier. Dans les siècles précédents, quand les épidémies devenaient trop menaçantes, quand les villes étaient trop sales, trop insalubres, on songeait bien à prendre quelques mesures de protection ; édits royaux ou du Parlement, ordonnance des prévôts ou des lieutenants de police édictaient certains règlements relatifs à la propreté des villes et de la voirie, interdisaient, sous les peines les plus sévères, certains abus ; mais c'étaient des mesures de circonstances ne reposant sur aucun principe directeur, et tombant en désuétude, le danger une fois passé. Cette sollicitude pour la santé publique n'avait pas de lendemain.

Ce n'est qu'en 1848 que, sous l'influence des idées humanitaires alors en pleine fermentation, l'on comprit que les pouvoirs publics avaient le devoir d'assurer la protection des membres de la communauté contre les influences nocives venant, soit de cette communauté elle-même, soit du dehors, devoir aussi strict que celui d'assurer leur sécurité et l'ordre public.

La création des *conseils départementaux d'hygiène* et des *commissions des logements insalubres* fut la conséquence de ces préoccupations. Mais les conseils qui n'avaient que voix consultative, qui ne se réunissaient que sur la convocation des préfets, et pour des objets déterminés, dans la majorité des cas pour donner leur avis sur des questions ne touchant que des intérêts privés, ne pouvaient espérer vaincre l'indifférence des pouvoirs publics et des masses à l'égard de l'hygiène, et, quant aux commissions des logements insalubres, elles n'existèrent pour la plupart que sur le papier, et celles qui furent réellement instituées ne se réunissaient presque jamais, découragées qu'elles étaient par l'impuissance des armes que la loi avait mises entre leurs mains.

Les découvertes pastoriennes ont inauguré une nouvelle ère pour l'hygiène qui, de *privée*, d'*individuelle* qu'elle était presque exclusivement jusqu'alors, tend de plus en plus à devenir *hygiène publique* ou encore mieux *hygiène sociale*.

En nous révélant la cause des maladies transmissibles, en nous apprenant que cette cause est un être matériel que nous pouvons poursuivre et atteindre dans ses évolutions et ses migrations à travers le milieu ambiant, elles nous ont montré en même temps la nécessité pour la collectivité dont les pouvoirs publics ne sont qu'une émanation, une délégation, de prévenir la transmission de l'agent morbide et de protéger ce milieu contre sa dissémination.

Que peut un individu isolé, livré à lui-même, au milieu d'une épidémie un peu violente ? Il ne trouvera guère dans les précautions qu'il pourra prendre, quelque minutieuses qu'elles soient, qu'une protection bien précaire, bien aléatoire. Cette protection, c'est aux autorités administratives, gouvernements, municipalités, à la lui assurer, en prenant les mesures nécessaires pour prévenir les épidémies, ou en arrêter l'extension. Les pouvoirs publics seuls ont les moyens et la faculté de le faire.

Cette nécessité de l'intervention des pouvoirs publics n'est guère contestée par personne, au moins théoriquement.

Malheureusement lorsqu'on en vient à l'application, comme ces mesures, pour être efficaces, ne peuvent être prises sans gêner la liberté de plusieurs, sans léser certains intérêts, elles soulèvent d'énergiques réclamations qui trouvent trop souvent un écho et un appui auprès d'un public ou d'une presse mal informés. C'est ce qui explique pourquoi la vraie prophylaxie publique, celle qui s'appuie sur les données scientifiques les plus précises et les plus certaines a tant de peine à entrer dans nos mœurs et dans nos habitudes. Et cependant les beaux résultats obtenus dans les pays où l'on a passé outre à cette opposition peu éclairée, malgré le respect qu'ont certains d'entre eux pour la liberté individuelle, sont là pour témoigner de ce qu'on peut attendre d'une hygiène publique bien comprise, bien organisée et suffisamment armée.

La France qui, par l'institution des Conseils d'hygiène, en 1848, avait pris l'initiative de l'organisation de l'hygiène publique, a quelque peu tardé à suivre l'exemple que lui donnaient l'Angleterre et l'Allemagne. Elle a mis du temps à se décider à remédier aux lacunes et à l'insuffisance de sa législation sanitaire qui n'était plus en accord avec les données actuelles de la science, et ce n'est que tout récemment, il y a quelques mois à peine, que la *loi sur la protection de la santé publique* qui a traîné des années dans les cartons du Parlement, est entrée en vigueur.

Exposons-en brièvement l'économie générale.

La loi se compose de trois titres.

Le titre Ier a pour objets les mesures sanitaires générales savoir :

1° Obligation pour toutes les communes d'édicter un *règlement sanitaire* concernant les précautions à prendre pour prévenir ou faire cesser les maladies transmissibles et les prescriptions destinées à assurer la salubrité des maisons, la salubrité de l'eau potable et l'évacuation des matières usées ;

2° Obligation de la déclaration des maladies, dont la liste à été dressée par décret, après avis de l'Académie de médecine et du Comité consultatif d'hygiène publique de France ;

3° Obligation de la vaccination dès la première année de la vie, et de la revaccination au cours de la 11e et de la 21e ;

4° Obligation de la désinfection pour tous les cas de maladies pour lesquelles la déclaration est obligatoire;

5° Obligation de travaux d'assainissement, après enquête du Conseil départemental, quand la mortalité de la commune dépasse pendant 3 ans consécutifs la mortalité moyenne de la France ;

6° Disposition à prendre pour la protection des eaux potables destinées à l'alimentation d'une commune.

Dans le chapitre II du même titre, la loi s'occupe des mesures sanitaires relatives aux immeubles, obligation de soumettre les projets de constructions neuves d'immeubles, dans les communes de plus de 20.000 habitants à l'approbation du maire au point de vue des conditions de salubrité, faculté d'imposer aux propriétaires d'immeubles insalubres les travaux jugés nécessaires et d'interdire même au besoin l'habitation de cet immeuble.

Le titre II a trait à l'administration sanitaire : obligation pour les communes de plus de 20.000 habitants d'instituer un *bureau d'hygiène* chargé, sous l'autorité du maire, de l'application de la loi, faculté pour les départements d'organiser un *service d'inspection et de contrôle*, division du département en *circonscriptions sanitaires* dans lesquelles seront instituées des *commissions sanitaires* dont la loi donne la composition et les attributions, ainsi que celle des *conseils d'hygiène départementaux*. Le même titre règle en même temps pour le département de la Seine, les attributions du préfet de la Seine et du préfet de police, celles du Conseil d'hygiène du département de la Seine et du Comité consultatif d'hygiène publique de France.

Le titre III déclare obligatoires les dépenses rendues nécessaires pour l'application de la loi et établit les proportions suivant lesquelles elles doivent être réparties entre les communes, les départements et l'Etat.

Le titre IV s'occupe des sanctions pénales, qui doivent être appliquées à la non-exécution ou à la violation de la loi, et le titre V contient des dispositions diverses et transitoires sur lesquelles il est inutile de s'arrêter.

L'interprétation des principales dispositions de la loi doit être donnée par des règlements d'administration publique, chargés de déterminer tout ce qui a trait *aux mesures nécessitées par l'obligation de la vaccine, aux conditions d'efficacité des appareils à désinfection, aux conditions de l'exercice du droit à l'usage des eaux potables, à l'organisation d'office de bureaux d'hygiène dans le cas d'inaction ou de résistance des municipalités, au fonctionnement du Comité consultatif d'hygiène de France, à l'établissement des taxes pour le remboursement des dépenses de désinfection, aux conditions d'organisation et de fonctionnement des bureaux d'hygiène et des services de désinfection.*

Quelques-uns de ces règlements, sous forme de décrets ou d'arrêtés ministériels, ont déjà paru, notamment celui concernant la désignation des maladies dont la déclaration est obligatoire et celui visant les conditions à remplir par les appareils à désinfection ; des circulaires ministérielles expliquent ce que doivent être, pour satisfaire à l'esprit de la loi, les règlements sanitaires communaux et en donnent des modèles, etc., etc.

Au moment où la mise en vigueur de la loi de 1902 est à l'ordre du jour et préoccupe hygiénistes et pouvoirs publics, tout médecin appelé journellement à l'appliquer est tenu d'en connaître les dispositions. Aussi croyons-nous indispensable de donner le texte intégral de cette loi et des règlements d'administration, ceux du moins parus jusqu'ici qui en déterminent le fonctionnement. Cela nous semble d'autant plus utile que, fruits des hygiénistes les plus autorisés, la loi et les règlements qui la commentent constituent tout un code d'hygiène qui résume et exprime très fidèlement l'orientation actuelle de cette science.

I. — Loi du 15 février 1902 relative à la protection de la santé publique, modifiée par la loi du 7 avril 1903 en ce qui concerne l'organisation et le fonctionnement des services d'hygiène du département de la Seine.

Le Sénat et la Chambre des députés ont adopté,

Le Président de la République promulgue la loi dont la teneur suit :

TITRE I. — **Des mesures sanitaires générales.**

Chapitre premier. — *Mesures sanitaires générales.*

Article premier. — Dans toute commune, le maire est tenu afin de protéger la santé publique, de déterminer, après avis du conseil municipal et sous forme d'arrêtés municipaux portant règlement sanitaire :

1° Les précautions à prendre en exécution de l'article 97 de la loi du 5 avril 1884, pour prévenir ou faire cesser les maladies transmissibles visées à l'article 4 de la présente loi, spécialement les mesures de désinfection ou même de destruction des objets à l'usage des malades ou qui ont été souillés par eux, et généralement des objets quelconques pouvant servir de véhicule à la contagion :

2° les prescriptions destinées à assurer la salubrité des maisons et de leurs dépendance, des voies privées, closes ou non à leurs extrémités, des logements loués en garni et des autres agglomérations, quelle qu'en soit la nature, notamment les prescriptions relatives à l'alimentation en eau potable ou à l'évacuation des matières usées.

ART. 2. — Les règlements sanitaires communaux ne font pas obstacle aux droits conférés au préfet par l'article 99 de la loi du 5 avril 1884.

Ils sont approuvés par le préfet, après avis du conseil départemental d'hygiène. Si, dans le délai d'un an à partir de la promulgation de la présente loi, une commune n'a pas de règlements sanitaire, il lui en sera imposé un, d'office, par un arrêté du préfet, le conseil départemental d'hygiène entendu.

Dans le cas où plusieurs communes auraient fait connaître leur volonté de s'associer, conformément à la loi du 22 mars 1890 pour l'exécution des mesures sanitaires, elles pourront adopter les mêmes règlements qui leur seront rendus applicables suivant les formes prévues par ladite loi.

ART. 3. — En cas d'urgence, c'est-à-dire en cas d'épidémie ou d'un autre danger imminent pour la santé publique, le préfet peut ordonner l'exécution immédiate, tous droits réservés, des mesures prescrites par les règlements sanitaires prévus par l'article premier. L'urgence doit être constatée par un arrêté du maire, et, à son défaut, par un arrêté du préfet, que cet arrêté spécial s'applique à une ou plusieurs personnes ou qu'il s'applique à tous les habitants de la commune.

ART. 4. — La liste des maladies auxquelles sont applicables les dispositions de la présente loi sera dressée, dans les six mois qui en suivront la promulgation, par un décret du Président de la République, rendu sur le rapport du ministre de l'intérieur, après avis de l'Académie de médecine et du Comité consultatif d'hygiène publique de France. Elle pourra être revisée dans la même forme.

ART. 5. — La déclaration à l'autorité publique de tout cas de l'une des maladies visées à l'article 4 est obligatoire pour tout docteur en médecine, officier de santé ou sage-femme qui en constate l'existence. Un arrêté du ministre de l'intérieur, après un avis de l'Académie de médecine et du Comité consultatif d'hygiène publique de France, fixe le mode de la déclaration.

Art. 6. — La vaccination antivariolique est obligatoire au cours de la première année de la vie, ainsi que la revaccination au cours de la onzième et de la vingt et unième année.

Les parents ou tuteurs sont tenus personnellement de l'exécution de ladite mesure.

Un règlement d'administration publique, rendu après avis de l'Académie de médecine et du Comité consultatif d'hygiène publique de France, fixera les mesures nécessitées par l'application du présent article.

Art. 7. — La désinfection est obligatoire pour tous les cas des maladies prévues à l'article 4 : les procédés de désinfection devront être approuvés par le ministre de l'intérieur, après avis du Comité consultatif d'hygiène publique de France.

Les mesures de désinfection sont mises exécution, dans les villes de 20.000 habitants et au-dessus, par les soins de l'autorité municipale, suivant des arrêtés du maire, approuvés par le préfet, et, dans les communes de moins de 20.000 habitants, par les soins d'un service départemental.

Les dispositions de la loi du 21 juillet 1856 et des décrets et arrêtés ultérieurs, pris conformément aux dispositions de ladite loi, sont applicables aux appareils de désinfection.

Un règlement d'administration publique, rendu après avis du Comité consultatif d'hygiène publique de France, déterminera les conditions que ces appareils doivent remplir au point de vue de l'efficacité des opérations à y effectuer.

Art. 8. — Lorsqu'une épidémie menace tout ou partie du territoire de la République ou s'y développe, et que les moyens de défense locaux sont reconnus insuffisants, un décret du Président de la République détermine, après avis du Comité consultatif d'hygiène publique de France, les mesures propres à empêcher la propagation de cette épidémie.

Il règle les attributions, la composition et le ressort des autorités et administrations chargées de l'exécution de ces mesures, et leur délègue, pour un temps déterminé, le pouvoir de les exécuter. Les frais d'exécution de ces mesures, en personnel et en matériel, sont à la charge de l'Etat.

Les décrets et actes administratifs qui prescrivent l'application de ces mesures sont exécutoires dans les vingt-quatre heures, à partir de leur publication au *Journal officiel*.

Art. 9. — Lorsque pendant trois années consécutives le nombre des décès dans une commune a dépassé le chiffre de la mortalité moyenne de la France, le préfet est tenu de charger le conseil départemental d'hygiène de procéder, soit par lui-même, soit par la commission sanitaire de la circonscription, à une enquête sur les conditions sanitaires de la commune.

Si cette enquête établit que l'état sanitaire de la commune nécessite des travaux d'assainissement, notamment qu'elle n'est pas pourvue d'eau potable de bonne qualité ou en quantité suffisante, ou bien que les eaux usées y restent stagnantes, le préfet, après une mise en demeure à la commune non suivie d'effet, invite le conseil départemental d'hygiène à délibérer sur l'utilité et la nature des travaux jugés nécessaires. Le maire est mis en demeure de présenter ses observations devant le conseil départemental d'hygiène.

En cas d'avis du conseil départemental d'hygiène contraire à l'exécution des travaux ou de réclamation de la part de la commune, le préfet transmet la délibération du conseil au ministre de l'intérieur qui, s'il le juge à propos, soumet la question au Comité consultatif d'hygiène publique de France. Celui-ci procède à une enquête dont les résultats sont affichés dans la commune.

Sur les avis du conseil départemental d'hygiène et du Comité consultatif d'hygiène publique, le préfet met la commune en demeure de dresser le projet et de procéder aux travaux.

Si, dans le mois qui suit cette mise en demeure, le conseil municipal ne s'est pas engagé à y déférer, ou si, dans les trois mois, il n'a pris aucune mesure en vue de l'exécution des travaux, un décret du Président de la République, rendu en Conseil d'Etat, ordonne ces travaux, dont il détermine les conditions d'exécution. La dépense ne pourra être mise à la charge de la commune que par une loi.

Le Conseil général statue, dans les conditions prévues par l'article 46 de la loi du 10 août 1871, sur la participation du département aux dépenses des travaux ci-dessus spécifiés.

Art. 10. — Le décret déclarant d'utilité publique le captage d'une source pour le service d'une commune déterminera, s'il y a lieu, en même temps que les terrains à acquérir en pleine propriété, un périmètre de protection contre la pollution de ladite source. — Il est interdit d'épandre sur les terrains compris dans ce périmètre des engrais humains et d'y forer des puits sans l'autorisation du préfet. L'indemnité qui pourra être due au propriétaire de ces terrains sera déterminée suivant les formes de la loi du 3 mai 1841 sur l'expropriation pour cause d'utilité publique, comme pour les héritages acquis en pleine propriété.

Ces dispositions sont applicables aux puits ou galeries fournissant de l'eau potable empruntée à une nappe souterraine.

Le droit à l'usage d'une source d'eau potable implique, pour la commune qui le possède, le droit de curer cette source, de la couvrir et de la garantir contre toutes les causes de pollution, mais non celui d'en dévier le cours par des tuyaux ou rigoles. Un règlement d'administration publique déterminera, s'il y a lieu, les conditions dans lesquelles le droit à l'usage pourra s'exercer.

L'acquisition de tout ou partie d'une source d'eau potable par la commune dans laquelle elle est située peut être déclarée d'utilité publique par arrêté préfectoral, quand le débit à acquérir ne dépasse pas deux litres par seconde.

Cet arrêté est pris sur la demande du conseil municipal et l'avis du conseil d'hygiène du département. Il doit être précédé de l'enquête prévue par l'ordonnance du 23 août 1835. L'indemnité d'expropriation est réglée dans les formes prescrites par l'article 16 de la loi du 21 mai 1836.

Chapitre II. — *Mesures sanitaires relatives aux immeubles.*

Art. 11. — Dans les agglomérations de 20.000 habitants

et au-dessus, aucune habitation ne peut être construite sans un permis du maire constatant que, dans le projet qui lui a été soumis, les conditions de salubrité prescrites par le règlement sanitaire, prévu à l'article 1er, sont observées.

A défaut par le maire de statuer dans le délai de vingt jours à partir du dépôt à la mairie de la demande de construire, dont il sera délivré récépissé, le propriétaire pourra se considérer comme autorisé à commencer les travaux.

L'autorisation de construire peut être donnée par le préfet, en cas de refus du maire.

Si l'autorisation n'a pas été demandée ou si les prescriptions du règlement sanitaire n'ont pas été observées, il est dressé procès-verbal. En cas d'inexécution de ces prescriptions, il est procédé conformément aux dispositions de l'article suivant.

Art. 12. — Lorsqu'un immeuble, bâti ou non, attenant ou non à la voie publique, est dangereux pour la santé des occupants ou des voisins, le maire ou, à son défaut, le préfet invite la commission sanitaire prévue par l'article 20 de la présente loi à donner son avis :

1° Sur l'utilité et la nature des travaux ;

2° Sur l'interdiction d'habitation de tout ou partie de l'immeuble, jusqu'à ce que les conditions d'insalubrité aient disparu.

Le rapport du maire est déposé au secrétariat de la mairie à la disposition des intéressés.

Les propriétaires, usufruitiers ou usagers sont avisés, au moins quinze jours d'avance, à la diligence du maire et par lettre recommandée, de la réunion de la commission sanitaire, et ils produisent, dans ce délai, leurs observations.

Ils doivent, s'ils en font la demande, être entendus par la commission, en personne ou par mandataire, et ils sont appelés aux visites et constatations de lieux.

En cas d'avis contraire aux propositions du maire, cet avis est transmis au préfet, qui saisit, s'il y a lieu, le conseil départemental d'hygiène.

Le préfet avise les intéressés, quinze jours au moins d'avance, par lettre recommandée, de la réunion du conseil départemental d'hygiène et les invite à produire leurs observations dans ce délai. Ils peuvent prendre communication de l'avis de la commission sanitaire, déposé à la préfecture, et se présenter, en personne ou par mandataire, devant le conseil ; ils sont appelés aux visites et constations de lieux.

L'avis de la commission sanitaire ou celui du conseil d'hygiène fixe le délai dans lequel les travaux doivent être exécutés ou dans lequel l'immeuble cessera d'être habité en totalité ou en partie. Ce délai ne commence à courir qu'à partir de l'expiration du délai de recours ouvert aux intéressés par l'article 13 ci-après ou de la notification de la décision définitive intervenue sur le recours.

Dans le cas où l'avis de la commission n'a pas été contesté par le maire, ou, s'il a été contesté, après notification par le préfet de l'avis du conseil départemental d'hygiène, le maire prend un arrêté ordonnant les travaux nécessaires ou portant interdiction d'habiter, et il met le propriétaire en demeure de s'y conformer dans le délai fixé.

L'arrêté portant interdiction d'habiter devra être revêtu de l'approbation du préfet.

Art. 13. — Un recours est ouvert aux intéressés contre l'arrêté du maire devant le conseil de préfecture, dans le délai d'un mois à dater de la notification de l'arrêté. Ce recours est suspensif.

Art. 14. — A défaut de recours contre l'arrêté du maire ou si l'arrêté a été maintenu, les intéressés qui n'ont pas exécuté, dans le délai imparti, les travaux jugés nécessaires, sont traduits devant le tribunal de simple police, qui autorise le maire à faire exécuter les travaux d'office, à leurs frais, sans préjudice de l'application de l'article 471, § 15, du Code pénal.

En cas d'interdiction d'habitation, s'il n'y a pas été fait droit, les intéressés sont passibles d'une amende de 16 francs à 500 francs et traduits devant le tribunal correctionnel, qui autorise le maire à faire expulser, à leurs frais, les occupants de l'immeuble.

Art. 15. — La dépense résultant de l'exécution des travaux est garantie par un privilège sur les revenus de l'immeuble, qui prend rang après les privilèges énoncés aux articles 2101 et 2103 du Code civil.

Art. 16. — Toutes ouvertures pratiquées pour l'exécution des mesures d'assainissement, prescrites en vertu de la présente loi, sont exemptes de la contribution des portes et fenêtres pendant cinq années consécutives, à partir de l'achèvement des travaux.

Art. 17. — Lorsque, par suite de l'exécution de la présente loi, il y aura lieu à la résiliation des baux, cette résiliation n'emportera, en faveur des locataires, aucuns dommages et intérêts.

Art. 18. — Lorsque l'insalubrité est le résultat de causes extérieures et permanentes, ou lorsque les causes d'insalubrité ne peuvent être détruites que par les travaux d'ensemble, la commune peut acquérir, suivant les formes et après l'accomplissement des formalités prescrites par la loi du 3 mai 1841, la totalité des propriétés comprises dans le périmètre des travaux.

Les portions de ces propriétés qui, après assainissement opéré, resteraient en dehors des alignements arrêtés par les nouvelles constructions, pourront être revendues aux enchères publiques, sans que les anciens propriétaires ou leurs ayants droit puissent demander l'application des articles 60 et 61 de la loi du 3 mai 1841, si les parties restantes ne sont pas d'une étendue ou d'une forme qui permette d'y élever des constructions salubres.

TITRE II. — De l'administration sanitaire.

Art. 19. — Si le préfet, pour assurer l'exécution de la présente loi, estime qu'il y a lieu d'organiser un service de contrôle et d'inspection, il ne peut y être procédé qu'ensuite d'une délibération du Conseil général réglementant les détails et le budget de service.

Dans les villes de 20.000 habitants et au-dessus et dans les communes d'au moins 20.005 habitants, qui sont le siège d'un établissement thermal, il sera institué, sous le nom de bureau d'hygiène, un service municipal chargé, sous l'autorité du maire, de l'application des dispositions de la présente loi.

Art. 20. — Dans chaque département, le Conseil général. après avis du conseil d'hygiène départemental, délibère,dans les conditions prévues par l'article 48, § 5, de la loi du 10 août 1871, sur l'organisation du service de l'hygiène publique dans le département, notamment sur la division du département en circonscriptions sanitaires et pourvues chacune d'une commission sanitaire, sur la composition, le mode de fonctionnement, la publication des travaux et les dépenses du conseil départemental et des commissions sanitaires.

A défaut par le Conseil général de statuer, il y sera pourvu par un décret en forme de règlement d'administration publique.

Le conseil d'hygiène départemental se composera de dix membres au moins et de quinze au plus. Il comprendra nécessairement deux conseillers généraux, élus par leurs collègues, trois médecins, dont un de l'armée de terre ou de mer, un pharmacien, l'ingénieur en chef, un architecte et un vétérinaire.

Le préfet présidera le conseil, qui nommera dans son sein, pour deux ans, un vice-président et un secrétaire chargé de rédiger les délibérations du conseil.

Chaque commission sanitaire de circonscription sera composée de cinq membres au moins et de sept au plus, pris dans la circonscription. Elle comprendra nécessairement un conseiller général, élu par ses collègues, un médecin, un architecte ou tout autre homme de l'art et un vétérinaire.

Le sous-préfet présidera la commission, qui nommera dans son sein, pour deux ans, un vice-président et un secrétaire chargé de rédiger les délibérations de la commission.

Les membres des conseils d'hygiène et ceux des commissions sanitaires, à l'exception des conseillers généraux qui sont élus par leurs collègues, sont nommés par le préfet pour quatre ans et renouvelés par moitié tous les deux ans ; les membres peuvent être renommés.

Les conseils départementaux d'hygiène et les commissions

sanitaire ne peuvent donner leur avis sur les objets qui leur sont soumis en vertu de la présente loi que si les deux tiers au moins de leurs membres sont présents. Ils peuvent recourir à toutes mesures d'instruction qu'ils jugent convenables.

Art. 21. — Les conseils d'hygiène départementaux et les commissions sanitaires doivent être consultés sur les objets énumérés à l'article 9 du décret du 18 décembre 1848 sur l'alimentation en eau potable des agglomérations, sur la statistique démographique et la géographie médicale, sur les règlements sanitaires communaux et généralement sur toutes les questions intéressant la santé publique, dans les limites de leurs circonscriptions respectives.

Art. 22 (Loi du 7 avril 1902) (1). — Le préfet de la Seine a dans ses attributions, à Paris :

1° Tout ce qui concerne la salubrité des habitations et de leurs dépendances, sauf celle des logements loués en garni ;

2° La salubrité des voies privées closes ou non à leurs extrémités ;

3° Le captage et la distribution des eaux ;

4° La désinfection, la vaccination et le transport des malades.

Pour la désinfection et le transport des malades, il donnera suite aux demandes qui lui seraient adressées par le préfet de police.

Il nomme une commission des logements insalubres, composée de trente membres, dont quinze sur la désignation du conseil municipal de Paris. La durée de leur mandat est de six ans avec renouvellement par tiers tous les deux ans.

A chacun de ces renouvellements, le préfet nomme dix membres, dont cinq sur la désignation du conseil municipal.

Cette commission exerce, pour toute l'étendue de la ville de Paris et dans les limites des attributions conférées au préfet

(1) Loi du 7 avril 1903 (promulguée au *Journal officiel* du 9 avril). — Article unique : « Les articles 22, 23 et 24 de la loi du 15 février 1902 sont modifiés ainsi qu'il suit : Les nouveaux articles sont substitués dans le texte ci-dessus à ceux qui figuraient dans la loi du 15 février 1902. »

de la Seine, les pouvoirs donnés aux commissions sanitaires de circonscription de la présente loi ; elle est présidée par le préfet de la Seine ou son délégué.

Art. 23 (Loi du 7 avril 1903 [1]). — Le préfet de police a dans ses attributions à Paris :

1° La surveillance au point de vue sanitaire des logements loués en garni ;

2° Les précautions à prendre pour prévenir ou faire cesser les maladies transmissibles visées par l'article 4 de la loi, spécialement la réception des déclarations ;

3° Les contraventions relatives à l'obligation de la vaccination et de la revaccination.

Il continuera à assurer la protection des enfants du premier âge, la police sanitaire des animaux, la police de la médecine et de la pharmacie, l'application des lois et règlements concernant la vente et la mise en vente de denrées alimentaires falsifiées ou corrompues, le fonctionnement du laboratoire municipal de chimie, la réglementation des établissements classés comme dangereux, insalubres ou incommodes, tant à Paris que dans les communes du département de la Seine.

Art. 24 (Loi du 7 avril 1903). — Le préfet de la Seine et le préfet de police sont assistés, chacun dans la limite de ses attributions sanitaires et sous sa présidence, par le conseil d'hygiène publique et de salubrité de la Seine, dont la composition est fixée comme il suit :

Le préfet de la Seine et le préfet de police, présidents ;

Deux vice-présidents, pris en dehors des membres de droit, nommés annuellement sur la présentation du conseil d'hygiène, et deux secrétaires administratifs ;

Dix-neuf membres à raison de leurs fonctions : le doyen, le professeur d'hygiène et le professeur de médecine légale de la Faculté de médecine de Paris ; le directeur de l'Ecole supérieure de pharmacie de Paris ; le président du Comité technique de santé des armées, le directeur du service de santé du gouvernement militaire de Paris ; le secrétaire général de la

(1) Voir note page précédente.

préfecture de la Seine ; l'inspecteur général de l'assainissement et de la salubrité de l'habitation chargé des services techniques du bureau d'hygiène de la ville de Paris ; le directeur des affaires départementales ; le directeur administratif des services municipaux d'architecture ; l'ingénieur en chef du service des eaux et de l'assainissement ; l'ingénieur en chef des ponts et chaussées chargé du service ordinaire du département ; le secrétaire général de la préfecture de police ; l'ingénieur en chef des mines chargé du service des appareils à vapeur de la Seine ; le chef de la 2e division de la préfecture de police ; l'architecte en chef de la préfecture de police ; le chef du service vétérinaire de la Seine ; le chef du bureau de l'hygiène de la préfecture de police ; l'inspecteur divisionnaire du travail.

Vingt-quatre membres titulaires nommés par le ministre de l'intérieur, sur la présentation du conseil d'hygiène ;

Trois membres du Conseil général de la Seine et trois membres du conseil de Paris élus par leurs collègues ;

Six membres choisis par le ministre de l'intérieur, soit parmi les représentants de la Seine dans les différentes assemblées électives, soit parmi les personnes qualifiées par leur compétence.

Le conseil d'hygiène et de salubrité de la Seine remplira les attributions données aux conseils départementaux d'hygiène par la présente loi.

Les commissions d'hygiène des arrondissements de Paris continueront à exercer leurs fonctions sous l'autorité et dans les limites des attributions conférées par la présente loi au préfet de police.

Les conseils ou commissions d'hygiène, dans le département de la Seine, en dehors de Paris, exercent les pouvoirs donnés aux commissions sanitaires de circonscription par la présente loi, sous l'autorité soit du préfet de la Seine, soit du préfet de police, suivant qu'elles ont à traiter d'affaires ressortissant à l'une ou à l'autre de leurs administrations.

Les maires des communes, autres que Paris, exercent les attributions sanitaires sous l'autorité soit du préfet de la Seine soit du préfet de police, suivant les distinctions faites dans les deux articles précédents.

Le préfet de police continuera à appliquer dans les communes du département de la Seine, autres que Paris, les attributions de police sanitaire dont il est actuellement investi.

Art. 25. — Le Comité consultatif d'hygiène publique de France délibère sur toutes les questions intéressant l'hygiène publique, l'exercice de la médecine et de la pharmacie, les conditions d'exploitation ou de vente des eaux minérales, sur lesquelles il est consulté par le Gouvernement.

Il est nécessairement consulté sur les travaux publics d'assainissement ou d'amenée d'eau d'alimentation des villes de plus de 5.000 habitants et sur le classement des établissements insalubres, dangereux ou incommodes.

Il est spécialement chargé du contrôle de la surveillance des eaux captées en dehors des limites de leur département respectif, pour l'alimentation des villes.

Le Comité consultatif d'hygiène publique de France est composé de quarante-cinq membres :

Sont membres de droit : le directeur de l'assistance et de l'hygiène publiques au ministère de l'intérieur : l'inspecteur général des services sanitaires ; l'inspecteur général adjoint des services sanitaires ; l'architecte inspecteur des services sanitaires, le directeur de l'administration départementale et communale au ministère de l'intérieur ; le directeur des consulats et des affaires étrangères ; le directeur général des douanes ; le directeur des chemins de fer au ministère des travaux publics ; le directeur du travail au ministère du commerce, des postes et des télégraphes ; le directeur de l'enseignement primaire au ministère de l'instruction publique ; le président du Comité technique de santé de l'armée ; le directeur du service de santé de l'armée ; le président du Conseil supérieur de santé de la marine ; le président du Conseil supérieur de santé au ministère des colonies ; le directeur des domaines au ministère des finances ; le doyen de la Faculté de médecine de Paris ; le directeur de l'Ecole de pharmacie de Paris ; le président de la Chambre de commerce de Paris ; le directeur de l'administration générale de l'assistance publique à Paris ; le vice-président du conseil d'hygiène et de salubrité du département de la Seine ; l'inspecteur général du service d'assainissement de l'habitation de la préfecture de la Seine ; le vice-président du conseil de surveillance de l'assistance publique de Paris ; l'inspecteur général des écoles vétérinaires ; le directeur de la carte géologique de France.

Six membres seront nommés par le ministre sur une liste triple de présentation dressée par l'Académie des sciences, l'Académie de médecine, le Conseil d'Etat, la Cour de cassation, le Conseil supérieur du travail, le Conseil supérieur de l'Assistance publique de France.

Quinze membres seront désignés par le ministre parmi les médecins, hygiénistes, ingénieurs, chimistes, légistes, etc.

Un décret d'administration publique réglementera le fonctionnement du Comité consultatif d'hygiène publique de France, la nomination des auditeurs et la constitution d'une section permanente.

TITRE III. — **Dépenses.**

Art. 26. — Les dépenses rendues nécessaires par la présente loi, notamment celles causées par la destruction des objets mobiliers, sont obligatoires. En cas de contestation sur leur nécessité, il est statué par décret rendu en Conseil d'Etat.

Ces dépenses seront réparties entre les communes, les départements et l'Etat, suivant les règles fixées par les articles 27, 28 et 29 de la loi du 15 juillet 1893.

Toutefois, les dépenses d'organisation du service de la désinfection dans les villes de 20.000 habitants et au-dessus sont supportées par les villes et par l'Etat, dans les proportions établies au barême du tableau A annexé à la loi du 15 juillet 1893. Les dépenses d'organisation du service départemental de la désinfection sont supportées par les départements et par l'Etat, dans les proportions établies au barême du tableau B.

Des taxes seront établies par un règlement d'administration publique pour le remboursement des dépenses relatives à ce service.

A défaut par les villes et les départements d'organiser les services de la désinfection et les bureaux d'hygiène et d'en assurer le fonctionnement dans l'année qui suivra la mise à exécution de la présente loi, il y sera pourvu par des décrets en forme de règlements d'administration publique.

TITRE IV. — **Pénalités.**

Art. 27. — Sera puni des peines portées à l'article 471 du Code pénal quiconque, en dehors des cas prévus par l'article 21 de la loi du 30 novembre 1892 (1), aura commis une contravention aux prescriptions des règlements sanitaires prévus aux articles 1 et 2, ainsi qu'à celles des articles 5, 6, 7, 8 et 14.

Celui qui aura construit une habitation sans le permis du maire sera puni d'une amende de 16 à 500 francs.

Art. 28. — Quiconque, par négligence ou incurie, dégradera des ouvrages publics ou communaux destinés à recevoir ou à conduire des eaux d'alimentation ; quiconque, par négligence ou par incurie laissera introduire des matières excrémentitielles, ou toute autre matière susceptible de nuire à la salubrité, dans l'eau des sources, des fontaines, des puits, citernes, conduites, aqueducs, réservoirs d'eau servant à l'alimentation publique, sera puni des peines portées aux articles 479 et 480 du Code pénal.

Est interdit, sous les mêmes peines, l'abandon de cadavres d'animaux, de débris de boucherie, fumier, matières fécales et, en général, de résidus animaux putrescibles dans les failles, gouffres, bétoires ou excavations de toute nature autres que les fosses nécessaires au fonctionnement d'établissements classés.

(1) Loi du 30 novembre 1892. Art. 21. — Le docteur en médecine ou l'officier de santé qui n'aurait pas fait la déclaration prescrite par l'article 15 sera puni d'une amende de 50 à 200 francs.

Tout acte volontaire de même nature sera puni des peine portées à l'article 257 du Code pénal.

ART. 29. — Seront punis d'une amende de 100 francs à 500 francs et, en cas de récidive, de 500 francs à 1.000 francs, tous ceux qui auront mis obstacle à l'accomplissement des devoirs des maires et des membres délégués des commissions sanitaires, en ce qui touche l'application de la présente loi.

ART. 30. — L'article 463 du Code pénal est applicable dans tous les cas prévus par la présente loi. Il est également applicable aux infractions punies des peines correctionnelles par la loi du 3 mars 1822.

TITRE V. — **Dispositions diverses.**

ART. 31. — La loi du 13 avril 1850 est abrogée, ainsi que toutes les dispositions et lois antérieures contraires à la présente loi.

Les conseils départementaux d'hygiène et les conseils d'hygiène d'arrondissement actuellement existants continueront à fonctionner jusqu'à leur remplacement par les conseils départementaux d'hygiène et les commissions sanitaires de circonscription organisés en exécution de la présente loi.

ART. 32. — La présente loi n'est pas applicable aux ateliers et manufactures.

ART. 33. — Des règlements d'administration publique détermineront les conditions d'organisation et de fonctionnement des bureaux d'hygiène et du service de désinfection, ainsi que les conditions d'application de la présente loi à l'Algérie et aux colonies de la Martinique, de la Guadeloupe et de la Réunion.

ART. 34. — La présente loi ne sera exécutoire qu'un an après sa promulgation.

La présente loi, délibérée et adoptée par le Sénat et par la Chambre des députés, sera exécutée comme loi de l'Etat.

Fait à Paris, le 15 février 1902.

EMILE LOUBET.

Par le Président de la République :

Le Président du Conseil,
ministre de l'intérieur et des cultes,

WALDECK-ROUSSEAU.

Décret du 10 février 1903 (1) portant désignation des maladies auxquelles sont applicables, en vertu de l'article 4, les dispositions de la loi du 15 février 1902.

Le Président de la République française,

Décrète :

ARTICLE PREMIER. — La liste des maladies auxquelles sont applicables les dispositions de la loi du 15 février 1902 est fixée ainsi qu'il suit, en vertu des articles 4, 5 et 7 de ladite loi.

Première partie : Maladies pour lesquelles la déclaration et la désinfection sont obligatoires :

1° la fièvre typhoïde ;

2° le typhus exanthématique ;

3° la variole et la varioloïde ;

4° la scarlatine ;

5° la rougeole ;

6° la diphtérie ;

7° la suette miliaire ;

8° le choléra et les maladies cholériformes ;

9° la peste ;

10° la fievre jaune ;

11° la dysenterie ;

12° les infections puerpérales et l'ophtalmie des nouveau-nés, lorsque le secret de l'accouchement n'a pas été réclamé ;

13° la méningite cérébro-spinale épidémique

Deuxième partie : Maladies pour lesquelles la déclaration est facultative :

14° la tuberculose pulmonaire ;

15° la coqueluche ;

16° la grippe ;

17° la pneumonie et la broncho-pneumonie ;

18° l'érysipèle ;

19° les oreillons ;

(1) Décret publié au *Journal officiel* du 20 février 1903.

20° la lèpre ;

21° la teigne ;

22° la conjonctivite purulente et l'ophtalmie granuleuse.

Art. 2. — Pour les maladies mentionnées dans la deuxième partie de la liste ci-dessus, il est procédé à la désinfection après entente avec les intéressés, soit sur la déclaration des praticiens visés à l'article 5 de la loi du 15 février 1902, soit à la demande des familles, des chefs de collectivités publiques ou privées, des administrations hospitalières ou des bureaux d'assistance, sans préjudice de toutes autres mesures prophylactiques déterminées par le règlement sanitaire prévu à l'article 1er de ladite loi.

Art. 3. — Le président du Conseil, ministre de l'intérieur et des cultes, est chargé de l'exécution du présent décret.

Fait à Paris, le 10 février 1903.

Emile Loubet.

Arrêté ministériel du 10 février 1903 (1), **relatif au mode de déclaration des maladies visées par l'article 4 de la loi du 15 février 1902.**

Article premier. — L'autorité publique, chargée aux termes de l'article 5 de la loi du 15 février 1902 de recevoir la déclaration des cas des maladies déterminées en vertu de l'article 4 de ladite loi, est représentée par le maire et par le préfet ou sous-préfet dans chaque arrondissement.

Les praticiens mentionnés dans l'article 5 précité sont tenus de faire simultanément leur déclaration à l'un et à l'autre dès qu'ils ont constaté l'existence de la maladie. A Paris, la déclaration est faite au préfet de police.

Art. 2. — La déclaration se fait à l'aide de cartes-lettres détachées d'un carnet à souches, qui portent nécessairement la date de la déclaration, l'indication du malade et de l'habitation contaminée, la nature de la maladie désignée par un numéro d'ordre suivant la nomenclature inscrite à la première page du carnet. Elles peuvent contenir en outre l'indi-

(1) Arrêté publié au *Journal officiel* du 20 février 1903.

cation des mesures prophylactiques jugées utiles. Les carnets sont mis gratuitement à la disposition de tous les docteurs en médecine, officiers de santé et sages-femmes.

Art. 3. — Il est tenu dans chaque arrondissement, par le préfet ou le sous-préfet, un registre spécial où sont inscrits, par ordre chronologique, les cas de maladie, la date de la déclaration, la désignation des endroits où ils se sont produits et le nom du déclarant.

Ce registre est établi de telle sorte que chaque commune de l'arrondissement soit représentée par un ou plusieurs feuillets permettant de suivre le développement d'une épidémie et de se rendre compte à toute époque de l'état sanitaire d'une commune ou d'une ville.

A la fin de chaque mois, le registre est récapitulé sur un état transmis au ministère de l'intérieur.

Décret du 7 mars 1903 (1) portant règlement d'administration publique sur les appareils à désinfection (en vertu de l'article 7 de la loi du 15 février 1902).

Article premier. — Les appareils destinés à la désinfection déclarée obligatoire par le paragraphe premier de l'article 7 de la loi du 15 février 1902 sont soumis, au point de vue de la vérification de leur efficacité, aux dispositions du présent règlement.

Art. 2. — Aucun appareil ne peut être employé à cette désinfection avant d'avoir été l'objet d'un certificat de vérification délivré par le ministre de l'intérieur après avis du Comité consultatif d'hygiène publique de France.

Les appareils conformes à un type déjà vérifié ne peuvent être mis en service qu'après délivrance par le préfet, sur le rapport de la commission sanitaire de la circonscription, d'un procès-verbal de conformité.

Art. 3. — La section compétente du Comité fait procéder en présence du demandeur ou de son représentant, aux ex-

(1) Décret publié au *Journal officiel* du 12 mars 1903.

périences nécessaires pour vérifier l'efficacité de l'appareil.

ART. 4. — Tout détenteur d'un appareil vérifié ou dont le type a été vérifié conformément aux prescriptions de l'article 2 doit adresser au préfet une déclaration accompagnée de la copie du certificat de vérification et des pièces désignées au paragraphe premier de l'article 3, et indiquant, s'il y a lieu, la lettre de série et le numéro d'ordre de l'appareil. Cette déclaration est enregistrée à sa date. Il en est délivré récépissé. Elle est communiquée sans délai à la commission sanitaire de la circonscription.

S'il s'agit d'un appareil ayant fait lui-même l'objet d'un certificat de vérification, le préfet, sur le rapport de la commission sanitaire, délivre au détenteur un certificat d'identité.

S'il s'agit d'un appareil conforme à un type déjà vérifié, le procès-verbal prévu par le paragraphe 2 de l'article 2 du présent décret constate cette conformité.

Règlements modèles présentés après avis du Comité consultatif d'hygiène publique de France, pour l'application de l'article 1er de la loi du 15 février 1902 relative à la protection de la santé publique.

A. — RÈGLEMENT SANITAIRE MUNICIPAL APPLICABLE AUX VILLES, BOURGS OU AGGLOMÉRATIONS.

TITRE I. — *Salubrité.*

Règle générale de salubrité des habitations.

ARTICLE PREMIER. — Les habitations seront aérées et éclairées largement. Leurs revêtements intérieurs seront maintenus en état de propreté parfaite. Elles seront munies de moyens d'évacuation des eaux pluviales, des eaux ménagères et des matières usées.

Pièces destinées à l'habitation.

ART. 2. — Toute pièce pouvant servir à l'habitation soit de jour soit de nuit, c'est-à-dire toute pièce dans laquelle le séjour peut être habituel de jour ou de nuit, aura une capacité d'au moins 25 mètres.

Elle sera aérée et éclairée directement sur rue ou sur cour par une ou plusieurs baies. L'ensemble de celles-ci présentera une surface d'au moins 2 mètres carrés, et au moins un mètre carré en plus pour chaque fois 30 mètres cubes. Ces dimensions pourront avoir une superficie de 1 m. 50 par chaque fois 20 mètres cubes, pour les pièces habitables de l'étage le plus élevé.

Art. 3. — Les jours de souffrance ne pourront jamais être considérés comme baie d'aération.

Caves.

Art. 4. — Les caves ne pourront servir à l'habitation de jour ou de nuit. Elles seront toujours ventilées par des soupiraux communiquant avec l'air extérieur.

Il est interdit d'ouvrir une porte ou trappe de communication avec une cave dans une pièce destinée à l'habitation de nuit.

Sous-sols.

Art. 5. — Les sous-sols destinés à l'habitation de jour auront chacune de leurs pièces aérée et éclairée au moyen de baies ouvrant sur rue ou sur cour et ayant les dimensions indiquées à l'article 2.

L'habitation de nuit est interdite dans les sous-sols.

Rez-de-chaussée et étages.

Art. 6. — Le sol et les murs des locaux du rez-de-chaussée seront séparés des caves ou des terre-pleins par une couche isolante imperméable placée en contre-haut du sol extérieur.

Art. 7. — Dans les bâtiments, de quelque nature qu'ils soient, destinés à l'habitation de jour ou de nuit, la hauteur des pièces ne sera pas inférieure aux dimensions suivantes, mesurées sous plafond : 2 m. 60 pour le sous-sol ; 2 m. 80 pour le rez-de-chaussée et l'étage situé immédiatement au-dessus ; 2 m. 60 pour les autres étages. La profondeur des pièces habitées ne pourra dépasser le double de la hauteur de l'étage.

Art. 8. — A l'étage le plus élevé du bâtiment, la hauteur minimum de 2 m. 60 sera mesurée à la partie la plus haute du rampant. Toute chambre lambrissée aura une surface de plafond horizontal d'au moins 2 mètres. La partie lambrissée comprendra une couche de matériaux protégeant l'occupant, autant que possible, contre les variations atmosphériques.

Hauteur des maisons.

Art. 9. — La hauteur des maisons, mesurée sur le point milieu de la façade entre le niveau du trottoir ou le revers du pavé au pied de cette façade et la ligne de faîte de l'immeuble, n'excédera pas les dimensions suivantes en rapport avec la largeur réglementaire de la voie :

Voies de moins de 12 mètres. .	Hauteur de 6 mètres augmentée d'une dimension égale à la largeur de la voie.
Voies de 12 à 15 mètres	Hauteur de 19 mètres.
Voies de 15 mètres et au-dessus.	Hauteur de 20 mètres.

Pour le calcul de la cote de hauteur, toute fraction de mètre de la voie sera comptée pour un mètre.

Art. 10. — Lorsque les voies sont en pente, la façade des bâtiments en bordure sera divisée, pour le calcul de la hauteur en sections ne pouvant dépasser 30 mètres. La cote de hauteur de chaque section sera prise au point milieu de chacune d'elles.

Art. 11. — Pour les bâtiments compris entre des voies d'inégales largeurs ou de niveaux différents, la hauteur de chacune des façades sur rue ne pourra dépasser celle qui est fixée en raison de la largeur ou du niveau de la voie sur laquelle elle s'élève.

Cours et courettes.

Art. 12. — Les cours sur lesquelles prennent jour et air des pièces pouvant servir à l'habitation soit de jour soit de nuit auront une surface d'au moins 30 mètres carrés.

Art. 13. — Les cours, dites courettes, sur lesquelles sont

exclusivement aérées et éclairées des pièces qui ne peuvent être destinées à l'habitation auront une surface de 15 mètres carrés au moins.

Art. 14. — Il est interdit de placer des combles vitrés au-dessus des cours et courettes, à moins qu'il ne soit établi à la partie supérieure de ces cours ou courettes, ainsi qu'à leur partie inférieure, des prises d'air assurant une ventilation efficace dans toute la hauteur.

Art. 15. — Les vues directes prises dans l'axe de chaque baie des pièces servant à l'habitation de jour et de nuit et donnant sur des cours ne seront pas inférieures à 4 mètres.

Art. 16. — Au dernier étage des bâtiments, les pièces servant à l'habitation de jour ou de nuit peuvent exceptionnellement prendre jour et air sur des courettes.

Escaliers.

Art. 17. — Les escaliers seront aérés et éclairés dans toutes leurs parties.

Chauffage.

Art. 18. — Dans toute pièce habitable contenant une cheminée, celle-ci sera pourvue d'une prise d'air d'amenée de l'air extérieur.

Art. 19. — Les fourneaux de cuisine, fixes ou mobiles, brûlant du bois, du charbon, du coke, du gaz ou des combustibles liquides, seront surmontés d'une hotte raccordée sur un conduit de fumée. Dans le cas contraire, ils devront être efficacement ventilés. Les clefs destinées à régler le tirage de ces conduits de fumée ne pourront jamais être installées de façon à fermer complètement la section de ces conduits.

Art. 20. — Les tuyaux de fumée s'élèveront à 0 m. 40 au moins au-dessus de la partie la plus élevée de la construction.

Art. 21. — Les prises d'air des calorifères ne pourront se faire qu'à l'extérieur.

Art. 22. — Les appareils de chauffage seront construits et installés de telle sorte qu'il ne s'en dégage, a l'intérieur des pièces habitables, ni fumée ni aucun gaz pouvant compromettre la santé des habitants.

Alimentation d'eau.

Art. 23. — Dans les agglomérations pourvues d'une distribution publique d'eau potable, les habitations en bordure des rues parcourues par une canalisation lui seront reliées par un branchement spécial. Celui-ci desservira, autant que possible, les différents étages en cas de locations multiples de ces immeubles, ou tout au moins l'usage de l'eau potable sera assuré à tous les locataires.

Art. 24. — Dans le cas où un immeuble est, en outre, desservi par une canalisation d'eau non potable, cette canalisation sera rendue distincte par une couche de peinture de couleur déterminée, et il n'existera aucune communication dans les maisons entre les deux réseaux de distribution.

Art. 25. — S'il n'existe pas dans l'agglomération de distribution publique d'eau potable, toutes les maisons seront néanmoins pourvues d'eau de lavage.

Art. 26. — Tout appareil de puisage ou de prise d'eau sera établi de telle sorte qu'il ne devienne une cause d'humidité pour la construction.

Art. 27. — Les réservoirs d'eau potable auront leurs parois formées de matières qui ne puissent être altérées par les eaux. Le plomb en sera exclu.

Ils seront hermétiquement clos à leur partie supérieure, de façon que les poussières, les liquides ou toutes autres matières étrangères n'y puissent pénétrer.

Ils seront soustraits au rayonnement solaire et éloignés des conduits d'évacuation des eaux ménagères et des matières usées. Leur partie inférieure sera munie d'un robinet de nettoyage.

Ils seront tenus en état constant de propreté.

Art. 28. — Aucun puits ne pourra être utilisé pour l'alimentation privée ou publique, s'il n'est situé à une distance convenable des cabinets et fosses d'aisances, de fumiers et dépôts d'immondices.

Art. 29. — Les parois des puits seront étanches. Ils seront fermés à leur orifice et protégés contre toute infiltration d'eaux superficielles par l'établissement d'une aire en maçonnerie bétonnée, large d'environ 2 mètres, hermétiquement rejointe aux parois des puits et légèrement inclinée du centre vers la périphérie.

Art. 30. — Les puits seront tenus en état constant de propreté. Il sera procédé, en outre, à leur nettoyage ou à leur désinfection, sur injonction du maire après avis conforme du bureau d'hygiène ou de l'autorité sanitaire, dans les conditions prévues à l'article 12 de la loi du 15 février 1902.

Art. 31. — Les puits hors d'usage seront fermés et ceux dont l'usage est interdit à titre définitif seront comblés jusqu'au niveau du sol.

Art. 32. — En cas d'usage de l'eau de citerne pour l'alimentation, les parois de cette citerne et les tuyaux d'amenée seront imperméables.

L'orifice des citernes sera clos et l'eau ne pourra y être puisée qu'à l'aide d'une pompe ou d'un robinet siphoné, suivant le cas. Des dispositions seront prises pour que les premières eaux de pluie ne soient pas versées dans les citernes.

Evacuation des eaux pluviales.

Art. 33. — Des chéneaux et gouttières étanches de dimensions appropriées recevront les eaux pluviales à la partie basse des couvertures, de façon à les diriger rapidement, sans stagnation, vers les orifices des tuyaux de descentes.

Art. 34. — Il est interdit de projeter des eaux usées, de quelque nature qu'elles soient, dans les chéneaux et gouttières.

Art. 35. — Dans les maisons en bordure de rues munies d'égouts, le sol des cours et courettes sera revêtu en matériaux imperméables avec des pentes convenablement réglées pour diriger les eaux pluviales sur les orifices d'évacuation (entrées d'eau).

Les entrées seront munies d'une occlusion hermétique et permanente et raccordées sur les conduits d'évacuation.

Evacuation des eaux et matières usées.

Art. 36. — Dans toute maison, il y aura par appartement, quelle qu'en soit l'importance, à partir de trois pièces habitables (non compris la cuisine), un cabinet d'aisances installé dans un local éclairé et aéré directement.

Un évier ou un poste d'eau sera annexé à ce cabinet toutes les fois que la canalisation le permettra. Cet évier ou ce poste d'eau comportera un robinet d'amenée pour l'eau de lavage et un vidoir pour l'évacuation des eaux usées.

Art. 37. — Il sera établi, également et dans les mêmes conditions, pour le service des pièces habitables louées isolément ou par groupe de deux, un cabinet d'aisances par cinq pièces habitables, et un poste d'eau autant que possible par dix pièces habitables.

Art. 38. — Dans les établissements à usage collectif, le nombre des cabinets d'aisances sera déterminé en prenant pour base le nombre des personnes appelées à faire usage des cabinets et la durée de séjour de ces personnes dans lesdits établissements.

Art. 39. — Les cabinets d'aisances seront munis de revêtements lisses et imperméables, susceptibles d'être facilement lavés ou blanchis à la chaux. Ils seront suffisamment éclairés et aérés ; leur baie d'aération sera installée de telle sorte qu'elle puisse rester ouverte en permanence.

Art. 40. — Les cabinets d'aisances installés dans les maisons ne communiqueront directement ni avec les chambres à coucher ni avec les cuisines. En aucun cas ils n'y prendront air ni lumière.

Art. 41. — Dans les agglomérations pourvues d'un réseau d'égouts susceptible de recevoir des matières de vidanges, les habitations des rues desservies par ce réseau y seront reliées par des conduites convenablement établies. Les cabinets d'aisances seront munis d'une cuvette avec occlusion hermétique et permanente ; des dispositions y seront prises pour assurer le lavage complet de cette cuvette.

Art. 42. — Lorsque les conduits d'évacuation des matières usées aboutissent à des fosses ou à des tinettes, les cabinets d'aisances pourront être simplement munis d'un vase étanche à occlusion permanente inodore.

Les fosses d'aisances seront rigoureusement étanches.

Art. 43.— Les conduits et canalisations destinés à recevoir les matières des cabinets d'aisances auront leurs revêtements intérieurs lisses, imperméables. Ils seront installés de telle sorte qu'aucune matière n'y puisse séjourner. Les joints seront hermétiques.

Les canalisations seront munies de tuyaux dits d'évent. Ceux-ci seront prolongés au-dessus des parties les plus élevées de la construction ; ils seront établis de manière à ne jamais déboucher soit au-dessous, soit à proximité des fenêtres et des réservoirs d'eau.

Art. 44. — Lorsque les conduits des cabinets d'aisances sont reliés à des égouts publics, chacun d'eux aura à son pied une occlusion hermétique et permanente, disposée de telle sorte qu'aucun reflux de l'air de l'égout ne puisse se faire dans l'habitation.

Art. 45. — Il est interdit de déverser directement ou indirectement dans les cours d'eau aucune matière excrémentitielle.

Art. 46. — Les conduits d'évacuation des éviers, lavabos, vidoirs, bains, etc., s'il existe des égouts publics seront indépendants de ceux des cabinets d'aisances et leur raccord avec l'égout sera établi comme pour ces derniers.

Art. 47. — Tous ouvrages appelés à recevoir des matières usées, avec ou sans mélange d'eaux pluviales, d'eaux ménagères ou de tous autres liquides, tels qu'égouts, conduits, tinettes, fosses, puisards, etc., auront leurs revêtements intérieurs lisses et imperméables.

Leurs dimensions seront proportionnées au volume des matières qu'ils reçoivent. Leurs communications avec l'extérieur seront établies de telle sorte qu'aucun reflux de liquides, de matières ou de gaz nocifs ne puisse se produire dans l'intérieur des habitations.

Art. 48. — Il est interdit de jeter, dans les ouvrages destinés à la réception ou à l'évacuation des eaux pluviales, des eaux ménagères et des matières usées, des objets quelconques capables de les obstruer.

ART. 49. — Les puits et puisards absorbants seront interdits.

ART. 50. — Les écuries et étables auront leur sol imperméable. Elles seront convenablement éclairées et aérées. Si leur aération exige des conduits spéciaux, ceux-ci s'élèveront au-dessus du point le plus élevé de la construction.

Les fumiers et purins seront déposés ou recueillis sur des emplacements ou dans des fosses étanches ; ils seront enlevés aussi fréquemment que possible.

Permis de construction (1).

ART. 51. — A dater de la publication du présent règlement, aucun immeuble destiné à l'habitation de jour et de nuit ne pourra être construit s'il ne satisfait pas aux prescriptions qui précèdent.

Les mêmes dispositions seront applicables aux grosses réparations.

Les propriétaires, architectes ou entrepreneurs présenteront à cet effet et avant tout commencement de travaux, un ou plusieurs plans en double exemplaire. Il en sera donné récépissé.

Si les prescriptions réglementaires sont observées, l'autorisation sera délivrée dans le plus bref délai possible. Un double du permis et des plans sera conservé à la mairie.

Si des modifications sont reconnues nécessaires, ou s'il y a lieu de refuser l'autorisation, la décision sera notifiée dans un délai de vingt jours.

Entretien des habitations.

ART. 52. — Les façades sur rue, sur cour ou sur courette seront maintenues en état de propriété, ainsi que le sol des cours et courettes.

Les parois des allées, vestibules, escaliers et couloirs à usage commun seront lessivés ou blanchis à la chaux au moins tous les cinq ans.

(1) Dans les agglomérations de 20.000 habitants et au-dessus, aucune habitation ne peut être construite sans un permis du maire (Art. 11 de la loi du 15 février 1902).

Les murs, les plafonds et les boiseries des cabinets d'aisances à usage commun seront lessivés ou blanchis à la chaux chaque année.

TITRE II. — *Prophylaxie des maladies transmissibles.*

Maladies transmissibles.

ART. 53. — En vertu de l'article 4 de la loi du 15 février 1902 et conformément à l'article 1er du décret du 10 février 1902, les précautions à prendre pour prévenir ou faire cesser les maladies transmissibles dont la déclaration est obligatoire sont déterminées, notamment en ce qui concerne l'isolement du malade et la désinfection, dans les conditions ci-après.

ART. 54. — Les mêmes mesures sont applicables en cas de l'une des maladies énumérées dans la 2e partie de l'article 1er du décret précité du 10 février 1903, sur la demande des familles, des chefs de collectivités publiques ou privées, des administrations hospitalières ou des bureaux d'assistance, après entente avec les intéressés.

Isolement.

ART. 55. — Tout individu atteint d'une des maladies prévues aux articles qui précèdent sera isolé de telle sorte qu'il ne puisse propager cette maladie par lui-même ou par ceux qui sont appelés à le soigner.

L'isolement sera pratiqué soit à domicile, soit dans un local spécialement aménagé à cet effet, soit à l'hôpital.

ART. 56. — Jusqu'à la disparition complète de tout danger de transmission, on ne laissera approcher du malade que les personnes appelées à le soigner. Celles-ci prendront des précautions convenables pour éviter la propagation du mal.

Transport des malades.

ART. 57. — Le transport du malade sera autant que possible effectué par une voiture spéciale, désinfectée après le voyage.

Dans le cas où, à défaut de voiture spéciale, il serait fait usage d'une voiture publique ou privée, ce véhicule devra être désinfecté immédiatement après le transport, sous la responsabilité de ses propriétaire et conducteur, qui pourront exiger un certificat de désinfection.

Art. 58. — Il est interdit à toute personne atteinte d'une des maladies transmissibles visées aux articles 53 et 54 de pénétrer dans une voiture affectée au transport en commun.

S'il s'agit de transport par chemin de fer le chef de gare devra être prévenu à l'avance pour permettre l'application de l'article 60 du règlement sur la police des chemins de fer modifié par décret du 1er mars 1901.

Désinfection.

Art. 59. — Il est interdit de déverser aucune déjection ou excrétion (crachats, matières fécales, etc.) provenant d'un malade atteint d'une affection transmissible sur les voies publiques ou privées, dans les cours, dans les jardins ou sur les fumiers.

Ces déjections ou excrétions seront recueillies dans des vases spéciaux ; elles seront désinfectées et exclusivement projetées dans les cabinets d'aisances.

Art. 60. — Pendant toute la durée d'une maladie transmissible, les objets à usage personnel ou domestique du malade et des personnes qui l'assistent, de même que les objets contaminés ou souillés, seront désinfectés.

Art. 61. — Il est interdit, sans désinfection préalable, de jeter, secouer ou exposer aux fenêtres aucun linge, vêtement, objet de literie, tapis ou tenture ayant servi au malade ou provenant des locaux occupés par lui.

Art. 62. — Le nettoyage de la pièce et des objets qui la garnissent se fera exclusivement pendant toute la durée de la maladie, à l'aide de linges, étoffes, tissus ou substances imprégnés de liquides antiseptiques.

Art. 63. — Il est interdit d'envoyer, sans désinfection préalable, aux lavoirs publics ou privés ou aux blanchisseries, des linges et effets à usage, contaminés ou souillés.

Dans le cas où le lavage de ces objets y aurait été néanmoins pratiqué, le propriétaire du lavoir ou de la blanchisserie tiendra l'établissement fermé jusqu'à ce que l'assainissement et la désinfection prescrits par l'autorité sanitaire aient été effectués.

Il est également interdit d'envoyer, sans désinfection préalable, aux établissements industriels qui pratiquent le cardage ou l'épuration proprement dite, des matelas, literies et couvertures ayant servi à des malades atteints de maladies transmissibles.

Art. 64. — Les locaux occupés par le malade seront désinfectés aussitôt après son transport en dehors de son domicile, sa guérison ou son décès.

L'exécution de cette prescription pourra être constatée par un certificat délivré aux intéressés sur leur demande. Ce certificat ne mentionnera ni le nom du malade, ni la nature de la maladie : il désignera les locaux désinfectés.

Sortie des malades.

Art. 65. — Après guérison, le malade ne sortira qu'après avoir pris les précautions convenables de propreté et de désinfection.

Dans le cas où le malade soigné dans un établissement hospitalier sortirait de cet établissement, pour quelque motif que ce soit, avant que tout danger de contamination ait disparu pour les personnes avec lesquelles il pourrait se trouver en contact, l'avis doit en être immédiatement donné au maire par le médecin traitant ou le chef de service responsable. Cet avis, formulé dans les mêmes conditions que la déclaration de maladie, doit indiquer le domicile ou le lieu auquel le malade sortant a déclaré se rendre.

Art. 66. — Les enfants ne pourront être réadmis à l'école, soit publique, soit privée, qu'après un avis favorable du médecin traitant et l'autorisation du médecin-inspecteur de l'école.

Refuges et asiles.

Art. 67. — Dans les établissements publics ou privés recueillant, à titre temporaire ou permanent, des personnes sans asile, les vêtements et effets à usage de celles-ci seront aussitôt désinfectés.

La désinfection du matériel et des locaux de ces établissements sera pratiquée chaque jour, pour toute la partie du matériel ayant servi aux réfugiés et des locaux qu'ils ont occupés.

Procédés de désinfection.

Art. 68. — La désinfection sera pratiquée, soit par les services publics, soit par les particuliers, dans les conditions prescrites par l'article 7 de la loi du 15 février 1902, notamment en ce qui concerne l'approbation préalable des procédés par le ministre de l'intérieur.

Art. 69. — Les appareils de désinfection employés dans la commune à la désinfection obligatoire sont soumis à une surveillance permanente exercée par le bureau d'hygiène (1).

L'emploi de ces appareils sera suspendu, à titre temporaire ou définitif, s'il est établi qu'ils ne fonctionnent plus dans les conditions prévues par le certificat de mise en service ou que les détériorations constatées ne permettent plus leur fonctionnement normal.

Cadavres.

Art. 70. — Les cadavres des personnes mortes de maladies transmissibles seront isolés le plus promptement possible.

Les dispositions nécessaires seront immédiatement prises pour assurer la mise en bière et l'inhumation, en exécution du décret du 27 avril 1889.

Titre III. — *Dispositions générales.*

Art. 71. — Une surveillance spéciale est exercée, au point de vue de la qualité de l'eau potable, sur les établissements ouverts au public, tels que cafés, restaurants ou débits. L'usage de toute eau reconnue malsaine est interdite par arrêté du maire. Les puits ou citernes dont l'eau servant d'eau potable serait reconnue malsaine seront immédiatement fermés.

(1) Cet article ne devra être inséré au règlement que dans les communes ayant 20.000 habitants, et, conséquemment, possédant un bureau d'hygiène. Dans les autres communes, le contrôle devra être organisé par l'arrêté départemental.

Art. 72. — Les lavoirs seront largement aérés. Les revêtements de leurs parois seront lisses et imperméables ; le sol aura des rigoles d'écoulement.

Leurs bassins seront étanches, tenus avec la plus grande propreté, vidés, nettoyés et désinfectés au moins une fois par mois.

Art. 73. — Si les matières de vidange sont utilisées pour des cultures, elles seront recueillies et transportées dans des récipients clos jusqu'à leur dépôt sur les terrains auxquels elles sont destinées.

Art. 74. — Il est interdit de déverser des matières de vidange et des eaux d'égout sur des champs où sont cultivés à ras du sol des légumes et des fruits destinés à être consommés crus.

Art. 75. — Les prescriptions des articles qui précèdent sont applicables aux établissements collectifs ou publics, aux administrations publiques, ainsi qu'aux édifices publics.

Art. 76. — Pour l'exécution des prescriptions formulées par les articles 23 et 25 (alimentation en eau), 41 (évacuation des matières usées), 42 (fosses d'aisances) et 48 (puits et puisards absorbants), il sera accordé un délai maximum de. . . à partir de la publication du présent règlement.

B. — Règlement sanitaire municipal applicable aux communes ou parties de communes rurales.

Habitations.

Article premier. — Dans les constructions neuves, les parois construites en pierre, brique ou bois seront enduites ou tout au moins badigeonnées à l'intérieur à la chaux. Les constructions en pisé ne pourront être élevées que sur une fondation hourdée en chaux hydraulique jusqu'à 30 centimètres au-dessus du sol.

Art. 2. — La couverture et la sous-couveture à paille des maisons, granges, écuries et étables sont interdites.

Art. 3. — Le sol du rez-de-chaussée, s'il n'est pas établi sur caves, devra être surélevé de 30 centimètres au moins au-dessus du niveau extérieur quand il repose immédiatement sur terre pleine. le dallage, le carrelage, ou le parquet, devra être placé sur une couche de béton imperméable. Le sol en terre battue est interdit.

Cuisines.

Art. 4. — La cuisine, pièce commune, doit être largement pourvue d'espace, d'air et de lumière.

Tout foyer de cuisine doit être placé sous une hotte munie d'un tuyau de fumée montant de 40 centimètres au moins au-dessus de la partie la plus élevée de la construction.

La cuisine sera munie d'un évier.

Chambres à coucher.

Art. 5. — Toute pièce servant à l'habitation de jour et de nuit sera bien éclairée et ventilée. Elle sera haute au moins de 2 m. 60 sous plafond, et d'une capacité d'au moins 25 mètres cubes. Les fenêtres ne mesureront pas moins d'un mètre et demi superficiel.

Art. 6. — Les cheminées, fours et appareils quelconques de chauffage seront aménagés de façon à ce qu'il ne s'en dégage à l'intérieur de l'habitation ni fumée ni gaz toxique et seront pourvus de tuyaux de fumée élevés de 40 centimètres au moins au-dessus du faîte de la maison.

Art. 7. — L'habitation de nuit est interdite dans les caves et sous-sols.

Eaux d'alimentation.

Art. 8. — Les sources seront captées soigneusement et couvertes.

Art. 9. — Les puits seront fermés à leur orifice ou garantis par une couverture surélevée. Leur paroi de pierre ou brique sera hourdée en mortier de chaux hydraulique ou de ciment. Elle devra surmonter le sol de 50 centimètres au moins et être couverte d'une margelle en pierre dure.

Les puits seront protégés contre toute infiltration d'eaux superficielles par l'établissement d'une aire en maçonnerie bitumée large d'environ 2 mètres, hermétiquement rejointe aux parois des puits et légèrement inclinée du centre vers la périphérie.

Ils seront placés à une distance convenable des fosses à fumier et à purin, des mares et des fosses d'aisances. L'eau sera puisée à l'aide d'une pompe ou avec un seau qui restera constamment fixé à la chaîne.

Ils seront nettoyés ou comblés si l'autorité sanitaire le juge nécessaire.

Art. 10. — Les citernes destinées à recueillir l'eau de pluie seront étanches et voûtées. La voûte sera munie à son sommet d'une baie d'aérage ; on ne devra pratiquer aucune culture sur la voûte. Le niveau d'eau sera maintenu à une hauteur convenable par un trop-plein. Les citernes seront munies d'une pompe ou d'un robinet. Elles seront précédées d'un citerneau destiné à arrêter les corps étrangers, terre, gravier, etc.

Art. 11. — Le plomb est exclu des réservoirs destinés à l'eau potable.

Écuries et étables.

Art. 12. — Le sol des écuries et étables devra être rendu imperméable dans la partie qui reçoit les urines ; celles-ci devront s'écouler par une rigole ayant une pente suffisante.

Les murs des écuries et étables seront blanchis à la chaux. La hauteur sous plafond des écuries destinées aux espèces chevaline et bovine sera au moins de 2 m. 60.

Elles seront bien aérées.

Celliers, pressoirs et cuvages.

Art. 13. — Les celliers, pressoirs et cuvages seront bien éclairés et aérés.

Fosses à fumier et à purin.

Art. 14. — Les fumiers seront déposés sur un sol imperméable, entouré d'un rebord également imperméable.

Les fosses à purin posséderont des parois et un fond étanches, bétonnés ou cimentés.

Les fosses à fumier et à purin seront placées à une distance convenable des habitations.

Les fosses à purin dont l'insalubrité serait constatée par commission sanitaire seront supprimées.

Mares.

Art. 15. — La création de mares ne peut se faire sans une autorisation spéciale.

Les mares et fossés à eaux stagnantes seront éloignés des habitations ; ils seront curés une fois par an ou comblés s'ils sont nuisibles à la santé publique Il est défendu d'étaler les vases provenant de ce curage auprès des habitations.

Routoirs.

Art. 16. — Les routoirs agricoles en seront jamais établis dans les abreuvoirs ou lavoirs. Ceux qui seraient une cause d'insalubrité pour les habitations seront supprimés.

Vidanges, gadoues, etc.

Art. 17. — Les dépôts de vidanges, gadoues, immondices, pailles, balles, feuilles sèches en putréfaction, marcs de raisin, sont interdits s'ils sont de nature à compromettre la santé publique. Il est également interdit le déverser les vidanges dans les cours d'eau.

Cabinets et fosses d'aisances.

Art. 18. — Les cabinets et fosses d'aisances seront établis à une distance convenable des sources, puits et citernes.

Animaux morts.

Art. 19. — Il est interdit de jeter les animaux morts dans les mares, rivières, abreuvoirs, gouffres et bétoires ou de les enterrer au voisinage des habitations, des puits ou des abreuvoirs.

Maladies transmissibles. — Déclaration.

Art. 20. — Indépendamment de la déclaration imposée aux médecins par l'article 5 de la loi du 15 février 1902 pour les maladies transmissibles ou épidémiques, les hôteliers et logeurs sont tenus de signaler immédiatement à la mairie tout cas de maladie qui se produirait dans leur établissement, ainsi que le nom du médecin qui aurait été appelé pour le soigner.

Isolement.

Art. 21. — Tout malade atteint d'une affection transmissible sera isolé autant que possible, de telle sorte qu'il ne puisse la propager par lui-même ou par les personnes appelées à le soigner.

Jusqu'à la disparition complète de tout danger de contagion, on ne laissera approcher du malade que les personnes qui le soignent. Celles-ci prendront toutes les précautions pour empêcher la propagation du mal.

Désinfection.

Art. 22. — Il est interdit de déverser aucune déjection (crachats, matières vomies, etc.) provenant d'un malade atteint de maladie transmissible, sur le sol des voies publiques ou privées, des cours, des jardins, sur les fumiers et dans les cours d'eau.

Ces déjections, recueillies dans des vases spéciaux, seront enterrées profondément, mais seulement après avoir été désinfectées à la chaux vive.

Art. 23. — Pendant toute la durée d'une maladie transmissible, les objets à usage personnel du malade et des personnes qui l'assistent, de même que tous objets contaminés ou souillés, seront désinfectés.

Les linges et effets à usage contaminés ou souillés seront désinfectés avant d'être lavés et blanchis. L'immersion, pendant un quart d'heure, des linges dans l'eau en ébullition constitue un bon procédé de désinfection.

Art. 24. — Les locaux occupés par le malade seront désinfectés (1) après sa guérison ou son décès.

Art. 25. — Lorsque le malade sera guéri, il ne sortira qu'après avoir pris les précautions convenables de propreté et de désinfection. Les enfants ne pourront être réadmis à

(1) La désinfection sera faite soit par le service départemental, soit par la commune ou l'hôpital le plus voisin possédant un service de désinfection, soit par l'industrie privée.

l'école qu'après un avis favorable du médecin-inspecteur de l'école.

On ne peut nier que la loi du 15 février 1903 ne constitue un réel progrès sur l'état antérieur des choses, qu'elle ne soit pleine de bonnes intentions et qu'elle ne se soit efforcée de donner aux pouvoirs publics des armes nouvelles pour protéger la santé publique. Dans quelle mesure y aura-t-elle réussi ? C'est ce dont on ne pourra juger qu'à l'user. On ne peut s'empêcher cependant d'émettre quelques craintes au sujet de son efficacité, quand on songe que c'est à des agents politiques, c'est-à-dire à des agents tenus de ménager les électeurs, qu'en est remis l'application. « Demander aux maires, dit Duclaux, d'édicter et de faire observer des mesures que vont rencontrer l'hostilité ou seulement la mauvaise volonté des habitants de la commune, c'est placer *un joli paradoxe à la base de la loi française* ». Et puis il y a des dépenses à voter et l'on sait avec quelle âpreté les commissions de finances des conseils généraux et des conseils municipaux défendent les finances dont elles ont charge.... quand l'intérêt électoral n'est pas en jeu... N'est-il pas à craindre que ceux-ci suivent l'exemple des législateurs qui ont voulu organiser l'hygiène publique sans bourse délier, ne se fassent tirer fortement l'oreille pour voter les crédits nécessaires et ne tentent pour ceux qui sont obligatoires, de faire de l'*hygiène au rabais*, la pire de toutes ; car non seulement elle est inefficace, mais elle déconsidère une science dont on est fondé à attendre les plus féconds résultats quand elle est rationnellement et sérieusement appliquée.

B.— Organisation et législation sanitaire internationales. Prophylaxie internationale.

Un certain nombre de maladies infectieuses, peste, choléra, fièvre jaune, et ce sont justement celles dont les épidémies ont laissé le plus terrible souvenir, ont leur foyer originel hors de l'Europe. Leurs germes semblent ne pas être susceptibles de s'acclimater, au moins d'une façon durable, dans nos régions et dans nos climats, et ce n'est qu'après importation préalable de l'agent que se développe l'épidémie (1).

De ce fait capital découle une série d'indications prophylactiques spéciales.

Le choléra et la peste nous viennent d'Orient. Le premier a son berceau d'origine dans le delta du Gange et peut-être aussi dans la presqu'île Indo-Chinoise. La peste a plusieurs foyers endémiques en Asie, disséminés dans la Chine méridionale (Yunnan), dans l'Himalaya, dans l'Arabie occidentale, en Mongolie. Enfin R. Koch a signalé en Afrique, un cinquième foyer dans l'Ouganda, aux environs des sources du Nil.

De ces foyers d'origine la maladie, au moment de ses expansions épidémiques, essaime, se répand de proche en proche et peut gagner l'Europe par les voies diverses que suivent les relations commerciales avec les pays orientaux.

Dans les siècles précédents la voie habituelle de ces relations était les Echelles du Levant et les ports méditerranéens et c'était par cette voie que la peste s'introduisait sur le continent européen. Aussi est-ce dans ces ports, sans cesse menacés et trop souvent frappés, que furent prises les premières mesures quarantenaires qui ont laissé, ainsi qu'en témoignent les mémoires du temps, un si désagréable souvenir

(1) L'épidémie cholérique d'Espagne (1885) et l'épidémie de la banlieue parisienne (1892) dans lesquelles il a été impossible, malgré les plus minutieuses enquêtes, de démontrer l'importation de la maladie semblent toutefois prouver que le germe peut sous nos latitudes se conserver longtemps dans le milieu extérieur à l'état latent et être sous certaines influences le point de départ d'un véritable réveil épidémique.

chez tous ceux qui eurent à s'y soumettre. Le premier lazaret fut créé à Venise en 1403 ; Marseille, Toulon et les autres grands ports méditerranéens ne tardèrent pas à suivre son exemple ; ce qui n'empêcha pas d'ailleurs le fléau de visiter à de fréquentes reprises l'Europe et d'y exercer jusqu'au siècle dernier de terribles ravages.

Ce ne fut point cependant la route que prit la première épidémie de choléra en 1832. De l'Inde elle gagna peu à peu et assez lentement la Perse, puis la Russie d'où elle s'étendit à tout le restant de l'Europe.

Depuis l'ouverture du canal de Suez, c'est par cette voie à peu près exclusivement adoptée aujourd'hui par le commerce, que nous sont arrivées les épidémies cholériques qui ont sévi à diverses reprises dans nos régions, à l'exception toutefois de celle de 1892 qui a suivi à peu près le même trajet que celle de 1832 et a pénétré en Europe par le territoire russe.

Il y a donc actuellement deux routes principales par lesquelles peuvent pénétrer en Europe le choléra et la peste : 1° la route du golfe Persique d'où le mal, à la suite des caravanes,peut se diriger, soit par l'Asie Mineure vers Constantinople,soit par la Perse vers le Turkestan russe, la Caspienne et la Russie d'Europe. C'est celle qu'on peut appeler la *voie de terre*.

2° La route de Suez bien plus fréquentée, puisque c'est par là que passe la presque totalité du trafic commercial. et bien autrement dangereuse à cause de la rapidité des communications, un steamer accomplissant en quelques jours le trajet des ports de l'Inde aux ports méditerranéens. Ajoutons toutefois qu'elle se prête bien mieux en revanche à la surveillance, et qu'il est relativement facile, avec des mesures bien prises et rigoureusement appliquées ,d'arrêter le contage à l'entrée de cet étroit couloir qu'on appelle le canal de Suez.

Le *choléra*, on le sait, se transmet presque exclusivement par les déjections qui contiennent l'agent spécifique ou par les linges, effets, vêtements et autres objets souillés par ces déjections. Les marchandises exposées à des contaminations spécifiques, notamment les vieux chiffons qu'on exporte en assez grandes quantités des pays orientaux, ont plus d'une fois importé le germe ; l'on connaît aussi des cas où des tierces personnes bien portantes ont servi de véhicules involontaires à la maladie.

Hâtons-nous d'ajouter que le vibrion cholérique semble être,d'après ce que nous voyons dans les laboratoires, doué d'une assez faible vitalité et qu'il est assez rapidement tué par la lumière et la dessiccation. Ce sont là des indications dont la prophylaxie peut tirer parti.

Quant à la *peste,* la transmission directe de l'homme malade à l'homme sain par les sécrétions nasales, bronchiques,rénales est évidente, et on peut produire à volonté la maladie chez les animaux par un simple badigeonnage des narines avec ces excreta.

Les linges, vêtements et autres objets souillés par ces excreta sont souvent aussi les agents de la contagion ; ils conservent plusieurs mois vivants et virulents le bacille et peuvent par suite le transporter au loin.

Mais c'est surtout par l'intermédiaire des rats d'où la maladie semble tirer son origine et chez lesquels elle fait de nombreuses victimes en temps d'épidémie, surtout au début, que se transmet la peste. Ce sont ces rongeurs qui sont les principaux, les plus actifs agents de la dissémination du germe dans le milieu extérieur.

Comment se fait la transmission du rat à l'homme ? On cite plusieurs cas où la contagion a eu lieu par le fait d'avoir touché, manié un cadavre de rat mort de la peste. Mais ce n'est là qu'un mode exceptionnel, et bien que plusieurs savants aient opposé de sérieuses objections à cette manière de voir (1), il semble établi par les travaux de Gautier et Raybaud (2) et par les recherches de Carlo Tiraboschi (3), que ce sont les puces des rats infectés qui, en se transportant sur l'homme et en le piquant, lui inoculent le virus.

Les anciennes quarantaines qui consistaient essentiellement en des mesures d'isolement plus ou moins prolongées imposées aux personnes et aux objets susceptibles, en raison de leur provenance, de transmettre une affection épidémique ou contagieuse d'origine exotique, ont été presque jusqu'à nos jours les seuls moyens de défense dont ait usé l'Europe et, bien qu'elles aient bien souvent prouvé dans la pratique leur inefficacité, elles restent encore pour certains gouvernements l'*ultima ratio* de la prophylaxie.

Ces mesures qui trouvaient à la rigueur autrefois leur excuse dans l'incertitude où on était à l'égard des causes et des moyens de transmission de la maladie et dans le peu d'activité du transit international devenaient de plus en plus inapplicables dans notre siècle. Aussi à la suite de plusieurs conférences entre représentants des diverses puissances, conférences de Venise 1892 et 1897, de Dresde 1893, de Paris 1894, il s'établit une entente d'où est

(1) Galli Valerio, *Rev. d'hyg.*, 1902.

(2) *Rev. d'hyg.*, 1903.

(3) Tiraboschi (*Arch. de parasitologie*, 1903) qui vient de faire une étude spéciale des puces des divers animaux, a constaté que la puce des rats, celle qui se trouve le plus habituellement sur leur corps, est peu agile, ne fait que des sauts relativement petits et par suite n'attaque guère l'homme. Mais on trouve aussi assez fréquemment sur les rats d'égouts une autre espèce, *pulex serraticeps*, qui, elle, est très avide de sang humain et qui est susceptible de conserver virulent dans son organisme pendant 7 à 8 jours le b. pesteux. Cette espèce peut donc bien être l'agent de transmission de la maladie. Gautier et Raybaud ont réussi de leur côté à faire piquer l'homme par des puces de rats ; il semble toutefois ressortir de leurs expériences qu'elles ne sont pas très avides de sang humain et que ce n'est pas sans quelques difficultés qu'elles se décident à s'en nourrir.

sortie la *convention dite de Venise* que régit aujourd'hui la prophylaxie internationale, en d'autres termes, la défense de l'Europe contre les maladies exotiques, tout particulièrement le choléra et la peste. Cette convention engage tous les Etats contractants à moins de dénonciation de la part de l'un d'eux faite cinq ans avant (1).

Les mesures édictées par le règlement international élaboré à la suite de cette convention consistent essentiellement en un système d'inspection médicale de tous les passagers au port de départ et au port d'arrivée, en la désinfection des personnes et effets toutes les fois qu'elle est jugée nécessaire, et en l'observation médicale des malades et des suspects limitée au temps strictement nécessaire.

Pour prévenir l'invasion de l'Europe, il faut en même temps organiser d'énergiques moyens de défense aux portes d'entrée habituelles du contage, *golfe Persique* et surtout *canal de Suez*, et voici les résolutions auxquelles s'est arrêtée la conférence de Venise réunie à cet effet :

Les navires qui se présentent à Suez sont distingués, au point de vue du traitement auquel ils doivent être soumis, *en navires indemnes*, *navires suspects* et *navires infectés*.

Les *premiers*, après visite médicale, ont libre pratique immédiate, peuvent transiter et communiquer avec la terre sans aucun obstacle.

Les *navires suspects* peuvent transiter, mais *en quaran-*

(1) Des quatorze Etats représentés à la conférence de Venise relative aux mesures de défense à prendre à l'entrée du canal de Suez, l'Angleterre seule refusa d'adhérer.

A la conférence de Dresde, qui avait, nous l'avons vu, pour objet la défense nationale du territoire, l'Espagne, le Portugal, la Turquie, la Grèce, la Roumanie, la Serbie voulurent, les unes par culte de l'organisation défectueuse de leur défense sanitaire, les autres en raison de leur proximité des foyers endémiques, réserver leur liberté d'action.

taine, c'est-à-dire sans aucune communication avec la terre, quand ils ont un médecin et une étuve à désinfection à bord. Dans le cas contraire, ils sont retenus au lazaret installés aux *sources de Moïse*, le temps nécessaire pour s'assurer de l'état sanitaire du navire et désinfecter le linge sale des passagers.

Des mesures analogues sont prises à l'égard des navires contaminés qui sont aussi retenus aux *sources de Moïse*, mais dans ce cas tous les passagers doivent débarquer ; les malades sont isolés dans un hôpital spécial, les bien portants isolés par groupes, tandis qu'on désinfecte le navire, le linge sale et les effets. La durée d'arrêt des navires ne peut dépasser cinq jours. Les navires pourvus de médecins et d'étuves peuvent même voir abréger la durée de leur quarantaine.

La voie du golfe Persique semble, par suite du trafic relativement faible qui s'opère de ce côté, moins dangereuse. Il ne faut pas oublier, toutefois, que le choléra de 1861 et la peste de 1874-75 l'ont suivie, qu'il existe dans la région du Chat-el-Arab des foyers endémiques de peste très susceptibles de se réveiller sous certaines influences et que la surveillance remise aux soins du gouvernement ottoman laisse fort à désirer, paraît-il.

La Convention de Venise s'est efforcée en outre de concilier dans la mesure du possible la protection de la santé publique et les intérêts du transit international qu'il est à notre époque impossible de supprimer, en réduisant la durée et en atténuant la rigueur des quarantaines ; et de leur substituer dans la mesure du possible :

1° La notification immédiate aux autres puissances de tout foyer cholérique ou pesteux par le gouvernement du pays où il se produit des cas de ces maladies.

2° L'inspection médicale aux frontières ou dans le port d'arrivée des voyageurs ; 3° la mise en observation sur place de ceux reconnus malades ; 4° la délivrance d'un passeport sanitaire aux suspects, la désinfection des effets, linge sale, et autres objets à l'usage des voyageurs suspects de contamination.

Cette réglementation constituait assurément un réel progrès sur l'état de choses antérieur ; mais tous les hygiénistes reconnaissent qu'elle n'est plus en accord avec les données actuelles de la science, et, au Congrès de Bruxelles, on a été unanime à en demander la modification.

C'est surtout la prophylaxie de la peste qui réclame de profondes réformes ; car, comme l'a dit Calmette, « cette prophylaxie doit être désormais basée presque tout entière sur l'adoption de mesures défensives contre l'importation ou l'introduction des rats exotiques et sur la destruction méthodique des rats indigènes ».Les rats pullulent dans les ports, les docks, les cales de navires et de tous côtés. Dans ces dernières années où l'attention est attirée sur ce point, on a signalé de longues théories de rongeurs s'embarquent dans les ports de l'Inde sur les navires amarrés le long des quais et s'évadent la nuit, le long des amarres à chaque escale de ces navires et dans les ports d'arrivée. Inutile d'insister sur les dangers que font courir à l'Europe de pareilles migrations.

La science dispose actuellement pour la destruction des rats, de plusieurs procédés. Les agents qui ont jusqu'ici le mieux fait leurs preuves sont : 1° l'acide sulfureux, *gaz de Clayton* qui paraît, nous l'avons déjà dit, avoir donné d'excellents résultats à Dunkerque et qui est en même temps un puissant insecticide et un bactéricide d'une certaine valeur ; 2° *l'acide carbonique* employé à diverses reprises au port de Marseille ; 3° *l'oxyde de carbone* auquel le port de Hambourg semble donner la préférence. A l'expérience pratique de se prononcer définitivement sur la valeur respective de chacun d'eux.

Quant aux *quarantaines*, à l'internement dans des lazarets, trop souvent mal aménagés qui, en dépit de la Convention de Venise, sont toujours plus ou moins pratiquées sous une forme ou une autre, ce sont, de toutes les mesures de défense, celles qui excitent chez ceux qui y ont été soumis les plaintes les plus amères et celles qui sont l'objet de la part des médecins des plus vives critiques (1).

Aussi les rapports présentés au Congrès de Bruxelles réclament-ils tous, en vue de la prochaine Conférence sanitaire qui va se réunir à Paris, que la défense contre la peste reçoive une nouvelle orientation portant surtout sur la guerre aux rats. Les principales modifications qu'ils s'accordent à demander sont :

1° Substitution, dans le cas où le navire aurait eu des cas suspects à bord pendant la traversée, à l'internement dans les lazarets d'une simple surveillance sanitaire d'une durée de cinq à dix jours suivant que les passagers consentiraient ou non à subir les injections préventives de sérum anti-pesteux et autorisation pour ceux qui ne présentent aucun symptôme morbide de débarquer librement, sous la réserve qu'ils s'engageraient à séjourner dans ce port pendant dix jours et à se présenter quotidiennement pendant cette période aux autorités sanitaires.

2° Organisation de la destruction méthodique des rats dans tous les navires fréquentant les ports étrangers. Cette destruction, pour être vraiment efficace au point de vue prophylactique, devrait se faire sur tous les navires, quels qu'ils soient, suspects ou non, au port d'embarquement avant le chargement des marchandises et au port d'arrivée avant l'accostage au quai et avant tout déchargement de marchandises (2).

(1) V. Bucquoy, *Bull. Ac. de méd.*, 29 octobre, 5 et 12 novembre 1901 ; et Teissier et Lortet, *Bull. Ac. de méd.*, 2-16 et 23 juin 1903.

(2) Un récent décret du Président de la République vient de ren-

3° Limitation, pour les navires et les marchandises, de la durée des quarantaines au temps strictement nécessaire à la destruction des rats et des insectes et à la désinfection de toutes les parties du navire et de sa cargaison.

4° Obligation pour tous les navires qui font escale dans les ports du Levant, de la Mer Rouge, du golfe Persique, de l'Inde, de l'Indo-Chine d'être approvisionnée d'une quantité suffisante de sérum antipesteux.

Nocht, médecin du port de Hambourg, demande en outre que les déclarations des médecins de bord, présentant par les examens subis des garanties d'instruction spéciale, concernant l'état sanitaire du navire pendant la traversée, fassent foi auprès des autorités sanitaires des ports et dispensent par suite les passagers d'une inspection médicale toujours un peu hâtive et illusoire.

Fièvre jaune. — L'Europe, dans les mesures internationales qu'elle a prises pour se défendre contre les maladies exotiques, a un peu laissé de côté la *fièvre jaune* dont la menace est pour elle beaucoup moins directe et bien moins imminente que celle du *choléra* et de la *peste*. Néanmoins elle est loin d'en être à l'abri, témoins les diverses épidémies qui ont sévi en Espagne ou en Portugal dans le cours du dernier siècle et les petites ébauches épidémiques qui se sont produites dans quelques ports en relations avec l'Amérique. Presque tous les Etats européens ont d'ailleurs aujourd'hui des colonies dans les régions tropicales et ces colonies sont sans cesse exposées aux invasions du fléau. Il importe donc de dire quelques mots de la prophylaxie de cette maladie.

Jusqu'à ces derniers temps, cette prophylaxie était celle

dre obligatoire la destruction des rats dans tous les navires provenant des pays contaminés ou suspects de peste, soit en cours de traversée, soit avant le déchargement.

de toutes les affections transmissibles et se bornait aux mesures générales, banales d'isolement, de quarantaine, de désinfection. Ce n'est que tout récemment que des découvertes sur l'étiologie et le mode de propagation du *vomito negro* ont amené un changement complet dans l'orientation de la défense.

Finlay avait émis en 1881, l'hypothèse que les moustiques pouvaient bien jouer dans la transmission de la fièvre jaune un rôle analogue à celui qu'ils jouent dans le paludisme ; mais ce n'est qu'en 1900-1901, que la démonstration en a été faite par les expériences si intéressantes et si hardies de Reed, Caroll et Agramonte (1). Ces savants ont pu en effet déterminer la maladie chez des sujets qui ont bien voulu se prêter à ces dangereuses expériences, en les faisant piquer par des moustiques qui avaient préalablement sucé le sang d'individus infectés.

L'agent de cette transmission est une espèce particulière de culicidé fort abondant dans les régions chaudes, le *Calex fasciatus ou Stegomya fasciata.*

Quant à l'agent de la maladie même, il est encore inconnu. Toutes les tentatives pour l'isoler, le cultiver, ont échoué et l'observation microscopique tant des organes et du sang des individus atteints que du corps des moustiques n'a donné que des résultats négatifs. En revanche il semble démontré actuellement que le bacille, décrit par Sancerelli, sous le nom de *b. icétroïdes*, n'est qu'un agent d'infections secondaires et n'a rien de spécifique. Il s'agit probablement ici, comme pour d'autres affections, d'un micro-organisme très petit, invisible à nos grossissements actuels.

La *prophylaxie* de la fièvre jaune se déduit naturellement de ces nouvelles données.

La désinfection des excréta, selles, vomissements et objets

(1) *The Etiology of Fellow Fever*, New-York, 1902.

souillés est inutile, ceux-ci étant incapables de propager la maladie, et c'est la destruction des moustiques, la préservation contre leurs piqûres que doit viser avant tout la défense contre la fièvre jaune.

Il est en même temps indispensable pour prévenir l'infection de ces insectes et la dissémination par eux du contage d'isoler, dès l'apparition de la maladie, les individus atteints dans des pavillons aménagés spécialement contre l'invasion des moustiques, comme cela a été tenté contre le paludisme.

Les résultats obtenus à la Havane ont apporté du reste une éclatante confirmation, tant de la justesse des nouvelles notions étiologiques que de l'efficacité des mesures prophylactiques qui en ont été la conséquence. Avant 1901, il y avait dans cette ville une moyenne annuelle de 466 cas de fièvre jaune. La campagne de défense a commencé en mars 1901 et il n'y a eu cette année que 5 cas. En 1902, alors que l'organisation a été perfectionnée il n'y en a eu aucun. Aucun encore en 1903 jusqu'au mois de juillet, date où s'arrêtent les renseignements (1).

Nous ne saurions mieux terminer ce chapitre consacré à la prophylaxie des maladies infectieuses qu'en enregistrant ces magnifiques résultats qui viennent justifier une fois de plus ce que nous disions en commençant : « La plupart

(1) Ces résultats sont d'autant plus remarquables et ont une portée d'autant plus grande que les années précédentes les autorités américaines, qui administraient à ce moment Cuba, avaient pour ainsi dire la contre-épreuve, en prescrivant des mesures de prophylaxie générale que, malgré la rigueur avec laquelle elles furent appliquées, ne donnèrent que des résultats médiocres (V. Bordas. Fièvre jaune et moustiques (*Ann. d'hyg. publ.*, 1902, t. XLVIII; Vincent et Salanoine Yben. La fièvre jaune, étiologie et prophylaxie (*Revue d'hyg.*, 1903) ; Forest, *Les moustiques et la fièvre jaune*, th. Paris, 1903).

de ces maladies, qu'on nommait autrefois les *fléaux de Dieu*, sont des maladies *essentiellement évitables*, qu'il dépend de la volonté de l'homme de faire disparaître. » Aux médecins à se faire les éducateurs hygiéniques des masses, à répandre parmi elles les saines notions et les principes de cette science, aux pouvoirs publics à organiser solidement la défense de la santé publique, à veiller rigoureusement à l'application des mesures qu'elle comporte, et la victoire est au bout.

TABLE DES MATIÈRES

CHAPITRE II

Atmosphère.

CHAPITRE III

Climats.

CHAPITRE IV

Eaux potables.

CHAPITRE V

Habitation.

CHAPITRE VI

Villes.

CHAPITRE VII

Alimentation. Aliments.

CHAPITRE VI

Hygiène scolaire.

CHAPITRE IX

Hygiène militaire.

CHAPITRE X

Hygiène professionnelle et industrielle.

CHAPITRE XI

Prophylaxie des maladies transmissibles.

CHAPITRE XII

Organisation de l'hygiène publique et législation sanitaire.

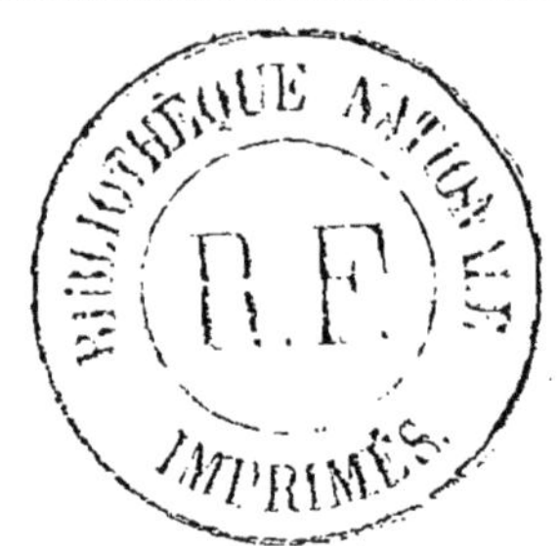
BIBLIOTHÈQUE NATIONALE R.F. IMPRIMÉS

TABLE ALPHABÉTIQUE DES MATIÈRES

G. STEINHEIL, 2, rue Casimir-Delavigne, PARIS

TRAITÉ D'HYGIÈNE

Procédés rapides de recherches des Falsifications et Altérations

Par le Dr **SMOLENSKY** (de Saint-Pétersbourg)

Traduction du russe par S. BROIDO et A. ZAGUELMANN

ANNOTÉE PAR

L. GUIRAUD
Professeur d'hygiène à la Faculté
de médecine de Toulouse

A. GAUTIÉ
Préparateur des cours d'hygiène
à la Faculté de médecine de Toulouse

In-8° jésus de XXVIII-762 pages, avec 119 figures

Prix. . . . . 20 fr.

L'hygiène n'est point, ou plutôt n'est plus une science théorique ; c'est une science d'application qui emprunte à la physique, à la chimie, à la biologie leurs données pour les mettre en pratique.

Depuis que l'illustre hygiéniste de Munich, Pettenkoffer a introduit dans l'enseignement hygiénique la méthode expérimentale, depuis que les découvertes de Pasteur ont révolutionné l'étiologie des maladies dites épidémiques, et nous ont fourni des notions précises sur les agents et les modes de transmission de ces maladies, c'est au laboratoire que l'hygiène demande la solution des problèmes en présence desquels elle se trouve, ainsi que le contrôle des opérations et des recherches que lui impose la défense de la santé publique.

Par cette influence, il s'est créé tout un ensemble de méthodes, de procédés d'investigations de plus en plus rigoureux qui, tout en faisant appel aux concours des autres sciences, sont propres à l'hygiène.

Il n'existait pas en France d'ouvrages conçus dans cet esprit et présentant plus particulièrement l'hygiène sous ce côté expérimental. Le traité du Dr Smolensky vient donc combler une lacune. Il s'adresse non seulement aux hygiénistes professionnels, mais à tous ceux qui s'intéressent à l'hygiène scientifique et à ceux qui vont être appelés à collaborer à l'application de la nouvelle loi sur la protection de la santé publique.

L'auteur passe successivement en revue tous les produits auxquels on a le plus souvent recours, et pour chacun d'eux étudie : ses propriétés, les principes de son analyse médico-sanitaire et les procédés les plus simples permettant d'en apprécier la valeur : viande et produits alimentaires carnés ; poissons et produits de poissons ; lait, crème douce et crème aigre ; beurre ; fromage ; graisses et huiles grasses ; œufs ; miel ; farine ; gruau ; pain, pâtisserie, confiserie ; grains des légumineuses, pommes de terre, choux, champignons ; eaux-de-vie et autres spiritueux ; vins ; bière ; limonade ; thé ; café ; cacao et chocolat ; poivre, moutarde ; vinaigre ; conserves et substances conservatrices ; matières colorantes nuisibles à la santé contenues dans les produits alimentaires ; les jouets, les tentures, etc. ; ustensiles ; air ; eau ; sol ; habitation ; éclairage et matériaux d'éclairage ; vêtements.

G. STEINHEIL, 2, rue Cssimir-Delavigne, PARIS

HYGIÈNE DU COLON

OU

VADE-MECUM

DE L'EUROPÉEN AUX COLONIES

Par le Dr LEMANSKI

1 vol. in-8 de 692 pages. — Prix. . . . . 8 fr.

PREMIÈRE PARTIE. — Habitation. — Vêtement et coiffure. — Alimentation. — Boissons. — Alcoolisme. — Hydrothérapie. — Sports. — Hygiène des fermes et des ouvriers. — Les prompts secours. — Antisepsie et désinfection. — Hygiène de la bouche, du nez, des yeux, des oreilles, de la tête, des mains. — Villégiatures et rapatriements. — Hygiène des enfants aux colonies. — La vaccine. — Le thermomètre.

DEUXIÈME PARTIE. — Affections du tube digestif et de ses annexes. — Parasites du tube digestif, des muscles et du sang. — Les fièvres éruptives. — Affections du cœur et du rein. — Affections de la gorge, des bronches et des poumons. — Brûlures, insolation et coups de chaleur, — Les grandes épidémies (peste, choléra, fièvre jaune). — Paludisme. — Boutons et ulcères des pays chauds. — Parasites de la peau. — Neurasthénie des pays chauds. — Les yeux aux colonies. — Plaies diverses et leurs complications. — Névroses et principales affections cérébrales. — Pharmacie du colon. — Usage de vingt médicaments.

TRAITÉ PRATIQUE

DES

ANOMALIES DE LA VISION

A L'USAGE DES ÉTUDIANTS

Par le Dr Félix LAGRANGE

Professeur agrégé à la Faculté de médecine,
Chirurgien des hôpitaux de Bordeaux

1 vol. in-12 cartonné toile, avec 85 figures et 2 planches coloriées dans le texte :
Prix. . . . . 5 fr.

G. STEINHEIL, 2, rue Casimir-Delavigne. PARIS

L'ART PRATIQUE DE FORMULER

A L'USAGE DES ÉTUDIANTS

ET

DES JEUNES PRATICIENS

Par le Dr **LEMANSKI**

DEUXIÈME ÉDITION

De quoi se compose une formule. — Classification des médicaments pour apprendre à formuler. — Des incompatibilités. — De la solubilité. — Des différentes préparations pharmaceutiques. — Des différentes voies d'absorption. — Exercices formulaires : La sérothérapie et l'opothérapie en pratique médicale courante. — Les antiseptiques. — L'art de formuler chez les enfants. — Appendice : Prescriptions hydrothérapiques, choix des eaux minérales, massage, kinésithérapie, sanatoria, etc.

1 vol. in-16 de 288 pages. — Prix. . . . . **3 fr. 50**

FORMULAIRE AIDE-MÉMOIRE

DE LA

FACULTÉ DE MÉDECINE

ET DES

MEDECINS DES HOPITAUX DE PARIS

Par le Dr **Fernand ROUX**

CINQUIÈME ÉDITION, complètement refondue et augmentée

Par le Dr **LEMANSKI**

1 vol. in-18 de 538 pages, cartonné. — Prix. . . . . . . **4 fr.**

EICHHORST. — Traité de diagnostic médical. Traduit et annoté sur la 4e édition allemande par les Drs **A.-B. Marfan**, agrégé de la Faculté, médecin des hôpitaux, et **Léon Bernard**, ancien interne, lauréat (médaille d'argent) des hôpitaux.
DEUXIÈME ÉDITION FRANÇAISE, avec 280 figures dans le texte en noir et en couleur. Prix . . . . 20 fr.

MARFAN (A.-B.), professeur agrégé à la Faculté de Médecine de Paris, Médecin de l'Hôpital des Enfants-Malades. — **Traité de l'allaitement et de l'alimentation des enfants du premier âge.**
DEUXIÈME ÉDITION REVUE ET CORRIGÉE, un volume cartonné de XVI-558 pages, avec figures. Prix . . . . 12 fr.

PANAS. — Etude de clinique ophtalmolgique. 1 vol. in-8o raisin de 250 pages, avec une planche en couleurs et un portrait en héliogravure de l'auteur. Prix . . . . 5 fr.

QUEIREL, professeur de clinique obstétricale à l'école de médecine de Marseille. — **Leçons de clinique obstétricale** un vol. in-8 cavalier de V-296 pages avec tracés. Préface de M. le professeur **A Pinard**. Prix . . . . 6 fr.

ROCHET, chirurgien de l'Antiquaille, professeur agrégé de l'Université de Lyon. — **Traité de la dysurie sénile et de ses diverses complications.** Un volume in-8o raisin de 489 pages, avec 58 figures. Prix. . . . . 14 fr.

ROCHET. — Chirurgie de l'uretère de la vessie, de la prostate. Indications, Manuel opératoire. 1 vol. petit in-8o de 287 pages, avec 79 figures. cartonné toile. Prix . . . . . 4 fr.

ROCHET. — Chirurgie du rein et de l'uretère. Indications, Manuel opératoire. 1 vol. petit in 8o de 367 pages, avec 50 figures, cartonné toile. Prix. . . . . 6 fr.

STOHR (Ph.). — Manuel technique d'histologie. 2e édition française, par les Drs TOUPET, médecin des hôpitaux, préparateur d'anatomie pathologique à la Faculté, et CRITZMAN, ancien interne des hôpitaux. 1 volume in-8o de 404 pages, avec 281 figures. Prix. . . . . 12 fr.

TERRIEN (Félix), ancien chef de clinique ophtalmologique à la Faculté. — **Chirurgie de l'œil et de ses annexes** In-8o grand-jésus de 450 pages avec 311 figures dans le texte Prix . . . . 15 fr.

TERRIER, professeur à la Faculté de médecine, chirurgien de la Pitié, et **HARTMANN**, professeur agrégé à la Faculté, chirurgien des hôpitaux. — **Chirurgie de l'estomac.** In-8o jésus de VI-368 pages, avec 139 figures. Prix . . . . 15 fr.

VARNIER (Henri), professeur agrégé à la Faculté, accoucheur des hôpitaux. — **La pratique des accouchements, obstétrique journalière.** Un fort volume in-8o soleil sur 2 colonnes, 440 pages avec 386 figures. Cartonné amateur, tête dorée. Prix. . . . . 26 fr.

Imp. J. Thevenot. Saint-Dizier (Haute-Marne).

IMPRIMÉS

ÉLÉMENTS
DE
PATHOLOGI
ET DE
CLINIQUE CHIRURGICALES
PAR
Le Dr Léon MOYNAC (DE BAYONNE)
Ancien interne des hôpitaux de Paris
Ancien professeur libre de Pathologie et de Clinique

HUITIÈME ÉDITION

Tome premier. — **Chirurgie des tissus**, 624 pages, 134 figu
Tome II. — **Chirurgie du crâne, du tronc et des membr**
588 pages, 100 figures.
Tome III. — **Chirurgie spéciale : oto-laryngologie, ye
voies urinaires, gynécologie**, 652 pages, 127 figures
Prix de l'ouvrage complet en 3 volumes, cartonné.
Prix. 18

MANUEL
DE
PATHOLOGIE GÉNÉRAL
ET DE DIAGNOSTIC
Par le Dr Léon MOYNAC
SIXIÈME ÉDITION, revue et considérablement augmentée
Par Constant HILLEMAND
Ancien interne des hôpitaux de Paris. — Lauréat de la Faculté
Prix de l'ouvrage complet en 2 volumes. Prix. . . . 12 fr

**MOYNAC. — Manuel de pathologie et de clinique méd
cales.** 4e édition. Prix. . . . . 8 fr
MOYNAC. — Manuel d'anatomie descriptive. 2 vol. in-18
avec 457 gravures sur bois intercalées dans le texte
Prix. . . . . 18 fr

Imp. J. Thevenot, Saint-Dizier (Haute-Marne).

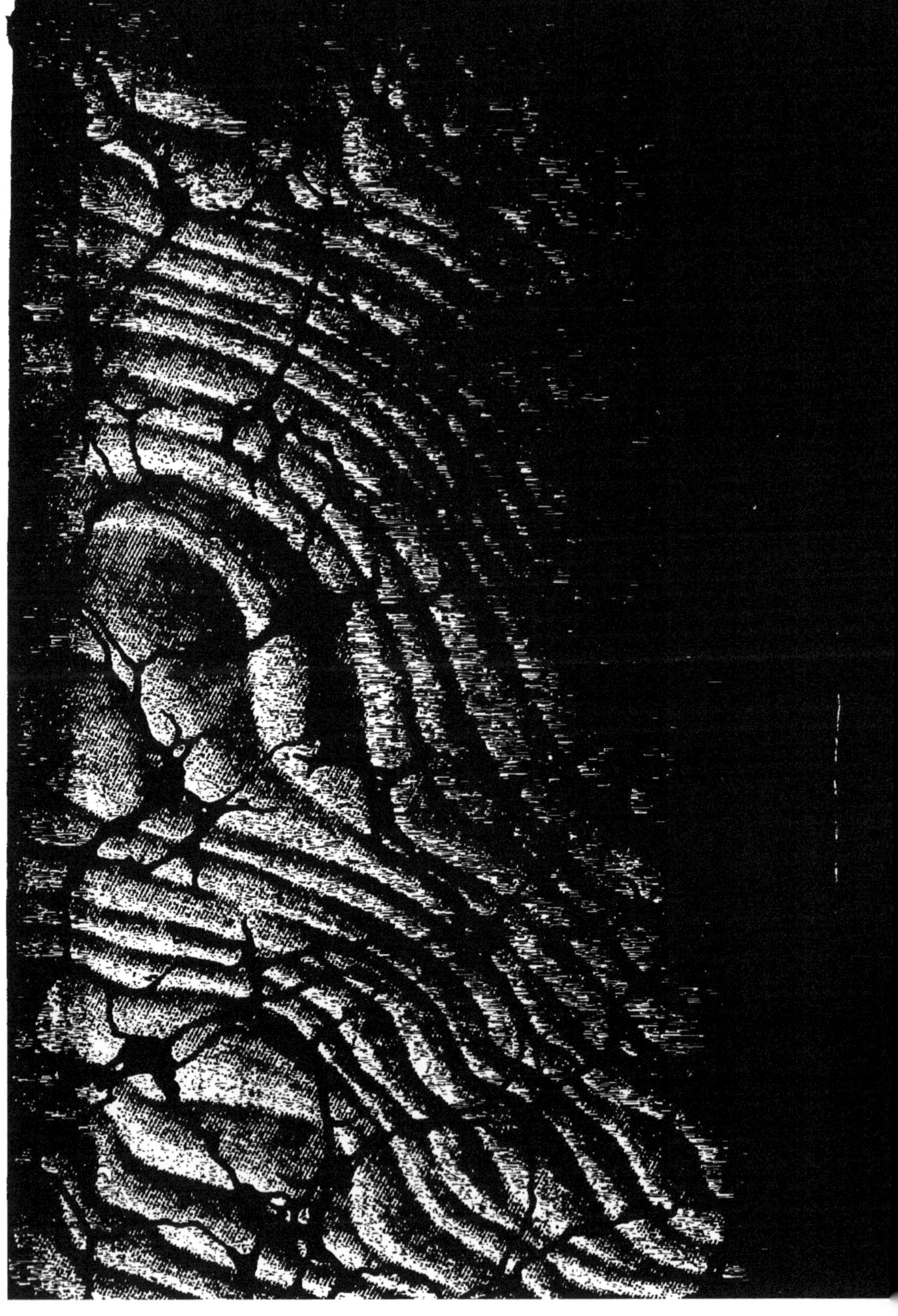

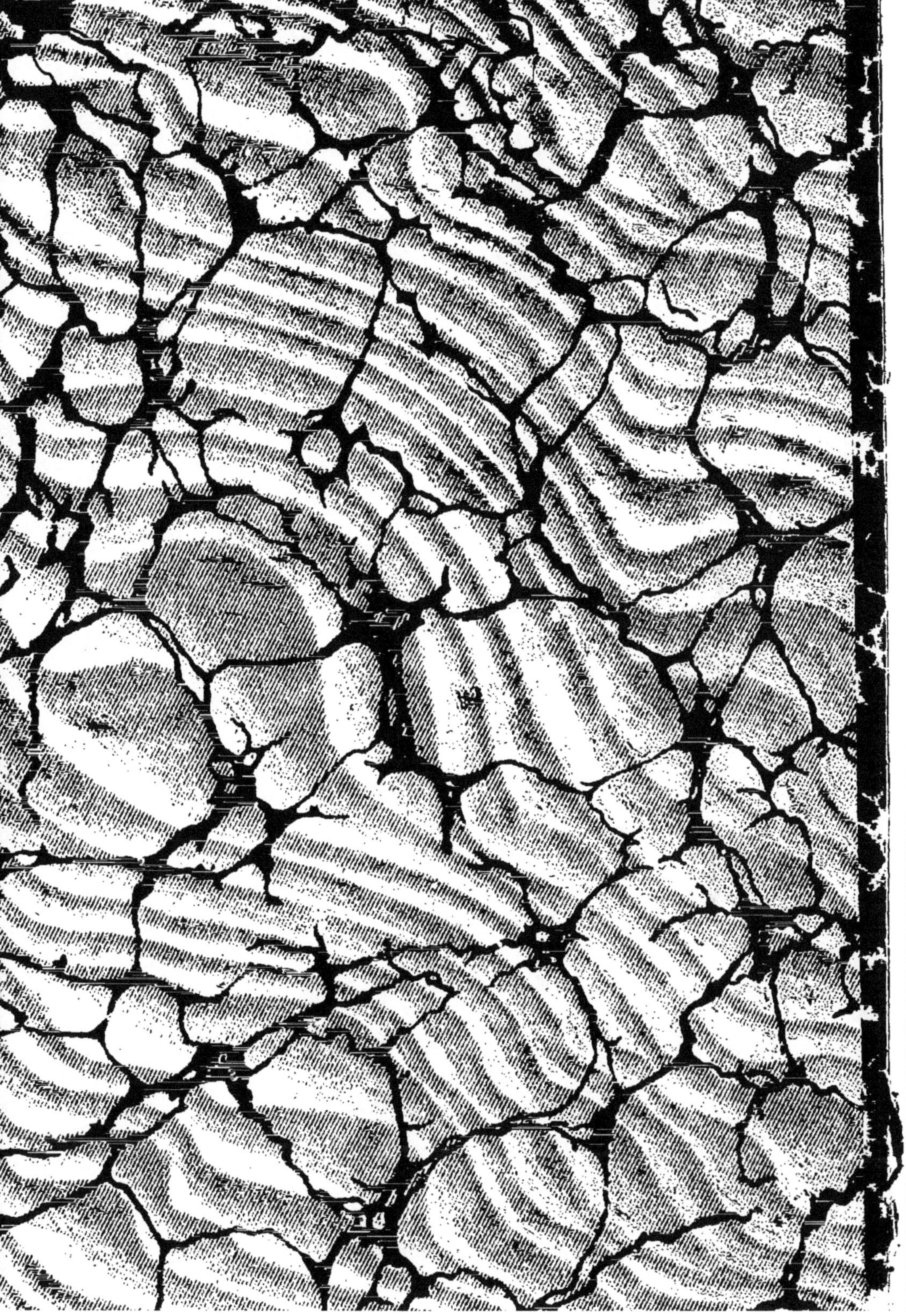

BIBLIOTHEQUE NATIONALE DE FRANCE

www.ingramcontent.com/pod-product-compliance
Ingram Content Group UK Ltd.
Pitfield, Milton Keynes, MK11 3LW, UK
UKHW012135240726
13966UKWH00001B/2

9 782011 778529